王新华精品医书三种

中医历代医话选

王新华　潘秋翔◎编著

中国中医药出版社

·北京·

图书在版编目（CIP）数据

中医历代医话选/王新华，潘秋翔编著. —北京：中国中医药出版社，2014.6

（王新华精品医书三种）

ISBN 978-7-5132-1742-2

Ⅰ.①中… Ⅱ.①王… ②潘… Ⅲ.①医话—汇编—中国 Ⅳ.①R249.1

中国版本图书馆 CIP 数据核字（2013）第 282268 号

中 国 中 医 药 出 版 社 出 版

北京市朝阳区北三环东路 28 号易亨大厦 16 层

邮政编码 100013

传真 010 64405750

三河市同力印刷装订厂印刷

各地新华书店经销

*

开本 787×1092 1/16 印张 47.75 字数 1071 千字

2014 年 6 月第 1 版 2014 年 6 月第 1 次印刷

书 号 ISBN 978-7-5132-1742-2

*

定价 145.00 元

网址 www.cptcm.com

前　言

医话，是中医著述的一种体裁，类似随笔小品，其篇幅大多短小，多无固定的体例和内容。它的主要特点是：有感而发，夹叙夹议，形式灵活，内容广泛。就其内容而言，包括作者对基础理论的升华、独特的学术见解、读书札记、医人医书评介、临证心得、治验纪实、见闻掌故等。前人称之为"话其闻见、心得、阅历"，具有"辅助医学，启瀹性灵"的作用。正如近人许勉斋所说："夫医者之有医话，犹学者之有笔记，所以免遗忘、抒心得，使读者觉平易显明，容易了解，大之可以启发心灵，以资模仿，小之可信手拈来，以作消遣……合学理、经验而冶为一炉，非医话其谁欤？"总之，医话的主要内容，既有理论阐发，又有经验介绍，"合学理、经验而冶为一炉"，则是医话的基本特色。

唐·王勃撰《医话序》一卷，殆即医话之鼻祖。其后中医著述，有的即以医话名书，如史典的《愿体医话》、黄凯钧的《友渔斋医话》、王士雄的《潜斋医话》、陆以湉的《冷庐医话》等；有的书名虽未冠以医话二字，而其内容实属医话性质，如张杲的《医说》、黄承昊的《折肱漫录》、尤怡的《医学读书记》等；有的为医话选辑本，如日人浅田惟常和长尾藻成所编的《先哲医话集》、秦伯未编的《清代名医医话精华》等。此外，散见于其他各类医籍中类似医话内容的篇目，则数量就更多了。

由于医话内容之丰富多彩，并且又广泛散见于历代医家的医话专著以及其他各类医书之中，所以一般读者较难全面查阅。我们有鉴于此，即在教学工作之余，陆续收集资料，编写本书。历时五年余，查阅了两千多种中医药书籍，从其中四百多种主要书籍中，选录了医话两千五百余则，经分类整理编成此书。

中医药的文献，资料极其丰富，据统计已达一万余种，但其数量大，门类繁多，给后学带来诸多不便。我们认为，能给学习者提供一条捷径，整理出历代医话的选本，极为必要。当然本书的编成，仅是整理中医药文献工作的一个小小部分，也是继《中医历代医论选》后的第二部中医文选本，以后还有《历代医案选》等书的陆续出版，才趋完整。书中所选内容，对于中医临床、教学和科研工作，均具有重要指导意义和参考价值，也有利于开拓人们的思维和启迪后学，真可谓开卷有益，足以长知识而益智慧。

由于我们的水平和条件所限，在本书的选材和分类整理方面，定会存在缺点和错误之处，诚望读者提出宝贵意见，以便进一步充实内容、修改提高。

王新华

写于南京中医药大学

2014 年 1 月

目　录

上　篇　基础理论与学术论辩

目 录

目 录

下 篇　临证心得与治验纪实

目 录

目 录

上篇　基础理论与学术论辩

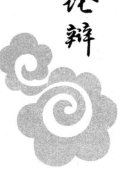

第一章　脏腑经络

天为阳，地为阴；火为阳，水为阴。天地，阴阳之定位也；水火，阴阳之生化也。生化乱则体位伤，故水火有过不及之害，则天地不能无旱浸①之灾。水火者其用，天地者其体，用伤则体害，一定之理也。以人身而言：形，阴也；神，阳也。心肾，水火也。有形必有神。神气，体也；形血，用也。故病于形者，不能无害于神；病于神者，不能无害于形。盖气病必伤血，血病必伤气，此不易之道也。但治之者，不可无先后、标本、轻重之分。夫病有阴阳、脏腑、血气，其病有各不相值者，有相因而致者，有去此适彼者。故用药之法：如腑病而脏不病，不得以脏药犯之，脏病而腑不病，不得以腑药犯之。有腑病而势将及于脏，用药治腑，不得不先固脏；病在脏而势将入腑，不得不先理腑。腑入脏，脏入腑，又有轻重之异，药亦不得不随其轻重而用。更有病虽在此，而不必治此，治此反剧。有病已去此，犹当顾此。此皆分阴阳、先后、标本、轻重之大略也。（《慎斋遗书》）

源泉竭则支流涸，根蒂朽则茎叶枯，言其本伤则末不得全也。夫医之治病也，亦知其本末，而后其治可施焉。盖人身自五脏六腑中气血流行，津液涌出，以达四体，故脏腑一有伤，则先见某脏某腑之症。譬如肺病损于皮毛，心病而损于血脉，脾病而损于肌肉，肝病而损于筋，肾病而损于骨。见其症之所在，而知其病之属何脏何腑，是支流涸知源泉之竭，茎叶枯知根蒂之朽者也。其施治之法，不先察其源泉根蒂之朽竭，奚得救茎叶支流之涸枯乎？是方家所说，二千有余年，上之黄、岐，下之李、朱，其间名手哲匠，何啻千百！而其所论说，舍此莫以得启喙焉。然则脏腑经络之说，为医道之蕴奥，方家之要务也，决矣。世医称古医方家之徒，皆不取运气阴阳之说，并亦绌经络配当之言，以立一家之说。其所论说，有足以破庸腐之惑者，不为无功矣。然吾道之为事也，关人之生命，不可眩于过文激论，以枉志业，余请以臆见断之。夫运气配当五行阴阳者，盖过高之言，无益于治术，非疾病医之所与也。如夫脏腑经络配当者，当然之理，不可以废。废之则无知枝叶之根蒂、河流之源泉。尝试论一二：忧愁思虑则伤心，饮食劳倦则伤脾，人人所知，不待烦赘，唯五脏之伤于内，是不可知者也。人有所悲哀则泪忽下，有所羞愧则汗必出，见美味流涎，嗅恶臭发呕，其故何也？盖皆脏腑中有所触发于其事而已。未有见美味而发呕，嗅恶臭而流涎者也。然则其脏有病，其腑有病，见其症者，是宜有之事。故凡病不以脏腑经络求其所因，何由可寻根蒂泉源乎？余故曰：运气阴阳之说，盖非医家之要，至于脏腑经络之理，我

---

① 浸：被水淹没。

不能敢废也。(《藤氏医谈》)

第一节　脏　腑

一、五脏

心火脏，主生血，主藏神，主周身脉络，主喜，主笑，开窍于舌。

肝木脏，主藏血，主藏魂，主周身筋膜，主怒，主惊，开窍于目。

脾土脏，主饮食，主藏意，主周身肌肉，主思，主噫，开窍于口。

肺金脏，主行气，主藏魄，主周身皮毛，主悲，主咳，开窍于鼻。

肾水脏，主生气，主藏志，主周身精髓，主恐，主欠，开窍于耳。

外有包络，即心外衣，为阴血布化之源。

又有命门，即肾中系，为真阳生气之根。(《医学见能》)

心、肺为阳，阳中有阴，故上行极而下；肾、肝为阴，阴中有阳，故下行极而上。中气上升于肺而为气，从肺回下则化为血。人身胃气升降，而气血自然生生不已。(《医家秘奥》)

五脏各有动作，各有消长。五脏的动作，叫做脏气。脏气有消有长，使不有以形容之，则何以知脏气之为消为长？所以金木水火土，是脏气之代名词，而五行生克，是脏气消长之代名词。言皆有据，事尽可征，绝无一辞半语是玄说、是虚话。

肺为什么属于金？金在五行叫做从革，从革是以肃降为义的。讲到肺的脏气，原是以降下为治节。称肺为金，无非表示肺气肃降罢了。

肝为什么属于木？木在五行叫做曲直，曲直是以升泄为义的，直升叫做直，横泄叫做曲。讲到肝的脏气，原是以升泄为用。称肝为木，无非表示肝气升泄罢了。

心为什么属于火？火在五行叫做炎上，炎上就是动的意义。讲到心的脏气，原是以动为用的。称心为火，无非表示心气主动罢了。

肾为什么属水？水在五行叫做润下，润下就是静的意义。讲到肾的脏气，原是以静为主的。称肾为水，无非表示肾气主静罢了。

脾为什么属土？土在五行叫做稼穑，稼穑就是和的意义。怎么叫做和，换一句文，和者和也，就是不升不降，不动不静，也可说得亦升亦降，亦动亦静。这一句未免有点矛盾，既然不升不降，如何说亦升亦降？既然不动不静，如何说亦动亦静？其实真是不升不降，不动不静，那不成了个死体么，所以亦升亦降、亦动亦静几句补充的话，是不能少的。讲到脾的脏气，原是以和为主的。称脾为土，无非表示脾气主和罢了。

讲到相生相克，更是容易，肺气既然肃降，肾气自不致于妄动，肾气不妄动就静了，这就是金生水。肾气既静，肝阴自然得养，肝阴得养，肝就得所了，这就是水生木。肝气升泄，那么心阳得了扶助，自然就要动作，这就是木生火。心动既剧，脾阳自然被着鼓动，脾阳被动，自然加倍的发越，这就是火生土。脾气既和，肺家肃降，自然没有阻滞，这就是土生金。所谓相生者，不过彼脏之气，帮助此一脏之气以相长是也。

再讲到相克，肺气肃降不已，就能够制肝气之升泄，这就是金克木。肝气升泄不已，就能碍及脾气之和，这就是木克土。脾运过强，就能够耗及肾阴，就这是土克水。肾气过静，就能上制心气之浮动，这就是水克火。心气太动，就要碍及肺家之肃降，这就是火克金。所谓相克者，不过此脏之气太任，碍及彼一脏之动作，就是相消也。相生相克，不过是脏气消长的代名词，长就是相生，消就是相克。（《士谔医话》）

十二脉相为表里，分配十干，人皆知之。而不知合五行者，亦应八卦。肺属金，应乎乾天；天覆万物，肺属华盖，乾之象也。脾属土，应乎坤地；地育万物，脾藏水谷，坤之象也。心属火，应乎离；离主南方，心居中宫，离之象也。肾属水，应乎坎；坎主北方，肾居系阙①，坎之象也。是故肺金喜凉润，脾土应温燥。治肺病者，欲其下通乎脾，无取过润；治脾病者，欲其上通乎肺，无取过燥：有子母相生之义焉，则天地交泰象也。心火宜下降，肾水宜上滋，治心病者，欲其下交乎肾，勿使上炎；治肾病者，欲其上交乎心，勿使下竭：有婴姹相依之义焉，则水火既济象也。善治者，必令相资相济；不善治者，每至相克相伤。深于《易》理者，自知之。（《褐塘医话》）

郑康成周官疾医注：五谷，麻、黍、稷、麦、豆。《素问》以麦、黍、稷、稻、豆为五谷，分属心、肝、脾、肺、肾，治病当从之。程杏轩医案辑录，治胸脘胀痛，泛泛欲呕，食面尚安，稍饮米汤脘中即觉不爽，谓肝之谷为麦，胃弱故米不安，肝强故麦可受，当用安胃制肝法。此得《内经》之旨者也。（《冷庐医话》）

《彻剩八编内镜》曰：身内有三贵，热以为生，血以为养，气以为动觉，故心、肝、脑为贵，而余待命焉。血所由生，必待食化。食先历齿刀，次历胃釜，粗细悉归大络，细者可升至肝、脑成血，粗者为滓。于此之际，存细分粗者脾，包收诸物，害身之苦者胆，吸藏未化者肾。脾也，胆也，肾也，虽皆成血之器，然不如肝，独变结之更生体性之气，故肝贵焉。心则成内热与生养之气，脑生细微动觉之气，故并贵也。（《存存斋医话稿》）

人心思火则体热，思水则体寒；怒则发竖，惊则汗滴，惧则肉颤，愧则面赤，悲则泪出，慌则心跳，气则麻痹；言酸则垂涎，言臭则吐唾，言喜则笑，言哀则哭，笑则貌妍②，哭则貌媸③，又若日有所见，夜必梦扰；日有所思，夜必谵语；梦交则精泄，气怒则发狂。此皆因心而生者也。人可于灵君使令一刻不在绛宫以统百属？（《医暇卮言》）

越人谓心主包络，与三焦为表里，俱有名而无形。后人有以命门为包络者。皆非通论也。少阳三焦之气，生于肾脏，即相火也。相火者，先天所生之元阳也。包络者，

---

① 阙：古代宫殿、祠庙和陵墓前的高建筑物，通常左右各一。建成高台，台上起楼观。以二阙之间有空缺，故名阙或双阙。

② 妍（yán 言）：美。

③ 媸（chī 痴）：丑陋。

包络于心下，多血而主脉，为君主之相。其脉起于胸中，出属心包络，下膈，历络三焦。在三焦曰循，在包络曰历，皆分循分历于中胃上下之间。是包络在膈上，三焦在膈下，皆属有形之脏腑也。但包络、三焦之气，并出于肾，一游行于上中下，而各有所归之部署；　入于心下包络，而为君主之相。《灵枢经》云：肾合三焦膀胱，乃肾气上合于心包，犹膀胱之归于部署。犹肾与膀胱，太阳与君火，标本之相合也。肾中之元阳，先天之水火也，君火与包络，后天之二火也。包络、三焦，皆以有形无形之间求之，则得矣。（《侣山堂类辩》）

经曰脑者人身之大主，又曰元神之府。脑精气居头顶之上，前齐眉，后齐颈，左右齐耳，中系六瓣，中二瓣名曰大脑，前曰前脑，后曰后脑，背行较多分九对。脑气筋入五官脏腑，以司视听言动。故曰目无脑气筋则不能视，耳无脑气筋则不能听，鼻无脑气筋则不分香臭，舌无脑气筋则不知甘苦。脊髓者，由脑直下，为脑之余，承脑驱使分派，众脑气筋之本也。脊柱二十四节，凑叠连贯，互相勘合而成，共成脑气筋三十一对，由筋分线，由线分丝，愈分愈细，有绕如网者，有结如球者，以布手足周身，皮肉筋骨无微不到。人身能知觉运动，及能记忆古今，应对万事者，无非脑之权也。（《医易一理》）

门人又问曰：获闻躯壳包乎五脏，奉之为主之海，心地顿开，但尚有一疑，不识人身之头，奉何脏为主耶？答曰：头为一身之元首，穹①然居上，乃主脏而不奉藏者也。虽目通肝、耳通肾、鼻通肺、口通脾、舌通心，不过借之为户牖，不得而主之也，其所主之脏，则以头之外壳包藏脑髓，脑为髓之海，主统一身骨中之精髓。以故老人髓减，即头倾视深②也。《内经》原有九脏③之说，五脏加脑、髓、骨、脉、胆、女子包，神脏五，形脏四，共合为九。岂非脑之自为一脏之主耶？（《寓意草》）

汪讱庵云：金正希先生常言人之记性皆在脑中。凡人外见一物，必有形影留在脑中。小儿脑未满，老人脑渐空，故皆健忘。愚思凡人追忆往来，必闭目上瞪而思索之，此即上凝神于脑之意也（出于《本草备要》辛夷注）。王惠源《医学原始》亦云：人之一身，五脏藏于身内，止为生长之具；五官居于身上，为知觉之具。耳目口鼻聚于首，最显最高，便与物接，耳目口鼻之所导入，最近于脑，必以脑先受其象而觉之，而寄之，而剖之，而存之也。故云：心之记，正记于脑耳。《黄庭·内景》亦言脑为泥丸宫，元神居焉。是必有本，何惑之有？予按荷兰说，人之精神在于脑中，故人断头立死，亦与内景之说符矣。（《医滕》）

余常见父母有肝病者，其子女亦多有之，而禀乎母气者尤多。（《柳州医话》）

谚云：秀才学医，如菜作齑。以其明于理，而易过于医，医与儒，皆不外乎一理也。然运用枢机，主宰一身者，皆心也。故古圣贤养心、正心、明心，千言万语，谆

---

① 穹：泛指高大。

② 头倾视深：见《素问·脉要精微论》。张景岳说："头倾者，低垂不能举也。视深者，目陷无光也。"

③ 九脏：《素问·六节脏象论》："形脏四，神脏五，合为九脏。"形脏，指胃、小肠、大肠、膀胱四个器官。神脏，指心、肝、脾、肺、肾五个器官。

谆独重乎心，以心为主，而医家亦以心为君主之官也。独赵氏一书，强引《内经》十二官危之一语，反复立论，独尊命门以为君主，其历陈气血之根，生死之关，生人之本，却病之原，真假之象，阐发殆尽，诚有功于医学者不鲜矣。但古圣贤俱以心为主，赵氏独尊命门为君主，而欲外乎心，医与儒，竟二途矣。鄙见于此，不无窃有议焉。盖古圣贤以心为主者，以修身立行起见也。赵氏以命门为主者，以尊生立命起见也。此正赵氏之济世一片苦心，强引之而主之。盖人为万物之灵者，犹此心也。故经曰君主之官，神明出焉。但肾主智，心主思，心之气根于肾也。心知将来，肾藏已往，不失神明、闭藏之职也。卧以入阴，心之神通于肾也。坎属阴而配水，离属阳而配火。然水生于金，能复润母燥，火生于木，反能害母形，故《易》以离火为兵戈，火上有水为既济，水在火下为未济。明其水火不可相离，阴阳互为其根也。递相济养，是谓和平；摄处稍偏，灾害立至。故夫人生于天地万物，总不外乎阴阳。水火者，阴阳之迹也，偏尚不可，敢孰为之轻，孰为之重乎？且觉悟庶类，聪知聪明者，皆心也，肾能之乎？故经曰心为君主之官，信不谬矣。况相火之动，多由乎君火，"相"字之义，更不虚也。但心之能神，若无真阴上奉，其能之乎？犹之虽圣明在上，而必以民为邦本也。由此观之，则心为君主，而肾为之根，尊卑之义昭然。但利害之机，实休戚相关，见且无情之草木，其花叶荣茂，必赖乎根本培固而始能，况人禀气血有情，五行具伐之体，可不顾天一生水、地二生火之义存焉！（《冯氏锦囊秘录》）

玩《内经》注文，即以心为主。愚谓人身别有一主，非心也。谓之心主之官，当与十二官平等，不得独尊心之官为主。若以心之官为主，则下文"主不明，则十二官危"，当云十一官矣。此理甚明，何注经者昧此耶？盖此一主者，气血之根，生死之关，十二经之纲维也。肾有二，精所舍也，生于脊膂十四椎下，两旁各一寸五分，形如豇豆，相并而曲，附于脊，外有黄脂包裹，里白外黑，各有带二条，上条系于心包，下条过屏翳穴后，趋脊骨。两肾俱属水，但一边属阴，一边属阳。越人谓左为肾，右为命门，非也。命门即在两肾各一寸五分之间，当一身之中，《易》所谓一阳陷于二阴之中。《内经》云：七节之旁，中有小心是也。名曰命门，是谓真君主。……可见命门为十二经之主。肾无此则无以作强，而伎巧不出矣；膀胱无此，则三焦之气不化，而水道不行矣；脾胃无此，则不能蒸腐水谷，而五味不出矣；肝胆无此，则将军无决断，而谋虑不出矣；大小肠无此，则变化不行，而二便闭矣；心无此，则神明昏而万事不能应矣。此所谓"主不明则十二官危"也。（《医贯砭》）

越人指右肾为命门，诸家非之。余考《内经》："太阳根于至阴，结于命门。命门者，目也。"《灵枢》根结篇、卫气篇，《素问·阴阳离合论》，三说俱同。后读《黄庭经》云："上有黄庭下关元，后有幽门前命门"，方悟其处。凡人受生之初，先天精气聚于脐下，当关元、气海之间，其在女者，可以手扪而得，俗名产门；其在男者，于泄精之时，自有关阑知觉。此北门锁钥①之司，人之至命处也。又考越人"七冲门"之说，谓飞门唇也，户门齿也，吸门会厌也，贲门胃之上口也，幽门胃之下口也，阑门

---

① 北门锁钥：指北方重镇。

小肠下口也，魄门肛门也。便溺由气化而出，又增溺窍为气门。凡称之曰"门"，皆指出入之处而言也。况身形未生之初，父母交会之际，男之施由此门而出，女之受由此门而入；及胎元既足，复由此门而生。故于八门之外，重之曰"命门"也。若夫督脉十四椎中，有命门之穴，是指外腧而言，非谓命门即在此也。（《医学实在易》）

天之大宝，只此一丸红日；人之大宝，只此一息真阳。天无此日，则六合尽冰壶，乾坤皆地狱矣。人是小乾坤，得阳则生，故凡通体之温者，阳禀也；四肢之运用者，阳禀也；五官、五脏之神明不测者，阳禀也。失阳则死，故身冷如冰，寂然不动，灵光尽灭。不见死生之本，全在阳禀！故欲固其阳，须培根本。根本者何？命门是也。婴儿之初生，先有两肾，两肾中间，便是命门。先天之生我者，由此而受，后天之生我者，由此而栽。夫生之门，即死之户。所以人之盛衰安危，皆系于此者，以其为生气之源，而气强者则安，气衰者则病，此虽至阴之地，而实真阳之宅。世之养生者，不知保养节欲，而日夜戕贼，此真阳既已伤衰成病矣；治病者，不知温补其阳，而反用苦寒伐此真阳，欲保生全者，其可得乎？阳气以潜藏为贵，潜则弗见，潜则可久远也。故盏中加油，则灯愈明，炉中覆炭，则火不熄。（《顾氏医镜》）

门人朱济公问曰：有云两肾皆属水，命门居两肾之中，在脊之十四椎内，为三焦生气之原，有如坎中之满，此说甚为有理。曰：此不经①之语耳！夫医道始于黄岐，脏腑血气之生始出入，非生知之圣，孰能究其精微？奈何后学不体认圣经，反好为异说。夫人之始结胚胎，犹太极耳！三月而成形，先生两肾，犹太极而生两仪。天一之水生木，木生火；地二之火生土，土生金。是先天止有水火，后天始备五行。五行之中有二火，合而为三阴三阳，以配六脏六腑。故《灵枢·本输篇》曰：少阳属肾，肾上连肺，故将两脏。盖少阳乃三焦之生气，发于右肾，上合包络，为相火之原，左肾属水，上连于肺，故为两脏也。肾上连肺，详"水热穴论"。又《本脏篇》曰：肾合三焦膀胱。盖右肾之气上合于心主包络，而为一脏。又《素问·咳论》曰：肾咳不已，则膀胱受之；久咳不已，则三焦受之。是《内经》止曰肾，而原无命门之名。盖以一肾合三焦，一肾合膀胱，是为两脏而配合两腑者也。夫人秉阴阳水火而生，若以两肾象坎中之满，又将何脏以象离中之虚乎？潜心圣经，自不为前人所惑。

济公复问曰：《难经》谓右肾主男子藏精，女子系胞，师言为相火生气之原，是左肾主水，右肾主火，精水止生于左，而胞当偏于右矣。曰：非此之谓也。夫天地阴阳之道，在无形之气，曰阴、曰阳；有形之征，曰水、曰火；在人之元神，曰气、曰精。天一生水，地二生火，阴中有阳，阳中有阴，两肾之气，交相贯通，左右之皆有精有气。水即是精，火即是气。阴阳水火，互相资生，否则孤阳不生，独阴不长矣。夫藏精系胞之说，亦不过分别男女而言。然在女子未尝不藏精，在男子亦可以结胎者也。胞之所系，盖言天主生物，地主成物，故系于右，乃气之所感，非胞之连络于右肾也。如云日月星辰系焉，亦大气之所载，日月运行，星移斗转，又何尝有所系带乎？（《侣山堂类辩》）

---

　① 不经：不合常理，近乎妄诞；没有根据。

两肾为气血之本，肾火为气之原，肾水为血之海。火足始能生土、生金，水足始能生木、生火也。盖凡人具一太极，若阴阳和平则无病。如肾中阴虚，则肝、心之病起；肾中阳虚，则脾、肺之症生。（《鬻塘医话补编》）

肾有两窍，一溺窍，一精窍。淋出溺窍，病在肝脾；浊出精窍，病在心肾。同门异路，分别宜详。（《类证治裁》）

肾中真阳之气，缊缊煦育，上通各脏腑之阳；而肾中真阴之气，即因肾阳蒸运，上通各脏腑之阴。（《医原》）

人身中精气虽分阴阳，然真阴真阳原有互根之妙、相生之理。天下未有真阳固密，而阴精不足之人；亦未有阴精充满，而元阳不壮者。但燥热之阳，乃能伤阴；沉寒之阴，乃能伤阳。经固有少火、壮火之别，则阴可类推矣。至若饮食、药物之阴阳，积寒积热，必能伤气伤精，又不可不慎！阴阳均不可偏，然凡人调摄，则助阳必兼助阴。阳辟则火也，阴辟则油也。火有气有形而无质，油则纯以质用矣。气非形质无所附丽，厚其形质，元气乃充，故如萤者此火，燎原者亦此火。火原无衰旺，因所附以衰旺。吾人日用饮食，总是补之以味，总是补其精，精补则气自足。若舍形下之器，别无形上之道。（《折肱漫录》）

人之两肾，左阴右阳。左肾属水，先天之元精也；右肾属火，先天之元阳也。一水一火，同禀生初，原无胜负之分。奈人自有知觉以来，恃其少壮，日加斫丧。不知精气之生息有限，而人之耗损无穷。由是水亏不能配火，而虚火上炎。其咳嗽喘急、骨蒸劳热、咽痛烦渴等证见焉。此际宜用甘凉滋阴，补水以配火也。丸药水药，如六味之类，久服多服，或可挽回。若复用知、柏苦寒以泻火，此水中之火固不能泻，而脾胃大伤，减食发泄之证又生矣。斯时脾肾两亏，纵有良医，恐难为力。经又曰：滋阴之药多湿脾，补脾之药又燥肾。古未有脾肾同补妙方，余因经言而悟之，早夜补肾，中时补脾，二方同进。或肾亏之甚，以补肾为主，而补脾之药亦不可少；或脾亏之甚，以补脾为主，而补肾之药亦不可间。余于失血门，有滋阴汤、温脾汤，可参阅而酌用之。及至中年、老年，有无病而体弱者，宜补阳以生阴。经言无阳则阴无以生，犹釜底加薪，而饮食易化，游溢精气，灌注脏腑，则精神自旺，而年寿自益，如八味丸之类是也。但古方只用桂、附各一两，今当各用三四两不等，乃为有益。若徒知滋阴，而抑知春夏阳和，草木易荣，秋冬肃杀，花卉善萎也乎！（《罗氏会约医镜》）

经云两肾中间一点，是真精，即命门相火也。盖一阳生于二阴之间，所以位乎北，而成乎坎也。人非此火，无以运行三焦、腐熟水谷，生化之源或几乎息矣。此火与人火不同：人火者，可以温伏，可以水灭，可以直折，黄连之属可以制之；相火者，龙火也，雷火也，寄于肝肾之间，乃水中之火，若用黄柏、知母苦寒之药，又是湿伏、水减，直折，龙雷之火愈发矣。龙雷之火，每当浓阴骤雨之时，火焰愈炽，惟阳火一照，火自灭熄。此得水则炽、得火则灭之一验也。此相火不可以水灭，而用辛热之义也。经云益火之源，以消阴翳，八味丸是也。（《履霜集》）

先天根本，肾也；肾者，水脏。水不足，则龙雷之火无畏而亢上，刘河间所谓肾虚则热是也。古圣论脉，谓人生之有尺脉，犹树之有根，所以足于精者，百病不生，穷于精者，万邪峰起。先哲窥见原本，亟保北方，以厚生命之根；而昧者多以知、柏为滋阴上品，不问虚实而概投之，则滑肠寒胃，阳明受戕，何以化荣卫而润宗筋？经云壮水之主，以镇阳光，六味丸是也。（《履霜集》）

命门相火，乃先天真一之气藏于坎中，自下而上，与后天胃气相接而化，此实生生之本也。是以花萼之荣在根柢，灶釜之用在柴薪，使真阳不发于渊源，则总属无根之火矣。火而无根，即病气也，故《易》以雷在地下为复①。可见火之标在上，而火之本则在下。且火之就燥，性极畏寒，若使命门阴胜，则元阳畏避，而龙火无藏身之地，故致游散不归，而为烦热格阳等病。凡善治此者，唯从其性，但使阳和之气直入坎中，据其窟宅，而招之诱之，则相求同气，而虚阳无不归原矣。若太阳一照，则雷电潜藏，所谓甘温能除大热，如参、地、桂、附之类，正此之谓也。若夫昧者，以虚阳而作实热，不思温养此火，而但知寒凉可以灭火，安望其尚留生意，而不使之速毙耶！倘系客热邪火，皆凡火耳，固不得不除；而除火何难，是本非正气火候之谓也。人能明邪、正二字，则得治生之旨矣。（《罗氏会约医镜》）

天癸之义，每多以精血为解，是不详《内经》之旨也。玩《内经》云：女子二七天癸至，月事以时下；男子二八天癸至，精气溢泻。则天癸在先，而后精血继之，天癸非精血之谓明矣。天癸者，天一所生之真水也，在人身是谓元阴，即曰元气。人之未生，此气根于父母，谓之先天元气；人之既生，此气蕴于我身，谓之后天元气。但气之初生，真阴甚微，及其既盛，精血乃旺，然必真阴足而后精血化，是真阴在精血之先，精血在真阴之后。夫先天之真阴，为后天精血之根也。若以天癸即精血论，则女子七七、男子八八而天癸绝，其周身之精血，何以仍运行于营卫之中，而未见其相竭也？则知天癸非精血明矣。（《冯氏锦囊秘录》）

经云：女子二七而天癸至，任脉通，太冲脉盛，月事以时下。又云：男子二八而肾气盛，天癸至，精气溢泻。天癸非即月经，甚为明瞭。盖天癸乃天一之真水，七般灵物，本属同源，泻出阴窍则为精，男女皆有之。《易》曰：男女构精，万物化生。又曰：二五之精，妙合而凝。可以引证。沈尧封、俞东扶曾有论说，大致相同。惟俞谓指天癸为精，不该又云精气溢泻，是乃精血之源头。夫曰精血源头，空无所指矣。男有男精，女有女精，仍以精即天癸为是。（《景景室医稿杂存》）

《杏轩医案》曰：经云肾者主水，受五脏六腑之精而藏之。是精藏于肾，非精生于肾也。比如钱粮虽储库中，然非库中自出，须补脾胃化源。余评叶氏医案有云：此等血肉有情之方，正合"精不足者，补之以味"经旨，如果病人胃口伤残，未可遽投。正与杏轩先生之言暗合。盖补精必用酞②厚之品，然总须胃化脾传，方能徐徐变精归肾，不过以酞厚之品较清淡者变精为较易耳！断不能入口之后，辄变精而藏诸肾也。须补脾胃化源者，饮食增则津液旺，自能充血生精也。（《存存斋医话稿》）

《平脉》云：阴脉不至，肾气微少，精血奔，气迫促，上入胸膈。夫少阴脉不至，

---

① 复：六十四卦之一，震下坤上。《易·复》："象曰：雷在地中，复。"

② 酞（nóng 农）：通"浓"，厚。

是先天元阳元阴受伤。肾者，先天也；脾胃者，后天也。先天既已受伤，则不能生乎后天，故脾胃之阴阳亦伤，不能运化水谷，而生湿热；湿热下流，则膀胱之气化不行，浊气因而上入；浊气上入，肺气便壅，脾气愈滞，于是为痰为饮，而食滞腹胀之症形焉。其少阳生发之气郁而不得升，为周身刺痛，为呕逆吞酸；心主之阳为浊阴所乘，则为心悸怔忡。是肾之一脏虚，而五脏六腑皆为之不宁，故养身莫妙于节欲也。若不知此，而但以利气、行痰、消食为治，则燥以伤其阴，利以伤其阳，不坐困乎？此专主肾虚而言也。（《客尘医话》）

后天根本，脾胃是也。人之有脾胃，犹其家之有饷导。饷导一绝，万众立散；脾胃一败，百药难施。古圣著脉，谓四时皆以胃气为本；有胃气则生，无胃气则死矣。东垣《脾胃论》，亦有胃中元气胜，能食而不伤，过时而不饥。脾胃俱旺，能食而肥；脾胃俱虚，不能食而瘦。能食而瘦者，胃伏火邪于气分，则能食；脾虚，则肌肉削也。每见世俗，一遇脾胃虚滞，便投山楂、麦芽、香、砂、枳、朴之类，甚而用黄连、山栀，以为脾胃良方，不知此皆实则泻子之法。因脾胃有积聚、有实火，元气未衰，邪气方张者宜之。若虚而伐之，则愈虚；虚而寒之，遏其生化之源，则脾胃愈伤。脾胃伤则元气必耗，阴火上冲，气高而喘，身热而烦；脾胃之气下陷，谷气不得升浮，是春生之令不行，无阳以护其荣卫，乃生寒热。经曰：劳者温之，损者补之。又曰：甘温能除大热。故补中益气，正取其温养之义也。

经云：水谷入口，其味有五，各注其海，津液各走其道。胃者，水谷之海也。饮食不节则胃病，胃病则气短精神少，而生大热；胃既病，则脾无所禀受，脾为死阴不主事，故亦从而病焉。形体劳倦则脾病，脾病则怠惰嗜卧，四肢无力，大便泄泻；脾既病，则胃不能独行津液，故亦从而病焉。其所生病之先后虽异，所受邪则一也。

《医贯》云：人之脾胃，当分别阴阳水火而调之。如不思饮食，此属阳明胃土受病，须补少阴心火；归脾汤补心火，以生胃土也。能食不化，此属太阴脾土受病，须补少阳相火；八味丸补相火，以生脾土也。无非欲人培养一点先天之火气，以补土母耳！（《履霜集》）

脾也者，心君储精待用之府也。赡运用，散精微，为胃行精液，故其位即在广明之下，与心紧切相承；其职掌太仓之运量，而以升为德；其部当水谷之海，故患湿；其属土，配资生坤元，故为十二经根本；其势居中央，孤脏以灌四旁，注四末，故为六经内主。其所以为脾如此，古人谓为后天之本，信然也。盖脾统四脏，脾有病，必波及之；四脏有病，亦必待养于脾。故脾气充，四脏皆赖煦育；脾气绝，四脏不能自生。昔人云：后天之本绝，较盛先天之根绝，非无故也。凡治四脏者，安可不养脾哉？然经曰：腹满䐜胀，支膈胠胁，下厥上冒，以为过在脾与胃者，岂尽脾胃之过哉？皆由中气不足，为病甚而入脾，致脾经不运，阳明之气亦不腾，是以不能出营卫升达上下也。惟不升上，故肺气不行而上冒；惟不达下，故肾气独沉而下厥耳！至若本经为病，不外湿淫、热郁两端。湿由水气，病则壅，壅则伤气，气虚而不运，必腹胀、胃痛、肠鸣、飧泄、身重、食不化；热由火气，病则不濡，不濡则伤血，血枯而燥，必胃气厚、善饥、肉痿、足不能行、善瘦、脚下痛、口干、舌本强、食即吐、食不下、烦心、水闭、黄疸、脾约，皆脾经病也。治之者，务使三焦之气流转和通，则土润而升，不忧其燥，而火气不得病之；土健而运，不忧其湿，而水气亦不得病之矣。(《杂病源流犀烛》)

脾本喜燥，但燥热太过，则为焦上，而生机将息，令人体疲便硬，反不思食。此正如亢旱之时，赤地千里，禾稼不生也。泽下汤①主之。(《医醇賸义》)

西方白色，入通于肺，位居于兑为燥金，时列于秋为燥令。燥者火之余气也，所藉乎有以润之，而不至于竭其液，则清肃下行，将天气降而云物不为之扰矣。肺位至高，风寒易侵，郁火于中，使复加之辛热，则柔脆之金一经消烁，有不损坏者乎? 而肺痈于是乎作矣。又主元气，治节一身，苟劳动喘之用而不息，将肺气日促，口吐涎沫，无气以动，而肺痿于是乎成矣。盖二症者，一本外感，一本内伤。外感者，非遽至于痈也，良由治疗失宜，过于解散，而以保之润之为急，多有得生者，虽破残之肺，可以复完。内伤者，则因酒色过度，酒入气分，色伤阴分，辛热之性，既以耗于上，又以竭于下，日渐月累，每成于不自觉，久乃痿躄、声嘶，肺气败坏而不复支。使欲嘘其既槁而润之，诚难为功，孰谓二症可不辨哉! (《古今医彻》)

二、六腑

六腑，胆、胃、大小肠、三焦、膀胱也。《灵枢·本脏篇》：六腑者，所以化水谷而行津液者也。经水篇：六腑者，受谷而行之。又五脏六腑之高下小大、受谷之多少亦不等。《天年篇》：五脏坚固，血脉和调，肌肉解利，皮肤致密，化谷津液布扬，各如其常，故能长久。《津液别篇》：水谷入于口，输于肠胃，其液别为五。五别者，汗、溺、唾、泪、髓也。又水谷入于口，其味有五，各注其海，各走其道，故三焦出气以温肌肉，充皮肤，为其津；其流而不行，为液。津液布扬，故能长久而不弊。(《子华子医道篇注》)

小肠者心之腑，属火，主化食为液，上奉心血。

胆者肝之腑，属木，主升清降浊，疏利中土。

胃者脾之腑，属土，主纳受水谷，化气化血。

大肠者肺之腑，属金，主传送糟粕，消利滞气。

膀胱者肾之腑，属水，主气卫皮毛，通达小便。

三焦者胞络命门之腑，兼属水火，主行水化气，通阴达阳。(《医学见能》)

经云：胃者，五脏六腑之大源也。人自有生之后，惟赖五谷以滋养，谷入于胃，流行于脏腑，化津化液，熏肤充身泽毛，莫不以胃气为本。人有胃气则生，无胃气则死，故仲景《伤寒论》阳明症最多。阳明者，胃也，变化五谷，滋生之大源。七情、六淫，皆以胃气强弱为转移，推而至于温热、暑湿、疟、痢、咳嗽、呕泻、肿胀、胸闷、气痛等症，均出于胃也。夫胃为水谷之海，生化之源，内而脏腑气血，外而筋骨

---

① 泽下汤：方由人参、当归、白芍、生地、白苏子、火麻仁、石斛、山药、料豆、红枣组成。

皮肉，无不赖以灌溉，万物所归者也。经以胃为多气多血，一身之关键。人身七情之感，怒盛伤肝，肝动则气逆上冲，怒息则肝自平，而所病者，乃被冲之胃耳。假使邪入五脏，其人立死，虽轻邪亦为痼疾矣。市医不知生化之理，谬称风伏于肺，又云脾为生痰之本，肺为贮痰之器，或谓痰迷心窍，殊觉喷饭，不思之甚。盖肺为娇脏，何能留风贮痰？试问其风其痰，从何道入内耶？至于心为一身之主，其窍更何能容痰？况心肺居至高之位，不能入痰，即脾亦为清净之脏，亦不能容痰，每见痰由食管吐出，即知痰生于胃矣。余临症研究，历验心得而阐明之，以启后进，而免再误也。大抵人身以胃为总司，其用烦杂，其位冲要，凡内外诸病，无不归之于胃。余每用治胃方法，以疗诸病，功效捷应，今特揭明，以备采择，不致为古书所惑。孟子云尽信书不如无书一语，推而至于《内》《难》经文，其中谬误不可枚举，余为活人计，不得不直言之欤！

澜按：万物莫不归于胃，故胃为五脏六腑之海也。今先生阐发胃之功用，博考治胃诸方，以疗温热、湿温危痾，又扩充肝、肺诸病亦因于胃病者，于是专以治胃，功效昭著，藉以启后进之智识，不致仍惑于阴阳五行、八味六味汤丸，可治一切病患之遗害，挽回温补之颓风。先生之济世苦心，昭然若揭矣。（《证治心传》）

经曰：胃者仓廪之官，五味出焉。其形纡曲如袋，横居膈下，左方肋骨护其半，头大向左，上连食管曰贲门，尾小向右，下接小肠。其体三层：外层上下有养血管，四支分布，小支密缠于内，因胃接血比他脏尤多；中层之肉，有经纬两纹斜交，故能舒缩拥动，以匀转食物；内层牙色软滑多摺叠纹，周围有小穴以生津液。胃体内外有脑气筋散布之。胃之本热有限，全赖中宫真火熏蒸消化。有食之时，其热较烈，胃津味酸，色如白沫，主消化食物；无食之时，津不生，食至则渐生以化之。若食多津少，物不易化，或不合所食，或坚滞之物，亦不易化，不化即为积聚矣。茶水入胃，消化较食物易快。然胃有微丝血管甚多，能摄吸茶水以入回血管，由回血管过肝脏升入心经，运行周身，由肺升出为气，由皮肤渗出为汗，余入内肾转出膀胱为溺矣。（《医易一理》）

脾与胃俱属土。脾内而胃外，以脏腑言之也；脾阴而胃阳，以表里言之也；脾主运而胃主化，以气化言之也：故脾与胃相连。顾胃当相火居正之地，而其地又为太阳、少阳部位相合而明之处，故曰阳明。凡三焦、胆之所游部，心包络之所总司，皆与胃同，有腐熟水谷之妙。经曰：阳明者，午也。午为夏之中，相火之本职，又三阳之合气，故于十二经气独盛、血独旺热极多，而心包络之代心以主相火者，皆与胃同其功用也。故就胃言之，实营卫之大主，五脏之宗主，其气腾而上盛，则脉倍见于人迎，其精充而下输，则脉涌盛于跌阳。仲景治病，必三部候脉，两手之外，必兼诊两夹喉动脉之人迎、两足跌之跌阳，良有以也。盖以肾为先天之根，胃为后天之本。胃强则后天强，而先天于以补助；胃绝则后天绝，虽先天足恃，七日不食亦死。故胃虽属腑，其脉能大见于寸口，而五脏亦待以养也。夫胃之腑既气独盛、血独旺、热独多，故其为病，亦皆实热有余之症。试观狂疰、温淫、汗出、衄衊、口喎、唇疹、腮肿、喉痹、斑黄、狂乱、谵妄、潮热、登高而呼、弃衣而走、骂詈不避亲疏，凡其在经、在络、在腑，无不以气实血热为显症，非以其腑为两阳合明之故乎？仲景曰：阳明之为病，胃家实也。是实固指气独盛、血独旺、热独多所发之病，皆属有余而言，非仅燥满便硬下焦坚实之谓也。虽然胃家病属有余，而亦时形不足。譬如相火既虚，不能为胃蒸化，胃气即不能旺，气不旺即怯而不支，故亦有虚寒之症。试观洒洒振寒、善伸、数欠、颜黑、恶人与火、闻水声惕然而惊、心欲动、独闭户牖而处、身以前皆寒栗、胃中寒、膜胀，阳明之虚寒有如此者，安得泥胃家实之一言，概从有余治之哉？凡此症病，为实为虚，皆可按《内经》而绎之者也。（《杂病源流犀烛》）

西人谓：胆汁渗入十二指肠，能助小肠消化食物。此理《内经》未尝言之，似为中医疏忽之处，不知后世名医曾言之矣。吴鞠通《医医病书》曰："胆无出路，借小肠以为出路。"此非谓胆汁能入小肠乎？至于胆汁能化食之说，中医书中亦早寓其理。《神农本草经》之论柴胡也，谓："能去肠胃中结气、饮食积聚、寒热邪气，推陈致新。"夫柴胡为少阳胆经之主药，而其功效多见于肠胃者，为其善理肝胆，使胆汁流通无滞，自能入于肠中消化食物积聚，以成推陈致新之功也。至于徐灵胎注《神农本草经》则以"木能疏土"解之，是谓肝胆属木，脾胃属土。徐氏既云"木能疏土"，是明谓肝胆能助肠胃化食，而胆汁能助小肠化食之理，即在其中矣。（《医话拾零》）

膀胱有下口而无上口，处大肠、小肠交接之间，即阑门也。阑门者，泌别水谷之处，气通命门。人之水谷入胃，以次传入小肠，斯时虽已熟腐，而清浊犹未分也；至于阑门，而得命门之火熏蒸分布，于是水液渗入膀胱，糟粕下入大肠。入大肠者，以渐而下；入膀胱者，满而后泻。轲氏乃谓膀胱有上口而无下口，能入而不能出，必待太阳气化而溺始出，非也。果尔，则胞中之水，其渗已多，而犹未溺之时，更于何处可蓄耶？且《内经》所谓气化则能出者，亦非太阳之气化，乃肺经之气化也。肺经之气化，则膀胱之气亦化，满而后出，虚而复受；不然，虽满不能出也。是以膀胱虽主津液，而非命门之火蒸之，则不能入；非肺金之气化，则不能出。不入，则溏泻之病生；不出，则癃闭之病作矣。（《医学读书记》）

三焦者，人之三元之气也，号曰中清之腑，总领五脏六腑、荣卫、经络、内外左右上下之气也。三焦通则内外上下皆通，其于周身灌体，和内调外，荣左养右，导上宣下，莫大于此也。又名玉海、水道。上则曰三管，中则曰霍乱，下则曰走哺。名虽三而归一，有其名而无其形也。亦号曰孤独之腑。而卫出于上，荣出于下。上者络脉之系，中者经脉之系，下者人气之系也。亦又属膀胱之宗，始主通阴阳，调虚实呼吸。有病则苦腹胀气满，小腹坚，溺不得便而窘迫也。溢则作水，留则为胀。手少阳是其经也。又上焦实热，则额汗出，能食而气不利，舌干口焦，咽闭之类，腹胀，胁肋痛；寒则不入食，吐酸水，胸背引痛，嗌干津不纳也；实则食已虚，虚则还出，膨胀而不纳；虚则不能制下，遗便溺，头面肿。中焦实热则上下不通，腹胀，喘咳，上气不下，下气不上，关格而不通也；寒则下利不止，食饮不消，中满；虚则肠鸣膨胀也。下焦实热，则小便不通，大便难，若重痛也；虚寒则大小便泄下不止。三焦之气，和则内外和，逆则内外逆，故以三焦为人之三元气，不亦宜乎！（《华佗神医秘传》）

明仁和姜蓉塘南半野村人闲谈，载苏黄门龙川志云：彭山有隐者，通古医术，与世诸医所用法不同，人莫之知。单骧从之学，尽得其术，遂以医名于世。治平中，予与骧遇于广都，论古今术同异，骧既言其略，复叹曰：古人论五脏六腑，其说有谬者，而相承不察，今欲以告人，人谁信者？古说左肾其府膀胱，右肾命门其府三焦，丈夫以藏精，女子以系胞。以理言之，三焦当如膀胱，有形质可见，而王叔和言三焦有脏无形，不亦大谬乎？盖三焦有形如膀胱，故可以藏、有所系，若其无形，尚可以藏系哉！且其所以谓之三焦者，何也？三焦分布人体中，有上中下之异，方人心湛寂①，欲念不起，则精气散在三焦，荣华百骸，及其欲念一起，心火炽然，翕撮三焦精气，入命门之府，输泻而去，故号此府为三焦耳！世承叔和之谬而不悟，可为长叹息也。予甚异其说，后为齐州从事，有一举子齐（徐）遁者，石守道之婿也，少尝学医于卫州，闻高敏之遗说，疗病有精思。予为道骧之言，遁喜曰：齐尝大饥，群匄②相脔割而食，有一人皮肉尽而骨脉全者，遁以学医，往观其五脏，见右肾下有脂膜如手大者，正与膀胱相对，有二白脉自其中出，夹脊而上贯脑，意此即导引家所谓夹脊双关者，而不悟脂膜如手大者之为三焦也。单君之言，与所见悬合，可以正古人之谬矣。今医家者流，皆执叔和三焦无状空有名以自信，不闻有此说，故录之。燧案谓三焦有名无形始于秦越人，然愚以为乃躯壳内脏腑外之脂膜高处。焦者，高也，非气也，但以气道所流通，用药则宜气药，而不宜血药耳。（《医谈录旧》）

三焦，古作膲，即人身上下内外相联之油膜也。唐宋人不知膲形，以为有名而无象，不知《内经》明言焦理纵者、焦理横者。焦有纹理，岂得谓其无象？西洋医学，斥中国不知人有连网，言人饮水入胃，即渗出走连网而下，以渗至膀胱，膀胱上口，即在连网中也。中国《医林改错》一书，亦言水走网油而入膀胱。观剖牲畜，其网油中有水铃铛，正是水过其处，而未入膀胱者也。此说近出，力斥旧说之谬，而不知唐宋后，古膲作焦，不知膜油即是三焦，是以致谬。然《内经》明言“三焦者，决渎之官，水道出焉”，与西洋医法、《医林改错》正合。古之圣人，何尝不知连网膜膈也哉！按两肾中一条油膜为命门，即是三焦之原，上连肝气、胆气及胸膈，而上入心为包络，下连小肠、大肠，前连膀胱，下焦夹室，即血室气海也，循腔子为肉皮，透肉出外，为包裹周身之白膜，皆是三焦所司，白膜为腠理，三焦气行腠理，故有寒热之证，命门相火布于三焦，火化而上行为气，火衰则元气虚，火逆则元气损，水化而下行为溺，水溢则肿，结则淋，连肝胆之气，故多挟木火，与肾、心包相通，故原委多在两处，与膀胱一阴一阳，皆属肾之府也，其主病知矣。（《血证论》）

己酉之秋，《内经》甫竣，兴怀山水，八月既望，偕二三知己，夜泛西泠，时月明云敛，天高气清，呼卢畅饮，几忘瘨痫。偶论及三焦，有云无形之气者，有云有形之经者，聚讼不已，质之于余。余曰：有形、无形皆是也，但各偏执一见，而不能通贯耳！《灵枢经》曰：三焦、膀胱者，腠理毫毛其应。《金匮要略》云：腠者，是三焦通会元真之处；理者，皮肤脏腑之文理也。盖三焦乃少阳相火，即精水中所生之元阳，壮

---

① 湛寂：即"沉寂"，寂静的意思。湛（chén 沉），通"沉"。

② 匄："丐"的异体字。

则为水，和平为元气。游行于上中下之间，通会于腠理之内，实无形之气也。若游行之气，不应属一腑而有经穴矣。《经脉篇》曰：三焦之脉，入缺盆，布膻中，散络心包，下膈，循属三焦。下膈，乃胃分。循者，循于三部也。《荣卫生会篇》曰：上焦出于胃上口，中焦亦并胃中，下焦者别回肠。《平脉篇》曰：三焦不归其部，上焦不归者，噫而酢①否；中焦不归者，不能消谷引食；下焦不归者，则遗溲。是三焦之气，发原于肾脏，归著于中胃上下之间。《灵枢经》所论之出处，即《平脉篇》所归之部署也。有有形之部署，则有经脉气穴，而为一腑矣。脏腑血气之生始出入，先圣贤多详论于诸经之中，奈何后人不能博览群经，又不能贯通会悟，是以各执一见，而为一偏之辞。嗟嗟！三焦之理，数千年以来，尚议论纷纭，无惑乎诸君之折辩也。（《侣山堂类辩》）

《阴阳②别论》云女子胞，《气厥论》云胞移热于膀胱，《五味篇》云冲脉、任脉皆起于胞中。凡此"胞"字，皆音"包"，以子宫为言也。《灵枢》云膀胱之胞薄以懦。音"抛"，以溲脬为言也。胞音有二，而字则相同，奈何后人不解其意，俱读为"包"，反因经语遂认膀胱与胞为二物，故在《类纂》则曰：膀胱者，胞之室。王安道则曰：膀胱为津液之腑。又有"胞居膀胱之室"之说，甚属不经。夫膀胱即脬，脬即膀胱也。焉得复有一物居膀胱之内，以致后学之疑？（《质疑录》）

人纳水谷，脾气化而上升，肠则化而下降。盖以肠者，畅也，所以畅达胃中之气也。肠通畅则为平人，否③则病矣。（《医学三字经》）

三、脏腑间的关系

心、肺居上焦，脾、肝居中焦，肾之水火居下焦。肝为心母，肾为肝母，脾为肺母，肺为肾母。子病补母，母病泄子，其理固通。然肝、脾、肺、肾各有自病之原，因金水虽相生，然肾病只补气而不滋水可乎？土金虽通气，然脾病只补肺而不扶脾可乎？惟心家之病，可以责之于肝，如心烦、心悸等症，则专理肝气亦可愈，不必赘以心家之药也。若夫补土以培木，滋水以熄火，壮水以泽土，此则理通之稍进者，实验中不少此类，此则非征实不足以明斯理也。（《靖盦说医》）

肺不藏者，肾必伤；肾不藏者，肝不发；肝不藏者，心不荣；心不藏者，脾必害；脾不藏者，肺必灾。总之，母不藏者，则子不发；子不发，则病仍及于母。故心及肝，肝及肾，肾及肺，肺及脾，脾及心，子母相关，病之标本于斯而定。然亦言其大义如此，若其间或感或不感，或感之轻重浅深，则又因其人之素禀，此乃因时气而识其将来之病证也。至于当时，则又不然，如火不藏则肺病，金不藏则肝病，木不藏则脾病，土不藏则肾病，水不藏则心病，此因当时之过旺而及于妻者也。夫妇俱病，则其中补泻之义可推。如辰戌年，初之气为相火，是火不藏也，当时之肺病，将来之脾病可知。

---

① 酢："醋"的本字。
② 阴阳：系"五脏"之误。
③ 否（pǐ痞）：不通。

即此一端，可以例其余矣。（《慎斋遗书》）

人之有脾胃，犹地之有土也。万物生化于土，而人之五脏六腑、大经小络，以及皮肉筋骨，无不资生于脾胃，一身之要物也。盖命门真火，乃父之精气附于两肾之间，未有此身，先有此气，出于天成，不假人为，所以为之先天。若夫脾胃之气，饮食五味，变生五气，以奉生身，全藉人为，后天之气也。饮食虽能养人，亦能害人。欲求长生者，全要饮食节制，为却病之良方。饮食之所以养人者，原取其气，不取其味。因谷味甘淡，故假五味以引之，然亦不可偏嗜。辛味归肺，肺盛则金来克木，肝血不生；甘味归脾，脾盛则土来克水，肾气消散；苦味归心，心盛则火来克金，肺气虚耗；酸味归肝，肝盛则木来克土，脾气亏损；咸味归肾，肾盛则水来克火，心血不足。今人烹炮一物，必备五味，全是不欲偏胜之意。惟肾水多有不足，故咸物独多，然亦不可偏胜也。云来按：若味过于辛，且能伤肺、耗气、损阴；味过于甘，且能壅气、生痰、满中；味过于苦，且能伤脾胃而动燥火；味过于酸，且能挛筋、槁骨、枯肌、伤肺；味过于咸，且能伤血、损肺。雨评：此按发原本所未发。每日饭食，只宜八分，不可尽量。凡遇外有茶水，家食即当减去一次。每见恣意饮食之人，非不节制，一至食当其前，不觉食指之欲动，此嗜欲之性，人所不自禁者也。吾辈终岁用药，补益者少，消导者不计其数，宁非嗜欲之自戕乎？日进饮食，必须碎咬细啮，徐徐咽下，方不伤脾；食后慢行百步，用手搓摩其腹，庶几饮食可消。最忌食后就寝，耳无所闻，脾即不磨，肺气又不为之四布，惟有郁结成病而已。至于夜食，尤当屏绝。自平旦以至日中，胃气行阳二十五度，饮食易消；日中以至合夜，胃气行阴二十五度，饮食难消。释教过午不食，其亦卫生之大则欤！更有病后虚人，元气未复，脾气不能胜谷气，只须白粥调理，扶助元气；肥甘硬物，不但不能消化，且增其病，不可不察也。平日调理丸药，宜用滋阴健脾丸①。盖肾主藏精，其所以生精生血者，全赖饮食生化，而输归于肾，脾胃一强，精血自足。张洁古云补肾不如补脾，旨哉言乎！六味地黄丸一方，其性孤阴，但可降火，不能生精。苟非阴虚有火者，必以健脾为主治也。脾胃虽能化物，而其所以化物者，实是下焦水火二气。命门火衰，釜底无薪，其何能熟？古方理中汤、八味地黄丸，皆知补火以生土也。至若水亏不能化物者，诸书毫未之及。肾司五液，入脾为涎。肾家阴虚有火，津液不足，脾土干燥，健运何施？予用归、芍、门冬，加入查、曲等药，无不应也。然脾胃虽为要物，而先天命门，又为一身之至宝。节房欲、慎劳苦、戒远行，其亦保养先天之一法欤！（《医学传灯》）

凡人有生之后，俱以后天为本。圣王之医药，亦为人有生之后，饮食、起居、七情、六欲、风寒暑湿燥火之侵袭而病，故设医药以治之，亦是补偏救弊之意。观此书每每以先天真阳之气为重，而以热药治病为要领，深辟刘、朱。殊不知先天强壮者，能斫削而坏；先天不足者，亦能培养而寿。《内经》所谓"阴精所奉其人寿"。俱赖后天水谷培养之也，不必将先天之言以治病。（《景岳发挥》）

善为医者，为责根本，而本有先后天辨。何以为先天之本？盖婴儿未成，先结胞

---

① 滋阴健脾丸：方由人参、麦冬、五味、白术、白茯、甘草、山药、石斛、陈皮、山楂组成。

胎，其象中空，其一茎透起，形如莲蕊，一茎即脐带，莲蕊即两肾也，而命寓焉。水生木而后肝成，木生火而后心成，火生土而后脾成，土生金而后肺成。五脏既成，六腑随之，四肢乃具，百骸乃全。未有此身，先有两肾，故肾为脏腑之本，十二经之根，呼吸之门，三焦之原，而人资之以为始者也，故曰先天之本在肾。何以为后天之本？盖婴儿初生，一日不再食则饥，七日不食，则肠胃润绝而死。经曰安谷则昌，绝谷则亡，犹兵家之饷道也，饷道一绝，则万众立散，胃气一败，则百药难施。一有此身，必资谷气入于胃，洒陈于六腑，调和于五脏，以生气血，而人资之以为生者也，故曰后天之本在脾。（《顾氏医镜》）

凡病脾者，上下不宁。盖脾上有心之母，下有肺之子。心者血也，属阴；肺者气也，属阳。脾病则上母不宁，母不宁则阴不足，阴不足则发热；又脾病则下子不宁，子不宁则阳不足，阳不足则发寒。故脾病则血气俱不宁，血气不宁，则寒热往来，无有休息，故病如疟也。盖脾者土也，心者火也，肺者金也。火生土，土生金，故曰上有心母，下有肺子，脾居其中，病则如斯耳！他脏上下，皆法于此。（《华佗神医秘传》）

心肾相交，全凭升降。而心气之降，由于肾气之升；肾气之升，又因心气之降。夫肾属水，水性润下，如何而升？盖因水中有真阳，故水亦随阳而升至于心，则生心中之火。心属火，火性炎上，如何而降？盖因火中有真阴，故火亦随阴而降至于肾，则生肾中之水。升降者水火，其所以使之升降者，水火中之真阴真阳也。真阴真阳者，心肾中之真气也。故肾之后天，心之先天也；心之后天，肾之先天也。欲补心者须实肾，使肾得升；欲补肾者须宁心，使心得降。六味丸丹皮、茯苓所以宁心也；地黄、山药所以实肾也；乃交心肾之法也。（《慎斋遗书》）

人之声音，出自肺金，清浊轻重，丹田所系，不求其原，徒事于肺，抑末也。今之言补肺者，人参、黄芪；清肺者，黄芩、麦冬；敛肺者，五味、诃子；泻肺者，葶苈、枳壳。病之轻者，岂无一效，若本原亏损，毫不相干。盖人肺金之气，夜卧则归于肾水之中，丹家谓之母藏子宫，子隐母胎。此一脏名曰娇脏，畏热畏寒。肾中有火，则金畏火刑而不敢归；肾中无火则水冷，金畏寒而不敢归。或为喘胀，或为不卧，或为不食。斯时也，欲补上，无以益子，喘胀愈甚；清之泻之，肺气日消，死期迫矣。为收敛者，近似有理，然不得其门因何而入。《仁斋直指》云：肺出气也，肾纳气也；肺为气之主，肾为气之本。凡气从脐下逆奔而上者，此肾虚不能纳气归元也。无徒从事于肺，宜壮水之主，或有因火衰者，是当益火之原。凡为广嗣计者，其用为准绳，但取纯王以名和，无取杂宿以召祸。经凡言"阴阳之要，阳密乃固"，不知此段经文乃是明言男女交会之法度，但使阳气秘密，乃得坚固不泄。然而阴阳贵相和协，必阴得其平，而无过不及，然后阳得其秘，而不走泄也。故欲阳之秘密，不得不予其权于阴，正以阳根于阴，培阴乃所以培阳也。今人以峻烈之药，劫尽真阴，以助虚阳，益以房帏重耗，渐至髓竭肉消，神昏气夺，毛悴色夭，尚不知为药所误，可胜悼哉！（《顾氏医镜》）

肺脏下无透窍，而吸入之养气，实能膈肺胞息息透过，以养胸中大气，由胸中大气以敷布于全身。而其吸入之气，又自喉管分支下达于心，由心及肝，由肝至冲、任交会之处，以及于肾。故肝肾之气化收敛，自能容纳下达之气，且能导引使之归根。有时肝肾阴虚，其气化不能固摄，则肝气忿急，可透膈以干大气，肾气膨胀，可挟冲气上冲，则肝气可挟所寄之相火上逆，肾气可挟副肾脏之冲气上逆。于是逆气上干排挤，胸中喉中皆不能容受外气，则喘作矣。（《医话拾零》）

古称"乙癸同源，肾肝同治"，其说维何？盖火分君、相，君火者居乎上而主静，相火者处乎下而主动。心火惟一心主也，相火有二，乃肾与肝也。肾应北方壬癸，于卦为坎，于象为龙，龙潜海底，龙起而火随之；肝应东方甲乙，于卦为震，于象为雷，雷藏泽中，雷起而火随之。泽也，海也，莫非水也，莫非下也，故乙癸同源。东方之木，无虚不可补，补肾即所以补肝；北方之水，无实不可泻，泻肝即所以泻肾。至乎春升，龙不现则雷无声，及其秋降，雷未收则龙不藏。但使龙归海底，必无迅发之雷，但使雷藏泽中，必无飞腾之龙，故曰肾肝同治。（《顾氏医镜》）

昔人云肝常有余，肾常不足。然肝既无虚，又言补肝者，肝气不可亢，肝血自当养也。血不足者补之，水之属也，壮水之源，木赖以荣。肾既无实，又言泻肾者，肾阴不可亏，而肾阳不可亢也。气有余者伐之，木之属也，伐木之干，水赖以安。（《顾氏医镜》）

脾主食，肝主眠。脾健则食旺，肝畅则眠安；脾虚、脾滞则食减，肝旺、肝郁则眠不稳。且也，胃有宿食，或饱或饥，而眠不得适；夜或失眠，口无津液，而食不得适。两者相因以为用，而相累以为害。能食能眠，百病皆退；不食不眠，百病乃丛集。余诊病切其右脉问能食否？切其左脉问能眠否？此扼要之道也。能食能眠，自无歧出之症；不食不眠，乃有相因之病。不食不眠之病，依其次序，一一以询之，或有或无，提其纲而挈其领，无难确有把握也。（《靖盦说医》）

肝脾者，相助为理之脏也。人多谓肝木过盛可以克伤脾土，即不能消食。不知肝木过弱不能疏通脾土，亦不能消食。盖肝之系下连气海，兼有相火寄生其中。为其连气海也，可代元气布化，脾胃之健运实资其辅助；为其寄生相火也，可借火以生土，脾胃之饮食更赖之熟腐。故曰肝与脾相助为理之脏也。特是肝为厥阴，中见少阳，其性刚果，其气条达，故《内经·灵兰秘典》名为将军之官。有时调摄失宜，拂其条达之性，恒至激发其刚果之性而近于横恣，于斯脾胃先当其冲，向之得其助者，至斯反受其损。而其横恣所及，能排挤诸脏腑之气致失其和，故善作疼也。

于斯，欲制肝气之横恣，而平肝之议出焉；至平之犹不足制其横恣，而伐肝之议又出焉。所用之药，若三棱、莪术、青皮、延胡、鳖甲诸品，放胆杂投，毫无顾忌，独不思肝木于时应春，为气化发生之始，若植物之有萌芽，而竟若斯平之、伐之，其萌芽有不挫折毁伤者乎？岂除此平肝、伐肝之外，别无术以医肝乎？何以本属可治之证，而竟以用药失宜者归于不治乎？愚近拟得肝脾双理丸，凡肝脾不和、饮食不消、满闷胀疼，或呃逆嗳气呕吐，或泄泻，或痢疾，或女子月事不调、行经腹疼，关于肝脾种种诸证，服之莫不奏效。爰录其方于下：

肝脾双理丸

甘草十两细末，生杭芍二两细末，广条桂两半去粗皮细末，川紫朴两半细末，薄荷冰三钱细末，冰片二钱细末，朱砂三两细末。

上药七味，将朱砂　两与前六味和匀，水泛为丸桐子大，晾干忌晒，用所余二两朱砂为衣，勿令余剩。上衣时以糯米浓汁代水，且令坚实光滑方不走气。其用量：常时调养，每服二十粒至三十粒；急用除病时，可服至百粒，或一百二十粒。(《医话拾零》)

二阳者，足阳明胃、手阳明大肠也。其病发于心脾，盖因思为脾志，而实本于心。其始也，有不得于隐曲之事，于是思则气结，郁而为火，以致心营暗耗，既不能下交于肾，脾土郁结又转而克肾，是以男子少精、女子不月，无非肾燥而血液干枯也。且夫脾有郁火，则表里相传，胃津亦涸，大肠为胃之传道，故并大肠而亦病。此二阳之病，当以燥火之证言，在胃则为消、为格，在肠则为闭、为硬。至于胃腑既燥，而脾无以行其津液，则为风消。风消者，火甚而生风，脾惫而肌肉消削也。大肠之燥传入于肺则为息奔者，息有音而上奔不下也。四脏、二腑交相燔灼，阴液尽耗，故直断为死不治。昔王安道以肠胃有病，延及心脾，颠倒其说，于不得隐曲之故阙而未详。喻嘉言阐发稍明，亦但言其所当然，而未穷其所以然。故更详之。(《吴医汇讲》)

人之始生，本乎精血，以立形体之基，其司在命门；人之既生，养以水谷，以成形体之旺，其司在脾胃。胃主纳，脾主运。经曰："脾胃者，仓廪之官，五味出焉。"又曰："人受气于谷，谷入于胃，以传与肺，五脏六腑，皆以受气。"所谓阴阳者，十二经脉之长也。人或有先天不足者，但得后天培养之力，则补先天之功，亦可居其强半。此脾胃之所关于人者，为甚重也。而人之伤其脾胃者有二：其伤于外也，惟劳苦最能伤脾，脾伤则表里相通、而胃亦受其困矣；其伤于内者，惟忧思忿怒最为伤心，心伤则母子相关，而化源隔绝者为甚。此劳倦、情志之伤，较之饮食、寒暑为更多也。脾胃属土，恶寒喜暖，使非真有火邪，则寒凉之物最宜慎用。昔柳公度善摄生以致寿。尝曰："我不以气海熟生物、暖冷物，亦不以元气佐喜怒也。"此真善养脾胃者也。然则人之元气充盈，由于脾胃健旺，而诸病悉除，惟觉之早者得之耳！(《罗氏会约医镜》)

四、脏腑与躯体组织器官间的关系

即身以观，脏真散于肝，筋膜之气藏焉；脏真通于心，血脉之气藏焉；脏真高于肺，荣卫之气行焉；脏真下于肾，骨髓之气藏焉。天气通于肺，清者浮也；地气通于嗌，浊者入也；雷气通心，神者运也；谷气通脾，虚者受也。肝木达而风气散，肾水泽而雨气滋，精气洒陈为荣，悍气慓急为卫，水谷变化，荣卫以和。

风生木而其气主散，故脏真散于肝，肝主筋膜，故筋膜之气藏焉。火炎烈而其气上达，故脏真通于心，心主血脉，故血脉之气藏焉。脾属湿土而主肌肉，故脏真濡于脾，肌肉之气藏焉。肺为华盖而主荣卫，故脏真高于肺，荣卫之气行焉。肾水润下而主骨髓，故脏真下于肾，骨髓之气藏焉。轻清为天，故天气通肺，清者浮也，《素问》所谓喉主天气是已；重浊为地，故地气通嗌，浊者入也，《素问》所谓咽主地气是已。雷者神也，而藏声于渊，故雷气通心；神者运也，谷象脾之有容，故谷气通脾，虚者受也。肝木达而风气散，肾水泽而雨气滋，各缘其类焉。精气洒陈为荣者，言水谷之精气洒陈于六腑而入于脉也，悍气慓急而循于皮肤分肉之间也。水谷入胃而散于荣卫者如此，故水谷变化，荣卫以和。（《宋徽宗圣济经》）

目者肝之外候，肝气通于目，目和则辨白黑矣。鼻者肺之外候，肺气通于鼻，鼻和则知香臭矣。舌者心之外候，心气通于舌，舌和则知五味矣。口者脾之外候，脾气通于口，口和则知谷味矣。耳者肾之外候，肾气通于耳，耳和则知五音矣。（《心印绀珠经》）

经云：天气下降，气流于地；地气上升，气腾于天。天地交而生化万物。人秉天地阴阳之气而生，是以人之形身，应天地之日月、五星、山川、溪谷，而人之九窍，亦应地天之泰卦也。上三窍皆偶，下三窍皆奇，肺、心、肝为阴中之阳，而开窍皆偶；脾、肾为阴中之至阴，而开窍皆奇。此天地炉锤之妙用也。奇偶之间，名曰人中，盖以此中分人之上下阴阳也。肺开窍于鼻，心开窍于耳，肝开窍于目，脾开窍于口，肾开窍于二阴，玉师曰：肾将两脏，故开窍于二阴。是五脏五阴之气，通于九窍者也。六腑不和，则九窍为之不利，是六腑六阳之气，通于九窍者也。九窍为水注之气，是脏腑之津液，外注于九窍者也。阴中有阳，阳中有阴，阴阳交互，上下和平，水随气而运行于外，是天地交而九窍通也。若阴阳不和，则九窍闭塞；水道不行，则形气消索矣。（《侣山堂类辩》）

人之九窍，阳七、阴二，皆五脏主之，而六腑亡有。然清阳出上窍，浊阴走下窍，则有形、无形之别。今肾既开窍于耳，何以复开窍于二阴哉？或曰：膀胱者，州都之官，津液藏焉，气化则能出矣。三焦者，决渎之官，水道出焉。膀胱乃肾之腑，三焦为命门之使，故隶之也。小肠者，受盛之官，化物出焉。大肠者，传道之官，变化出焉。肾为胃关，下部法地，故隶之也。况肺主通调水道，下输膀胱，则是又隶于手太阴矣。脾主消磨五谷，仓廪所司，则是又隶于足太阴矣，又何以独主于肾也？不知北方黑色，开窍于二阴，入通于肾者，盖阴窍不侔于阳窍。五脏主藏而不泻，故走空窍而无形，为精明之府；六腑主泻而不藏，故走浊窍而有形，为传化之路。究竟与肾何与？殆化之者阳，而所以化之者则阴，无阴则阳无以化，肾主五液是也。试观之肾虚之人，小便必淋沥，大便则燥结，又有肾泄、遗尿之候，益信肾之主二便也彰彰矣。而小便闭，又甚于大便闭者，大便止苦精血亏损艰涩之患，小便则胀闷不堪，气不化而形坏矣。然则治之者，专主于肾与，不专主于肾与？曰：因肾虚而致者，治其肾；因他脏而致者，治他脏。阴阳者，变化之父母，生杀之本始。上有病，下取之；下有病，上取之。或实或虚，或热或寒，老少异病，久暂异候，缓急异宜，神而明之，存乎其人，是可与知者道也。（《古今医彻》）

《易》说卦云：离丽也为目，坎陷也为耳。夫耳目之能视听者，惟赖脑之精气贯注于其内。养脑之精气者，又赖心经之血脉。脑之精气、心之血脉，尤全赖中宫之真火、真气，有以生之化之也。目有黑白珠，其白珠为收光之区，其黑珠系照物之镜，各物之象透之于目。至于黑珠中之小珠名瞳人者，得脑之精气，秉知觉灵敏之权者也。世有近视者，因黑珠凸出小珠较远，故艰于远视，用镜宜凹，透光于外也。老人精气衰弱，水渐枯缩，故视小不明，用镜宜凸，放光使大也。此目之一征也。耳分外、中、内三窍：外窍接声气入中；中窍传声气入内，又有气管通气入喉；内窍有半圈骨管，小传声气，有螺纹骨，又名耳鼓骨，感动脑气筋得以辨别声音者也。老人、虚人耳鸣者，精血大亏，虚气感动而鸣聋之兆也。肝肾邪火，耳鸣耳聋者，间亦有之。此又耳之一征也。（《医易一理》）

《易》说卦云：艮为鼻，巽为臭，兑为口舌。鼻之于臭也，舌之于味也，皆全赖脑精气之灵敏觉悟，为之主宰也。鼻准系脆骨相合，而成内外皆两孔，内孔阔大，透出悬雍之内，以通肺气而司呼吸；两孔之上另有水泡骨，俱有软皮以通于脑，脑气筋分布其上。鼻之能审辨臭气者以此，病者窍闭取嚏者亦如此。肺之呼吸全赖鼻孔，鼻之两孔为气出入之门，呼出浊气，吸入清气也。舌乃数肉相合而成，舌面尽是小粒如刺，内粒大于外粒，皆属脑气筋布其内，以分别五味，然须六核生津以润之，否则不能知味矣。人之声气出于中宫，达之于肺；中宫为气之根本，肺为行气之主。由肺循行气管，传于会厌，辨之为音，别之于舌，而成言语矣。凡人受风寒声嘶者，皆肺与气管会厌受邪，则气郁不宣而嘶也；痨症声嘶者，皆金燥木亏，肺与气管会厌不利而然也。（《医易一理》）

人知息道从口鼻出入，不知遍身毛窍俱暗随呼吸之气以为鼓伏。所以外感表实证，毛窍阻而气机不能相引则发喘；内伤表虚证，汗多亡阳，毛窍开而气机过泄则息微。（《存存斋医话稿》）

或问募原在胃之上口一说，请细悉之，以定其处，否则恐认膈膜为募原。

答曰：详"原"字之义，似指躯壳内空阔处也。因其空阔，故能蓄邪。经曰：上焦如雾，中焦如沤，下焦如渎。则空阔处，无过上焦肺胃之间，以其蓄积阳气，而无浊滓所聚，故云如雾，而又称气海也。《素问·举痛论》云：寒气客于肠胃之间，膜原之下，小络急引，故痛。按此言肠胃之间，膜原之下，则指膜原在肺下胃上之间矣。又《疟论》云：邪气内薄五脏，横连膜原。既云内薄五脏，则在躯壳以内，横连膜原，犹在脏腑以外，是膜原为半表半里之界，而在肺下胃上，与膜膈逼近。由此观之，竟以膈膜为膜原，似乎不可；若定谓膈膜非膜原，实亦相连属也。即如风温轻清之邪，受于手太阴经，内连胸肺，则咳嗽胸闷，而无舌苔，或不妨食；若感浊邪，如瘟疫及湿温之重者，则必脘痞，恶食，舌苔厚腻，以其近于胃口，故昔人谓邪客膜原也。因在表里之界，故邪从中道而走三焦，则表里之药皆不宜，所以吴又可有达原饮之制。既非手太阴证，岂吴鞠通之银翘散所能治哉？况著书立说，原为明道济人起见，而理虽无穷，是非一定，故愈辨驳则理愈明。余又何敢自信，故以广求驳证，以期大明斯道，不亦为天下后世之一助乎！（《医门棒喝》）

第二节　经　络

人身十二经络手足三阴三阳，以及奇经八脉。经直行，络旁行，从头至足，虽各有部位，而路道则相通。其头之走至胸手足，手之走至头胸足，足之走至头胸手，譬之通衢之路，东西南北，其间大街小巷，左曲右折，路道无一处不通，有大路之弯远者，必有小路之捷径者，可以四通八达。其大路非经之直行乎？其小路非络之旁行乎？其四通八达非走头走足之谓乎？医者先明经之直行，如大路之正直，次明络之旁行，如小路之委曲贯通，则人身经络之纵横，了然于胸中矣。（《医家秘奥》）

五脏六腑，是生十二经。经气内根于脏腑，外络于肢节。（《素灵微蕴》）

天下之妙理寓于迹象之中，实超于迹象之外；彼拘于迹象以索解者，纵于理能窥其妙，实未能穷其极妙也。如九十六号绍兴星期报陈某，因研究剖解之学者，于十二经之起止莫能寻其迹象，遂言《内经》所言十二经无可考据。非无据也，因其理甚玄妙，超于迹象之外，非常识所能索解也。夫《内经》之《灵枢》，原名《针经》，故欲究十二经之奥妙，非精针灸者不能得其实际。愚于针灸非敢言精，而尝与友人卢某辽阳人最精针灸，得之祖传谈及此事。卢某谓斯可即余针愈疔毒之案以征明之。庚申八月间，族妹左手少阳经关冲穴生疔，至二日疼甚，为刺耳门二穴立愈。关冲为手少阳经之所起，耳门为手少阳经之所止。又辛酉七月中，族中男孙七岁，在右足太阴经隐白穴生疔，三日肿至膝下，疼甚剧，取右三阴交及公孙二穴刺之，立愈。隐白穴为足太阴经之所起，公孙、三阴交为足太阴经之所历也。设若刺其处仍不愈者，刺太阴经止处之大包穴，亦无不愈矣。又于辛酉八月间，本村田姓妇在手阳明二间穴生疔，肿过手腕，为刺曲池、迎香二穴，当时疼立止，不日即消。二间虽非阳明经起之处，距经起处之商阳穴不过二寸，曲池则经历之处，迎香则经止之处也。又于九月中，学生吴某在手太阴经太渊穴生疔，红肿之线已至侠气户，木不知疼，恶心呕吐，诊其脉象洪紧，右寸尤甚，知系太阴之毒火所发，为刺本经尺泽、中府及肺俞，患处觉疼，恶心呕吐立止，红线亦立回，半日全愈。太渊距本经起处之少商穴不过三寸强，中府则本经之所起也，尺泽则本经之所历也，肺俞则本经之所注也。由是观之，疔生于经之起处，刺经之止处；生于经之止处，刺经之起处：皆可随手奏效。则经之起处与止处非有一气贯通之妙，何以神效如是哉？（《医话拾零》）

凡人一身，自首至足，皆有经络联之，无断而不接之处。但其中有五行之别。凡五行经络，遇其所生则为根，遇其所克则隐伏，遇其所属则为表为枝。如肺脉起自中焦，中者土也，土生金，故起于此。其络循胃口，胃亦土也。譬如瓜藤然，其老根则本也，其节遇土，复生小根，遇木则生枝果。肺络大肠，大肠为金之表，如木之枝；肺为金之里，如木之本。人之首，人之根本，故五脏经络皆倒垂。粗者为经，细者为络。（《慎斋遗书》）

《灵枢·经脉》十二经皆有是动所生病，《难经》以气、血二字释之，后人不得其解，反以为非。泉谓荣行脉中，卫行脉外，此经以脉为主，自当兼荣卫言。是动者卫也，卫主气，故以气字释是动；所生病者荣也，荣主血，故以血字释所生病：于义甚合。且经于是动在手太阴云臂厥，足阳明云骭厥，足太阳云踝厥，足少阴云肾厥，足少阳云阳厥，诸厥皆以卫言；于所生病则各就其脉所过者，不似是动之或循脉，或不循脉，正以荣有定位故也。其荣卫俱有之症，则两出之，如手太阴之咳喘是也。凡脉病当以此篇为正，余篇及《素问》则或合脏腑言，或互众经言，言各有当。穷经者当即此篇以究他篇，则病之所属自明，勿执他篇以疑此篇也。（《研经言》）

厥阴多血少气，少阴少血多气，太阴多气少血，三阴之常数本乎地者如此；少阳少血多气，阳明多气多血，人阳多血少气，三阳之常数本乎大者如此。兹十二经脉之异也。

血为阴，气为阳；血为荣，气为卫。荣卫、阴阳，有自然之多少，非人为故也。用针者随其多少而补泻之。厥阴多血少气，则泻血而补气。举此，则凡三阴之常数本乎地者，皆如此也。少阳少血多气，则泻气而补血。举此，则凡三阳之常数本乎天者，皆如此也。（《宋徽宗圣济经》）

奇经不可不究。李濒湖曰：阳维起于诸阳之会，由外踝上行于卫分；阴维起于诸阴之交，由内踝上行于营分：所以为一身之纲维也。阳跷起于跟中，循外踝上行于身之左右；阴跷起于跟中，循内踝上行于身之左右：所以使机关之跷捷也。督脉起于会阴，循背而行于身之后，为阳脉之总督，故曰阳脉之海；任脉起于会阴，循腹而行于身之前，为阴脉之承任，故曰阴脉之海。冲脉起于会阴，挟脐而行，直冲于上，为诸脉之冲要，故曰十二经脉之海。带脉则横围于腰，状如束带，所以总约诸脉者也。是故阳维主一身之表，阴维主一身之里，以乾坤言也；阳跷主一身左右之阳，阴跷主一身左右之阴，以东西言也；督脉主身后之阳，任脉主身前之阴，以南北言也；带脉横束诸脉，以六合言也。喻嘉言曰：奇经所主，虽不同正经之症，其关于营卫则一也。叶天士曰：凡冲气攻痛，从背而上者，系督脉主病，治在少阴；从腹而上者，系冲、任主病，治在厥阴，或填补阳明。（《医学举要》）

洄溪徐氏谓天士叶氏，每次以络字欺人。其实徐氏《躯壳脏腑经络论》有云：人有皮肉筋骨，所谓躯壳也；而虚其中，则有脏腑以实之；其连续贯通者，则有经有络，贯乎脏腑之内，运乎躯壳之中，为之道路，以传变周流者也。是明知有络，而每诋之何也？或云徐批叶案，非真本，乃托名者。（《存存斋医话稿》）

络脉不可不究，以初病在经，久病在络也。喻嘉言曰：经有十二，络亦有十二。络者兜络①之义，即十二经之外城也。复有胃之大络、脾之大络及奇经之大络，则又外城之通界，皇都出入之总途也。故又曰络有十五焉。十二经生十二络，十二络生一百八十系络，系络生一百八十缠络，缠络生三万四千孙络。自内而生出者，愈多则愈小，稍大者在俞穴肌肉间，营气所主外廓，由是出诸皮毛，方为小络。（《医学举要》）

十二大经之别，并任、督之别，脾之大络脉别名曰大包，是为十五络，诸经皆言之。予谓胃之大络，名曰虚里，贯膈络肺，出于左乳下，其动应衣，脉宗气也。是知络有十六也。（《此事难知》）

---

① 兜络：包绕的意思。

第二章 气血津液

夫心主血而藏神者也，肾主志而藏精者也。以先天生成之体论，则精生气，气生神；以后天运用之主宰论，则神役气，气役精。精、气、神，养生家谓之三宝，治之原不相离。故于滑精、梦泄种种精病者，必本于神治；于怔忡、惊悸种种神病者，必本于气治。盖安神必益其气，益气必补其精。（《理虚元鉴》）

病无论男妇、老幼、强弱，但能保全精、气、神，皆无患也。盖神静而凝则成气，气静而结则成精；精遇温和则还化气，气遇温和则还化神。分用之则各效其能，浑融之则归本元气。元气动则复化阳而生神，静则复化阴而生精。精与神，皆气之动静所生也。三者无失，则精以生之，气以充之，神以养之，而一身内外得其守矣。若病伤精而不伤神与气，则气尚足化精以补其虚，神亦化气以弭其乏；若病伤气而不伤精与神，则精得神之温，亦能还化为气；若病伤神而不伤精与气，则气借精之固，亦能还化为神。此仅伤其一，而二者能补救之也；然及其补救以复元，固自觉迥非未伤时矣。若病伤其二，则所余之一者，孤而无与，不足生其二矣，安有不脱者乎？脱精必由小便，脱气必由大便，脱神必由汗孔。凡遗精、浊淋、男脱阳、女脱阴，但使大便不泻及自汗、盗汗、大汗不出，则神与气尚存也；凡泻痢肠滑，但使肾精入固，诸汗不出，则精与神尚存也；凡自汗、盗汗、大汗，但使肾精不泄，大便不滑，则精与气尚存也。仅伤其一，皆能救也；不则三处皆证见其二处，不时即脱，无药可挽也。又虚弱极者，头面大汗，身冷无汗，亦作脱论；因其微阳仅足越于首也，四肢必冷过肘膝矣。若表虚里实之人，外感风寒，内食冷物，闭塞关窍，身冷自汗，不在此例。

按淫欲过度与遗精之人，泻痢日久必脱，或受表邪，误发大汗亦脱；又久泻之人，偶感表邪，误发大汗亦脱；老人久病，头面自汗，偶作滑泻亦脱；老人久病，久泻不能食，忽自汗，或发汗，亦脱：皆伤其二也。（《王氏医存》）

人之一身，阴阳而已矣；阴阳所分，营卫而已矣；营卫所主，血气而已矣。血属阴，气属阳；血属营，气属卫：人人共知。因谓气欲其升，不欲其降；血欲其降，不欲其升。然气下陷，则为泄为脱，而气上冲，则为喘为呃；血上涌，则为吐为衄，而血下泄，则为崩为漏：皆病也。故参、芪补气，皆取升提，而必辅以补阴之药，则升中有降；归、地补阴，皆取润下，而必以补阳之药，则降中有升。（《碣塘医话》）

人身不过阳气、阴血而已。婴儿纯阳，其身矫捷便利，至老年，筋骨牵强，步履艰难，涕泪自出，眼昏耳聋。其故何也？不过阳健阴钝而已。人身以气为主，气若充足，则周身皆元气所到，血乃附气而行，故四肢便捷也。又必赖饮食以生。饮食入胃，其清者上升而为气，即以气之有余者下降而为血，血化为精，精足为神。其渣滓，从大便泄出。人不知精为阳气所酿，日泄太甚，则肾中之真阳渐微，遂致浊气上攻于胃，若脾胃无亏，犹得潜行嘿夺，运去浊气。若脾胃有亏，乘此浊气上攻，渣滓滞而不化，即生痰留饮，以致上焦最清之处，混而为浊，久之上攻头目，遂生眼昏、耳聋、头重、脚轻之症也。即此推之，其为阳气虚、阴气盛无疑。阳气虚者，以胃中不能生阳，上焦宗气为胃中浊气所乱也；阴气盛者，非真阴自盛，泄去真阳则阴中之浊不藏，而上攻也。此时急宜扶其元阳，保其胃气，使脾胃壮，然后复升清降浊之职，则上焦元气不伤，自能下降而生阴矣。医者每贱阳而贵阴，喜用滋阴诸药，不知阴药多滞，胸中既多痰饮，不降，而反扬其波，而浊其流，岂能愈哉？故婴儿充足，食即易消，生长甚易，至十六岁以后，犹赖胃中阳气健运，犹易生长，四十以后，所泄既多，生长不易，更以人事劳怒扰其胃，则阴气渐盛，阳气渐衰，遂有迟钝诸象，此皆阴长阳消之验也。《内经》曰：阳气者，精则养神，柔则养筋。又曰：阳气者，若天与日，失其所则折寿而不彰。又曰：年四十而阴气自半也，起居衰矣；五十，体重，耳目不能聪明；六十，阴痿、气大衰，九窍不利，下虚上实，涕泪俱出。此段妙文，每被后人注坏。言阴气自半者，盖言浊阴之气有半，夺去元阳之半，非谓真阴尚存其半也，故起居衰；五十则阴气更甚，直至头面，故耳目不聪明；至六十，则阳气夺尽，仅存浊气，下焦之阳已灭，故阴痿，上焦之阳亦无，故气大衰，九窍不利也。经文妙旨如此，奈何动辄补阴，殊不知阴无阳不生，所有者死阴耳，焉能生人生物哉？仙经曰：阳气一分不尽，则不死，阴气一分不尽，则不仙。所以人死曰断气，不曰断血。可见阳为人身之宝。善摄生者，保精调胃。精者，命门之阳气也，不然何以不谓之阴精，而谓之阳精处。中晚年，常服健脾保气之药，使阳气常存，浊气渐运，务使阳气旺，阴气消，则耳目聪明，身体强健，保合太和，长有天命矣。(《医家秘奥》)

第一节　气

人之元气，亦曰真气。其义有三：曰上、中、下是也。上者所受于天，以通呼吸者也，故上有气海，曰膻中也，其治在肺；中者生于水谷，以养营卫者也，故曰胃为水谷气血之海，曰中气也，其治在脾胃；下者气化于精，藏于命中，以为三焦之根本者也，故下有气海，曰丹田也，其治在肾。人之所赖惟此气耳，气聚则生，气散则死。故医者治人，慎无忽此元气。(《顾氏医镜》)

十六岁后，元气充足，天癸有位，一身之阳和壮盛，故食能消，津盛不渴，身肥力健，一旦泄精，内伤外感，元气消磨，饮食既少，复难消化，老则百病丛生。昔日能消食者，元气足以运之也；津盛者，元气足以生之也；身肥力健者，元气足以充长也。后来诸弱虚病，皆元气亏也。故药饵入腹，其功力之大小缓急，亦视元气之强弱，为运转之主宰。

五十岁后，应补者皆须本药，若以别药代之，则必无功。至若应消、应泻、应汗、应散者，须酌本药之有妨与否？尚有不善，须精选他药代之；若无可代，则于本药减

少铢两用之。(《王氏医存》)

元气是生来便有，此气渐长渐消，为一生盛衰之本。元精者与气俱来，亦渐长渐消，而为元气之偶。元神者，元气、元精之灵者也，能变化往来，而为精气之主也。景岳谓无形之火，神机是也，亦曰元气；无形之水，天癸是也，又曰元精。元精、元气，即化生精气之元神也。以神为火，以气为神，以精为无形，以精、气为神所化，语殊未莹①。(《医学读书记》)

张三锡②曰：人之中藏有三：曰元精，曰元气，曰元神。精乃脏腑之真，非荣血之比，故曰天癸。气为脏腑之大经，为动静之主，故曰神机。神为天真委和之大气，其机运升降，皆随气而动，因血而荣。精气资始，相生不失，以养一身，为人之司命。若精不足则气失资化，气不足则血失所荣，血不足则气无所附，天真散乱而病生焉。(《古今名医汇粹》)

若夫随年齿而旺衰者，天地之道，万物之常也。至说者不论及此，误矣。

随年齿而形与神旺衰者，《素问》论之详矣。夫元气之在全躯也，彻上彻下，无所不至。此气也，分之则为阳，为阴，为精神，《生气通天论》曰其气三是也。有所抑遏而不流，则为病，所谓壮者气行则已，怯者则著而为病。此非真气之衰也，气不流，有似乎衰耳。所以不用补气之药，反施耗气之剂也。《内经》所论，陈言、戴人所说，亦不可不知焉。岂说者不论及此乎，彼适不思诸已！(《斥医断》)

经言"气归精"者，以气为精母，金生水也，即天气下为雨之义，气譬之云，精譬之雨，气降则化为精，犹雨之因云而生也。又言"精化为气"者，以元气必由精而化生，即地气蒸为云之义，精升则化为气，犹云之因雨而出也。凡精气互根之妙，欲保生者，当知戒色欲以养精，寡言语以养气。(《顾氏医镜》)

先大夫有训云：元气与脾气原无二致。人之元气充足，则脾气自然磨运，而元气愈充；若元气虚渺，则脾气不能运，而胀满痞气之疾作矣。不肖素禀衰弱，年来脾眚时作，因有感于先君至教，谨识于此。(《上池杂说》)

胃之阳气③，贯于四脏之内。假如阳气不到于肺，是肺之脾胃虚也。余可类推。(《医家秘奥》)

人受天地之中以生。中者，于河洛④为中土，生物之始气，又曰元气。此气未兆，是曰无极；既兆，是曰太极。宋玉小言赋无朕之中，微物潜生，视之无象，睹之无名是也。太极动而生阳，静而生阴。阳则为气、为热；阴则为血、为寒。热发为火，寒凝为水。阴足配阳则气平，阳足配阴则血平，故不病。

中气在身，自动自静，出没有处，生发有时。清阳上升，浊阴下降。阴降于肾，凝而为精；阳升于心，发而为神。心愈用而愈灵，极则神虚；肾愈泄而愈流，极则精

---

① 莹：明白。
② 张三锡：明代医家，字叔承，应天府人，著《医学六要》19卷。
③ 胃之阳气：指脾胃的阳气。
④ 河洛：河图洛书的简称。《易·系辞上》："河出图，洛出书。"

竭。神虚则头重，精竭则足痿，耄①至矣。

中气生阳而化温暖，生阴而化清凉。以温暖、清凉之重轻，占动静之强弱，即以动静之强弱，占中气之盛衰。中气盛，则动静俱盛，神气壮健；衰则俱衰。故一动则由温至暖，化神化气，偏蒸诸虚，比木及热燥，而动极欲静矣；一静则出清至凉，化液化血，遍润诸实，比未及寒冷，而静极欲动矣。其动也，不疾、不徐、不壅、不滞，如蒸气之渐融腔，充盈无馁；其静也，非歇、非结、非消、非化，如流水之渐盈科，涵濡不溢。动不可遏，静不可挠，其机然也。故温属木，肝司之；暖属火，心司之；清属金，肺司之；凉属水，肾司之；其率各效厥职，无过不及，属土，脾司之。故温不足则木郁，温太过则木摇；暖不足则火灭，暖太过则火炽；清不足则金燥，清太过则金顽；凉不足则水涸，凉太过则水凝：四者有一失职，而土即不足为率。故四者强，土皆受其损；四者弱，土皆随之虚。惟土能自强，四者皆受生而和顺；苟土自弱，四者之病百出矣。然所由为病，乃在中气：动胜静，则真阴不足，其病皆阴虚火盛；静胜动，则真阳不足，其病皆阳虚火弱；动静俱衰，则真元亏损；动静俱盛，则诸病不生。若有动无静，则孤阳猖獗；有静无动，则纯阴用事：皆立死矣。（《王氏医存》）

盖人身之中，惟气而已。宗气者，丹田先天之大气也，犹天地之有太极也；卫气者，健运周身之阳气也，犹太极之动而生阳也；营气者，根中守固之阴气也，犹太极之静而生阴也。天地间惟气以为升降，而水则从气者也。故天包水，水丽地，一元之气，升降于太虚②之中，水不得而与也。故潮之往来，特随气耳，非潮自能然也。人身亦惟以气为主，而血则犹水，不可以血即为营气也。彼谓血即为营者，非经旨也。《灵枢·营卫生会》篇谓：营气化血，以奉生身。则营气始能化血焉，可以血为营耶？故气而云宗者，元气之宗也；气而云卫者，围表而捍外也；气而云营者，守营而固中也。宗气也，卫气也，营气也，可不细辨欤！（《冯氏锦囊秘录》）

人身不过表里，表里不过阴阳，阴阳即营卫，营卫即气血。气血脏腑筋骨居于内，赖营气以资之；皮毛分肉居于外，赖卫气以煦之。而后内而精髓，外而发肤，无勿得其养者，皆营卫之化也。营虽主血而在内，然亦何尝无气；卫虽主气而在外，然亦何尝无血。故营中未必无卫，卫中未必无营。但行于内，血便谓之营；行于外，气便谓之卫。分之则二，合之则一而已。（《顾氏医镜》）

荣卫者，气血之别称也。所谓荣行脉中，卫行脉外；行阳二十五度，行阴二十五度：亦理而已，非疾医之用也，不可从矣。（《医断》）

气取诸阳，血取诸阴。人生之初，具此阴阳，则亦具此气血。气血者，其人之根本乎！血何以为营？营行脉中，滋荣之义也。气何以为卫？卫行脉外，护卫之义也。盖气，血之帅也。气行则血行，气止则血止，气温则血活，气寒则血凝，气有一息之不运，则血有一息之不行。病出于血，调其气犹可以导之；病原于气，区区调血何与焉！人之一身，调气为主，是亦先阳后阴之义也。若夫血有败瘀泥滞乎诸经，则气之

---

① 耄（mào 冒）：老。《礼记·曲礼上》："八十、九十曰耄。"
② 太虚：此指天空。

道未免有所壅遏，又当审所先而决去之，经所谓先去其血而后调之，又不可不通其变矣。然则调气之剂以之调血则两得，调血之剂以之调气则乖张①。如香附、木香之类，治气可也，治血亦可也；若以归、地辈论之，则其性缠绵，于胃气有亏矣。用药者审之！（《叶选医衡》）

今夫气聚则生，气散则死。人生所赖，惟此气也。医寄死生，责任最重，若平日不能讲究精微，临症而吉凶莫辨，岂足谓之医耶！经曰：阴精所奉其人寿，阳精所降其人夭。是精能生气，气能生神，古人言之凿凿，余亦何容哓哓。第生死机关，极难确认，新久轻重，更难分别。

即以暴吐而死者先言之：平日无恙，忽然呕吐，愈吐愈甚，点水不入，入则反出，大汗如雨，神识昏愦，手足厥冷，脉如悬丝，此脾胃本亏，孤阳离根，由胃而上，大吐不已，胃气暴绝矣；有呕血斗余，或鲜或瘀，倾囊而出，冷汗如雨，手足如冰，元气暴绝矣；有咳血如泉，急冲而上，内挟血块，其大如拳，壅塞喉窍，吞之而上，逆之血又至，咯之而结块之血不出，气道不通，真气暴绝矣；有忽然泄泻，昼夜不下数百行，饮食入口，随即吐出，或已入胃，随即泻下，大汗气促，神色改变，两脉全无，脾肾暴绝矣；有忽然头痛，渐不可忍，目定神昏，手足抽掣，谵语厥冷，脉非沉细如丝，即数大无伦，此平素精血内亏，肾中之虚阳直逆巅顶，阳气暴绝矣；有房室之后，阴寒乘虚直中，小腹急痛不可耐，呕酸苦味，喜曲喜按，渐致指甲青黑，手冷如冰，冷汗如雨，真阴真阳暴绝矣；有忽然卒中，五绝皆见，肾元败而阴阳离，两手无脉，大汗出而暴绝矣；有感受时令之邪，二三日间，即传厥、少两经，神昏目定，抽掣谵语，舌黑冷汗，正气为邪所耗，阴液灼尽，五脏六腑暴绝矣。

若久病而生者，何以见之？如咳嗽、吐血、寒热等症，脉尚未数，饮食未减，河车丸已进，久服不辍，加之心静精藏，善于内养，或半载，或一载，阴液渐回，诸症渐退，久病而生矣。腹胀如鼓，两足及面皆浮，病在脾肾，尚未传肺而变喘咳。惟口渴面赤、大便秘、脉数大，病在阴亏，宜壮水之主；如手足冷、大便泻、脉细迟，病在阳亏，宜益火之源。服药两百日不断，兼之养气吞津，久病而生矣。痛痹在床，手足红肿，叫喊不休，食饮减少，半载不能步履，或滋阴养血，或阴阳两补，参、地、归、杞，久久服之，痛除肿消，久病而生矣。三阴疟疾，延缠不已，或变阴虚而咳嗽，或变阳虚而浮肿，壮水益火，补脾生血，归、地、参、芪、河车、鹿茸，合宜而用之，久病而生矣。妇人崩漏，淋漓不止，日久面黄气浮，手足亦肿，腹中亦胀，饮食亦少，大便亦薄，脉息亦细，重进参、芪，多投归、地，却虑静养，久病而生矣。

以上数条，此其大略也。神而明之，因此可以识彼，是在医者自勉之而已矣。虽然，医之而生者，病有元气也；医之而不能生者，脉无胃气也。病可医而终于不能医者，医伐其气也。人生之所赖，惟此气而已。彼精之与神，不又即是而可推哉！（《杂症会心录》）

人以阳气为主，阴常有余，阳常不足。近世医工，乃倡为补阴之议，其方以黄柏

---

① 乖张：不顺，不正常。

为君，以知母、地黄诸寒药为佐，合服升斗，以为可以保生。噫！左矣。人之虚劳不足，怠惰嗜卧，眩运痞塞，诸厥上逆，满闷痞膈，谁则使之，阳气亏损之所致也。乃助其阴而耗其阳乎？人之一身，饮食、男女、居处、运动皆由阳气；若阴气则随阳运动，而主持诸血者也。故人之阳损，但当补之温之；温补既行，则阳气长盛，而百病除焉。（《上池杂说》）

凡人一身，只阴阳二气。若阳气生发，阴气皆化为血；阳若不足，阴气皆化为火。（《医家秘奥》）

丹溪云：气有余即是火。此语误人。气安有有余之理？据云有余，是凡火症，宜用克气、泻气药也。若对血言气，则是血之不足，岂气之有余？故曰：滋其阴则火自息，第令益彼，不令损此，意至明矣。凡火有二：在脏腑者，升降自如则为气，冲逆上攻则为火；在经络筋肉间者，流行不滞则为气，壅于一处则为火。轻则为痛为痒，重则痈肿生焉。两言以蔽之，气逆为火，气壅为火，断不可以有余为火也。逆则宜顺，壅则宜通。（《医暇卮言》）

或曰：诸气诸饮与呕吐、吞酸、膈噎、反胃等症，《局方》未中肯綮，我知之矣，然则《要略》之方果足用乎？抑犹有未发者乎？

予曰：天地气化无穷，人身之病亦变化无穷。仲景之书，载道者也。医之良者，引例推类，可谓无穷之应用。借令略有加减修合，终难逾越矩度。大气之初病也，其端甚微，或因些少饮食不谨，或外冒风雨，或感七情，或食味过厚，偏助阳气，积成膈热，或资禀充实，表密无汗，或性急易怒，火炎上，以致津液不行，清浊相干。气之为病，或痞或痛，不思食，或噫腐气，或吞酸，或嘈杂，或膨满。不求原本，便认为寒，遽以辛香燥热之剂，投之数贴，时暂得快，以为神方，厚味仍前不节，七情反复相仍，旧病被劫，暂开浊液，易于攒聚，或半月，或一月，前证复作，如此延蔓，自气成积，自积成痰，此为痰、为饮、为吞酸之由也。良工未遇，通"谬"药又行，又挟瘀血，遂成窠囊，此为痞、为痛呕吐、为噎膈反胃之次第也。饮食汤液，滞泥不行，渗道塞涩，大便或秘或溏，下失传化，中焦愈停，医者不察，犹执为冷，翻思前药，随手得快，至此宾主皆恨药欠燥热，颐伺久服，可以温脾壮胃，消积行气，以冀一旦豁然之效。不思胃为水谷之海，多血多气，清和则能受，脾为消化之器，清和则能运，今反得香热之偏，助气血沸腾。其始也胃液凝聚，无所容受；其久也脾气耗散，传化渐迟。其有胃热易饥，急于得食；脾伤不磨，郁积成痛。医者犹曰虚而积寒，非寻常草木可疗，径以乌、附助佐丹剂，专意服饵，积而久也，血液俱耗，胃脘干槁。其槁在上，近咽之下，水饮可行，食物难入，间或可入，亦不多，名之曰噎；其槁在下，与胃为近，食虽可入，难尽入胃，良久复出，名之曰膈，亦曰反胃。大便秘少，若羊矢然，名虽不同，病出一体。《要略》论饮有六，曰痰饮、悬饮、溢饮、支饮、留饮、伏饮，分别五脏诸症治法，至矣尽矣。第恨医者不善处治，病者不守禁忌，遂使药助病邪，展转深痼，去生渐远，深可痛哉！（《局方发挥》）

虞天民曰：水肿之病，因脾土气虚，肝木气逆，而水湿妄行也。虽有停痰留饮，实无郁积胶固，故参、术为君，佐以清金、利湿、去热，即有十全之功。彼黄肿者，或酒疸，或谷疸，沉积顽痰胶固郁结于中，土气外溢而黄也。故以苍术、厚朴、香附、陈皮之类，以平土气之敦阜；铁粉、青皮之类，以平木气之横逆；加以曲、蘖，助脾消积；黄退之后，再用参、术，以收全功。此"标而本之"之治也。若二病互易而治，祸不旋踵。

胡玉海曰：伤寒至舌苔黑，邪气已入太阴，可更衣散下之。服后，或一周时，大便无有不解者。如服到解而不解之时，肝脏已无黏滞，毒已归尽阑门，可即用大黄下之。何则？人之真阴藏于肝，大黄为脾经之药，必待毒不沾连于肝，方可用之。如此分其先后，则真阴不伤，元气易复也。

右二条，即气分、血分之辨也。病在气分与在血分，其治自不可混。在气分者，其邪气虚悬，无所滞着，可以径汗、径下，邪气即随汗、下而出；若浸淫于脉络曲折之处，沾滞不能流通，则必须提出归于气分，然后可以尽之，而不可径行迅扫也。其所以提归气分之法，有用缓缓撑托之法，屡使微汗，以渐达于表；有用滋血生津之法，使津液充盈，浮载邪气于表，然后一汗而尽之；有用轻轻攻下之法，屡使肠胃清空，膜络邪气逐节卸入肠胃，以渐而净；又有用酸涩收敛之品，于大黄、芒硝、牵牛、巴豆之剂中，使肠胃四维膜络之邪，举吸摄出于空中，随渣滓而俱下也；有用补血益气之法以运之；有用破血化瘀之法以搜之。仲景以承气治燥屎，以抵当治蓄血。痘疹家谓用红花、紫草，使血分松动而易透出，其义大可思也。

向来邪气入脏入腑之说，腑脏即气血之别名也。析而言之，有经络之气血，有脏腑之气血。在经络之气分，为寒热走注；在经络之血分，为疼痛麻木。在腑，其神志清明；在脏，其神明昏愦也。夫邪气溃入血分，与血液合为一体，是血液之质必坏矣。治之必通泄其既坏之血液，或有黄臭汗出在经络者，或下污秽杂汁在脏腑者，皆外邪之变乱血液也。若内伤之病，血液自坏，或为干结外为枯痿内为血痹，或为湿腐外为痛疽内为五液注下，或为泛溢血化为水变见胕肿即血分水分是也。在经络犹有可治；在脏者，新血无从生，即败血无从去矣。总由气分之菀结太深太久，浊气无所泄故也。治之必用前节托补诸法，使邪能撑出气分，方有希冀。盖血分之病，总以气分为出路也。（《读医随笔》）

第二节　血

经云：肺主气，心主血。肺之一呼一吸，以行脏腑之气；心因之一舒一缩，以行经络之血。肺金清肃，其气下行，肾则纳之，归于中宫，助真火，蒸饮食，化精微，以为生元气之根本。呼吸由此而起，声音由此而出，人身之强弱寿夭，悉本乎此。心脏舒出紫血之浊气，缩入赤血之清气。赤血即受肺吸入清气生气，由心运行血脉管，滋养周身之精血也；紫血即受脏腑经脉浊气毒气改变之血，由回血管复运行肺内，待呼出浊气，得吸入之清气，则紫血复变为赤血，仍流布周身之内，以养生命。人身之血脉运行，周而复始也。（《医易一理》）

胃气①上升于肺，则为气。从肺回下，则化为血。（《医家秘奥》）

亡血之大症四：吐、衄、便、溺是也。亡津之大症四：呕、利、消、汗是也。吐血出于贲门，与呕吐同；衄血名为红汗，与汗出同；便血出于魄门，与下利同；溺血出丁胞，与消利同。八症以四属之，殊途而同归，为亡津、亡血之最人者也。《灵枢经》云："夺血者无汗，夺汗者无血。"是津血同类。又手阳明主津，足阳明主血，是津血又同经。津血之为物既同，故八症之为诊从同。八症之由热得之者，并以见阴脉及阴症为欲已，见阳脉及阳症为未解；其由寒得之者，并以见阳脉及阳症为向愈，见阴脉及阴症为将脱。俱详《灵》《素》《脉经》等书，不赘引。凡辨症有当分而观之者，如痰饮篇是也；有当合而观之者，如此篇是也。（《研经言》）

何谓血？凡六淫、七情之病，皆有因死血薄积于脏腑而成者。其证见于外，或似外感，或似内伤，医者多以见证治之，鲜不谬矣。大凡死血在内，其脉必涩滞，其出于皮肤也必不满，其入于筋骨也必不完，其形大都如线涂生漆，不能充润之状。医者遇此病，多以痰食求之，而于死血，多不知察，故备言之。

此证察识颇难，治亦不易，攻补温润，只在毫厘之辨耳！慧心者于脉证形色上，互相参证，则亦难遁其情矣。（《医家心法》）

人之血，即天地之水也，在卦为坎坎为水卦。治水者不求之水之所以治，而但曰治水，吾未见其能治也。盖善治水者，不治水而治气。坎之上下两阴爻，水也；坎之中阳，气也。……故善治血者，不求之有形之血，而求之无形之气。盖阳能统阴，阴不能统阳；气能生血，血不能生气。……至于治之之法，上焦之血，责之肺气或心气；中焦之血，责之胃气或脾气；下焦之血，责之肝气、肾气、八脉之气。治水与血之法，间亦有用通者，开支河也；有用塞者，崇堤防也。然皆已病之后，不得不与治其末，而非未病之先，专治其本之道。（《温病条辨》）

气血周流则不病，气滞血瘀故病。武人能食体肥者，气不滞，血不瘀也。八段锦等一切外工，皆不使气血瘀滞，亦体元化五禽之遗意也。（《王氏医存》）

夫载气者，血也；而运血者，气也。人之生也，全赖乎气，血脱而气不脱，虽危独生，一线之气不绝，则血可徐生，复还其故。血未伤而气先脱，虽安必死，以血为魄，而气为魂，魄未绝而魂先绝，未有不死者也。故吾谓定血证之死生者，全在观气之平否。（《血证论》）

丹溪之所谓阳有余、阴不足者，就血与气言之也；景岳之所谓阳不足、阴有余者，就神与形言之也。形神切于摄养，气血切于治要，各成一说而已矣。（《医学读书记》）

第三节　津　液

仲景法主于存津液，夫人而知之矣。然其所以存津液者，汗、吐、下、和、寒、

---

① 胃气：此指脾气而言。

温之六法皆是也。六法中尤以急下存阴，为刻不容缓。其用滋阴之剂，以为可存津液者，适与六法俱反，故百病无一治。（《世补斋医书》）

痰与饮不同。柯韵伯曰：痰饮之本皆水也。经云："饮入于胃，游溢精气，上输于脾。"此自阳入阴也。"脾气散精，上归于肺。"此地气上升也。"通调水道，下输膀胱。"此天气下降也。"水精四布，五经并行。"是水入于经，而血乃成也。若阴阳不和，清浊相干，胃气乱于中，脾气艰于升，肺气滞于降，而痰饮随作矣。痰与饮同源，而有阴阳之别。阳盛阴虚，则水气凝而为痰；阴盛阳虚，则水气溢而为饮。除痰者，降气清火，是治其标；补阴利水，是治其本也。涤饮者，降气燥湿，是治其标；温肾利水，是治其本也。（《医学举要》）

痰饮者，先生痰而后停饮，积水为病也。人非水谷不能生活，然水气太盛，不能流行，则病亦丛生。论者谓人生所贵者水也。天一生水，乃至充周流灌，无处不到，一有瘀蓄，即如江河回薄之处，秽莝积聚，水道日隘，横流旁溢，必顺其性、因其势而利导之，庶得免乎泛滥。此说是矣。然谓为天一之水，充周流灌，以至于瘀蓄，则窃以为不然。夫天一之水，精也，血也，津液也。此人身之圣水，惟患其少，不患其多，安有变为痰饮之理？且停饮之人，往往呕吐，所吐之水，或清或黄，或酸或腐，动辄盈盆，天一之水，顾若此之贱且多乎？盖水谷入胃，除散精之外，其势下趋，由小肠而膀胱，乃气化而出，无所为饮也。惟脾有积湿，胃有蕴热，湿与热交蒸，脾胃中先有顽痰，胶黏不解，然后入胃之水遇痰而停，不能疾趋于下，日积月累，饮乃由是而成。又况嗜茶太过者，湿伤脾；嗜酒太过者，热伤胃；过嗜生冷者，寒伤脾胃；各各不同。而于是痰饮、悬饮、溢饮、支饮、留饮、伏饮，遂由浅入深，而酿成痼疾矣。（《医醇賸义》）

人禀阴阳二气以生，有清有浊。阳之清者为元气，阳气浊者即为火；阴之清者为津液，阴之浊者即为痰。故痰者，乃津液不清，熏蒸结聚而成者也。夫饮入于胃，游溢精气，上输于脾，脾气散精，上归于肺，通调水道，下输膀胱，水精四布，五经并行，何痰之有？惟脾虚不能致精于肺，下输水道，则清者难升，浊者难降，留滞中膈，瘀而成痰。见脾为生痰之源，故治痰先治脾，脾复健运之常，而痰自化矣。虽然，人但知痰之标在脾，而不知痰之本在肾。肾有阴阳，阳虚则水泛成痰，痰清而稀；阴虚则火动，火结为痰，痰稠而浊。稠者为痰，稀者为饮。痰有五，饮亦有五，症各不同，治法迥殊。至于脾、肺二家之痰，尤不可混，脾为湿土，喜温燥而恶寒，故二术、星、夏为要药；肺为燥金，喜凉润而恶燥，故二冬、地黄、桔梗为要药。又毋过于寒凉以伤脾土，中带脾药以生肺金，方为善治。故曰：治痰不理脾胃，非其治也。然脾有虚、实之分，如湿滞太过者，脾之实也；土衰不能制水者，脾之虚也。至于肾，不是火衰不能生土，即是水亏而虚火上炎以烁肺，只有虚焉而已，可不知乎？（《罗氏会约医镜》）

观前人治痰，立论颇详，但混饮于其中，则难于立法施治。予不揣鄙陋，聊为分析之。痰者，病名也，涎之所变也，涎乃脾之液也。脾包胃脘而掩乎太仓之上，其形宛象马蹄。其涎无可容之地，而即注于胃中，胃即脾之腑也，其气相通。平人无病，其涎但能滋养胃土，浇灌四旁，接顺饮食下行而已。如因气滞不行，或被火燔灼，或被湿热熏蒸，即便稠浊凝聚，而化为痰矣。既化为痰，不比涎之尚有真气也。所以饮食入胃，竟沉于下，而吐痰愈多，俨若浮萍木牌之泛于水面耳！（《医暇卮言》）

痰者，人身之浊伏也。人之气道，贵乎清顺，其痰不生，设若窒塞其间，痰必壅盛。或因风、寒、暑、湿、热之外感，或因七情、饮食之内伤，以致气逆液浊，而变为诸症之所生焉。聚于肺者，则喘嗽上出；留于胃者，则积利下行；滞于经络，为肿为毒；存于四肢，麻痹不仁；迷于心窍，谵语、恍惚、惊悸、健忘；留于脾者，为痞，为满，为关格喉闭；逆于肝者，为胁痛、乳痈。因于风者，则中风头风，眩运动摇；因于火者，则吐呕酸苦、嘈杂、怔忡；因于寒者，则恶心吞酸、呕吐涎沫；因于湿者，则肢节重痛不能转移；因于七情感动而致者，则劳瘵生虫、肌肤羸瘦；因于饮食内伤而得之者，则中气满闷、腹中下利、见食恶食、不食不饥。此皆痰之所致也。宜以豁痰为要，清气主之。大抵气顺则痰清，痰行则病去，不可专治其痰而不理其气，使气聚而痰愈生也。吾常考之，或为寒热，或为肿痛，或为狂越，或为胸中辘辘有声，或为背膊绷紧有如一片冰冷，或为咽嗌不利，咯之不出，咽之不下，为粉絮梅核之状，亦皆痰之所致也。治疗之法，必揣其得病之由，而可施其调治之理。且如痰有新久轻重之分，形色气味之辨。新而轻者，形色青白，其痰稀薄，气味亦淡；久而重者，黄浊稠黏，凝结膏糊，咳之难出，渐成恶味，酸辣腥燥，咸苦臭秽，甚至带血而出。又曰痰因火动，宜以治火为先；痰因气滞，宜以行气为要；痰生于脾胃，宜以实脾行湿；痰随气结，宜以理气清痰；痰郁于肺肝，宜开郁以行气。噫！治痰必以顺气为先，分导次之；又气升属火，顺气在于降火，亦不可拘泥于痰也。大凡痰之为症，热痰则清之，湿痰则燥之，风痰则散之，郁痰则开之，顽痰则软之，食痰则消之；在上者吐之，在中者下之，在下者提之；如气虚者，宜固元气，而兼运其痰，若攻之太重，则胃气反虚，而痰愈胜矣。大概以二陈为主，但随症加减，用治可也。（《医林绳墨》）

湿痰病人脾土，脾主肌肉，故湿则肿黄，痰则疮瘤，皆因郁火蒸于经络，谷气不化津液而化湿、化痰，浸淫肌肉故也。若无郁火，则为津为液而充体，不作湿与痰矣。吐胶涎者，胃有湿热；吐口水者，胃有积食生热，脾有湿。（《王氏医存》）

滑脉多主痰，以津液凝结故也。然有顽痰阻隔，气机脉道因之不利，反见涩脉者。开通痰气，脉涩转滑，见之屡矣。又现证脉象的是痰证，而病人言无痰，服药后渐觉有痰，亦见之屡矣。阅孙文宿医案，治庞姓遭跌胁痛，服行血散血药多剂，痛不少减。孙诊脉左弦右滑数，曰此痰火症也。庞曰：躯虽肥，生平未尝有痰，徒以遭跌，积瘀血于胁间作痛耳！孙曰：痰在经络间，不在肺，故不咳嗽，而亦不上出。脉书有云：滑为痰，弦为饮。据脉实，痰火也。如瘀血，脉必沉浮，或芤或涩也，面色亦必带黄。前医以瘀血治者，皆徇①公言，不以色脉为据耳！乃用大瓜蒌带壳者二枚，重二两，研碎，枳实、甘草、前胡各一钱，贝母二钱。初服，腹中辘辘有声，逾时大泻一二次，皆痰无血，痛减大半；再服，又下痰数碗许，痛全止；三服，腹中不复有声，亦不泻。

---

① 徇（xùn 迅）：曲从；偏私。

盖前有痰积，泻也；今无痰，故不泻。观此则诊病虽须详问，又当色脉合参，不可徇病人之言为其所惑。又嘉言喻氏，亦谓痰到胃始能从口中吐出，到肠始能从下泻出。（《存存斋医话稿》）

王节斋曰：痰之本水也，原于肾；痰之动湿也，主于脾。世人用二陈，为治痰通剂，然以治湿痰、寒痰则是也。若阴水不足，阴火上炎，肺受火侮，不得清肃下行，故其津液随气而升，凝结成痰，腥秽稠浊，甚则有带血而出者。此非中焦脾胃湿痰、寒痰之所比，亦非半夏、南星之所治。惟用滋阴之剂，使上逆之火得返其宅而熄焉，则痰自清；投以二陈，立见殆矣。

《医贯》云：痰者水也，原人身之所有。非水泛为痰，即水沸为痰，但当分有火无火之异耳！肾中之火虚，不能制水，则水不归源，如水逆行，洪水泛滥而为痰，是无火者也，故用八味丸补火以制水。肾中之水虚，不能制火，则火动而水沸腾：动于肾者，犹龙火之出于海，龙兴而水附；动于肝者，犹雷火之出于地者，疾风暴雨，水随波涌而为痰，是有火者也，故用六味丸补水以制火。此不治痰之标，而治痰之本者也。然有火、无火之痰，何以辨之？曰：无火者，纯是清水，有火者，中有稠浊白沫为辨耳。至其用药，于肾虚者，先以六味、八味，壮水之主、益火之原；后以四君子或六君子，补脾以制水。于脾虚者，既先补中、理中以补土；继以六味、八味制水以益土。子母互相生克，而于治之道，其庶几矣。《蒙筌》谓地黄泥膈生痰，为痰门禁药，以姜汁炒之。嗟乎！以姜汁炒之，则变为辛燥，地黄无用矣。盖地黄正取其濡润之品，能入肾经；若杂于脾胃药中，土本恶湿，安能不泥膈生痰？六味地黄丸诸品，皆少阴经药，群队相引，直入下焦，名曰水泛为痰之圣药。空腹服之，压以美膳，不留胃中，此古贤立方之妙，又何疑焉？（《履霜集》）

痰者，津液所化。盖由风伤肺，肺气不清而生痰，脾气凝浊而生痰。其人亦憎寒壮热，恶风自汗，但胸膈痞满，气上冲咽不得息，皆因肺气不舒，故虽类伤寒，但头不痛，项不强，或寸脉浮滑，或沉伏为异尔！宜瓜蒂散或稀涎散吐之。（《医效秘传》）

人身之痰，最能为害，势涌如潮，势衰如汐，风寒湿燥，随气而生，体实体虚，随人而致。浊则浓，清则稀，五脏六腑无盛痰之所，上下升降，无时而定，又与正气不两立，殆犹天地间阴云瘴雾耳！（《吴医汇讲》）

痰之为病，病之为痰，痰从何生，病从何起？有因病而生痰者，有因痰而致病者。若积痰为患，阻塞中州，饮食精华不生气血，脾胃为积痰盘踞膈住，药饵无功。若不驱逐积痰，何以为治？上焦三法统要，此因病生痰者也；积痰，此因痰而致病者也。因痰而致病，则津液凝聚，三焦闭塞隧道，气血日败，则又有积痰类虚损者。（《不居集》）

俗云：百病皆由痰起。痰之名，不见于《内经》。仲景书有五饮，痰饮居其一。自后医家言治痰者浸多，而要必治脾为先。盖痰本饮食所化，脾气健运，则痰无从生，脾气一弱，则痰多而上出于肺窍。故治痰之方，大抵皆脾肺药也。但痰有因寒而生者，有因火而生者，有因风而生者，有因湿而生者，治之各有其本，皆实痰也。而虚痰又有两种，一则由脾虚不能化食，火郁为痰，痰稠而浊；一则由肾虚不能制水，水泛为痰，痰稀而清。法当分阴阳以治之，或补其气，或补其阴，不专主乎消痰也。今人多嗜烟草，终日吸之，兼餍酒肉，故晨起痰嗽必盛，此即日服药饵，不易消除。至积病既深，痰声咯咯，由丹田而上至胸膈，则危在顷刻，非人力之所为也。(《碣塘医话》)

庸工不晓病机，一遇不识之症，辄云怪病多属痰。况痰非人身之所素有，及津液即病而成痰，则亦随所在经络而见症，岂可借此一语，藉以为口实耶?(《冯氏锦囊秘录》)

肾主五液。五液之泄，各因本脏不固，而皆根于肾虚。肾之液精，精泄肾不固也；心之液汗，汗泄心不固也；肝之液泪，泪泄肝不固也；肺之液涕，涕泄肺不固也；脾之液津，津泄脾不固也。而皆原于肾水先虚，不能滋木，木郁生风，而行疏泄之令故也。治五液之病，皆须兼补肾水，养乎肝木。

按肾中之液，名癸水，以南北言；又名阴精，对阳精言也。(《王氏医存》)

且水者气之子，气者水之母。气行则水行，气滞则水滞。(《医经溯洄集》)

饮留于上，喘，咳嗽，短气，不得卧，时呕清水。或酸或苦，头目眩晕，面目浮肿，胸中结满。饮留于中，喘不得卧，卧则喘，胸满，呕吐，肠鸣有声，渴饮入即吐，胸中瘥，食易消。饮留于下，脚浮肿，阴囊肿大如斗。饮留于外，身肿注痛，咳唾引胁痛，通身洪肿，水壅皮肤，聂聂而动，行则濯濯有声，喘咳不定。饮留于内，腹中满而肿大，四肢亦肿，按之凹。

痰，津液所生也；饮，水饮所化也。留之为病多端，凡病不可名目者，痰饮病也。(《医阶辩证》)

柯韵伯先生"气上腾则是水"一语，最足玩味。盖阳气凝结，津液不得上升，以致枯燥，治宜温热助阳，俾阴精上交阳位。如釜底加薪，釜中之气水上腾，而润泽有立至者。仲圣以八味肾气丸治消渴，亦此义。以肺为五脏六腑之华盖，下有暖气上蒸，即润而不渴；若下虚极，则阳气不能升，故肺干而渴。比如釜中有水，以板盖之，下有火力，暖气上腾，而板能润；无火力则水气不能上，板终不可得而润也。然枯燥由于阴竭者，则是泉源既竭，必须大剂濡养频服，如救焚然，始克有济。同一枯燥证，有阳凝、阴竭之分，二证霄壤悬殊，万一误投，死生立判，不可不细审也！(《存存斋医话稿》)

第三章 病因病机

七情所病，谓之内伤；六淫所侵，谓之外感。自《内经》《难经》以及唐宋诸书，无不言之，深著明矣。二者之病，有病形同而病因异者，亦有病因同而病形异者。又有全乎外感、全乎内伤者，更有内伤兼外感、外感兼内伤者，则因与病又互相出入，参错杂乱，治法迥殊。盖内伤由于神志，外感起于经络，轻重浅深，先后缓急，或分或合，一或有误，为害非轻。能熟于《内经》及仲景诸书，细心体认，则虽其病万殊，其中条理井然，毫无疑似，出入变化，无有不效。否则徬徨疑虑，杂药乱投，全无法纪，屡试不验，更无把握，不咎己之审病不明，反咎药之治病不应。如此死者，医杀之耳！（《医学源流论》）

病名虽多，内伤、外感四字可以尽之。则此内伤、外感四个字，就是病之纲领。风、寒、暑、湿、燥、火名曰六淫。凡病六淫所侵者，谓之外感。喜、怒、悲、惊、恐、忧、虑名曰七情。凡七情所病，如喜伤心、怒伤肝、悲伤肺、恐伤肾、思虑伤脾之类，谓之内伤。然有全乎外感、全乎内伤者，有内伤兼外感、外感兼内伤者；治法或分先后，或须兼顾，全在临证时权其缓急轻重也。（《医学南针》）

凡人之所苦谓之病，所以致此病者谓之因。因者病之根源也。古人分内因、外因、不内外因三种，兹简分作两种，便认证也。盖人有皮肉筋骨以成形，所谓躯壳也；而虚其中，则有脏腑以实之；其联续贯通者，则纵者有经，横者有络，贯乎脏腑之内，运乎躯壳之中，为之道路，以传变周流。今以躯壳、经络统属于外，脏腑统属于内。如同一身热，有风，有寒，有痰，有食，有阴虚火升，有郁怒、忧思、劳怯、虫疰之不同，此即因也。风、寒、痰、食，均由外感而来，谓之外因，阴虚火升、郁怒、忧思、劳怯、虫疰，均由内伤而来，谓之内因。同此身热，而所以致热之因不同如是，则不得专以寒凉之药治热病矣。

不仅此也，同一感风，有风寒、风热之不同；同一病湿，有湿热、寒湿之各异。痰证有寒痰、热痰之分，伤食有肉食、谷食之别。一症偶异，用药迥殊。

病因不同，治法自异。而病非止一症，必有兼症，又当求兼症之因。如身热而腹痛，则腹痛又为一症；而腹痛之因，又复不同。如感寒而身热，其腹亦因寒而痛，此腹痛之因与身热之因相合者也；如身热为寒，其腹痛又为伤食，此腹痛之因与身热之因不相合者也。既挈病之纲领，又识病之根源，治病自然少所错误。（《医学南针》）

凡病两感者，内外皆感于寒者有之。亦有纵欲、劳力、七情先伤于内，而后寒邪复伤于外者，是表里俱病，本危症也。然细察之，亦有缓急可辨。彼三阳之头痛、身热、耳聋、胁痛、恶寒而呕者，外邪也；其三阴之腹满、口渴、囊缩、谵语者，此内邪也。若外甚于内，当以外为主治，而兼调其内；内甚于外，当以内为主治，而兼理其外。外甚者，疏之、解之；内甚者，和之、攻之。以言内外伤寒者也。若元气素虚，脉息无神，而内伤复兼外感者，此宜单顾根本，不可攻邪；一得元气不败，则强寇自退，或可望其生矣。此症变态非常，不可凿①言方治。姑举古方，以治两感伤寒，为临此症者之法。(《罗氏会约医镜》)

两感有三：有阴阳两感，有脏腑两感，有寒温两感。阴阳两感者，阴阳两经并感于寒毒也。《素问》《灵枢》所说两感，并是此义。此有故寒先伏于下焦，新寒复中于上焦，上下两邪相引，故邪由阴道而上冲，新邪由阳道而内入。亦有同时并感者，必由薄衣露处，及冒寒远行，劳力汗出，邪气乘虚而入，此时邪气直是漫天盖地而来，何暇展转传经，由浅渐进？又何暇阴阳匀配，范我驰驱哉？故太阳、少阴两病，未必不兼见阳明、太阴证；阳明、太阴两病，未必不兼见少阳、厥阴证。然邪气究须有从入之先道，细审机括，亦自有孰兼孰重孰轻之辨。

脏腑两感者，外经与脏腑同感于寒毒，非传腑传脏之谓也。此或由饮食伤于肠胃，或由呼吸入于膻中，故小儿当风饮食、当风啼哭，极宜慎之。外既感受风寒，而又内寒上冲于肺，下侵于肾，于是恶寒发热，筋骨强痛之中，又有咳嗽、呕吐、泄泻、腹痛之苦。仲景先救其里，后攻其表，是缓治也；急者温中、发表并用。风扰于中，其势极恶，霍乱转筋，非桂不足以制之。

寒温两感者，寒温两毒相伏，非伤寒化温，温病转寒之谓也。外邪所伤谓之毒，内气所化不得谓之毒，即不得谓之两感。伤寒有初起即见寒死证，无初起即见热死证。其有热死者，日久失治也，否则先有温邪内伏也。温病有初起即见热死证，无初起即见寒死证。其有寒死者，日久失治也，否则先有寒邪下伏也。常有秋月久晴，燥邪由呼吸伏于膻中，霜降以后，天气乍寒，腠理开豁，邪气乘之。其证寒热、强痛，而初起即神识昏迷、谵语气粗、口渴索水。又有夏月伏暑，为秋凉所遏，不得发越，入冬感寒而发病者。其证胸中烦热，如破皮状，两足如冰，入夜转热如焚，烦躁不能安眠，此暑毒在血之故。又有冬月寒伏下焦，入春感于风温而发病者。其证初起上见喘粗，声如瓮中，渐见面目浮肿、神识昏迷、反胃干呕也。大法先治其温，后治其寒，与真寒假热、真热假寒诸治法不同。(《伤寒补例》)

寒、暑、燥、湿、风、热，谓之六淫，属外因；喜、怒、忧、思、悲、恐、惊，谓之七情，属内因；疲极筋力，尽神度量，饮食饥饱，叫呼走气，房室劳逸，金疮跌折，虎狼毒虫，鬼疰客忤，畏压溺等，为不内外因。(《察病指南》)

恶药之人，若患内伤，苟非难忍之证，必耐受迁延而不求医；偶患六淫，非复可耐，则求医速愈，医人来察所兼内伤，必致大误。

幼壮之伤，多酒色。

老年之伤，多食积、痰、忧郁。

肥人病，多伤痰湿、食滞。

---

① 凿(zuò 做)：穿凿附会。

瘦人病，多伤火热、食积。

劳心人，多上燥下寒，故常少食、吐血、阳痿。

婴儿多食积、冒风。

静者表虚，易感风寒；火力不飏，易伤食水。

酒色过度者，多囊湿、卵破、赤白浊、阴疽、痔漏。（《王氏医存》）

第一节 外感病

人身生气通于天，凡风、寒、暑、湿、燥、火六气，皆与我身脏腑相感应。天地一阴阳五行也，人身亦一阴阳五行也。然则六气皆为生人之具，而非杀人之物，何称之曰六淫？曰：此惟过则为害耳！淫者过也，大水曰淫，大雨曰霪，佚荡曰淫，并义寓于声。六气苟不过极，即不得名之曰淫。（《景景医话》）

四时常行之气曰六气，如风、寒、暑、湿、燥、火是也。寒热总病之名曰伤寒是，如中风、中寒、中暑、中热、温病、湿温是也。可知“伤寒”二字，古人本为寒热病之代名。若人无长幼，到处传染，以及一切凶暴杂疫，统谓之疫疠。而疫疠，亦不过传染病之总名也。其间寒疫治寒，热疫治热。若疫之所因不同，则疫之名称亦异，而治疫亦各有专方，尤当详考。推而至于五行运气，何者相生？何者相克？如金木水火土之分隶五脏，何脏属金？何脏属木？前人何莫非借题喻病，只在命名雅俗之间耳！故余谓假五行运气喻病则可，拘五行运气治病则不可。近今鼠疫发现之后，东西医士之铮铮[1]者，犹不免指鹿为马，几将一切六气之热病，传染之杂疫，统赅于鼠疫。而鼠疫之证，几于无地不有，其间随声附和者固多，借名欺人者亦不少。且一病之微，强邻藉口，动多掣肘，不禁为之三太息。（《疫证集说》）

六淫之气，实只有五，风、寒、暑、湿、燥而已，而五者无不从火化，是以名为六淫。（《景景室医稿杂存》）

风：风有内外，内动之风病于肝，治当辛凉；外感之风病在肺，治当温散。兼寒脉紧，兼湿脉弦，燥化脉数，寒化脉迟，本病脉浮。

暑：天热地湿，合而成证。暑气当令，因时命名。邪实脉洪，正虚脉濡。

湿：湿有清浊，露雾湿伤气分者曰清，潮水湿伤血分者曰浊。清宜发汗，浊宜利水。从燥化则脉急，从寒化则脉缓，本病脉滑。

燥：燥有虚实，虚燥救肺，实燥泻心。酸甘凉润，始终正治。邪实脉涩，正虚脉短。

火：火有阴阳，阳火可釜底抽薪，阴火宜导龙归海。阳脉有力，阴脉无神。（《医医小草》）

风在皮毛作疮，在肌肉作麻，在筋作搐，在骨作疼。

---

① 铮铮：犹言“响当当”。

寒在皮毛作栗，在肌肉作木，在筋作痰，在骨作痛。

暑在皮毛作炙，在肌肉作热，在筋作缓，在骨作软。

湿在皮毛作黄，在肌肉作肿，在筋作痿，在骨作重。

燥在皮毛作干，在肌肉作瘦，在筋作露，在骨作柴。

火在皮毛作燎，在肌肉作疼，在筋作痛，在骨作蒸。（《王氏医存》）

风、寒、暑，湿四气为病，加燥、火而六焉，则不得概以伤寒混治也。盖寒伤经络，足太阳经主之；风伤皮毛，手太阴经主之。而寒亦有伤肺，风亦能犯太阳。总之以辛温者治寒，辛凉者治风，其大较也。然麻黄虽热，体轻反能入肺，故有三拗汤以泻肺邪；桂枝辛甘，性热反可祛寒，故入麻黄汤以调营卫。然世俗相沿，每用桂枝治风，不若以荆、防为当。盖肺属金畏热，尝见投桂枝者，往往口鼻见红及咽痛等候也。抑寒伤形，暑伤气。伤形者，邪有余，则宜散；伤气者，正不足，则宜补。故均有发热，而自汗、气喘、体倦、虚烦及面垢、前板齿燥、泄泻，种种不同。若兼感寒，则无是证矣，宜以十味香薷、清暑益气、大顺散，分别以治，岂得混于寒哉？寒伤经络，身热而痛；湿伤筋骨，身重而痛。但湿流肢节或腰脚，脉必细或缓，兼寒则拘挛，兼热则肿赤，甚为呕逆，为烦满。宜以羌活胜湿汤、苍术平胃散，分内外治之，则又与寒迥别也。至于燥、火二症，且甚悬绝者乎！

按寒与风异治者，盖寒无汗而风有汗也；寒与暑异治者，寒欲发汗，而暑欲止汗也；寒与湿异治者，寒从汗解而湿不可大汗也；寒与燥火异治者，燥宜润，得风药而愈烈，火宜降，得风药而弥炽也。（《古今医彻》）

风，寒在其中；燥，火在其中；暑，湿在其中。夫冬天之风，人人欲避之，畏其寒也；早春之风，料峭①入骨，人畏之，亦因寒也。当其杨柳风和，吹面不寒，夏月北窗，清风徐至，人非止不避，而反爱之。故风而寒则伤人，和而清者不伤人；觉其寒则伤人，不觉其寒则不伤人。惟脑后与隙中来者，咸宜避之。假如密室，当伏天，其热必甚，设遇外间凉风大至，人思挟纩②，入此室中，其热不减，但洞启窗户，霎时而凉，可见寒在风中明矣。太阳为真火，诸湿一承其耀，无不爆然。火亦喜从其类，故《易》称火就燥。风虽亦可为燥，然必假天气收肃、晴光轩豁③之时，非其良能焉。更有藏麻年久，自能出火，可见燥在火中明矣。夫暑，火之余气也，必因湿而成。六月为火德，小暑、大暑系焉。或当亢阳，忽地潮出汗，龙雷并起，大雨滂沛，人快其凉，而不知热土受湿，暑气上蒸，此时感邪最易。又如萤火，腐草所化，亦由湿热相蕴而成，始于长夏，绝于寒露，此暑之始终也。前人称暑必挟湿，信夫！若暑不因湿，则可谓之火，火而兼湿，方成暑矣。（《友渔斋医话》）

风、寒、暑、湿之邪，或由肌肤感冒，或由口鼻吃入，一触就病的，名叫暴感。

一样的邪，入于人身，不即发作，由经入络，潜伏在里头，待时而动，犹之莠民

---

① 料峭：形容春天的寒意。

② 挟纩：旧时比喻受人抚慰，感到温暖。

③ 轩豁：开朗。

伏莽，当政治严明时候，不过是辍耕叹息，机会一到，他就要揭竿而起，称王作霸了。所以有人问我，邪是何病？伏在那里，我说当他潜伏不动时光，仙人也瞧不透，总要有些朕兆发现，才能够知道。

伏邪种种，有伏风症，有伏寒症，有伏暑症，有伏痰症。伏有浅深，或在营分，或在气分，或在血分，或在阳经，或在阴经。

总之一句话，伏邪症不论它所伏浅深，不有外感暴触，是不会发动的。总是先有暴感，然后引动伏邪，内应外合，成为大病。有轻微的病，愈治愈重，就是延来名手，也不能够一扫而空，都是关涉着伏邪。

就为伏邪病治法，既不能发表，又不能攻里，须要安心定志，慢慢把病邪引出，见景生情，因症立方。否则有力没处使，英雄无用武地。倘用霸药，立见变端。

从前扁鹊见齐桓侯，望色而请治，桓侯病的就是伏邪症。仲景见王仲宣，望色而与药，仲宣病的也是伏邪症。桓侯、仲宣，不听而死，史册所载，非虚语也。（《士谔医话》）

外感重病，因四时之有伏气也。伏气不明，何疗外感？张隐庵非不知也，惜于反复辨论中，多有词不达意者。继而王孟英议吴鞠通略伏气，而自强侈谈，毫无实际，愿闻其说。

答曰：《素问·阴阳应象大论》曰：重阳必阴，重阴必阳。故曰冬伤于寒，春必病温；春伤于风，夏生飧泄；夏伤于暑，秋必痎疟；秋伤于湿，冬生咳嗽。此四时伏气之机，尤重在"重阴必阳，重阳必阴"八字，以明阴阳互根之义也。何以言之？伤于风者，上先受之；伤于湿者，下先受之。风为阳邪，阳病者上行极而下，是以春伤于风，夏生飧泄，此重阳必阴也。湿为阴邪，阴病者下行极而上，是以秋伤于湿，冬生咳嗽，此重阴必阳也。冬伤于寒，春必病温者，冬至一阳渐生，人身之阳热内盛，被严寒之气折伏于肌髓之间，至春阳气盛长，伏邪浅者，亦可随春阳之气渐散，伏邪深者，或因风寒所遏，或为嗜欲所伤，伏结之阳气，遇天气之阳热，两热相干，发为温病，此重阴必阳也。夏伤于暑，秋必痎疟者，夏至一阴渐生，人身之阴气内盛，暑乃阳邪，阳气外炽，则里气虚寒，加以贪凉饮冷，损其真阳，至秋阴气之时，内伏阴邪欲出，外袭阳暑欲入，阴阳相持，故发为往来寒热之痎疟，此重阳必阴也。是即伏气，即外感之源也。再求精详，自有子雨之伏气解在。（《医医小草》）

何谓伏气？气是何气？伏在何处？伏气之学说，《内经》与《伤寒论》虽有记载，却甚含混。后贤解释，分作几种学说，互相攻击，各不相下。

有言气之为物，即是寒邪中人不即为病，潜伏在少阴之经，到春阳发动，内应外合而为病。此一说也。

又有人驳言，人身气血周流，稍有阻滞，就要成疖成疮。少阴为肾之经，乃是性命之源，岂有性命之源，如此紧要所在，而病邪潜伏一冬之久，可以平安无事之理？此又一说也。

又有人言，人之一身，十二经、十五络、奇经八脉、支络孙络、井荥俞合各穴，曲微曲折，犹之一城一邑，万家灯火中，岂无一二莠民潜伏？当政治清明时，此一二莠民，自不敢为非作歹，一至外寇逼境，则骚然起矣。此又一说也。

又有人言，冬令天气外寒内温，外愈寒内愈温，只要看井中的水，就能够明白此理。到了春天解冻，外面的寒解，里面的温自然而然向外透发。里面透出的温，遇着外面袭入的温，两温相合而成病，这才是伏气的真理。他们主张寒邪久伏化热的，何尝认识伏气真面目？此又一说也。

这四派学说，除第二派非驳伏气，当然不算外，据我看来，其余三派，都是对的，都可以讲得通的。那第四派讲的是本气，第一派与第三派，讲的都是病气。本气人人都有，病气不是人人都有，所以有病有不病。不过第三派主张有了外感，才引动伏气；第一派，主张天气一暖，伏邪自会发动。事实之证明，都是确实的。照我的眼光，吴鞠通、王孟英、章虚谷论的是指病气，叶子雨论的是指本气，两说不妨并存，不能偏袒某一说也。

伏气之为病，有犀角地黄汤症，有导赤散症，有黄芩汤症，有葱豉汤症，有白虎汤症，有小柴胡汤症。所伏有浅深之分，所发有气血之异，苟能见症治症，病无遁形矣。（《士谔医话》）

诒按：伏邪之名，从前未经道及，自蒋问斋《医略十三篇》煌煌然著伏邪之名，而伏温一病，始昭然大白于天下。惜乎其所撰伏邪篇，历引《内经》、仲景之文，既详且备；而羼入吴又可募原之论，谓伏邪即与温疫同条共贯。殊不知温疫之邪，从口鼻吸受，所受者湿秽之邪，藏于募原，则发为寒热、痞闷、呕恶等证；伏温之邪，从经络内袭，所袭者风寒之邪，伏于少阴，发为寒热、身疼之候。病源、见证，两者截然不同。蒋氏不能细加审别，而伏邪论中，每每将募原之说牵涉搀混，致学者转有多歧之惑。（《温热逢源》）

凡邪所客，有行邪，有伏邪，故治法有难有易，取效有迟有速。假令行邪者，如正伤寒，始自太阳，或传阳明，或传少阳，或自三阳入胃，如行人经由某地，本无根蒂，因其浮游之势。病形虽重，若果在经，一汗而解，若果传胃，一下而愈，药到便能获效。先伏而后行者，所谓瘟疫之邪，伏于膜原，如鸟栖巢，如兽藏穴，营卫所不关，药石所不及。至其发也，邪毒渐张，内侵于腑，外淫于经，营卫受伤，诸证渐显，然后可得而治之。方其浸淫之际，邪毒尚在膜原，此时但可疏利，使伏邪易出；邪毒既离膜原，乃观其变，或出表，或入里，然后可导邪而出，邪尽方愈。初发之时，毒势渐张，莫之能御，其时不惟不能即瘳其疾，而病证日惟加重。病家见证反增，即欲更医，医家不解，亦自惊骇。竟不知先时感受，邪甚则病甚，邪微则病微。病之轻重，非关于医，人之生死，全赖药石。故谚有云，伤寒莫治头，劳怯莫治尾。若果正伤寒，初受于肌表，不过在经之浮邪，一汗即解，何难治之有？此言盖指瘟疫而设也。所以疫邪方张之际，势不可遏，但使邪毒速离膜原便是，治法全在后段工夫，识得表里虚实，更详轻重缓急，投剂不至差谬，如是可以万举万全。即使感受之最重者，按法治之，必无殒命之理。若夫久病枯极，酒色耗竭，芪耄①风烛，此等已是天真几绝，更加

---

① 芪耄（mào 冒）：老年。

瘟疫，自是难支，又不可同日而语。(《瘟疫论》)

膜原者，夹缝之处也。人之一身，皮裹肉外，皮与肉之交际有隙焉，即原也；膜托腹里，膜与腹之交际有隙焉，即原也；肠胃之体皆夹层，夹层之中，即原也；脏腑之系，形如脂膜，夹层中空，即原也；膈肓之体，横膈中焦，夹层中空，莫非原也。原者，平野广大之谓也，故能邪伏其中，不碍大气之往来。

古书中所谓皮中淫淫如虫行，及行痹、周痹左右上下相移者，皆在皮肉夹缝之中也。药力亦复不能直达其处，何者？药力不过鼓正气以攻邪，今气道宽大，中虽有邪，而正气仍绰有可行之道，即不必与邪气相值矣。若夫吴又可所谓瘟疫之邪，盈溢膜原，是邪气自行发动，与正气相触也，犹以外皮既坚，内膜亦固，中道宽大，疏泄维艰。故有屡淤到胃，屡泄始尽之法；更有必俟复淤到胃，方能在下之议：此从里泄也。叶天士治温热，有再从里托于表之说，是从外泄也。故养生者，只当闭密，使邪勿入膜原。既入膜原，必待发病，邪气舒张，始能攻泄；当其未发，邪正相避，无从著力。故《难经》谓温病之脉，行在诸经，不知何经之动也，各随其所在而取之，既俟其既动而后治之之义也。既动则有所动之专经，而可施专攻矣。《内经》四时之伤，伏气为病，皆伏于膜原也。吴又可既知有膜原之事，又力斥伏气之非。谓人身之中，何处可容邪伏，越时许久而后发耶？仍未彻膜原之情形者也。夫果百邪皆即伤即病，是人身只有邪伤肤表之病，何以有邪在膜原之病？且如人之一病，累愈累发，或一年，或数年，不能除根者，当其暂愈，岂非内伏之明验耶？其所伏，必不在呼吸之冲道，亦必不在血气之细络，而必在空阔无所拘束之部，此即膜原是也。然则邪又何以遽入膜原也？曰：其由皮毛入者，方始中于表也，必发寒热；由呼吸入者，其始中于肺也，必发呛咳；中于胃也，必发呕满。或以其势微而忍之，或攻之而未尽，适遇劳力汗出，及与房室，膜原之中大气暂虚，遂摄入之而不觉矣。亦有不发寒热、咳、呕，而浸润渐渍以深入者，邪入膜原，身中即隐隐常不自在，或头常晕眩，或身常汗出，或常畏寒畏热，或骤苦气短，不能任劳，或四肢少力，或手心常热，或小便赤涩，或大便常泄，或大便常秘，或饮食不消，或饮食倍增，或口常渴，或口淡少味，或舌苔倍厚，或夜不成眠，或多梦纷纭；及其发也，随邪毒之微甚、正力之强弱而变化焉。寒化为温者，其阳盛也；风化为泄者，其阴盛也；暑化为疟者，发于表也；湿化为咳者，发于里也。更有发为痹痛，身中累累如桃李核，久不愈者；有发为瘾疹，发于一肢一脔①，逐年应期即发，不得断根者。尝治此证，疏表清里，展转搜剔，久而乃效。以其邪在膜原，不在腠理，又仅发于一脔，能与药力相避故也。当其既愈，中气必虚。《千金方》论治肿胀，必攻之使其人虚弱，病乃可愈，即此义也。始表散之，继清泄之，乘其外发而散之，因其内留而泄之，散而泄之，泄而散之，而邪可净矣。而其人有不虚弱者乎？是又在调理之得法也。常有调理之后，余焰复炽，诸证微发，仍复间用攻泄，始得净尽者。甚矣！膜原之邪之不易治也。(《读医随笔》)。

六淫以风为首，天地之间，惟风无所不入，故人之受病，风症最重，又能兼及诸

---

① 脔（luán 銮）：成块的肉。

淫，变生百病。其兼诸淫者，如寒曰风寒，湿曰风湿、暑曰暑风、燥曰风燥、火曰风火，盖各症皆能生风也。其变百病者，如头风、脑风、喉风、肝风、胃风、肠风、鹤膝风、肾囊风、历节风，以及风气、风痹、风痱、风疹、风瘫、风癫之类是也。而且轻则为伤，重则为中，总出真气先虚，营卫空疏，而后风邪得乘虚以袭之，是以风症多虚而少实。东垣、河间、丹溪诸家治法，有顺气、养血、化痰、清热之不同，不专用驱风之剂也。(《疡塘医话》)

经曰：风者，百病之长也。风性轻而善走；无微不入，其中人也易，其发病也速，故为百病之长。人惟卫能捍外，营能固内，腠理秘密，毛窍不开，斯贼风外邪，无能侵犯。否则正气一虚，外风乘间伺隙，由表入里，而病亦由浅入深矣。卫气不能捍外，则风入于肌肉，故手指麻木，而肌肉不仁，若是者名曰中络。营血不能固内，则风入于经脉，故身体重着，步履艰难，若是者名曰中经。由此而深入，则为中腑。腑者，胃腑也。

胃为六腑之长，职司出纳。风入于胃，胃火炽盛，水谷之气不生津液而化痰涎，痰随火升，阻塞灵窍，故昏不知人也。由此而深入，则为中脏。脏者，心脏也。心体纯阳，风性飚举，风火上扰，神明散乱，故舌不能言，而口流涎沫。此偏枯症中由浅入深之次第也。论治者，河间主火，东垣主气，丹溪主痰，是因火召风，因气召风，因痰召风，反以火、气、痰为主，而风往从之，标本倒置，诚如喻嘉言之所讥。盖其人有火、气、痰偏胜之处，因中于风，则有火者为风火，有气者为风气，有痰者为风痰。风为主，而火与气与痰，乃与风合并交作，方为标本分明。惟侯氏黑散，填空窍以堵截外风一节，后人每多误解，以为空窍之处，惟肠与胃，若将肠胃之空窍填塞，则水谷且不得通行，人将何以自立？若有形之水谷，仍能灌输，则无形之邪风，岂反不能直走？蓄此疑者，不知凡几。殊不思邪害空窍，《内经》已明明言之。所谓空窍者，乃指毛窍及腠理言之。故侯氏黑散中，用牡蛎、矾石等收涩之药，欲令腠理秘密，毛窍固闭，正如暴寇当前，加筑城垣以堵截之，使不得入耳！非欲将肠胃之空窍，一并窒塞也。只因误会一填字，遂将空窍二字亦一齐错解，故特为明白剖析，庶几积惑可除。且侯氏黑散中，尚有精义，未经揭出，再为表章之。其用牡蛎、矾石，为堵截之计，固也。而其尤要者，则在于收涩敛肝，使在内之肝风不动。则先去其内应而勾结之患除，虽有邪风，孤立无援，亦将自退矣。因思保障灵府之法，无如治脾胃以实中州。脾气旺，则积湿尽去，而痰气不生；胃气和，则津液上行，而虚火自降。治病大法，无过于斯。至仓猝之时，病势危急，则又当逆而折之，虽峻猛之剂，不得不随症而施矣。(《医醇賸义》)

仲景著书名《伤寒论》，盖以伤寒为诸症之纲也。夫人之一身，阳盛则生，阴盛则死。寒者，阴惨之气，中人则为病，而阳气衰矣，故仲景立方多主温剂。除攻下诸方之外，寒邪在表，则温散以汗之，如麻黄汤、桂枝汤、大青龙汤之类；寒邪在里，则温热以祛之，如理中汤、四逆汤之类。此实治寒病之心法，而为后人所宜遵守者也。若四时之邪，或温，或湿，或暑，亦有似伤寒者，治法大不相同，切勿专用温热，以致贻误。犹中暑、中湿诸症，与中风迥别，故随时制宜，为医家之要诀焉。(《疡塘医话》)

风乃天之阳邪，伤人卫气；寒乃阴邪，伤人荣血：同气相感耳。《辨脉篇》所谓风伤卫、寒伤荣者，谓风寒两感，荣卫俱伤，风则伤卫，寒则伤荣，以言其大概。若夫天之风寒，伤人气血，或中于阴，或中于阳，无有恒常者也。人之皮毛肌腠，气分为阳，血脉为阴，荣行脉中，卫行脉外。风雨寒暑之中人也，始于皮肤，皮肤缓则腠理开，开则邪从毛发入，入则抵深，深则毛发立，毛发立则淅然，故皮肤痛；留而不去，则传舍于络脉。是风寒之邪，皆始伤皮毛之气分，留而不去，而后传舍于经荣者也。《灵枢经》曰：寒伤形，乃病形；风伤经脉，经脉乃应。《金匮真言》曰：八风发邪，以为经风。触五脏邪气发病，是又寒伤气而风伤荣矣。盖阴阳之道，变化不测，故《内经》自有矛盾之文，以意逆志，庶为得之，若胶执文辞，又不可论阴阳矣。至于《伤寒论》之中风，更为不同，非春伤之风，亦非四时所中之风，即严寒鼓动之气，故中风首节曰：啬啬恶寒，淅淅恶风。寒乃阴凝之邪，闭于皮毛之间，故用麻黄汤以发散；风乃鼓动之气，开发皮毛，入于肌腠，故宜桂枝汤以解肌：是又寒在皮毛而伤气，风入腠理而将伤于荣矣。太阳之气，主于皮毛之间，寒伤太阳，是以六气相传，七日来复，若入于经荣，则为桃仁承气、抵当汤之血证，不复再传阳明矣。寒伤气，故曰：伤寒一日，太阳受之，脉若静者为不传；颇欲吐，若躁烦脉数急者，为传也。又曰：伤寒二三日，阳明、少阳证不见者，为不传也。此寒在太阳之表，故有六气之相传，风入于肌腠，故不为传经之邪也。至于春伤之风，四时所中之风，或伤于皮毛，则为嚏泪喘咳；入于肌腠，则肌肤不仁；伤于筋骨，则为痛痹拘挛；入于脉中，或为鼠瘘，或为厉疡；久风入中，则为肠风飧泄；或中于腑，即不识人；或中于脏，舌即难言，口吐涎。此在《灵》《素》《金匮》诸经中求之，与《伤寒论》之中风不相同也。（《侣山堂类辩》）

四序流行，春生、夏长、秋收、冬藏，故春为风木，秋为燥金，冬为寒水，各司其令。惟夏则暑、热、湿三气迭乘，合操其柄。此盖大化循环之运，不期然而然，而亦不得不然也。所谓不期然而然者，何也？天一生水，贞下起元，由水生木，由木生火，至是而天气下降，地气上腾，大生广生，百物蕃帛，此所谓不期然而然者也。所谓不得不然者，何也？夏为火令，秋为金令，由夏入秋，乃火下起金，不惟不能相生，而反相克，秋令不几于或息乎？全赖地气上腾，长夏土旺，由火生土，藉土生金，此又大化斡旋之妙用，四序方得流行，生克方不颠倒，所谓不得不然者此也。但暑热之气自上而下，湿气自下而上，人在其中，无时无处不受其熏蒸燔灼，致病已非一端，又况起居不慎，饮食不节，其受病尚可问乎？《金匮》有痉湿暍之训，后贤推而广之，立方愈多，醇驳互见。盖伤寒有痉病，时邪亦有痉病，而时邪之痉，与伤寒之痉，又复不同。三气之痉，只须究其致病之由，或由风热，或由暑热，或由湿热，见症治症，直截了当。若牵涉伤寒之痉，较量比例，虽繁称博引，更令人滋惑矣。且三气为病，非有沉寒痼冷，如冬月伤寒之比，若拘执太阳篇中之痉病，动辄麻黄、桂枝，何异抱薪救火乎！兹特举症于前，列方于后，使阅者了然释然。（《医醇賸义》）

夏令属火，日光最烈，天时乃热，人感其气，名曰伤暑，亦曰中暑。"暑"字从"日"，曰炎暑，曰酷暑，皆指烈日之火而言也。盖日为众阳之宗，日出则爝火无光，阳遂承之，火可立至。《内经》云：岁火太过，炎暑流行。若三冬久霁，则生燥火之病，况夏月之暑乎？而长沙名中热曰暍，不曰暑者，所以别于夏至后发之伏气暑病也。且《说文》：暍，伤暑也。故暑、热、暍三者，皆烈日之气也。后人昧此，遂多歧说，可谓不知冷热之人矣。暑为离火，离中虚，故暑脉亦虚；暑伤气，故气虚身热伤暑，所谓"壮火食气"也。暑为阳邪，天气通于鼻，鼻为肺窍，肺合皮毛，故暑邪由鼻入肺，肺气火烁则多汗，与风伤卫证相似。亦以渴不渴辨之，渴者燥也，燥万物者莫熯乎火。故温热病长沙皆揭"渴"字，以为准鹄。嘉言先生云古人以燥热为暑，得其旨矣。注：暑从日，日为天上之火，故日字在上；寒从冫，冫为地下之水，故冫字在下。暑为阳邪，易入心经；寒为阴邪，先犯膀胱。霄壤不同，各从其类也。或有以暑为阴邪者，岂非坐井观天，不见日面之语耶！（《重庆堂随笔》）

暑者，夏令之阳邪从口鼻入，脾经实先受其病，而心、肺次之。乃热症多阳，属气有余；暑症多阴，属气不足。与治感受寒邪之法大异，宜温散而不宜过热，宜清凉而不宜过寒，仲景方多不可用。且暑之兼症甚夥，有兼伤风者，有兼伤寒者，有兼伤湿者，有兼伤食者，而要惟兼湿与食为最多。盖夏月土润溽暑，暑必多湿，而内无积食，亦断不致为大患也。然或疟或痢，或霍乱吐泻，发于当时者为轻；入秋病为伏暑，极难痊愈，秋深更甚；若至霜降后发病，十有九危。治者当留意焉！（《碣塘医话》）

今夫夏日烈烈，为太阳之亢气，人触之者，则生暑病。然有静而得之者为阴暑，动而得之为阳暑，症各不同，治法迥别，非古法香薷饮一方可以尽之也。阴暑症，富贵安逸之人多有之，因畏暑而贪凉，食瓜果而伤脏也。身贪凉者，内空虚而外寒乘之；食瓜果者，脾胃寒而吐利作焉。其症不壮热，其口不渴饮，其脉或细弱或虚大为辨，即脉虚身热为伤暑者是也。阳暑症，藜藿劳苦之人多有之，因受暑而中热，热伤真阴，其症头痛、大热、口渴、大汗，其脉或洪大有力或洪数有力为辨，即因于暑，体若燔炭，汗出而散者是也。阴暑者宜温补，补中益气汤、生脉散之属；阳暑者宜清热，六一散之属。受热而体虚者，六味汤之属，为合法也。盖暑热伤气，益气而暑自消；暑热伤阴，益阴而暑自退。值此阳气外泄之时，毛窍疏通，暑气易入，不救本源，而从事于攻邪，真不明"邪之所凑，其气必虚"之旨耳！阴暑阳暑，辨别极清，益气益阴，治法尤妙。（《杂症会心录》）

有在天之湿，雨、露、雾是也；在天者，本乎气，故先中表之荣卫。有在地之湿，泥、水是也；在地者，本乎形，故先伤肌肉、筋骨、血脉。有饮食之湿，谓汗出沾衣，未经解换者是也。有太阳脾土所化之湿，不从外入者也。阳胜则火胜，化为湿热；阴盛则水胜，化为寒湿。其证发热，恶寒，身重，自汗，筋骨疼痛，小便秘涩，大便溏泄，腰痛不能转侧，跗肿肉如泥按之不起。（《医贯》）

霉湿之为病，在乎五月也。芒种之后，逢丙入霉，霉与梅通，其时梅熟黄落，乍雨乍晴，天之日下逼，地之湿上蒸，万物感其气则霉，人感其气则病。以其气从口鼻而入，即犯上、中二焦，以致胸痞腹闷、身热有汗、时欲恶心，右脉极钝之象，舌苔白滑。以上皆霉湿之浊气，壅遏上、中气分之证，非香燥之剂，不能破也。拟以芳香化浊法，俾其气机开畅，则上、中之邪，不散而自解也。倘或连朝风雨，人冒之者，即思身痛腰疼，恶寒发热，此邪由太阳之表，而入于少阴之里，即《内经》所谓雨气通于肾也，宜乎表里两解，拟以二活同祛法。倘兼腹痛、泄泻，再加煨葛、木香治之。（《时病论》）

五行六气之理，脾为湿土。湿者，土之气也，从地而上。其著于人，则有内感、外感之不同。内感者，嗜酒食面，酝醇肥腻，及食生冷物，其伤在脾胃脏腑；外感者，坐卧卑污，或身受雨水，汗浴淋漓，其伤在皮肤经络，而亦有兼风、兼寒、兼热、兼暑各症。且有中湿甚重，而口眼㖞斜，舌强语涩，筋骨拘挛，四肢麻木者，形如中风，而不可作中风治。大约湿在表宜汗，谓解肌也；湿在里宜泄，谓通二便也。又须扶脾以实之，温中以祛之，而治湿之能事毕矣。（《褐塘医话》）

石顽曰：湿脉自缓，得风以播之，则兼浮缓，寒以束之，则兼沉细，此皆外伤于湿之诊也。又湿中三阴，则脉有沉缓、沉细、微缓之分，治有术附、姜附、桂附之异。盖沉缓、沉细，为太、少二阴寒湿之本脉，人所易明，独厥阴脉见微缓，世所共昧，今特申之。夫厥阴为风木之脏，内脏生阳虽有湿著，风气内胜，鼓激其邪，流薄于经络之中，所以脉不能沉，而见阳浮阴缓之象，是知微缓亦厥阴受邪之本脉。观仲景厥阴例中，可以类推。至于湿袭经中，得人身浊气，蕴酿而为湿热，则脉多软大。若浮取软大，而按之滑者，湿并在胃之痰也；浮取软大，而按之涩者，湿伤营经之血也。湿寒、湿热之辨，大略不出乎此。（《张氏医通》）

湿之为病，有外因、内因之不同，有湿热、寒湿之各别。苟不辨表里、察虚实，而求本施治，未有不误人于反掌间者矣。如外因之湿也，有感天地之气者，则雨露水土之属；有中阴湿之气者，则卧地湿衣之属：多伤人皮肉筋脉者也。内因之湿也，有由于饮食者，则酒酪炙煿之属；有由于停积者，则生冷瓜果之属：多伤人脏腑肠胃者也。其见症也，在肌表则为发热，为恶寒，为自汗；在经络则为痹为重，为筋骨疼痛，为腰痛不能转侧，为四肢痿弱酸痛；在肌肉则为麻木，为胕肿，为黄疸，为按肉如泥不起；在脏腑则为呕恶，为胀满，为小水秘涩，为黄赤，为大便泄泻，为后重、癫疝等症。然在外者为轻，在内者为重；及其甚也，则未有表湿而不连脏者，里湿而不连经者。此湿病之变，不为不多也。况湿从内生，多由气血之虚，水不化气，阴不从阳而然，即湿从外入，亦由邪之所凑，其气必虚之故。若泥于治湿不利小便非其治之旨，而概以湿为实症，岂不误施而犯虚虚之戒耶！夫湿从土化而分王四季，故土近东南则火土合气，而湿以化热，如脉滑数、小便赤涩、大便秘结、引饮、自汗者，方是热症，治法宜清宜利，四苓散、大小分清饮、茵陈饮之类主之；土近西北，则水土合德，而湿以化寒，如脉细迟、小便清白、大便泄利、身痛、无汗者，方是寒症，治法宜温宜燥，五苓散、理中汤、金匮肾气汤之类主之。大抵湿中有火，则湿热熏蒸而停郁为热；湿中无火，则湿气不化而流聚为寒。且内湿之症，属阴虚者，因湿生热而阴愈虚，阴虚则精血内耗，而湿热反羁留而不动；属阳虚者，因湿化寒而阳愈虚，阳虚则真火内败，而寒湿更积蓄而不消，是以医家察脉，而确知其为阴虚生湿也，须用壮水补阴之品，则真水运行而邪湿必无所容；察脉而确知其为阳虚生湿也，须用益火补阳之药，则阳气流通，阴湿不攻而自走。可见内伤、外感之症，皆由元气虚弱，致湿邪内而发之，外而袭之。经曰：壮者气行则已，怯者著而为病。彼妄行攻击，喜投推荡者，安可不兢兢自慎哉？盖脾元健运，则散精于肺，而肤腠坚固，外湿无由而入也；肾气充实，则阴阳调和，而升降有度：内湿何自而生乎？不然者，徒知表汗、燥湿、利二便之法，而不惜人元气，将见肿胀、泄泻之症变，而议论更多臆说矣！开鬼门，洁净府，人以为确守经义，而不顾元气，宜其人甚多而湿病之根难拔。先生卓见，自不雷同。（《杂症会心录》）

　　湿之为病，散见各门。此将湿之原委，逐一讲贯，治之方不谬见。有自外而伤者，有自内而中者。从外而伤者，即如冒雨而行，雾露而处，冷水灌汗，湿从上受也；若涉水履冰，当风洗足，坐卧湿地，湿从下受也。初起湿邪在经，未郁为热，但觉骨中冷痛，或皮肉微肿，微微恶寒，其脉细缓而不洪数，可知其为寒湿也，俱用人参败毒散加减。湿留日久，壅遏本身正气，即成湿热，脉多洪缓数大，向之细缓者，今则乌有矣。但看上下部分，红肿、酸痛、恶寒、发热者，知其为湿热也。虽宜解表，但可用辛凉，不宜用辛温，如柴葛二妙汤，上下俱可着用。如寒热已退，红肿不消，宜用加减柴苓汤。经云：治湿不利小便，非其治也。可见治湿之法，又以利小便为第二义矣。然而利小便之法，有湿则利湿，无湿则损津液；肿盛者可用，微肿而瘦弱者，又当除湿养荣。《内经》云：因于湿，首如裹。言湿邪初客，未郁为热，但觉蒙昧不清，如以物裹其首也。又云：大筋软短，小筋弛长。是言湿客日久，湿郁为热，热伤其血，则大筋为之软短，湿伤其筋，则小筋为之弛长。明此数语，方知治湿之不可过于燥矣。此湿从外受者也。至于湿从内中者，又有上下之不同。如茶酒汤水，脾虚不能消散，积于上焦，即为上焦之湿。其人头面发肿，或生瘾疹，是为湿中生热，治当凉散，不宜温散，亦用柴葛二妙汤。若其人小便不利，在上之湿难于下趋，又当用柴苓汤利其小便。若脉来细缓无力，小便色白，不时淋沥而多汗，一切利水之药即不可施。其有身热足寒，时头热面赤，湿热上壅，阳气不能下通于阴，宜用柴胡汤加大黄下之；湿积于下，即为下焦之湿，合用柴苓汤利之矣。若其人恶寒发热，或两尺洪盛，余脉沉细，湿热下壅，阴气不能上通于阳，必用柴葛二妙汤，散其标邪，方可利水。若脉来细缓，小便色白者，宜用独活寄生汤助阳以驱湿，亦不得不用之法也。（《医学传灯》）

　　《内经》曰：诸湿肿满，皆属脾土。又曰：湿胜则濡泄。亦曰：地之湿气，感则害人皮肉筋脉，则为痿痹。《原病式》曰：诸痉强直、积饮、痞满，皆属于湿。有自外而得者，有自内而得者。东垣曰：因于湿，首如裹。首者诸阳之会，位高气清，为湿气熏蒸而沉重，似有物以蒙之也。腑脏亦然。失而不治，则烦而为热，热伤其气，则气不能舒畅其筋，故大筋缛短而为拘挛；湿伤其血，血不养筋，则筋不束骨，故小筋弛长而为痿弱矣。又云：或为黄疸，中气不清，而逆害饮食；或为肿满，小水不利，而四肢浮肿者焉。大概宜清热、利水、实脾之剂可也。又当审其方土之宜，从标本而施治。如东南地卑，其气多湿，凡受之病，必从外入，故体重、脚气多自下起，治宜汗散，久则疏通、渗泄可也；西北地高，其气大燥，其人多食生冷湿面，或饮酒食肉，露卧风露，寒气怫郁，湿不能越，以致胸腹痛胀，甚则水鼓痞满，或周身浮肿，按之不起，此皆自内而出者也，当以健脾胃、消肿胀、利小便为要，宜服葶苈木香散、五子五皮饮。审其元气虚实而通利之，虚则可散，用二陈汤加沉香、木香之剂，实则可利，用五皮饮加葶苈、车前之类，全在活法，不可一途而论也。《脉经》云：或涩，或细，或濡，或缓，是皆中湿，可得而断。

又按丹溪云：六气之中，湿热为病，十常八九。湿在上焦，宜发汗而解表，此疏泄其湿也；湿在中焦，宜宽中顺气，通畅脾胃，此渗泄其湿也；湿在下焦，宜利小便，不使水逆上行，此开导其湿也。故曰：治湿不利小便，非其治也。吾常考之，茯苓淡渗而利小便，此行其湿也；泽泻甘咸以利水道，此散其湿也；防风辛温以散脾气，此胜其湿也；车前、滑石以行小水，此导其湿也；山栀、黄连以清邪热，此利其湿也；白术、苡仁以实脾土，此逐其湿也。噫！治湿之药能如此分，则治湿之理明矣，何有不治之症者乎？

治法主意：湿之为症，吐泻、水肿、鼓胀、脚气、自汗盗汗、积饮停痰、阴汗阴痒、水疝痛入癫疝，皆属于湿，宜从上下而分利之，此治湿之法也。设若湿化为热，当从热治，不可又言其湿也。故曰湿在上焦，宜从汗泄；湿在中焦，宜行燥湿；湿在下焦，宜利小便。（《医林绳墨》）

自古皆谓寒伤肺、湿伤脾，同气相感也，展转乃伤他经。今据吾所见，凡人久在湿地坐卧，寒湿之气尽从太阳、少阴深入矣。《内经》谓伤于湿者，下先受之。又谓清湿地气之中人也，常从足跗始。况人坐则以足置地，卧多以背向下，故内气充足者，邪气不遽内袭，即从腨腓上窜脊脊，过顶入鼻，一路筋络牵引，酸痛胀急，此伤于太阳之经而内连督脉也，重者即菀为脚气矣。若内之真阳稍怯者，邪气即从涌泉上入胫骨，而内侵腰俞、背俞，先使肾阳不得下降，大便溏滑，小便赤涩，两胫时冷，渐渐弥漫，三焦、心、胃之阳又所抑矣，甚者即水气凌心也。其始筋骨酸胀，精神猥软，呼吸气高，两腿沉重。治之必仿少阴伤寒治法，而加以温行湿邪之品，方能奏效。若仅治中焦，药力不能与邪针对，无益也。若见其上热，误认为热，而以寒凉浇灌，其祸更不堪言。仲景《辨脉篇》清邪中上、浊邪中下一条，即此病之久延败证也。前人指为瘟疫者，非是。拙著《章句》①，论之甚详。《灵枢》：厥逆者，寒湿之起也。又曰：厥成为癫疾。《金匮》妇人篇中有曰：因虚积冷，结气在下，奄忽眩冒，状如厥癫。其叙痉证也。亦有面赤足冷，目脉赤，背反张之候，是痉厥初起，皆有寒湿下受，上入脊脊，肾阳不得下降，上冲于心，两阳相搏于膻中。治不得法，积之日久，遂有热痰胶固不可拔之痫证矣。嗣后饮食、惊恐、风寒暑湿，有感即发。医者以为病在于心，专用牛黄、犀角，以清心热、祛心痰，心气愈虚，而邪愈痼。殊不知此寒湿下受之邪，太阳、少阴之来路也。《千金方》谓小续命为癫痫要药，即此义矣。陶节庵槌法有曰：病始得之，无热，谵语，烦躁不安，精采不与人相当。诸证皆气高不下，神明上越之象，为寒湿从下冲激也。庸医不识，呼为狂发，殊不知此热结膀胱之证也，用桂苓散，即五苓加味。石顽老人亦谓五苓散能分水去湿，胸中有停饮，及小儿吐呗②，欲作痫者，五

---

① 章句：指《辨脉平脉章句》。
② 呗（xiàn 现）：小儿呕乳。

48

苓散最妙。此皆寒湿痼于下焦，大气遏痹不舒之所致也。热结膀胱者，邪气外束故也。

何子詹之子媳，有孕，患自两足跟，上腓肠，入髀臀腰脊，过项上顶，复前至于鼻，一路皆胀急酸痛，四肢懒怠，腰软不支。脉六部沉紧，右手重按略滑，此胎气也。其病乃寒湿伤丁太阳，内连督脉。用细辛五分，羌活二钱，藁本、威灵仙各钱半，菟丝子、桑寄生、巴戟、狗脊、白术、杜仲、茯苓、牛膝各二钱，决以三剂知，五剂已。果验，其苦如脱。夫辛、羌、威、藁、牛膝，号称伤胎，今既有病当之，又加强筋固气之品以佐之，不但能防其偏，而且能助其力，故病愈而胎无伤也。若用参、芪、归、地，便有妨寒湿，而诸味不得展其长矣。

何子詹之孙，三岁，先于七月患湿疮，渐愈矣，微见溏泄，忽半夜发热，日出始退，次日依时而至，医遂以为疟；忽又大声惊喊，目瞪昏厥，旋复如常，医又以为惊风，更以危言吓之。越数日，乃邀诊，至则见其精神萎顿，面色惨黯，目胞下垂，四肢浮肿，而左尤甚，头面以右温左凉，舌胎薄白在后半部，脉息沉紧。审思良久，曰：异哉！此寒湿深入骨髓也。疏方用桂枝、良姜、乌药、香附、陈皮、菖蒲。服四剂，病无增损，而萎顿弥甚，然脉息浮弦矣。因思邪从下上犯，此药仅温理中焦，宜无益也。于是用细辛、川芎各五分，羌活、藁本、威灵仙、生附子、牛膝、巴戟、苍术、桃仁、杏仁各二钱。决以三剂病已，至期果面色清亮，笑言有神，饮食倍进，浮肿全消，脉息畅大矣，惟肢体尚见微倦，舌尖有小红累，是虚热也。用桃仁、杏仁、蛤粉、蒲黄，略清结痰；继用香附、青皮、白术、鸡内金、川芎、郁金、党参、山药，调理脾胃，发水痘而复元。是病也，其初见发热者，是寒湿从阴分上蒸，与卫阳交战也；惊喊昏厥，声发于心，寒湿内逼，心阳乍掩，热痰乍涌于包络，所谓积冷在下，状如厥癫也。若作疮后惊风治之，即败矣；若以子后发热，天明即止，为伤食所致，而概用消导，亦危矣。诸医以为久病正虚，须用气血两补，其识更陋。夫患湿疮月余而渐愈矣，谁复议其寒湿内伏耶？无怪血虚不见养心，不能荣筋之说纷纷也。水痘即豌豆疮，伤寒病后多有，见陶节庵书中。痘发于骨，益征寒湿在骨之非臆说耳！（《读医随笔》）

肥人多痰，大半因湿。如兼热郁，则痰上淤作痛肿；如兼寒滞，则痰下注作痿软；若伤酒，则痰浸淫于肌肉而四肢不遂，流溢于肠胃而二便不匀；若伤淫，则腰腿酸痛。盖不病则津液为脂膏，病则作湿酿痰也。（《王氏医存》）

肥人之病，皆因脾湿致胃生痰。湿淫于内溢及四肢；痰逆于胸，串遍腠理。湿伤乎实，痰害乎虚。当其胃无痰时，气常下降，上脘清空而能食；脾无湿时，气常上升，下脘温和而能消。迨至脾受湿伤，不能消食，宿食惟在胃，资湿生痰。脾受湿，则气下陷而不能温升；胃生痰，则气上逆而不能清降。盖肺中之痰，由咳而出；胃中之痰，必由呕泻乃出。若不呕、不泻，则全无出路，惟有随胃上逆之气，胶延胸膈，乘卫气之隧隙，浇灌腠理而已。是知痰虽在胃，而生痰固由脾湿也。欲治此痰，当早健其脾，使不伤湿，痰无由生；或初觉生痰，速治脾湿，湿愈则痰不更作，然后益健其脾，不再伤湿，亦妙。若只治痰，则湿在而痰可复生；若误作热痰而用寒凉，则脾气益败。治之不早，迨至痰串腠理，岂白芥子等能消乎？

按治法渗湿使不作痰，利机关使不作跌，开郁以畅隧道；勿用麻黄，恐开腠理，则痰得深入也，在痰初生，白芥子、麻黄均可酌用，子龙丸、阳和汤皆妙方；又黄坤载《玉楸药解》制二术方，最能健脾去湿，然必须戒口、节欲。（《王氏医存》）

燥为六淫之一。《内经》于此条，并未大畅其说。至西昌喻氏，著《科燥论》一篇，谓世俗相沿，误以湿病为燥病，解者亦竟以燥病为湿病，而于《内经》所谓"秋伤于燥，上逆而咳，发为痿厥"数语，全然误会，可谓独具只眼，大声喝破矣。惟篇中谓秋不遽燥，大热之后，继以凉生，凉生而热解，渐至大凉，而燥令乃行焉。此则"燥"字之义，乃作大凉解，而燥中全无热气矣。独不思"秋阳以暴之"一语，朱子注中谓秋日燥烈，言暴之干也。可见秋阳甚于夏日，燥非全主乎凉。乃篇中又申其说，以为天道春不分不温，夏不至不热，则秋不分不燥之意，隐然言下矣。信斯言也，则必秋分以后，方得谓之秋燥。是燥病亦只主得半季，而秋分以前之四十五日，全不关秋燥矣。由斯以推，则冬至以后方是伤寒，春分以后方是春温，夏至以后方是三气；而于冬至以前、春分以前，夏至以前、秋分以前之四十五日内，所感者为何气？所得者谓之何病乎？愚谓燥者干也，对湿言之也。立秋以后，湿气去而燥气来。初秋尚热，则燥而热；深秋既凉，则燥而凉。以燥为全体，而以热与凉为之用，兼此二义，方见燥字圆相。若专主一边，遗漏一边，恐非确论。窃附管见，或亦愚者千虑之一云。（《医醇賸义》）

经曰：燥乃阳明秋金之气所化。金能生水，燥则无以滋肾阴而化源绝；肾水既绝，不能溉灌五脏、滋养百骸，则周身皆槁而愈燥矣。其病多由酒色过度而起，火盛水衰，遂至渐剧。亦有因肺受风火，咳嗽多痰，唾久伤液，而成燥症者。或皮肤甲错，或肌肉枯瘠，或嗌干声哑，总宜以甘寒生水之味治之。轻者天冬、地黄、梨浆、藕粉；重者龟鳖胶、牛羊乳及燕窝等物，尤宜清心寡欲，嗽口咽津，自能渐愈。若再用温剂，或酒色不戒，必致伤生。慎勿忽诸！（《褐塘医话》）

凡物遇火则润，离火则燥，犹金之投入烈火而化为液也。故燥证多有反似痹弱之证者，热伤阴血也。燥有内外诸证，不能尽述。其在皮肤，则毛焦皴揭；在大肠，则脾约便难；在肺经，则干咳痰结；在肺脏，则悲愁欲哭。证虽各异，而脉之微细涩小则一。间有虚大、数疾、浮芤等状，以意察之，重按无有不涩、不细、不微者。则知诸燥之证，皆肺金之一气，亦不出肺金之一脉也。（《张氏医通》）

燥症何自而起哉？有外因者，六淫之一也；有内因者，血液之枯也。医家往往误治，不辨脉之虚实，症之新久，体之强弱，概以燥病为外邪，而药投清凉剥削，无怪乎操刃杀人者矣。

夫外因之燥，非雨露愆期，即秋日暴烈，非南方不毛，即北方风劲，气偏阳亢而燥生。大约气从皮毛而入者，则肺受之，肺受燥气，咳嗽、咽痛之症见矣；从口而入者，则胃受之，胃受燥气，结胸、便秘之症见矣。明·喻嘉言谓秋伤于燥，冬生咳嗽。议论发前人之未发，而清燥一方，创自己意，可为治燥之灵丹。至于结胸、便秘，世俗多以伤寒混治，不知燥则生火，津液耗而肠胃干，大、小陷胸之法，利于体实，而不利于体虚者也，可不慎欤！

若内伤之燥，本于肾水之亏，精血之弱，真阴之涸。在肺则清肃之令不行，咳逆、口喝、皮聚毛落矣；在肝则将军之性不敛，胁痛、暴怒、筋急拘挛矣；在脾则生血之原不运，蓄瘀、便结、皮肤不泽矣。欲治其燥，先贵乎润，欲救其脾，先滋乎肾，诚以肾主水，而藏五脏六腑之精，养百骸而为性命之本。若肾阴足而及于肺，水道可以通调；肾阴足而及于肝，木气可以向荣；肾阴足而及于脾，四脏可以灌溉，燥无自而生也。第水日亏而火日炽，决非清凉之味所可疗，必须重用六味归芍汤合生脉散为主治，肺燥则加沙参、天冬、梨汁之属，肝燥则加丹参、枣仁、乳汁之属，脾燥则加柏子仁、松子仁、甘蔗汁之属，此燥病之正治也。倘久病而气因精虚，参、芪、河车及八味等汤，亦宜急投，盖阳生则阴长，气化则血润，此燥病之反治也。虽然，草木之枯，得雨滋荣，人身之燥，非血不泽，参乳汤救燥病之根，活命饮治燥病之原，又何必纷纷而他求耶？经不云乎，诸涩枯涸，干劲皴揭，皆属于燥。又曰：燥胜则干。其为血液之涸，已明效大验。即如膈病之枯，胃之燥也；消病之渴，肺之燥也；爪甲之焦，筋之燥也；产后之痉，血之燥也。而敢谓治燥症为易易哉？庸医必以此症为实，不惟清凉药进，而反以燥药治燥病，不亦犯《内经》刚与刚阳气破散，阴乃消亡之旨乎？

燥则当润，经义如是，得其肯綮，治燥之效，有不捷于影响乎！（《杂症会心录》）

人之脏腑，有血脉，有津液。津液又在血脉之先，得心火之化，变成血脉，流于坎宫；得命门真火之化，变成真精。其原生于胃，输于脾、肺，下灌两肾、膀胱，以为一身之阴气。胃气得之，则留恋不脱；若津液亏损，胃为孤阳，阴绝而阳亦绝。古云伤寒偏死下虚人，盖有见于此也。今之医家，不知津液为何物，动手便用燥剂，杀人惨于刀刃矣。然而燥之一气，诸书从未辨明。即以《素问》之遗，亦言秋伤于湿，后代名医错出，并无一人改正其讹，所以疑误至今，用药鲜当也。惟《法律》始详辨之，盖言风主于春，寒主于冬，暑、湿、火兼主于夏，而燥则专主于秋也。立秋之后，犹是夏天余气，热中有湿，所以草木犹青；一交秋分，燥金司令，所起之风，全是一团燥烈之气，干而不润，是以无草不黄，无木不凋，人身应之，燥病生焉。阐发致燥之由，较胜于喻氏。凡有身热、咳嗽、内烦、口干一切百病，无不起于干燥。治当养血生津，不可妄投燥剂，戕人性命，极为要紧。然燥令虽至于秋，凡久亢不雨，津液少者，亦生燥病，岂独立于秋乎？治者明之。（《医学传灯》）

经云：燥胜则干。干为湿滞不通之疾。其病有外感、内伤之因，寒燥、燥热之异，伤人气分、血分之次第浅深，皆辨之不可不早辨也。邵新甫曰：外感之燥，首伤上焦气分，气分失治，则延及血分。内伤之燥，乃人之本病，由于精血下夺而成，或因偏饵燥药所致。病从下焦阴分先起，下焦失治，则槁及乎上，喘咳、痿厥、三消、噎膈之萌，总由于此。治法：外感之燥，津液结于上而为患者，结者必使之开解，非辛润流利气机不可；内伤之燥，精血竭于下而为患者，竭者必使之复盈，非柔润静药及血肉有情者以滋填之不可。大抵是病用药，最忌者苦涩，最喜者甘柔，此其大较也。独是外感、内伤宜分，寒燥、燥热尤不可混。夫因寒而燥，为燥之化气；由燥而热，乃燥之本气。人但知燥热为燥之常，而不知寒燥为燥之变，无怪乎其辛燥升散，动辄得

咎也。(《医原》)

瘦人热，皆因燥。若有郁，则热上蒸，病在气；若有滞，则热下酝，病在血。若伤酒，则热灼心肺而咯血；若伤色，则热灸肝肾而下淋。盖不病则为温和也，病则作燥而化热矣，忌用升麻等药。(《王氏医存》)

燥之与湿，有霄壤之分焉。燥者，天之气也；湿者，地之气也。春月地气动而湿胜，秋月天气肃而燥胜，故春分以后之湿，秋分以后之燥，各司其政。奈何?《内经》言秋伤于燥，"燥"误作"湿"字。后人不察其讹，遂谓秋伤于湿，如是则必指夏月之热为寒然后可。嘉言独正千古之大疑，谓春伤于风，夏伤于暑，长夏伤于湿，秋伤于燥，冬伤于寒，以六气分配四时。而论秋燥，则谓秋不遽燥也，大热以后继以凉生，凉生而热解，渐至大凉，而燥令乃行。似与所云秋时感凉为燥之说相同，而其用药则制清燥救肺汤，皆滋阴清凉之品。又谓病现于秋，而伤其燥，金受火刑。又谓燥因火热，异于寒湿。安所折中耶？不知燥气本凉，试观盛夏暑热熏蒸，则人身汗出潮润，深秋大凉，则肌肤干燥，故《性理大全》谓燥属秋寒。感其气者，亦必从太阳皮毛而入，所以身热、头微痛、洒渐恶寒，皆太阳经见症。当遵《内经》燥淫所胜，平以苦温，香苏散之属，表散其邪。此正嘉言所谓天凉而燥令乃行，沈氏所谓秋时感凉，为燥病之说也。然人但知初感之邪，必从太阳皮毛而入，而不知当令脏腑经络，应接其邪而病。况皮毛为肺之合，所以经云秋伤于燥，上逆而咳，发为痿厥，是乘秋则肺先受也。阴虚肺素有热之人，其津液必不充，复感外邪，是以燥益燥。燥为金气，金位之下，火气乘之，故深秋大凉之后，至十月而反湿，湿从燥生也。燥热相合，则肺气失清肃下行之令，以致上逆而为咳、为喘、为痞塞不通，甚至令难过膈而为呕，肺热叶焦而为痿，气逆眩仆而为厥，此嘉言所以有病现于秋，而伤于燥，金受火刑，及燥因火热之说也。要之，沈氏之论，乃感深秋燥气之凉，故用苦温表散；喻氏之论，乃平素阴虚肺热津枯之人，复伤秋感，燥热相合，故用滋阴清凉之法。二说似乎相反，而实不悖也。又嘉言云：在肢小肋胁痛不能转侧，咽干面尘，体无膏泽，腰痛筋挛，目昧背疮，皆燥病之本于肝，而散者不一者，是由肺金催肝木之故也。所以治燥病，须分肺、肝二脏：肺金自病，急宜专力救肺，不得分功缓图；若肝经先有燥症，宜急则救肝叶，勿令进损。然清肺亦为治本，盖燥气必先伤上焦华盖，试观草木，丁乘金气，忽焉改容，则上首先焦，以故肺称娇脏，畏热畏寒。但寒凉所伤者，十之二三，火热所伤者，十之七八；寒凉所伤，不过裹束其外，火热所伤，则更消烁其中，所以为害倍烈也。然火热伤肺，以致膹郁、痿、喘、呕逆，而成燥剧之病，尚用辛香行气等药，是以燥益燥，曾不顾阴气之消亡，其同操刃。然治法又当分在表在里。有燥在表，而皮肤皱揭者；有燥在里，而精血枯涸者，不可不辨。杂症中而兼带燥症者，即当禁用燥剂。又燥病火病，虽所致之因各异，而因热亡津液则一耳！经曰：燥胜则干。又曰：诸涩枯涸，干劲皱揭，皆属于燥。学者当详审之。(《顾氏医镜》)

风寒之中人也，始则皮毛、肺应之，为喷嚏、恶风、鼻出清涕、肌肤烘热、咳嗽、咽痛，甚则发疹；继逼腠理，肺与胃应之，为恶寒、头痛、身热、咳嗽、纳食无味，甚则为斑为疹；渐浸肌肉，胃应之，为舌黄、口渴、壮热、口中气秽、不思纳食、形体牵滞、卧不安寐，甚则发斑；及至半表半里，则为口苦、胁痛、往来寒热、心烦、喜呕、不欲纳入，甚则壮热、谵语。夫风寒之中人也，由浅而深；其为病也，亦由轻而重，总不外火、郁二字。至郁久而为毒，此毒非鸩酒蛇泥也，乃人自家正气，被外邪所逼，一步退一步，始于皮毛，乃至脏腑，始于　星，终于燎原，荧荧不灭，炎炎奈何！今详述明晓，俾患者早为疗治，咸登寿域焉尔！（《友渔斋医话》）

五脏六腑，各具真气。气有余便是火，故诸经皆有火，而心、肝、命门三经实主之。劳伤郁闷，盛怒极乐，悉能生火。肝火盛则伤脾，心火炎则伤肺，命门火炽则伤肾，此火由内生者也。至风、寒、暑、湿诸症，身发壮热，久郁而成火，则四时之邪所传变也。又肝移热于胆，心移热于小肠，肺移热于大肠，肾移热于膀胱，而其患不可胜穷矣。火既为患，必宜泻之。而有以散为泻者，柴、葛之类；有以泄为泻者，芩、连之类；有以滋阴为泻者，知、柏、元参之类；有以补气为泻者，参、芪、甘草之类（所谓甘温胜大热），是在善用者而通之耳。（《揭塘医话》）

寒暑燥湿风，乃五行之气，合于五脏，行于四时者也。惟火旺于夏，特以暑称。暑字从日，明其为烈日之气，炎炎在上也。然三时之煖燠①，无非离照之光，因不可以暑称，故有六气之名焉。其实火即暑之焰，犹水即寒之质耳，非五气外另有一气也。而人之火病独多者，以风、寒、燥、湿悉能化火，五志过动无不生火。何极之先生论之甚详，愚谓此皆不可以暑称者。故圣人于五气之下赘一火字，其旨深矣。若以五行论，言暑则火在其中矣，而医者往往不知，故反复述之。

注：何氏论火云：丹溪谓气有余便是火，此一火也，治宜清凉。气不足亦郁而成火，校：气宜则火散。东垣所谓阳虚发热也，又一火也，治宜甘温以补其气，少佐甘凉以泻其火。外感暑热燥气，增助内气成热，此一火也，治宜甘润清凉。外感风寒湿气，闭郁表气成热，亦一火也，治宜辛温发散。内伤饮食辛热之物，致火得热愈炽，此一火也，宜用苦寒之剂消导之。内伤饮食生冷之物，致火被遏愈怒，又一火也，治宜辛热之剂消导之。肾水虚，致令下焦之火上炎，此一火也，治宜六味丸之类补水制火；此水涸火炎之证，上下皆热，医者动用桂、附，辄云引火归原，不知引归何处，以致酷烈中上，烁涸三阴，杀人如麻，为祸甚大。肾阴虚，校：阴盛即寒盛。逼其浮游之火上升，又一火也，治宜八味之类引火归原；此下寒上热之证，故用附、桂补火，不可误投于阴虚证也。刊：更有热壅于上，气不下行，而见下寒者，不可误认为火虚。（《重庆堂随笔》）

六淫之病，火病变幻最速，杀人最易，风寒暑燥诸气，久必化火，变症缓而杀人亦少。惟湿胜之病，既少变症，亦不杀人，每见有兼旬经月，而病如故者。其症不欲食，不大便，胸闷而不舒，神倦而嗜卧，病家以其病之久，而不纳食也，必慌张无措，医家以投药之不见功也，亦心痒难搔，其实湿恋于中，不易化耳！治之之法，芳香以化之，淡渗以泄之，二陈、苓、术、谷芽等品以和之。总之湿病无死证，缓以调之，耐心以俟之，虽日久可愈也。（《留香馆医话》）

虚火者，饥饱劳役，正气受伤，阳陷入阴，发热神疲，饮食减少。东垣于此等症，

---

① 煖（xuān宣）燠（yù郁，又读ào奥）：温暖。

用补中益气汤，以升、柴升举阳气，又为之补脾和胃。此正有得于《内经》虚者温其气之旨，故甘温能除大热，开治阳虚一大法门。无如世之学东垣者，不辨阴阳虚实，虽阴虚发热及上实下虚者，动辄升、柴，祸不旋踵矣，因自制和中养胃汤，以明宗东垣者，当师其意云。（《医醇賸义》）

温热病者，乃感冒时令之温邪、热邪为病。（《顾氏医镜》）

客有问于予曰：温证有源乎？予曰：有。厉气者，温证之源也。夫厉气自口鼻入，中人三焦，内通脏腑，传变不一，乃天地间别有一种疵厉旱潦之毒气，非四时不正之常气可比。如《内经》冬不藏精，春必病温，仲景《太阳篇》不恶寒之温病，以及风温、湿温，犹是四时不正之常气也。惟厉气则不然，中人则人病，中畜则畜伤，且此隅病而彼隅安，可知气至则病，气不至则安。试观天之寒暑，地之草木，应候而生，应候而更，概可见矣。《平脉篇》云：清邪中上焦，浊邪中下焦。以此悟之，邪中三焦，又可征矣。此温证感受之源也。盖温厉之气，多行于岁火太过之年，流行一方，民病相似，邪之中人，潜伏三焦，无声无臭，郁极而发，发时为病不一。考《评热病论》问：有温病者，汗出辄复热，而脉躁疾，狂言不能食，病名为何？对曰：病名阴阳交，交者死。参之今之治温者，往往强发其汗，而邪不解，其义显然矣。且邪伏三焦，其病作之状，有可得而言者；肾通心脏之阳，又为胃之关门，胃为交会之地，两阳合明，病从其象。故上焦受邪，则胸闷、壮热、背胀、气急；中焦受邪，则呕吐、胁痛、口渴、胃痛；下焦受邪，则二便或有或无，或腹痛、便血；三焦俱受，则头痛如破，腰痛如折，一身不动，往往昏愦，反似虚寒。有脉或沉伏如丝，而病现壮热、烦渴者；有舌或白滑，而口干、咽燥者；有便利而解脓血者：外虽似寒，内实大热，所谓亢极似阴。若不细心研究，误投温补，祸不旋踵。

详此治法，栗山杨君，先得我心。《寒温条辨》书出，首列升降一方，以一方化至十余方，轻则清之，重则泻之，与吴氏达原，变而为三消等方之义同。但达原者，因岁土太阴之政，邪发膜原，故立辛温苦寒之法，此湿土之正治也，与三焦有名无形不同。考《中藏经》云：三焦者，人之三元气也，号曰中清之腑，总领五脏六腑、荣卫经络、内外左右上下之气，三焦通，则内外左右上下皆通，闭则皆闭。可见温邪困伏，为病不一。且是经为手少阳，与命门相火为表里，故焦字从火，义可思矣。少阳又为半表半里之境，邪伏于此，则出表入里，任其所为。治法自当表里兼治，双解法所为独得其旨也。

假令伏邪初萌，外为寒温所困，时俗治法，往往投以辛温发散，一汗而表解，解后温邪继发，而仍守表里常格，每见变生仓卒，若以治温之法治之，无不随手而愈。更有虚寒，兼夹温症，得双解病势甫平，虚寒随见，或以温补之法，偶尔成功，遂大谤双解之非，此不明兼夹之故，岂足以言经权也哉！（《温证指归》）

瘟疫本即伤寒，无非外邪之病，但染时气，而病无少长，率相似者，是即瘟疫之谓。（《景岳全书》）

所谓杂气者，虽曰天地之气，实由方土之气也。盖其气从地而起，有是气则有是病，譬如所言天地生万物，然亦由方土之产也。彼植物藉雨露而滋生，动物藉饮食而颐养，必先有是气，然后有是物。推而广之，有无限之气，因有无限之物也。但二五之精，未免生克制化，是以万物各有宜忌。宜者益而忌者损，损者制也。故万物各有所制，如猫制鼠，如鼠制象之类，既知以物制物，即知以气制物矣。以气制物者，蟹得雾则死，枣得雾则枯之类。此有形之气，动植之物，皆为所制也。至于无形之气，偏中于动物者，如牛瘟、羊瘟、鸡瘟、鸭瘟，岂但人疫而已哉？然牛病而羊不病，鸡病而鸭不病，人病而禽兽不病，究其所伤不同，因其气各异也。知其气各异，故谓之杂气。夫物者气之化也，气者物之变也，气即是物，物即是气，知气可以制物，则知物之可以制气矣。夫物之可以制气者，药物也。如蜒蚰解蜈蚣之毒，猫肉治鼠瘘之溃，此受物气之为病，是以物之气，制物之气，犹或可测。至于受无形杂气为病，莫知何物之能制矣。惟其不知何物之能制，故勉用汗、吐、下三法以决之。嗟乎！即三法且不能尽善，况乃知物乎？能知以物制气，一病只有一药，药到病已，不烦君臣佐使品味加减之劳矣。(《瘟疫论》)

疫邪为病，有从战汗而解者；有从自汗、盗汗、狂汗而解者；有无汗竟传入胃者；有自汗淋漓，热渴反甚，终得战汗方解者；有胃气壅郁，必因下乃得战汗而解者；有表以汗解，里有余邪，不因他故，越三五日前证复发者；有发黄因下而愈者，有发黄因下而斑出者；有竟从发斑而愈者；有里证急，虽有斑，非下不愈者。此则传变不常，亦为常变也。有局外之变者，男子适逢淫欲，或向来下元空虚，邪热乘虚陷于下焦，气道不施，以致小便闭塞，小腹胀满，每至夜即发热，与导赤散、五苓、五皮之类，分毫不效，得大承气一服，小便如注而愈者。或里有他病，一隅之亏，邪乘宿昔所损而传者，如失血崩带，经水适来适断，心痛疝气，痰火喘急，凡此皆非常变。大抵邪行如水，惟注者受之，传变不常，皆因人而使。盖因疫而发旧病，治法无论某经某病，但治其疫，而旧病自愈。

偶斋云：战汗，身体颤抖而汗出也。自汗，无故自然汗出也。盗汗，熟睡而汗出也。狂汗，其人发狂，走跳叫骂，狂已，忽然汗出安卧也。(《瘟疫论》)

风寒从表入里，自皮毛而肌肉，而筋脉，而胸膈，而肠胃，一层渐深一层，不能越此而入彼，故汗不厌早，下不厌迟，为和为解，浅深毫不可紊。以其气皆属冷，一层收敛入一层，必待寒化为热，邪敛入内，方可攻下凉解。否则邪未入里，预用攻利凉解，虚其里气，反引表邪内陷，而成结胸痞利诸险证也。时症从口鼻而入，先中中焦，后变九传，其传自里出表，虽出表，而里未必全无邪留，经过之半表，未必全无邪干，故下不厌早，汗不厌迟，为和为解，浅深必不可拘。以其气皆属热，热能作蒸，不必郁变，而此蒸即带彼热，当其未出表时，强欲温表，在始则引毒热成燎原之势，为斑衄狂喘诸凶，在末则伤其阴，为枯槁沉昏厥逆诸危也。(《瘟疫明辨》)

蒋宝素曰：瘴气者，经旨所无，乃岭南方隅之疾，炎蒸湿郁，虫蛇毒气，上腾如雾，中人为患，类乎伏邪、痎疟、沙毒之证也。后汉书有薏苡解瘴之说，治其湿也。《圣济总录》、杨士瀛《直指》有蛇瘴之名，用赤足蜈蚣、白芷治之，竟作蛇毒。活人三昧论、巢元方、杨仁斋有阴阳相搏之气、杂毒因暖而生岚瘴、溪源蒸毒之语，亦以炎蒸气毒为主。王棐继洪有寒瘴、热瘴、哑瘴之辨及桃草子法，分其形证论治。沈存中、李待诏每用附子奏捷，盖岭南阳气外越，证多阴盛格阳，扶阳抑阴近理。然又云目黄赤者，不可用附子。亦有当汗、下者，则此中表里、寒热、虚实无所不有，当以伏邪、痎疟、沙毒诸法参治。吴兴章杰岭南十说颇详。戴复庵言寒热作时，指甲青黑，是南方瘴气。诸家所论如是，余亦未历其境，难凭臆说。故业师医案、家君医话，均未及此。谨录前哲精义于此，以俟国工君子。（《医略十三篇》）

第二节　内伤病

王孟英述其慈训曰：内伤证必求其所伤何病，而先治其伤，则病去而元自复。古人不曰内虚而曰内伤，顾名思义，则纯虚之证殊少也。徐洄溪亦云：大凡人非老死即病死，其无病而虚死者，千不得一。况病去则虚者亦生，病留则实者亦死。孟英又云：虽在极虚之人，既病即为虚中有实，然则近今医家，一遇内伤，而专事蛮补者，其亦未明伤字之真谛乎！经曰：不能治其虚，焉问其余！既云虚矣，犹曰治而不曰补，读书细心者盍[1]昧之？（《景景医话》）

世之所谓七情者，即《内经》之五志也。五志之外，尚余者二，总之曰喜、怒、忧、思、悲、恐、惊。然情有七，无非出于五脏。如《阴阳应象大论》曰：心在志为喜，肝在志为怒，脾在志为思，肺在志为忧，肾在志为恐，此五脏五志之分属也。至若五志有互通之病者，如喜本属心，而有曰肺喜乐无极则伤魄，盖心、肺皆主喜也。夫喜伤于阳，而心肺皆为阳脏，故喜出于心而移于肺，所谓多阳者多喜也。又若怒本属肝，而有曰胆为怒者，以肝胆为表里，肝气虽强盛，而取决于胆也。有曰血并于上，气并于下，心烦惋善怒者，以阳为阴胜，故病及于心也；有曰肾盛怒不止则伤志，有邪客于足少阴之络，令人无故喜怒者，以怒发于阳而侵乎肾也。是以肝、胆、心、肾四脏皆能病怒，所谓多阴则怒，亦曰阴出之阳则怒。又若思本属脾，而有曰思则心有所存，神有所归，正气留而不行，故气结矣。盖心为脾之母，母气不行，则病及其子，所谓心脾皆病于思也。又若忧本属肺，而有曰心之变动为忧者，有曰心小则易以伤忧者，盖忧则伤神，故伤心也。有曰精气并于肝则忧者，肝胜侮脾也。有曰忧愁而不解则伤意者，脾主中气，中气受抑，则生意不申，故郁而为忧。是心、肺、肝、脾四脏皆能病于忧也。又若恐本属肾，而有曰恐惧则伤心者，神伤则恐也。有曰血不足则恐。有曰肝虚则恐者，以肝为将军之官，肝气不足，则怯而恐也。有曰恐则脾气乘矣。又曰精并于脾则畏，畏即是恐，以肾虚而脾胜之也。有曰胃为气逆为哕为恐者，以阳明土胜，亦伤肾也。是心、肝、脾、肺、肾五脏皆主于恐，而恐则气下也。五志五病之辨，既详如右。其外尚有悲病者，有曰肝悲哀动中则伤魂，是悲伤于肝也。有曰精气并于肺则悲，有曰悲则肺气乘矣，亦金气伤肝也。有曰心虚则悲，有曰神不足则悲，有曰悲哀太甚则胞络绝，胞络绝则阳气内动，发心下崩，致溲血者，皆悲伤于心矣。

---

① 盍（hé 禾）：为何；何故。

此肝、肺、心三脏皆病于悲，而气为之消也。有病为惊者，曰东方青色，入通于肝，其病发惊骇，以肝应风木，风主震动而连乎胆也。有曰阳明所谓甚则惊厥，闻木音则惕然而惊者，肝邪乘胃也。有曰惊则心无所倚，神无所归者，心神散失也。此肝、胆、胃、心四脏皆病于惊，而气为之乱也。由此言之，是情志之伤虽五脏各有所属，然求其所由，则无不从心所发。故《本神》篇曰：忧愁恐惧则伤心。《病形》篇曰：怵惕思虑则伤神，神伤则恐惧自失。《口问》篇曰：悲哀忧愁则心动，心动则五脏六腑皆摇。可见心为五脏六腑之大主，而总统魂魄，兼该志意。故忧动于心则肺虚，思动于心则脾虚，怒动于心则肝虚，恐动于心则肾虚，所谓五志惟心所使。设能善养此心，而居处安静，无为惧惧，无为欣欣，婉然从物而不争，与时变化而无我，则志意和，精神定，悔怒不起，魂魄不散，五脏俱安，邪亦安从奈我哉？（《叶选医衡》）

人之病不外乎三因：外因六淫，内因七情，与饥饱、劳倦、跌扑为不内不外因。凡单感六淫，虽其人素弱，无其大病；若兼伤七情，脏腑先虚，复感外邪，为病必重。故七情之伤，过于外感。夫七情之伤，各有所属。心为喜，肝为怒，脾为思，肺为忧，肾为恐，此为五志。尚有悲属肺，惊属心，共为七情。七情者人不能免，惟不可过耳，过则伤矣。其伤虽分五脏，其实止一心耳！夫心为君主，其余各脏为臣，皆听命于君，惟君所使，臣下奉行而已。故善养生者，心常有主，如岳家军，撼之不动，主帅既能镇定，各营孰敢轻动耶？又如张公在军，夜闻营中喧扰，魏公安卧不动，俄顷寂然，明日廉得首乱者一人斩之。一见主不动而孰敢动，一见众虽动而主为不动，心之于四脏亦然。在军则无乱，在人则无伤。至于不为饥饱劳役所困，人自易为，非比七情之难伏，若跌扑何待言！（《友渔斋医话》）

七情之过，各泄本经真气，久则为病。假如火之情为喜，喜之过则心气泄而虚，肾气盛，水乘火虚而克之，故喜极成悲；若喜被抑遏，则火郁于心，而生干咳、鼻热、上热等病。余仿此。（《王氏医存》）

《内经》云：百病皆生于气。经有所谓七气，有所谓九气。喜、怒、忧、思、悲、恐、惊者，七气也；七情之外，益之以寒、热二证，而为九气也。气之为病，男子、妇人皆有之，唯妇人血气为患尤甚。盖人身血随气行，气一壅滞，则血与气并。或月事不调，心腹作痛；或月事将行，预先作痛；或月事已行，淋沥不断，心腹作痛；或连腰胁，或引背膂，上下攻刺，吐逆不食；甚则手足搐搦，状类惊痫；或作寒热；或为癥瘕，肌肉消瘦，非特不能受孕，久而不治，转而为瘵疾者多矣。（《济生方》）

《内经》曰：百病皆生于气也，故怒则气上，喜则气缓，悲则气消，恐则气下，寒则气收，炅则气泄，惊则气乱，劳则气耗，思则气结。夫人身之正气，与血为配，血行脉中，气行脉外，一呼脉行三寸，一吸脉行三寸，气血并行，周流乎一身之中，灌溉乎百骸之内，循环无端，运行不悖，而为生生不息之妙用也。经曰：一息不运则机缄穷，一毫不续则穿壤判。若内无七情之所伤，外无六淫之所感，何气病之有哉？其不善摄生者，五志之火无时不起，五味之偏无日不伤，是以酿成胶痰固积，留滞于六腑，郁火邪气，充塞乎三焦，使气血失其常候，腑脏不能传导，是故外邪得以乘虚而凑袭矣。以致清阳不升，浊阴不降，而诸般气痛，朝辍暮作，而为胶固之疾，非良工妙手莫易治焉。若夫为胁痛，为心腹痛，为周身刺痛，甚则为反胃，为噎膈等证，即此之由也。大抵男子属阳，得气易散；女人属阴，遇气多郁。是以男子之气病者常少，女人之气病者常多。故治法曰：妇人宜调其血以耗其气，男子宜调其气以养其血。此之谓也。学者宜致思焉。（《医学正传》）

大饱伤脾：因脾主运化饮食，饮食太饱，脾之运化力不足以胜之，是以受伤。其作噫者，因脾不运化，气郁中焦，其气郁极欲通，故噫以通之；其欲卧者，因脾主四肢，脾伤四肢酸懒，是以欲卧；其色黄者，因脾属土，凡人之五脏，何脏有病，即现何脏所属之本色，此四诊之中，所以望居首也。

大怒气逆伤肝：因肝属木，木之条上达，木之根下达。为肝气能上达，故能助心气之宣通肝系下连气海，上连心，故能接引气海中元气上达于心；为肝气能下达，故能助肾气之疏泄肾主闭藏，有肝气以疏泄之，二便始能通顺。大怒，其气有升无降，甚而至于横行，其中所藏之相火，亦遂因之暴动相火生于命门，寄于肝胆，游行于三焦，耗其血液，所以伤肝而血即少。肝开窍于目，目得血而能视，肝伤血少，所以其目暗也。

形寒饮冷伤肺：因肺为娇脏，冷热皆足以伤之也。盖肺主皮毛，形寒则皮毛闭塞，肺气不能宣通，遂郁而生热，此肺之因热而伤也。饮冷则胃有寒饮留滞，变为饮邪，上逆于肺而为悬饮，此肺之因冷而伤也。肺主气，开窍于鼻，有病则咳；肺伤，所以气少、咳嗽、鼻鸣也。

忧愁思虑伤心：因人之神明藏于脑，故脑为精明之府《内经·脉要精微论》，而发出在心，故心为君主之官《内经·灵兰秘典》。神明属阳，阳者主热。忧愁思虑者，神明常由心发露，心血必因热而耗，是以伤心也。心伤，上之不能充量输血于脑，下之不能充量输血于肝。脑中之神失其凭借，故苦惊喜忘；肝中之魂失其护卫，故夜不能寐。且肝中血少，必生燥热，故又多怒也。

强力入房、久坐湿地伤肾：因肾有两枚，皆属于水，中藏相火，为真阴中之真阳，以统摄下焦真阴、真阳之气。强力入房则伤阴，久坐湿地则伤阳，肾之真阴、真阳俱伤，所以伤肾。肾伤则呼吸之时不能纳气归根，所以短气。腰者肾之腑，肾伤所以腰疼。骨者肾所主，肾伤所以脚骨作疼。至于厥逆下冷，亦肾中水火之气，不能敷布之故也。

风雨寒暑伤形：因风雨寒暑，原天地之气化，虽非若疬疫不正之气，而当其来时或过于猛烈，即与人身之气化有不宜。乃有时为时势所迫，或自不经意，被风雨寒暑之气侵，其身体气弱，不能捍御，则伤形矣。形伤则发落、肌肤枯槁，此犹木伤其本，而害及枝叶也。

大恐惧不节伤志：因志者为心之所主，必以中正之官辅之，此志始百折不回。中正之官者，胆也。若过恐惧，则胆失其司，即不能辅心以成志，所以伤志。志伤，则心有所图而畏首畏尾，所以恍惚不乐也。（《医话拾零》）

肝为将军之官，不受屈制。怒气伤肝，其气冲逆上行，有若将军之不可犯，故名将军。伤之轻者，两胁刺痛，胸中不舒；伤之重者，未经发泄，乘于胃土，令人昏迷不语，牙关紧急。盖因胃中有痰，肝气入胃，触动痰涎，其支脉之络心者，被其壅滞，堵塞神气出入之窍，故不识人也。《内经》云：暴喑为病，不必服药，少顷气行则苏。然而痰聚胸中，正气得复则生，不复则死，不可坐视。宜用清郁二陈汤。又有气怒之后，人事清白，但觉胸中刺痛、喘急不安、能坐不能卧者，气逆膻中，血亦留滞，宜用加减柴物汤；若脉来沉细无力，胸中痛而不甚者，宜用归脾、八珍之类，不可以气为拘也。八珍、归脾，当在清郁化痰之后为善后计，若用在郁气未疏之时，恐其气因补而壅滞，又非所宜。（《医学传灯》）

此证方书多不载，人莫能辨。或先富后贫、先贵后贱及暴忧暴怒，皆伤人五脏。多思则伤脾，多忧则伤肺，多怒则伤肝，多欲则伤心，至于忧时加食则伤胃。方书虽载内因，不立方法，后人遇此，皆如虚证治之，损人性命。其证若伤肝脾，则泄泻不止；伤胃，则昏不省人事；伤肾，则成劳瘵；伤肝，则失血筋挛；伤肺，则咯血吐痰；伤心，则颠冒。当先服姜附汤以散邪，后服金液丹以保脾胃，再详其证而灸之。若脾虚，灸中府穴各二百壮；肾虚，灸关元穴三百壮。二经若实，自然不死。后服延寿丹，或多服金液丹而愈。凉药服多，重损元气则死此证皆因七情所伤，五志之过，审其所因而调治之，庶无失误。（《扁鹊心书》）

怒、忧、思、悲皆作郁；喜、惊、恐皆作癫。怒又作狂；思又作癫。

木之情为怒，郁于肝胆，久之则依肝胆部位而为患。在经则为病，在络近肌肉则为疮。如郁在胆，则生瘰疬，以项四围胆之部也；郁在肝则目病，目乃肝窍也。思虑甚则伤脾，木郁乘土之虚而克之，为反胃、关膈、噎食等证；火盛上炎，郁热随之，则为上焦诸热证。

肺气郁则生粉瘤、粉核。

五行皆有郁与结。郁主气，结主血。气行乎虚，血行乎实。郁症虚处，结病实处。郁宜行气，结宜行血。

风、寒、暑、湿、饮食、七情皆能作郁。又风热郁于肺胃之表成疹，郁于心脾之表成斑；风郁于皮毛则为癣疥、为秃、为疝、为痒疙瘩之类。兼湿则脓，兼热则疼。又如火郁于肌肉则为疖痈，郁于皮毛则为丹毒、蛇缠等疮之类。兼风则游衍，兼湿则脓浆。又如湿郁于心则舌硬，郁于肝则目黄，郁于肺则鼻滞，郁于肾则腰酸、阳痿，郁于脾则肿黄，郁于大肠、胃则滑泻，郁于小肠、膀胱则浊淋，郁于皮毛则痰瘤，郁于肌肉则肿疡，郁于骨节则瘫痪，郁于上则手软、面黄、窍闭，郁于下则阴汗、足烂。又如积滞郁于胸，则呃酸、寒热、口、舌、牙、喉、目、鼻生热；郁于中脘，则手足心热、项细、痞满、腹疼；郁于下脘则滞泻、脐疼、尿赤、腿软。如此之类，难以尽述，要在诊时留心，知所偏重之处，用药乃有把握。

解郁古方，皆依经施治，大约逍遥散、柴胡汤，最宜于愠怒忧虑之证。

人惟遂心事少，拂意事多，故病常兼肝郁，妇女尤甚。婴儿不能言，其啼、笑、惊、惧致生诸病，固所易知；若儿早开知识，所愿难偿，或失去要玩、欢爱久别，期许永欠、畏憎常遭，此等懊闷，郁于柔嫩之肝胆，儿既不会告语家人，医人又以难察而忽之。常有项生瘰疬等证，医人谓非儿应有，名曰无辜；又或腹生痞块，面黄肌削，腹非痛而眉攒口哼，医但谓是食积、感冒，盖郁无解日矣。

伶俐子弟，授读严师；敏慧童妇，归奉恶姑，诟责日甚，则变为痴呆。又凡宠妾灭妻，恃尊凌卑，蠢妻拙子，势压凶逼，功戈利夺，名失财骗，生离死别，冤沉恩断，望绝计穷，鳏寡孤独，僧尼阉①嫔②，以及生而残废，男子鸡精，女子阴实，聋哑瞎癫，此等郁证，多非药所能医，隅患外感、内伤诸病，则与平人大异，治之恒难速愈。

始谓单思病不多有，迨后乃觉其多，非仅男女情思也，凡人奢愿难偿，久而不遂，皆成单思。安得以心药医其心病耶？（《王氏医存》）

尝谓僧道优尼，讽经修炼，实皆诳愚，经昌黎排诋不灭。迨诊，人多郁病，乃悟释道皆解郁之术，免其作慝，亦防微杜渐法也。

七情之病，多受火伤，心为君主，动则诸火为相而应之。故喜则火入心，甚则头晕、身乏；怒则火入肝，甚则目直、肉栗；淫欲动则火入肾，甚则阳举、心跳；思虑多则火入脾，甚则少食、饱闷；惊恐则火入肺，甚则气喘狠急。

六淫、七情、饮食，郁人之气，结人之血，有同异。风、寒初入，由营卫渐及肌肤；暑、湿、燥、火初入，由肌肤、肠胃渐串经络，布散内外。其人之气血能汗、能泄、能消克者，其证皆过而不留，随时而愈，不名郁也。若为病之处，不顺经络，或病势不剧，耐受不医，或隐忍不语，或忧闷不言，此等伏留渐积，酝酿日久，皆名为郁。常作半截呃者，即噎食之初起。

室女幼而丧母，多忧愁郁积，或致经病、癥瘕，百治不愈，须于新嫁时医之，乃愈。

膏肓疾，心包之郁也。冯氏教之，挺身平气，二足正立，以两手各把两边腰窝，微力缓缓扭其双肩，先前扭数十下，次后扭数十下，甚验。予以此方治友人久心疼，如式行之。友曰：但觉心中被扭，似有声响，立刻疼止。

尝医人食积及痞块，内既服药，外使习拳棒，多有愈者。华元化五禽戏之遗意也。

好食杂物，面色不正者，皆有虫积，痞块及隐疾、隐疮。苟未问明、兼理，必无功。

疝与癥瘕，皆带脉有郁，因二肠、膀胱之风寒湿热相搏，而为气滞，为血凝者也。

呕证因六淫者，表邪实证也，因饮食者，胃热实证也；因内伤、七情及日久者，虚寒证也。

噎食乃郁热，肿其食管，狭而无液，故咽下不便。（《王氏医存》）

饥饱劳逸，皆能致疾，而饱、暖二字，尤为酿病之原。故神农氏播谷之余，即收药味；有熊氏垂裳之际，聿著方书。周公赞《易》于颐卦，以慎言语、节饮食二者，为养身之切务。古乐府云：晚饭少吃口，活到九十九。放翁诗云：多寿祇缘餐饭少。释氏有过午不食之戒。《寓意草》亦极言少食为养脾之妙法。谚有之曰：祸从口出，病从口入。盖肥甘过度，每发痈疽，酒肉充肠，必滋秽浊，熏蒸为火，凝聚成痰，汩没性灵，变生疾病。凡遇时疫流行之际，更为召疾之媒，苟脏腑清虚，素甘澹泊，气机

---

① 阉：指阉人。谓被阉割生殖腺的人。后因用为太监的代称。
② 嫔（pín 贫）：古代宫廷女官名。

不为浊壅，邪气不能逗留，虽感六淫，易于解散。惟内浊既甚，疫气易招，同类相求，如胶入漆，治之费力，死者恒多。慎疾之人，毋贪口腹。至于劳逸之论，莫详于鲁敬姜。劳力者恒享天年，逸惰者常多疾疢。后人无识，改为饥饱劳役，不但文理不通，亦且仅知有劳伤之病，而不知有逸欲之病矣。噫！此温补之门所以日开，而炎黄之道所以日晦欤！抑何陋哉！（《潜斋医话》）

东垣论饮食劳倦为不足之证，治用补中益气汤。王履道又论不足之中，当分别饮食伤为有余，劳倦伤为不足。若人伤饮食而留积不化，以致宿积郁热发于外，此为有余之证，用枳术丸等方消导。若人伤饥失饱，致损脾胃，非有积滞，则当用补药。益脾胃全赖饮食滋养，今因饥饱不时，失其所养，则脾胃虚矣。又脾主四肢，劳力辛苦，伤其四肢，则根本病矣。或专因劳力过度，或因饮食失调之后，加之劳力，或劳力过度之后，继之饮食不调，皆是内伤元气不足之证，而宜用补药也。但须于此四者之间，审察明白，略为加减，无有不效矣。（《慎斋遗书》）

经云：调寝食在医药之先，即圣人治未病之说。夫色声既受，非安谷不能生精与气，非安枕不能养血与神。是以百病阽[1]危，必首问云浆粥能进否？验其胃气之败与不败。寤寐如常否？察其神思之宁与不宁。不食、少卧，病也；多食、嗜卧，亦病也。卫生却病者，能不谛审于寝食间哉？

不能食之证，有伤食而痞满呕恶呕食者，有气滞而痛楚妨食者，有痰聚而不能容食者，有能食而食入反出者，有忧恐太过而郁结不思食者，有孕妇胎成而恶阻者，有脾胃热而胃脘寒虽饥不嗜食者，有脾胃自虚而不能健运者，有火不生土无由熟腐者，有大病后中气虚恶闻食气者，有胃脘干槁而勺粒不入者。大抵因多食而顿不能食者，为实；从少食而渐不能食者，为虚。

多食之证，有火伏阴分，胃热善消谷，或大肠移热于胃，胃移热于胆，善食而瘦，谓之食㑊，亦名消中者；有伤寒入脏，厥冷下利，当不食而反能食，名曰除中者；有中风风木自盛克脾，脾土受克求助而多食者；有一脏之虚，必偏嗜一味，如怀孕之肝虚嗜酸者；有虫积为患，好食茶叶、生米、泥炭、草纸之类者；有病后胃虚之极，而饱食易饥者。大抵多食易化，责在阳明之火；少食难化，责在太阴之虚。

不得卧之证，若劳神殚[2]虑，耗其阴血，惺惺[3]不寐，病在心也；若神气衰微，疑神疑鬼，怔忡悸怯，独处无睡，病在肝胆也；若水气上逆，喘嗽有音，不能仰卧，病在肺也；若因有惊恐，神出舍空，痰乘虚入，则谵妄不寐，病在心包络也；若气血不足，病后虚烦，则略睡而醒，病在脾也；若伤寒阳明腑病，内有燥屎，则热甚而卧不安，病在胃也；若年高之人，气虚血减，肌肉渐涩，昼不精而夜不瞑，病在营卫也。故心、脾、肝、胆、营卫之不卧，多属不足；肺、胃、包络之不卧，多属有余也。

嗜卧之证，若肝气受热，或浊火乱其神明，多睡少醒，由于热也；若脉缓怠惰，

---

① 阽（diàn 店）：临近边缘，一般指险境。

② 殚（dān 单）：竭尽。

③ 惺惺：机警；警觉。

四肢不收，体重泄泻而嗜卧，由于湿也；若头重身热而昏愦不醒，属于风也；若劳役之余及脱血、下痢之后，精神未复而醋然沉困，属于虚也；若其人天禀有余，肠胃大而皮肤涩，大者卫气留于阴分者久，涩者卫气行于阳分者迟，既久且迟，卫气不达而多眠卧，属于阳不胜阴也；若饮食才入，辄生困倦，精神昏冒，呵欠欲睡者，由于脾倦或兼湿热也。然伤寒邪入少阴，则脉微细但欲寐也。故神闲而甘寝者人之常，神惫而嗜卧者人之病。

以上诸条，寝食不调之候可谓略具。别证既明，则治法可从而推广。然此皆为已病而设也。若未病豫调之说，在养生家说述甚夥，吾有取于侗初张氏之言曰：凡饮食之节，减满受虚，故当饥而食节其满，未饱先止留其虚。睡卧之法，先睡心，后睡眼；睡心是止法，睡眼是观法。能斯二者，始可与言养生。然世复有寝食无节之流，顾不食而纵酒，不寐而渔色，是又疾不干人，人来求疾。是以庄生云：人之可畏者，在衽席①饮食之际。信矣！（《叶选医衡》）

古语云：祸从口出，病从口入。故善养德者，慎言语以远害；善养生者，节饮食以却病。况多杀物命，慈氏有戒，何曾日食万钱，惜福者不如是也。省华筵一席之资，养中人数口之命，则养生即所以养德矣。又有一种嗜茶、嗜酒、嗜水果、嗜甘香饼饵之人，好尚之偏，病亦随之。口腹之累，明哲之士所为，早慎于微也！（《王氏医存》）

瘦人嗜肥腻者，四肢多生疮及滑泄、湿痰。好酒者多上热、下湿、痰颤、脚烂、腿瘤、血痔。若腹疼而频，欲饮者，有虫。

好甘果零食，而腹疼面有白点者，虫疾。

夜坐劳心，烟酒杂食，多致喘咳、眩晕、怔忡、恶食、晨呕、发落等证。

食秦椒多者，肠胃燥，大便常结。治宜清燥润肠胃。

妇人嗜食胡椒者，经血妄行。

老人嗜酒，多便结。治宜清燥，勿攻下。（《王氏医存》）

肥人嗜酒者，湿热生痰，多入四肢；嗜茶水者，水泛为痰，多在胸肺；嗜肥甘者，淤积生痰，多在肠胃；善怒者，郁热生痰，结聚上焦，酒色甚者，湿热伤肾，疼在腰脊；多淫倦卧者，相火淤闭于肝肾，气血困乏于肌肉，蕴痰不出，则为痈疽，知其痰所由生，则知所宜忌矣。

按：嗜酒生痰，其证百出，甚至四肢串生痰核、痰瘤，大小不等，极则舌强言语不便，五官歪斜，四肢不举。诸方难愈，惟每日多服童便，或兼服何首乌，亦有愈者。（《王氏医存》）

病有因偏嗜食物而成者，非详问得之，奚由奏效？前人治验，略志数则，以资玩索。朱丹溪治叔祖泄泻，脉涩而带弦，询知喜食鲤鱼，以茱萸、陈皮、生姜、砂糖等药探吐胶痰而泻止。林学士面色顿青，形体瘦削，夜多惊悸，杜某询知喜食海蛤味咸，故心血衰，令多服生津液药而病愈。富商患腹胀，百药无效，反加胃呕，食减尪羸，一草泽医询知夏多食冰浸瓜果，取凉太过，脾气受寒，医复用寒凉，重伤胃气，以丁

---

① 衽席：床席。

香、木香、官桂健脾和胃，使气下行，由是病除。赵尹好食生米而生虫，憔悴萎黄，不思饮食，用苍术米泔水浸一夜，锉焙末，蒸饼丸，米汤下而愈。吴孚先治长夏无故四肢厥冷，神昏不语，问之曾食猪肺，乃令以款冬花二两，煎汤灌之而痊，盖所食乃瘟猪肺也。沈绛治肃王嗜乳酪获疾，饮浓茶数碗，荡涤膈中而愈。薛立斋治一老人，似痢非痢，胸膈不宽，用痰痢等药不效，询知素以酒乳同饮，为得酸则凝结，得苦则行散，遂以茶茗为丸，时用清茶送三五十丸，不数服而瘥。吴廷绍治冯延已胸中痛，询知平日多食山鸡、鹧鸪，投以甘草而愈。杨吉老治杨立之喉痛溃烂，饮食不进，询知平日多食鹧鸪肉，令食生姜一片，觉香味异常，渐加至半斤余，喉痛顿消，饮食如故。梁新治富商暴亡，谓是食毒，询知好食竹鸡，令捣姜揉汁，折齿灌之而苏。某医治一妇面生黑斑数点，日久满面俱黑，询知日食斑鸠，用生姜一斤切碎研汁，将渣焙干，却用生姜煮汁糊丸食之，一月平复。山鸡、鹧鸪、竹鸡、斑鸠皆食半夏，故以解其毒。沈宗常治庐陵人胀而喘，三日食不下咽，视脉无他，问知近食羊脂，曰：脂冷则凝，温熨之所及也，温之得利而愈。（《冷庐医话》）

颐生之道，《易经》始发之，曰节饮食。孔子曰：食无求饱。应休琏云：量腹节所受。陆放翁云：多寿祇缘餐饭少。随园诗话云：不饱真为却病方。盖饥饱劳逸，皆能致疾，而饱暖尤为酿病之媒。故神农氏播谷之余，即收药味；有熊氏垂裳之际，聿著方书。而世俗罕知，因强食致病者，不胜缕述。缘人身之气，贵乎周流无滞，则浊降清升，虽感客邪，亦潜消默化，而不能留著为病。惟过饱则胃气壅塞，脾运艰迟，偶吸外邪，遂无出路，因而为痧胀成霍乱者最多。故夏令不但膏粱宜屏，虽饭食且然。况无故喜服参药，妄食腻滞之物，如龙眼、莲子以图补益，而窒塞其气机哉！设犯痧秽之邪，多致不救。今夏有诸暨余小坡进士，窜难来申，与余亲家褚子耘茂才比屋而居，亦知医，为人视病归，啖莲子一盏毕，即觉不舒，寻即吐泻转筋，欲请余诊而不及。以邪气得补，无从宣泄，逼其深入，故告危如此之速，犹之贼来而自弃其险，闭城以待毙也。嘻！可悲已。

过饱不可，过饥亦不可。不饱非饥之语，宜知之。（《随息居霍乱论》）

劳倦者，奔走劳力之后，恶寒发热，脉来弦数，状类风寒，但初起必有劳倦之因，自可为辨也。设若劳倦而感风寒，又极难辨。但劳倦之人，一周时许，自然汗出而解，若四五日不解者，又属之风寒也。治之之法，先用清胃散火汤，治其标邪；后用加味地黄汤，培其根本。盖火之有余，必因水之不足，少年得此，日后每成虚痨，不可不察也。若清散之后，脉沉细缓，或洪大无力者，治当益气养血，又非地黄丸所司也。东垣言劳倦之病，脉来洪大，虚而不长，当以甘温补之。然初起有火，未可骤与，必先清热健脾，方可议补。<small>阐发先后用药之理，句句详明</small>。（《医学传灯》）

劳者，五脏积劳也。伤者，七情受伤也。百忧感其心，万事劳其形，有限之气血，消磨殆尽矣。思虑太过则心劳，言语太多则肺劳，怒郁日久则肝劳，饥饱行役则脾劳，酒色无度则肾劳。方其初起，气血尚盛，虽日日劳之，而殊不自知；迨至愈劳愈虚，胃中水谷之气，一日所生之精血，不足以供一日之用，于是荣血渐耗，真气日亏，头眩耳鸣，心烦神倦，口燥咽干，食少气短，腰脚作痛，种种俱见。甚者咳嗽咽疼，吐血衄血，而疾不可为矣。秦越人谓虚劳则必有所损，精确不磨。其曰虚而感寒，则损其阳，阳虚则阴盛，损则自上而下。一损损于肺，皮聚而毛落；二损损于心，血脉不能荣养脏腑；三损损于胃，饮食不为肌肉。虚而感热，则损其阴，阴虚则阳盛，损则自下而上。一损损于肾，骨痿不起于床；二损损于肝，筋缓不能自收持；三损损于脾，饮食不能消化。自上而下者，过于胃则不可治；自下而上者，过于脾则不可治。盖深知人身之气血，全赖水谷之气以生之，其急急于脾胃之旨可见。即因劳致虚，因虚致损之故，亦昭然若发蒙矣。至其论治法，谓损其肺者益其气，损其心者调其荣卫，损其脾者调其饮食、适其寒温，损其肝者缓其中，损其肾者益其精。语语精当，度尽金针，后人恪遵成法，可以不惑于岐途矣。

七伤者，《金匮》谓食伤、忧伤、饮食伤、房室伤、饥伤、劳伤、经络荣卫气伤。是言此七者，皆是内伤，所以成虚劳之故。后人妄谓阴寒、阴痿、里急、精速、精少等为七伤，则专主肾脏而言。岂有五脏之劳，专归一脏之理？盖七伤者，七情偏胜之伤也。夫喜、怒、忧、思、悲、恐、惊，人人共有之境，若当喜而喜，当怒而怒，当忧而忧，是即喜怒哀乐发而皆中节也。此天下之至和，尚何伤之与有？惟未事而先意将迎，既去而尚多留恋，则无时不在喜怒忧思之境中，而此心无复有坦荡之日，虽欲不伤，庸可得乎？然七情之伤，虽分五脏，而必归本于心。喜则伤心，此为本脏之病。过喜则阳气太浮，而百脉开解，故心脏受伤也。至于怒伤肝，肝初不知怒也，心知其当怒，而怒之太过，肝伤则心亦伤也。忧伤肺，肺初不知忧也，心知其可忧，而忧之太过，肺伤则心亦伤也。思伤脾，脾初不知思也，心与为思维，而思之太过，脾伤则心亦伤也。推之悲也、恐也、惊也，统之于心，何独不然？故治七伤者，虽为肝、脾、肺、肾之病，必兼心脏施治，始为得之。（《医醇賸义》）

劳心者，表虚、脾湿；贪淫者，肾虚、肝热；伤力者，肺虚、肝热；嗜酒者，肺虚、胃热、脾湿；宿食者，脾寒、胃虚；吐酸者，胃寒、脾虚。又思虑伤脾，怒恼伤肝，大笑伤心，惊恐伤肺，哭泣伤肾，盖本情过用也。又久立伤骨，久行伤筋，久坐伤肉，不眠伤神，久语伤气，久卧伤血，亦本事过用也。（《王氏医存》）

凡虫之为病，莫类不一，而其为害，则为腹痛，作止往来无定，或不时呕虫，或呕青黄绿水，坐卧不安，或面色青白，而唇则红，但痛定则能食，便是虫也。而其所以生者，由湿热，由饮食停积，固有之矣。此必脏气之虚弱，不能随食随化，以致淹留而生，非独湿热已也。治之者，虽当去虫，而尤宜以温养脾胃为主，但使脏气阳强，非惟虫不能留，亦自不能生也，乃无后虞。（《罗氏会约医镜》）

中恶者，入庙登塚，吊死问疾，飞尸鬼击，故为中恶。其症牙关紧急，昏不知人，似乎中痰，但头面青黑，肌肤粟起，可以知其中恶也。《内经》云：大凡外邪之人，必与内邪相合。中恶之人，先有痰食在胃，正气不旺，然后鬼魅得以犯之。治是症者，当以安神化痰为先，俟其气顺痰消，方可议补。薛立斋云：中恶先因正气大虚，然后为恶所中，治当大补元气，勿以痰治。然初起必先化痰，不可顾母失子也。（《医学传灯》）

第四章　诊　　法

　　望、闻、问、切，名曰四诊，医家之规矩准绳也。四诊互证，方能知其病源，犹匠之不能舍规矩而成器皿也。盖望者，望面色之明晦，舌苔之有无，以辨病邪之轻重进退也；闻者，闻声音之怯壮，语言之伦次，以辨神气之爽昧强弱也；问者，问得病之由，痛苦之处，以辨内伤外感，脏腑经络，尤为紧要也；切者，切脉之浮沉迟数、有力无力，以辨虚实阴阳，而与外证参合逆顺吉凶也。是故圣贤垂法，首重四端，明哲相传，从无二致。奈何习俗相沿，往往不肯尽言病情。若妇女藏于帏幕，不能望其神色，便伸手就诊，欲试医者之术。殊不知脉所主非一病，一病所现非一脉，若不察外证，而凭脉用药，未有不误人性命者。假如脉浮弦数动，证现恶寒、身热、头痛，则为外感之邪；倘无恶寒、身热等证，则为阴虚内伤，此一脉所主非止一病矣。又如病热者，其脉则数，若热甚伤气，其脉反迟，此一病所现非止一脉也。有实证而脉反微弱似虚者，以其邪气壅遏也；有虚证而脉反强旺似实者，以其元气发露也。由此类推，难以枚举。故有舍脉从证者，审其脉假而证真也；有舍证从脉者，审其证假而脉真也。设不互相参合，焉能辨其为假为真？真假不辨，虚虚实实，害即随之。昧者不觉，委之天命，良可慨也！人之就医者，欲求愈疾也，若反使益疾，岂仁人之心哉！患病之人，不知医理，每蹈此弊，无怪其然；业医者，任司命之重，若不遵古圣法度，反随俗尚自诩技高，而误人性命，宁无冥报之可畏耶！虽轻小之病，原有可以切脉而知者，不过谈言微中，何足自炫？且自轩、岐作《灵》《素》，反复辨论，备详证状。继而扁鹊述《难经》，有曰：假令得其脉，其外证作某状者为某病，无某状，非某病也。汉张仲景为医门之圣，著《伤寒论》，乃方书之鼻祖，详分六经治例，微妙入神，全在辨证。其论脉则曰：大浮数动滑为阳，沉涩弱弦微为阴。又曰：阳证见阴脉者死，阴证见阳脉者生。可见自古医圣，莫不以脉证互印，是四诊之不可偏废，岂不彰彰乎哉！然则自谓切脉即能知病，而无藉于四诊者，其技果能超出轩、岐、扁鹊、仲景乎？抑亦自欺而又欲欺人乎？明者察诸，慎勿自误而追悔莫及也！（《医门棒喝》）

　　望者，看形色也。闻者，听声音也。问者，访病情也。切者，诊六脉也。四事本不可缺一，而唯望与问为最要。何也？盖闻声一道，不过审其音之低高以定虚实，嗽之闷爽以定升降，其它则无可闻者。切脉一道，不过辨其浮沉以定表里，迟数以定寒热，强弱以定虚实，其它则胸中了了，指下难明，且时大时小，忽浮忽沉，六脉亦难定准，故医家谓据脉定症，是欺人之论也。唯细问情由，则先知病之来历，细问近状，则又知病之深浅，而望其部位之色，望其唇舌之色，望其大小便之色，病情已得八九矣，而再切其脉，合诸所问、所望，果相符否，稍有疑义，则默思其故，两两相形，

虚与实相形，寒与热相形，表与里相形，其中自有把握之处，即可定断。慎斯术也以往，其无所失矣。(《笔花医镜》)

欲知其内者，当以观乎外；诊于外者，斯以知其内。盖有诸内者形诸外，苟不以相参而断其病邪之逆顺，不可得也。为工者深烛厥理，故望其五色，以青、黄、赤、白、黑，以合于五脏之脉，穷其应与不应；切其五脉，急、大、缓、涩、沉，以合其五脏之色，顺与不顺。诚能定其精微之色，诊其微妙之脉，内外相参而治之，则万举万全之功，可坐而致矣。《素问》曰：能合色脉，可以万全。其意如此。原夫道之一气，判而为阴阳，散而为五行，而人之所禀皆备焉。夫五脉者，天之真，行血气，通阴阳，以荣于身；五色者，气之华，应五行，合四时，以彰于面。惟其定色、按脉而不偏废，然后定病之机，断之以寒热，归之以脏腑，随证而疗之，而获全济之效者，本于能合色脉而已。假令肝色如翠羽之青，其脉微弦而急，所以为生；若浮涩而短，色见如草兹者，岂能存乎？心色如鸡冠之赤，其脉当浮大而散，所以为顺；若沉濡而滑，色见如衃血者，岂能顺乎？脾色如蟹腹之黄，其脉当中缓而大，所以为从；若微弦而急，色见如枳实者，岂能从乎？肺色如豕膏之白，其脉当浮涩而短，所以为吉；若浮大而散，色见如枯骨者，岂能吉乎？以至肾色见如乌羽之黑，其脉沉濡而滑，所以为生；或脉来缓而大，色见如炲者死。死生之理，夫惟诊视相参，既以如此，则药证相对，厥疾弗瘳者，未之有也。抑尝论之，容色所见，左右上下，各有其部，脉息所动，寸、关、尺中皆有其位。左颊者肝之部，以合左手关位；肝胆之分，应于风木，为初之气。颜为心之部，以合于左手寸口；心与小肠之分，应于君火，为二之气。鼻为脾之部，合于右手关脉；脾胃之分，应于湿土，为四之气。右颊肺之部，合于右手寸口；肺与大肠之分，应于燥金，为五之气。颐为肾之部，以合于左手尺中；肾与膀胱之分，应于寒水，为终之气。至于相火，为三之气，应于右手，命门三焦之分也。若夫阴阳五行相生相胜之理，当以合之于色脉而推之也，是故《脉要精微论》曰：色合五行，脉合阴阳。十三难曰：色之与脉，当参相应。然而治病万全之功，苟非合于色脉者，莫之能也。《五脏生成篇》云：心之合脉也，其荣色也。夫脉之大小滑涩沉浮，可以指别；五色微诊，可以目定。继之以能合色脉，可以万全。谓夫赤脉之至也喘而坚，白脉之至也喘而浮，青脉之至也长而左右弹，黄脉之至也大而虚，黑脉之至也上坚而大。此先言五色，次言五脉，欲后之学者望而切之以相合也。厥后扁鹊明乎此，述之曰望而知之谓之神，切而知之谓之巧，深得《内经》之理也。下迨后世，有立方者，目之曰神巧万全，厥有旨哉！(《丹溪心法》)

夫望、闻、问、切，乃属医家要事。若仅以脉为诊，而致以寒为热、以热为寒、以表为里、以里为表，颠倒错乱，未有不伤人性命者矣。况经所云脉浮为风，为虚，为气，为呕，为厥，为痞，为胀，为满不食，为热内结，类皆数十余症。假使诊脉得浮，而不兼以望、闻、问以究其真，其将何以断病乎？是以善诊脉者，于人禀赋厚薄、形体肥瘦、颜色枯润、声音低昂、性情刚柔、饮食嗜好及平日脉象偏纯，与今所患病症是新是旧、是内是外、是阴是阳，并经医士是否药坏，靡不细为详审，然后合于所诊脉象，以断病情，以定吉凶。如果病属有余，其脉应见浮洪紧数；若使其脉无神，或反见沉微细弱，便非吉矣。病属不足，其脉应见沉微细弱；若使其脉鲜胃，或反见洪大数急，则非吉矣。推之暴病脉应见阳，久病脉应见阴，亦何莫不应与病相符，而始可言顺矣！（《脉理求真》）

第一节　望　诊

外诊繁矣，以面色、目色、舌苔三者为大纲。兹撮其有关生死要诊者，著于篇，欲睹其详，有拙著《外诊简摩》在。

目色主五脏，面色主六腑，舌苔主辨表里寒热、血气存亡者也。前人分气与色为二，又分光与色为二。其说甚精，具在《外诊简摩》中。

《灵枢·五色》论面色有所起所向。凡色起处，必紧而深厚；所向处，必渐浅而锐。故曰，上锐首空上向，下锐下向，察其起于何部，便知病起何脏，所向何部，便知病入何脏。以此参考病症，决其吉凶。

凡察面色，以初见而乍视之为准，又须兼正面、侧面并看之，须知枯老与粗燥不同，明润与浮焰不同。大抵面色不怕浓浊，而怕夭薄，不怕满面，而怕一线。

凡察面色，以初起如粟如珠如丝者为真，又须察其色深连肉里。若满面滞晦者，气也，光也，虽甚枯暗，常主病而不主死，以其肉里色犹润焉。

脉有真脏，色亦有真脏。凡黄色深重，如土堆于皮面，或绕眉目，或绕颧鼻，或绕唇口，皆大凶。

鬓前两太阳下及耳前，为福德部。忽滞晦者，将病也；常滞晦者，肾与膀胱阳气不足也，又主身世偃蹇；忽明而浮焰者，凶也；渐明者，久病将愈也；常明者，主康强安乐。常赤者，主有血分燥热病，又主劳碌风波。又两鬓匀圆，性情宽厚有福，细长下垂，多机心也。

面色以天中为主，赤色、黑色为最忌；若见如粒如豆，即凶；他部有色应之，其祸更速。孕妇赤色，主产厄，平人男妇，并主兵厄火厄。

面目色，宜相生，忌相克。病人面色生目色，其愈速；目色生面色，其愈迟。目色克面色，其死迟；面色克目色，其死速。凡病日加剧，而面色愈见光焰，目光愈似有神，胜于平日者凶。

面色散漫，主病而已；若入窍为入门户井灶，主凶。《千金方》言之甚详。入窍者，即入眉目、鼻孔、口吻也。凡面色两部色并起，渐见相连者凶。

凡久患湿痰困重人，脾湿肝郁，山根下多见一横道滞暗。若内含微赤者，伏热也，色虽深重，不死；旁连目胞下及两颧，即凶。

凡绕鼻准两迎香紫黯，而鼻准、两颧与唇俱光浮似肿者，下体有杨梅疮也，不治。

凡面色，起于内部而外行者，内部渐开，主病散，故满面色虽恶，而印堂、山根、鼻准明润深厚者，虽困无危；起于外部而内行者，主病深为凶，自下上行过颧，自上下行过目，皆凶。又《内经》谓男子左为逆，右为从；女子右为逆，左为从。

凡察目，旧以四白为忌，其实不然，久病胞肉消瘦，能无露白乎？当以黑睛为主，瞳人紧敛，边际分明，神光内涵者，寿相也，虽困无危；瞳人暴大及缩小，边际散漫，神光昏浊，皆忌。小儿初生，瞳人宽大者夭；白睛黄者，湿热也；青睛黄者，湿热甚也，亦主血虚；黑睛黄者，肾虚也；黄甚者皆为疸、瘰疬、痫疰。有赤脉贯瞳子，不治。平人白睛，常多赤脉者，主有大风波，天中及两眉两颧，有赤色应之即发。

凡察舌，须分舌苔、舌质。舌苔虽恶，舌质如常，胃气浊恶而已。苔从舌里生出，刮之不能全净者，气血尚能交纽，为有根也。

凡舌苔，以匀薄有根为吉。白而厚者，湿中有热也。忽厚忽薄者，在轻病，为肺气有权；在困病，为肾气将熄。边厚中薄，或中道无苔者，阴虚血虚也。中道一线深陷，极窄如隙者，胃痿也。舌根高起，累累如豆，中路人字纹深广者，胃有积也。舌上星点，赤而鼓起者，胃热也；在两旁，主肝热；在尖，主心热。淡而陷下者，胃虚也，在小儿为有滞有虫。望似有苔，一刮即净，全无苔迹者，血虚也。一片厚苔，或黄或白，如湿粉所涂，两边不能渐匀渐薄者，胃绝也。

黑苔者，血瘀也；灰苔者，血瘀而挟痰水也。妇人伤寒时病，最易生黑苔，不得遽以为凶。旧法，黑苔以芒刺燥裂、湿润细腻分寒热。历诊瘀血，苔黑，虽内热而不遽起刺，有烟瘾人，苔易燥刺，而非必内有真热，不过肺胃津伤耳。凡见灰、黑一苔，总宜兼用行血。其症寒热甚者，必神昏谵语；无寒热者，必胸胁有一块结热，内烦而夜不安眠也。若僵缩言语不利，或身重不能转侧及一边不能眠，乃凶。

舌枯晦而起刺者，血燥热极也，虽结黑壳，犹有生者，光平如镜，乃凶。亦有平人胃中夙有冷痰瘀血，舌上常见一块光平如镜，临诊宜详问之。又凡有痞积及心胃气疼者，病时，舌苔多见怪异，妇科尤甚。

凡久病，齿光无垢者凶。齿枯黄似垢非垢，或虽有垢，而一刷即净而全无者，皆肾气将绝也。唇青，黯淡无华也。人中满，宽纵不能起棱也。唇吻反，两吻下垂，如弓反也。凡察耳，宜与面目同色；若不同者，视其好恶，辨其生克以决之。耳轮忽枯如尘垢者，凶也。平人面色苍润，而耳轮常焦黑而不枯者，反为肾气充实之相。

凡身瘦肉削，而筋与骨紧附，皮与肉紧著者，及皮肤虽枯燥白屑，而未跌结起粟者，无虑也。若筋骨相离，皮肉相离，宽纵如颓囊者，皮上如麻豆累，手身虽热无汗，但背心、心窝额上准上有汗者，手掌食指大指后露骨者，目胞四围深陷如削者，项后大筋正中深陷如坑者，并大忌之。大筋两旁陷者，常也；正中不陷，无妨。盖肌肉脂膏消瘦，可也；筋络腠理枯缩废弛，不可也。形养于血，色生于血，病重血浊，病久血虚，形色相应，常也；血乱血散，血枯血死，形色不相应，非常之变也。（《诊家直诀》）

望、闻、问、切名曰四诊，人皆知之。夫诊者，审也。审察病情，必四者相合而可断其虚实寒热之何因也。然望者，不仅望其面色也，五官、须发并宜审也，而舌本、苔色尤为重要。此古人未发之奥，王氏《准绳》、张氏《医通》、叶氏《温热论》诸书，皆须熟玩。更有诸书所未言者，淡白无苔亦有热证，黄厚满舌苔亦有寒证，舌绛无津亦有痰证，当以脉证便溺参勘自得。若灯下看黄苔，每成白色。谚云：灯下黄金似白银是也。白苔唉酸物，能染为黑。均不可不知。至于危疑大证，虽吐出之痰血、接出之便溺，亦当令病家取至庭中，望其色而审之，不可嫌秽，庶无讹传误听之弊也。治小儿则审三关为要。

注：白苔食橄榄即黑，食枇杷即黄，此名染苔，抹之即去。（《重庆堂随笔》）

窃思诊形之法，必先知经络之部位，辨形体之浅深，审其异同，定其常变，其病情乃可测焉。何言之？刚强者，形气有余；柔弱者，形气不足。肥者，常多血少气；瘦者，常多气少血。心、肺有邪，其气留于两肘；肝有邪，其气留于两腋；脾有邪，其气留于两髀；肾有邪，其气留于两腘。风胜则动，热胜则肿，燥胜则干，寒胜则浮。身强痛者，邪气有余；身痿弱者，正气不足。肿起者，邪气实；陷下者，正气虚。上肿曰风，下肿曰水。从上肿下者属气，其邪在外；从下肿上者属水，其邪在内。先肿而后痛者，形伤气；先痛而后肿者，气伤形。无形而痛者，阴之类；有形不痛者，阳之类。无形而痛者，其阳完而阴伤之也；有形不痛者，其阴完而阳伤之也。此皆形之纲领也，善诊者，推而极之，变而通之，按形体之浅深，审部位之经络，合之气色，参之形容，则其病虽异，而其应不穷。夫乃叹《灵》《素》之中多活法，岐黄以后少完医。否则率意而言，执方而疗，欲其丝丝入扣、滴滴归原也难矣。谚云：取法乎上，仅得其中，若取法乎中，岂不流于下乎？而况学其下焉者乎！（《望诊遵经》）

夫色者神也，形者质也。假令黄属脾胃。若黄而肥盛，胃中有湿痰也。黄而枯癯，胃中有火也。黄而色淡，胃气本虚也。黄而色黯，津液大耗也。黄为中央之色，其虚实、寒热之机，又当以饮食、便溺消息之。

色白属肺。白而浑泽，肺胃之充也。肥白而按之绵软，气虚有痰也。白而消瘦，爪甲鲜赤，气虚有火也。白而夭然不泽，爪甲赤淡，肺胃虚寒也。白而微青，或臂多青脉，气虚不能统血也；若兼爪甲色青，则为阴寒之证矣。白为气虚之象，纵有失血、发热，皆为虚火，断无实热之理。

苍黑属肝与肾。苍而理粗，筋骨劳勩[1]也。苍而枯槁，营血之涸也。黑而肥泽，骨髓之充也。黑而瘦削，阴火内炽也。苍黑而下焦气旺，虽犯阴寒，亦必蕴为邪热绝无虚寒之候也。

赤属心，主三焦。深赤色坚素禀多火也。赤而腘坚，营卫之充也。微赤而鲜，气虚有火也。赤而索泽，血虚火旺也。赤为火炎之色，只虑津血枯竭，亦无虚寒之患。

大抵火形之人，从未有肥盛多湿者，即有痰嗽，亦燥气耳！若夫肌之滑涩，以征津液之盛衰；理之疏密，以征营卫之强弱；肉之坚软，以征胃气之虚实；筋之粗细，以征肝血之充馁；骨之大小，以征肾气之勇怯；爪之刚柔，以征胆液之醇清；指之肥瘦，以征经气之荣枯；掌之厚薄，以征脏气之丰歉；尺之寒热，以征表里之阴阳。（《洄溪脉学》）

望色重于切脉。《内经》云：上古使僦贷季理色脉而通神明。又云：能合色脉，可以万全。盖脉动于内，其理甚微；色现于外，其象至显，且有诸内必形诸外，可一望

---

① 勩（yì 义）：疲劳。

而知之。如肝热左颊先赤，肺热右颊先赤，脾热鼻赤，心热额赤之类。观于某部之赤，即可以识某脏之热矣。推而论之，青则为寒，黄则为湿，黑则多实，白则多虚。温病属热，无不面赤，甚者如大醉后，如暑天远游，面多绷胀红赤。大抵温病初起，天庭必晦；温病将愈，鼻准先光。垢暗不堪者，病邪必重；松缓微润者，病势渐轻。吴又可谓望之可憎，如油腻，如烟熏，为温病之色，诚至言也。予静参至理，温病者厉气也，神者气之余，色者神之标，亢厉之气，内受而为病，外现而为色，理固然也。脏腑精华，毕陈于面，人能望面部之色，以知脏腑之病，而不能望脏腑之色，以决生死之机。彼洞见脏腑，一望而决生死者，大都观其外而知其内。使今之人，理色脉而通神明，以为治病把握，胸有成竹，奏效可以十全。若徒讲病情，不知望色，茫然以温病为伤寒，将使病者含冤于地下矣。昔晋景公有疾，医缓视之曰：二竖①入膏肓，不可为也。医缓洞见脏腑，宁非合色脉而参详耶？从古有诸内必形诸外，观其外可知其内，能于色脉而参详之，斯不独为治温病之大纲，即以为治他病之大纲也可。(《温证指归》)

尝谓色分五行，则有生克；色分阴阳，则有宜忌。盖阳病而见阳色，阴病而见阴色者，宜也；阳病而见阴色，阴病而见阳色者，忌也。是故邪盛于表，色宜浮清，反见沉浊者，忌也；气衰于里，色宜沉浊，反见浮清者，忌也；身热烦躁，谵语妄言，其色宜赤，反见肢厥面青者，忌也；伤寒发汗，若吐若下，其色宜黄，反见热盛色赤者，忌也；失血脱津液，色宜黄白，反见面色鲜赤者，忌也；下痢便脓血，色宜黄涩，反见身热面赤者，忌也；麻痘斑疹，诸痛疮疡，色皆宜赤，反见青黑者，忌也；霍乱吐下，诸呕泄泻，色皆宜黄，反见青黯者，忌也。由是而推，一病有一病之宜忌，一症有一症之宜忌。凡色病相应者，宜也；相反者，忌也。反之微者，难治；反之甚者，即死。然犹有要焉，则在察其泽夭，以知成败；定其浮沉，以知浅深；定其搏散，以知远近；视色上下，以知病处；积神于心，以知往今。故经曰：相气不微，不知是非，属意弗去，乃知新故。此之谓也。若夫声音、脉息之宜忌，亦可以相应相反，比例而推焉。(《望诊遵经》)

舌者，心之窍。凡病俱现于舌，能辨其舌，证自显然。舌尖主心，舌中主脾胃，舌边主肝胆，舌根主肾。假如津液如常，口不燥渴，虽或发热，尚属表证。若舌苔粗白，渐厚而腻，是寒邪入胃，挟浊饮而欲化火也，此时已不辨滋味矣，宜用半夏、藿香；迨厚腻而转黄色，邪已化火也，用半夏、黄芩；若热甚失治，则变黑色，胃火甚也，用石膏、半夏，或黑而燥裂，则去半夏，而纯用石膏、知母、麦冬、花粉之属以润之；至厚苔渐退，而舌底红色者，火灼水亏也，用生地、沙参、麦冬、石斛以养之。此表邪之传里者也。其有脾胃虚寒者，则舌白无苔而润，甚者连唇口面色俱痿白，此或泄泻，或受湿脾无火力，速宜党参、焦术、木香、茯苓、炙甘草、干姜、大枣以振之；虚甚欲脱者，加附子、肉桂。若脾热者，舌中苔黄而薄，宜黄芩；心热者，舌尖

① 二竖：《左传·成公十年》："公疾病，求医于秦，秦伯使医缓为之，未至。公梦疾为二竖子曰：'彼良医也，惧伤我，焉逃之？'其一曰：'居肓之上，膏之下，若我何？'"竖，小孩。后因以"二竖"称病魔。

必赤，甚者起芒刺，宜黄连、麦冬、竹卷心；肝热者，舌边赤或芒刺，宜柴胡、黑山栀；其舌中苔厚而黄者，胃微热也，用石斛、知母、花粉、麦冬之类。若舌中苔厚而黑燥者，胃大热也，必用石膏、知母；如连牙床唇口俱黑，则胃将蒸烂矣，非石膏三四两，生大黄一两，加粪金汁、人中黄、鲜生地汁、天冬麦冬汁、银花露，大剂投之，不能救也。此唯时疫发斑及伤寒症中多有之。尝治一独子，先后用石膏至十四斤余，而斑始透，病始退，此其中全恃识力。再有舌黑而润泽者，此系肾虚，宜六味地黄汤。若满舌红紫色而无苔者，此名绛舌，亦属肾虚，宜生地、熟地、天冬、麦冬等。更有病后绛舌，如钱发亮而光，或舌底嗌干而不冷饮，此肾水亏极，宜大剂六味地黄汤投之，以求其津液，方不枯涸。（《形色外诊简摩》）

舌者，心之苗也。五脏六腑之大主，其气通于此，其口窍开于此者也。查诸脏腑图，脾、肺、肝、肾无不系根于心；核诸经络，考手足阴阳，无脉不通于舌。则知经络、脏腑之病，不独伤寒发热有胎可验，即凡内外杂症，亦无一不呈其形、著其色于其舌。是以验舌一法，临症者不可不讲也。何从前以医名家者俱略焉？而仅于伤寒见诸《金镜》耶？余自弱冠，敬承家学，殚心医理，间尝从《金镜》三十六舌，逐一体验，其法殊多未合，疑而质诸先君子。先君子曰：东庄不有云乎，《金镜》三十六舌，当参其意，而勿泥其法；更有三十六舌之所未及者，须以意通之。予领先君子训，退而绎其所以，其意当参，其法勿泥者，乃见东庄所云，真实获我心也。于是临症之下，于舌必看其形、审其色，合诸脉、症，而有心得其秘焉。据舌以分虚实，而虚实不爽焉；据舌以分阴阳，而阴阳不谬焉；据舌以分脏腑、配主方，而脏腑不差、主方不误焉。危急疑难之顷，往往症无可参，脉无可按，而惟以舌为凭。妇女、幼稚之病，往往闻之无息，问之无声，而惟有舌可验。是以阴阳虚实，见之悉得其真；补泻寒暄，投之辄神其应。人以见之无不真，投之无不应也，未有不称以为奇者。不知余于四诊之中，于舌更有独得之秘也。然独得之秘究何秘哉？不过因得之理耳！临症者诚潜心而有会焉，则分之而脏腑各一阴阳也，阴阳各一虚实也，理周而法到，可以补《金镜》之所未及，而正不止三十六舌也。合之，而脏腑同此阴阳也，阴阳同此虚实也。理圆而法活，可以裁《金镜》之所未合，而并不必三十六舌也。分而言之，其法不出乎五行；合而言之，其理总原于太极。准此以临症，则诸病之变现，纵使万叶千枝，而一望之神明，自可搜根拔本，尚何无者生之，有者甚之，以干致邪失正，绝人长命之咎哉！（《临症验舌法》）

右论临症以验舌为准，而验舌以浮胖、坚敛分虚实，干燥、滑润分阴阳，黑、白、青、黄分脏腑。盖本至中至正之理，以立至简至易之法。轩岐复起，当不易吾言也。至于阴阳虚实四柱，所配补泻寒热诸方，虽是为临症者举其大略，然而无一症不从亲身经历，无一方不从亲手试验者。诚以医寄死生，只字不容率，笔理原性命，片语无可粗心也。惟是加减出入，因病制宜，神明以于规矩绳墨之中，得心应手，变化于规矩绳墨之外，运斤成风①，则存乎其人耳！而究之神明变化，仍不离夫规矩绳墨也。临

---

① 运斤成风：比喻手法熟练，神乎其技。

症者，若知赤子元无罪，合有人间父母心，则余此一编也，虽祇望诊中之一节乎，亦未始非切脉审症之证据，回生起死之范围①也。倘出厥范围，而不凭此为证据，则恐其所操以活人者，反以杀人也已。（《临症验舌法》）

验舌之法，仲景《伤寒论》《金匮要略》虽间及之，而实不以为重。予少时疑其阙略，问诸前辈，或以红黄黑白分寒热，或以燥湿分寒热，及后验之，皆不足凭，始悟仲景罕言之妙。数十年来，所见舌黑芒刺，舌红如朱，服干姜、附子而愈者，又不知凡几；舌白如粉之干，舌白如腐之湿，服黄芩、石膏而愈者，又不知凡几。可见治病全凭乎脉，症尚不足凭，何况区区之舌色！仲景《伤寒论》六经之前，有辨脉法、平脉法，犹匠之有规矩也。有此规矩，方可以治六经之病；不但六经，即万病皆莫能逃；莫能逃者，寒热、虚实、表里、腑脏之辨也。疫气二三日，舌上确有白胎，或如积粉，或如湿腐。如积粉者，肺所为疫壅塞也；如湿腐者，上焦如雾，弥漫而化水也。四五日，舌心渐黄，黄者胃气不得升降，郁久成热，津液渐伤也。愈久则愈伤，焦黑芒刺也。舌固如此，勿尽据舌，仍当以脉为据也。（《辨疫琐言》）

经云：邪气盛则实，正气夺则虚。又云：有余者泻之，不足者补之。窃谓虚、实两字，是揽②病机之领；补、泻两字，是提治法之纲。盖人之有病，不出一虚一实，医之治病，不过一补一泻。如虚实稍有疑心，则补、泻无从下手。是参症切脉，以审虚实，固临症第一要著也。乃有症似实而脉则虚，脉似实而症则虚者，如舍脉从症，既难信以为真，而舍症从脉，又惟恐其是假，则且奈之何哉？不知凡物之理，实则其形坚敛，其色苍老；虚则其体浮胖，其色娇嫩。而病之现于舌也，其形与色亦然。故凡病属实者，其舌必坚敛而兼苍老；病属虚者，其舌必浮胖而兼娇嫩。如此分别，则为虚为实，是假是真，虽未参症切脉，而一目先了然矣。（《临症验舌法》）

虚实既分，补泻固有定见。然虚实各有阴阳，而阴阳迭为虚实。则于虚实分阴阳，临症者又不可混也。而分之不得其法，则有以阴盛为阳盛，阳虚为阴虚，而不能无误者。且又症本阳虚，而经训曰阴虚，令人错解，贻害不浅者。如云阴虚出盗汗，阴言手太阴也，虚言肺气虚也。又云阴虚发夜热，阴言足太阴也，虚言脾气虚也。同曰阴虚，而其中有手、足太阴之分；名曰阴虚，而其实是脾、肺气虚之症。无如历代医师，从未注明其义，误以脾、肺气虚，认为肾水不足，而用滋阴降火之剂，朝夕重阴下逼，逼至土困金败，便溏声嘶，置之死地而不悟者。只此两个阴字，拘义牵文，讹以传讹，自古迄今，普天之大，不知日杀凡几，良可痛也！况如此类者，经中未易枚举。总缘阴阳混杂，虚实模糊，但凭脉症，分晰难清耳！讵知阴虚阳盛者，其舌必干；阳虚阴盛者，其舌必滑；阴虚阳盛而火旺者，其舌必干而燥；阳虚阴盛而火衰者，其舌必滑而湿。如此分别，则为阴为阳，谁实谁虚，显然可见。更何似阴似阳之疑，以致重阴重阳之误，遗人夭殃耶？（《临症验舌法》）

舌者心之外候也，色应红泽为无病。若初感内外红深，则为有热；外红内紫，则

---

① 范围：本义为效法。今作界限解。

② 揽：总持。

为热甚；舌胎滑白，则为表寒。其胎潮厚，则为传少阳经也。热者宜辛凉汗之，寒者宜辛温汗之。在少阳者，谓胸中有寒，丹田有热也。胸中，指表也，浅也；丹田，指里也，深也。谓半里之热未成，半表之寒犹在，故舌白一证，有寒有热也。若其胎滑厚，与阴证脉同见，乃脏虚寒结，以理中加枳实温而开之。若其胎丁薄，与阳证脉同见，乃气虚液竭，以白虎加人参清而补之。若白胎渐变黄色，此为去表入里，其热尚浅。如焦干黑色，或芒刺裂纹，此为里热已深，宜栀子金花汤；兼满痛者，宜大承气汤。红，火色也。黑，水色也。与三阳证见，为热极反兼胜己之化，清之下之，尚可治也。若与三阴证见，则为水来克火，百无一生。治者以生姜擦之，其黑色稍退，急用附子理中、四逆辈救之，可生。(《医学摘粹》)

肺气犹天气也，胃气犹地气也，舌苔犹地面所生之草也。土肤之际，生气所聚，地气平则苔薄白，地气厚内蓄垢秽，则黄苔而厚，甚者灰黑，消之、下之可也。若厚黄而燥者，或有裂纹者，或起刺者，急攻之；其光剥者色绛，伤胃阴，滋以甘寒，色不绛伤胃阳，扶以甘温；舌质青紫者，病必重，疫症多有之，须防其剧变；其有胃实而苔白腻者，肺有湿痰，痰练稠凝，则苔有裂纹，而液涸矣。慎勿见苔腻，而便投燥剂。宅前某甲患湿温，时方霉雨连朝，湿气弥漫，视其舌白腻苔，胸闷嗜卧，皆湿象也，时既湿胜，病又湿象，投以香燥，病转剧，以致神昏谵语，乃细按其脉数而有力，按其腹坚硬，实热象也。然苔仍白腻，予乃追思霉雨之前，曾暴热数日，甲之病必中于是时，而适发于湿盛之候，舌之白腻，乃新吸之霉湿也，为定清泻之方，便畅，疹布、热退而愈，此病若见性迟钝，不究病前之气候，误以神昏为湿迷，则殆矣。(《留香馆医话》)

临症视舌，最为可凭，然亦未可执一。《正文》云：凡见黑舌，问其曾食酸甜咸物，则能染成黑色，非因病而生也。然染成之黑，必润而不燥，刮之即退为异。又惟虚寒舌润能染，若实热舌胎干燥，何能染及耶？凡临症欲视病人舌胎燥润，禁饮汤水，饮后则难辨矣。《重庆堂随笔》云：淡舌白苔，亦有热症；黄厚满胎，亦有寒症；舌绛无津，亦有疫症。当以脉症便溺参勘。又白胎食橄榄即黑凡酸物皆然，食枇杷即黄。又如灯下看黄胎，每成白色。然则舌虽可凭，而亦未尽可凭，非细心审察，亦难免于误治矣。(《冷庐医话》)

《张氏医通》内有伤寒舌鉴图形，议论颇详尽，然予见又有碧滑厚苔者。仓桥陈姓，年六十二，胸痛，粒食必吐，患经三月，脉弦小。用丁香透膈散加参、术，令早起煎药，先服二煎，食少许觉欲吐，立服头煎，得不吐，则此法次第用之。午亥盖以药如钳然，钳食以药，三月后碧苔尽去，三餐皆食。凡伤寒、温邪，或七日解，或十四日解，或二十一日解，全凭舌定。暑症，或上焦、或中、下焦，或三焦均感，或五日解，或十日解，或十五日解，亦以舌可定。得其窍，不失迟早，合脉，即死期亦不爽迟早。又凡夏至后之湿邪，与少阳经之暑湿症，其舌必中黄、四围白，皆滑。又有冬春间，身热骨不痛，头不痛，舌净，脉沉弦小，卧床不能支，《张氏医通》谓为少阴症，须用黄芪建中汤，甚或用四逆法者。予曾经见为疏芪归建中，皆以为非，后竟以时手，不观舌而用承气，再邀求救，为不能治。(《医病简要》)

张三锡曰:《金镜录》载三十六舌,以辨伤寒之法已备,再三讨论,不过阴阳、表里、虚实、寒热而已。陶节庵曰:伤寒邪在表,则舌无胎;热邪传里,舌胎渐生,自白而黄,黄而黑,甚则黑裂。黑胎多凶,如根黑、中黑、尖黑皆属热;全黑属热极,为难治矣。

外感挟内伤,如下之或再下之不减者,尚有宿垢结于中宫也。必切其脉之虚实及中气之何如。实者宜润而下之,不可再攻;虚人神气不足,宜回其津液,固其中气。有用生脉散对解毒汤而愈者,此则阳极似阴之症;有用附子理中汤冷服而愈者,此则阴极似阳之症。不可不辨。

白胎属寒,外症烦躁,欲坐卧泥水中,乃阴寒逼其无根之火而然。脉虽大而不鼓,当从阴症治;若不大躁者,呕吐者,当从食阴治。(《诊家正眼》)

凡看伤寒传变,首辨舌色,则寒热、虚实之理,照然可见。如口之渴与不渴,津之有无枯润,色之红赤淡白,苔之黄白焦黑,刺之多少,或易刮,或刮不去易生,肿之大小厚薄,伸缩之难易,饮之喜热喜冷,皆不可不细审也。仲景云:邪在表不渴,传里则渴,直中三阴则口不渴,蓄血者口亦不渴,此渴与不渴之宜辨也。汗多则液亡舌干,燥热妄投,舌亦干,湿家气不化,舌亦干,热甚则津枯,阴竭津亦枯,此津之有无枯润宜辨也。心火旺则舌色赤,脾气虚则舌淡白,此色之红赤淡白宜辨也。胸中有寒,则苔白而滑,有食则苔黄,热甚则苔黑,肾水竭则苔亦焦黑,此苔之黄白焦黑宜辨也。邪热浅则刺少,深则刺多,真阴衰亦刺多,又刺易刮者可治,刮不去易生者难治,此刺之多少难易宜辨也。湿热甚,则舌肿大;肾液亡,则舌亦肿大;若干且厚语不清者难治,此肿之大小厚薄宜辨也。舌虽干,易伸如常者可治,舌缩不能伸不能言者不治,此伸缩之难易宜辨也。实渴则喜冷饮,恣而无厌,虚渴则喜热饮,少与即止,此饮之寒热多少宜辨也。以上分别,最宜详细,而其尤要者,在兼脉与症。而察其虚实,施其补泻,他不具论。只如舌黑焦枯,或肿或刺,群工视之不辨,而知其热症,非黄连解毒,则大、小承气下之也。殊不知脉虚数或微细,胸腹无胀满,舌虽黑,虽焦枯,虽肿,虽生刺,乃真水衰竭,不能制火,惟以六味地黄大剂饮之,虚寒加桂、附、五味子,则焦黑肿刺涣若冰释;若芩、连、花粉,愈投愈甚。此予所屡见,而亲信其必然者也。又尝治二人,入水发热,湿气大胜,舌干无津,与平胃散加葛根饮之,舌遂生津。乃知脾胃受湿,则气不化,津无以生,用苍术以燥其湿,则气化而津生耳!(《古今医彻》)

温邪方发,两三日舌便燥裂而缩,言语呢喃,神识半明半昧,饮不解渴,或渴不欲饮,即投育阴清热之药,病势全然不退。此肾气将绝,水枯无以上潮,心阳散越不敛,难过一候之期。

温邪一见舌燥、大渴引饮,皆知进清热养阴法,烦渴虽暂解,移时仍渴,舌虽回润,随复燥裂,止壮热不见汗出,脉象躁疾不静。此生化之源已竭,不能引邪外出,百无一生。

温病初起,舌苔白滑如粉,至六七日,虽烦躁神昏,渴不思饮,而舌苔不见干燥。此邪直犯心胞,不干阳明之腑,十中难救一二,惟以参麦散,以希万一。

初病舌遂黄白相兼而滑，或止黄而不燥，或边白中黄，或中白边黄，皆不干裂。此乃脾湿与秽浊上蒙胞络，其人多时明时昏，渴不多饮，多凶少吉。

温邪至五六日，舌苔见灰白而润，或灰黑夹黄而不燥，神志模糊。此肾气败绝，上凌心君，水极似火之象，非津液枯耗，无以上濡。若用苦寒济阴，是促其危。勉与炙甘草汤，聊尽人事而已。

病至数日，舌苔乍黄乍灰黑，为值邪盛之时，舌又忽转白润，乃值邪退之顷，一日迭变。此由正气本虚，邪来与之交战，故舌亦现幻象，人事昏沉不醒，虽烦不渴。姑以辅正清邪一法，以俟天命如何？

有种时邪并病，久之，人神气清爽，尚能起动，口不作渴，舌苔忽现嫩黄光润色。此胃气欲绝，以胃属中央，黄乃土之正色，中气外泄，真色不能内藏，不出四五日当死。（《医门补要》）

蓝色舌胎，乃肝木之色，因无胃气而发见于外也，凡病伤寒，虽经汗下，胃气必伤，精微不能上奉，而心火无气，胃土失其所依，肺金乏其生气，则木寡于畏，反假浊污之气，以上乘膈中，而胃脘之阳和顿失，故纯蓝之色见于舌上也。明是金木相并，火土气绝之候，是以必死。如舌色微蓝，或略见蓝纹者，犹可温胃强脾，调肝益肺，十中或可冀其一效；若纯蓝色见，确是肝木独旺，胃失阳和，虽无剧证，必死无疑。至葡萄瘟疫，其舌色青蓝，或紫或酱，乃是病邪所致，然非若伤寒之蓝舌，必关脏气为死候矣，宜并参核之。（《舌鉴总论》）

黑舌胎有寒热之分，辨别不精，死生立判。汪苓有谓舌胎虽黑，必冷滑无芒刺，斯为阴症无疑。诚扼要之言也。舒驰远《伤寒集注》谓黑胎干刺为二症：一为阳明热结，阴津立亡，法主大黄、芒硝，急夺其阳，以救其阴，阴回则津回；一为少阴中寒、真阳霾没，不能重腾，以致干燥起刺，法主附子、炮姜，急驱其阴，以回其阳，阳回则津回。据此则黑胎冷滑者，必无阳症；而黑胎干刺者，有阳症复有阴症矣。临症者可不慎欤！（《冷庐医话》）

若舌黑而滑者，水来克火，为阴症，当温之。若见短缩，此肾气竭也，为难治，急救之，加人参、五味，勉希万一。舌黑而干者，津枯火炽，急急泻南补北。若燥而中心厚痦者，土燥水竭，急以咸苦下之。（《蝎塘医话补编》）

舌苔白厚而干燥者，此胃燥气伤也白厚本是浊邪，热烁津伤，浊结不化，当先养津化浊，滋润药中加甘草，令甘守津还之意。其人必素属中虚，故可用甘草。舌白而薄者，外感风寒也，当疏散之。若薄白而干者，肺液伤也，加麦冬、花露、芦根汁等轻清之品，为上者上之也肺位最高，轻清乃得，若重浊与肺无益，而反伤及胃。若苔白而质绛者，湿遏热伏，当先泄湿透热，防其即干也。此可勿忧，再从里而透于外，则变润矣泄湿用辛开苦降，湿泄自然热透，热透自然舌干，再用苦辛甘凉从里透外，则胃气化而津液升，舌即润，汗作而邪热随解。初病即舌干津液素亏，神不昏者幸而未人心胞，急宜养正，微加透邪之药。若神已昏，此内匮不可救药矣。（《南病别鉴》）

热邪传营，舌色必绛指舌本言。绛，深红色也。初传绛色中兼黄白色指舌苔言，此气分之邪未尽也，泄卫透营，两和可也仍从表解。纯绛鲜泽者言无舌苔，胃无浊结，邪已离卫入营，胞络受邪也，宜犀角、鲜生地、连翘、郁金、石菖蒲等清泄之。延之数日，或其人平素心虚有痰必有舌苔，但心血虚者，舌质多不鲜明，或淡晦无神，陷多危而难治，于此可卜吉凶，外热一陷，里络即闭，非菖蒲、郁金等所能开，须用牛黄丸、至宝丹之类以开其闭若邪火盛而舌质赤，宜牛黄丸，虚而色淡晦者，宜至宝丹，以牛黄丸太寒故也，恐其昏厥为痉也。(《南病别鉴》)

舌苔与病情不符者，须防其染舌，如吃枇杷则苔黄，服楂炭则苔黑之类。予同门羊尖周君，治某甲病见黑苔，误为真也，投三鲜、膏、连等味，病几殆。翌日邀先师往诊，以温剂救之，得庆更生。初学者于此等处，须细心察之，倘似燥非燥，必以指扪之，庶不致误。(《留香馆医话》)

再温热之病，看舌之后，亦须验齿。齿为骨之余，龈为胃之络。热邪不燥胃津，必耗肾液，且二经之血，皆走其地，病深动血，结瓣于上。阳血者，色必紫，紫如干漆；阴血者，色必黄，黄如酱瓣。阳血若见，安胃为主；阴血若见，救肾为要。然至瓣色者多险，若症还不逆者，尚可治，否则难治矣。何以故耶？盖阴液竭，阳上厥也。(《蠡塘医话补编》)

温病看舌，亦须验齿。齿为肾之余肾主骨，齿为骨之余。故齿浮龈不肿，为肾火水亏也，龈为胃之络胃脉络于上龈，大肠脉络于下龈，皆属阳明，故牙龈肿痛，为阳明风火，或湿遏火伏，热邪不燥胃津，必耗肾液，且二经之血，走于此处，病深动血邪热入胃，必连大肠，血循经络而行，遂动血上溢，结瓣于上，阳血色紫，紫如干漆阳明之血，阴血色黄，黄如酱瓣少阴之血。阳血若见，安胃为主鲜地、霍斛、石膏、知母之类；阴血若见，救肾为要生地、阿胶之类。然豆瓣色者多险，惟病尚不逆者犹可治，否则难治矣。此何故？阴下竭阳上厥也水不胜火。(《南医别鉴》)

经云：小儿六岁已还者，经所不载，有病难治，无承据之事肖注云：原脱"事"字也。详之，此谓婴儿未能言者，有病则无由问其所苦，故无承据也。若能言者，必能问之。小儿岂有六岁尚不能言者哉？其不能言者，唯一二岁儿也。故先贤言婴儿未能言者，最为幼小，有病则肌肤未全，寸关不辨，变蒸交互，气血细微，若凭诊切，实难明晓，惟在观其形色，参其证候，乃知病之所在者矣。其观视之法，须要安神定志，勿令情意惑乱，不得于儿哭断之时，睡起之际，则色不正矣。须于辰时之后，巳时之前，夏即未热，冬即未温，外色不杂，内气闲雅，乃可向明而观察之也。《圣济经》曰：通识之士，必察刚柔勇怯，视其盛衰虚实，适以寒温，平以阴阳，病之轻重缓急，随证以治之，不必蔽于难治也。诸所论繁紊，难以执据，今采其当者，叙而次之。(《小儿卫生总微论》)

以鼻之上、眼之间辨之。色红者，心热也；红筋横、直现于山根者，皆心热者。色紫者，心热之甚，而肺亦有热也。色青者，肝有风也；青筋横、直现者，皆肝热也；直者风上行，横者风下行也。色黑者，风甚而肺中有寒。色白者，肺中有痰。色黄者，肺胃虚而作泻。观其色，而病可知矣。(《大小诸证方论》)

小儿五岁以下，未可诊寸关尺，惟看男左女右虎口。食指第一节寅位，为风关，脉见易治；第二节卯位，为气关，脉见为病深；第三节辰位，为命关，脉见为命危。

紫脉为热。红脉伤寒。青脉惊风。白脉疳疾。黄脉隐隐，为常候也。黑脉者多危。

脉纹入掌为内钩，纹弯里为风寒，纹弯外为食积。

五岁以上，以一指取寸关尺三部，六至为和平，七八至为热，四五至为寒。

半岁以下，于额前眉端发际之间，以名、中、食三指候之。儿头在左，举右手候；儿头在右，举左手候。食指近发为上，名指近眉为下，中指为中。三指俱热，外感于风，鼻塞咳嗽；三指俱冷，外感于寒，内伤饮食，发热吐泻。食、中二指热，主上热下冷；名、中二指热，主夹惊；食指热，主食滞。（《诊家正眼》）

小儿半岁之间有病，以名、中、食三指，曲按额前眉上，发际下。若三指俱热，感受风邪，鼻塞气粗；三指俱冷，感受风寒，脏冷吐泻。若食、中二指热，上热下冷，名、中二指热，夹惊之候；食指热，胸膈气满，乳食不消。（《兰台轨范》）

小儿虎口风、气、命三关，紫属热，红属寒，青属惊风，白属疳。风关为轻，气关为重，若至命关，则难治矣。（《大小诸证方论》）

幼科指纹，迄无定论。有谓不必用者，有用而至于怪诞不经，惑人闻见者，皆未深悉指纹之理。指纹与寸关尺同一脉。案《内经》十二经络，始于手太阴，其支者从腕后出次指之端，而交于手阳明，即指纹是也。指纹起于宋人钱仲阳，以食指三节分为三关，寅曰风关，卯曰气关，辰曰命关。纹见风关，证轻；纹见气关，证重；纹见命关，证危。虽未必其言悉应，而其义可取者。位则自下而上，证则自轻而重也。总之，指纹与太渊脉相通。凡有外邪在皮毛腠理之间，太渊脉浮，指纹亦显露于外，谓之表证。及邪入里也，浅深有别。若指纹半沉，邪在阳明胃经；指纹极沉，邪在阳明胃腑。所谓以浮沉分表里也。小儿肌肤㿠白，唇色惨淡，多属阳虚。指纹四时皆淡，虽有病亦止淡红、淡青、淡紫而已。淡红为虚寒，淡青为虚风，淡紫为虚热，此盖根本不坚，中气怯弱，无论新病久病，总归于虚，切不可攻伐克削。若病邪遏郁，营卫阻滞，升降羁留，指纹推而涩滞，绝无流利之象，由痰食风热相搏，是为实证。所谓以淡滞定虚实也。其审纹也，纹直则热；纹曲则寒；纹多如脉数；纹少如脉迟；纹入掌中，主腹中寒痛；纹向中指弯者，为内，为顺证，为外感风寒；纹向大指弯者，为外，为逆证，为内伤痰食；纹如鱼刺，风痰皆热；纹如三叉，痰嗽不止；纹如生花，纹如丫样，或两丫齐上，透出三关，或向外弯而侵于指甲者，为难治。其辨色也，紫主热；紫而兼青，主伤食；青主风主惊；青而兼黑，主痰滞抑郁；红主寒；白主疳疾；黄主脾困；黑主中恶，危险无治。或谓黄为中和之气，红乃文明之色，红黄隐隐，主身安无病，要不可不察。或又谓青主肝病，或发惊，或伤风，肝木乘土，或腹痛泄泻，粪带青色，以儿常啼哭为验。黄主脾病食积内伤、肿胀、腹满、吐泻、痞积、疳疾等证。赤主心病痰涎壅盛、惊悸不宁。白主肺病咳嗽、痰积。黑主肾病脏腑中寒中恶，危急堪虞。其诊指纹也，令人抱儿对立于向光之处，医者以左手握儿食指，以右手大拇指侧面，蘸口津，由命关推上气关、风关，指纹愈推愈出。切不可覆指用指面推之，以指面螺纹有火，克制肺金，纹必变色，大损肺气，慎之戒之！

案诊指纹以辨证，肇自钱氏。而其说有然有不然，必须参以望色诸法，方昭确实。《论语》注：医所以寄死生，非泛常托业者比。（《厘正按摩要术》）

凡斑属血，疹属气。斑疹初见，即当细看。叶天士曰：看胸背两胁，点大而在皮肤之上者为斑；或云头隐隐，或琐屑小粒者为疹。又宜见而不宜见多。按方书谓斑色红者属胃热，紫者热极，黑者胃烂。亦必看外症所合，方可断之。然而春夏之交，湿病俱发疹为甚，且其色要辨，如淡红色，四肢清，口不甚渴，脉不洪数，非虚斑，即阴斑；或胸微见数点，面赤足冷，或下利清谷，此阴盛格阳于上而见，当温之。若斑色紫，小点者，心胞热也；点大而紫，胃中热也；黑斑而光亮，热胜毒甚，虽属不治，若其人气血充者，或依法治之尚可救，若黑而晦者必死。若黑而隐隐，四旁赤色，火郁内伏，大用清凉透发，间有转红成可救者。若夹斑带疹，皆是邪之不一，各随其部而泄，发出宜神情清爽，为外解里和之意。斑疹出而昏者，正不胜邪，内陷为患，或胃津内涸之故。再有一种白痦，小粒如水晶色者，此湿热伤肺，邪虽出而气液枯也，必得甘药补之。或未至久延，伤及气液，乃湿郁卫分，汗出不彻之故，当理气分之邪。或白枯如骨者多凶，为气液竭也。（《医学举要》）

再有一种白痦，小粒如水晶色者，此湿热伤肺，邪虽出而气液枯也，必得甘药补之。或未至久延，伤及气液，乃湿伤卫分，汗出不彻之故，当理气分之邪。或白枯如骨者多凶，为气液竭也。（《遏塘医话补编》）

池田瑞仙（锦桥）诊痘甚粗，如不用意者。或人问之，曰：诊察过密，则反失真。其妙存于目系之间，譬如睹刑人之就死地，虽刚强者其气馁，憔悴之状，在过眼之间，若熟视久之，则其形气与常人无异矣。余治妙法大王臣营谷中务卿男，啖柿果伤胃，发大吐泻，四肢厥冷过肘膝，换数百方治之无效，束手俟死。余望之形容自有生气，因与理中安蛔汤，忽苏息矣。是前医则熟视刑人也，余则一见于道途也，可谓瑞仙真得实诣者矣。（《先哲医话》）

指爪为精血之余。凡于诊候之际，若见于黄，觉有枯槁之色，则其发肤营气，具在吾目中，而损之微甚，亦可从此而识矣。此可于脉、色之外，参观并用，而资其工巧者也。（《虚损启微》）

第二节　闻　诊

音声者，五音之声嘹亮而有高下者也。语言者，分别清浊字面，发言而有语句者也。土者，其数五。五者，音也。故音主长夏，是音声之发于脾土，而响于肺金也。在心主言，肝主语。心开窍于舌，舌者音声之机也。肝脉循喉咙，入颃颡。喉咙者，气之所以上下者也。颃颡者，分气之所泄也。肝心气和，而后言语清明也。然又从肾间动气之所发，故肾气虚者，音声短促，上气不能接下气矣。是以发言歌咏，出于五脏神之五志。故有音声而语言不清者，当责之心、肝；能语言而无音声者，当责之脾、肺；能言语、音声而气不接续者，当责之两肾。闻乃四诊之一，不知音声之原委，又安能审别其病情乎！《脉要精微论》曰：声如从室中言者，是中气之湿也。（《侣山堂类辩》）

字义有不可执一者，如"知"字从口，以口能知味也。然望而知之者目也，岂可谓目无所知哉？故"闻"字虽从耳，而四诊之闻，不专主于听声也，戴麟郊先生《广温疫论》辨证最细,谓疫证必有秽浊之气,鼻观精者,可以闻而知之也。愚谓闻字实有二义,虽非疫证,凡入病室,五官皆宜并用,问答可辨其口气,有痰须询其臭味,榻前虎子①触鼻可分其寒热,痈疡脓血审气即知其重轻。余如鼾息、肠鸣、矢气之类,皆当以耳闻者,古人但主乎呼、歌、呻、哭数字固矣。(《重庆堂随笔》)

声清声浊:病邪在表其声清而响亮;病邪入里其声浊而不亮。声轻声重:病在阳分其声前轻后重;病在阴分其声前重后轻。声断声续:病邪表浅并有余阳证其声续;病邪入深并内伤不足其声断。言壮言怯:外感阳病有余,出言壮厉则寒热交作;内伤阴证不足,出言懒怯则寒热间作。(《赤水玄珠》)

或问:医以声色之辨,为神圣妙用,而审切反居其次,何也?答曰:夫色者神之华,声者气之发,神气为生阳之征验。在诊察之际,不待问而阴阳、虚实之机,先见于耳目间矣。予于伤寒绪论,言之颇详,姑以大略陈之。色贵明润,不欲沉夭。凡暴感客邪之色,不妨昏浊壅滞;病久气虚,祗宜瘦削清癯。若病邪方锐,而清白少神;虚羸久困,而妖媚鲜泽:咸非正色。

五色之中,青黑黯惨,无论病之新久,总属阳气不振;惟黄色见于面目,而不至索泽者,皆为向愈之候。若眼胞上下如烟煤者,寒痰也;眼黑颊赤者,热痰也;眼黑而行步艰难呻吟者,痰饮入骨也;眼黑而面带土色,四肢痿痹,屈伸不使者,风痰也。病人见黄色光泽者,为有胃气,不死;干黄者,为津液之槁,多凶。目睛黄者,非瘅即衄。目黄大烦为病进。平人黑气起于口鼻耳目者危。若赤色见于两颧,黑气出于神庭,乃大气入于心肾,暴亡之兆也。至于声者,虽出肺胃,实发丹田。其轻清重浊,虽由基始,要以不异平时为吉。如病剧而声音清朗如常者,形病气不病;始病即气壅声浊者,邪干清道也。病未久而语声不续者,其人中气本虚也。脉之呻者,病也;言迟者,风也;多言者,火之用事也;声如从室中言者,中气之湿也;言而微,终日乃复言者,正气之夺也;衣被不敛,言语善恶,不避亲疏者,神明之乱也。出言懒怯,先重后轻者,内伤元气也;出言壮厉,先轻后重者,外感客邪也。攒眉呻吟者,头痛也;噫气以手抚心者,中脘痛也;呻吟不能转身,坐而下一脚者,腰痛也;摇头以手扪腮者,齿颊痛也;呻吟不能行步者,腰脚痛也。诊时吁气者,郁结也;摇头言者,里痛也。形羸声哑者劳瘵,咽中有肺花疮也;暴哑者,风痰伏火,或怒喊哀号所致也。语言蹇涩者,风痰也;诊时独言独语,不知首尾者,思虑伤神也;伤寒坏病,声哑,唇口有疮者,狐惑也;平人无寒热,短气不足以息者,痰火也。声色之诊最繁,无庸琐述,以混耳目。(《诊宗三昧》)

第三节 问 诊

病有必等问而知之者,安得以不问为高?即如脉以合病,而病者之于医,但令切

---

① 虎子:古代器名。此指盛溺的亵器。

脉。夫寒热表里，此可以脉得之。然一脉关数证，得此脉矣，所病之证，仍不能以脉知也。故医者不可以不问，病者不可以不说。(《世补斋医书》)

《内经》云：临病问所便。盖病人之爱恶苦乐，即病情虚实寒热之征。医者之切脉、望气，不若问病人，使自言，以推求其理为确。如身大热而反欲饮热，则假热而真寒；身寒战而反欲饮冷，则假寒而真热。如此之类是也。所以病人之喜好，不妨从病人之便，即可以治其病。(《客尘医话》)

《伤寒论》六经提纲，大半是凭乎问者。至如少阳病，口苦、咽干、目眩，及小柴胡汤症，往来寒热、胸胁苦满、默默不欲饮食、心烦发呕等，则皆因问而知。此孙真人所以未诊先问也。(《冷庐医话》)

世道不古，以问为末，抱病不惟不言，虽再三询叩，终亦不告，反诋医拙；甚至有隐疾困医者，医固为所困矣，身不亦为医所困乎？虽然为医者，亦须贵乎自学，大率诊视已毕，不可便指病名，发言率易，须从所得脉象说起，广引经说，以为证据，渐渐说归病证，务要精当确实，不可支离狂妄；说证已毕，然后徐徐问其所苦，或论说未尽，患者已一一详告，却以彼所说校吾所诊，或同或异，而折衷之。如此，则彼我之间，交相符契，必收全功。

按医者当问之事甚多，必须诊得脉真，然后从脉上理路问去，方得就绪。若海概问之，庸有当乎？无怪令人相轻也。《内经》曰："明知逆顺，正行无问。"又曰："仅熟阴阳，无与众谋。"是又有以问为戒者。盖病家所答，往往依违影响，未可尽信也。若不能明知与谨熟也，而徒以不问为高，虽告之而厌弃焉。忽视人命，其罪又当何如耶？(《形色外诊简摩》)

东坡先生尝曰：吾平生求医，已于平时默验其工拙，至于有疾，必先尽告以所患，而后诊视，使医者了然，知厥疾之所在，虚实寒热先定于中。则脉之疑似不能惑也，故虽中医，疗疾常愈。吾求疾愈而已，岂以困医为事哉！斯言真警迷济世之砭剂也。何者？脉之与证，相依而行。脉者，所以剖其证之未明；证者，所以索其脉之犹隐。据脉以验证，问证以参脉，所谓得手应心者是尔！乌可举一而废一哉！近世以来，多秘所患而求诊，以此验医之能否，医亦不屑下问，孟浪一诊，以自挟其所长。病家从前误药，或饮食居处有所讳海，虽问之而不以尽告，遂至索病于冥漠之间，辨虚实寒热于疑似之顷，医不幸而失，终不肯自谓失也，则巧饰遂非以全其名，至于不救，则曰难治。经云问其所欲五味，以知其病之所起所在者，果何意邪？受病之因，千般万状，自非委曲寻问，则以意治疗，岂不谬误！昔有一人喉间麻痒，治之不效。医问平昔所嗜何物？答曰：好食鸠子。乃知鸠子好食半夏苗。以生姜治之愈。一人食物必屈曲自膈而下，且硬涩作彻痛。询其平日好嗜热酒及逼寒气常饮点剁酒，以致血被热伤瘀积而然。制一方，用韭菜捣汁，取半盏，冷饮，尽半斤而愈。若不寻问，脉岂知之？又有一人，深居不出，得困倦烦闷，诸药未效，后询其偶出冒暑，以香薷散治愈。疗病证，如操舟在手，当风波震荡之冲，一有转移，则舟覆矣。医权药衡，主持在我，不可遍徇病家所欲，亦勿惊惶病人，间有病家粗识皮肤，辨难反复，自持主见，万勿惑焉！临症之际，须诘其由，对症施药，非惟无误，亦易愈矣。拘于鬼神者，不

可与言至德；恶于针药者，不可与言至巧；病不许治者，病必不治，治之无功矣。（《杏苑生春》）

第今病家，惟令切脉，以试医家知否。殊不知寒热虚实在于经络，可以切脉而知，若得病之由及所伤之脉，岂能以诊而悉知乎？故医者不可不问其由，病者不可不说其故。苏东坡曰：吾疾必尽告医者，使胸中了然，然后诊脉，疑似不能惑也。吾求愈疾而已，岂以困医为事哉！（《冯氏锦囊秘录》）

问诊之法，最要详细，虽证因错杂，但贵心有权衡，则可审其轻重真伪而折衷于当矣。景岳"十问篇"，人皆服其周匝，而犹未尽善也。如问寒热首二条，皆是伤寒，若发热不恶寒者，温病也，纵挟新感风寒而起，先有恶寒，迨一发热，则必不恶寒矣，此伏气温病也。外感风温，热邪首先犯肺，肺主皮毛，热则气张而失清肃之权，腠理反疏，则凛冽恶寒，然多口渴易汗，脉证与伤寒迥异。经云：气盛身寒，得之伤寒；气虚身热，得之伤暑。所谓身寒者，寒邪在表，虽身热而仍恶寒也。暑为阳邪，发热即恶热，亦有背微恶寒者，曰微，仍不甚恶寒也，况但在背，与周身恶寒迥别，可不细问哉？第三条内证发热，亦不可专属阴虚。香岩先生云：或食积，或瘀血，或痰凝气滞，皆能发热，必辨证明白，庶不误治。

问头身第三条阴虚头痛，叶氏云多属阳亢，未可竟补，须兼滋阴降火为治。第四条阳虚头痛，百无一二之证。至于眩运，不可与头重混同立论。如体肥过食厚味醇酒，胃中必有痰饮，随肝火升腾而作晕者。余初用二陈加栀、连、柴、芍、天麻，钩藤而愈者多，虚则加参、术，瘦人胸无阻滞，胃中无痰，可用地黄汤，加柏、芍之类。盖此证因痰火者多，长沙治眩，亦以痰饮为先也。头重则属湿者多，火盛者用清凉以降之。经云：邪之所在，皆为不足。上气不足，脑为之不满，耳为之苦鸣。是言邪乘虚客之，非竟言虚也。景岳于二证皆主上虚清阳不升，亦百中一二耳！刊：头项脊背腰膂腿诸疼，有内伤外感之别。内伤多虚，亦属气不宣行；外感多实，总由客邪阻气。李晋恒别驾谓督是一身总气管，知此可悟其治法矣。

问便云：中气不足，溲便为之变。不可因溺黄而谓之火，强逼枯汁以毙人。叶氏谓妄用通利，则逼枯汁，如养阴清热，何至逼枯？若经言变者，非云小溲黄赤也，统指二便异于常时也。小溲或不禁，或淋漓短少频数，或清而多，大便或滑泄，或燥结，皆异于平日之调和，故谓之变。况劳倦、焦思、泻利、酒色为虚火，若暑热下痢、小溲淋痛乃邪火，当分别而治，不可云无火，而用温补以误人。经言：邪之所在，皆为不足。因不足而邪客之为病，后人脱却上文"邪之所在"句，竟言虚而用补，谬矣！大便亦要调和，若愈固者，乃燥结也，当濡养为主。或固结在老年，防有噎膈之患，不可云弥固弥良。愚谓大便固结，必胸腹舒泰，饮食能安，囷不努挣者，始为可喜。溏而频解，解而腹中始快者，此《内经》所云得后与气，则快然而衰也，非痰饮内阻则气郁不宣。即泄泻在温热暑疫诸病，正是邪之去路，故不可一闻溏泻，辄以为虚寒，而妄投温补止涩也。须向其解之热与不热，色之正与不正？必不觉其热，而稀溏色正者，始可断为中气不足也。更有痈疽、痘疹将发，而吐泻先作者，前辈皆不说明，故详赘之。

问饮食，谓得食稍安者，必是虚证，未尽然也。痰火证、虫证，皆得食稍安，而痰火证更有初服温补极相安者。其中消善食属于火者，是实证矣。亦有火盛反不能食者，胃热不杀谷也。更有阴液久耗，胃阳陡越之除中证，能食善饥，俨如消证，但脉必虚大，按之细软无神，纵与大剂填阴，亦不救也。虽不多见，不可不知。至于热证喜饮，寒证恶饮，人皆知之，而热证夹湿夹痰者，亦不喜饮，或喜沸饮，皆不可误指为寒也。喜饮而不多者，古人但以为阴虚，而不知亦有挟痰饮者。

问胸，叶氏云胸腹胀满，固不可补，不知饥饱，似胀非胀，是浊气不清，但当理滞气，不宜骤用参、术，补住浊气，而为胀满。经云：浊气不降①，则生䐜胀。即宜补者，须分气血。虚而兼滞者，疏补宜兼。俗云虚不受补者，未知疏补兼行之法耳！愚谓胸次如天，天空则生气流行不息。然虚痞可补之证，间亦有之。气虚者宜温补，阴虚者宜滋填。若痰饮凝聚、饮食停滞及温热疫证邪踞募原者，皆以开泄为先，不但补药忌投，即凉润之品亦在所禁。恐病人言之未确，医者必手按其胸腹，有无坚硬拒按，始可断其邪之聚散，最为诊要。更有内痈一证，尤当留意。

问聋，此证在伤寒为邪传少阳，在久病为精脱。景岳颟顸②而论，大是误人。且考古更有耳聋治肺之法。一瓢先生云：金之结穴在耳中，名曰笼葱，专主乎听。故热证耳聋，皆为金受火烁，治当清肺，不可泥定少阳一经，而再以小柴胡汤益其病也。刊：友人沈君辛甫，患温耳聋，四明医人胡士扬用柴胡药多剂，其聋日甚。胡谓进则病进，径投补剂，后服清解病愈，而聋成锢疾。是肺络之热，为补药壅塞，竟无出路也。然景岳书之贻误于后世，此犹其小者已。

问渴，谓喜热饮为中寒水亏。叶氏云：水亏则内热，岂有中寒之理？凡喜热饮，皆郁滞不通畅，故得热则快，得冷则遏，并非水亏也。若水涸精亏者宜滋阴，反用热药，是杀之也。

刊：渴喜热饮，渴不多饮，温热证多有之，皆属痰饮阻遏气机。景岳书偏尚温补，世多尚之。叶天士先生《景岳发挥》、尤在泾《医学读书记》、章虚谷《医门棒喝》皆力辨其非，学者不可不读也。

女子病首须问带。盖带者，女子生而即有，故越人作女科，称带下医也。下多即为病矣。十二岁以外者，问其月事行否？未行而肤色淖泽者，虽逾笄不为病。设肤色憔悴，人不长成，是劳损也。已行之女与妇人，则询其汛之迟速，血之紫淡，虽患外感，亦当问明姅期远近，然后审证用药，庶无碍血伤胎之患。盖姅期有禁用之药，胎孕有难凭之脉也。产后则恶露之多少，腹块之有无，首宜究诘。然胎产诸证，笔难尽罄，总宜审问详明，处方灵活，不可稍有执滞，庶不误人。（《重庆堂随笔》）

《内经》曰：治之极于一，一者因得之。闭户塞牖，系之病者，数问其情，以从其意。得神者昌，失神者亡。盖得其因，则能定其名；能定其名，则知所以治矣。夫病又有脉证之相应者，有不相应者，有病久而重感于新病者，有外感风寒，而复内伤五志，病不以次入而乘传者，故当详审其受病之因，所病之苦，察其志意得失，神气存亡，饮食嗜欲，居处房劳，参合脉证，以意逆之，然又不可惑于病家之言而无果断也。

---

① 不降：《素问·阴阳应象大论》作"在上"。

② 颟顸（mānhān）：糊涂，不明事理。

予治一少年，伤寒三四日，头痛，发热，胸痛不可按。病家曰：三日前因食面而致病者。予曰：不然。面饭粮食，何日不食，盖因外感风寒，以致内停饮食，非因食面而为头痛、发热者。故凡停食感寒，只宜解表，不可推食。如里气一松，外邪即陷入矣。夫食停于内，在胸下胃脘间按之而痛，今胸上痛不可按，此必误下而成结胸。病家云：昨延某师，告以食面之因，医用消食之药，以致胸中大痛。予诊视外证尚有，仍用桂枝汤加减，一服而愈。又一邻女，年十三四，始出痘，至七八日，浆尚未化，医措药竟。其父云：家中事务，俱是此女料理，平日极辛苦者。医闻之，复大加黄芪、白术，服后甚觉不安。次日，医知误投芪、术，复用清凉解毒，角刺、甲片攻之，毒不能化，遂成不救。此皆惑于病家之言，不能主持过耳！聊记此二者，以为听言之鉴。(《侣山堂类辩》)

病，藏于中者也；证，形于外者也。工于问者，非徒问其证，殆欲即其证见，以求其病因耳！法当先问其人之平昔，有无宿疾，有无恚怒忧思；饮食喜淡喜浓，喜燥喜润，嗜茶嗜酒，大便为燥为溏。妇人问其有无胎产，月事先期后期，有无胀痛。再问其病初起何因，前见何证，后变何证；恶寒恶热孰轻孰重，有汗无汗，汗多汗少，汗起何处，汗止何处；口淡口苦，渴与不渴，思饮不思饮，饮多饮少，喜热喜凉，喜热饮不皆属寒，尝有郁遏不通者亦喜热饮，以热则流通故也。思食不思食，能食不能食，食多食少，化速化迟；胸背胁腹有无胀痛；二便通涩，大便为燥为溏，小便为清为浊，色黄色淡。二便更为紧要，乃病之外见者也，种种详诘，就其见证，审其病因，方得轩岐治病求本之旨，岂徒见痰治痰，见血治血而已哉！(《医原》)

因，乃病之由来也。问明病因，然后切脉、问证，望其形体之强弱，容色之枯润，闻其声音之巨细、呼吸之缓急，则是据其病因，参合望、闻、问、切四法，虽一脉有优侗①，或反形，或闭伏，而病情已得于五法中矣，指下之疑自释也。

如腿痛病，左关、尺浮洪五至，知其痛在肝、胆、膀胱之络；右关虽有力而不浮，并无口渴、口苦、胃热等证，问得素嗜肥豚，是因湿热生痰，下注于腿而痛也。土旺而木不能伤，故胃不浮，而浮洪五至，俱见于左关、尺。脾属四肢，为湿土，故湿热从类而注于腿，其湿随热入络，未入肠，故不泄；苟右关虽大而无神，则又脾湿困倦也。(《王氏医存》)

脏腑生成各异，《灵》《素》俱详。常见一人之性情，今昔改易，则以大病之时，其脏腑剥削于内伤外感，又受药物之攻补消克，十二经中强弱互变，迨病愈后，由其气而发乎情，先后悬殊，理固应然。倘再患内伤他病，医人苟知溯其既往者而思维之，必能大有所据也。惟是四十岁后，大病一次，愈虚一次。

凡人平素有不受补者，不受消者，不受寒者，不受热者；有宜参、茸、桂、附者，有宜地黄者，有宜去痰者，有宜散郁者，有宜大黄、芒硝者，如此等类，非果本质然也。大约各因夹食、伤酒、夹虫、夹血、夹痞、夹痰、夹湿、伏火、伏暑、结寒、闭风、夹饮、夹郁，杂疾相因，日久而然，或素恶药饵，以致旧疾固结似偏，必详问而

---

① 优侗：同"笼统"。

酌治之。(《王氏医存》)

医者欲知病人脏腑，必要问其从内走出者，故凡病当验二便。仲景以小便不利，小便赤，定伤寒里热；以小便利，小便白，定里无热。以大便不通，大便硬，定其里热；自下利，下利厥冷，定其里寒。故治病以二便定人寒热，以二便定人燥湿，以二便定人虚实，再无差误。然论二便亦宜细详。例如大便干结，知其热矣；然大便滑泄、黄色为热，人多忽之矣。小便黄赤，知其热矣；然小便色白而混浊，亦为热，人多忽之矣。又如大便干结，知其热矣；亦有血枯津竭，用不得苦寒者。又如小便黄赤，知其热矣；亦有食滞中焦，黄赤混浊，用寒凉反不清，用香燥辛温而清利者。(《伤寒大白》)

凡诊有夫之妇病脉，先询其经水何时宜行？何时而止？若逐月应期者，不关经水与妊娠之事。倘经已停两三月，非天癸有故，即恐怀孕之兆，用药中须加和营顺胎之味，始不与理相悖。忌大热破血桃仁、附子之类，伤胎损命。(《医门补要》)

第四节　切　诊

诊脉之道，古人三部九候，详于《内经》，仲景以前推测之法，与《脉经》不合，后之诊者，皆祖叔和而古法失传。然历代名家用之，其应如响，不妨从今而遗古。独是一证而见数脉，一脉而兼数证，或者谓执脉以求病，病反茫然莫识，鲜不误者。余以此论未尽然也。盖诊脉必参之证者则可，谓证不以脉为主者则不可也。经云：按尺寸，观浮沉滑涩，而知病所生。又云：能合色脉，可以万全。又云：治之要极，无失色脉。是虽不及《脉经》之详究，未尝不以脉为重。祝仓公之所胜人者，皆在诊哉！使以症为本，以脉为末，其大实有羸状，大虚有盛候，阴盛格阳，阳盛格阴者，从何而辨？更有症假而脉亦假。如内大寒而外大热，口渴烦躁，脉七八至，症之为阳无疑也，惟脉按之不鼓；病大虚而形转实满，不思食，得食则胀，脉来洪大而滑，症之为实无疑也，惟脉按之散软。由此类推，不独以脉为凭，而尤须细为体认矣。夫诊脉者，必将古今脉书，正变熟悉胸中，然后合三部九候，以参详审，其似是而非，辨其独见独异，由形象以求其神气，守陈言而参以活法。经曰持脉有道，虚静为保，岂可以粗浮视之耶！脉理既得，则寒热、虚实、表里、阴阳，何经何病已分，于是视其色，闻其声，问其因，并审所服之药宜否？自无所误。至有舍脉从症之说，必以症与脉参，轻重得宜，取舍自当。此亦一时之权宜，病之所偶见，虽医者所宜知，实不可执为定论耳！(《医经余论》)

切脉之道，全贵心灵手敏，活泼泼地一片化机，方能因应。此在平日讲求精切，阅历既多，指下之妙，得之于心，不能宣之于口，实有此种境界。即如六阳之脉，偏于浮大；其沉候即在常脉之中候，不得谓之沉候全无也。六阴之脉，偏于沉细；其浮候即在常脉之中候，不得谓之浮候全无也。又况病有新久，体有强弱，年有壮老，见症虽同，施治不一，化裁通变，则泛应各当矣。(《医醇賸义》)

诊脉须临证既多且久，胸有成竹，机圆法活，诊时自有把握，参以望、闻、问三者，乃无错误。若医人临证未久，每诊一手，三部齐动，方寸乱矣。务须安身静坐，闭目折肱，使眼、耳、心，手齐入寸关尺内，每部候十余呼吸，乃能觉得浮、沉、迟、数有准。若值一切劳力、动心、搔神、扰气之顷，而乃顿使诊脉，岂可得哉？况复多言乱语、器物丁东，其三指虽在病腕，而眼、耳、鼻、口俱随心游于别所矣，乌能知脉？

病者侧卧，则在下之臂被压，而脉不能行；若覆其手，则腕扭而脉行不利；若低其手，则血下注而脉滞；若举其手，则气上窜而脉驰；若身覆，则气压而脉困；若身动，则气扰而脉忙。故病轻者，宜正坐、直腕、仰掌，病重者，宜正卧、直腕、仰掌，乃可诊脉。且医人三指头内，亦有动脉，须心有分别，勿误作病人之脉。(《王氏医存》)

脉者血气之先也，血气盛则脉盛，血气衰则脉衰。王叔和分七表、八里、九道。七表者浮、芤、滑、实、弦、紧、洪也；八里者，微、沉、缓、涩、迟、伏、濡、弱也；九道者，长、短、虚、促、结、代、牢、动、细也。滑伯仁括之以浮、沉、迟、数、滑、涩之六脉。浮、沉之脉，轻手、重手而取之也。芤、洪、散、大、长、濡、弦皆统于浮；伏、短、细、牢、实皆统于沉。迟数之脉，以己之呼吸而取之也。缓、结、微、弱皆迟之类；疾、促皆数之类。滑、涩之脉，则察夫往来之形也。滑类乎数，涩类乎迟。然脉虽似，而理则殊。数为热，迟为寒，滑为血多气少，涩为气多血少。究而论之，叔和表里之说，不可不知。伯仁之论，尤捷而便。诊时男左女右，人臂长则疏下指，臂短则密下指。掌后高骨为关，先以中指定关位，徐下前、后二指。要得举按寻三法，轻手循之曰举，重手取之曰按，不轻不重委曲求之曰寻。下指时轻按以消息之，次重按以消息之，然后自寸至关，逐部寻究。须均呼吸以定至数，一呼一吸要以脉四至为率。呼出心与肺，吸入肾与肝，间以脾脉在中，为一息，五至是平脉也。其有太过不及，则为病脉。又须识时脉，胃脉与脏腑平脉，然后及于病脉。时脉谓春弦、夏洪、秋毛、冬石也。胃脉谓三部中每部各有浮、中，沉。浮主皮肤，候表及腑；沉主筋骨，候里及脏；胃脉在中，按之和缓，无胃则真脏脉见矣。平脉如心脉洪大而散之类。既推病在何部，更分在气在血，又须识三部所主。寸为阳，为上部，主头以下至心胸之分；关为阴阳之中，为中部，主脐腹肚胁之分；尺为阴，为下部，主腰足胫股之分。病脉见时，在上为上病，在下为下病；左曰左病，右曰右病；左脉不和病在表，右脉不和病在里。脉法之要，不外乎此。(《诊脉三十二辩》)

人自少至老，四体百骸，皆中气长养而成。中气根潜于立命之处，布散一身内外，所到之处皆活，所不到之处皆死，故虽毫发皮肤，有气则荣，无气则枯矣。

脉者，中气之见象也。中气灌注于脏腑，串满于经络，散扬于肌表。中气病则身病，中气不病则身不病，故外感、内伤，非病身也，乃病中气也。

中气之行于五脏者，曰脏气；行于六腑者，曰腑气。腑气皆达于气口之表，以浮取之，可察中气之病于腑也；脏气皆达于气口之里，以沉取之，可察中气之病于脏也。故治表之病，所以救护中气，不病于腑；治里之病，所以救护中气，不病于脏。非中气自中气、脏腑自脏腑之气、病自病也。

每临一证，六脉皆动，须先明其何部之脉无病，然后一一比较，乃知其何经有病。

四至和缓，固是无病。然以浮、中、沉而论，惟中取之，须不大不小，而四至和缓；浮取之，须似有似无，而四至和缓；沉取之，须细柔流利，而四至和缓：乃为无病。又以寸、关、尺而论，每部皆应，分浮、中、沉与前同，除中脉乃中气本位，不足执以察病。若浮不似有似无，沉不细柔流利，虽四至而缓，非和矣；而中脉亦各随浮、沉而变象，难为和缓矣：宜审其表里何病？诊外感，执定浮、沉以辨其寸、关、尺。盖初感由于经络，病在表，轻者寸浮盛，重者关、尺盖亦浮盛；迨传入里生内热，则沉盛矣。病在上，则见于寸；病在中，则见于关；病在下，则见于尺。

诊内伤，执定寸、关、尺，以辨其浮沉。盖初病即分脏腑，其脉各见于本位。病在腑，则本部浮；病在脏，则本部沉。迨日久，有腑病而连引脏者，有脏病而伤及腑者，有数经兼病者，皆按部而察其浮沉。

凡数经兼病，须治其紧要者为主。盖有当前之证候、形色与致病之因，由核对于所诊脉象，要归一路，则得其主脑而治之；其余连类相及与旧有之病，或可兼治缓治。（《王氏医存》）

后天之元阳，气也。气之主脉，则右寸肺也。右寸之脉，多细弱而软，是后天之元阳不足也。其人卫气易伤，皮毛柔薄，不任风寒。此等人宜以保肺为主，参、芪之属要药也。后天之元阴，血也。血之主脉，则左寸心也。左寸之脉多微弱，是后天之元阴不足也。其人必多火炽之患，盖君不主令，而相火代之之故也。不能多用心，不能多耐事，营养多不足，血脉多滞迟，药宜当归、芍药、生地、麦冬、枣仁以养心为主也。此四部实为阴阳气血之根源。至论其气血流通，互相灌注而为生长，则先天以脾胃为归，后天以脾胃为原。脾胃者，又阴阳气血之归本处，胃为气之原，脾为血之原，统属右关一部。故右关之脉，联乎尺寸，而为先后天之至要脉也。夫脾不运，则胃不升；脾胃之气，不升不运，则阴不生而阳不舒，血不长而气不旺。故土为中州，贯乎四脏，而为阴阳气血之所赖也。若脾胃生发之气，即少阳胆气也。胆气不疏，则胃阳不发；肝血不润，则脾血不藏：是肝胆之在左关者，又脾胃生发收藏之要脉也。左关不利，则右关不安；两关不利，则尺寸之脉，亦必不得其平。此则诊三部九候之要法也。（《慎斋遗书》）

或曰：识脉其难乎？余曰：子但知识脉之难，而不知审脉之更难也。所谓识脉者，如滑伯仁之《诊家枢要》曰：浮，不沉也；沉，不浮也。迟，不及也；数，太过也。虚，不实也；实，不虚也。滑，不涩也；涩，不滑也。长，不短也；短，不长也。大，不小也；小，不大也。缓，不逮也。弱，不盛也。伏，不见也。软，无力也。微，不显也。散，不聚也。洪，洪大也。细，微细也。代，更代也。牢，坚牢也。动者，滑大于关上也。弦者，状如弓弦，按之不移。紧者，如转索无常也。芤者，浮大而按之中空。革者，中空而外坚也。结者，缓而有止；促者，数而有止也。以对待之法识之，犹易分别于指下。所谓审脉者，体认所见之脉何因，所主之病何证，以心印之而后得也。《平脉篇》曰：浮为在表，沉为在里，数为在腑，迟为在脏。又曰：浮则为风，浮则为热，浮为气实，浮为气虚，浮则无血，浮则为虚，是将为外感乎？为内伤乎？为气乎？为血乎？为实乎？为虚乎？是必审其证之表里、阴阳、寒热、虚实，病之久病、新病，脉之有力、无力，而断之以意也。如扁鹊知桓侯疾之浅深，望而知之也；知虢太子不死，问而知之也。华佗闻呻吟之声而取蛇毒，闻而知之也。后人恶能及二君之神智，然必四诊咸备，而后可保万全，故曰审脉之更难也。(《侣山堂类辩》)

脉有单诊、总按不同者：或单诊强，总按弱也；或单诊弱，总按强也；或单诊细，总按大也；或单诊大，总按细也。凡单按弱、总按强者，此必其脉弦滑。一指单按，气行自畅，无所搏激；三指总按，则所按之部位大，气行不畅，而搏激矣。此脉本强，而总按更强于单按也。单按强、总按弱者，此必其脉气本弱，但食指较灵，单按指下较显，名、中二指较木，总按即不显其振指也。此脉本弱，而总按更弱于单按也。单按细、总按大者，是其脉体弦细，而两旁有晕也，总按指下部位大，而晕亦鼓而应指矣。单按大、总按细者，必其人血虚气燥，脉体细弱，而两旁之晕较盛也。食指灵，而晕能应指，名、中二指木，而晕不能应指矣。更有单按浮、总按沉，单按沉、总按浮者，其浮即晕也，抑或脉体本弱，轻按气无所搏，力不能鼓，重按气乃搏鼓也。又有医者操作用力，指尖动脉盛大，与所诊之脉气相击，而亦见盛大者。又有医者久行久立，指头气满，皮肤膹起，因与脉力相隔而不显者。此者极琐细之处，前人所不屑言，而所关正非浅鲜也。

大抵单诊、总按，而指下显判。大小强弱之有余不足者，其有余总属假象，在无病之人，固为正气衰微，即有病之人，亦正气不能鼓载其邪，使邪气不能全露其形于指下，而微露此几希也。当以正虚邪实例治之，固不得重于用攻，亦不得以为邪气轻微，专于用补也。即如总按大、单诊细者，其细多是指下梗梗如弦，起伏不大，其中气之怯弱可知；单诊大、总按细者，其细多是指下驶疾，累累似滑，是气力不足于上充，而勉强上争也，其中气之竭蹶，更可知矣。强弱即如是也，总是因禀赋薄弱，或劳倦内伤，或久病气血困惫，胸中窄狭，动作乏力，乃多见之，是因虚生实，清浊混处，气郁不舒之象也。(《读医随笔》)

问脉有下指浮大，按久索然者；有下指濡软，按久搏指者；有下指微弦，按久和缓者：何也？答曰：夫诊客邪暴病，按久索然者，正气大虚之象，无问暴病久病，虽证显灼热烦扰，皆正衰不能自主，随虚阳发露于外也。下指濡软，久按搏指者，里病表和之象，非脏气受伤，则坚积内伏，不可以脉沉误认为虚寒也。下指微弦，按久和缓者，久病向安之象，气血虽殆，而脏气未败也。然多有证变多端，而脉渐小弱，指下微和，似有叫愈之机者。此元气与病气俱脱，反无病象发现，乃脉不应病之候，非小则病退之比。大抵病人之脉，初下指虽见乏力，或弦细不和，按至十余至渐和者，必能收功；若下指似和，按久微涩不能应指，或渐觉弦硬者，必难取效。设病虽牵缠，而饮食渐进，便溺自调，又为胃气渐复之兆。经云：安谷者昌，浆粥入胃，则虚者活。此其候也。(《诊宗三昧》)

虚损久病，脉象早晚不一，时迟时数，时大时小，甚至起坐之间，举手换诊，亦有改变，此由元气不能自主，或痰饮、尸疰所为。易思兰曰：久病气虚，早晚脉同，虽危可疗。韩飞霞曰：重大之病，一日之脉多变，难治；沉疴日日脉不移，亦难治。《脉经》曰：左手寸口，乍大乍小，朝来浮大，暮夜沉伏，往来无常者，榆叶枯落而死。慎柔曰：痨瘵脉，酉戌时洪盛，寅卯时细弱者，阳气虚陷也。忌用苦寒，当助阳以复其寅卯之位，微加泻阴火而已。此皆虚劳、鬼疰之类。此外更见有两种：一种妇人初孕一二月内，脉来忽大忽小，忽如病危，忽如无病，其证亦时而逼急欲死，时而舒畅如常也。一种血虚内燥之体，火灼于内，湿闭于外，阴阳升降失度，腠理开合不时，心常懊恼，身常瘾疹，上下往来，游移无定，其脉或寸大尺小，或寸小尺大，或左盛右弱，或右盛左弱，长短浮沉，逐日变易，连日诊之，无一同象。凡遇此脉，即宜细心察神审证，或是燥火内燔，或已尸气内伏，一当养阴宣阳，一当理血杀虫也。大抵脉象无定，在困病，为阴阳之不交；在平人，为血气之不和：当求所以不交、不和之故而治之。（《诊家直诀》）

旧说脉之浮沉不同者，不过浮大沉小、浮小沉大、浮滑沉涩、浮涩沉滑云云耳，未有于起伏之间察其中途变易者也。近来诊视，曾见有两种脉：一种其气之初起，自沉分而至于中也，滑而踊跃有势，及至中分忽然衰弱无力，缓缓而上至于浮，形如泥浆；其返也，亦自浮缓缓而下于中，由中至沉，滑而有势，轻按重按，指下总是如此。其证身体困倦，终日昏迷，似寐非寐，心中惊惕，恶闻人声，目畏光明，面带微热，四肢微冷，不饥不欲食，但口渴索饮不止。此卫湿营热，风燥在肺，痰热在胃也；身中伏有湿邪，而又吸受亢燥之新邪也。以防风、藁本通卫阳、驱表湿；紫菀、白薇、杏仁、蒌皮宣泄肺中浊气；焦楂、竹茹、煅石膏、煅瓦楞子降涤胃中热痰；兼以白芍清肝，天竺黄清心，而神清气爽，身健胃开矣。一种脉气正与此相反，其初起自沉而中也，艰涩少力，由中而浮也，躁疾如跃；其返也，亦由浮而疾下于中，由中而沉，迟弱无势，轻按重按指下总是如此。此人嗜好洋烟，饮食不强，阴痿不起。此表分无病，而里有痰饮，又上虚热下虚寒也。治当疏中温下。此二脉者，皆古书所未言也，岂真古人未见此脉哉？见之而词不能达，徒以浮滑沉涩、浮数沉迟了之。不知浮沉之间，迟、数不能有二，滑、涩各自不同，与此之起伏中变者迥别也。故凡著医案，于脉证曲折处，必不惮①反复摩绘，方能开发后学。（《读医随笔》）

浮沉者，脉之升降也。迟数者，脉之急慢也。滑涩者，脉之通滞也。虚实者，脉之刚柔也。长短者，脉之盈缩也。洪微者，脉之盛衰也。紧缓者，脉之张弛也。牢革者，脉之内外也。动伏者，脉之出处也。促结者，脉之阴阳也。濡弱者，脉之穷于进退者也。芤弦者，脉之见于盛衰者也。经曰：前大后小，前小后大；来疾去徐，来徐去疾；去不盛来反盛，去盛来不盛；乍大乍小，乍长乍短，乍数乍疏。是又二脉之偶见者也。（《医宗必读》）

洪与虚皆浮也，浮而有力为洪，浮而无力为虚。沉与伏皆沉也，沉脉行于筋间，重按即见，伏脉行于骨间，重按不见，必推筋至骨乃有见也。数与紧皆急也，数脉以六至得名，而紧则不必六至，惟弦急而左右弹，状如切紧绳也。迟与缓皆慢也，迟则

---

① 惮（dàn但）：怕。

三至，极其迟慢，缓则四至，徐而不迫。实与牢皆兼弦、大、实、长之四脉也，实则浮、中、沉三取皆然，牢则于沉候取也。洪与实皆有力也，洪则重按少衰，实则按之亦强也。革与牢皆大而弦也，革则浮取而得，牢则沉取而见也。濡与弱皆细小也，濡在浮分，重按即不见也，弱主沉分，轻取不可见也。细与微皆无力也，细则指下分明，微则似有若无，模糊难见也。促、结、涩、代，皆有止者也。数时一止为促；缓时一止为结；往来迟滞，似止非止为涩；动而中止，不能自还，止有定数为代。(《医宗必读》)

病有新久，证有逆顺。新病谷气犹存，胃气应和缓，即或因邪鼓大，因虚减小，然须至数分明，按之有力，不至浊乱，再参语言清爽，饮食知味，胃气无伤，虽剧可治。如脉至浊乱，至数不明，神昏语错，病气不安，此为神色无主，苟非大邪瞑眩，岂宜见此？经云：脉浮而滑，谓之新病；脉小以涩，谓之久病。故新病而一时形脱者死，不语者亦死，口开、眼合、手撒、喘汗、遗尿者，俱不可治。新病虽各部脉脱、中部独存者，是为胃气，治之必愈。久病而左手关尺软弱，按之有神可卜，精血之未艾，他部虽危，治之可生。若尺中弦紧急数，按之搏指，或细小脱绝者，法在不治。盖缘病久胃气尚衰，又当求其尺脉，为先天之根气也。启东又云：诊得浮脉，要尺内有力，为先天肾水可恃，发表无虞；诊得沉脉，要右关有力，为后天脾胃可凭，攻下无虞。此与前说互相发明，言虽异而理不殊也。(《泂溪脉学》)

逐脉审察者，一成之矩也；随人变通者，圆机之用也。比如浮、沉、迟、数，以定表、里、寒、热，此影之随形，复何论哉！然而形体各有不同，则脉之来去因之亦异，又不可执一说以概病情也。何则？肥盛之人，气居于表，六脉常带浮洪；瘦小之人，气敛于中，六脉常带沉数。性急之人，五至方为平脉；性缓之人，四至便作热医。身长之人，下指宜疏；身短之人，下指宜密。北方之人，每见实强；南方之人，恒多软弱。少壮之脉多大，老年之脉多虚。醉后之脉常数，饮后之脉常洪。室女、尼姑多濡弱，婴儿之脉常七至。故经曰：形气相得者生，三五不调者死。其可不察于此乎！

而更有说焉：肥盛之人，虽曰气居于表，浮洪者是其常也，然使肌肉过于坚厚，则其脉之来也，势将不能直达于皮肤之上，反欲重按乃见，若徒守浮洪易见之说，以轻手取之，则模糊细小，本脉竟不能测；瘦小之人，虽曰气敛于中，沉数者是其常也，然使肌肉过于浅薄，则其脉之来也，势将即呈于皮肤之间，反可浮取而知。性急之人，脉数是其常也，适当从容无事，亦近舒徐；性缓之人，脉迟是其常也，偶值倥偬多冗，亦随急数。北人脉强，是其常也，或累世膏粱，或母系南产，亦未必无软弱之形；南人脉弱，是其常也，或先天禀足，或习耐劳苦，亦间有实强之状。少壮脉大，是其常也，天促者多见虚细；老年脉虚，是其常也，期颐①者更为沉实。室女、尼姑，濡弱者是其常也，或境遇优游，襟怀恬憺，脉来亦定冲和；婴儿气禀纯阳，急数者是其常也，或质弱带寒，脉来亦多迟慢。以此类推，则人身固有一定之形气，形气之中，又必随地为之转移，方能尽言外之妙也。(《脉诀汇辨》)

---

① 期(jī机)颐：百岁之称。

《难经》首章，汲汲发明独取寸口之义者，以其法奇而旨奥也。寸口赅寸、关、尺三部言，其义本于《内经·经脉别论》。第《别论》之义，注重在得气之平，以此脉发源心肺，直达寸口，自首至尾，脉管之体无曲屈、无大小，嘘发之气适得其匀，故曰气归于权衡，而又得程途远近之适中，故曰权衡以平也。《难经》之义，注重在得气之全，以此脉发源心肺，直达寸口，心为百脉之根源，肺为宗气之囊籥，故曰脉之大会，自首至尾，无中途歧出以分其气，无他脉来会以搀其气，完而不偏，纯而不杂，故曰手太阴之所终始也。他部动脉，虽亦发源心肺，而或已贯他脏他腑而来，或已分他经他络而去，气有偏至，故弗取之。分寸、关、尺者，经脏居上，其气前至，故诊于关前；经脏居下，其气后至，故诊于关后。《内经》曰：手经之道近，其气至也疾。手足之经且然，况部位之高下乎？分左右者，心居中，而血发于左；肝于右，而气嘘于左；肺叶右大，脾即甜肉，右端亦大，故皆气行于右也。近日西人，以此脉为心肺之专，不能分诊五脏六腑。圣人正以此脉得心肺之全，乃可遍五脏六腑。妙识精微，下愚岂容轻议！（《诊家直诀》）

寸、关、尺，候身之上、中、下者也；浮、中、沉，候经络、脏腑、表里者也。此诊候纵横之部位，然不可过泥，而又不可不知。如诊脉自尺上涌于寸者，多主头目晕眩、胸膈痞满、咳嗽、呕逆之证。如诊脉自沉鼓盛于浮者，多主温病内热汗出、内实便秘、痧疹外达之类。若寸弱尺强，下实上虚；沉强浮弱，表虚里实。此上下表里之机也。

如诊脉沉而来势盛去势衰，可知其明日恐变浮也。浮者，病机外出也。诊脉浮而来势衰去势盛，可知其明日恐变沉也。沉者，病机内向也。迟而有力知欲变数，数而少力知欲变迟。服泻药而脉势不减，知来日之必进；服补药而脉力不增，知来日之必减。如昨见火脉，今见土脉，来日必是生脉；昨见木脉，今见金脉，来日必是克脉。此来去生克之机也。

按：审脉之机，亦不外阴阳升降、五行生克之理。明乎此，诊今日之脉，可知明日之变证，而可预施防维，预知趋避矣。

又有初诊、久按不同之机，不可不察。客邪暴病，应指浮象可证；虚赢久病，当以根气为本。如下指浮大，按久索然者，正气大虚之象，无问暴病、久病，虽证显灼热烦扰，皆正衰不能自主，随虚阳发露于外也。下指濡软，按久搏指者，非里病表和之象，即脏气受伤，或坚积内伏，不可以脉沉误认虚寒也。下指微弦，按久和缓者，固是久病向安之象，气血虽殆，而脏气未败也。然多有变证多端，而脉渐小弱，指下微和，似有可愈之机者，此元气与病气俱脱，反无病象发见，乃脉不应病之候，非小则病退之比。大抵病人之脉，初下指虽乏力，或弦细不和，按至十余至渐和者，必能收功；若下指似和，按久微涩不能应指，或渐弦硬者，必难取效。设病虽牵缠而饮食渐进，便溺自调，又为胃气渐复之兆。经云：浆粥入胃，则虚者活，此其候也。若久病忽然进食甚多，又属除中之证，胃气将绝，死候也。更有久按而医者指力倦，指渐浮起，或渐压下，便觉其脉应指无力者。凡遇此象，即须振作精神，操纵其指以审度之。如真不若初诊之有神，即为阳衰气竭之候，尤须久候以参考之，恐是《伤寒论》

所谓渐渐小更来渐渐大之厥脉也。此乃误下而阳邪将欲内陷，内不受邪而交争也。

重大之病，其脉一日诊数次而数次不同，盖脾主信，脾败故脉来多变也。韩飞霞曰：重大之病，一日之脉多变，难治者是也。虽然久病服药已效，而脉则不移，亦难治，缘证与脉不相应也。

按：脾主信，重病脉来多变，固为脾败不治之征，然未可泥也。董西园曰：脉因动静而变，故安卧、远行，脉形有别，无足怪也。若顷刻之动静，不必远行，即转身起坐五七步间，其脉即见数疾，坐诊之顷，随即平静，即换诊举手，平疾必形，一动一静，无不变更。此种脉候，非五尸祟气之相干，多真元内虚之明验。惟其内气无主，脏气不治，而后经脉之气瞬息变更，将见厥晕僵仆之候。故此种脉情，恒有伏风内舍，经络痹留，或火动于中，或饮发于内者，动则气役于邪，而脉随气变也。此皆因邪之善行数变，以致鼓水扬燃，又为虚中挟实之候。当求其因而调之，庶可转危为安，又不可拘执其脾败必死也。（《脉说》）

又有不分寸、关、尺，但分浮、中、沉，左诊心、肝、肾，右诊肺、脾、命，专定各脏病者，此因病剧证危而求其本也。诊老人、虚人、产后、久病，皆不可无此法。诸家言脉，各有师承心得，常有此是彼非者，而阅历日久，竟皆有是有不是。医人要能串通兼用，勿偏泥一说。

按轻诊曰浮，古名举；半轻半重诊曰中；重诊曰沉，古名按。古又以浮曰内，以沉曰外。（《王氏医存》）

左寸沉实、五至、不浮，有力主心经实热诸证，无力主心经虚热诸证。若结则心痛，数则心热，芤则心失血。余类推。

左关沉实、不浮，主肝经热，有力则实，无力则虚。弦则气痛，促则痛甚，细弱而结则癥瘕痞块，数则夜发热。

左尺沉实、不浮，主肾经热，有力则实，无力则虚。结则茎痛，芤则尿血，弱则浊带遗尿，虚大无力则下疳，涩则阴痒。

右寸沉实、不浮，主肺经热，有力则实，无力则虚。证多咳嗽，芤则失血，结则胸痛，数则发热，虚大无力则肺痈，细迟弱结者危。

右关沉实、不浮，主脾经热，有力为实，无力为虚。濡细而虚则肿，结则腹痛，数则泻痢，弦则块痛，弦迟而结则食积痛。

右尺沉实、不浮，主相火盛。结则疝痛茎痛，数则遗精，芤则下血，涩则肛痒痛，细迟而结则痔漏，迟而无力则脱肛。（《王氏医存》）

凡脉之反关者，皆由脉道阻碍，故易位而见，自不能调畅如平常之脉也。其反关之因，各有不同，而反关之状，亦自不一。有胎息中惊恐颠仆反关者；有襁褓束缚致损而反关者；有幼时跌仆动经而反关者；有龆龀①疳积，伐肝太过，目连扎而左手偏小，有似反关者；有火惊丧志，死绝复苏，而反关者。有一手反关者；有两手反关者；有从关斜走至寸而反关者；有反于内侧近大陵而上者；有六部原有如丝，而阳溪、列

---

① 龆（tiáo 条）龀（chèn 趁）：龆与龀，均谓儿童换齿。指童年。

缺别有一脉大于正位者；有平时正取、侧取俱无，覆手取之而得者；有因病而正取无脉，覆手诊之乃得者。总皆阴阳伏匿之象。有伤寒欲作战汗，脉覆而误认反关者。大抵反关之脉，沉细不及十常八九，强太过者十无二三。欲求适中之道，卒不易得也。亦有诸部皆细小不振，中有一粒如珠者。此经脉阻结于其处之状，故其脉较平人细小者，为反关之常，较平人反大者绝少。不可以为指下变异谓之怪脉也。凡遇反关，殊异平常之脉，须细询其较之平时稍大即为邪盛，比之平时减小即为气衰，更以所见诸证细参。（《洄溪脉学》）

世谓寸口正取无脉，覆手取之而得者，谓之反关脉。近武进费伯雄，又有斜飞脉之说。张石顽曰：脉之反关者，皆由脉道阻碍，故易位而见。有一手反关者，有两手反关者，有从关斜走至寸而反关者，有反于内测近大陵而上者，有六部如丝，而阳溪、列缺别有一脉大于正位者，有诸部细小不振中有一粒如珠者。所谓从关斜走至寸而反关者，外斜脉也；所谓反于内侧近大陵而上者，内斜脉也；所谓阳溪、列缺则有一脉大于正位者，似反关而非反关也，谓之臂外脉。盖诸处本有细络，与手太阴脉通，而手太阴之正管，实由寸部透于反背，出于阳溪，趋于合谷。正管有阻，其气不能直达，则散溢诸络，遇道而达，非正管移于诸处也。《灵枢·邪客》曰：手太阴之脉，出于大指之端，内屈循白肉际，至本节之后太渊，留以澹，外屈上于本节下，内屈与阴诸络会于鱼际，数脉并注，其气滑利，伏行壅骨之下，外屈出于寸口而行，上至于肘内廉，入于大筋之下，内屈上行臑阴，入腋下，内屈走肺，此顺行逆数之屈折也。此言手太阴脉，自大指外侧内屈下鱼，抵太渊。太渊者，寸口去本节甚远，但正直本节之后耳！复自太渊外屈，上于本节下。此节所渭外斜脉，大指本节下合谷穴处也，自合谷内屈，会阴诸络于鱼际，伏行壅骨之下。壅骨，大陵穴处也。外屈出于寸口者，自伏而出，斜行与前抵太渊者会。此即所谓内斜脉也。此脉与外斜之脉出于合谷者，双歧如义。《脉经》云：从寸口斜入上者，名曰解脉。王冰谓不合而歧出，如绳之解股是也。外斜脉常与三关平等，而内斜脉常细。曾见有人，时而内斜脉盛，时而外斜脉盛。其外斜脉盛无苦，而内斜脉盛即苦气逆胸满。盖尝思之，其外斜脉盛无苦者，气行之正经也；内斜脉盛即有所苦者，此与手心主相会之络也，络不当盛，必木火逆横，致壅遏肺气，不得畅耳。又有三部别有一细脉，自尺至寸，与正脉并行者。此细脉或与正脉平排，并行指下，如引二线也；或行于正脉之上，浮之只见细脉，沉之始见正脉也；或行于正脉之下，按之隐隐有一细脉，自动于正脉之内也。此等最宜留心。若正脉中自见细线，挺然指下者，为寒为痰为瘀为癥瘕；若别具一脉，动而流连，则是禀赋然矣。世谓双弦脉，指下如引二线者死，未足为据。盖虽引二线，而指下来往流连者，乃是本象，其挺然指下无来去者，即不二线，庸有济乎？张石顽曰：反关脉较平人细小者为常，较平人反大者绝少，不可以为指下变异，谓之怪脉也。凡遇反关殊异常脉，即须细询其较之平时稍大即为邪盛，较之平时愈小即为气衰，仍以所见诸证参之。更有正取、反取俱无脉，细寻却在手臂鼠肉之上者，亦反关之类也。但此脉已无常，似难凭脉，必须察其病症何如，元气何如，以断吉凶。此论极为精当。（《诊家直诀》）

诊脉以之治病，其血气之盛衰及风寒暑湿之中人，可验而知也。乃相传有太素脉之说，以候人之寿夭穷通智愚善恶，纤悉皆备。夫脉乃气血之见端，其长而坚厚者，为寿之征；其短小而薄弱者，为夭之征；清而有神，为智之征；浊而无神，为愚之征：理或宜然。若善恶已不可知，穷通则与脉何与？然或得寿之脉，而其人或不谨于风寒劳倦，患病而死，得夭之脉，而其人爱护调摄，得以永年。又有血气甚清而神志昏浊者，形质甚浊而神志清明者，即寿夭智愚，亦不能皆验，况其他乎？又书中更神其说，以为能知某年得某官，某年得财若干，父母何人，子孙何若，则更荒唐矣！天下或有习此术而言多验者，此必别有他术以推测而幸中，借此以神其说耳！若尽于脉见之，断断无是理也。(《医学源流论》)

心脉浮大而散，肺脉浮涩而短，肝脉弦而长，脾脉缓而大，肾脉沉而软滑。心合血脉，心脉循血脉而行，持脉指法如六菽之重，按至血脉而得者为浮；稍稍加力，脉道粗者为大；又稍加力，脉道阔软者为散。肺合皮毛，肺脉循皮毛而行，持脉指法如三菽之重，按至皮毛而得者为浮；稍稍加力，脉道不利为涩；又稍加力，不及本位曰短。肝合筋，肝脉循筋而行，持脉指法如十二菽之重，按至筋而脉道如筝弦相似；稍加力，脉道迢迢者为长。脾合肌肉，脾脉循肌肉而行，持脉指法如九菽之重，按至肌肉如微风轻飐柳梢之状为缓；次稍加力，脉道敦实者为大。肾合骨，肾脉循骨而行，持脉指法，按至骨上而得者为沉；次重以按之，脉道无力者为软；举指来疾流利者为滑。

凡此五脏平脉，要须察之久久成熟，一遇病脉，自然可晓。经曰：先识经脉，而后识病脉，此之谓也。(《明医杂著》)

夫逐脉审察者，一成之迹也；随人变通者，圆机之士也。肥盛之人，气居于表，六脉常带浮洪；瘦小之人，气敛于中，六脉常带沉数。性急之人，五至方为平脉；性缓之人，四至便作热医。身长之人，下指宜疏；身短之人，下指宜密。北方之人，每见实强；南方之人，恒多软弱。少壮之脉多大；年老之脉多虚。贫人之脉多实；富人之脉多虚。女人之脉，尺脉恒实；男人之脉，尺脉恒虚。酒后之脉常数；饭后之脉常洪。远行之脉必疾；久饥之脉必空。室女尼姑多濡弱；婴儿之脉常七至。形气相得者生，三五不调者死。其可不察乎哉？

又老者，脉宜衰弱，若过旺者，病也；壮者，脉宜充实，若衰弱者，病也。虽然老者，脉旺而不躁，此禀之厚，寿之征也；如其躁急，有表无里，此名孤阳，死期近矣。壮者，脉细而和缓，三部同等，此禀之静，养之定也；若细而劲直，前后不等，死期近矣。此又不可不辨也！(《医学揭要》)

人之禀质，各有不同，而脉应之。如血气盛则脉盛，血气衰则脉衰，血气热则脉数，血气寒则脉迟，血气微则脉弱，血气平则脉和，性急人脉急，性缓人脉缓，肥人脉沉，瘦人脉浮，寡妇、室女脉濡弱，婴儿、稚子脉滑数，老人脉弱，壮人脉强，男子寸强尺弱，女于尺强寸弱。又有六脉细小同等，谓之六阴；洪大同等，谓之六阳。至于酒后脉数大，饭后脉洪缓，久饥脉空，远行脉疾，临诊者皆须详察。(《脉说》)

气无形也，血有形也。气动也，血静也。脉之行也，以息往来，其动则气也，其管则血之质也。病在气分，候动之势；病在血分，候脉之形。气主昫之，血主濡之。

血病即当累气，故候形者必兼审势；气病久乃累血，故察势者，不必泥形。气虚血实，脉虽弱，而按之必有形；血衰气盛，脉虽空，而其来必有势。是故凝痰瘀血，无论脉势强弱，按之必有劲线，或如珠粒；气化升降不利，无论脉形虚实，其动也，必有疏密不匀，强弱不均，或寸弱于尺，或尺弱于寸，或应指少力，或中道而还。血实者，脉形必厚；血虚者，脉形必薄：牢实与芤革可推也。气盛者，来势必盛；气衰者，来势必衰：濡弱与洪滑可例也。气周于外，血贯于中，故气寒而血为所束，脉即细紧；血虚而气无所归，脉即微散也。气郁与血结必殊，血虚与气弱不类，此分见者也。血热即见气脉，气寒则见血脉，此又互见者也。且夫势衰而形实者，有气虚不能运血，有血满致郁其气，何以辨之？曰：血累气者气不虚，其势虽来去不大，而按之必有偏强欲起之情，似动似滑，所谓阴中伏阳也；气累血者血不行，指下坚细而已。势盛而形虚者，有气亢以耗其血，有气旺将生其血，何以辨之？曰气耗血者，轻诊必带弦而来多去少；气生血者，轻诊必见濡，而来去停匀也。经曰：脉涩而坚者，血实气虚也；脉浮而大者，气实血虚也。气热者，血未尝不奔逸，然清其气而血即平，若正入血分，则肿腐矣，但清其气无功也；气寒者，血未尝不凝滞，然温其气而血即通，若正入血分，则顽块矣，但温其气无功也。故吾尝谓病之在经络也，有在气分，有在血分；其在脏腑也，止可以在气分，而不可以在血分。前人每言病在某脏某腑血分者，仍指其经络言之也，或指其血为气累者也。果在血分脏体坏而死矣。（《诊家直诀》）

老弱之人，脉宜缓弱；若过旺者，病也。少壮之人，脉宜充实；若过弱者，病也。然又有说焉。老人脉旺而非躁者，此天禀之厚，引年之叟也，名曰寿脉；若脉躁疾，有表无里，则为孤阳，其死近矣。壮者脉细而和缓，三部同等，此天禀之静，清逸之士也，名曰阴脉；若细小劲直，前后不等，可以决死期矣。（《诊家正眼》）

古谓男脉左大于右，女脉右大于左，验之不然。盖人之右手比左手略大，脉亦应之。而右大于左，不论男女，皆然也。惟男两尺恒虚，女两尺恒实，差不同耳！（《医碥》）

小儿纯阳，脉常有六七至，甚至八九至者。室女血盛，脉上鱼际，亦常有六七至者。《脉经》但言脉上鱼际，而不言数。余尝见上鱼际之脉，未有不数者。盖脉即血也，血盛则脉长而洪，血衰则脉细而涩。室女贞元未亏，血海充满，其脉之数，亦固其所。但得娇姿艳丽，体态轻盈，谓之无病，可以勿药。惟是兰闺寂寞，愁结多端，纱窗月静，绣幕风清，时觉气体不安，延医调治，见其脉数，而以为病，则误矣。《脉经》曰：脉数惟有儿童作吉看。余即补之曰：脉数室女亦应作吉看。（《三指禅》）

治病在看脉辨证。看脉之法，只在有神、无神、有力、无力八字。识得神之有无，则其人之死生可辨；识得力之有无，则其证之虚实可知。既已知脉，便当辨证，以证合脉，虚实死生，内伤外感，无不了然矣。如证虚脉无力者可补，证实脉无力者亦可补；证实脉有力者可泻，证虚脉有力者亦可泻：明乎虚实补泻之义，则思过半矣。又所谓有力无力，应补应泻，非独一经。须看何部有力，则泻何部；何部无力，则补何部。或因某部有力，以致某部无力者；或因某部无力，以致某部有力者；或有力无力，各自分经者：手下无不了然，胸中始有定见。故有力无力，为诊法要诀也。看脉须先

识五脏平脉，金短、木长、火浮、水沉、土则持重，各象五行之体也。(《慎斋遗书》)

脉贵有神，由来旧矣。其说约有数端：一曰应指有力也，一曰来去从容也，一曰来去如一也亦曰阴阳俱停、阴阳同等。一曰形体柔和也。四者固俱本圣经，而皆有似是而非之处，不可以不辨。所谓有力者，谓其气来应指之际，允然有余，而无怯然不进之象。若谓搏击滑大，失本意矣。所谓从容者，谓其来去中途和缓，而无一掣即来，一掣即去，躁疾不安之象。若怠缓之脉，其气来至中途而不欲前，去至中途而即欲止，岂从容之谓耶？所谓如一者，来能高满于其分，去能深极于其底，而无来盛去衰与来不盛去反盛之嫌也。若来如釜沸，去如弦绝，则非是矣。形体柔和者，真气充于脉中，而脉管之四傍，又与肌肉相亲也。外紧内空，内结外散，均非是矣。独是四者之义，乃指平脉之神，非病脉之神也。病者正气若虚，应指岂必有力，沉乎阳盛阴衰，阴盛阳衰，血虚气实，气虚血实，又岂能从容如一而柔和耶？然则何以见其神也？神妙万物，平脉之神，尚难揣摩，病脉之神，孰能拟议！神不可言，言神所见之处可乎？前人谓应指有力，是脉既动之后。吾谓神不在既动之后，而在方动之初。其来也，意似浩然涌出，无力倦不能来，与迫欲急来，不安于内之情；其去也，意似坦然折入，无怠不欲去，与应指即散，不见其去之象。如此，则应指即令少力，即令不能从容如一，而柔和而神，自卓然在也。来去二者之中，又以去为尤要。何者？去乃真阴之内吸也。若回折有势，如石投水，是阴气犹全，元根未撼。此察神于方动之顷也。《内经》曰：静者为阴，动者为阳。所谓静者，脉气方停，未来未去之间也。察其未来之先，停于下者之久暂，而知真阴之盈亏，即可知真阳嘘力之盛衰也，察其既来之后，停于上者之久暂，而知真阳之衰旺，即可知真阴吸力之强弱也。此察神于未动之始也。方来也，方去也，未来也，未去也，皆神所流露之处也。圣经未尝不明言之，但后人读书，不能领会，今略为拈出，以俟来哲之发挥，岂敢谓义尽于此耶！至于神之发源，生于胃气，本于命门，前人论之夥矣，不烦絮聒。(《诊家直诀》)

脉乃谷液所化，为血气之先声。气血平和，自有舒徐不迫、从容和缓之态。叔和《脉诀》所谓阿阿软似春杨柳，此是脾家脉四季者，正形容舒徐和缓，中有一种酷恬饱满之意溢于指下，故名之曰脉神也可，名之曰胃气也可。夫四时六气诸脉中，皆要有此神气。神气充足，则为无病平人；神气不足，则为病脉；若无此神气，则为真脏死脉矣。"神气"二字，可不慎诸！(《脉说》)

夫人之生，惟是精、气、神三者而已。精、气即血、气，而神则难见。人非是神，无以主宰血、气。故脉非他，即神之别名也。然神依于气，气依于血，血资于谷，谷本于胃。所以《内经》诊脉云：有胃气则生，无胃气则死。东垣曰：脉贵有神，正指胃气也。是知胃气充则血旺，血旺则气强，气强则神昌。故神之昌与否？皆以脉为征兆。(《顾氏医镜》)

东垣曰：有病之脉，当求其神。如六数、七极，热也。脉中有力，即有神矣。为泄其热。三迟、二败，寒也。脉中有力，即有神矣。为去其寒。若数、极、迟、败，脉中不复有力，为无神也。而遽泄之、去之，神将何依耶？故经曰：脉者，气血之先，气血者，人之神也。按王宗正曰：诊脉之法，当从心肺俱浮，肾肝俱沉，脾在中州。

即王氏之言,而知东垣所谓脉中有力之中,盖指中央戊己土,正在中候也。胃气未散,虽数不至于极,迟不至于败,尚可图也。故东垣之所谓有神,即《内经》之所谓有胃气也。(《诊家正眼》)

天下之医籍多矣,或者各持一说,而读者不能融会,漫无可否,则不见书之益,而徒见书之害矣,又何贵乎博学哉!即如脉之无根,便有两说。一以尺中为根,脉之有尺,犹树之有根。叔和曰:寸关虽无,尺犹不绝,如此之流,何忧殒灭?盖因其有根也。若肾脉独败,是无根矣,安望其发生乎?一以沉候为根。经曰:诸浮脉无根者皆死。是谓有表无里,孤阳不生。夫造化之所以亘万古而不息者,一阴一阳,互为其根也。使阴既绝矣,孤阳岂能独存乎?二说似乎不同,久而虚心讨论,实无二致也。盖尺为肾部,而沉候之六脉皆肾也。要知两尺之无根,与沉取之无根,总为肾水涸绝而无资始之原,宜乎病之重困矣。

又王宗正曰:诊脉之法,当从心肺俱浮,肝肾俱沉,脾在中州。则与叔和之守寸关尺奇位以候五脏六腑之脉者,大相径庭。不知宗正亦从经文"诸浮脉无根者皆死"之句悟人。遂谓本乎天者亲上,本乎地者亲下,心肺居于至高之分,故应乎寸;肾肝处乎至阴之位,故应乎尺;脾胃在中,故应乎关。然能与叔和之法参而用之,正有相成之妙。浅工俗学,信此则疑彼者,皆不肯深思古人之推本立说,所以除一二师家授受之外,尽属碍膺。许学士之不肯著书以示后来,乃深鉴于此弊也夫!(《脉诀汇辨》)

脉无根有两说:以浮沉言,沉为根;以三部言,尺为根。脉至无根,必死之候也。

按:张石顽曰:于沉脉之中辨别阴阳,为第一关楗。此沉为根之义也。《难经》曰:上部有脉,下部无脉,其人当吐不吐者死;上部无脉,下部有脉,虽困无能为害。所以然者,譬如人之有尺,犹树之有根,枝叶虽枯槁,根本将自生,人有原气,故知不死。此尺为根之义也。

凡劳病吐血,脉浮重诊无脉者,乃无根将脱;若浮诊牢强,沉诊无脉,亦欲脱之候也。惟浮沉皆得,脉力平缓,乃病愈之象。(《脉说》)

一以尺中为根。人之有尺,犹树之有根。水为天一之元,先天命根也。王叔和曰:寸关虽无,尺犹不绝,如此之流,何忧殒灭,谓其有根也。若肾脉独败,是无根矣。一以沉候为根。经曰:诸脉无根皆死。是谓有表无里,是谓孤阳不生。造化所以亘万古而不息者,一阴一阳互为其根也。阴既绝矣,孤阳岂能独存乎?二说似乎不同,实则一致。两尺为肾部,沉候之六脉皆肾也。然则二尺之无根,与沉取之无根,总之肾水绝也。(《医宗必读》)

浮无根之脉,气之外越也,却宜于闭塞不通之证,若多汗与滑泄者见之,反为气散气脱而不治矣。故伤风化热,久不得汗,热灼津干,肌肤悗燥,肺气迫塞,呼吸喘促,其脉每趯趯于皮毛之间,而不见起伏,不分至数,所谓汗出不彻,阳气怫郁在表,又所谓正气却结于脏,故邪气浮之,与皮毛相得者也。以酸甘入辛散剂中,津液得回,大气得敛,即汗出而脉盛矣。何者?气必一噏而后能一嘘也。若夫温热之病,汗出不止,而浮滑数疾,是真阴内脱也;伤寒邪深,脉微欲绝,得药后,脉暴浮,与下利甚而脉空豁,是真阳内脱也;困病日久,屡次反复,其脉渐见浮薄,是阴阳并脱也。大抵此脉，久病沉困痿倦，与外感新病得汗下后，俱不宜见。其久病，间有因于燥痰，痰结便秘，气浮而然者。所谓滑而浮散，摊缓风用清痰理气，脉转沉弱，无虑也。若药不应，又常汗出，必死。新病，有伤寒疟疾，断谷数日，胃气空虚而然者，督令进食，脉即沉静矣。所谓浆粥入胃，则虚者活也。不能进食，与食即注下者死。盖浮薄者，津空也。津空而气结者生，津空而气散者死。(《读医随笔》)

凡脉空大无根，按之即散，此阴虚而元气将溃也。用酸甘之剂，敛气归根，脉渐坚敛而实，即为转关，可望生机；若敛而不实，愈硬愈空，又去生远矣。尝见湿温夹伤生冷，先妄发汗，继过清渗，三焦气怯，膀胱气陷，咳而气上冲击，遍身大汗，大便微溏，小便短涩，舌淡白无苔，小腹胀硬如石，两胫胕肿，脉来空大，稍按即指下如窟，动于两边，应指即回，一息十动以上。急用酸温，枣仁、龙骨、山萸、南烛、首乌、牛膝，入附子、木香、远志、桃仁化积剂中，先两尺敛实，继两关坚实，舌苔渐见白厚转黄，而诸证见瘳。此误汗，误渗，表里俱伤，真阳离根，大气外越，若专用辛热，大汗而脱矣。若用酸温之后，脉愈空愈硬，而应指犹能有力者，不得即委不治。又当减酸，俾得微汗；虚甚者，以甘温佐之，其汗必先战也。汗后，脉必转沉弱，转用酸温调之补之。大凡浮而无根之脉，俱宜兼用酸敛。其真阳离根，脉见芤弦者，每数至一息十动以上，是元阳不安其宅也，宜以酸入辛热剂中；其真阴离根，虚热游弋，脉见澈澈浮散者，宜以酸入甘温剂中。至于温暑，热伤气分，脉浮而洪数且散者，喘促汗出，宜以酸入甘寒剂中，如生脉散之类。得酸而脉敛者，正气有权也；不敛而加数者，真气败也。此皆内虚脉浮者之治法也，皆无与于表邪发散之例。(《读医随笔》)

生死于人大矣，而能于两手方寸之地微末之动，即能决其生死，何其近于诬也。然古人往往百不失一者何哉？其大要则以胃气为本。盖人之所以生，本乎饮食。《灵枢》云：谷入于胃，乃传之肺，五脏六腑，皆以受气。寸口属肺经，为百脉之所会，故其来也，有生气行乎其间，融和调畅，得中土之精英，此为有胃气。得者生，失者死，其大较也。其次则推天运之顺逆。人气与天气相应，如春气属木，脉宜弦，夏气属火，脉宜洪之类；反是则与天气不应。又其次则审脏气之生克。如脾病畏弦，木克土也，肺病畏洪，火克金也；反是则与脏气无害。又其次则辨病脉之从违。病之与脉，各有宜与不宜，如脱血之后，脉宜静细，而反洪大，则气亦外脱矣；热实之症，脉宜洪数，而反细弱，则真元将陷矣。至于真脏之脉，乃因胃气已绝，不营五脏，所以何脏有病，则何脏之脉独现。凡此皆《内经》《难经》等书言之，明白详尽，学者苟潜心观玩，洞然易晓，此其可决者也。

至云诊脉即可以知何病，又云人之死生，无不能先知，则又非也。盖脉之变迁无定，或有卒中之邪，未即通于经络，而脉一时未变者，或病轻而不能现于脉者，或有沉痼之疾，久而与气血相并，一时难辨其轻重者，或有依经传变，流动无常，不可执一时之脉而定其是非者，况病之名有万，而脉之象不过数十种，且一病而数十种之脉无不可见，何能诊脉而即知其何病？此皆推测偶中，以此欺人也。若夫真脏之脉，临死而终不现者，则何以决之？是必以望、闻、问三者合而参观之，亦百不失一矣。故以脉为可凭，而脉亦有时不足凭；以脉为不可凭，而又凿凿乎其可凭。总在医者熟读经学，更深思自得，则无所不验矣。若世俗无稽之说，皆不足听也。(《医学源流论》)

人心之不同，如其面也，脉亦然。古人以体肥瘦、性缓急等，为之规则，然是说其大抵耳，岂得人人而同乎？医谓人身之有脉，犹地之有经水也；知平生之脉，病脉稍可知也。而知其平生之脉者，十之一二耳！是以先生之教，先证而不先脉，先腹而不先证也。扁鹊曰：越人之为方也，不待切脉、望色、听声、写形，言病之所在，可以见已。且如留饮家脉，千状万形，或无或有，不可得而详矣。夫脉之不足以证也如此，然谓五动或五十动，候五脏之气者，妄甚矣。为其浮沉、迟数、滑涩，仅可辨知耳！三指举按之间，焉能辨所谓二十七脉者哉？世有隐其病，使医诊其脉以试之者，乃耻其不知之似拙，以意推度，言其仿佛，欲以中之，自欺之甚矣！医其思诸。(《医断》)

四诊之法，惟脉最难，然亦惟脉为最可凭也。务必究明夫人迎、气口，而求四经十二从，以通贯乎十二原，以达夫三百六十五气穴，三百六十五孙络，则凡经所谓肝脉弦、心脉钩、脾脉代、肺脉毛、肾脉石，与夫四时之春弦、夏钩、秋毛、冬营者，庶乎其得之矣。

或曰：如君言，若生若死，指下可立决也。余曰：是何难欤？沉微为里寒，浮数为表热，芤脉为失血，真脏为不治，皆确可凭信者也。

客又曰：庸手俗术，固无论矣，至有当代称为名宿，而邀求者履满户外，往往不能决生死于数日之间，脉岂有时不足凭耶？余曰：此又不然。譬如虚劳久病，脉本弦数无神，乃一旦回光返照，俗谓还阳，脉象反有起色，其实乃灯尽复明之征，倘前此一手诊治，岂有不知之理，此古人所以必再参之于望、闻、问也。

至于痛极而厥，脉细且沉；伤寒战汗，肢冷脉伏；室女经闭成干血劳，类乎胎脉；怪凭邪祟，脉必屡更。又有素常之脉别有一体，阴脉反阳，阳脉反阴，苟非悉其素体，虽十全上工，亦不得初诊而即知也。大抵应病之脉，按之即知；不应病之脉，又必详晰体认，不可失之毫厘也。或以余言为然耶否耶？(《一得集》)

脉数时一止为促，促主热，然亦有因于寒者。如伤寒脉促，手足厥逆，可灸之。注家谓真阳之气本动，为寒所迫，则数而促也。脉缓时一止为结，结主寒，然亦有因于热者。如太阳病身黄，脉沉结，少腹硬，小便利，其人如狂者，血证谛也，抵当汤主之。注家谓湿热相搏，脉缓为湿，所以里湿之脉当见沉结也。观此益知临症者，不可专凭脉矣。(《冷庐医话》)

脉理渊微，固未易丝分缕析。而世之医家、病家，咸以脉为首务，岂知脉居四诊之末。上士欲求其备，原难舍脉以言病，而亦不能离病以就脉也。盖凡临症，必先询其病之所在与受之所由，察虚实，观气色，俟胸有成见，而后按脉以决其疑。若脉不合症，必更求病之所以然与脉所以异。准此立方，或可无出入之虑，本不专以三部九候为凭也。矧今世粗工，略知脉理，便强作解事，谓病之原本按脉能知，在病家者亦信其造诣甚深，指下自能洞见。孰知古之宗工，亦无此本领乎！余为是言，非轻视夫脉也，正以理甚渊微，未容伪托耳！(《毛对山医话》)

切脉一道，古人置之四诊之末，何也？盖脉之理易于蒙混，难于显明。如诊浮脉，有力为风热，无力为血虚，一虚一实，千里毫厘。必得望其色，闻其声，问其情，而后参之以脉，方得病之真谛。即以浮脉论之，有力为风热，外必有声重、咳嗽，洒洒恶寒之证；无力为血虚，内必有烦热、身痛，蒸蒸自汗之证。若温证之脉，《溯洄集》始略示其概，而尤有难辨者。初起时邪伏血分，脉多沉伏，有似微弱。予初诊此疾，投以辛温发散，后细参吴戴之论，又得《寒温条辨》之书，见其申明气运之更张，阐发温疫之源流，变辛散为清解，变温燥为凉下，尊《内经》热淫之旨，仿河间攻下之法，予胸次为之顿开。可见医学无穷，难以拘执，遂细心研究，守用其法，无不获效。始知初病微弱之脉，乃伏脉也，非沉脉，及恶寒作麻，乃阳气内赛季，非表寒也，投以温剂，所以不效者此也。迨至伏邪渐溃，由里达表，病势更张，脉象变态，或数或洪，或长或大，斯时失治，致真阴受伤，则脉反细数，甚者肢逆脉微，阴竭于内，热灼于中，外则目瞪口张，唇焦舌黑，神昏不语，内则脏腑焦腐，纵有良工，莫可如何！今特序其大略如此，非谓脉之不足凭，正谓诊脉者之宜先审证，而知所通变也。（《温证指归》）

诊脉以辨病证之顺逆，脉书言之详矣。大抵是病应得是脉者为顺，不应得是脉者为逆。此余三十余年阅历，为诊脉辨证之要诀。后阅查了吾先生述慎柔和尚师训曰："凡久病人脉，大、小、洪、细、沉、浮、弦、滑，或寸浮尺沉，或尺浮寸沉，但有病脉，反属可治；如久病浮、中、沉俱和缓，体倦者，决死。且看其面色光润，此精神皆发于面，决难疗矣"一节，实获我心，不禁抚案称快。盖平人得和缓，为无病之脉；乃病久体倦，不应得此脉，而竟得之，是为正元大漓之象，故决其死也。至若满面精神，岂久病人所宜，有世俗谓病人无病容者大忌，亦是此意。（《存存斋医话稿》）

慎柔谓虚损脉洪大，按之中间尚有一条者，可治；空散无一条，虽暂愈，亦必死。此所谓一条者，即脉中之脊也，非指下别有一条也。吾尝谓喘脉多是满指虚动，不见正形，有根可治，无根即死，根即脉之脊也。元廉夫谓散脉中有一线，为肝邪脾败之征。此所谓一线者，乃弦动挺于指下，死硬无生气也，血死于里，气无所归。前人谓阳气不到之处，则脉为之弦，此弦见于里，足征五脏真阳之已漓矣。慎柔亦曰：劳证寒热作泻，脉数而按之洪缓，著骨指下如丝，此不可为也。王汉皋谓痰饮凝结，脉多于弦洪之中央一细线，隐指有力。此细滑见于中沉之分，乃胃阳之郁而不宣也。凡脉中有细线上驰如驶者，皆内热而有物以制之，或热痰之内结，或热血之内瘀也。此三者，形各不同，吉凶相远，宜详辨之。热血内瘀者，防成内痈。其证烦渴夜甚，隐隐有肿胀作痛之处，又兼小便赤涩也。（《读医随笔》）

《难经》曰：脉不应病，是为死病也。仲景曰：邪不空见，中必有奸；设有不应，知变所缘。二者其义不同：知变所缘者，以其必有所挟之宿疾、所伏之隐疾也，其脉虽不应显见之证，而仍与隐伏之病相应也，故曰中必有奸。若《难经》直言死病者，是其并无所挟、无所伏而真不应者也。何也？凡病之应见于脉者，为其邪在于经，搏于正气，正气失其常度，脉遂失其常形；若脏气溃败，阴阳失维，升降出入之顺逆迟速，一随邪气之所为，而正气之力不能与之相搏而相激，其脉往往通畅如常，起伏如常，不见邪气格时拒象，仅微觉指下呆长，乏于神力而已。此真气已漓，其人必困乏无力，饮食少思，有时又饥，迫欲得食，行动气喘，面色苍黄，或耳暴聋，或目暴无所见。又有老痰伏结，以及痞块，僻在偏隅，不当气血冲道，气血与之相避，不致相格，而脉自长滑流利者，此迁延不已之痼疾也。故每见阴阳离脱之人，肾水虚寒，脾阳枯燥，肝风内煽，两尺长缓，起伏条畅，此所谓缓临水宫也。指下颇似充足有余，而圆而无晕，呆而不灵，且或左或右，或寸或关，必有一部稍见沉弱不及。此虚损久病，及老年气尽，未死前数月必见之。大率多起于冬至，死于春分者，以水枯不能涵木，其始肝风内灼，其继肝气外脱也。前人谓缓临水宫，弦居土位，同为败脉，据生平所诊，弦居土位，犹有可以挽回，缓入水宫，未有能济者。岂非以缓为真阴真阳之涣散乎？阴散故脉不能紧，阳散故脉不能洪，不紧不洪，故似缓也。《难经》有谓人病脉不病，虽困无害。此措词轩轾[1]失当，脉不病者，脉不败也。若病久且困，不能饮食，不能转侧，虽神识清明，言语不乱，脉来匀滑长缓，亦终于败而已。何者？五脏清枯，故神明不乱；大气孤行，故脉不变；脉络已竭，故身不能动也。故《难经》又谓寸口脉平而死者，生气独绝于内也。至于老痰痼疾，不见于脉者，以其不当气血冲道也。故有患积，而情急欲死者，正当冲道也；有发之频数者，迫近冲道也；有宽缓无事者，远于冲道也。前人以此为气血与之相习，非也。夫果气血相习，是阴阳失维，正气无权矣。（《读医随笔》）

脉数，寸中带促，至七八至者，不但杂症为死病，即伤寒、温疫，最喜数脉者，予每验之，皆不可治。其症必谵狂躁乱，舌无黄苔，或白苔，或干而无苔，渴饮不多，或喜热饮，或不饮，或大便不实，或小便清白，或淡黄而清，皆正气不足、邪气有余之象。医人遇此，纵治之，亦当以生脉地黄汤为当也。（《医权初编》）

脉者，气血之先，阴阳之兆，贵得其纲领而提挈之也。左手为阳，右手为阴；寸为阳，尺为阴；关前为阳，关后为阴；浮取为阳，沉取为阴；数躁为阳，迟慢为阴；有力为阳，无力为阴；长大为阳，短小为阴。明乎此，而脉之大端，已在是矣。故曰约而言之，只浮沉迟数已见其梗概；博而考之，虽二十九字未尽其精详。经曰：知其要者，一言而终，不知其要者，流散无穷。此之谓也。（《医学揭要》）

察脉之法，先单按以知各经隐曲，次总按以决虚实生死。然脉有单按浮总按沉者，有总按浮而单按沉者。迟数亦然。要之审决虚实，惟总按可凭。况脉不单生，必曰浮而弦、浮而数、沉而紧、沉而细之类。其大纲不出浮沉、迟数、滑涩以别之，而其类可推矣。浮沉以候表里，以举按重轻而得之。而洪、大、虚、散、芤、濡、革、长、弦皆浮之类也；伏、牢、实、细、短皆沉之类也。迟数以候寒热，以呼吸至数而得之。而缓、结、微、弱、代皆迟之类也；紧、促、动、疾，皆数之类也。至于滑涩，以候血气之有余不足，是以往来察其形状之流滞也。然滑近于数，涩近于迟，主证虽异，亦不出于浮沉、迟数之内也。滑伯仁云：病变虽多，不过寒热、虚实而已，而其脉多兼见也。热则流通，凡浮、洪、大、数、长皆热也；寒则坚凝，凡沉、小、短、迟皆

---

① 轩轾（zhì 至）：车子前高后低叫轩，前低后高叫轾，引申为高低、轻重。

寒也；实则形刚，凡实、滑、弦、紧皆实也；虚则形柔，凡虚、涩、濡、缓皆虚也。如《难经》谓一阴一阳者，脉来沉而滑；一阴二阳者，脉来沉滑而长；一阴三阳者，脉来浮滑而长时一沉也。一阳一阴者，脉来浮而涩；一阳二阴者，脉来长而沉涩；一阳三阴者，脉来沉涩而短吋　浮也。皆兼见义也，此皆知要之言也。（《脉如》）

经曰：调其脉之缓急、大小、滑涩，而病变定矣。盖谓六者，足以定诸脉之纲领也。又曰：小大、滑涩、浮沉。《难经》则曰浮沉、长短、滑涩。仲景曰弦紧、浮沉、滑涩。此六者，名为残贼，能为诸脉作病。滑伯仁曰：提纲之要，不出浮沉、迟数、滑涩之六脉。夫所谓不出于六者，亦以其足统表里阴阳虚实、冷热风寒湿燥、脏腑血气之病也。浮为阳，为表，诊为风，为虚。沉为阴，为里，诊为湿，为实。迟为在脏，为寒为冷。数为在腑，为热为燥。滑为血有余。涩为气独滞。凡诸说者，词虽稍异，义实相通也。（《四诊抉微》）

古之治病，以望、闻、问、切为主。望以辨色；闻以审声；问而知受病之由；切以定脉，知病之虚实、寒热、轻重、浅深。知此四端，虚心谨细，按经切脉，定症立方，须斟酌尽善，方可言医。《脉经》论脉，二十四种脉象，未免纷繁，徒乱人意。惟张心在先生所著《持脉大法》，八脉为纲，颇为明晰。一曰浮：浮者，取轻手著于皮肤之上而即见，为表病也。一曰沉：沉者，重手按于肌肉之下而始见，为里病也。浮、沉二脉，以轻重得之，此其显然而易见也。

一曰迟：迟者，一息脉二、三至，或一至，为寒病也。一曰数：数者，一息脉来五、六至，或七、八至，为热病也。迟数二脉，以息之至数辨之，又显而易见也。

一曰细：细者，脉状细如丝，主虚之病也。一曰大：大者，脉大粗壮如指，诸实之病也。细、大二脉，以形象之阔窄分之，又为显然而易见也。

一曰短：短者，脉来短缩，上不及寸，下不及尺，为素禀之衰也。一曰长：长者，脉来迢长，上至鱼际，下至尺泽，为素禀之盛也。长、短二脉，以部位之过与不及验之，又为显而易见也。

又有互见之辨，浮而数为表热，浮而迟为表寒，沉而数为里热，沉而迟为里寒。又于表、里、寒、热、虚、实六者之中，审其为短，知为素禀之衰，疗病须兼培其根本；审其为长，知为素禀之盛，攻邪必务绝其根株。此凭脉治病之秘法也。（《古欢室医学篇》）

《灵枢·邪气脏腑病形》以缓、急、大、小、滑、涩立纲，而以微甚纬之，实开千古诊法之奥。后世有以浮、沉、迟、数分纲者，则其义浅而不备矣。今拟合二者共十字，仍以微甚纬之，于十字中纵横离合，即二十八脉不待拟议，而形状瞭然。然此特其形状耳，未足以尽脉理之妙也。滑氏曰：凡察脉，须识得上下、去来、至止。盖求明脉理者，须先将位、数、形、势讲得真切，便于百脉无所不赅，不必立二十八脉之名可也。位者，浮沉、前后也；数者，迟数也；形者，虚实、滑涩也；势者，即滑氏所谓上下、去来，至止也。四者为经，更纬之以微甚、兼独，百病之虚、实、寒、热，全从此八字上分合剖析。每诊一人，即于各部中按此八字次第求之，反复寻之，则真假无遁情，而气分血分之病亦到指便见矣。此真泄天地之秘者也。指到脉上，即心先拟其脉，挥耶沉耶？在寸在尺耶？继存其息，迟耶数耶？继察其体，长耶短耶？虚耶实耶？滑耶涩耶？审此三者，指下必已有定象，即就定象上揣其微耶甚耶？独见一脉耶？兼见何脉耶？至此而象更定矣。于是玩其上下起伏之盛衰、动止之躁静，而本原无不进露焉。大抵诊脉，以察来去之势为最要。此阴阳嘘噏之真机也。（《诊家直诀》）

卢子由曰：脉状多端，全凭诊法十则为提纲，而众目摄焉。如举形体之则，大小为纲：曰肥，曰洪，曰散，曰横，曰弦，曰革，皆大目矣；曰弱，曰瘦，曰细，曰微，曰萦萦如蜘蛛丝，皆小目矣。如举至数之则，迟数为纲：曰急，曰疾，曰击，曰搏，曰躁，曰喘，曰促，曰动，曰奔越无伦，皆数目矣；曰缓，曰脱，曰少气，曰不前，曰止，曰歇，曰停，曰代，曰结，曰如泻漆之绝者，皆迟目矣。如举往来之则，滑涩为纲：曰利，曰营，曰啄，曰翕，曰章，曰连珠，曰替替然，皆滑目矣；曰紧，曰滞，曰行迟，曰为不应指，曰叁伍不齐，曰往来难且散，曰如雨轮沙，曰如轻刀刮竹，皆涩目矣。如举部位之则，长短为纲：曰慄，曰高，曰涌，曰端直，曰条达，曰上鱼为溢，皆长目矣；曰抑，曰卑，曰不及指，曰入尺为覆，皆短目矣。如举按之则，浮沉为纲：曰盛，曰毛，曰泛，曰芤，曰如循榆荚，曰肉上行，曰时一浮，曰如水中漂木，曰瞥瞥如羹上肥，皆浮目矣；曰潜，曰坚，曰伏，曰过，曰减，曰陷，曰独沉，曰时一沉，曰如绵裹砂，曰如石投水，皆沉目矣。盖纲之大者阳也，滑者阳也，数者阳也，长者阳也，浮者阳也；纲之小者阴也，涩者阴也，短者阴也，沉者阴也。（《四诊抉微》）

脉为气血之先，气血盛则脉盛，气血衰则脉衰，气血热则脉数，气血寒则脉迟，气血微则脉弱，气血平则脉缓。又长人脉长，短人脉短，性急则脉急，性缓则脉缓。反此者逆，顺此者从。又诸数为热，诸迟为寒，诸紧为痛，诸浮为风，诸滑为虚，诸伏为聚。（《华佗神医秘传》）

洪与虚虽属皆浮，而有有力、无力之分；沉与伏虽应重按，而有着筋、着骨之异。数以六至为名，紧则六至不及，疾则六至更过，弦则左右双弹，状如切紧绳也。迟以三至为名，缓则仍有四至而徐徐不迫。实与牢本兼弦与长，而实则浮、中、沉俱有，牢则止于沉候见矣。洪与实皆为有力，然洪则重按少衰，实则按之益强矣。革与牢皆大而弦，而革以浮见，牢以沉见矣。濡与弱、微，皆细而软，然濡以浮见，弱以沉见，而微则以浮、沉俱见矣。细与微，皆属无力，而细则指下分明，微则模糊不清。短与动，皆无头尾，而短为阴脉，其来迟滞；动为阳脉，其来滑数矣。促、结、涩、代皆有一止，而促则数时一止，结则缓时一止，涩则往来迟滞似歇，代则止有定数矣。脉形比类，又属如斯。（《脉理求真》）

然究众脉而论，则浮与沉，一升一降之谓也；数与迟，一急一慢之谓也，急则较数而更甚矣；滑与涩，一通一滞之谓也；实与虚，一刚一柔之谓也；长与短，一盈一缩之谓也；大与小，一粗一嫩之谓也，细则较小而愈极矣；紧与缓，一张一弛之谓也；革与牢，一空一实之谓也；动与伏，一出一处之谓也；洪与微，一盛一衰之谓也；促与结，一阴一阳之谓也。至于弦与芤比，则脉之盛衰见矣；濡与弱比，则脉之进退见矣；代与散比，则死之久暂卜矣。脉之对待如斯。（《脉理求真》）

浮沉以审表里之虚实，迟数以审脏腑之寒热，大小以审邪气之进退，长短以审正气之厚薄，滑涩以审血气之盛衰，左右以审生克之顺逆，合望、闻、问，思过半矣。此所云者，聊举一隅，是在善悟者，触类旁通可耳！（《医医小草》）

据脉法所言，凡浮为在表，沉为在里，数为多热，迟为多寒，弦强为实，微细为虚，是固然矣。然疑似中尤有真辨，此其关系非小，不可不察也。如浮虽属表，而凡阴虚血少、中气亏损者，必浮而无力，是浮不可以概言表。治虽属里，而凡表邪初感之深者，寒束皮毛，脉不能达，其必沉紧，是沉不可以概言里。数为热，而真热者未必数，凡虚损之证，阴阳俱困，气血张皇，虚甚者数必甚，是数不可以概言热。迟虽为寒，凡伤寒初退，余热未清，脉多迟滑，是迟不可以概言寒。弦强类实，而真阴、胃气大亏及阴阳关格等证，脉必豁大而弦健，是强不可以概言实。微细类虚，而凡痛极气闭，营卫壅滞不通者，脉必伏匿，是伏不可以概言虚。由此推之，则不止是也。凡诸脉中皆有疑似，皆有真辨。诊能及此，其必得鸢鱼之学者乎！不易言也，不易言也！（《景岳全书》）

脏腑杂证，各有主病，即各有主脉。如心实火盛，则左寸洪数有力；火生于木，左关必盛；其余诸火皆随心君而动，肺与大肠之金皆受克矣。脾胃土燥，亦不能生金，且水不能为制，又难救金，故心火盛则诸脉皆数。其定为心病者，以所见之证，皆心经实热之证，并无他脏腑大热也。或略兼有别经证，如口渴不知味，右关亦浮，似系胃热之病，而究竟渴非多饮，口非干苦，舌无黄苔，其热乃心火所生，火炎土自燥，其脉、其证，皆非如心经之剧也。

又如心虚火弱，则左寸沉迟无力；腐木不生火，左关亦弱；其余诸火皆不足为助，顽金无制，反来侮火，寒水泛涨，渐见浸淫，故心火衰则诸脉皆迟。而定为心病者，以所见皆心虚证也。（《王氏医存》）

无病之人，浮取无脉者，表虚，以平素易汗为据；沉取无脉者，里虚，以平素易泄为据；中取迟弱者，中气虚，以平素不能食、精神弱为据。惟生而双伏之六阴脉，不在此论，以其人能食而精神不弱为据。

表虚者，每病勿用发汗药，防汗脱也；里虚者，每病勿用攻下药，防泻脱也。大约此等人病当汗之时，于固本方中，略用疏理、解肌之药，即能得汗，外邪既散，速固气血为要；当下之时，于固本方中，略用润肠、消积之药，即能得泻，大便既利，速固气血为要。治老人病与久病，同此法。（《王氏医存》）

《脉简补义》叙短脉详矣，然犹有未畅也。凡脉形短缩，不能上寸者，有气虚与气郁之辨。察其关之前半部紧而有力，似欲上鼓而不得者，是气郁也，必有实邪。察其风寒、痰饮，分表里治之。若软散无力，无上鼓之势者、是气虚也。其虚又有肺、脾、肾之辨。脾、肺气虚者，关后脉平；肾气虚者，尺中必陷，而起伏小也。至于厥厥累累，如豆如珠，亦短脉也，必形坚有力，乃为阴阳邪正之相搏。若漉漉欲脱，驶而无力，气衰不续也，关后尺中见之，尤为气脱无根之兆。（《读医随笔》）

结气无伏热在内者，其脉皆沉滑也。何以别之？大抵气脉必兼弦，以其气实于内也；热脉必兼洪，以其热鼓于内也。亦有气脉单沉弦而不滑者，不兼热也；若热盛，即兼洪而兼伏热矣。热脉单沉洪而不滑者，以无郁也；若郁甚，即兼弦而兼结气矣。结气之治，辛平宣散，不必降也；伏热之治，苦寒清降，必兼散之。凡病日久，大率皆有伏结，三焦之气不能专一，故丹溪治病必兼郁法。（《读医随笔》）

医者之呼吸，平人无病和缓者也；病者之呼吸，有实热则速，有虚寒则慢，非和缓者也。呼吸速则脉至多，呼吸慢则脉致少。而医以无病之呼吸量之，故知其迟、数、强、弱也。

婴孩气盛，身短，脉络近，故呼吸速，脉至多。

老耄元气耗，而脉络有不尽之痰，故呼吸不匀，六脉滑结。

痛急则呼吸亦急，痛缓呼吸亦缓。病痛皆呼吸不匀，故脉结与促。（《王氏医存》）

缓乃胃气之脉，六部中不可一刻无者也。所谓缓而和匀，不疾不徐，不大不小，不浮不沉，意思欣欣，悠悠扬扬，难以名状者，此胃气脉也。脉贵有神者，贵此胃气耳！安可以胃气脉为病脉乎？必缓中有兼见之脉，方可断病，如缓而大、缓而细之类是也。（《医宗必读》）

凡有毒之脉无不弦也，毒甚者弦甚，毒轻者弦不甚，此确有把握者也，更证之以症，则知所以解之之法矣。

脉象中之紧字，非心领神会不能得其妙处，徒恃口说，不能摹拟万一。（《靖盦说医》）

牢脉者，沉阴无阳之脉也，是寒湿深入肝脾；肝脾之体，其腠理为瘀血布满而胀大也。故其证，气呼不入，稍动即喘，两胫无力，腰强不便，两胁疼胀，皮肤微胕似肿，最易出汗，声粗气短，喉中介介不清，皆肝脾气化内外隔绝所致，以其本体内塞，气无所输也。近年迭诊四人，大率是忧思抑郁之士也。一以会试留京苦读，冬寒从两足深入上攻，立春之日，忽觉两腿无力，行及数武①，即汗大出，气大喘，延至长夏，痿废胕肿，五液注下。一以久居卑湿，经营伤神，春即时觉体倦食少，夏遂全不思食，体重面惨，腰下无汗，身冷不温，行动即喘，肢软腰酸，不能久坐，入冬痿废，次春不起。一以经营劳力，又伤房室，寒湿内溃，夏患咳嗽，误用清肺，咳极血出，入秋遂唾血沫，色赤如朱，遍身微胕似肿，行动即喘，汗出如注，肤凉不温，医仍作内热，治以清泄，秋分不起。一以被劾褫②职，先患遍身胕肿，气促喘急，日夜危坐，不能正卧，医治暂愈，仍觉声粗气浮，两腿少力，秋分复发，无能为矣。此四人者，其脉皆沉大而硬，以指极按至骨，愈见力强，冲指而起，虽尽肘臂之力以按之，不能断也。指下或弦紧不数，或浑浊带数，或浑浊之中更带滑驶，指下如拖带无数黏涎也，两寸皆短，两关先左强右弱，后左右皆强，或右强于左，中间亦有时忽见和缓，而未几仍归于牢，且或更甚于前日也；大便不硬，而艰秘不下，仲景所谓腹满便坚，寒从下上者也。推其本原，大率是体质强壮，气血本浊，加以湿邪深渍，原藉肝脾正气以嘘嗡而疏发之，而乃劳以房室，抑以忧思，久之，肝脾正气内陷，不能疏发，而寒湿遂乘

---

① 武：古以六尺为步，半步为武。
② 褫（chǐ耻）：革除。

虚滞入肝脾之体矣。血遂凝于腠理，不得出入，而体为之胀满肿大矣；血凝而坚，气结而浊，故脉为之沉伏坚大也。何以知其为肝脾胀大也？凡六腑五脏，皆有脉以通行于身，寒湿之邪，由脉内传于脏，脏气分布之细络，闭塞不得输泄，而气专注于大脉矣。肝脾土血，其体坚实而涩，最易凝结，故斗殴跌仆瘀血内蓄之人，其脉多有沉弦而大，重按不减者。又疟疾死者，西医谓肝脾胀大倍于常人。每诊久疟败证，胁胀腰急，其脉亦多是沉大而弦，重按不减也；且见是脉者，多死于秋，或死于春，罕见死于正冬、正夏者。肝脾受克之期，于病机尤宛然可征者也。当征见未甚之时，急用芳香宣发之剂，疏化寒湿，舒肝醒脾，佐以苦降淡渗，使寒从下上者仍从下出，加以行血通络，使腠理瘀痹者渐得开通，或可挽回一二。峻药急服，非平疲之法所能为力也。（《读医随笔》）

疫证脉双伏或单伏，而四肢厥冷，或爪甲青紫，欲战汗也。

宜熟记。（《柳洲医话》）

摇摆之脉，《脉简补义》论之详矣。夫邪痼于外，其脉摇摆，在于脉之起伏而来，此不过邪气痰血之阻滞；正虚于内，其脉摇摆，在于脉之返而去，是必元气脱根，内吸无力，故气不能深稳也。此乃中气虚怯之极，或下寒内寒，真阳无主，或下热内热，真阴无主，其情似不欲内返，而其势衰弱，又似迫欲下息，故为之摇摆而下也。如人之力弱举重者，方其举时，犹可撑持，及其下时，遂战栗不支矣。在内寒暴病，尚可急救；其久病及内热而然者，内竭已极，复何能为？

此脉，急病、远行入房、寒邪直入命门者有之，久病、虚劳骨蒸及温热骨髓枯竭、痉而齿龄口噤与脚气冲心者有之。张石顽论痰饮短气，分呼吸出入，用肾气丸、苓桂术甘汤，其义甚精，与此参看。《史记·仓公传》有云：脉实而大，其来难者，是蹶阴之动也。所以然者为其气滞于血中，即来而摇摆也。又云：脉来数疾，去难而不一者，病主在心，此即去而摇摆之脉也。曰病在心者，心主脉，脉之不宁，心气之不能内宁也，津气消灼，燥痰据于心络，以致怔忡、谵语者，所谓狂言失志者死也。夫气升出不利，其来也摇；降入不利，其去也摇。邪气外束，升出不利宜也；至降入不利，非邪踞于内，即正竭于内也，其危也何如乎？（《读医随笔》）

躁脉有浮、沉两种。沉而来去如掣，或兼细兼滑兼弦，而无远近盛衰之异者，阳气之虚而内陷，是自郁也；若为寒湿所遏者，必兼紧数矣。浮而来盛去衰，来远去近，甫去即来，未能极底，如人之以手探汤而回者，此内热而中气不安于内，是阴气不吸也。兼洪缓者，为风热、湿热之有余；兼弱散者，为阴虚骨蒸之不足。凡患血燥，脉多如此。其证为懊憹烦躁，夜不安眠，大便秘结，头目昏弦。呼吸短促，多梦纷纭。又骨性坚敛，气主内吸，骨热者，脉来上促，出多入少。其证为骨中如空，肢软欲痿，头颅胀疼，筋脉抽掣，心中惊惕，是髓中有热也；若加浮散，是髓枯也。《内经》曰：热病髓热者死。此之谓也。（《读医随笔》）

《脉简补义》论实散之脉，近于洪而不数不盛，其所以异同之故，尚未揭出。夫洪者，或阴虚阳陷，而阳盛于阴，或阴本不虚，而阳邪自盛，此偏于阳盛一边，故其脉洪大而充实有力；实散者，或内湿菀久化燥，或风邪内扰其阴，此偏于阴虚一边，故其脉涣散而平奕少力。《慎柔五书》又谓虚损久病，其脉中、沉之分，必见虚洪。此又气虚血少，阴阳两亏，而中枢不运者也。血少故不聚不坚，气虚故起伏甚小而无力，是虚散之未甚者。虚洪见于中、沉，升降无力，阳气弱而犹未离根，虚散仅见于浮，阴不维阳，阳气散而无根也。故治洪脉，重在泄火，而兼养阴；治实散，重在养阴，而兼理气；治虚洪，补血益气，而剂取轻清；治散脉，益气补血，而剂取温润重浊，收摄滋填矣。此四脉者，其辨只在阴阳虚实、偏轻偏重、一微一甚之间。（《读医随笔》）

芤，失血也。涩，血虚也。涩系已往，芤应目前、将来。书言涩脉尚多。而芤则仅言肺部，予所历证，六部浮、沉，皆曾见芤、涩二脉。寸芤则上失血，左寸常应舌、耳、目，右寸常应鼻、口、牙；关脉浮芤应上，沉芤应中、下；尺芤左应小便，右应大便。涩所见部，主久病血虚之麻木。又见于浮，主六腑；见于沉，主五脏。妇人血虚，半身麻木，则一手脉涩而有声。又久失血者，亦沉芤，如按葱管。（《王氏医存》）

《脉简补义》谓濡、弱二脉，止以浮、沉分名，主病并无分别。究竟非无分别也，前人未经发明耳！夫濡即奕也，形不硬也；弱无力也，气不强也。故濡主湿邪，弱主气虚。凡肢体困倦，肌肤浮肿，以及疮疡癣疥，其脉多濡。史载之所谓按如泥浆者，湿兼热也，偏于邪实；呼吸不足，不能任劳，以及盗汗自汗，泄利注下，其脉多弱，气衰不鼓也，偏于正虚。湿能滞气，形奕者应指多是无力；虚能生寒，力弱者其形不必皆奕。故奕而不弱，必湿中热盛，浊气上逆也；弱而不奕，必虚中挟寒，脉为寒急也。其奕、弱并见，而奕甚于弱者，湿邪深入肝脾；而肺胃气郁也，证见胸膈痞满，肢体酸痿；弱甚于奕者，心肾正阳内怯，而脾肺气虚也，证见饮食不化，腹痛时泄。阴虚伤湿，脉多沉奕；气虚伤风，脉多浮弱。风者，温而毗于燥者也。若形奕无力，指下如死曲蟮，患风湿表证者可治，为其气血膹郁停滞也；久病虚损必死，为其气血已呆而不灵，指下之形，乃阴浊之气，浮溢经络，而仅存未散也。治濡脉者，芳香为主，甘温佐之；治弱脉者，甘温为主，芳香佐之。奕不弱，略加苦寒；弱而不奕，再入辛温。此大法也。（《读医随笔》）

旧皆以弦为百病之忌脉，今伏思之，亦有以弦为吉者。此必其始脉来指下累累，断而不续，得药后脾肺气续，而脉形通连也；其始寸不下关，或尺不上寸，或两头有脉，关中不至，其后三焦气通，而脉形挺长也；其始潊潊浮泛，空而无根，其后肾气归元，而脉形厚实也；其始沉弱无力，委靡不振，其后肝脾气旺，而脉势强壮也；其始涣散无边，模糊不清，其后阴回气聚，而脉形坚敛也；其始细数无神，起伏不明，其后阳回气充，而脉势畅大，能首尾齐起齐落也。此皆以弦为败脉之转关，以其气由断而续，由屈而伸，由空而实，由散而聚，由衰而振也。其不谓之长，而谓之弦者，阴阳初复，其气只能充于脉管之中，使脉形为之挺亘而有力，尚未洋溢脉管之外，使脉势条畅温润而有余也。仲景曰：伤寒吐下后，不大便五六日，循衣妄撮，谵语不识人，微喘直视，脉弦者生，涩者死。又曰：汗多重发汗，亡阳，谵语，脉短者死，脉自和者不死。又曰：痉病，脉伏坚，发汗后，其脉浛浛如蛇，暴腹胀大者欲解。慎柔曰：虚损，六脉和缓，服四君、保元，热退而脉渐弦，反作泻下血。此阴火煎熬，血结经络者，邪从下窍出也；有作伤风状者，邪从上窍出也。又曰：紧数之脉，表里俱虚，紧犹有胃气，数则无胃气。喻嘉言解仲景下利脉反弦，发热身汗者自愈，谓久利邪气深入阴分，脉当沉弱微涩，忽然而转见弦，是少阳生发之气，发见生机，宛然指下，此皆以弦为吉之义也。故久病之人，其脉弦紧有力者，是真气内遏而有根也。此尤当于尺部占之，病势困笃，寸、关或结或陷，而尺中充长弦实起伏有力者，根本未动也。何者？真气不能充达于上，即当蓄积于下也。世只知尺脉忌弦，而不知尺脉不当忌弦，而忌缓忌滑也。缓者，呆软无气也；滑者，断而不续也。所谓忌弦者，孤硬之谓也，非长实之谓也。（《读医随笔》）

虚寒而脉数者，元气不能安其宅，如人之皇皇无所依也。其形浮大而芤，其情势应指即回，无充沛有余之意。夫元气所以不安其宅者，有风寒湿邪，从足心从腰脐上冲，直捣元穴；有因病误服清肺、利水之剂，使三焦、膀胱真气下泄太过，发为上喘下癃之证，是从下从里撤其元气之根基也。故气浮于外，潋潋而数，宜用酸敛入辛温剂中。若因劳倦忧思，伤其大气，以致内陷而沉细而数者，是阳虚于表，阴又虚于里，非如上文之阳伤于里而越于表也，不但不宜酸敛，亦并不宜辛温，而宜用甘温，如东垣补中益气、仲景小建中之制，《内经》所谓阴阳俱竭，调以甘药者也。故脉之浮数者，有阳伤于内，自越于外者，以酸温敛阳；有阴盛于内，格阳于外者，以辛温消阴。脉之沉数者，有阴虚于内，而阳内陷者，以甘润益阴，甚者以咸温佐之；有阳伤于表，而自内陷者，以甘温助阳，佐以气之芳香者鼓舞之。此四者，皆内伤之数脉，偏属虚寒，而无与实热者也。其治皆宜于补，皆宜于温，而有辛甘酸之不同。（《读医随笔》）

朱丹溪以弦、涩二脉为难治，而慎柔谓老人或久病人，六脉俱浮缓，二三年间当有大病或死。何也？脉浮无根，乃阳气发外，而内尽阴火也，用四君、建中服之。阳气内收，反见虚脉，或弦或涩，此正脉也。照脉用药，脉气待和，病愈而寿亦永矣。盖浮缓者，直长而软，如曲蟮之挺于指下，起伏怠缓，中途如欲止而不前者，重按即空，或分动于两边，而成两线矣。凡寒湿脱血，血竭气散，将死之人多有之。老年无病而见此者，精华已竭也。（《读医随笔》）

伏脉大旨，《简摩》《补义》言之悉矣。陶节庵谓伤寒两手脉乍伏者，此将欲得汗也。邪汗发之，正汗勿发之。其所以乍伏之故，尚未指出。夫欲汗而脉反乍伏者，皆因邪气滞入血脉，正气欲伸，而血阻之不能骤伸，以致折其方伸之锐气，而相格如此也。或伤寒日久，阴盛阳虚，血脉凝泣，得温补之剂，阳气乍充，鼓入血脉，寒邪不得骤开，故相搏而气机乍窒也。或温病大热，津灼血燥，得养阴之剂，津液初回，正气鼓之以入血脉，血燥不能骤濡，气机不能骤利，故相迫而致闭也。亦有内伤生冷，外伤风寒，胸口结痛，呼吸喘促，得温化之剂，脾阳乍动，冷食初化，而表邪未开，以致格拒，而气乍窒者。亦有燥屎内结，表邪尚在，得润降之剂，燥屎将下，正气运于内，不及捍于表，表邪乘机内移，正气又旋外复，以致相激，而气乍窒者。此皆气急欲通，而未得遽通所致。若本有汗及下利不止，而忽然无脉者，真气散气脱也。又有伤风日久，或先经误汗，阴虚戴阳，津空气结，气搏于表，其脉浮薄，止趜趜于皮毛之间，稍按即散，得生津之剂，阳气乍交于阴，其脉内敛。何者？凡气必先一噏而后能一嘘也。此证若不先用生津，以辛温强汗之，脉气不得先伏，而即出汗，即刻气喘而脱矣。前伏为邪正之相搏，此状为阴阳之相交，其得汗，皆所谓战汗之类。邪正相搏者，其躁扰往往甚厉，吴又可谓之狂汗；阴阳相交者，正虚邪微，但略见口噤肢厥而已。陶节庵有正汗、邪汗之辨。邪汗即邪正相搏者也，故曰发之，谓助其正气也。（《读医随笔》）

平素六脉数而无应脉之证，后日必生痈疽。数而有力者，主痈；数而无力者，主疽。若浮数盛者，主六腑；沉数盛者，主五脏。此亦脉病身不病者。

按此六脉齐数，而无差等，其发疮尚迟；若有一二部更甚，则此经所属部位穴道，当见端倪矣。

凡脉见而疮未见，见为是痈，亟服痈方；见为是疽，亟服疽方。未成之疮必消，即已成之毒亦减。苟不防于未然，比及患发，能愈与否，未可定也。古人严喻养痈贻患，意深哉！

肥人六阴脉，当其无病，脉俱不见；若何部脉见，则何经有病。若六脉皆见细数，则是热甚；若非热甚之病，日后必生痈疽矣。医者不问本脉六阴，而误作肝气等证，彼乌知其无病则无脉，今乃六脉细数，足当他人洪数耶！

按伏匿宿疾，其见于百至内之象，沉细数涩者多，迟者少也。若迟中偶见结，其疽一发难治。

常见喉证，始觉如树皮一片，或如草叶一片，附于喉内，但麻木，不疼，或微痛，或食噎。医用寒凉不愈，久则生核成疮或烂；医用八味地黄丸、全真一气汤，愈后仍发；又有尽服寒凉烂死者。此俗名梅核气也，男妇皆有之。盖因事不遂心，久则肝郁脾伤，而成此证。有时三焦火炎，结淤喉管，故噎也。其脉两关浮沉不一，但皆细数而促；寸、尺皆略因之。故上下各见热证，每用逍遥散等药开郁，阳和汤化结，八味地黄丸、八珍汤等调理皆愈。

平常郁结之脉，兼热证则数中见促，兼寒证则迟中见结，乃数息中偶见结促也。若逐息皆见结促，乃病疼之脉，非郁结也。

数息中偶见促，若无热证，乃郁、疮兼有也。宜解郁兼消毒。若业患九窍难愈之疾，是疮既应，而毒有解矣。仍须兼治疮、郁，若但解郁，不能全愈；但用九窍例方，亦不全愈。凡一年之中，旧证治愈，复发多次，无变证，无移部，皆伏匿有物为患，或结积老痰，或淤积死血，其物多般，既不常见于脉，须详问而兼治之。（《王氏医存》）

脉见歇止，为病人所大忌，人尽知之。然余见痰食阻中及妇人怀孕，间见歇止脉，俱无大碍。盖以有形之物阻滞脉道，故有时歇止也。周慎斋先生脉法云：凡杂病、伤寒、老人，见歇止脉者，俱将愈之兆；惟吐而见歇止脉者死。陈友松解曰：歇止有结、促两种。结者迟而止也，病后阴血方生，阳气尚未充足，不能协济其阴，故有迟滞之象，缓行略止，俟阳气一充，全体皆春矣。促者，数而止也，以阳气犹旺，阴分少亏，不能调燮其阳，故有奔迫之势，急行一止，俟阴血渐生，则五脏自然畅达矣。此皆将愈未愈之时，故见此疲困之象，待愈后即无是脉。所以杂病、伤寒，庸医误治，或损其阳，或亏其阴，往往轻病变重，然而未至过伤，久之元气藉谷气以生，辄见此等之脉，乃阴阳渐长之机，非气血全亏之候。至老人年力犹衰，或病后，见歇止之脉，不过阴阳两亏，非凶脉也。可见诸脉俱不妨于歇止，惟呕吐一证，胃气逆而上行，将胃中有形之物尽情吐出，此时脉若平和，犹可保元降气；倘见歇止，是肾气已绝于下，不能上供其匮乏，虽用药，胃必不纳，故知其必死。按陈友松所解，非是凡脉见结、促，皆属凶候，岂可目为将愈之兆？慎斋先生所言，乃是和平脉中见歇止，方为近理。（《存存斋医话稿》）

止歇之脉，有无关败坏者，以其气结也。亦有见于阳气将舒之际者，正伸而邪不肯伏，所谓龙战于野，其血元黄也。大旨与上篇伏脉之义相近，但有脉已浮盛，仍自叁伍不调，或夹一二至小弱无力，或径停止一二至。又有过服寒降，胃阳内陷，右关独沉，或初来大，渐渐小，更来渐渐大，即仲景所谓厥脉也。其渐小之时，有小至于无，相间二三十至之久，而始复渐出者。此脉须与证相参，有阴阳格拒之证，且指下不散不断，尺中见弦，有力有神，即是阳气初伸未畅，进退交争之象。若尺中散断无力，气脱可疑。又尝见痘疹、瘟疫、痈疽大证，伏气将发未发，其脉每先于半月十日前，忽见结涩，疏密不一，叁伍不调，此阴阳邪正已交争于内也，亦是气机将欲发动之兆，而吉凶未分。大抵弦细而疾者多凶，宜豫为补气益血；洪缓而数者少凶，宜豫为生津活血也。（《读医随笔》）

古说脉代有数种。《素·宣明五气》脾脉代，注：耎而弱也。案耎弱则气未尽畅，有乍数乍疏之意，此与《灵·邪气脏腑病形》黄者，其脉代，皆谓脾之平脉。以《脉经》脾平脉长长而弱，来疏去数参之，则此所云代，实即乍数乍疏之义。盖有数有疏，则气不调匀，如相更代，故曰代，而古因谓不调之脉为代。《史记·仓公传》：和即经主病，代则络脉有过。以代对和，则代为不调可知。《素·三部九候》中部乍数乍疏者死，其脉代而钩者，病在络脉，亦谓不调者为代。承上句乍疏乍数而言，意谓经代死，络代病。夏气在络，长夏同法，故脾以代为正，此与仓公说皆取脾平脉之代，而于非时妄见者，射其主病也。所以谓之代者，取其变更不常，如四时代更，日月代明，父子代嬗①，盛衰代迁之比。《说文》：代，更也是也。代之本义，并不取乎止，第以纯耎弱则或不能行，有疏数则似可得间，间者止也，不能行亦止也。故古因又谓脉之有止者为代，如经所云数动一代，五十动一代，乃"代"字之引伸义。所以引代于止者，即动以观止则见为数，即止以观动则见为数，仍是乍疏乍数之意也。然犹通指一止者为代也。至仲景而下，别代于结，始以动而中止，不能自还，为代之专称矣。至李时珍而下，别代于促、结，始以止有常数，为代之专称矣。于此见古今号之沿革。（《研经言》）

《脉经》代脉来数中止，不能自还，因而复动。此论最明。来数，数也；中止，疏也；不能自还，弱之甚也；因而复动，但弱无胃也。与两经之言，若合符节②。于此知

---

① 嬗（shàn 善）：通"禅"。传位；禅让。
② 符节：古代门关出入所持的凭证，为节的一种，用竹或木制成。

中止去奕弱止一间。有胃气为奕弱，无胃气即中止；有胃气则虽无力而其动犹觉不匀而匀，故但谓之乍数乍疏，无胃气则虽有动而极无力以久持，故谓之弱而乍数乍疏。《素·玉机真脏》真脾脉至，弱而乍数乍疏。其即《脉经》之所本乎？《素·平人气象》长夏胃微奕弱曰平，但代无胃曰死。亦明以奕弱为有胃，代为无胃。且不云代而无胃，必云但代无胃者，以其但见奕弱中之疏数，而无奕弱中之和气，故曰但代。王注以奕而弱释《宣明篇》之代，而于但代直云动而中止，不能自还，义各允协。又《素·脉要精微》两言代，王注于数动一代云：代，止也；于代则气衰云：动而中止，不能自还：亦切当。其释《三部九候》之代则过，观《仓公传》自知。总之，释脉必先明其字之本义及引申义，而后前人之得失异同，可考而知也。（《研经言》）

代脉关乎寿，结脉因乎寒，促脉因乎热。平脉歇止，则不关乎寿与寒热，亦自有说。盖一呼一吸，脉来六寸，血营气卫息数，一万三千五百通，脉行五十度，是为一周。稍为痰气所碍，则脉为之一止，非如代之止有常数、结促之止由迟数而得也。天地万古不老而有岁差之数，日月万古常明而有相食之时，岁差、相食，何曾损于天地日月也哉？（《三指禅》）

凡癥瘕、积聚、痰凝、水溢、浮肿、痞满、喘促、咳逆、蓄血、停食、风热瘾疹、寒湿筋骨疼痛、心胃气痛，以及忧愁、抑郁、大怒、久思、久坐、夜深不寐，与夫因病过服凉泄，胃气遏伏不通，妇人月闭、妊娠，脉皆常有停止，有停一二至者，有停二三十至而复来者，即仲景所谓厥脉也。又小儿脉多雀斗不匀，此其多寡疏密之数，举①不足为吉凶之据也。详考其辨，盖有四端：一察其不停之至，应指之有力无力，起伏之有势无势也。力与势盛，即为有神；力与势衰，即为无神。一察其停至之顷，是在脉气下伏之后，其力不能外鼓而然者，是为邪所遏，阳不能嘘也；若在脉气上来之后，其力不能内返，因从指下即散，如弦之绝，而不见其下去者，是元根已离，阴不能吸，其余气游弋经络之中，而将外脱也。一察其停至之至，是于脉气下伏之后，全不能起，径少一至，是邪气内结；若非全不能起，已至中途不能上挺，指下喘喘然摇摆而去者，是中气内陷不振，而将下脱也，稍迟即当变见虾游、鱼翔之象矣。一察其既停之后，复来之至，将起未起之际，有努力上挣，艰涩难起之意者，即知其停是邪气所阻也；若起伏自然如常流利，略无努挣艰涩之情，是其停为元根已离，其余气徘徊于三焦胸腹之空中，进退无定，而将上脱也，稍迟即当变见雀啄、屋漏之象矣。更察其脉之形，无论为紧敛，为洪大，但能通长匀厚，应指有力，高下停匀，或来微衰而去盛者吉；若应指少力，来盛去衰，及宽大中挟一细线，指下挺亘不移，或上驶如驰如射，又断而累累如珠，及指下如引数线不能敛聚者，是中气败散，为痰所隔而不合，即所谓解索也。故有偶停一二至，而即决其必死者，为其气败而不续也；有久停二三十至，而仍决其可治者，为其气闭而内伏也。更察其证：有病之人，必痰塞气遏，不得宣畅，神识昏迷，谵妄躁扰，狂越可骇者，吉也；若气高不下，时时眩冒，及神识清明而静者，凶也。无病之人，

---

① 举：全；皆。

必胸膈不清，肋胀腹病，气闷不舒，心中惊惕，寐中肢掣，夜梦纷纭，及见恶物入暗洞者，吉也；若四肢无力，稍动即喘，气高不能吸纳，胸中时时如饥而又不欲食，二便清利频数者，凶也。（《读医随笔》）

《脉简补义》论脉有如引数线，以为痰病，及将死气尽血散之象详矣。顷读《仓公传》有曰：切其脉，得肺阴气，其来数道，至而不一也，色又乘之，故知其当十日溲血死。夫得肺阴气，谓得肺之真脏也。《内经》曰：所谓阴者，真脏也。肺脉短涩而散，故曰其来散。数道者，即如引数线也。至而不一，是真涩也。以溲血死，是气血不相维之过也。其病由于堕马僵石上，而肺伤也。仲景《辨脉》曰：咳逆上气，其脉散者死，谓其形损也。拙注以形损为肺体伤损，正与此义暗合。以其脏体瘀败，真气不荣，故脉开散而不聚也。以此推之，凡喘咳病剧，及一切痈疽、跌仆、失血诸证，见此脉者，若兼涩结，至而不一，即短期至矣。盖此脉重按，其线仍攒聚指下者，痰实也；其线开散两边者，气散也。旧说八怪脉中，有所谓解索者即此。（《读医随笔》）

雀啄：连三五至而歇，歇而再至，如雀啄食，脾绝也。屋漏：良久一至，屋漏滴水之状，胃绝也。弹石：从骨间劈劈而至，如指弹石，肾绝也。解索：散乱如解绳索，精血竭绝也。虾游：沉时忽一浮，如虾游然，静中一动，神魂绝也。鱼翔：浮时忽一沉，譬鱼翔之似有似无，命绝也。釜沸：如釜中水，火燃而沸，有出无入，阴阳气绝也。（《诊家正眼》）

大人看脉于寸、关、尺，小儿不然，但看其数不数而已。数甚则热，不甚则寒也。数之中浮者，风也；沉者，寒也；缓者，湿也；涩者，邪也；滑者，痰也；有止歇者，痛也。如此而已，余不多谈。（《大小诸证方论》）

凡治小儿，不论诸证，宜先揣虚里穴，若跳动甚者，不可攻伐，其先天不足故也。幼科能遵吾言，造福无涯矣。此千古未泄之神秘也，珍之贵之！

雄按：大人亦然，小儿则脉候难凭，揣此尤为可据。（《柳洲医话》）

世传翠竹翁引丝诊脉，此医书所未言。《襄阳县志》载：崔真人名孟传，北水关人，从族兄授医学，扫云留月，直为壶公妙术。万历朝，太后病笃，真人应召，诏自帘孔引线候脉，投剂立愈，上赐官赐金，皆不受，遂赐以真人号。后于武当羽化[①]，自号朴庵。此恐因小说《西游记》孙悟空之事傅会者。（《医賸》）

腹者有生之本，故百病根于此焉。是以诊病必候其腹，外证次之。盖有主腹状焉者，有主外证焉者，因其所主，各殊治法。扁鹊曰：病应见于大表。仲景曰：随证而治之。宜取古法而术其要矣。（《先哲医话集》）

以腹为存生之本，百病之根，而注重腹诊，也是汉方医学的特征。近代西洋的医学家梅起尼可甫，曾经发表："肠内异常发酵"的学说，而以为"生活的人体的中枢……营养的根源，在于腹部。"良好的血液，在脐下丹田之中，元气和生命之泉，也在腹内。腹部受了重大的损伤，或是有了不能治愈的病症，生命便不能继续保存。自

---

① 羽化：道教称为仙为羽化，即"变化飞升"之意。

古以来，能延命长寿者，胃肠全是强健的。所以观察疾病的原因之道，在于诊察腹部。腹为本体，而病势为影，由影而知形态，依着形态，便可察知本体。安置本体之处，即为腹部，所以观察腹部的状态、外形，考虑起于全身的病势，综合疾病的原因和病势的趋向，便可豫知疾病之后来的变化。这种事情，也是汉方医学的特征。欲预知进行性疾病之后来的变化，则腹诊实为不可缺少的技术。(《皇汉医药全书》)

第五章　辨证辨病

　　医者立方，当先立案。案，即作文之题也。案立某脉兼某脉，某症兼某症，平素强弱，某脏素病，某日得病，曾服某方几帖，年纪若干。一症一脉，犹单题；数症数脉，犹搭题，看题中当重某字某句某节，或单重，或并重，或少带，字字射题，自中肯綮①矣。若不先立医案，则标准不的，势必想入成方，方虽可观，何能见效，为其吃紧处不得也。何异作文者，忘却题眼，勦袭②陈文，文虽可观，与题何涉乎？（《医权初编》）

　　凡古今病名，率多不同，缓急寻检，常致疑阻，若不判别，何以示众？且如世人呼阴毒、伤寒最为剧病，实阴易之候。命一疾而涉三病，以此为治，岂不甚远？而殊不知阴毒、少阴、阴易自是三候，为治全别。古有方证，其说甚明，今仍混淆，害人最急。又如肠风、脏毒、咳逆、慢惊，遍稽方论，无此名称。深穷其状，肠风乃肠痔下血，脏毒乃痢之蛊毒，咳逆者哕逆之名，慢惊者阴痫之病。若不知古知今，何以为人司命？加以古人经方言多雅奥，以痢为滞下，以蹶为脚气，以淋为癃，以实为秘，以天行为伤寒，以白虎为历节，以膈气为膏肓，以喘嗽为咳逆，以强直为痓，以不语为喑，以缓纵为痱，以忪悸为悸，以痰为饮，以黄为瘅。诸如此类，可不讨论？而况病有数候相类，二病同名者哉！宜其视伤寒、中风、热病、温疫，通曰伤寒；肤胀、鼓胀、肠覃、石瘕，率为水气。疗中风专用乎痰药，指带下或以为劳疾，伏梁不辨乎风根，中风不分乎时疾。此今天下医者之公患也，是以别白而言之。《鸡峰方》（《医说》）

　　古之论疾，多取象比类，使人易晓。以大便稀散为鸭溏，或为鹜溏。野鸭谓之鹜，谓其生于水中，屎常散故也。以遇夜目昏不见物为雀目，雀遇昏晚目不见物故也。以肾气奔冲为奔豚，为能奔逸而不能远也。以时气声嗄咽干欲睡复不安眠为狐惑，以狐多疑惑也。以大便艰难为野鸡痔，谓欲便而复止故也。狼漏始发于颈肿，无头有根，起于阙盆之上，连延耳根肿大，谓其疾来暴猛如狼故也。其源缘忧恚，气上不得下。蛴螬漏始发于颈下，无头尾，如枣核块累，移在皮中，谓其无头尾，状若蛴螬故也。（《医说》）

　　每有人断断争辨病名，所病的究竟是伤寒证，还是湿温证，还是湿热证？在争辨者的意思，总以谓医家治病，对于伤寒证，自有伤寒证的治法，伤寒证的方药；对于

---

①　肯綮（qìng 庆）：筋骨结合的地方。后用来比喻要害，最重要的地方。
②　勦袭：抄袭。勦，"剿"的异体字。

湿温证，必有湿温证的治法，湿温证的方药；对于湿热证，另有湿热证的治法，湿热证的方药。湿热证的方药，决不能移治湿温证；湿温证的治法，决不能移治伤寒证。倘然弄错，定致贻误病机，有关大局。那里知道，伤寒不过是个外感病的总称，湿温乃是伤寒之一种，湿热乃是湿温之互名。称伤寒犹之称中国人，湿温犹之称浙江人，湿热犹之称杭州人，绝无是非可言，很不必断断争辨。(《士谔医话》)

再者中医诊病，最要在于认证。一须认清是表证，是里证；二须认清是寒证，是热证；三须认清是虚证，是实证。认清了是表证，还须辨出个是经是络；认清了是里证，还须辨出个是脏是腑。各证有各证的凭据，各各显露出来，除是外行，谁也隐瞒不过，再也不会弄错。所以甲乙两医，或是甲乙丙三医，说出的病名，虽或不同，而认出的病证，再无有不同的。

至于治法，或先治表，或先救里，或表里双解，或上下分消，看去似不齐一，其实如古名将之用兵器，如吕布用戟，关羽用刀，张飞用矛，赵云用枪，各擅其长，其杀敌则一也，去病则一也。中医之认病法，中医之治病法，断不能以西医眼光等量齐观也。(《士谔医话》)

入病家而治病，随在留心，或有触机之处。如见痰盂而知嗽，见灰器而知吐，见高枕而知气升，见敞胸而知烦闷，手抚其腹必气撑，眶有泪痕必多郁闭，目向内者必畏日火之光，旁人耳语者必有难言之隐，面赤为火，面青为痛，面黄为湿，面白阳虚，面灰色者病多危，时叹气者气必窒，多眵者热之征，鼻煤者热之极。其他如枕边之食物，桌上之器具，或有关于病情者，无一不在留神之列也。(《留香馆医话》)

有所苦之谓病。病无定所曰流，亦曰游。其有定所而移者曰转。由此转彼，而此已罢者曰并病。其依次者曰传经。其彼病而此不罢者曰合病。其相为表里之经俱病，亦以次传者曰两感。至邪已入里，而有所着曰结。结而有定形，余症悉罢者始曰积。积而可移曰聚。偏僻在侧曰癖，亦曰痃。假物而成曰癥瘕：症言其可征验；瘕言其为虚假本《病源》。结而无定形，久不愈，愈而复发曰注，亦作疰，亦曰系气。其新病甫愈，有因复发者直曰复，亦作痎。误于医曰坏病。染于人曰易病。病而至于气竭曰极：极有六，言究竟也；气去曰死，言澌①散也。大抵散者泄之，结者排之，误者救之，染者绝之，症宜用此数法。而正气有不支者，即于其中加补味以扶之。历代医法，约略如此。(《研经言》)

切脉、辨证、立方，为医家三要，而脉尤重。盖脉既切明，自能辨症，而投药不难也。今医者苦于脉理难凭，乃竟尽弃不究，惟学写医案作门面语，论症则以活脱为能，用药惟以和平为贵，自谓胜于偏执好奇、孟浪自喜者。不知用药如用兵，贵乎神速，若迟疑不进，使邪势蔓延，必致救援不及，致危殆而后已。夫偏执好奇，诚为医家所忌，然或因其立法乖异，在病家尚不轻信，若和平之剂，人即知其未必效，亦取其无害而就之。岂知"因循"两字，误人不浅！在寻常之症，弗药亦愈，若生死关头，岂可须臾耽待乎？(《毛对山医话》)

---

① 澌（sī 斯）：尽。

治病不难用药，而难于辨症，辨症既明，则中有所主，而用药自无疑畏。如明永乐中东宫妃张氏，经阻阅十月，疑有孕，上命太医盛启东诊之。盛谓非孕，进方多破血品。东宫怒曰：早晚望诞育，岂有服此？即屏退。阅月病益剧，复召诊，仍疏前方。东宫禁盛于别室，而后服其方。盛家惶怖无地，事恐不免，而盛洋洋若不经意。阅三日，家人忽闻门外呼殿声甚喧，出视，则盛已红棍前引，获厚赏归矣。询之，知妃服药后下血数斗，疾渐平复。可见识病既真，下药终无疑畏。如盛者于医，无愧为良矣！（《毛对山医话》）

凡看证之法，先辨内伤外感，次辨表里，得其大概，然后切脉问病，与我心中符合，斯用药无有不当。口鼻之气，可以察内伤外感；身体动静，可以观表里阴阳。口鼻者，气之门户也。外感则为邪气有余，邪有余则口鼻之气粗，疾出疾入；内伤则为正气虚弱，正气虚则口鼻之气微，徐出徐入。此决内外之大法也。动静者，表里之分也。凡发热静而默默者，此邪在表也；若动而躁及谵语者，此邪在里也。而里证之中，复有阴阳之分。凡病人卧，须看其向里向外睡，仰睡覆睡，伸脚睡蜷脚睡。向里者，阴也；向外者，阳也。仰者多热；覆者多寒。伸脚者为热；蜷脚者为寒。又看其能受衣被与否？其人衣被全覆，手脚不露，身必恶寒，既恶寒，非表证，即直中矣；若揭去衣被，扬手露脚，身必恶热，既恶热，邪必入腑矣。此以身体动静，并占其寒热也。然有阳极似阴，其人衣被全覆，昏昏而睡；复有阴极似阳，假渴烦躁，欲坐卧冷水中。此乃真热假寒、真寒假热之象，不可以不辨。（《医学揭要》）

诊病之诀，在知表、里、虚、实、逆、从六字。第欲临诊时知之明，必于读书时知之豫。

夫仲景之辨表、里二字亟矣，而喜言统治者或不信，谓《灵》《素》论症，概以六经脏腑为别，何尝有所谓表、里者？不知两经为针法设，不为药法设。针法在取穴，但审其何经、何脏、何腑，而巨刺、缪刺诸法已可施，不以表、里为汲汲①也。若药法则清轻宜表，重浊宜里，如此而已。且其为气，化于胃、运于脾、布于肺，如饮食然，断无专走一经之理。故必分表、里，而后汗、吐、下、补诸法，各如其轻清、重浊之性以为用。仲景之词，所以异于《灵》《素》者此尔！

至于虚、实，则有二义：邪在为实，邪不在为虚一也；邪结为实，邪不结为虚二也。皆为泻邪地，非为用补地。试取诸经论读之，当不以余言为谬。

至于逆、从二字，则色、脉、证、治皆有之。须先审定其病，而后可言也。神而明之，死生可决已。（《研经言》）

凡人有病同而脉异者，如六淫、七情、八风、九气，一时之病，大率相似，而所见之证，亦多相类。但人禀有旺衰之不同，且有内戕神志，外役形体，种种悬殊，脉象岂能如一？如失血证有脉浮大而芤者，有小弱而数者，伤胃及脏之不同也。气虚证脉有气口虚大而涩者，有气口细小而弱者，劳伤与脱泄之不同也。至于病异而脉同者，内伤夹外感，阳症夹阴症，虚中有实结，新邪夹旧邪，表里交错，为患不一，而脉之

---

① 汲汲：心情急切的样子。

所现，不离阴阳虚实之机。其细微见证，安得尽显于指下哉？如太阳中风与瘫痪不仁，脉皆浮缓，一为暴感之邪，一为久虚之病。又虚劳骨蒸，病疟寒热，关尺皆弦紧，一为肾脏阳虚，一为少阳邪盛。又如上鱼际脉，遗尿有此脉，逆气喘息亦有此脉。又如脉紧而长过寸口者，注病，女人欲男不遂亦有此脉。使非参以脉证，必遇长桑君，饮以上池水，乃能视垣一方之人也。（《脉如》）

有余之脉，洪实坚刚；不足之脉，细微软弱。此一定不易之论。后人又有从脉不从证、从证不从脉二语。夫从脉不从证者，乃是证似有余，脉反不足，证似不足，脉反有余，斯为假症、真脉，治病但从脉断，亦正论也。从证不从脉一语，乃有微细如蛛丝，而反无病，且强健，毫无虚意者；亦有极虚之人，得洪大无伦之脉。及读《灵枢经·通天篇》云，有太阴之人、少阴之人、少阳之人、太阳之人、阴阳和平之人云云。后细论其性情，细述其针法，虽未言脉，其五种人，禀于阳者，脉即偏于阳，禀于阴者，脉即偏于阴也。惟阴阳和平之人，其病与脉相应，虚实寒热指下了然。故慎斋先生有云，豁大有力必死，非偏于阳之谓证乎？人但知脉弱极者必死，而不知洪大之脉，亦有死脉也。（《医家秘奥》）

古书言病之遇节即发也，仅见于《巢源·尸注候》，而目见甚多。有发于交节日者，有发于交节前后数日者，不必尽是尸注。总之病根不拔，则愈而复发。其必遇节何也？考万物应节而来者，莫如八风，以风为中央土气本《尚书·洪范》郑注，详前《原风湿》，土于五常①主信，故至期而不爽，而经谓风者百病之长，是知遇节即发之病必风也。风留经脉，则随感而作，且五日为候，三候为气，一气者月郭盈亏之大法。人身惟经脉随月郭之盈亏以为盛衰，故必久风之在经脉中者，方为遇节即发。若病不在经脉中，虽属久风，亦不至遇节即发也。故遇节即发之状，于风虚劳独多。（《研经言》）

凡人饮食，嗜肥者，胃燥；嗜瘦者，脾湿；嗜茶水、冷果者，胃热；醋心、吐酸者，胃寒；食后倦卧者，胸有停积；呕者，积滞；阵疼而面有白点者，蛔虫；右胁痛者，气与痰；左胁痛者，气与血。（《王氏医存》）

口苦者，胆热也。口甜者，脾热也。口酸者，肝热也。口辛者，肺热也。口咸者，肾热也。口淡者，胃热也。口涩者，肝邪逆于肺也。口燥咽干而渴者，热邪传入肾经，真水不能上注于华池也须急下之，以救肾家将涸之水。口不燥，咽不干，频欲饮热汤者，肾气虚寒也，小便之色必白。口渴尿赤者，邪入膀胱，湿热相聚也自汗脉浮者，宜渗利之；无汗脉紧者，忌渗利也。口噤难言者，或为痉病头摇口噤，背反张者太阳也；口噤胸满，卧不著席，脚挛急，大便闭结不通，必齘齿，胃腑之实热也，或为寒中猝然口鼻气冷，手足厥冷，或腹痛，下利清谷，或身体强硬，四肢战摇，或为痰迷心窍六脉沉细，痰壅喉响，各不相等也。环口黧黑，口张气直，或如鱼口，或乍出不返，皆难治也。（《医学辑要》）

上身病常兼风、痰、燥、火；中身病常兼食、水、气、虫；下身病常兼虚、寒、湿。妇人多郁气，劳力者多瘀血，劳心者多阳痿，咯血者多遗精。（《王氏医存》）

---

① 五常：指仁、义、礼、智、信，是儒家鼓吹的所谓常行不变的五项道德标准。

第一节　辨证纲领

凡人之病，不外乎阴阳，而阴阳之分，总不离乎表里、虚实、寒热六字尽之。夫里为阴，表为阳；虚为阴，实为阳；寒为阴，热为阳。良医之救人，不过能辨此阴阳而已；庸医之杀人，不过错认此阴阳而已。假如发热，恶寒，鼻塞，咳嗽，头痛，脉浮，舌无苔，口不渴，此病之在表者也；如或潮热，恶热，口燥，舌黄，腹痛，便涩，脉沉，此病之在里者也。假如气短，体弱，多汗，惊悸，手按心腹，四肢畏冷，脉来无力，此病之本虚者也；若病中无汗，或狂躁不卧，腹胀拒按，脉实无力，此病之又实者也。假如唇舌俱白，口不渴，喜饮热汤，鼻流清涕，小便清，大便溏，手足冷，脉迟，此病之犯寒者也；若舌赤，目红，口渴喜冷，烦躁，溺短，便秘，或唇燥舌干，此病之患热者也。凡此皆阴阳之分也。至于邪盛正衰，阴虚火亢等，则又阴中之阳、阳中之阴。其间毫厘千里，命在反掌，辨之者安得而不慎？（《笔花医镜》）

欲知病之难易，先知病之浅深；欲知病知浅深，先知病之部位。夫人身一也，实有表里、上下之别焉。何谓表？皮肉筋骨是也。何谓里？脏腑精神是也。而经络则贯乎其间。表之病，易治而难死；里之病，难治而易死：此其大略也。而在表在里者，又各有难易，此不可执一而论也。若夫病本在表而传于里，病本在里而并及于表，是为内外兼病，尤不易治。身半已上之病，往往近于热，身半已下之病，往往近于寒：此其大略也。而在上在下，又各有寒热，此亦不可执一而论也。若夫病本在上而传于下，病本在下而传于上，是谓之上下兼病，亦不易治。所以然者，无病之处多，有病之处少，则精力犹可维持，使正气渐充，而邪气亦去；若夫一人之身，无处不病，则以何者为驱病之本，而复其元气乎？故善医者，知病势之盛而必传也，预为之防，无使结聚，无使泛滥，无使并合，此上工治未病之说也；若其已至于传，则必先求其本，后求其标，相其缓急而施治之，此又桑榆①之收也。以此决病之生死难易，思过半矣。（《医学源流论》）

以周身言，则躯壳为表，脏腑为里；而以躯壳言，则皮肤为表，骨肉为里；以脏腑言，则腑为表，脏为里也。以经脉言，太阳、阳明为表，三阴为里，少阳为半表半里。而于表中又分表里，则太阳乃表之表，阳明乃表之里；于里中又分表里，则太阴为里之表，少阴为里之中，厥阴为里之里也。故伤寒传经之次，首太阳，次阳明，次少阳，次太阴，次少阴，次厥阴。

按太阳之腑为膀胱，阳明之腑为胃，二腑皆贮物，泻而不藏，外通出表，故其经脉属表。太阴之脏脾，少阴之脏肾，厥阴之脏肝，皆贮精，藏而不泻，不能外出，故其经脉属里。少阳之腑胆，所贮精汁类于物，则似腑也，然亦藏而不泻，则又似脏，故其经脉属半表半里。此无可疑。独肾位肝下，最为深藏，其经脉应为里之里，乃反

---

①　桑榆：指日落时余光所在处，谓晚暮。

为里之中，此则不能无疑。岂经脉虽连系于脏腑，其表里层次，自以其行于肌肤之浅深分，不照脏腑之部位为次序耶？且此止言足经耳，若乎经之次第，亦有可得而言者耶？窃疑《内经·热病论》伤寒传经之次，乃仿运气，厥阴为一阴，少阴为二阴，太阴为三阴，少阳为一阳，阳明为二阳，太阳为三阳之说以为言。然此乃言客气之次第，恐未可为病机之据也。且运气之说，亦谬而不足信也。（《医碥》）

凡阳邪在表则表热；阴邪在表则表寒。阳邪在里则里热；阴邪在里则里寒。邪在半表半里，无有是处，则往来寒热。邪在表则腹不满；邪在里则腹胀满。邪在表则呻吟不安，不烦不呕；邪在里则烦躁闷乱，并作呕逆。邪在表则能食；邪在里则不能食；若在表里之间，纵不欲食，未至于不能食也。有胸痞闷，而初见心烦喜呕者，表邪方入里，不可攻下。凡表证悉具，而脉沉微者，以元气不足，不能外达也，但当救里，以助阳散寒为主；若不知温中以固根本，而再用发散之剂，则危亡立至。（《罗氏会约医镜》）

本朝叶天士治病，独于表里之外，必分三焦，实为发前人所未发。肺为上焦，心、脾为中焦，肝、肾为下焦。邪在上焦，宜散宜吐；邪在中焦，宜和宜导；邪在下焦，宜攻宜下。盖人之表里，由外而内，如天之有纬度也；人之三焦，由上而下，如天之有经度也：一纵一横，交相为用，不可偏废。且风寒中人，多从毛窍袭入，故宜分表里；暑湿中人，多从口鼻吸入，故宜分三焦。此尤不可不知者！（《鬝塘医话》）

虚者正虚也，谓其人气血虚衰也。实者邪实也，一切内外寒热诸邪，不论有形无形，但着滞为患，亟宜消散者，皆为实邪。非谓其人气血壮实也。故曰虚中有实，实中有虚，所谓正自虚而邪自实也。虚而不实者，止用补虚，而实者，必攻补兼施；若实而不虚，则直攻之而已。如虚人伤食，轻则于补剂中加消导之品，重则下利之药，顷刻收功矣。庸医乃谓须与纯补，俟其气旺则食自运行，迁延时日，坐失时机，往往变生他证，即幸而奏效，病者受苦久矣。未有久苦于病，而元气不伤者也。名曰补之，实以伤之，亦何为哉？有虚寒，有实寒，如多食生冷及寒痰停滞之类。有虚热，有实热，知实热而不知虚热，与知虚寒而不知实寒，皆庸医也。（《医碥》）

岐伯曰：夫百病之始生也，皆生于风雨寒暑，阴阳喜怒，饮食居处。大惊卒恐，则血气分离，阴阳破散，经络厥绝，脉道不通，阴阳相逆，卫气稽留，经脉虚空，血气不次，乃失其常。《通评虚实论》曰：邪气盛则实，精气夺则虚。又曰：邪之所凑，其正必虚。是凡病未有不为邪气所伤，而即为正气虚脱者也。是以大骨枯槁，大肉陷下，胸中气满，喘息不便，皆因外感风寒，内伤五志之所致。故凡病当先却其邪，调其血气，顺其所逆，通其所稽，则阴阳和平，而正气自复。若止知补虚，而不清理其病邪，病一日不去，正气一日不复，渐积至久而成不救之虚脱矣。又常见少年子女，因感外邪，而为发热，咳嗽，或为唾血，或为夜热，不行清理其邪，而致阴阳破散，血气干枯，有不数月而死者，有不周岁而死者，而曰此百日怯也，此周年怯也。悲夫！夫少壮之人，精神日盛，血气日生，若不因邪病而成虚怯，未之有也，有不因邪病而成虚怯者，奇恒之病也。不因外感内伤，故曰奇恒。"大奇篇"曰：胃脉沉鼓涩，胃外鼓大，心脉小紧急，皆膈，偏枯，男子发左，女子发右。年不满二十者，三岁死。从内而外故曰发。夫人之荣卫血气、皮肉筋骨，皆资生于胃腑水谷之精。胃脉沉鼓涩者，胃虚而生气衰也。血气不能荣养于身，故成偏枯之证。年未满二十者，精神正盛，血气方殷，而反见此衰败之证，此因先天所秉之元气虚薄，而后天不能资培，斯成自损之病，然亦至三年之久，而不致于速死。审辨邪正虚实，临证要紧关头，名医之门多疾，若能分别救治，庶几其有瘳乎！（《侣山堂类辩》）

　　病有脏虚脏实，腑虚腑实，上虚下实，下虚上实，状各不同，宜探消息。肠鸣气走，足冷手寒，食不入胃，吐逆无时，皮毛憔悴，肌肉皱辙，耳目昏塞，语声破散，行步喘促，精神不收，此五脏之虚也。诊其脉举指而活，按之而微，看在何部，以断其脏。又按之沉、小、弱、微、短、涩、软、濡，俱为脏虚。虚则补益，治之常情耳！饮食过多，大小便难，胸膈满闷，肢节疼痛，身体沉重，头目昏眩，唇舌肿胀，咽喉闭塞，肠中气急，皮肉不仁，暴生喘乏，偶作寒热，疮痐并举，悲喜自来，或自痿弱，或自高强，气不舒畅，血不流通，此脏之实也。诊其脉，举按俱盛者实也。又长、浮、数、疾、洪、紧、弦、大，俱曰实也。观其在何经，而断其脏。头痛目赤，皮热骨寒，手足舒缓，血气壅塞，疽瘤更生，咽喉肿痛，轻按则痛，重按则快，饮食如故，是为腑实，诊其脉浮而实大者是也。皮肤瘙痒，肌肉膜胀，食饮不化，大便消而不止，诊其脉轻按则滑，重按则平，是为腑虚。观其在何经而正其腑。胸膈痞满，头目碎痛，饮食不下，脑项昏重，咽喉不利，涕唾稠黏，诊其脉左右寸口沉结实大者上实也。颊赤心怯，举动颤栗，语声嘶嗄，唇焦口干，喘乏无力，面少颜色，颐颔肿满，诊其左右寸脉，弱而微者上虚也。大小便难，饮食如故，腰脚沉重，如坐水中，行步艰难，气上奔冲，梦寐危险，诊其左右尺中脉，滑而涩者，下虚也。凡病人脉微、涩、短、小，俱属下虚。（《华佗神医秘传》）

　　身发壮热，毛直皮燥，睡卧不宁，腮红睛赤，烦渴腹胀，便秘喘急，皆实热证，而复见呕吐者，此热毒在内，不得伸越，或为寒冷所搏，乳食不节，冷热相拒，则上逆而为呕吐，病机所谓诸逆冲上，皆属于火者是也。治当升提发散，兼辛以散之，如升麻汤加生姜、橘皮之类。吐逆势甚者，更加猪苓、泽泻引之下行可也。又有泄泻兼见，似乎虚证，然因热毒郁盛，熏炙脾胃，不得外达，则毒从下陷，寻窍而出，亦当升提发散，热毒外解，内泄自止。有食则兼消导，如枳壳、山楂之类。又复有不思饮食，似乎内虚，不知郁热在内，不得伸越，二便秘结，腠理阻塞，热毒壅遏，腹胀满急，不思饮食，必然之势，亦当升提发散，引毒达表，有热则兼清热，如山栀、黄连之类，则热气有所升越，而脏腑和平，饮食自进矣。若误用丁、桂、半夏等热药于呕吐、泄泻之证，用参、芪、白术等补药于腹胀、不思饮食之证，立能杀人。他如龙骨、豆蔻、曲、檗、缩砂，皆热泻之戈戟也。（《张氏医通》）

　　以人之虚，因天之虚，为贼邪病，自春分至秋分之寒，自秋分至春分之热是也；以人之虚，因天之实，为正邪病，自春分至秋分之热，自秋分至春分之寒是也。总言之，则寒、热二者以应二气；析言之，则寒、热、凉、温四者以应四时。而皆生于风，故《内经》曰："风者百病之长也。"风之温者必挟湿，其凉者但为风，与寒热分主四时；《灵·九宫》所谓春温、夏热、秋风、冬寒是也。然湿与寒热，惟当其旺时则有之，而风乃四时皆有，故风之病人独多。人以劳役解脱，喜怒阴阳，饮食醉饱，人鬼惊恐，跌打堕压，虫兽咬伤而致虚，有一于此，则风即凑之；其在湿与寒热之令及有贼邪时者，亦各凑之；故曰"邪之所凑，其气必虚。"第既凑之后，反见为实，其为状也，有相半者，有相过者，无纯虚也。惟大病被汗、吐、下后，邪去而气血不能遽复，及妇人新产后而液去，而形气不足以充，则纯虚。然一在病后，一则非病，不可以治病之法治之。夫病无纯虚，则方无蛮补，无足怪者。或难之曰：老年聋盲，非纯虚乎？答曰：此亦风也。老年血气当衰，药不能托，且托之而后者乘虚续至，故永不愈耳！其不愈者在虚，其为病者仍属风。（《研经言》）

大实有羸状，误补益疾；至虚有盛候，反泻含冤。阴症似乎阳，清之必毙；阳症似乎阴，温之必亡。盖积聚在中，按之则痛，气旺气粗，脉来有力，实也。甚则默默不欲语，肢体不欲动，或眩晕昏花，或泄泻不实，是大实有羸状也，若误补之，是实实也。心下痞满，痛按之则止，色悴声短，脉来无力，虚也，甚则胀极，而食不得入，气不得舒，便不得利，是至虚有盛候也，若误泻之，是虚虚也。阴盛之极，往往极阳，身热面红，口干喜冷，手足躁扰，语言谵妄，脉之洪大，悉似阳证，但身虽炽而欲得衣被，口虽喜冷而不得下咽，手足虽躁扰而神明则静，语言虽谵妄而声则微，脉虽洪大而按之无力，若误清之，是以水济水也。阳盛之极，往往发厥，手足逆冷，自汗发呃，身卧如塑，六脉细微，悉似阴症，审其内症，必气喷如火，咽干口臭，舌胎芒刺，渴欲饮冷，谵语太息，喜冷恶热，心腹胀满，按之痛甚，小便必黄赤短少，大便必臭秽殊常，若误温之，是以火济火也。

外感则人迎脉大，内伤则气口脉大；外感恶寒，虽近烈火不除，内伤恶寒，得就温暖即解；外感鼻气不利，内伤口不知味；外感邪气有余，故发言壮厉，内伤元气不足，故出言懒怯；外感头痛，常痛不休，内伤头痛，时作时止；外感手背热，内伤手心热。（《顾氏医镜》）

天下皆轻谈医，医者则以长自许，一旦临疑似之症，若处云雾，不辨东西，几微之间，瞬眼生杀矣。夫虚者补之，实者泻之，寒者温之，热者清之，虽有庸浅，当不大谬。至如至实有羸状，误补益疾；至虚有盛候，反泻含冤；阴症似乎阳，清之必毙；阳症似乎阴，温之转伤。当斯时也，非察于天地阴阳之故，运气经脉之微，鲜不误者。盖积聚则中实也，甚者默默不欲语，肢体不欲动，或眩运昏花，或泄泻不实，皆大实有羸状也。正如食而过饱，反倦怠嗜卧也。脾肾损伤，虚也，甚则胀满，而食不得入，气不得舒，便不得利，皆至虚有盛候也。正如饥而过时，反不思食也。脾肾虚寒，真阴症也。阴盛之极，往往格阳，面目红赤，口舌裂破，手扬足掷，语言错妄，有似乎阳也。正如严冬惨肃，而水泽腹坚，坚为阳刚之象也。邪热未解，真阳症也，阳盛之极，往往发厥，厥则口鼻无气，手足逆冷，有似乎阴也。正如盛夏炎灼，而林木流津，津为阴柔之象也。诸反疑似之症，不可更仆数①，一隅三反，是有望乎智者！大抵症既不足凭，当参之脉理；脉又不足凭，当取之沉候。彼假症之发现，皆在表也，故浮取

---

① 更仆数："更仆难数"的简称。形容事物繁多，数不胜数。

脉，而脉亦假焉。真症之隐伏，皆在里也，故沉候脉，而脉可辨耳！脉辨已真，犹未敢恃，更辨禀之厚薄，症之久新，医之误否，夫然后济以汤丸，可以十全。使诸疑似之症，濒于死而复生之，何莫非仁人君子之遗泽耶！（《医学辑要》）

病之大端，不外乎寒热、虚实，然必辨其真假而治之无误。假寒者，寒在外而热在内也，虽大寒而恶热饮；假热者，热在外而寒在内也，虽大热而恶寒饮；此其大较也。假实者，形实而神衰，其脉浮洪芤散也；假虚者，形衰而神全，其脉静小坚实也。其中又有人之虚实，如怯弱之人而伤寒、伤食，此人虚而症实也；强壮之人而失血、劳倦，此人实而症虚也。或宜正治，或宜从治，或宜分治，或宜合治，或宜从本，或宜从标，寒因热用，热因寒用，上下异方，煎丸异法，补中兼攻，攻中兼补，精思妙术，随变生机，病势千端，立法万变，则真假不能惑我之心，亦不能穷我之术，是在博求古法而神明之。稍执己见，或学力不至，其不为病所惑者几希矣！（《医学源流论》）

燥与火异，湿与寒异。燥证属虚者，十有八九；属实者，少火证虚实相半，湿证皆脾虚，病证之为虚为实，宜参详其所因、所兼。如风、寒、暑、热之外感，七情、杂病、酒色之内伤，斟酌施治，不可执方。至于虚寒等证，除外感风邪，初从实论，余皆从虚治。燥乃金亏不能生水，脏腑津液枯竭也；湿乃火衰不能摄水，土败水溢，痰涎郁滞也，其因各殊，虚实亦异，与病消息，在司命者！（《王氏医存》）

寒热同形者，寒极似热，阴寒逼其微阳外越也；热极似寒，所谓热深厥深也。更有久服温补，清浊混处，畏寒异常，攻以寒下之剂，而阳达寒退者。前人之名论、治案夥矣。同病者，真寒真热，二气并见也。如伤寒大青龙证，是寒束于外，卫陷于内，而化热也。其人必胃热素盛者。太阳中暍，是先伤于暑，后伤冷水，乃寒热两感之病也。《内经》论疟，义亦如此。此表寒里热也，须辨其浅深轻重、气分血分而分治之。表热里寒，则有内伤生冷，外伤烈日，发为霍乱者；瓜果酒肉，杂然并食，发为痢疾者。至于上热下寒，是肺热肾寒，内虚之病也。亦有下受寒湿，逼阳上升者。前人皆有名论。独有上寒下热，真相怫郁之证，近日极多。其脉沉之见滑或兼大，浮之见弦或兼细。其病因，或由久受湿寒，阳气不得流通；或因微热，过服清肃之剂。每怪前贤，绝无论及，及读许叔微破阴丹一案，乃深叹其独具只眼也。又有气寒血热、血寒气热之辨，即仲景荣寒卫热、卫寒荣热之事也。血热则脉形缓大，气寒则起伏不大而无力；血寒则脉形紧小，气热则来势盛大而有力矣。此亦前人所未及也，惟叶天士通络之说，于此等病治法甚合，吾每窃取而用之，其效殊捷。又有其人本寒而伤于热，及本热而伤于寒，日久往往与之俱化，若初起未化，与邪盛而不化者，其治法须仿《内经》治胜安伏之义，恐得药后复化也。许案附

乡人李信道得疾，六脉沉不见，深按至骨，则若有力按周本"若"字作"弦紧"，头痛，身温，烦躁，指末皆冷，中满恶心。两更医矣，医皆不识，止供调气药。予因诊视曰：此阴中伏阳也，仲景法中无此证，世人患此者多。若用热药以助之，则为阴邪隔绝，不能导引真阳，反生客热；若用冷药，则所伏真火愈见消烁。须用破散阴气，导达真火之药，使火升水降，然后得汗而解。授破阴丹二百粒，作一服，冷盐汤下。不半时，

烦躁狂热，手足躁扰按周本"躁"作"燥"，其家大惊。予曰：此俗所谓换阳也，无恐。须臾稍定，略睡，已中汗矣。自昏达旦方止，身凉而病除。硫黄、水银、陈皮、青皮四味，面丸，冷汤下，名破阴丹。（《读医随笔》）

心热者额上先赤，心烦，心痛，掌中热而哕，或壮热饮水，已午时甚。肝热者，左颊先赤，便难，转筋，寻衣撮物，多怒多惊，四肢困倦，寅卯时甚。脾热者，鼻上先赤，怠惰嗜卧，身热饮水，遇夜益甚。肺热者，右颊先赤，手抓眉目，喘咳，寒热饮水，日西热甚。肾热者，颏下先赤，两足热甚，骨节如虫蚀，热甚不能起于床，夜间益甚。

仍当辨其虚实。实则面赤气粗，口燥唇肿，作渴饮冷，大小便难，或掀衣露体，烦啼暴叫，仰面而卧，睡不露睛，手足指热。虚则面色青白，恍惚神缓，口中虚冷，嘘气软弱，喜热恶寒，泄泻，多尿，或乍凉乍温，怫郁惊惕，夜出虚汗，屈体而卧，睡露睛，手足指冷。

大抵阴虚则内热，阳盛则外热。以手轻按之则热，重按之不热，此皮毛血脉之热，热在表也；重按之筋骨之分则热，轻按则不热，此筋骨之热，热在里也；不轻不重按之而热，此肌肉之热，热在表里之间也。壮热者肢体大热，热不已则发惊痫；温热者肢体微热，热不已则发惊搐。壮热恶风寒，表之虚热也；不恶风寒，表之实热也。壮热饮汤，为津液亏，里之虚热也；壮热饮水，为内火炽，里之实热也。（《医脉摘要》）

经曰：阴虚则发热。夫阳在外，为阴之卫；阴在内，为阳之守。精神外驰，嗜欲无节，阴气耗散，阳无所附，遂致浮散于肌表之间而发热，实非是热，当作阴虚治之，而用补阴之法可也。或曰：伤寒发热，俱系邪气何耶？予曰：伤寒热邪，自外而入；阴虚发热，自内而出也。（《慎斋遗书》）

病有假寒假热，药有正治从治。然假寒病绝少，假热病则十有五焉，设投凉药，而热反炽者，须防其假热。辨之之法，细察舌苔绛而似干非干者，呼气不甚热，渴欲饮冷，饮一二口即止者，则假热无疑矣。（《留香馆医话》）

立斋云：凡人饮食起居失宜，见一切火症，悉属内真寒而外假热，故肚腹喜暖，口畏冷物。此乃形气病气俱属不足，法当纯补元气为善。内伤症似外感，一时难辨，立斋以腹喜暖、口畏冷物二者别之，最为良法。（《折肱漫录》）

夫阴寒者，肾中之真火衰也；阴虚者，肾中之真水亏也。真火衰，则有寒而无热；真水亏，则有热而无寒，经曰阴虚则发热是也。世或不察，见其发热，动曰伤寒，舛误悖谬，莫可言状。殊不知与伤寒二字，绝不相干。试诊其脉，则不紧而数，不实而虚；验其症，或头目眩晕，或引衣倦卧，或腰腿酸疼，或渴喜热饮，身虽热而未尝恶寒，不喜食而未尝胀满；询其因，非酒色过纵，必大劳大病后不能谨欲，乃致此。急与六味地黄汤大剂饮之，则热退而病却矣。或畏寒口渴，则用七味汤；足冷脉弱，则与八味汤。或有畏其泥膈而不敢轻尝者，盖不知六味、八味等汤，皆是肾经本药，直达下焦。使果阴虚，急藉以益水补火，必不可缺、必不可缓之剂，更何疑之有？（《古今医彻》）

人知阴虚唯一，而不知阴虚有二。如阴中之水虚，则病在精血；阴中之火虚，则病在神气。盖阳衰则气去，故神志为之昏乱，非火虚乎？阴亏则形坏，故肢体为之废弛，非水虚乎？今以神离、形坏之证，乃不求水火之源，而犹以风治，鲜不危矣。试以天道言之，其象亦然。凡旱则多燥，燥则多风，是风本之化从乎燥，燥则阴虚之候也。故凡治类风者，专宜培补真阴以救根本，便阴气复，则风燥自除矣。然外感者，非曰绝无虚证，气虚则虚也；内伤者，非曰必无实证，有滞则实也。治虚者，当察其在阴、在阳而直补之；治实者，但察其因痰、因气而暂开之。此于内伤、外感及虚实攻补之间，最当察其有无微甚，而酌其治也。甚至有元气素亏，猝然仆倒，上无痰，下失禁，瞑目昏沉，此厥竭之证，尤与风邪无涉，使非大剂参附，或七年之艾，破格挽回，又安望其复真气于将绝之顷哉？倘不能察其表里，又不能辨其虚实，但以风之为名，多用风药；不知风药皆燥，燥复伤阴，风药皆散，散复伤气，以内伤作外感，以不足为有余，是促人之死也。（《医门法律》）

　　阴虚之病，反觉恶寒足冷，呕吐，自汗，或见小便清长，与精滑、频溺之状，似阳虚之症，不可作阳虚治之。惟其脉必涩数，口必干燥为异。虽有恶寒、足冷之势，以其相火动，火极似水也。如阳虚病而有前项之症，则其脉必微弱，而口中气息，惟觉寒冷，不觉干燥为异。（《履霜集》）

　　阳虚之病，反见夜热昼止，或咳嗽咽疼，骨蒸烦热，两手心焦烙，面红烦燥，或阳气不固，而患脱血之状，似阴虚症，不可误作阴虚治之。然形症虽如是，其六脉必微弱，或命门之脉衰脱，及手足逆冷为异。（《履霜集》）

　　虚火二字，混淆已久，贻误最多，不可以不辨也。夫火有阴盛格阳之火，有阴虚火动之火，有纯属阴虚似火非火之火。所谓阴盛格阳者，龙雷之火也，得水愈燔，得热则散；内真寒而外假热，真正之虚火也，补阳即消矣；有曰虚火宜补，温能除大热者，此之谓也。所谓阴虚火动者，真水亏乏，邪火妄行，神魂躁动，内外枯热，是亦不得不谓之虚火，若补阳则助其热矣；有曰阳旺阴愈消，热增水益涸者，此之谓也。所谓似火非火者，原无外火销烁，止以真阴亏竭，泉源断流，而致为干枯燥旱，是又不可不名为虚火，此则肾水大伤，非纯补真阴莫济矣；有曰补阴以配阳者，此之谓也。（《虚损启微》）

　　有男子脾肾气虚，腰膝无力、目眩耳鸣、形体憔悴、溏泄无度、饮食少进、步履艰难，似乎阴虚弱症而非也。何以辨之？曰：不咳嗽，不内热、骨蒸，不潮热、吐红是也。然其脉必软缓微弱，虚寒之极。治法当回阳返本、健脾益胃、交补心肾为主，则寒谷阳回，万物发生矣。（《理虚元鉴》）

　　今之医者，以其人房劳之后，或遗精之后，感冒觉寒而发热者，谓之阴症。病者遇此，亦自谓之阴症。不问其现症如何，总用参、术、附、桂、干姜、地黄等温热峻补之药，此可称绝倒者也。夫所谓阴症者，寒邪中于三阴经也。房后感风，岂风寒必中肾经？即使中之，亦不过散少阴之风寒，如《伤寒论》中少阴发热，仍用麻黄、细辛发表而已，岂有用辛热温补之法耶？若用温补，则补其风寒于肾中矣。况阴虚之人而感风寒，亦必由太阳入，仍属阳邪，其热必甚，兼以燥闷烦渴，尤宜清热散邪，岂可反用热药？若果直中三阴，则断无壮热之理，必有恶寒、倦卧、厥冷、喜热等症，方可用温散，然亦终无用滋补之法。即如伤寒差后，房事不慎，又发寒热，谓之女劳复，此乃久虚之人，复患大症，依今人之见，尤宜峻补者也。而古人治之，用竹皮一升煎汤服，然则无病而房后感风，更不宜用热补矣。故凡治病之法，总视目前之现证现脉。如果六脉沉迟，表里皆畏寒，的系三阴之寒证，即使其本体强壮，又绝欲十年，亦从阴治；若使所现脉证的系阳邪，发热烦渴，并无三阴之症，即使其人本体虚弱，又复房劳过度，亦从阳治。如《伤寒论》中阳明大热之证，宜用葛根、白虎等方者，瞬息之间，转入三阴，即改用温补；若阴症转阳症，亦即用凉散：此一定之法也。近世惟喻嘉言先生能知此义，有《寓意草》中黄长人之伤寒案可见。余人皆不知之，其杀人可胜道哉！（《医学源流论》）

前人每于阴虚阳陷，热郁于内，脉见沉散之证；阴虚阳亢，热浮于外，脉见浮洪之证；阴虚阳熄，内外皆寒，脉见芤弦之证；阳虚内陷，阴为阳扰，脉见紧数之证：一概指为阴证。与阴盛格阳、寒洰于内，阴盛遏阳、寒锢于外之证，略无分别。此喻嘉言所讥为传派不清者也。倘概用附子理中、四逆、真武，贻误岂浅鲜哉！更有口称阴证，而方用四物、六味；口称阴虚，而方用四逆、白通者：尤当会意，勿致害词。夫阴虚者阳必凑之，阳虚者阴必凑之，此一说也；阴虚者阳必无根，阳虚者阴必不固，此又一说也。故阳虚内热，与阴虚内热，致不同也。阴虚者，如房室过度，或用心过度，阴气消耗，发为骨蒸，骨髓如空，小便赤涩，此阴虚而阳气因以陷之也。治之必填精补血，以充其阴而擎其阳，宣发升举之品，只可为佐。阳虚者，如劳力过度，汗出过多，一经宁息，时时洒淅①恶寒，内发烦渴，四肢困倦，筋骨酸厥，此阳虚不能行表而内缩于阴也。此时阴分亦必受伤，但病起于阳，治之必健脾益气以充壮其阳；生津清热之品，亦只可为佐。东垣补中益气之制，为阳虚内热设也；丹溪大补阴丸之制，为阴虚内热设也：二者岂可差互乎？重以填精补血治阳虚，必致阳愈郁滞，而不可复振；重以健脾益气治阴虚，必致阴愈消灼，而不可复回。（《读医随笔》）

阳虚而见阳热之症，是真火无根而脱出也；阴虚而见阳热之症，是阴虚阳无所附而然也；阳盛而见阴寒之症，是阳盛拒阴也；阴盛而见阳热之症，是阴盛格阳也。四者用药不当，生死反掌。（《客尘医话》）

凡阳症似阴者，手足冷，大便闭，小便赤，烦闷昏迷，身寒却不欲衣，口渴，指甲红，脉必沉滑，或四肢厥冷。此阳极于内，真阴失守也。轻则调胃承气汤，重则大承气汤下之，以救一线之阴，不至为阳所劫。此时不知诊脉，疑以为寒，用一毫温热之药，则立毙矣。

凡阴症似阳者，烦躁面赤，咽干，大便泄，小便清，指甲黑，或身热反欲得衣，口渴，不喜冷水，脉必浮微。若认为阳症，投以寒药，死者多矣。总之，阴症不分热与不热，不论脉之浮沉大小，但指下无力，重按全无，便是伏阴，急与五积散，通解表里之寒。若内有沉寒，必须姜、附温之，如附子理中汤之属，乃为妙剂。（《罗氏会约医镜》）

---

① 洒（xiǎn 显）淅：寒栗貌。

阳旺未有不胜阴者，其阳旺而阴生，必剂中有阴药为之引导。若人参，本具生津益气之大力，与肉桂、附子纯阳者迥别，其益阴，本不得谓之阳旺之功也。至于真火衰歇，沉阴冱寒①，津气因寒不得敷布，发为烦渴；精血因寒不得充壮，发为枯瘦；渣滓因寒不得运动，发为秘结；以姜、桂、萸、附补益真阳，遂能蒸动津液，宣化水精，使五脏百脉为之充润也。此阳旺而阴始化，非阳旺而阴自生也。又有暴病，阴盛格阳，寒结于内，热浮于上，烦躁狂妄，谵语喘促，以桂、附开其下寒，而虚火遂返其宅者，此亦阴化，非阴生也。且皆以其阴盛，而益阳以胜之，使归于和平，非以阴少，而益阳以助之也。岂真有精枯血燥，虚火亢炎，而桂、附能以独力致阴消火者乎？必用阴药而资桂、附熏蒸鼓舞之力也。《内经》谓辛能开腠理，通气致津液。其所谓"致"，是自此而之彼，非自无而之有；是熏蒸鼓舞宣通敷布之谓，非包涵孕育滋长增益之谓也。前人措词过当，每多如此，其病根总由于语欲惊人也。后人习为常谈，漫不加察，贻误匪浅，故敢正之。（《读医随笔》）

《内经》云：阴盛生内寒，阴虚生内热，其证候不同矣。阴虚之脉数散而涩，阴盛之脉迟紧而涩，其脉象不同矣。阴虚宜甘润填阴，阴盛宜辛温振阳，其治法更不同矣。况阴盛格阳于外，与阴虚阳越于外，其机括尤不同也。阴踞于内，升降不调，阳欲内返而不得，此阴力之能格阳也；阴虚不能维阳，无根之阳，不能内返，游弋于外，此微阳之自外越也。而前贤每以脉浮而大，按之无力，为阴寒内盛之脉；以面热戴阳，烦躁不安，为阴寒内盛之证。喻嘉言所讥为传派不清者也。殊不知此正阴虚阳越之事，其治宜温润填阴以安阳，无大热温经以回阳也。至于脉沉细而疾，渴欲饮水，烦躁闷乱，此阴痼于外，阳怫于内之象也。而曰阴盛格阳，水极似火，不亦误乎！即用热剂，如许氏之破阴，亦彻外阴以透伏阳，岂驱逐伏阴之谓乎？若夫所谓内外有热，其脉沉伏，不洪不数，但指下沉涩而小疾。此为伏热，不可误认虚寒，以温热治之，是益其热也。此又阴虚而阳气下陷，入于阴中，所谓荣竭卫降者也，与上文阴盛阳郁之证，又自霄壤。大抵阴盛于内为内实，其脉象决无按之反芤者，非牢坚即细紧耳！惟阴虚者，精血内空，阳气外迫，其脉则浮大而芤矣。第阴盛之人，有阳虚，有阳不虚；阴虚之人，有阳盛，有阳不盛。从阴引阳，从阳引阴，喻嘉言有三分七分、昼服夜服之论矣。此专就虚劳一病言之也，若寻常杂病，只于本病对治剂中，用药略有偏寒偏热、兼升兼降、重散重敛之不同耳！即如阴盛之人，阳虚者，直用温经回阳矣；阳不虚者，用温化之药，加以微苦微酸，清肃浮阳，使之内合也。阴虚之人，阳盛者，是内热也，宜甘润、咸润以填阴，佐以参、芪、升、柴，补气建中之品，提挈阳气，出返阳位也；阳不盛者，即浮阳外越也，宜温润兼补脾肾，酸辛并用可矣。此内伤治法大略也。总宜审察脉象，以决病机，无惑于重按全无，是为伏阴之说，庶不致寒热攻补之倒施耳！

东垣治一人脚膝痿弱，下尻臀皆冷，阴汗臊臭，精滑不固。脉沉数有力，是火郁于内，逼阴于外也。精不固者，髓中混以湿热也。小柴胡去参，加茯苓、胆草、黄柏苦寒泻之而愈。

---

① 冱（hù互）寒：天气严寒，积冻不开。

节庵治一壮年，夏间劳役后食冷物，夜卧遗精，遂发热、痞闷；至晚头额时痛，火热上乘也；两足不温，脾气不下也。医谓外感夹阴，以五积散汗之，烦躁、口渴、目赤、便秘；明日以承气下之，但有黄水，身强如痉，烦躁更剧，腹胀喘急，舌胎黄黑，已六七日矣。诊其脉，六七至而弦劲。急以黄龙汤，下黑物甚多，腹胀顿宽，烦躁顿减，但夜间仍热，舌胎未尽；更与解毒汤，合生脉散，加地黄，二剂热除，平调月余而安。（《读医随笔》）

凡人一身，只阴阳二气。阳气生发，阴气皆化为血；阳气不足，阴气皆化为火。治法：实火可泻，虚火当补。辛卯春，余客济南，有孙某患病月余，目赤唇裂，喉痛舌刺，吐血盈碗，症势颇危。前医用清火解毒之味，盖闻其人好服丹石，以为药毒迅发故也。迭饮不效，来延余诊。余切其脉，浮举似洪，沉按则细，知是命火外灾，无所归宿所致。用引火归原法，桂附八味丸加人参、牛膝为方，投剂辄应，数服而愈。此乃真寒似热之症也，与阴盛格阳，阴极似阳，治法相同；与阳气有余，药用寒凉者迥别。个中办法，全以脉为凭。薛立斋曰：人知数为热，而不知沉细中见数为寒甚，真阴寒症，脉常有七八至者，但按之无力而数耳！是寒热真假之辨也。且内伤与外感，治法亦异。外感宜散，可用姜附汤；内伤宜补，须用桂附八味法。《仙经》曰：两肾一般无二样，中间一点是阳精。其象横则为三坎，竖则为川水，中间一点真阳，乃生身命之原。不知闭藏，日加削伐，以致龙雷不守，厥而上炎，非补水中之火不可。六味补水也，桂附八味补水中之火也。真阳得补，返归其元，热自收矣。使误假为真，恣用寒剂，祸如反掌，不可不慎！（《诊余举隅录》）

前哲言左右手脉来沉细，身热面赤足冷，即是夹阴伤寒。此为色欲内伤外感，于是病由房事后得者，概以阴症名。癸巳，余客都门，有王某房事后，忽病憎寒振栗，体倦神疲。医以为色欲内伤，准是阴证，投以温剂。数日，神识昏馈，转重转危，来延余诊。切其脉，细而涩，酷肖虚寒，惟口燥唇焦，便闭溺赤，其象与阴症迥殊，知是邪热内郁。遂合凉膈散、解毒汤为方，二剂，诸症悉减，再承是方，清理而愈。按此症，乃真热似寒、真实似虚之假象也，谬以阴症目之，岂非大误？汪𬀩庵曰：房事饮冷患伤寒，亦有在三阳经者，当从阳症论治，不得便指为阴症也。世医不明，妄投热剂，杀人多矣。叶天士曰：房劳而患客邪，不过比常较甚，未必便是阴病。近代名贤，讹传阴症，伤人实多。余为推原其故，盖病人缘房事后自虑其虚，医者即不问所因，但知迎合为务，误温误补，以致邪无出路，转辗内攻，病虽至死，莫测其非。天下不白之冤，孰有甚于是者乎？是皆寒热、虚实辨症不清之过也。

丁酉，余客天津，夏初，有同乡某，年未及冠，新娶后，内热殊甚。人疑肾劳水亏，误用枸杞、元武版等味，以致神疲体倦，烦闷不堪，来速余诊。脉象沉数有力，审是春夏之交，温邪内发，非清利不可。用三黄汤加味治之而愈。可见因症用药，效如响应。俗工不知，妄为臆度，轻者转重，重者转危，自误误人，洵非浅鲜。盖即前人名论，作当头之棒喝乎！（《诊余举隅录》）

第二节　辨病大要

　　冒风者，风邪冒于皮毛，而未传经入里也。汪讱庵曰：轻为冒，重为伤，又重则为中。可见冒风之病，较伤风为轻浅耳！近世每以冒风之病，指为伤风，不知伤风之病，即仲景书中风伤卫之证也。今谓冒风，乃因风邪复冒皮毛，皮毛为肺之合，故见恶风、微热、鼻塞、声重、头痛、咳嗽，脉来濡滑而不浮缓，此皆春时冒风之证据，与风伤卫之有别也，宜乎微辛轻解法治之。倘或口渴喜饮，是有伏气内潜，如脉数有汗为风温，脉紧无汗为春温，务宜区别而治，庶几无误。

　　或问曰：曾见灵胎书中有头痛、发热、咳嗽、涕出，俗语所谓伤风，非仲圣《伤寒论》中之伤风也。今先生竟以风伤卫分为伤风，与灵胎相悖，究竟谁是谁非？曰：灵胎所论之伤风，即是书之冒风；是书之伤风，即仲圣书中风伤卫分之伤风。据理而论，当遵圣训为是，俗语为非。曰：观先生所论之冒风，较伤风为轻，灵胎所论之伤风，为至难治之疾，一轻一重，何其相反？曰：丰谓风邪初冒皮毛，其证轻而且浅，不难数服而瘥，故曰轻也；彼谓邪由皮毛而入于肺，经年累月，病机日深，变成痨怯，故曰至难治之疾也。一论初起，一论病成，何相反之有？（《时病论》）

　　伤寒桂枝汤所治之中风，与小续命汤所治之中风，是一是二？而金匮防己地黄汤，与风引汤所主，是异是同？但中风一证，自有真、类之说，愈辨愈晦，何所取法？劳以虚名，愈补愈剧，何则？蛊臌云虚云实，孰是孰非？遍察古书，有云关格是证，有云关格是脉，将谁适从？温暑燥湿，疟痢霍乱，各有名义。其所以然，请各抒所见以对。

　　答曰：中风真、类之说，始自金元，古医经未之见也。类中者，即经所谓厥，是桂枝汤所治。邪居浅者，小续命汤所治；邪居深者，病因无异，故药惟以轻重别之。岂若古今录验续命汤，治风热之痱症，而用石膏哉？防己地黄治阴虚于内，邪并于阳；风引治阳实于外，邪并于阴：病既各异，为治是以悬殊。脉有损至，而后证有虚劳，虚曰虚损，劳曰劳瘵，乃一病而二证，概行温补可乎？况有者为实，无者为虚。虚劳者，是非劳力、劳心，而因逸以致病也，故仲景以血痹类为一门。痹者，闭也，所以大黄䗪虫丸与薯蓣丸为起死之神方。女惑、男风、落山谓之蛊，后人云臌，因其肤肉肿胀，形类乎鼓，外实中空而言，非臌与蛊有别；实指肝言，虚指脾言，云虚云实皆是也，偏攻偏补非法也，《内经》治以鸡矢醴，非取金制木，木制而土不受木贼，运化之机自生乎！关格是证，覆溢是脉，膈乃关格之始，格即关膈之终，正《素问》所谓"阴阳离决，精气乃绝"之败症，蒋宝素有考宜参。温者外寒内热，至春而发之病。暑乃天之阳热下降，地之阴湿上腾，湿热互合，化而为暑，湿重病太阴则曰阴暑，热重病阳明则曰阳暑。病暑轻重不同，所以又有中、伤之分。水湿火燥，《内经》谓秋伤于湿，言气之本；西昌补秋伤于燥，言气之标。春夏地湿则天热，秋冬天寒则地燥，燥湿固对待，究各有寒化、热化之无定也。疟者言其病之暴虐而难骤愈，其脉自弦可知；

不弦，虽寒热往来，犹非疟。痎疟、温疟、瘅疟、瘴疟，为证不一，治不如法，有三患：戕脾元则成疟鼓，蓄肝血则成疟母，耗肾阴则成疟劳；无犯三患，则无论痰疟、食疟、牝疟，自随手奏效。痢因欲痢不得利，其病在利，故曰痢。有虚实，有寒热，桃花汤非治虚寒者乎？白头翁汤非治实热者乎？由此类推，治法可思矣。霍乱是阴阳淆乱，如雨声霍霍而暴注下迫也，属寒者固多，属热者亦常见，但须刻刻顾虑其脾胃耳！因寒宜理中、四逆，故姜、附不嫌其热；因热宜白虎、天水，则膏、滑不嫌其寒。若救阴，当于大剂参、术中，佐以牡蛎、白芍。转筋宜在扶持脾胃，参用蜘蛛散以抑风木。审因察证，活法运乎一心，不可泥执一家之言而偾事①也。（《医医小草》）

凡外感必头疼，其疼也不间昼夜。探其舌本，必从喉咙内干出于外，多兼烦躁；不烦躁者，即轻证也。不头疼而发热，不发热而头疼，头虽疼而有时暂止，口虽干而舌本不燥，骨虽疼而头不疼，虽渴而不欲饮，至夜或偶得寐，遇食不好亦不恶，居处虽若怔忪，而神气安静。凡若此者，皆非伤寒也。（《先醒斋医学广笔记》）

中寒与伤寒，犹中风与伤风，有轻重缓急之分。魏玉横谓中寒者，直中三阴。喻氏以外寒直入少阴肾脏为中寒。愚按直中寒邪，手足必厥逆，《伤寒论》太阴无厥逆，魏说未允。喻氏专属之少阴，则其义有可思者，厥阴篇专详厥逆，是厥逆为肝病矣。而通脉四逆汤治手足厥逆，脉微欲绝；吴茱萸汤治手足厥冷，烦躁欲死。则皆以为少阴病，其故何也？盖少阴水脏，在天为寒，在地为水，故寒至而肾即应之，肾病者肝亦病，肝病故厥逆，以乙癸同源，母子同气也。是故治中寒之道，当审阴阳、权标本，有宜治肝，有不宜。厥病甚多，厥名不一，不特三阴有厥，即三阳亦有厥。然《伤寒论》之厥，与《灵》《素》之言诸厥，有同有异。中寒之厥，即《伤寒论》之寒厥。中寒而厥者，病发之势暴。寒为阴邪，少阴内寓君火，中之为逆，故发之暴，且连肝而手足逆冷。太阴湿土，纯阴之脏，中之为顺，但能腹痛下利而已。故寒邪直中之卒病，肝、肾有之，太阴所必无也。

少阴中寒而厥，必兼阴厥，而药之治肾治肝，则有专属。按吴茱萸一物，后人以为肝药，仲景亦非不谓肝药。少阴病多阴盛格阳；阳格则以回阳为要，惟姜附克任；厥阴病多阴盛郁阳，阳郁则以伸阳为急，非吴茱萸莫属。二者之不侔如是，用吴茱萸而曰少阴病者，以厥阴之为兼证也。（《六气感证要义》）

古者于冬月触冒正邪之寒及夏月中时行之寒，皆称伤寒，故仲景存或已发热、或未发热两者于伤寒条。已发热者，时行之寒；未发热者，正邪之寒：意在统一，使人易识耳！至《巢源》始别伤寒、时气为二门，而于小儿伤寒候并列两寒，特以一语示别曰时行伤寒，亦简且审。唐人乃曰天行热病。天行即时行。但"时气"二字之义，本兼四时为主；而"时气"二字之名，若惟热病独擅。其为语似混，然历考志乘②，凡疫皆在春、夏、秋三时，而夏尤多。仲景自春分至秋分有非时暴寒，皆为时行寒疫之言。益信古者于夏月触冒正皆之暑及冬月中时行之暑，皆称伤暑。《素》形气虚实气虚

---

① 偾（fèn 奋）事：犹言败事。
② 志乘：地方志书。记载地方的疆域沿革、人物、山川、物产、风俗等。

身热之伤暑，不必专以夏言也。仲景始别之以中暍、冬温两名，然温病《难经》不指定何脉，仲景止略陈其症状，则是所发无定，不必其尽发热恶寒也。凡咳嗽肿痛皆得有之，仲景虽不明言，其散见于《千金》《外台》者，可举一二以推。盖"伤暑"二字之义，虽得兼通大四时；而"伤暑"二字之名，不得概施之冬月。此古今称谓之所由异也。（《研经言》）

中暍者，口渴喜饮是也。其人洒洒恶寒，渐渐发热，全似伤寒，但伤寒脉来洪大，暍症脉来细数，于此可别。中暍亦有洪大者，其症初起即渴，与伤寒久病作渴者不同。肥盛之人，可用六一散清之，使热从小便而出，不致伤损津液。若身体黑瘦之人，精血为时令所耗，要以利小便为戒，宜用柴胡芍药汤，生津止渴，其妙无穷。按中暍与伤寒同，脉来洪大者伤寒，细数为中暍，几微之辨，间不容发，要在细心讨论而自得之。（《医学传灯》）

中寒卒然倒仆如中风者，乃严寒之气卒犯少阴，而厥逆无脉，此阳气大虚，不胜阴寒厉气也，必口鼻气冷，而无痰声。中暑卒然晕倒如中风者，乃酷暑之气鼓运其痰壅塞心包，此肾水素亏，不胜时火燔灼也，必喘乏而无痰声。若中风卒倒，则必手足搐引，痰声壅塞于喉中，甚则如拽锯，于中风门求治法。（《医脉摘要》）

徐洄溪批此编独阙伤寒一门，余按香岩有评点陶氏《全生集》一书，尝引其大父紫帆先生，暨乃翁阳生先生、令兄又凡先生诸议论，则其家学渊源，于《伤寒论》《金匮要略》二书必探讨究，所以仲圣诸方，咸能随证化裁。第伤寒者，外感之总称也。惟其明乎伤寒之理，始能达乎伤寒之变。变者何？温也，热也，暑也，湿也。四者在《难经》皆谓之伤寒，仲圣因之而著论，而治法悬殊。后人不解，遂将四时之感，一以麻黄、桂枝等法施之，自诩恪遵圣法，其如与病刺谬①何？间有一二明哲，识为温证，奈为"伤寒"二字束缚，左枝右梧，不能别开生面，独叶氏悟超象外，善体病情，世之所谓伤寒，大率皆为温热，一扫从前锢习，如拨云雾而见青天，从刘氏之三焦，分浅深于营卫，当变而变，其相传者心也，当变而不变，其拘守者迹也，然则善学仲圣者，莫如香岩矣。（《潜斋医话》）

旧说辨伤寒、温病，有曰温病从里，伤寒从表；又曰温病分三焦，伤寒分六经。予更续之曰：伤寒重证，自下而上；温病重证，自上而下。伤寒死证，自上而下；温病死证，自下而上。伤寒在下而不上，轻证也；在上而不下，轻之轻也。温病在上而不下，轻证也；在下而不上，轻重之间，未可知也。夫温病发于伏气者，由口鼻吸受，伏于膈上膜原，侵淫三焦血分；其即病者，亦由口鼻散布肺胃，消灼津液，血分浊恶也。伤寒发于伏气者，由足胫浸受，伏于筋络骨节，侵淫肌膜气分；其即病者，乃由腠理布于上焦，闭遏阳气，气分搏激也。伤寒伏气，变为温病者，非寒能化温也，其人本体气血多热，寒伏于下，阳气不得下通，三焦菀热，日积月盛，及至发病，只见三焦热证，不见下焦寒象。且有清利上热，自能借逐下寒者，故虽有髀胫酸瘛胀痛诸证，前人往往皆强属于温，而不敢议其为寒也。若下寒太盛，上热不及借逐者，当俟热势半减后，加药分治之，须得《内经》"病所远，而中道气味之者，食而过之"之

---

① 刺谬：违异；完全相反。

义。否则温去寒存，上呕下利，中焦隔塞，有合偏死下虚人之说矣。其实非下虚也，乃下寒而失治耳！（《伤寒补例》）

冬伤于寒，伏于少阴，夏至前发出者，名曰温病矣；若夏至后发出者，名曰热病。以夏至前天气尚温，夏至后天气已热，皆随时令以名其病也。其名虽异，其病相同，故温、热二病，古人往往互称。《内经》则云后夏至日者为病暑，亦以夏至后炎暑司令，故曰病暑。且在天为热，在地为火，其性为暑，是暑即热之谓也。第此之病暑，因于伏寒化热，与吸受暑邪而病者，其名虽同，其因则异也。

注：以温、热二字命为病名，似不过分其时令之气耳！然名曰温者，凉之可愈；名曰热者，寒之乃瘳。顾名思义，治法已无余蕴。故不嫌与感冒之温、吸受之暑同名者，正示人以殊途同归之旨，岂非古圣析义之精耶！（《重庆堂随笔》）

大江以南伤寒绝少，而温热则四时皆有。在春曰春温、风温，在夏曰暑温、湿温，在秋曰秋温、伏暑、瘴疟，在冬曰冬温。近代三衢雷氏《时病论》，论列綦[1]详，大可师法，其他病机、脉法、药性，悉能纳博于约，要言不烦，学者苟于此探索焉，则学医之道，思过半矣。（《留香馆医话》）

经云：热病者，伤寒之类也。而于是著书立说者，无不重视伤寒一门。近代时流，几举六淫之病，无不以伤寒目之，而其实伤寒热病，迥然不同。以喻西昌医律之精，尚不知温热病为何物，强引《内经》之文，分为三大纲。宁知古今有印板之书，安有印板之病？泥古不化，死于温热者必多。自叶天士氏《温热论》出，学者始有所宗，继起者无虑数十家，而死于温热者始尠[2]。叶氏真轩岐之功臣，仲景之高足也。仲景之书，《伤寒》《金匮》而外，更有《卒病论》，惜古籍云亡，遂令后人对于猝暴之病，无所适从。唐、宋、元、明以来，阐发伤寒精义，无余蕴矣。然不善用其方，拘泥太甚，动辄枘凿[3]。说者遂谓古方不可以治今病，置之高阁，不复钻研，折中者谓用古方治今病，譬如拆旧料改新房，须经匠人斧削，此言是也。（《留香馆医话》）

暑有阴、阳二种，不可不辨也。人之处于凉亭水榭，日受风凉，喜啖爽口冷茶，阳气闭塞，其病恶风、热壮、少汗、脉沉滞，或腹痛，吐泻。此夏月之阴症也，不可谓之伤寒，乃名之为阴暑。前人治此等症，大顺散、理中汤，轻则平胃散。予嫌其姜、桂之性太烈。必先岁气，毋代天和，亦为要紧。乃制一方，名胜湿和中汤，苏叶恶寒用之、半夏、茯苓、陈皮、炙草四味为二陈，消痰胜湿、厚朴、神曲温中消导，若果指甲灰色，方可加淡附子、干姜各数分。阳暑途行浅舍，劳逸虽殊，其受病则同。暑邪无形，从口鼻吸受。暑伤人气分，故气短脉虚。暑先伤心，故心烦、少寐、多汗心主液。或身热，四肢无力，渴思冷饮，小便赤秒。虽六脉虚细，总宜清暑利湿，滑石、淡竹叶、芩、连、茯苓、苡仁之类，皆可选用，佐以补气之品。人参白虎、清暑益气等汤，俱可参用。

---

① 綦（qí 其）：极；甚。

② 尠（xiǎn 显）："鲜"的异体字，少的意思。

③ 枘（ruì 锐）凿：比喻两不相合或两不相容。

一邻氏子，年十三四，面白体弱，时当中伏，出就外傅①，昼景赫赫，人多吸饮井泉，邻子亦饮两觥，即不能到塾。目瞪神呆，恹恹卧榻。其父兄延人刺少商穴，出紫血些微，续服痧药，至下日辰刻，邀予视之。六脉已绝，指甲尽作灰色。予曰：此伏天中寒之症，所谓阴暑也。若服附子理中汤，或可救。今则无及矣，过午而殁。

一人途行归家，腹痛，欲吐不吐，欲泻不泻，此为干霍乱，一名搅肠痧。宜用炒盐沃汤，待温饮而探吐。或用磁碟蘸香油遍刮胸背，脏腑气通，能吐能泻，即属无妨。其人不知治法，服老姜汤一碗而毙。此中阳暑也。（《友渔斋医话》）

夏月伤寒者，因畏热而浴冷卧风，或冰瓜过啖所致也，乃暑月之阴湿证，非病暑也。轻者香薷、正气、平胃、五苓等药，重者大顺、冷香等方。譬如避火而溺于水，拯者但可云出之于水，不可云出之于阴火也。昔罗谦甫治商参政与完颜小将军二案，俱用热药，俱不名曰暑病。又吴球治暑月远行人案，直曰中寒三案，皆载《名医类案》。盖恐后世误以热药治暑，故特举病因以称之，可谓名正言顺矣。昧者犹不深究，妄立阴暑之名，眩惑后人。若谓夏月伤寒为阴暑，则冬月之红炉暖阁、羔酒狐裘而患火证者，将谓之阳寒矣！夫寒、暑者，乃天地一定之阴阳，不容淆混，惟司命之士须知隆冬有热病，盛夏有寒病，用药皆当谛审其脉证，庶无倒行逆施之害也。（《潜斋医话》）

湿病身体痛，与伤寒有别。寒邪乃严肃之气，气主收敛，中人肌表，故身体多如缚束而痛。温病乃亢厉之气，气主散漫，中人三焦，浮越诸经，营卫怫郁，身体多如损伤胀闷而痛；参看面色，或垢或赤，脉或伏或弦数，舌胎或白或黄，舌本必赤，且多红点；明辨色脉，外证虽现发热、恶寒、头眩诸表证，自不得误认表邪，而用表药发汗。初起宜照《寒温条辨》例，用神解、芳香、升降、双解诸方，随其轻重斟酌。至于阳虚者，身体亦痛，外必有恶寒、作麻、自汗、神倦别之，黄芪建中合透邪药可暂用；阴虚者，身体亦痛，乃营血不通，以夜热、脉细辨之；湿胜者，身体必重，头如裹，身如石，脉必濡软，逢阴雨更甚辨之。此温病之外，杂证身体痛者，又不可不详辨也。（《温证指归》）

身冷与恶寒不同：恶寒是风寒外袭，皮肤恶寒；身冷是浑身肌肉皆冷，在他证属寒邪，在温证属热极。如温邪萌动，外虽肢逆身冷、恶寒作麻，乃热邪深伏，郁极内闭，脉多沉伏；参之内证，必有咽干口苦、头眩心烦、手足心热、眼鼻喷火、睡卧不宁、尿赤烦闷，舌赤舌干等证。万不可认为寒邪，误投温表香燥，为害非浅！当以神解合太极，宣化伏邪，使伏邪外达，则厥回身热；更当消息邪之轻重，酌与双解、凉膈等方治之。如失下阴伤，病邪困里，亢极似阴，即热深厥深之旨，浑身厥冷，当审明舌色神脉，酌定虚实施治。若舌黑干燥、舌本紫赤、口渴咽燥，及筋惕肉瞤、神昏、脉细等证，又当大养阴液，佐以攻邪之品，以尽人事，黄龙汤、玉女煎加硝、黄，皆可选用。至于初起夹寒夹表，妄下以致邪陷，身冷脉伏，又当从温化之法，宜四逆合归、葛，或真武诸方参酌之。惟温病无阴证，姜、附、麻、桂，均须慎用。然寒邪若

---

① 外傅：古代称教导贵族子弟学业的师傅，对管教养的"内傅"而言。

重，自当随证参酌，不可拘滞也。(《温证指归》)

温病发斑，与伤寒迥别。伤寒之斑，寒郁化热，热伤胃腑，或失表散，以致热邪内郁，燔灼荣血，阴液尽竭，或失下，以致热邪内陷，故伤寒发斑，则为病笃。温病发斑，不拘轻重，无论红紫，皆由热毒聚于胃，胃为多气多血之腑，足以敌邪，力能化邪于肌肤之外，为斑为疹，故为病解。况温邪由里达表，非伤寒经邪传变可比。常见患温者，得能发斑发疹，邪向外化，生全者多。但斑疹一见，急须神解清化，轻者消风败毒，倍僵、蝉，加牛子、元参、石膏、浮萍，里实者加大黄；重者大剂双解加犀、羚、板蓝、野菊花，重用石膏。如唇齿肿黑，口臭异常，或兼肉瞤筋惕，邪不能出，急加生地、蚯蚓汁、瓜瓤，以透经络之匿邪。有患蓄血发斑者，斑形棱角，血必先蓄而斑后见，于前法中加桃仁、红花、苏木之类。至葡萄疫，已在御纂《医宗金鉴》发明，不赘。惟玳瑁温，庞安常仅言其证，未备其法，又如疙瘩、瓜瓤、捻颈、大头诸温，悉属温毒肆虐，治法亦不外普济消毒、增损双解、大小清凉清化等方，择其对证施治。惟软脚温一证，必兼湿邪，加苍术于凉解方中，诚为合法。(《温证指归》)

叶桂《医效秘传》：瘟疫者，浑身壮热，昏昏不爽，沿门阖境，递相传染，盛于春夏之间者是也。虽因时气而得，然所感者，皆由恶毒异气而成，非若春寒、夏凉、秋热、冬温之类也。夫天地间之气，升于春，浮于夏，无不有恶毒者在焉，人在气中莫知也，若正气虚者，遂致传染。或病者身热，其气蒸蒸浮越于外，若正气虚者亦致传染。然感天地之邪者，在春夏间；感病人之邪者，无分春夏也。

今人多以温病、热病名时行，又以温毒为瘟疫，谬之甚矣。噫！非造道之元，乌能识此？(《疫证集说》)

《伤寒论》曰：发热而渴，不恶寒者，为温病。后人省氵加广为瘟，即温也。如病证之证，后人省文作证，嗣后省言加广为症。又如滞下，古人为下利脓血，盖以泻为下利，后人加广为痢。要之，古无瘟、痢、症三字，盖后人之自为变易耳！不可因易其文，以温、瘟为两病，各指受病之原，乃指冬之伏寒，至春至夏，发为温热。又以非时之气为瘟疫，果尔，又当异证异脉，不然临治之际，何以知受病之不同也？设使脉病不同，病原各异，又当另立方论治法。然则脉证治法，又何立哉？枝节愈繁，而正意愈乱，学者未免有多歧之惑。夫温者热之始，热者温之终。温热首尾一体，故又为热，即温病也。又名疫者，以其延门阖户，如徭役之役，众人均等之谓也。今省文作殳，加广为疫，又为时疫时气者，因其感时行戾气所发也。因其恶厉，又为之疫厉。终于得汗而解，故燕冀名为汗病。此外又有风温、湿温，即温病夹外感之兼证，名各不同，究其病则一。然近世称疫者众，书以温疫名者，弗遗其言也。后以伤寒例，及诸家所议，凡有关于温疫，其中多有误者，恐致惑于来学，悉采以正焉。(《瘟疫论》)

温也，疫也，温疫也，三病之称，第称温疫者为定名，而称温、称疫者为虚位。温者，蕴也。儒书谓夫子温良，言容之蕴；诗教温柔，言辞之蕴；良玉温润，言彩之蕴。医书谓春气温和，言阳之蕴；则病之称温，必以其邪之蕴也。蕴寒曰温，蕴热亦曰温。伤寒例冬伤于寒，至春变为温病，是蕴寒者；冬有非节之暖，名曰冬温，及《巢源》冬感非时之暖，至春亦为温病，是蕴热者。所蕴不同，而其为温则同也。言乎其治，则一于寒，何也？其初则异，其终则同也。然而论治可通者，临文必不可通，著书之指，固与临症别也。疫者役也，传染之时，病状相若，如役使也。役于寒曰疫，役于热亦曰疫。伤寒例之疫可谓是疫于寒者，《巢源》《千金》以下诸书之疫，半是疫于热者，所役不同，而其为疫则同也。然此所谓寒若热者，非正邪之寒热也，必惑大反时者始相役也。故温有正邪之温，而疫无不由于贼邪。古谓贼病为时气，一曰时行，故后世称疫为时疫。然时气乃贼邪之混称，不暇详其传染与否也，其传染者，若仅目之为时气，则无以示别也。且传染之气，恶于不传染者，不得不别也。疫气恶，故疫亦曰疠疫，疠之为言恶也，此疫之别于时气也。或曰：如此则役于热者，不几与温相混乎？曰：否。冬温亦以传染者为疫，其未经传染，或止就一人言之也，直称温，不得称疫。温者先乎病以言之，疫者后乎病以言之，以其各有寒若热，故曰虚位。若合温、疫两字以名之之病，则惟伤寒例阳脉濡弱，阴脉弦紧，遇温气变为温疫者，可以当之。以其先有温邪，又传染时气中之寒之役使者，例不得另立一名，故叠此两字以呼之，所谓定名也。至于温热云者，其指多本《内经》先夏至为温，后夏至为热之文，而括其轻重之谓，倘知温之为蕴，则温、热两病之仅皆属温可决已。周扬俊以《温热暑疫》名其书，而王孟英著《温热经纬》，复杂取《伤寒论》文，皆由不能识别，则不敢正称，而姑以含糊囫囵，可以附古可以欺今之温、热两字，为藏身之固，使人不便显言其非耳！近世医说之不足恃类此。（《研经言》）

疫证初起，有似伤寒太阳阳明证者。然太阳阳明头痛不至如破，而疫则头痛如劈，沉不能举。伤寒无汗，而疫则下身无汗，上身有汗，惟头汗更盛。头为诸阳之首，火性炎上，毒火盘踞于内，五液受其煎熬，热气上腾，如笼上熏蒸之露，故头汗独多，此又痛虽同而汗独异也。有似少阳而呕者，有似太阴自利者。少阳之呕胁必痛，疫证之呕胁不痛，因内有伏毒邪火干胃，毒气上冲，频频而作。太阴自利腹必满，疫证自利腹不满，大肠为传送之官，热注太肠，有下恶垢者，有旁流清水者，有日及数十度者，此又证异而病同也。（《温热经纬》）

风寒在表，舌多无胎，即有白胎，亦薄而滑；渐传入里，方由白而黄，由黄而燥，由燥而黑。瘟疫一见头痛、发热，舌上即有白胎，且厚而不滑，或色兼淡黄，或粗如积粉；若传经入胃，则兼二三色，又有白胎即燥，与至黑不燥者。大抵疫邪入胃，舌胎颇类风寒，以兼湿之故，而不作燥耳。惟在表时，舌胎白厚，异于伤寒。能辨于在表时，不用辛温发散，入里时而用清凉攻下，斯得矣。（《瘟疫明辨》）

风寒之邪伤人，令人心知所苦，而神自清，如头痛、作寒热之类，皆自知之；至传里入胃，始神昏、谵语。缘风寒为天地正气，人气与之乖忤而后成邪，故其气不昏人神情也。瘟疫初起，令人神情异常，而不知所苦，大概躁者居多，或如痴如醉，扰乱惊悸，及问其何所苦，则不自知，即间有神清而能自主者，亦多梦寐不安，闭目即有所见，有所见即谵妄之根。缘瘟疫为天地邪气，中人人病，中物物伤，故其气专昏人神情也。（《瘟疫明辨》）

风寒主收敛，敛则急，面色多绷急而光洁；瘟疫主蒸散，散则缓，面色多松缓而垢晦。人受蒸气，则津液上溢于面，头面之间多垢滞，或如油腻，或如烟熏，望之可憎者，皆瘟疫之色也。一见此色，虽头疼、发热，不宜轻用辛热发散。一见舌黄、烦渴诸里症，即宜攻下，不可拘于下不厌迟之说。（《瘟疫明辨》）

温疫囊缩，与他证异者。他证囊缩，寒邪陷入厥阴，则囊缩；阴证寒极，深中厥阴，则囊缩。温证悉属热邪，直犯厥阴，断非阴证可比，务要辨明脉证施治。阴证囊缩，身冷、厥逆、脉沉。温证囊缩，亦身冷、厥逆、脉沉，然寒热各异，当参看脉象，沉必兼数，或至数模糊，再以舌辨，或紫或黑，或强或硬，人事不清，不似阴寒之舌白，可以立判矣。且阴寒囊缩，囊必入腹如妇人，温热囊缩，玉茎必在，此外形之可辨者也。设遇此证，急以大剂双解下之。如虚人以黄龙汤破格救之，或六味地黄加僵蚕、大黄皆可。考古书扁鹊以囊缩为死证，然能极力救援，或者百救一二，亦不负仁人之心也。（《温证指归》）

温疫传经，与风寒不同。风寒从表入里，故必从太阳而阳明，而少阳，而入胃。若温疫则邪从中道而出表入里，惟视人何经本气之强弱为传变。故吴又可曰：疫邪有先表后里者，有先里后表者，有但表不里者，有但里不表者，有表胜于里者，有里胜于表者。二句吴又可本作"有表里偏胜者"一句。有表而再表者，有里而再里者，有表里分传者，此为九传。愚按所谓表者，发热恶寒、头痛头眩、项强背痛、腰疼、腿膝足胫酸痛、自汗无汗及头肿面肿、耳目赤肿、项肿、发斑发疹皆是；所谓里者，渴呕胸满、腹满腹痛、胁满胁痛、大便不通、大便泄泻、小便黄赤涩痛及烦躁谵妄、沉昏舌燥、舌卷舌强、口咽赤烂皆是。在风寒从表入里，里症必待渐次闭郁而成，故见表症，不必兼见里症，且入里之后，表多自解，故见里证之后，不必复见表证；若温疫本从中道而出表，故见表证时，未有不兼一二里症者，且未有不兼见一二半表里之少阳证者。仲景所云阳明少阳合病，必自下利，三阳合病，脉浮大，上关上，但欲眠睡，目合则汗，三阳合病，腹满，身重难以转侧，口不仁而面垢，谵语，遗尿，皆指瘟疫言，非指风寒言也。且瘟疫属蒸气，出表入里，原自不常，有入里下之，而余邪不尽，仍可出表者。尝见谵妄沉昏之后，病愈数日，复见头疼发热，复从汗解者，此所谓表而再表，风寒必无是也；更有下证全具，用承气汤后，里气通而表亦达，头痛发热，得汗而解，移时复见舌黑、胸满、腹痛、谵妄，仍待大下而后愈者，此所谓里而再里，风寒必无是也。若夫表里分传之症，风寒十无一二，疫症十有六七，但据传经之专杂以辨之。一经专见一经证者，多风寒；一经杂见二三经证者，多疫症。日久渐转属者多风寒；一日骤传一二经或二三经者，多疫症。则虽病有变态，而风寒不混于疫症，疫症不混于风寒，施治自无讹误矣。（《瘟疫明辨》）

按痧症必有时行秽浊之气夹杂而成，亦瘟疫之类，特其轻焉者耳？至时行极盛，互相传染，比户皆然，便是疫矣。其病亦由表入里，由卫、气而入营、血。其初起自鼻入者，固得嚏即愈。其气自口入者，用叶天士妙香枇杷叶方饮之。其自皮毛入者，用刮最佳，药则芬芳逐秽为主，而视其兼症以成方。若已深入营分，则宜刺委中穴；仅在气分者，不宜刺也。昔游闽垣，鼠疫盛行。详究其病，由湿热成毒，深入血分，壅塞经络，窒不能行，随所窒而结核。明是热病，而用凉则更遏伏，用温则又助毒益剧，惟急刺委中穴出血，再用红花、川芎、天仙藤等温药，以通络活血，即继以犀角、紫草、丹皮、鲜地、丝瓜络等凉药，以通络凉血。两方之进，相间不过钟许，庶几有济，否则初方嫌性温助热矣。余曾用之有验。(《景景医话》)

真疟有邪，由卫气之会以为止作；似疟无邪，由水火增损以为盛衰。此则一责在表，一责在里；一治在邪，一治在正。

东垣以手扪热有三法：以轻手扪之则热重，按之则不热，以热在皮毛血脉也；重按之筋骨之间则热，轻按之则不热，是热在骨髓也；轻扪之则不热，重扪之亦不热，不轻不重按之而热者，是热在肌肉，正内伤劳倦之热也。

若内伤真阴阳者，以手扪之则有二法：扪之烙手，骨中如火灼者，肾中之真阴虚也；扪之烙手，按之筋骨之间，反觉寒者，肾中之真阳虚也。

面必赤者，阴虚于下，阳浮于上也。口必渴者，肾水干枯引水自救也。骨痛如折者，骨髓衰而火乘也。腰膝痛者，肾肝虚也。足心如烙者，涌泉涸竭也。口咯痰如沫者，肾水泛上为痰，口必不渴也。膝以下冷者，命门火衰也。尺脉数者，阴火旺也；尺脉弱而无力或欲绝者，真阳衰也。(《顾氏医镜》)

寒热往来，在伤寒为少阳现症，温病有此，亦属半表半里之邪，与恶寒发热不同，亦与疟不同。盖疟发有时，确有定期定证可据，恶寒发热，是一时兼至，故与寒热往来，热已方寒，寒已方热不同。但温证中多有似疟者，或先寒后热，或单热不寒，参看舌白如粉者，达原饮加柴胡；胎黄舌赤，脉数，口干便赤者，增损大柴胡汤下之。但寒热往来在初起时，是邪郁少阳，少阳为枢，传里则重，始则四肢作麻，寒热往来，继则热多寒少，再则但热不寒，是温病入里为重。治法于初起时，寒热往来，宜用芳香、神解，加柴胡、薄荷；热甚加大黄。如热壮烦渴，增损大柴胡加花粉为妙。若邪溃后，用小柴胡汤，或参胡三白散加减调治。如正气已虚，寒热往来，又当以补中益气、柴芍六君；兼阴虚者，补阴益气参用。(《温证指归》)

凡先寒后热，或先热后寒，而寒热往来有已时者，疟疾也。然他病多能为寒热，谓之似疟非疟。如伤寒与劳病，皆有往来寒热。但伤寒寒热，初必恶风寒、发热、头痛、体疼，自太阳传入少阳经，方有目眩、口苦、耳聋、胸满、胁痛、呕吐之少阳症，与足少阳正疟遽见少阳症者不同。劳病寒热，初必五心烦热、倦怠、咳嗽，久乃成，勿以阴阳内损，误认为疟，轻用表散，如小柴胡、祛疟饮之类。盖凡大病后、产后，俱有寒热往来，或一日一二发，俱宜作虚治。他如失血、结血、痰饮、积聚、疝气、食伤、劳伤、脚气、疮毒，皆有寒热如疟，不能尽举。《准绳》中最详，博考可也。昔贤云：寒热发作有期者疟也，无期者诸病也。然诸病寒热发作，亦多有定时者，此说未可尽凭。总之，遇有寒热者，须问其原有何病，或寒热外现有别症以辨之。如脚气寒热，必卒然脚弱不能动；疮家寒热，必身有痛偏著一处。略举一二，由此类推可耳！(《疟疾论》)

瘅疟之病，热病也，《金匮》有饮食消息之文。嘉言喻氏立甘寒之方以实之，此则喻氏武断之失也。夫饮食消息者，非治病之法，乃候病之方也。探其胃气如何，以断是正疟是瘅疟耳！大抵疟病寒热间断者能食，以邪不干胃也，不能食者为瘅疟，热干阳明，可仿温热例治之，不必另立方也。故消息之者，探其消息也。(《留香馆医话》)

痢与泄泻，其病不同，其治亦异。泄泻多起寒湿，寒则宜温，湿则宜燥也；痢病多成湿热，热则宜清，湿则宜利也。虽泄泻亦有热症，然毕竟寒多于热；痢病亦有寒症，然毕竟热多于寒。是以泄泻经久，必伤胃阳，而肿胀、喘满之变生；痢病经久，必损其阴，而虚烦、痿废之疾起。痢病兜涩太早，湿热流注，多成痛痹；泄泻疏利或过，中虚不复，多作脾劳。此予所亲历，非臆说也，或曰：热则清而寒则温是已，均是湿也，或从利，或从燥，何欤？曰：寒湿者，寒从湿生，故宜苦温燥其中；湿热者，湿从热化，故宜甘淡利其下。且燥性多热，利药多寒，便利则热亦自去，中温则寒与俱消。寒湿必本中虚，不可更行渗利；湿热郁多成毒，不宜益以温燥也。（《医学读书记·续记》）

泄泻有寒，有热，有湿，有食积，有清气下陷之不同；用药有湿燥、分利之各异。痢则纯乎暑湿热与燥火交结为病，又有陷邪、秋燥时毒；或凉，或润，或清，或宜推荡，或宜清暑、清湿，化热不忌清滋滑润，温燥万不可投，芪、术万不可用。与治泻有天渊之隔。每见治痢者，辄进姜、附、二术燥烈之剂，误人不少。明乎仲景六经辨证之法，自无此等之弊。（《痢疾明辨》）

凡泻痢日久不止，臀阴无肉，面黯，骨立，乃形脱也，无药可治。目瞪则肝绝，口开则脾绝，立时危矣。又凡一日夜泻红水数十次，腹痛，口干，不食，一见泻有败絮，数日必危。（《王氏医存》）

仲景论伤寒少阴病利止，息高者死；时眩冒者死。又谓霍乱，利止者，亡血也，脉不出者死。吾诊病虚损者两人，皆上咳下遗，遗止两三月即死。盖遗者，阴阳不相维也，然犹有精，而气犹足以激出之；止则精神当日旺，病症当日瘳，乃反身日见困，神日见衰，脉形日细，至数日数，断续不匀，早晚无定，此乃阴阳偏绝，无气以激其离根之元气，仅萦萦于中焦而未散耳！故咳声日低，呼吸日短，饮食时进时退，渐见稍动即喘，神魂不宁。此时补脾则中满，补肺则上壅，而补肾与命门真阴真阳，温养摄纳，引气归元，虽为对病之剂，亦是催命之符。何者？下焦元气空虚无主，五脏运行之气久已不归其根，一旦补药得力，中焦气将下运，如桶脱底而一去不得返矣。孙一奎治马二尹伤食，误服大黄、芒硝、巴豆重剂，尚未得泻，以六君子救之，而曰虑其得药后，脾阳内动，诸药性发，将大泻不止，如瓶水底漏而不可禁也，须备人参数斤以预之。其机括正与此同。孔毓礼亦谓痢止而手足厥逆，脉反沉细无神，不能食者，死也。仲景为利止脉不出者，出人参四逆汤，亦不忍坐视，聊尽人事而已。夫利出浊道，又属暴病，犹且如此，况遗出命根，又在久病之后者乎！（《读医随笔》）

痘出于五脏，属阴。所以然？痘禀乎阴，然禀于阴而必成于阳。麻出于六腑，属阳，所以然？麻禀于阳，然禀于阳而必成于阴。盖阳主气，气盛则痘易成功；阴主血，血旺则麻易成就。痘有颗粒，有脓汁，又结痂，是禀于阴，阴气重浊，故如是也；至如起顶、灌浆、收靥，则又是赖乎气以领血而成功也，非禀于阴而成于阳乎？麻乃小小颗粒，尖而不长，无脓汁，不结痂，是禀于阳，阳气轻清而若是也；至于不散漫，不紫黑，不焦枯，则又是资乎血以随气而成功也，非禀于阳而成于阴乎？寒伤气，热伤血，所以谓痘宜温暖，麻以清凉，此常法也。设麻生于天气严寒之际，而清凉之药，亦当斟酌用之；设痘生于天气暑热之时，温暖之剂尤当审慎加意。要之，痘以稀为贵，稀则毒轻；麻以发为佳，发则尽泄。痘怕大红，红则润而易破；麻喜鲜红，红则心无余蕴。此痘、麻之所以不同也，安可不明详之？（《痘疹会通》）

中风者，风从外入，天地之邪气也；类中风者，风自内生，肝脏之厥气也。肝之生气暴而病速，肝气既厥，诸气从之，诸液又从之；诸气化火，诸液化痰，辐凑上焦，流溢经络，如风雨之骤至，如潮汐之乍涌而不可当也。岂特如景岳所谓气血虚败而已哉？昔贤于此症，或云火，或云痰，或云气虚。三者诚俱有之，余惜其终属模糊，而未中肯綮也。（《医学读书记》）

偏枯者，半身不随也。风痱者，身无痛，四肢不收也。近世所见，二症居多，总名之曰中风。喻嘉言曰：中络邪在卫，犹在经脉之外，故但肌肤不仁；中经则邪入营脉之中，内而骨，外而肉，皆失所养，故躯壳为之重著，然犹在躯壳之间；至中腑中脏，则离躯壳而内入，邪中深矣。脏腑必归于胃者，胃为六腑之总司也。禀于肠胃，并举大小二肠并重。盖风性善行空窍，水谷入胃，则胃实肠虚，风邪即进入肠中，少顷水谷下胃，则肠实胃虚，风复进入胃中，见胃风必奔迫于二肠之间也。风入胃中胃热必盛，蒸其津液，结为痰涎，壅塞隧道，胃之支脉络心者，才有壅塞，即堵其神气出入之窍，故不识人也。诸脏受邪至盛，必进入心而乱其神明；神明无主，则舌纵难言，廉泉开而流涎沫也。（《医学举要》）

凡辨症须于同中求异，如痱与喑俳是也。《灵·热病》痱之为病，身无痛者，四肢不收，智乱不甚，其言微知可治，甚则不能言，不可治也。是痱之名，名于四肢不收，不收则废也。《素·脉解》内夺而厥，则为喑俳，此肾虚也。少阴不至者厥也。注：俳，废也。肾之络与冲脉并出于气街，循阴股内廉，斜入腘中，循胻骨内廉及内踝之后，入足下，故肾气内夺而不顺则足废。是痱与俳之名，并名于废也。但痱为肿，喑俳则不肿，痱至喑不可治，喑俳则以喑为正，以此为异。故治痱用续命汤，而喑俳宜地黄饮子，补泻天渊已。乃《宣明方》反云地黄饮子治中风舌喑不能言，足废不能行，此少阴气厥不足，名曰风痱。则混痱与俳，自河间始；以地黄饮子概治中风之误，自河间之混痱于俳始。

少阴不至，谓太溪脉绝，仲景原尸厥云，少阴脉不至，本此经以太溪绝为诊厥之法，故云少阴不至者厥也。河间"少阴气厥不至"六字殊误，气厥正是至，何云不至也？（《研经言》）

或曰：半身不遂，古人风火湿痰之论，诸家层次议驳，有证据可凭乎？余曰：即以仲景《伤寒论》中风篇云：中风则令人头疼身痛，发热恶寒，干呕，自汗。《金匮要略》论伤风，则令人鼻塞喷嚏，咳嗽声重，鼻流清涕。中风本门又云：夫风之为病，当令人半身不遂。今请问何等风，何等中法，令人头疼身痛、发热恶寒、干呕、自汗？何等风，何等中法，则令人鼻塞喷嚏、咳嗽声重、鼻流清涕？何等风，何等中法，则令人半身不遂？半身不遂若果是风，风之中人，必由皮肤入经络，亦必有由表入里之症可查。尝治此症初得时，并无发热恶寒、头疼身痛、目痛鼻干、寒热往来之表症；既无表症，则知半身不遂非风邪所中。再者众人风火湿痰之论，立说更为含混。如果是风火湿痰，无论由外中、由内发，必归经络。经络所藏者，无非气血；气血若为风火湿痰阻滞，必有疼痛之症；有疼痛之症，乃是身痛之痹症，非是半身不遂，半身不遂无疼痛之症。余平生治之最多，从未见因身痛痹症而得半身不遂者。由此思之，又非风火湿痰所中。（《医林改错》）

肌肉蠕动，方书亦指为风。薛立斋独主气血虚弱，不作风治，此论高出等夷①。予向患指麻时，亦见此症，但补气血，不治其风，故不受其害。（《折肱漫录》）

子和云：风、痹、痿、厥四证，本自不同，而近世不能为辨，一概作风冷治之。下虚补之，此所以旷日弥年而不愈者也。夫四末之疾，动而或劲者为风，不仁或痛者为痹，弱而不用者为痿，逆而寒热者为厥，其状未尝同也。故其本源又复大异，风者必风、热相兼，痹者必风、寒、湿相合，痿者必火乘金，厥者或寒或热，皆从下起。今治之者，不察其源，见于手足弹曳，便谓之风。《左传》虽谓风淫末疾，不知风、暑、燥、湿、火、寒六气，皆能为四末之疾也。（《张氏医通》）

《内经》论中风，皆指外中于风者，只是隐伤天地不正之气。如前所谓阴虚者，感温升之气而发病；阳虚者，感敛肃之气而发病是也。荣血耗燥，不与卫气相维，卫气衰散，无力自主，遂隐为空气暗风所持矣。张景岳毅然发非风之论，直指为即古之煎厥，其理固是，而情形就有不同。天地之间，空中转运之大气，即风也。其力甚锐，岂必拔木扬沙哉？庄子曰：人在风中。仲景曰：人因风气而生长。皆谓空气即风也。当中风发病时，其周身脉络，皆有空气驰骤乎其中，非如厥证之专为本气内乱也。《内经》又谓阳之气，以天地之疾风名之。此风字与外风全不相涉，正合厥证机括。中风之风，虽亦有此亢阳之气，而其发病，究因感于空气窜入筋脉也。故前人治法，总兼散风之意，不为无见。其与痉、厥、癫痫异者：风之为病，其伤在筋，故有口眼㖞斜、肢节痿缓之象。厥之为病，其伤在气，血虚气逆，加以外寒，束于皮肤，逆气内迫上奔而发病也，故气复即醒，醒即如常，而无迁延之患，以其在气分故也。但正当气逆之时，血未尝不随之而逆，故昏不知人。其形静者，气机窒塞之甚也。其有放血而愈者，邪不在血，血未瘀败也；若血败而色全黑及血瘀而放不得出者，死矣。癫痫之病，其伤在血，寒热燥湿之邪，杂然凝滞于血脉，血脉通心，故发必昏闷，而又有抽掣叫呼者，皆心肝气为血困之象，即所谓天地之疾风是也。厥有一愈不发，癫痫必屡发难愈者，正以在血故也。《内经》谓厥成为癫疾，气病日久，亦将滞入血脉也。痉之为病，亦伤在筋，而暴因风寒湿之外邪，其来也骤，筋中之木气未亏，故证见邪正格拒之象，而愈后并无似中风之余患也。一为筋中之血虚，而暗风走之；一为筋中之气滞，而外邪持之也。其热病血不养筋而痉者，乃转筋之败证，血竭气衰，但略见口噤、齿龂、瘛疭，而无脊反、头摇、目赤、格拒之象也。中恶、客忤而卒死者，即厥也。但所感，或挟空中秽恶之气，故其治或放血，或汗，或下，皆以泄气血中有余之邪也。要之，此四病者，虽有病机、病体之不同，而吾有一言以该之，归于调肝也。经谓十一脏取决于胆，肝胆一气也，肝胆之气充足条畅，嘘噏停匀，其根不空，其标不折，

---

① 等夷：同等地位的人。

断不致有仓皇逆乱之事。故治法虽各因其脏，各因其气，而总必寓之以调肝。肝者贯阴阳，统血气，居贞元之间，握升降之枢者也。木曰曲直，肾阴不燥，则肝能曲而藏，而心得下交；脾阳不陷，则肝能直而伸，而心得外照。世谓脾为升降之本，非也。脾者升降所由之径，肝者升降发始之根也。又有所谓五尸者，飞尸、伏尸、遁尸、风尸、痹尸。其发也，或目光一眩而厥仆，或身上胸内一处急痛，如刺如裂，瞬息攻心，而即厥仆，或怒而发，或忧而发，或劳而发，或惊而发，或食恶味而发，或闻秽气而发，或入庙入墓问病见尸见孝服而发，或闻哭而发，或自悲哭而发，或见血而发，或遇大风骤寒而发，此皆风寒燥湿杂合之邪，刺入血脉，内伤五脏之神也。自古医书，未有确指病根者，以泰西医说考之，乃逆气鼓激，恶血上攻于脑也。其先痛而后厥者，由脑气筋而渐感于脑也。所谓脑气筋者，如脂如膜，发原于髓，资养于血，故邪伏于营血之分而不散，以致血络有变，一经外有所触，感动其邪，与血相激，其机如电之迅而病作矣。《内经》曰：血气者，人之神也。又曰：血者，神气也。故血乱而神即失常也。此皆痼疾，与癫痫同类治之，总以疏肝、宣心、濡血、搜筋为法。肝气舒，心气畅，血流通，筋条达，而正气不结，邪无所容矣。其用药大致多生津化瘀也，津充则五脏皆润，瘀行则百脉皆通。而古书只有祛痰、理气之议，宜其百无一效耳！（《读医随笔》）

痉、厥、癫、痫四者，皆有猝倒无知之证，而病名各异者，其病机、病体有不同也。痉之病成于燥也，属于太阳，故项背必强，甚者角弓而反张矣，此筋病也。《内经》、仲景谓痉属于湿者，推其原也。无论湿寒、湿热，必化燥而后痉，是津液凝结也。厥亦有寒、热之分，而身不强，是卫气逆乱之病也。病在脉外，皆属于实，其虚而厥者，直脱而已。虽曰有寒有热，究竟统归于热，但有外寒逼热而然者，总是荣气消耗，卫气无所系恋，而奔逸迫塞于心包也。癫无寒、热之分，而有久、暴之别，是营气窒闭之病也。病在脉中，经曰心营肺卫，又心主知觉。心包络之脉，为痰血所阻塞，则心之机神停滞，而无知矣。是营气壅实，而卫气力不足以推荡之，蓄积以致此也。又心与小肠脉络相通，小肠脉中有凝痰瘀血，阻塞心气，亦发为癫也。厥之病，气实而血虚；癫之病，血实而气虚。其邪皆实，其正皆虚。若夫痫者，由于血热，发于肝风，手足抽掣，五兽同鸣。昔人以五兽分五脏，而总归于肝者，肝藏血，热生风，风性动也。此脏病外连经络，盖气血俱实者也，而其本必由于寒。钱仲阳以小儿急慢惊风，为阴阳痫，乃别一证，名同而实异也。急惊由于肝热生风化燥，其证尚介痫、痉之间。其异乎痉者，手足拘挛，而不必反张；异乎痫者，手足抽掣，而绝无兽鸣也。慢惊则全属脾脏阴阳两虚，故阴邪内拒，虚阳上迫，气机乍窒，卒然无知也。虚则易脱，故称难治。方中行作痉书，以小儿惊风属之，亦只可指为痉之类，不可径指为此即是痉也。《千金方》曰：温病热入肾中，亦为痉；小儿病痫热盛，亦为痉。其意是以痫为惊风，而以痉专属之拘挛缩急之证也。

《金匮》云：奔豚病，从少腹起，上冲咽喉，发作欲死，复还止，此从惊恐得之。《素问》曰：人有生而病癫者，此得之在母腹中时，有所大惊，气上而不下，精气并居，故令子发为癫也。是奔豚与癫，皆生于惊。《全匮》遍论杂病，而无癫痫，窃疑奔豚即痫也。痫作猪声者最多。豚，水畜，属肾。奔豚发于肾也。《千金方》第十四卷风眩门，小续命汤方前引徐嗣伯曰：痰热相感而动风，风心相乱则闷瞀，故谓之风眩。大人曰癫，小儿为痫，其实是一，此方为治，万无不愈。而奔豚为患，发多气急，死不可救，故此一汤，是轻重之宜。观此，是以奔脉为癫痫之重者。泉尝论之，痉厥，暴病也。其因皆津耗血干而气悍，脉管迫塞之所致也。治之重以凉润生津，辛香泄气，而佐以行血豁痰之品，病可即愈矣。癫痫，痼疾也。有得寒即发者，有得怒、得劳即发者。其机不外《内经》气上不下之一语。其所以不下之故，必由寒湿从下上犯，从胫足腰髀之经脉，内侵弥漫，先使肾阳不得下通，邪气渐渐入于肾脊膂，上逼心胃，阳气不得下降，故癫痫之人，即未发病，目多不能下视，两足行动隐隐不便，肾丸时或隐痛如瘹疝之状，二便不能调畅。推此以求治法，必须用辛温，如细辛、羌活、藁本、威灵仙、生附子、吴茱萸、小茴香以通经脉之寒，而以牛膝抑之下行，更以破血，如虻虫、䗪虫、蛴螬、延胡索、五灵脂、当归须、穿山甲、硇砂、雄黄、枯矾温化之品，以通小肠膂脊血脉之瘀，而以二丑导之下出，作为丸散，缓服久服，庶可渐瘳。又有寒湿自肺胃扑灭心阳，使心气乍抑而熄，昏厥如死者。此寒湿伤于脑气，所谓阴中雾露之邪也，与中寒相类。用辛温发散，使水气从上扬出，与寒湿从下上逆者不同。此多见于暴病，而痼疾亦间有之。其人常俯视不仰，目胞下垂如睡，面色自额至颧深黑者是也。夫天下病有热而不可清，虚而不可补者，其惟癫痫乎！（《读医随笔》）

古之所谓癫者二：一晌仆之癫，《灵》《素》所谓巅疾，王注谓上巅之疾是也。与狂对举，其病自足太阳经来，其名以"巅疾"二字称，其义取颠顶为说，此其可治者也；惟由胎惊得之则难治。一昏乱之癫，《难经》所谓重阴者癫，《金匮》所谓阴气衰为癫是也。虽亦与狂对举，要之即狂之甚者，其病自心、肝两脏来，其名以一癫字称，其义以颠越为说，此则必不可治。后人概加广旁，而二癫乃不能别，而诸书之论，亦不可尽晓，必如此分别，斯各各相通矣。《灵·本神》喜乐无极则伤魄，魄伤则狂，狂者意不存人；悲哀动中则伤魂，魂伤则狂妄不精明，不敢正当人。彼二狂不同，故经文自为之注。其魂伤者则癫也，正《金匮》之所本。《素·调经》血并于阴，气并于阳，乃为惊狂。此一狂乃是浑称。其血并于阴者则癫也，正《难经》之所本。泉尝遍考而核之曰：古之巅疾，今之痫也；古之癫，今之痴也。执是说也，庶不至谓古方不可治今病乎！（《研经言》）

凡损伤元气者，本皆虚症。而古方以虚损、劳瘵各分门类，则病若有异，亦所宜辨。盖虚损之虚，有在阳分，有在阴分，其病尚浅；或用益火，或用滋阴，见症施治，各有宜也。至若劳瘵，则或为骨蒸，或为干嗽、吐血、吐痰，营卫俱败，尪羸日甚，其病深在阴中之阴分，多有不宜温补者。此虚与劳，似乎各有分别，然要而论之，则劳瘵之症，特不过阴虚之极深、极重者耳！凡阴虚用药失当，或误用辛温，或妄投消伐，遂至日甚而成瘵矣。有不可不慎也！（《虚损启微》）

虚损之症，必有所因，而似损非损之症，其来则骤。盖以外感风寒，不为解散，而误作内伤，或用温补，或用清凉，或用消导，以致外邪郁伏，久留不散，而为寒热往来及为潮热咳嗽，其症全似劳损，若用治损之法以治，则滋阴等剂，愈以留邪热蒸，久久非损成损矣。欲辨此者，但当审其并无积渐之因，或身有疼痛，而微汗则热退，无汗则复热，或见大声咳嗽，脉虽弦紧而不甚数，或兼和缓等症，则虽病至一两月，而邪有不解，病终不退者，本非劳损，毋误治也。

寒热往来不止者，宜　、二、二、四、五柴胡等饮，酌宜用之，或正柴胡饮亦可，兼咳嗽者，柴陈煎。若脾肾气虚而兼咳嗽者，金水六君煎。或邪有未解而兼寒热者，仍加柴胡。

有一种血分郁滞，气行而血不行，徒为蒸热，俟蒸气散微汗而热退者，此宜活血为主。（《虚损启微》）

噎膈、反胃，自是二病，世医每连称而并举之者，丹溪实作之俑①也。丹溪曰：其槁在上，近咽之下，水饮可行，食物难入，入亦不多，名之曰噎；其槁在下，与胃为近，食虽可入，良久复出，名之曰膈，亦曰反胃。是以噎膈分上、下二病，而以反胃属之膈，殊欠分明。愚谓噎膈之所以反胃者，以食噎不下，故反而上出，若不噎则并不反矣。其反胃之病，则全不噎食，或迟或速，自然吐出，与膈病何相干哉？二者病本不同，治法亦异，不可不辨！（《医学读书记·续记》）

疯痨鼓膈，实病难医，此古谚也。疯有专科，痨无善法，兹姑勿论。

鼓病病原不一，经予治者有二，一湿臌，一气臌也。湿臌肤中蓄水，遍体浮肿，色黄而鲜明，江湖医生以刀针开泄其水，始非不取快一时，迨水再蓄聚则难治矣。予治界径上王福官子，水臌已急，肾囊如水泡，小便掫转，投以扶土泄水不效，继专逐其水，芫花、甘遂、大戟等品，连服三剂，水从小便泄，遂霍然愈。气臌即单腹胀也。单腹胀，倘无脐突青筋等败象，速投消补兼施，温肾扶阳之剂，十可全八九。倘投破气消导之剂，则元气索矣。

膈病亦名关格，谓内关外格，食不得下也。其反胃者，朝食暮吐，暮食朝吐，亦关格之渐也，不急治渐成膈。其病之枢在胃，肝木侮土，上撑呕吐者，予每以椒梅理中治之多效。其破气伐肝之品须慎用。（《留香馆医话》）

鼓、膈同为极大之病，然臌可治而膈不可治。盖臌者有物积中，其症属实；膈者不能纳物，其症属虚。实者可治，虚者不可治，此其常也。臌之为病，因肠胃衰弱，不能运化，或痰，或血，或气，或食，凝结于中，以致膨膨②胀满。治之当先下其结聚，然后补养其中气，则肠胃渐能克化矣。《内经》有鸡矢醴方，即治法也。后世治臌之方，亦多见效。惟脏气已绝，臂细脐凸，手心及背平满，青筋绕腹，种种恶症齐现，则不治。若膈症乃肝火犯胃，木来侮土，谓之贼邪，胃脘枯槁，不复用事，惟留一线细窍，又为痰涎、瘀血闭塞，饮食不能下达，即勉强纳食，仍复吐出。盖人生全在饮食。经云：谷入于胃，以传于肺，五脏六腑，皆以受气。今食既不入，则五脏六腑皆竭矣。所以得此症者，能少纳谷，则不出一年而死；全不纳谷，则不出半年而死。凡

---

① 作之俑：即"作俑"，意谓制造殉葬用的偶象。语见《孟子·梁惠王上》："始作俑者，其无后乎！"后用以比喻首开恶例。

② 膨膨（hēng 哼）：腹膨大貌。

春得病者，死于秋；秋得病者，死于春：盖金木相克之时也。又有卒然呕吐，或呕吐而时止时发，又或年当少壮，是名反胃，非膈也，此亦可治。至于类脏之症，如浮肿、水肿之类，或宜针灸，或宜泄泻，病象各殊，治亦万变，医者亦宜广求诸法，而随宜施用也。(《医学源流论》)

鼓、膈为难治之病，然鼓犹可治，膈断不可治。鼓多实证，或痰，或血，或气，或食，或水凝结于中，能先下其滞，继以补养肠胃，渐能运化矣。《内经》鸡矢醴之方，即治法也。至臂细脐凸，青筋绕腹，手心及背平满，此脏气已绝，死不治。若膈症始由肝火犯胃，木来侮土，谓之贼邪，所以肝阴素亏，津液不足之体，呕逆不止，久成噎膈，以至胃汁枯槁，痰涎壅塞，食不下达，仍复吐出。此病在贲门，固与反胃之症，朝食暮吐，暮食朝吐，病在幽门者，判然两途。经云：谷入于胃，以传于肺，五脏六腑，皆以受气。今既食不能入，则脏腑之气皆竭矣。故见此病少可纳谷，不出一年而死；全不纳谷，不出半年而死。春得病死于秋，秋得病死于春，金水相克之时也。(《客尘医话》)

或问于余曰：肿与胀有辨乎？余曰：肿自肿而胀自胀，不可不辨也。盖气血流行，脏腑调和，脉络疏通，在外安得作肿，在内安得作胀，而为有病之躯耶？缘其人肾气虚而失开阖之权，肺气虚而失清肃之令，脾气虚而失健运之常，表气虚而外邪易入，于是在肌肉则肿生，在脏腑则胀生。现于外而自知其肿，人亦知其肿也；发于内而自知其胀，人不知其胀也。其肿胀之多端，虚实之各异，风寒、湿热、水、虫、血、食之各种，不详悉言之，何以示后学而知所适从哉？

夫风寒外入之肿，则为实症，如头面之肿、发颐之肿、牙龈之肿之属是也；湿热外入之肿，多实而亦有虚症，如疮疡之肿、单腹之肿、痛痹之肿之属是也。若气、水、虫、血之肿，则有虚实两症，如目下之肿、周身之肿、手足之肿、腹皮光亮之肿、肾囊肾茎之肿、腹有青筋红筋之肿之属是也。治法自有各门方药，而以症合脉，为尽善也。

然胀病则与肿病迥乎不同矣。肾火衰微，中土虚寒，脾元不运而胀矣；水不生肝，木郁不达，两胁不和而胀矣；阴火灼肺，金气膹郁，喘咳壅塞而胀矣。不特此也，又有湿热在脾胃而胀矣，水饮在中脘而胀矣，瘀血在中焦及虫积在肠胃而胀矣，气滞食阻在阳明而胀矣，大小便不通在少腹而胀矣。外风无胀病也，而胀病亦不一也。

大抵肿有形而胀无形。胀者肿之渐，内伤者居多；肿者胀之剧，外感者无与。内伤有胀，而亦有肿；外感有肿，而却无胀。以虚胀而作实治，不肿不已；以实肿而作虚医，虽胀无害。医家务必以外肿内胀确认亲切，肿自肿而胀自胀，不有了然胸中者乎？安可不与子细辨之乎！如剥蕉叶，如抽茧丝，名士名医，兼而有之。(《杂症会心录》)

喘与胀二症相因，必皆小便不利。喘则必先胀，胀则必生喘。但要识得标本先后，先喘而后胀者主于肺，先胀而后喘者主于脾。何则？肺金司降，外主皮毛。经曰：肺朝百脉，通调水道，下输膀胱。又曰：膀胱者，州都之官，津液藏焉，气化则能出矣。是小便之行，出于肺气之降下而输化也。若肺受邪而上喘，则失降下之令，故小便渐短，以致水溢皮肤而生胀满焉。此则喘为本而胀为标，治当清金降火为主，而行水次之。脾土恶湿，外主肌肉，土能克水。若脾土受伤，不能制水，则水湿妄行，浸渍肌肉，水既上溢，则邪反侵肺，气不得降而生喘矣。此则胀为本而喘为标，治当实脾行水为主，而清金次之。苟肺症而用燥脾之药，则金得燥而喘愈加；脾病而用清金之药，则脾得寒而胀愈甚矣。近世治二症，但知实脾行水，而不知分别脾肺二症，予故为发明之。（《明医杂著》）

痞者，天地不交之谓；以邪气痞塞于中，上下不通而名。满而硬痛为结，但满不痛为痞。诸家论痞，或偏于寒，或偏于热，究之寒热互结则成痞。惟其寒热有差多差少，故诸方或以附子之辛热立名，或以大黄、黄连之苦寒立名，或以生姜之辛散立名，或以甘草、半夏之和缓立名。按甘草泻心汤，用干姜、半夏、黄芩、黄连、甘草、大枣六味，益以人参名半夏泻心，益以人参、生姜名生姜泻心。柯韵伯曰：太阳变痞，用生姜泻心；阳明变痞，用甘草泻心；少阳变痞，用半夏泻心。至大黄黄连泻心汤，止用大黄、黄连二味，再加黄芩、附子，名附子泻心。仲景立法，原各有不同，一言以蔽之，不外辛开苦降而已。治痞要药，在干姜、黄连二味；半夏、黄芩、甘草、大枣四味，则辅佐而已。偏于寒则多用干姜，亦可参以附子；偏于热则多用黄连，亦可参以大黄；偏于中虚则加人参，或涉表邪一二则加生姜，并可与旋覆代赭、黄连等汤出入互用。又按程郊倩曰：若不因误下而为痞者，或痰或食或气为之结，俱非泻心汤治。更有阴经得寒而成痞逆者，服泻心汤必成大害。（《医学举要》）

或问：痞与痃癖、积聚、癥瘕，病虽相似，而名各不同，请逐一条陈其说，以晓后学，可乎？曰：痞者否也，如天地不交之否，内柔外刚，万物不通之义也。物不可以终否，故痞久则成胀满，而莫能疗焉。痃癖者，悬绝隐僻，又元妙莫测之名也。积者迹也，挟痰血以成其迹，亦郁久积至之谓耳。聚者绪也，依元气以为端绪，亦聚散不常之意耳。症者征也，又积也，以其有所征验，及久而成积聚也。瘕者假也，又遐也，以其假借气血成形，及历年遐远之谓也。大抵痞与痃癖，乃胸膈之候，积与聚，乃肚腹间之病，因属上、中二焦之病，故多见于男子。其症与瘕，独见于脐下，是为下焦之病，故常见于妇人。大抵腹中有块，不问积聚癥瘕，俱为恶候，切不可视为寻常，而不求医早治。若待胀满已成，胸胁膨出，虽仓扁复生，亦莫能救。遭此疾者，可不慎乎！（《叶选医衡》）

夫痿之与痈，固皆肺病，然溯所由，则有异矣。何也？痿则火郁，气虚而肺燥；痈则火迫，血热而肺溃。二者较若苍素，治宁得无异乎？盖肺体清虚本燥，主乎气，金气清肃，则一呼一吸之间，脏腑经络，四体百骸，无往不之，而其动静之为，靡不藉以致用。今也火郁邪壅，致金体燥烈，肺气虚微，而敷运停息，亦自衰弱，不能充盈百脉，乃使筋骨痿䐉[①]，由是而痿病作焉。故经曰：肺伤善痿。然金体既伤，兼亦焦枯，而其息亦不利；息既不利，则火邪无从而泄，郁遏蒸熏，致咯唾咳嗽，血渗妄行，必云门、中府隐痛，咳而喉腥，脉数而虚，以此为验，乃曰肺痈。症与痨瘵仿佛，治

---

① 䐉（duǒ朵）：下垂。

当君以养气，佐以清金，而兼痰攻之法，则善矣。至于肺痈，由则不然。或始于风寒袭肺，不即消散，致金气壅遏，而复饮酒。若火添油，火迫血聚，灼而为痈；或素酗酒恣欲，致水亏火炽，金伤热迫，血聚结而为痈：种种之因，又当晰辨。证必咳而烦满，心胸甲错，口啖生豆不腥，脉数而实，以此为谛，故曰肺痈。始则咳血，溃久则腐化为脓。《脉诀》云疮浮酒灌穿，正此谓也。法当君以排脓、凉血，佐以保肺、清金。吴氏所谓肺痈当凉其血，肺痿当养其血，盖亦得其旨矣。（《痰火点雪》）

诸患易识，独肺中患毒难觉。有两脚骨疼痛者，有脚骨不痛，而舌下生一粒如细豆者，再心口之上，内作微痛，及咳嗽、口干、咽燥，此皆肺中生毒之证也。即用甘、桔各三钱煎服，服下如觉稍安，肺之患毒无疑矣。以犀黄丸十服，服完全愈。此是预识预治，百无一死之法。世人但知脚痛医脚，咳嗽医嗽，舌下一粒便以刀刺。且此一粒，患未成脓，定然色淡，患愈亦消，患笃其色紫黑，如用刀刺立害。诸书皆载云：口吐臭痰，胸中发腥作痛者，肺痈也。又称症有三不治：时吐臭痰，久如硬米饭者，不治；呕脓不止者，不治；白面变赤者，不治。惟呕而脓自出者，易治。治之之药，惟地黄、保生、归脾等汤，轮服而已，并无预知早治之法。直至吐臭痰发腥，始知肺痈，犹小舟飘入大洋也。此等立论，安可为后学津梁？余每见此症吐脓，其色皆白，故称肺疽。用犀黄丸，治无不效。有赤贫者患之，以陈芥菜卤，每晨取半杯，滚豆腐浆冲服，服则胸中一块塞上塞下，塞至数次，方能吐出，连吐恶脓，日服至愈。凡患此症者，终身戒食鸭蛋、白鲞、红萝卜、石首鱼、着甲鱼，食则复发难生。

马曰：肺疽、肺痈，均由咳嗽而起。或外感风寒，郁久化热，或心肝之火上炎，肺叶胀举，而成痈脓。故胸痛、咳嗽、吐脓、吐血火刑金之候，岂可以乳、没辛苦温之品助其热、伤其肺，麝香走窜盗泄真气？本草均称诸疮痈疽溃后勿服，何况娇脏受病乎！（《外科全生集》）

三症相似，而实不同，须清析方可调治。喘者，气急声高，张口抬肩，摇山撼肚，唯呼出一息为快，此肺经邪气实也。盖肺主皮毛而居上焦，故风寒犯之，则气道壅滞而为喘。治宜散之、破之。

促者，即经之所谓短气者也。呼吸虽急，而不能接续，似喘而无声，亦不抬肩，劳动则甚，此肾经元气虚也。盖肾为气之根，主精髓而在下焦；若真阴亏损，则精不化气，下不上交而为促。治宜补之、温之。

哮者，其病似喘，但不如喘出气之多，而有呀、呷之音，呷者口开，呀者口闭，俱有声音，甚则隔壁亦闻，以痰结喉间，与气相击，故出入有声。此由痰火郁于内，风寒束于外。斯时用凉剂，恐外寒难解；用热剂，恐痰火易升。惟有散寒开痰、理气疏风，尤以保扶元气为主，勿忘本根为善治也。（《罗氏会约医镜》）

经论人有逆气，喘息不得卧，有肺、胃、肾三脏之异。在肺经者，起于肺者也，起居如故而息有音者也，病之微者也。在胃者，不得卧而息有音也，甚于肺者也。夫息有音者，即喘之渐，喘出于肾，则病在根本矣，故愈深者必愈甚。凡虚劳之喘，义不出此，不可不加察也。（《顾氏医镜》）

短气与少气有辨。少气者，气少不足于言，《内经》云言而微，终日乃复言者，此夺气是也。气短不能相续，似喘非喘，若有气上冲，故似喘而不摇肩，似呻吟而无痛是也。《金匮要略》曰：平人无寒热，短气不足以息者，非关邪束于外，毛窍有阻而息道为之不利。盖由里气因邪而实，或痰或食或饮，碍其升降之气致然耳！此条当与第八条①参看。（《存存斋医话稿》）

短气，乃气急而短促，呼吸频数而不能相续，似喘而不能摇肩，似呻吟而无痛。腹心满胀而短气者，里也，实也。

又短气不足以息者，实也，十枣、陷胸也。心腹濡满而短气者，表也，虚也。

有水饮短气者，食少，饮多，水停心下，宜五苓。（《丹溪手镜》）

癃闭者，小便点滴不通，甚而为胀为肿，喘满欲死。五淋者，小便痛涩淋沥，欲去不去，欲止不止，有沙、膏、气。癃闭用利水之药，人所知也，若愈利而愈闭，胀闷欲死，宜治其本。经云：膀胱者，州都之官，津液藏焉，气化则能出矣。今小便点滴不能出，病在气化可知。桂性直走太阳而化气，此症实不可缺。阴虚不化，热逼膀胱，小腹胀痛，尺脉旺，宜服滋肾丸主之；阳虚不化，寒结膀胱，小腹不痛，尺脉弱，宜加减肾气丸主之。然犹恐未能即效，又有巧法以施。譬之滴水之器，闭其上而倒悬之，点滴不能下也，去其上之闭，而水自通流。宜以补中益气汤提之，即以此药再煮服尽，以手探吐，顷刻即通。而更有启其外窍，即所以开其内窍之法。麻黄力猛，能通阳气于至阴之下，肺主皮毛，配杏仁以降气，肺气下达州都，导水必自高原之义也。以八正散加此二味，其应如响。如夏月不敢用麻黄，恐阳脱而汗漏不止，以苏叶、防风、杏仁三味等分，水煎温服，覆取微汗，而水即利矣此张隐庵治水肿验案。虚者以人参、麻黄各一两煎服，神效此卢晋公验案。如汗多不任再散者，即以紫菀、桑白皮各三钱，麦冬五钱，加于利水药中，或加于升提药中，亦效，此李士材验案。皆下病上取之法也。治水肿者可遵此法以治其标，即以六君子汤去甘草，加苍术、厚朴、炮姜、附子以扶脾气以复元气。（《医学从众录》）

白浊、白淫，从新久定名。初出茎中痛而浓浊如膏，谓之白浊；久之不已，精微弱而薄，痛亦渐减，至后闻淫声、见女色而精下流，清稀而不痛，则谓之白淫也。白浊全属火；至白淫，则火衰而寒胜矣。此因肾家元气降而不升，故黏丝带腻，马口含糊而不已。治法宜回阳气而使上升，固其精元而不使下陷，则病自止矣。外此有症非属虚，而湿热下注者，宜从丹溪治法。又有所求不遂，志意郁结而精泄，及气虚人失精气而遗者，皆非虚病也。（《理虚元鉴》）

石顽曰：身重无非湿证，湿证多归重于脾土，为脾病是矣。又肾为水脏，肾虚则邪水用事，故又主肾虚。至于肝虚，亦令人体重烦冤者，何也？盖肝虚则不能胜土，土无风气，亦必郁热上蒸而为病矣。然肝则重于烦冤，脾则重于肿重，肾则重于痿弱，不可不辨。（《张氏医通》）

惊者，心卒动而不宁也；悸者，心跳动而怕惊也。怔忡者，心中躁动不安，惕惕然如人将捕是也。多因富贵而戚戚，贫穷而不遂所愿而成。健忘者，陡然而忘其事，

---

① 指"人知息道从口鼻出入，不知遍身毛窍俱暗随呼吸之气以为鼓伏"条。

尽心竭力思忖不来，为事有始无终，言谈不知首尾。其三症病同而名异，其原皆由心血虚。盖心无血养，如鱼失水，惕然而跳跃也。时作时止者，以痰因火动。瘦人多是血虚，肥人多是痰饮。法宜先养心血，理其脾土，亦当幽闲安乐，制其忧虑，远其七情、六淫则自安矣。《素问》云：东方青色，入通于肝，其病发惊骇。又云：脾移热于肝，则为惊衄。仲景云：食少饮多，水停不下，甚者则悸，微者短气。又云：五饮停蓄，闭于中脘，最使人惊悸。又云：因有大事所惊而成者，名曰心惊胆寒，病在心、胆经，其脉大动，其动也如豆，动摇无头尾是也。丹溪云：病自惊而得者，则神出其舍，合津液则成痰也。血气入舍，则痰拒其神，不得归焉。

黄帝问曰：胃足阳明之脉病，恶人与火，闻木音则惕然而惊，若闻钟鼓而不为动，何也？岐伯曰：阳明者，胃脉也，胃者土也，故闻木音而惊，土畏木也。又曰：痰饮惊悸属脾土，凡火病吐血、盗汗后，多见此症，故并附之。（《痰火点雪》）

人夜卧交睫，则梦争斗负败，恐怖之状难以形容，人以为心病，谁知是肝病乎！盖肝藏魂，肝血虚则魂失养，故交睫若魇。此乃肝胆虚怯，故负恐维多。此非大补，不克奏功。而草木之品，不堪任重，当以酒化鹿角胶，空腹服之可愈。盖鹿角胶大补精血，血旺则神自安矣。（《傅青主男女科》）

四逆，四肢厥冷也。

若手足自热而至温，自温而至厥，传经之邪也。治宜寒冷，四逆散：柴胡、芍药、枳壳、甘草。

若始得之手足便冷而不温，而阳气不足，阳经受邪，宜四逆汤温之，姜附是也。

厥，厥冷甚于四逆也。厥有阴阳气不相顺接。

先热而后厥者，热伏逆于内也，阳气内陷也。

阳厥，身热便秘，宜下之。

先厥而后热者，阴近而阳气得复也。

阴厥，逆冷脉沉细，宜温之。

若始得之便厥者，则是阳气不足，阴气胜也，主寒多矣。

厥少热多，其病则愈，厥多热少，其病为逆。至于下利，先厥后热，利必自止，阳气得复；见厥复利，阴气还胜。有邪结胸中，阳气不得敷布而手足冷，当吐之。为阴盛矣，加之恶寒而蜷，阴极也。（《丹溪手镜》）

有一种软懒之症，四肢倦怠，面色淡黄；或膈中气满，不思饮食。其脉沉迟涩滞，软弱无力。或表气不清，恶寒发热：当其寒，则脉愈加沉涩；当其热，则脉微见细数。或传里内热，则脉气沉洪或洪数。总之，定带软弱不清之象。此内伤兼外感，其邪只在肌表筋骨之间，未深入脏腑，其所感尚轻，故不成伤寒、疟、痢等疾，而为此软弱因循①之症也。久久不治，成硬头黄者居多。若脾虚湿胜者，则成黄肿；若肺气不足者，流入清虚之府，则壅为痰嗽；若血少者，迁延岁月，则成内热，或五心烦热，日晡潮热，渐以骨蒸劳热矣。此症大都得诸藜藿穷檐之辈。间有膏粱之人，因房劳不节，

①　因循：照旧不改。引申为拖沓、疲沓的意思。

或窃玉偷香，恐惧忧惊；或埋首芸窗①，用心过度；或当风取凉，好食生冷，致风寒传染，郁而不散，乃内伤兼外感而成。其外象酷似弱症，若察症不的，初起遽投以凉剂、补药，则邪正混淆，不得清彻，以致寒邪闭遏，郁于经络，而为内热，遂成真病。人家子弟患此，类多讳疾忌医，不便直告人，自认虚弱，见医者投以清理散邪之品，反不肯服，所以难治，亦难辨也。然则何以辨之？曰：头不痛，身不热，不烦嗽，不唾血，但腿酸脚软，蒸蒸内热，胸中邪气膈紧，食不易饥，与之食则食，不与亦不思，或今日思此物，明日即不喜，又思别物适口，如怯症之尝食劳也。治法：当其来入里时，宜和解分消，托之使出，用八物汤加减，去黄芩，加前胡、山楂、陈皮之类。湿胜有痰者，重以二陈汤，禀气厚者加枳壳。用此数剂，邪自解散。若邪已入里，难从肌表散去，则宜重在分消，使邪从小便而出。表里既清之后，惟以养气、养血之品，培其本源。若起于忧惊思虑者，以交固心肾之药要其终，则霍然矣。玉芝云：外感软懒之症，切不可发汗，汗之则虚晕欲倒，以其兼内伤重也。治宜柴胡、防风、葛根、苏梗、陈皮、山楂、枳壳、泽泻等味主之。小便不利者，加车前；质弱者，去枳壳。数剂后加丹参，再后加当归。若脾虚下泄者，稍加燥味；若血虚内热者，少加丹皮、地骨皮。此症须以百日为期，若未及百日而不肯服药者，变成黄症矣。（《理虚元鉴》）

经云：肾之变动为栗。《原病式》曰：战栗动摇，火之象也，阳动阴静，而水火相反，故厥逆禁固，屈伸不便，为病寒也。栗者，寒冷也。或言寒战为脾寒者，未明变化之道也。此由心火热甚，亢极而战，反兼水化制之，故寒栗也。寒栗由火盛似水，实非兼有寒气也。以大承气下之，多有燥屎，下后热退，则寒栗愈矣。若阳虚则但畏寒，阳郁则振寒战栗，有火无水之分也。亦有暴感寒邪，恶寒脉伏而战栗者，麻黄汤发散之。（《张氏医通》）

石顽曰：《内经》《金匮》，虽有嚏欠之因，却无方药主治。守真以伤风有嚏为轻者，其人阳气和利，虽有风邪，自能随气鼓散，可无藉于汤药也。于此有人素蕴湿热，加以客邪，鼻塞不闻香臭，服细辛、辛夷等药百余剂，每当微风，即嚏不已，三嚏之后，清涕如注，脑户隐隐掣痛，诸治罔效。因思《金匮》中寒家清涕善嚏之说，遂取钟乳专温肺气之品，助以人参温中，黄芪实卫，鹿茸固髓，黄牛脑和丸。空腹服三十丸，饵及两月，数年之病，随手而愈。（《张氏医通》）

《金匮》痰饮篇曰：水在肝，胁下支满，嚏而痛。徐注曰：肝与少阳胆为表里，所以主半表半里者，水气乘之，阴寒内束，故少阳气上出，冲击而嚏，如伤风然。喻注曰：火气冲鼻，故嚏也。按《内经》肾主嚏，故凡太阳伤寒，寒气深入，随督入脑，为热所击，则嚏矣。太阳与督，即少阴之部也，其脉皆与脑通。嚏者，寒热相激，逐于脉中，致脉内作痒，痒极突出。徐曰寒束，喻曰火冲，其义一也。惟不言肝肾相通，而牵说少阳，殊属无稽。夫肝水见嚏者，肝寒感于肾也。且嚏之来路有二：因寒束肺窍，热气撩于肺中而上冲者，其气发于胸中，上过上腭之内，而下出于鼻也；因寒束督脉，热气激于脊膂而上冲者，其气起于腰俞，循脊上出脑顶之巅，而下出于鼻也。

---

① 芸窗：书斋。

一缕寒邪，孤行气脉，而不为正气所客，故冲击而出也。本属微邪，不足为病，然见有早起必嚏数十次，无间寒暑，而寒天较甚，妇人妊娠，尤为有碍，此不得为微邪矣。治法宜仿肝水例，宣达肝与膀胱之阳，与肺气相接，使水邪下伏，宿寒外攘即止。（《读医随笔》）

嚏，非病也，然而嚏所由来，当知之也。人身经脉十二，始于肺之寅，终于肝之丑，而肝复交于肺，如十二时之相继无已也。夫肺，金也；肝，木也。肝脉循喉咙，入颃颡①。

究于畜门②，从畜门而上额，循巅，以下项。若颃颡不利，不能上循，但从畜门出鼻，则为嚏。夫鼻为肺窍，而畜门为肝穴，嚏之有声，如撞钟然，犹以木击金也。平人之嚏，间或有之，乃畜门之气，一时滞而不上，下出于鼻，则嚏也。又纸捻搐鼻，则畜门、颃颡为物所引而下，脉本欲上，今引之而下，引下则嚏。又肺主皮毛，肝主肌腠，风邪陡袭皮毛，则皮毛之气不通于肌腠，肌腠之气欲出于皮毛，滞而不和则嚏。又肝脉内虚，不能循脉而上，但留于颃颡、畜门间，则频频而嚏。医不知之，以为肺病，岂知实肝病也。又时病将痊则嚏。时病邪从外至，由皮毛而入肌腠，皮毛有病，则经脉不通于皮腠，嚏则流通而环转也。又大人、小儿，卒患厥证，病在厥阴，阴极而阳不生，一时厥逆，藉药得苏，气脉流通则嚏，此从阴出阳，逆而复顺也。方书治中风不知人者，用纸捻或末药搐鼻，而曰：有嚏则生，无嚏即死。吾不之解，意者有嚏则经脉可通，无嚏则经脉断绝之谓欤！（《医学真传》）

寒证当汗不汗，热结膀胱，温疫当下失下，火郁膜原，均有此证。凡发热不退，小便自利，其人如狂，而喜忘者皆是。

按伤寒、温疫，形证相淆，难以枚举。惟寒多寐，温不寐；温口渴，寒不口渴；寒恶寒，温不恶寒；温心烦，寒不心烦：加以爱动爱静、身重身轻审之。何患项强、转筋、呃逆、囊缩、筋惕肉瞤种种之相似乎！（《医医小草》）

头痛、目痛，太阳、阳明伤寒者，不至侧倾难举；温与疫则头痛如劈，两目昏瞀，势若难支，骨烦疼，腰如被杖。寒病责在伤阳，温疫责在亏阴。（《医医小草》）

外科之症，有与内科相似者，最宜详审。凡诸痈毒初起，恶寒发热，不可误认伤寒。又骨槽风不可误认牙痛，鹤膝风不可误认痛痹，痔血不可误认肠红，肺痈不可误认外感咳嗽，肠痈不可误认诸腹痛。此类尚多，不可悉数。（《冷庐医话》）

伏匿不出之老疾，身病而脉常不病；酝酿未成之大患，脉病而身常不病。《内经》《金匮》多言宿疾、伏病，而不详于脉。又或脉证枘凿③，医不加意，故临证毫无把握。愚谓宿疾、伏病，有因作劳感冒，无暇服药，忍耐而愈者；有因受热，多饮井水而愈者；有因吐血数日，无医无药，因食水果而愈者；有腿肿、身疼，服药半愈，久而自愈者；有黄疸目色如金，服药虽愈，腹生痞块，常下蛔虫者；有跌折筋骨，医愈而骨

---

① 颃颡（háng sǎng 杭嗓）：指咽后壁上的后鼻道。
② 畜门：鼻之外窍。
③ 枘（ruì 锐）凿：枘，榫头。凿，榫眼。枘凿，方枘圆凿的简语，比喻两不相合或两不相容。

缝不齐者；有久鳏咳瘦，并不遗精，医作劳治不效者：类难悉述。此在幼壮尚能支持，至四十、五十以后，则病之藏伏者，变生各证，亦难悉纪。医人但治现前之证，不与病者通盘打算，而咎《内经》《金匮》言宿疾、伏病，而不言脉，亦愚矣哉！盖宿疾、伏病，非六部之脉所能赅拮也。

伏匿宿疾，在三十岁后，不甚强壮者亦见之。偶患他病，则彼此互应，药常无功。老年人气血不能制伏宿疾，虽无新病，体常不安，而莫名其状，苟不细绎，诸方无效。

伏匿诸病，六淫、诸郁、饮食、瘀血、结痰、积气、蓄水、诸虫皆有之。

凡肢体酸疼、麻木及梦魇、梦遗、痞块、瘕、疝气、肿瘤、耳聋、目翳、鼻痔，一切对证药不效，皆别有伏匿、牵扯淆杂，医须细绎。

宿疾有见脉证者，不名伏匿矣。如湿流关节、风藏骨骱、膈噎、鼓胀、瘫痪、癫狂、吼喘、石瘕等类，皆有证有脉也。

伏匿老疾，亦有见脉者，但于无新病时，每部候百至，必见脉象，或见一二息，或见数息，或见于一部，或见于数部，过时又隐矣。其见有一定部位，故可知疾伏于此处，而究无一定至数也。若于新病时诊之，则混淆难辨。大约昔患血证、疮证，今见涩脉；昔患痰证，今见结脉；昔患肝郁，今见沉细、促数；昔患食积、寒疼，今见沉细、迟结；昔患鼓胀，今见沉濡；昔患血痢，今见右关沉涩；昔患暑热，今见沉大无力。此其大略，可于百至内诊得之。若此病将发已发，则此脉不待百至，即见数次矣。有是脉必有是证，有是证必有是脉，诊明此脉，问明此证，设法治之，亦甚易耳！

假如昔伤惊恐，今肺脉细弱，是虚在肺；肺主皮毛，风寒必易入，又必常咳嗽；肺司宗气，虚则力弱，此肺家有未愈之惊恐也。

又如百至之中，偶一芤涩，血也；偶结，气也；偶沉，怒也；偶数，热也；偶迟，寒也；偶滑，痰也；偶洪，暑也；偶如七怪脉，忽迟忽数，大小不匀，老痰在脏腑也。

其伏匿之隧隙与脉路近，则见象易；若伏于隧隙之远，并不见于脉者亦有之。盖两寸、关、尺皆肺部，只达脏腑之经耳！

按昔有以逍遥散治黄疸者，因问知肝脾有郁也，但用治疸方皆不效。（《王氏医存》）

人疾笃，俄而饮食加倍，言色俱见愈状者，其死必近。俗谓之间晴，言如久霖之间，假见晴色也。尝从舌官访之清客朱鉴池，朱答：名曰回光反照。（《先哲医话集》）

第六章　治则治法

　　谨按治病，最忌杂乱无序。医理深微，病情变幻，苟非深思力学，阅历有年，莫能辨析明确；辨不明，则意见不定；意见不定，则用药常试，而欲拯危济急难矣。若更议论纷纷，异说杂进，病家惶惑无主，当服之药，反不敢服，不当服者，乱投杂试，虽有善者，救药不遑，焉能救病？及至败事，互相嫁罪。病家既不知医，则是非莫辨，咎无可归，所谓筑室道旁，三年不成，发言盈庭，谁执其咎，固为医家所大忌。然病家性命所关，如不知此弊，害孰大焉。其要在于平日辨别医之优劣，劣者勿用，免致掣肘，优者笃信不疑，专任不二，则彼方能致力。盖为治病之理，无异治国，若非专任，焉能责其功效哉！是故详慎，在选医之时，不在临病之际，或不知选医，而但临病详慎，则无峻猛之药畏不敢用，平淡之药以为稳当，屡服不疑。殊不知病在危笃，非峻猛之药不疗；药证不合，虽平淡之品亦能害人。即使药证相对，或病重药轻，未见即效，而反至疑，别进他药以误事；或病轻药重，则病未退而正先伤，变幻诸证以致危。又如虚病似实者，应用补药而不敢服，实病似虚者，应用泻药而不敢投，因循疑畏，坐失时机，日久缠绵，遂至不起，种种弊端，难以言尽。不明此理，而临病惑于杂论，似乎详慎，而不知害之大也。夫病情变幻难测，虽习医者，犹有毫厘千里之谬，何况不识病情，而但执方药，遂谓某药可用，某不可用，用之不灵，疑端更甚，于是求仙问卜，驱鬼叫魂，扰攘不息，使病者无片刻之宁，卒至不救而后已，呜呼！此皆不知选医于平日，而信任之，徒以临病张皇，事后悲戚，终不悟所由。窃见蹈此弊而致害者甚多，目击心伤，莫能挽救。思既往之不谏，或来者之可追，用献刍荛，聊备采择，伏望鉴察为幸！（《医门棒喝》）

　　此古之治病者，所以明天道地理，阴阳更胜，气之先后，人之夭寿，生化之期，然后可以知人之形气。若夫不达贫富贵贱之所处，刚柔缓急之所禀，与夫寒温饮食之节，则适以自乱，而不足以自明尔！

　　天道有盈虚，地理有高下；阳盛胜阴，阴盛胜阳；阳气先至，多温多热，阴气先至，多凉多寒，阴精拱者寿，阳精拱者夭；六节所分，生化所系。明乎此者，然后可以知人之形气，有余不足而莫之遁矣。若夫不达贫富贵贱之所处，何以明先富后贫、先贵后贱之证耶？不达刚柔缓急之所禀，何以明砭石毒药、灸炳微针之法耶？或寒或温，而饮食之节各有所宜。不知此类，是谓适以自乱，而不足以自明焉！（《宋徽宗圣济经》）

　　除疾之道，极其候证，询其嗜好，察致病之由来，观时人之所患，则穷其病之始终矣。外病疗内，上病救下，辨病脏之虚实，通病脏之母子，相其老壮，酌其浅深，以制其剂，而十全上功至焉。制剂独味为上，二味次之，多品为下。酸通骨，甘解毒，苦去热，咸导下，辛发滞。当验之，药未验切戒亟投。大势既去，余势不可再药。修而肥者饮剂丰，赢而弱者受药减。用药如用兵，用医如用将。善用兵者，徒有车之功；善用药者，姜有桂之效。知其才智，以军付之，用将之道也；知其方技，以生付之，用医之道也。世无难治之疾，有不善治之医；药无难伐之品，有不善伐之人。民中绝命，断可识矣。(《褚氏遗书》)

或问曰：医道至繁，何以得其要领，而执简以驭繁也？余曰：病不在人身之外，而在人身之中。子试静坐内观，从头面推想，自胸至足；从足跟推想，自背至头；从皮肉推想，内至筋骨脏腑：则全书之目录在其中矣。凡病之来，不过内伤、外感与不内外伤三者而已。内伤者，气病、血病、伤食，以及喜、怒、忧、思、悲、恐、惊是也；外感者，风、寒、暑、湿、燥、火是也；不内外伤者，跌打损伤、五绝之类是也。病有三因，不外此矣。至于变症百端，不过寒、热、虚、实、表、里、阴、阳八字尽之，则变而不变矣。论治法，不过七方与十剂。七方者，大、小、缓、急、奇、偶、复；十剂者，宣、通、补、泻、轻、重、滑、涩、燥、湿也。精乎此，则投治得宜矣。又外感之邪，自外而入，宜泻不宜补；内伤之邪，自内而出，宜补不宜泻。然而泻之中有补，补之中有泻，此皆治法之权衡也。又有似症，如火似水，水似火，金似木，木似金，虚似实，实似虚，不可以不辨。明乎此，则病无遁情矣。学者读书之余，闭目凝神，时刻将此数语，细加领会，自应一旦豁然，融会贯通，彻始彻终，了无疑义，以之司命奚愧焉！(《医学心悟》)

治病者，当辨阴阳、寒热、脏腑、气血、表里、标本先后、虚实缓急。阴阳者，阴血为病，不犯阳气之药，阳旺则阴亏也；阳气为病，不犯阴血之药，阴盛则阳转败也。寒热者，实热则泻以苦寒咸寒，虚热则治以甘寒酸寒，外寒则辛热辛温以散之，中寒则甘温以益之。脏腑者，经曰五脏者，藏精而不泄者也，故有补无泻者其常也，受邪则泻其邪，非泻脏也；六腑者，传导化物糟粕者也，邪客者可攻，中病即已，无过用也。气血者，气实则宜降宜清，气虚则宜温宜补；血虚则热补，心、肝、脾、肾兼以清凉；血实则瘀，轻者消之，重者行之。表里者，病在于表，无攻其里，恐表邪乘虚陷入于里也；病生于里，无虚其表，恐汗多亡阳也。标本先后者，受病之根源为本，目前之多变为标；血虚为本，五邪为标；标急则先治其标，本急则先治其本。虚实者，虚病如家贫室内空虚，锱铢①累积非旦夕事，故无速法；实症如寇盗在家，开门急逐，贼去即安，故无缓法。(《顾氏医镜》)

治病之法有五：曰和，曰取，曰从，曰折，曰属。王太仆云：假如小寒之气，温以和之；大寒之气，热以取之；甚寒之气，则下夺之；夺之不已，则逆折之；折之不尽，则求其属以衰之。小热之气，凉以和之；大热之气，寒以取之；甚热之气，则汗发之；发之不已，则逆制之；制之不尽，则求其属以衰之。今人不复辨此矣，惟滞下用下药，犹存通因通用之意，而粗工习焉不察也。近代薛立斋善用塞因塞用法，遂大

---

① 锱（zī 资）铢：锱、铢都是古代很小的重量单位。比喻极微小的数量。

破丹溪旧套，以名于时。若求属之法，则举世迷焉。常熟严养翁相公，春秋高而求助于厚味补药，以致胃火久而益炽，服清胃散不效，加山栀、石膏、芩、连而益甚，以为凉之非也。疑其当补，闻余善用人参，因延余诊而决之，才及门则口中秽气达于四室，闻之欲哕。余谓此正清胃散症也，独其热甚，当用从治，而既失之，今且欲从而不可矣，当求其属以衰之。用天门冬、麦门冬、生地黄、熟地黄、石斛、犀角、升麻、兰香之类，大剂投之，数日而臭已止矣。经云：诸病寒之而热者取之阴，所谓求其属也。火衰于戌，故峻补其阴而热自已。后因不屏肉食，胃火复作，大便不利，目瞀耳鸣，不能自忍，杂进凉剂，时或利之，遂至不起。嗟乎！苟知其热则凉之而已矣，则涂之人而皆可为卢扁，何事医乎？（《笔尘》）

药气入胃，不过借此调和气血，非入口即变为血气，所以不在多也。有病人粒米不入，反用腻膈酸苦腥臭之药，浓煎大碗灌之，即使中病，尚难运化，况与病相反，填塞胃中，即不药死，亦必塞死，小儿尤甚。此洄溪徐氏目击心伤，所以《慎疾刍言》有制剂之说也。拙稿本卷二第二条言用药治病，先须权衡病人胃气，亦此意也。乃医家、病家往往不达此理，以致误药伤生，可慨已！洄溪一案，备录于后，足为世鉴焉。郡中朱姓有饮癖在左胁下，发则胀痛、呕吐，始发甚轻，医者每以补剂疗之，发益勤而甚，余戒之曰：此饮癖也。患者甚多，惟以清饮通气为主，断不可用温补，补则成坚癖不可治矣。不信也，后因有郁结之事，其病大发，痛极呕逆，神疲力倦，医者乃大进参附，热气上冲，痰饮闭塞，其痛增剧，肢冷脉微，医者益加参附，助其闭塞，饮药一口，如刀箭攒心，哀求免服。妻子环跪泣求曰：名医四人合议立方，岂有谬误？人参如此贵重，岂有不效？朱曰：我岂不欲生，此药实不能受，使我少缓痛苦，死亦甘心耳！必欲使我痛极而死，亦命也。勉饮其半，火沸痰壅，呼号宛转而绝。大凡富贵人之死，大半皆然，但不若是之甚耳！要知中病之药，不必入口而知，闻其气即喜乐欲饮；若不中病之药，闻其气即厌恶之，故服药而勉强苦难者，皆与病相违者也。《内经》云临病人问所便，此真治病之妙诀也。若孟子所云：药不瞑眩，厥疾不瘳。此乃指攻邪破积而言，非一例也。此案载王孟英《归砚录》自注云：余编《洄溪医案》，漏此一条，迨刻竣始知之，不便补镌，故录于此。按《洄溪医案》为王孟英所编刻，其中疑有托名之案。又《慎疾刍言》一书，其序文与徐氏六书各序，文笔极不类，疑亦是托名者。然观古人书，立论处方，平正通达，便足师法，否则即使真本，亦难信从，正不必辨其真伪也。（《存存斋医话稿》）

用药如用兵，选药如选将。汉高善将将，知将性也；名医善定方，知药性也。善用兵者，能审敌情，知彼知己，百战百胜；善治病者，能识病情，辨症投剂，百药百效。然有审症无误，用药不谬，而药不奏效者，何也？非药不道地而羼①伪药，即煎不合法而失药性耳！或两医同治一病，用药无甚出入，而一效一不效者何也？此属于病人信仰心之强弱也，信仰心强者，未服其药，病已去十之四五矣，故医师为人所轻视者，治疗不易奏功也。（《留香馆医话》）

---

① 羼（chàn）：掺杂。

医之用药，如将之用兵。热之攻寒，寒之攻热，此正治也；因寒攻寒，因热攻热，此因治也。子虚者补其母，母虚者益其子，培东耗西，增水益火，或治标以救急，或治本以渐①缓。譬如兵法，声东击西，奔左备右，攻其所不守，守其所不攻，冲其虚，避其实，击其惰，远其锐。兵无常势，医无常形。能因敌变化而胜者，谓之神明；能因病变化而取效者，谓之神医。（《友渔斋医话》）

治实病如治盗匪，利用剿治；治虚病如治饥民，利用抚治；本虚标实之病，如治乱民，宜先剿而后抚，剿抚得其宜，乱未有不止者，攻补得其法，病未有不痊者。强弱异势，攻守异形，当病势方张之时，汗之不汗，下之不下，姑投轻剂以俟之，此以守为攻之意也。料敌决胜，全在能审敌之虚实，或正兵以围之，或奇兵以袭之。垓下破楚，重围困羽，此正兵也；井陉攻赵，轻骑易帜，此奇兵也。治病亦然。正治，正兵也；从治，奇兵也。曹刿论战，必攻齐气之既衰；宋襄用兵，不击楚军于未济。一则明敌情而胜，一则昧敌情而败。故善用兵者，能审敌情；善治病者，能审病情，其理一也。医必三世，肱须三折，医道岂易事哉！（《留香馆医话》）

方书言治病者，衰其大半而止，不可过剂，过则反伤元气。大凡以药攻病者，去其大半，即宜养正气而佐以祛邪，正气充则邪气自尽。若必欲尽去其邪而后补正，将正气与邪气俱尽，而补之难为力矣。予少不知此理，每为人言所误。王节斋论治痰，谓中焦之痰，胃亦赖其所养，难以尽去，去尽则胃虚而难治，亦同此理。尝闻庸医有去邪务尽之语，大是误人。（《折肱漫录》）

经云：毒药攻邪，五谷为养。是知攻邪必以毒药，调养必以五谷也。脏气之偏者为病，药气之偏者为毒。病，亦毒也。以偏救偏，以毒治毒，但使归于中正而已。故《书》云：若药不瞑眩，厥疾不瘳。但有似是实非，不可颠倒误施，故经云毋实实，毋虚虚。又中病即止，不可过剂。故经云大毒治病，十去其六；中毒治病，十去其七；小毒治病，十去其九是也。吾观今之医人，见解不透，恐瞑眩之剂用之不当，立刻取咎，姑取中平药数十种，俗号为果子药，加以世法滥竽众医之中，病之浅而将退者，适凑其效，不知此病不服药亦痊，若病之深者，适足养虎贻患也。此医驰名甚众，谓其稳妥而乐服也。见用瞑眩之剂，反指为霸。譬如阿谀逢迎，碌碌无奇者，举世悦之，而刚正直谅者，反畏而远之，群起而笑之也，可胜叹哉！虽然，其贤于寡闻浅识、粗心浮气误用刚猛之剂而杀人于俄顷者，又不无优劣于其间矣！（《医权初编》）

病证本轻，因药而重，药不对证，固令病重，即或对证，病轻药重，亦令重也。余治一妇人，恶心呕吐，头眩恶食，医药两月，降逆如左金丸、旋覆代赭汤，代赭石质重下坠，孕妇所忌，调气如砂、蔻、乌、沉之类，补益如六君、四物等剂，转见心胸烦懑，恶闻食气，体重作痛，黄瘦倦卧，气息奄奄。一医谓血枯经闭，虚劳重证，嘱病家治后事矣。诊其脉，细弱之中终有动滑之象。细询问，腹虽不大而时有动跃，断为怀妊。恶阻本属妊妇之常疾，因过药伤胃，致见种种恶候，劝令停药，不肯信从。乃立疏气降逆和胃，清和平淡之剂，服后胸膈稍宽，随后出入加减，总以轻剂渐渐收

---

① 渐（jiān 煎）：洗，涤除。

功，数月后竟举一男。《金匮》原有医者治逆，却一月加吐下者，则绝之之明训。绝之者，绝止医药，俟其自安也。不肯绝药，姑以轻剂与之。（《存存斋医话稿》）

病重药轻，反张邪焰；病轻药重，诛伐无过。过犹不及，与相左之，方犹五十步之笑百步耳！故权衡轻重，当有把握。或因认症不确，而姑以相试者，则一剂之后，必有正确之见地。若仍模糊影响，速谢主人，勿误病者。（《留香馆医话》）

古人用药，凡治大病，必用大方君主之药数味，则功专不泛，可以立挽沉疴；如治小病，则用小方佐使之药，皆可成功奏绩，何劳刚烈猛剂，反致大动伤中。至于汤、丸、膏、散，各有所宜。其治五脏及经络之病者，必用大剂作汤以荡涤之。欲走阳分，宜热服；欲走阴分，宜温服。欲达经络之表，宜酒煎。治心肺之病者，必浓煎小剂，食远徐徐缓咽以荫之，盖其位在上而近，不厌频而少也；治肾病者，所居最下，补阳之药有伤心肺，补阴之药不利脾胃，贵乎作丸吞服，以直达下焦而始化，所谓偷诸过之法也。若急症须投煎剂，必食前多服顿服，始能达及下焦。治脾胃者，惟宜散矣，盖诸物运化，皆仗脾胃，若二经一病，运化便难。丸则不能施展见功，煎则疾趋下走，散则惟凭渣滓，直入胃家，不行经络，且不劳胃化，中宫便见其长，脾困一醒，自能运行药力，而其功愈见矣。治五脏枯槁之病者，必仗膏滋，方能滋润填补；丸则太缓，煎则太速，散则质薄，均难见效也。且有久服补养气血之药，而气血似乎日衰，后服疏利之剂，而气血似乎顿长者，此非补养之误也，盖补养日久，生气既多，泄气反重，且黏滞太过，血则壅而不行，气则伏而不用，所以疏利一投，而气血运行，前功顿见也。有久服温补元阳之药，而元阳似乎日困，后服清凉之剂，而元阳似乎顿壮者，此非温补之误也，盖如春夏发生长养，则气血流溢无拘，所以人多困倦，若非秋冬敛肃，闭藏之气何能为成实坚固之用耶？更凡一经或虚或病，而用药或治或补，专在一经为事者，其功虽捷，可暂而不可久，久则胜负相生，反增偏害之势；若隔一隔二为治者，其效虽缓，其力甚长，盖如源深则流远，根深则蒂固，况脏得生气，自相长养，便无偏胜之害矣。此张之管见，并及以补所遗。（《冯氏锦囊秘录》）

病在危急，非急治不能起死回生，药味苟非斩关夺隘者，岂能获效？缓病如瘫痪、鼓膈之类，治虽急而效必迟，欲速则不达，王道无近功，古人所谓服几十剂或百余剂而愈者。若急于治疗，杂药频进，必致故病未已，新病复起。《南史》载徐文伯煅地布桃柏叶，而愈范云之病，后二年卒不起。盖未至汗期而先迫之也，可为求治太急者戒！（《医论》）

肥人阳虚多湿，瘦人阴虚多火。多火者色苍，多湿者色白，其淡红而微黄者，正色也。予见有喜用香燥者，动手即写朴、术，不顾人之阴虚阳虚也。不知湿病无死法，即如上述，而火则其变最速，倘误投香燥，每致液涸舌燥，指扪之如砂石，须大剂滋润，或可挽救，若至舌短难伸，则木已烧炭，不可救矣，其症必见循衣摸床，撮空理线，病家以为猴精作怪，虚掷金钱，卒至人财两失。吾见实多，迷信难破，无可如何也！（《留香馆医话》）

凉药误人，人不易觉；热药误人，一服便见。往时有患咳嗽，吐血，一医用凉血之品生地、丹皮之类，病者服之，喜其血止，出入加减，数十剂咳嗽不减，纳食渐少，病者不悟，竟成腹膨而毙。呜呼！此服寒凉误人，而人不觉也。又南城李姓，病症未详，诸医罔效，延芦墟郁某来治，用八味汤二剂而愈。明年病复作，症一如前，仍延郁治，仍用八味汤，一服而殂。此热医误人而易见者也。前人有用热药如君子，凉药如小人之喻。所谓君子者，苟有过，人必知之。为人则可，约关人性命，用之不当，虽君子亦何取乎，而况小人耶？（《友渔斋医话》）

治病分初、中、末三法。初治之道，法当猛峻，缘病得之新暴，当以疾利猛峻之药急去之，不使病邪久居身中为害也；中治之道，法当宽猛相济，为病得之非新非久，当以缓疾得中，养正去邪相济而兼治之；末治之道，治当宽缓，广服平善无毒，用其安中养血气，俾邪自去。（《医门法律》）

凡病难于末治，前人有言，如钱孔中过鼠，全身已出，而尾不能出。要知尾不能出，其中有故在，只要细心体察，自然有得。不然则一篑之亏，前功尽弃矣。昔闻一人伤寒愈，昼能食，夜能眠，二便如常，可称无患矣，然坐卧一室，窗户紧闭，或启透风，庭除小步，便作寒热。近处知名者，药治殆遍，终无一效。后诣吴门薛一瓢诊治，曰：贼去而门未关者，用玉屏风散而痊。此所谓知其要者，一言而终。脱尾而出，究何难哉？

人患身热，咳嗽，予为诊治，知其暑风，用辛凉无效。因其烦躁不宁，用大黄下之，一服而愈，粥饭兼进。一日忽目赤舌红，咽痛如刺，服西瓜汁缓痛，弹指顷，诊其脉如平人。因思表邪已散，暑热已清，结食已消，而见此症何耶？静思一片时，念其痛虽甚，只宜轻清，方为合法。乃用灯心廿茎，竹卷心廿个，以清心火；大甘草三片，以其泻之。煎半杯，才服即合眼酣寝。觉而谓人曰：前药下咽即不痛，是何方耶？而不知药不值一文，此亦脱尾之验也。（《友渔斋医话》）

《书》曰：若药不瞑眩，厥疾弗瘳。若以稳当为事，专以疲药塞责，不能去病，与不服药何异？迁延致重，此诚养病之尤也。《周礼》采毒药以供医事，欲其以偏治偏也。（《医论》）

凡治病服药，必知时禁、经禁、病禁、药禁四者。夫时禁者，必本四时升降之理，汗下吐利之宜。大法春宜吐，象万物之发生，耕耨科斫，使阳气之郁者易达，故曰宜。宜之为言扬也，故禁下，恐阳气不得升浮，而变生他症也。夏宜汗，象万物之浮而有余也。秋宜下，象万物之收成，推陈致新，而使阳气易收也。冬固密，象万物之闭藏，使阳气不动也，故禁发汗。夫四时阴阳者，与万物沉浮于生长之门，逆其根则伐其本，坏其真矣。用温远温，用热远热，用凉远凉，用寒远寒，无异其胜也。故冬不用白虎，夏不用青龙，春夏不服桂枝，秋冬不服麻黄，不失气宜。如春夏而下，秋冬而汗，是失天信伐天和也。有病则从权，过则更之。

经禁者，足太阳膀胱经为诸阳之首，行于表背之表，风寒所伤则宜汗，传入于本则宜利小便，若下太早，必变症百出。此一禁也。足阳明胃经，行身之前，主腹满胀，大便难，宜下，盖阳明化燥火而津液不能停，禁发汗利小便，为重损津液。此二禁也。足少阳胆经行身之侧，在太阳、阳明之间，病则往来寒热，口苦胸胁痛，祇宜和解，且胆者，无出无入，又主发生之气，下之犯太阳，汗之犯阳明，利小便则使生发之气反陷入阴中。此三禁也。三阴非胃实不当下，为三阴无传本，须胃实得下也。分经用药有所据焉。

病禁者，如阳气不足、阴气有余之病，则凡饮食及药，忌助阴泻阳、诸淡食及淡味之药泻升发以助收敛也。诸苦药皆沉，泻阳气之散浮。诸姜、附、官桂辛热之药及面酒大料之类助火而泻元气，生冷硬物损阳气，皆所当禁。如阴火欲衰，而退以三焦，元气未盛，必口啖淡，其咸物亦所当禁也。

药禁者，如胃气不行，内亡津液而干涸，求汤饮以自救，非渴也，乃口干也，非温胜也，乃血病也，当以辛酸益之，而淡渗五苓之类则所当禁也。咳嗽无痰而喉不清者，乃肺干，则半夏等燥药皆禁。汗多禁利小便，小便多禁发汗，咽痛禁发汗利小便。若大便快利，不得更利。大便闭涩，以当归、麻仁和血润肠，如燥药则所当禁也。吐多不得复吐，如吐而大便虚软者，此上气壅滞，以姜、橘之属宜之。吐而大便不通，则利大便，姜、橘则所当禁也。诸病恶疮及小儿斑后大便实者，亦当润血药下之，而姜、橘之类则所当禁。病有可下之症，但人形气衰弱，则大黄尚且禁行，何况十枣汤性非泛常，巴豆斩关夺门之暴，岂宜用也？又如脉弦而服平胃散，脉缓而服黄芪建中汤，乃实实虚虚，皆所当禁也。人禀天之湿化而生胃也，胃之与湿，其名虽二，其实一也。湿能滋养于胃，胃湿有余，亦当泻湿之太过也。胃之不足，惟湿物能滋养。仲景云胃胜思汤饼，而胃虚食汤饼者，往往增剧。温能助火，火旺郁而不通，主大热。初病火旺，不可食，以助火也。

察其时，辨其经，审其病，而后用药，四者不失其宜，则善矣。（《杏苑生春》）

无病服药之流弊久矣，而今为甚，此皆执前人服药于未病与上工治未病之说而谬焉者也。不知服药于未病者，即致治于未乱、保邦于未危也。善致治者，尊贤使能，振纲肃纪，则政修民和，苞桑①万世在兹矣。若无过兴师，则内生反侧，外兆边尘，不反自贻伊戚哉！然则保国、保身无二理，用药、用兵无二术。善卫生者，能于平时节饮食、慎起居、少嗜欲、寡萦虑，使五官安职，百体清和，将游华胥②而跻乔松③矣。苟思患预防，审医可也，问药性可也，读岐黄书可也，若以草木偏攻，则寒者戕贼脾元，热者煎熬血脉，是犹小人阴柔巽顺，似乎有德，而国家元气鲜不为之潜移者。古人谓壁中用柱，壁中添鼠，不可不深长思也。至若不治已病治未病，则又是有说。如肝邪旺，恐传变于脾，当先泻肝以平之；心邪旺恐传变于肺，当先泻心以平之之类是也。是则治未病者，治病之未传也，非治人之未病也；服药于未病者，调摄于未病也，非未病而先服药也。二说各有所指，皆非无病服药之谓也。夫何贪生者，假为栖真元牝之丹，纵欲者，泥为婴儿姹女之术，岐黄诰戒，视若弁髦④，伐性斧斤，恬如衽席，是以疴端呈现种种乖常，蒂固根深，卒难期效，而犹咎刀圭无补，毋乃愚乎！

---

① 苞桑：丛生的桑树，比喻根深蒂固。
② 华胥：传说是伏羲氏的母亲。
③ 乔松：古代传说中的仙人王乔和赤松子。
④ 弁髦：弁，指缁布冠，一种用黑布做的帽子；髦，童子的垂发。古代贵族子弟行加冠之礼，先用缁布冠把垂发束好，三次加冠之后，就去掉黑布帽子，不再用。因以比喻无用的东西。

无病而服补药，富贵人之所为，是揠苗之助也；畏死而求神仙，聪明人之所为，是大愚。(《言医》)

陈修园谓山药为寻常服食之物，不能治大病。张寿甫谓非也，若果不治大病，何以《金匮》治劳瘵有薯蓣丸。尝治一女，病喘大作，脉散乱如水上浮麻，不分至数，此将脱之候。急取生山药两许，煮汁饮，喘定、脉敛，此一证也。杨吉老治一士人厌厌无聊，云热证已极，气血消烁，三年后当以疽死。继闻茅山道士，医术通神，往诊亦云然，惟曰日吃好梨，如生梨已尽，取干者泡汤食滓饮汁，疾自当平。经岁病愈，此又一证也。盖病至危殆，胃必困惫，凡药尽能伤胃，胃先不喜，甚者不受，药复何用？惟就胃之所悦而合，宜于病者，缓缓调之，病自转机，以药物、食物俱入胃而后敷布耳！推之吴鞠通以梨、藕、蔗、西瓜、芦根各汁，救温热症液涸。王孟英名一味梨汁为天生甘露饮，以救肺液；一味西瓜为天生白虎汤，以救胃液。张寿甫以一味生山药，治阴虚劳瘵及大便滑泄；以鲜藕、鲜茅根，治虚劳痰中带血；以紫衣胡桃肉、柿霜，治肺肾两虚之喘：均著有成效。盖毗[1]阴毗阳，有所毗而病。果蓏性虽和平，亦有所毗，以毗救毗，常食则气积，久而病之毗者不毗矣。反是以观，无病之人，偏嗜一物，气积久亦能成病。凡事莫不有反面、对面也。(《景景室医稿杂存》)

前人称病有十不治，人能反躬自省，不治仍可治也。纵欲滔淫，不自珍重。窘苦拘囚，无潇洒之态，怨天尤人，广生懊恼。今朝预愁明日，一年营计百年。室人聒噪，耳目尽成荆棘，听信巫师赛祷，广行宰割。寝兴不适，饮食无度。多服汤药，荡涤肠胃，元气渐耗。讳病忌医，使寒热虚实妄投。以死为苦，与六亲眷属，常生难舍之想。(《友渔斋医话》)

夫病有七失不可治者，失于不审，失于不慎，失于不信，失于怠忽过时，失于不择医，失于不辨药，失于自立意见。应补责医以泻，畏攻责医欲补，应针欲艾，应灼欲砭，七者之中，有一于此，即为难治。非止医家之罪，实病家之自误也。矧有医不慈仁，病者猜鄙二理，交驰于病，为害者不少。由是言之，医者不可不慈仁，病者不可多猜鄙，如犯之则招祸。在医者当以救济为心，在病家务以精诚笃挚为念，各尽其极，乃治病求愈之大端也。(《寿世青编》)

夫不可治者有六失：失于不审，失于不信，失于过时，失于不择医，失于不识病，失于不知药。六失之中有一于此，即为难治，非止医家之罪，亦病家之罪也。矧又医不慈仁，病者猜鄙，二理交驰，于病何益？由是言之，医者不可不慈仁，不慈仁则招祸；病者不可猜鄙，猜鄙则招祸。惟贤者动达物情，各就安乐，亦治病之一说耳！(《本草衍义》)

凡救药误，一经诊视，须要心平气和，不动声色。视其所误浅深，总以人命为重，善药承之，缓言慰之。若嫉之太甚，使闻者生诼，则病危矣。

误服汗剂，如麻黄、桂枝、羌、独、藁本，汗出脉弱，人困倦者，只须四君加黄芪、姜、枣，徐徐救之。汗多，气喘，脉大，目直，有亡阳之象者，归脾去木香、远

---

① 毗（pí 皮）：损伤。

志，加熟地、附子急救之。误下欲脱者，五味异功加粳米同煎，徐徐与服，以救胃气，再视其病之所在，依法治之。误服白虎、芩、连，亦以五味异功加粳米，和其胃气。胃气回再依法治，不可急投辛热药，冷热交攻胃中，必不能受。误服桂、附、炮姜，津液必伤，伤之轻者，参麦汤。若连进姜、附，唇舌焦黑如锉者，最难救，每以大剂养阴，生地、丹皮、麦冬、料豆、甘草，少加人参以生津。料豆、甘草能解桂、附之毒也。误服参、芪、熟地等剂，胸闷食少，和胃行滞，不难通畅。

寒热虚实，倒行逆施，病势加重者，视其所误，为之把正，犹有门路可寻。若茫然无知，乱杂无伦之方，致伤胃气者，但与和胃而已。

更有宿购丸散，见病略有相似者，动辄乱投，方底圆盖，如何得合？使救误者，无处捉摸，更属可怜。

病家知医者少，半解者强以为知，每于受误之后，始知悔悟，思质老成，故予迩年来，熟筹救误之法救之早，十中尚全五六，药重误深，不能救矣。(《散记续编》)

第一节　治疗原则

一、施治的前提——辨证与辨病

医者不先辨症，施治何能取效？即如冬令之伤寒，始由足经血分传入气分，脉浮紧，无汗恶风，先恶寒后发热是也。伤风，有汗恶风，脉浮缓也。其余传变诸症，张长沙已详言之，以及治法，备载《伤寒》书中。若夫时邪，始由手经气分传入血分，右脉洪数过于左脉。若脉沉弱，为阳病阴脉，多不治。亦先恶寒后发热，其热自内达表，午后热甚，头痛、烦闷。初宜辛凉透表轻剂，可得战汗而解。汗后脉静者生，烦躁脉疾者死。国朝叶君天士，卓识炯见，补千古之未备，须玩索其书而有得焉。盖初春所发者，为春温。若鼻塞、咳嗽声重浊、烦闷，为风温，当轻疏其邪。至春末夏初而发者，为温邪，以温者热之渐也。交夏至后发者，为热病。此时病端杂出，当细辨明。李笠翁不云乎，使天只有春、秋、冬三时而无夏，则人之病也必稀，以天时热盛，则损人元气，人之皮毛因而虚张，百病易于乘机而窃发。热病者，微恶寒，后发热，头痛、烦渴，或起病即壮热，或数日后现斑点者。若传染诸人者，为瘟疫也。若头重、鼻塞、咳嗽、微烦热者，风暑也，当轻疏风邪，兼解其暑。若发热畏寒、头重、烦渴、汗大出、脉虚者，静中伤暑也，宜香薷饮。又有劳苦烈日中而得者为中热，身热而痛，大汗，烦躁，宜审虚实用药。更有每逢立夏后似乎有病，右脉虚大，微发热、身倦、头昏、烦闷、不思饮食者，疰夏病也，当清暑益气汤。若头如裹痛，四肢沉困，身重板痛，胸痞，纵病有日，舌不干燥，因天之炎暑一盛，地之湿气上升，暑湿交并，着于人身。由初夏所发者，始名湿温，直至秋末，乃无此病，他时不得混称也。治莫妙于三白汤。夫初秋所发者，为秋邪。治病莫难于此时，以天地之暑湿久伏人身，新凉甫临，人之毛孔骤为收密，则外凉引动内邪所发之症，治难速效，一不得法，便入险途。若秋时过于早燥，便出咳嗽，发热，名秋燥症，当清燥救肺汤，乃燥能生火，刑克当令，肺金而成病也。到深秋而发头痛、烦渴、面赤者，谓之伏暑晚发，更属迁绵，须法活心灵，方可见功。每逢冬令，固多伤寒，设冬当寒而反温，感此温厉气而发者，遂为冬温，不宜辛热药劫散，只须轻宣其表。至于时邪初起，即壮热、神昏、谵语，或懒言、神倦，或微发热、不识人，皆由正虚阴弱，而热势扰乱神明者，此犹可治。若见病即神昏不语、手足抽搐、牙关紧闭者，或一病即见斑点者，或有病三四日，出斑不多，过二三日又发斑，比前更密者，此皆难救。有起病神清，至七八日后，忽神昏、妄语、暴躁不安者，此邪犯心胞，惟仲景复脉汤去肉桂滋其化源，兼至宝丹或紫雪丹三分，凉水和服，藉辛温通窍逐秽，或有效者。若有病数日，忽气喘邪热熏肺、呃忒肾气下竭，手足掣搐邪热伤肝，肢冷热陷阴分，牙紧、舌苔灰黑不干燥肾阴欲竭。凡得此者，速死之候，多发于体虚之人也。若病至六七日，发热、腹满拒按、大便闭、小便涩，或神昏、谵语、脉沉数有力者，当承气汤下之，腑气一通，其病可解。(《医门补要》)

医之看病，与文家之相题无二。病，题也。脉，题之旨也。药，则词章也。方、法，局与势也。善为治者，脉证既详，当思所以治之之法，而随因法以立方，药不过如卑贱之职。唯吾方法驱使耳！不思者，竟以草木为拘，见头痛便用川芎，见脚痛便加牛膝，救头救脚，茫乎其无统宗，虽药品精良，亦何能中病之窍会哉？是犹文家不以题旨局势为先，而仅修词章之末，纵言言锦绣，字字琳琅，与本题将千里隔矣，何足贵？

证不辨清，脉亦无凭，故博学、审问、慎思、明辨、笃行五者，医家不可缺一也。(《言医》)

医有五科：曰脉，曰因，曰病，曰症，曰治。丹溪先生以病、症为一，故以四字该之，纂成一帙，名曰《脉因症治》，实为寿世之书。奈后代诸贤，不业是作，遂至散亡淹没，予所深惜。然谛思之，仍有难于宗行者，盖执脉寻因寻症，一时殊费揣摩。不若以症为首，然后寻因之所起，脉之何象，治之何宜，则病无遁情，而药亦不至于误用也。是以古人先重望、闻、问，而独后于切耳！余不谅，敢窃丹溪之余语，汇成一卷，改名《症因脉治》。先辨其症，次明其因，再切其脉，据症据因据脉用治，庶节节可证，而法不谬施，谅必无罪于后世也。(《症因脉治》)

大约功夫到时，眼光中无相同之病。看一百人病，便有一百人方，不得苟同，始为有味。若功夫未到，便觉大略相同。(《琉球百问》)

天下无不偏之药，亦无不偏之病。医者原以药之偏，矫病之偏。如对症，毒药亦仙丹；不对症，谷食皆毒药。无论病家、医士，只当讲求病系何病？法当用何法？方当用何方？药当用何药？对准病情寒、热、温、凉，皆在所用，无好无恶，妙手空空，无不见效。若不论病之是非，而议药之可否，寒者畏其泄，热者畏其燥，吾不知其可也！(《医医病书》)

病有外同而内异，又有病中遇天气寒暑燥湿不同，感异气者，又有病中喜怒哀乐不节，病变异常，书中无名者，仲景谓之目睛不了了，睛不和是也。目睛不了了，医未识其证也。睛不和，用药不中其病。此外同而内异也。大抵治病多调适寒温，治

159

热热去而不冷，治冷冷去而不热，阴不亏而阳不损，无不愈者。治风以治风药，治冷以治冷药，治劳治气无非用治劳治气药。后人不能究其病之源流紧要，一概用四君子汤参、苓之类，药性温平，为不能知病之由，欲逃其差误。殊不知纵令病势弥漫，卒不能救，误人者多，不可不知。要知用和缓之药，各从其类而和缓，但不致刚烈尔。且防风、白术治漏风；川芎、当归治血风；川芎、荆芥治头风；独活、羌活治高风；天雄、附子治虚风；干姜、细辛治寒风；大黄、荆芥治热风；木瓜、天麻治筋风。各随虚实寒热而治之，何尝治风而不用风药，治冷而不用冷药，但令病去而不生他证为妙也。（《奇效良方》）

药无所谓王霸也，用药亦无所谓王霸也，而有王道霸道之喻，亦用之者之有王霸耳！用药者，常变以审时，经权以济事，当补即补，当攻即攻，当寒即寒，当热即热，曷王霸之有分哉？用之者善，甘草、参、芪王也，附子、硝、黄亦王也，春生秋杀之天道也，当即无药非王也；用之不善，则附子、硝、黄霸也，甘草、参、芪亦未始非霸也，冬燠夏寒之愆咎也，不当即无药非霸也。是则王霸不在药，而在所用，亦不在于用，而在善用与不善用。今世之谈医者，咸以参、芪、甘草类能补益，称为王道；硝、黄、附子类能攻伐，称为霸道：是泥于药之有王霸矣。泥药之有王霸，遂泥于用之亦有王霸矣。噫！果药有王道霸道之歧哉？此惟可与知者言也。

药无定性，贵于用之者得其当，固是定论。若学识未优，而孟浪以施峻厉之剂，则岂止霸道哉？直是费人之事矣。（《言医》）

病之有形者，可望而知；有声者，可闻而知；至无形、无声处，须问而知，更切而知。此治病所以赖有四诊也。然而四诊中，有正象，有反象，有真象，有假象，往往诸诊无可凭，偶得一诊以为确据者，固恃临诊时，有神明之用耳！

癸巳春，余客都门，有孙姓女公子患咽痛症。前医以其胸满闷、溺短赤，任用破气导湿之剂，症益剧，来延余诊。切其脉数甚，左尺独微，知是春温邪盛，水液受耗，非滋清不可。用白虎汤、冬地汤法，加减治之而愈。愈后旬有余日，前症复作。余诊之，身热汗出，烦躁口干，脉来滑数，舌中苔厚而黄，谂①是饮食不节，温邪复聚为患。又用白虎承气汤法治之，两剂，病不减。至再诊时，望见被褥太厚，始知病所以不减故。令去其半，告以症宜凉不宜温，投剂始效。十数服而病豁然。此望而知之一证也。

丙戌秋八月，余同邑城南，陆家溏陆大兴，患胸痛半年，请诊于余。面色唇舌俱赤，鼻息亦粗，脉象尤数，大致似有火郁。及问病状，渠答曰：稍感外寒，痛势连绵，必饮热烧酒，始能止痛。因知症系虚寒，一切面舌之赤、鼻息之粗、脉象之数，是饮热烧酒所致。用四逆汤、理中汤等方加减治之，其痛即平。此问而知之一证也。

癸巳秋，余入都至某太使处，闻人笑语云：你太快活，故生病矣。阅时，即有某舆夫来求诊。余切其脉，细而涩，因知所闻快活生病，殆此人也。遂用十全大补汤法补之。或以其形貌壮伟，且系劳力粗大，疑药不合。余曰：此盖色劳，其外虽强，其

---

① 谂（shěn 审）：知悉。

中实馁，非补不治。服药数剂，果大效。后询诸人，渠果香巢遍筑，如狡兔有三窟然。此闻而知之一证也。

庚寅春季，余客天津，适同乡余君秋田病剧，速余往诊。上吐下泻，神识支离，不惟饮食不思，并碧霞膏亦不能吸，症象颇危。然余切其脉，虚细中尚有和缓之至，外象虽险，真气未漓。与以附子理中汤加味，吐泻即止；继进十全大补汤法，随时减增。共调治月余而愈。此切而知之一证也。

比而论之，可凭者在此，即不可凭者在彼，总恃临症时，于无可凭中，求其着实可凭处，奉为定凭而已。至于治病之法，寒者温之，热者清之，实者泻之，虚者补之，有一病即有一法，药味无可乱投。即制方有大小，用药有轻重，亦皆各行其是，未可混施。然而有时寒热虚实，病情错出，治法亦不能不变通者，是又恃临症之人，善为权度焉。

丁酉春仲，余往吴桥，为王君检予治中风时，渠夫人也病剧，日久惊恐，合目尤甚，畏寒不已，头裹重绵，犹觉冷风吸入骨髓，身热有汗，胸脘时觉火烧，溺赤便溏，舌苔灰腻，脉时虚缓，时滑数，时左盛，时右盛。余先用加味八珍汤法补之，继用郁芩五苓散法泻之，更间用理中汤、三黄汤法以温之清之，终以参斛汤法加味调治之，居然逐次奏功，月余而症速愈。或问治病如行路，一病止一路，今之路何其多？余曰：路何尝多哉？不过盘旋往复，多弗周折耳！此症气血极虚，中有湿热凝聚为患，故见症错杂如此。以其气虚有湿，而用补气燥湿之剂，必至血耗；以其血虚有火，而用养血清火之剂，必至气馁。合用之不能，专往焉不得，于是或补或泻或清或温，随时策应之。譬诸路，有直捷处，亦有曲折处。遇曲折处，仍直捷行之，必窒碍而难通，惟循途曲赴焉。斯曲折之路与直捷之路，势虽不同，及其到也则一。尝闻人传述一种怪病云，其病已延数医，每易一医，初剂必效。再剂即不效，主人束手无策，坐以待毙。噫！此殆曲折之路，误为直捷之路，故直行辄阻。天下岂真有怪病哉？所虑者，主人若于不知，多方畏葸①。旁人不知而貌为知，妄献殷勤。此中贻误正多，故愚谓前症情形极重，竟能转危为安者，实渠子元常侍奉之力。元常与余相交有年，每谈医理，吻合无间。故余得曲折如志，与为诊治。设遇逆旅主人，虽神明如扁鹊，亦莫可如何耳！只得诿之曰：数为之也，有命存焉而已！（《诊余举隅录》）

张景岳曰：探病之法，不可不知。如当局临证，或虚实有难明，寒热有难辨，病在疑似之间，补泻之意未定者，即当先用此法。若疑其为虚，意欲用补而未决，则以轻浅消导之剂，纯用数味，先以探之，消而不投，即知为真虚矣；疑其为实，意欲用攻而未决，则以甘温纯补之剂，轻用数味，先以探之，补而觉滞，即知有实邪也。假寒者，略温之必见躁烦；假热者，略寒之必加呕恶。探得其情，意自定矣。经曰：有者求之，无者求之。又曰：假者反之。此之谓也。但用探之法，极宜精简，不可杂乱。精简则真伪立辨，杂乱则是非难凭。此疑似中之活法，必不得已而用之可也。

王三阳曰：真阴证者，不必用消息法；真阳证者，不必用消息法。凡遇阴证似阳

---

① 葸（xǐ洗）：害怕；胆怯。

者，先与冷水与之，得水反剧者，阴证也；后与热汤与之，得汤少解，次以姜汤与之，势又稍缓；然后以理中、四逆、桂枝、麻黄、附子、干姜等投之，何至有九窍流血之祸乎？遇阳证似阴者，先以热汤与之，得汤反躁者，阳证也；后以冷水与之，得水少解，次以芩、连与之，势又稍缓；然后以大黄、芒硝、承气等投之，何至有滑脱不禁之惨乎？（《药治通义》）

俗说治重病先须用药探之，方为小胆细心。愚谓此非小胆也，非细心也，第无目耳！试看门前无目乞儿，以竹棒点地，探途路也；扪墙摸壁，探门户也。纵探知是路，又不知两旁是水是山、前边是坑是埂，纵探着有门，又不知是庙宇，是住宅，且不知是衙门，是朱户。何如有目者，一目了然，既看得清，又毫不费力，何等爽快。故治病而用探法，再探不着，即探着亦探不清，况从来重病，最易哄人，大实偏似虚，大虚偏似实，大寒偏似热，大热偏似寒，探着相似处，必与真处相反，再待探着真处，而前之反药，已不可救矣。此探之为害也。惟有目医人，一眼观定病之真情，断不为似是而非之假病所眩惑，即于某真处，斟酌审顾，或大泻实，或大补虚，一发中的，使久病立效，危病立安，岂不直捷痛快，何用东掬西摸，作瞎子行径。若危急之症，岂能待尔从容细探，又岂堪一探不着，复探几次乎？甚矣！"探"之一字，非良法也。（《医验录》）

二、早期治疗

论曰：夫人禀中和之气以生，常能保守真元，何患乎有病焉？不善卫生者，思虑役其知，嗜欲乱其真，营卫一虚，因兹积微成损，积损成衰；及其病也，既不能御气以全身，又不解饵药以延寿。圣人有言曰：治未病不治已病，治未乱不治已乱，夫病已成而后药，乱已成而后治，不亦晚乎？凡人有虚损之病，及早为之补益，庶有延龄之望。后方所载，药性平补，柔而不僭，专而不杂，间有药用群队，必使刚柔相济，佐使合宜，可以取效。（《济生方》）

《金匮》云：上工治未病何也？师曰：治未病者，见肝之病，知肝传脾，当先实脾。余脏准此。《不谢方》序云：疾甚曰病。谓人于已疾之后，未病之先，即当早为之药。引《说文》"疾，病也。病，疾加也"为证，两说不同。愚按《内经》云：善治者治皮毛，其次治肌肤，其次治筋脉，其次治六腑，其次治五脏。治五脏者，半死半生也。以及风寒客于人，使人毫毛毕直，皮肤闭而为热，当是之时，可汗而发也云云一节，俱可为治未病之根据。以经证经，毫无疑义。故扁鹊治齐桓侯，在腠理、在血脉、在肠胃，谓为可治，在骨髓，则望而却走。是未病失治，已病则不治也。（《景景医话》）

《金匮》论治肝补脾，肝虚则用此法。此指肝之阳虚而言，非指肝之阴虚火旺而言也。肝阳虚而不能上升，则胃乏升发之气，脾无健运之力，而水无土制，肾水之阴寒得以上制心阳，周身阴盛阳衰，而纯乎降令，则肺阴之金气盛行，肝阳之生气愈病矣。必得补土之阳，以制肾水之阴寒，则心阳无水以克而火盛，火盛则肺金阴气不行，不至阴肃降令，从右行左，以伤发生之气，则肝木之阳气自必畅茂条达矣。右方用逍遥散治木郁土中，以宣阳气，是肝木阳虚，而用治肝补脾之法者也。乃后人用以治阴虚火旺之肝病，则以升令之太过者而复升之，宜其有升无降而至厥逆矣。盖一阴一阳，可不明辨哉？其治阴虚火旺之肝病，如血虚宜滋水，虚则补其母也；火旺则苦泄，实则泻其子也；气升上逆则降气，以金制木也。其与治肝补脾之法正相反，岂可混治耶！（《吴医汇讲》）

此节诸家注释，皆随文敷衍。惟尤在泾以酸入肝以下十五句，谓疑非仲景原文，后人谬添注脚，编书者误收之也。细按语意，见肝之病以下，是答上工治未病之辞，补用酸三句乃别出肝虚正治之法，观下文肝虚则用此法，实则不在用之，意可见矣。烈谓在泾所云注脚之说，可称千古只眼。惟是此节专为治未病而设，补用酸三句非皆肝虚之治，兼出实脾之法。盖言肝若虚者，用酸补之；若实者，用焦苦补火以助土，甘味直益其土也。酸入肝三句，与上三句针对，尚可为上三句申明其义，可毋谓之谬注。脾能伤肾以下十二句，无论补脾以伤肾，纵火以烁金，然后使肝无伐，获益者少，受伤者反多，已属不经，且于治法，亦隔四脏，迂回极矣；更脾得补而生肺，金来克木，仅隔二脏，脾土胜而克水，少于涵木，亦隔二脏，忘其近者，而以迂远之说，强为穿凿，谬注显然。况凡脏病惟虚者受之，而实者不受；脏邪惟实者传之，而虚者不传。故治肝虚者，直补其肝以御外侮；治肝实者，先实脾土以防滋蔓：此正治也。肝虚则用此法，实则不在用之二句，愚见亦以为谬注。删此十四句，则下文虚虚实实等句，一气贯穿矣。（《吴医汇讲》）

上工治病者，察之既明，用之必的，故能知其病之大势，复防其克制之移，使病必愈，而无变更也。若见肝病不已，则知肝当传脾，故先实其脾气；不以固护于脾，其病必至。若预为之备，则邪不能侵，故曰治未病也。中工识虑不逮，焉知其然，惟治其已病，所治未必愈，而传变之形图之晚矣，故曰治已病。余脏皆然。殊不知邪风之至，疾如风雨，故善治者治皮毛，其次治肌肤，其脏者，半死半生也。况近世之人，忧患缘其内，苦形伤于外，又失四时之从，逆寒暑之宜，贼风数至，虚邪朝夕，内至五脏骨髓，外伤空窍肌肤，所以小病必甚，大病必死。非比上古之人，内无眷慕之累，外无吏宦之形，此恬憺之世，邪不能深入也。今人已病，尚不知悟，何况能治未病者乎？（《杏苑生春》）

王叔和《伤寒论·序例》云：凡人有疾，不时即治，以成痼疾，小儿女子，益以滋甚。时气不和，便当早言，寻其邪由，及在腠理，以时治之，罕有不愈者。患人忍之，数日乃说，邪气入脏，则难可制。徐灵胎《医学源流论》云：凡人少有不适，必当即时调治，断不可忽为小病，以致渐深，更不可勉强支持，使病更增，以贻无穷之害。

余在台州时，同官王愚庵先生，年五旬余，患时感症，坚守不服药为中医①之戒，迁延数日，邪热内闭神昏，家人延医诊治无及而卒。又余戚秀水王氏子，年方幼稚，偶患身热咳嗽，父母不以为意，任其冒风嬉戏，饮食无忌，越日疹发不透，胸闷气喘，变

---

① 中医：犹言中工，指中等技术的医生。

症毕现。医言热邪为风寒所遏，服药不效而卒。此皆不即调治所致也。(《冷庐医话》)

三、治病求本

病之有本，犹草之有根也。去叶不去根，草犹在也。治病犹去草，病在脏而治腑，病在表而攻里，非惟戕贼胃气，抑且资助病邪，医云乎哉！……彼三人者，俱是涩脉，或弦或不弦，而治法迥别。不求其本，何以议药？(《格致余论》)

医者，意也。凡治一病，对于天时之寒暖，人事之劳逸，体格之强弱，年龄之老少，病前之饮食起居，平素之有无宿恙，一一皆当推究，以意融会之，自能得其病根之所在。经云：治病必求其本。本者，病根之谓也。再参以所现之症象，望其色以知其阴阳，听其声以辨其虚实，按其腹以验其垢，察其颈项胸膺以探其疹瘰，视其唇舌齿龈以究其津液之枯润及虚热实火之表现，以意融会之，自有的对之方，得于心应于手，按部就班，勿急于图功，勿缓以误事，当机立断，自有左右逢源之乐。若徒恃方书所云，某方治某病，其药入某经，按图索骥，胶柱鼓瑟，未有不偾事者！(《留香馆医话》)

精一者，圣道之本，而医道亦须精一以为之本，故《内经》曰："治病必求其本。"盖病之变态虽多，其本则一，或寒或热，或虚或实，既得其要，但得一味二味，便可拔除，即或多味，亦不过于此而辅佐之，而其意则一。此余之数数然也。若医之不精者，必不能一。凡遇一症，毫无定见，欲用热而复制之以寒，恐热之为害；欲用补而复制之以消，恐补之为害。若此者，其何以拨乱而反正乎？即使偶愈，亦不知其热之之功、寒之功也；若其不愈，亦不知其热之为害、寒之为害也。彼病浅者，或无大害，若安危所系，即用药虽善，而不敢猛用，则药不及病，尚恐弗济，矧执两端而妄投者，其害更将何如？为医者先求其精，乃知其本，而能一之，不可以人而试药也。(《罗氏会约医镜》)

天地之道，总属"阴阳"二字统之，故医以"阴阳"二字为主。凡称六淫七情、六气五运、在泉司天、人迎气口、寸部尺部、七表八里，及天地、方圆、动静、顺逆、进退、盛衰、寒暑、昼夜、上下、内外、气血、形神、手足、腹背、表里、标本、升降、生杀、经络、脏腑、寒热、虚实者，皆一阴一阳对待之别名也。阳病膻中主之，而自外之内，皆外感也；阴病命门主之，而自外之内，皆内伤也。若不审阴阳所主，则论脉论证，必多错误，即按脉临证，亦无把握。盖舍脉从证，舍证从脉，万病皆然，即伤寒亦不止一二脉证也。而其所以舍之、从之者，必不单凭之于脉与证也。缘脉法，阳病阳脉大，逆也，若单执脉之大小，以言表里、虚实，则阴阳顺逆必淆乱而误治矣。至一切病证，亦均有阴阳，均有虚实，仲景所谓其形相象，根本之异源也。即如吐酸一证，河间、丹溪执以为热，东垣、立斋皆以为寒。岂知病本于阳之吐酸者，实也，热也；病本于阴之吐酸者，虚也，寒也。又蛊胀与鼓胀，症治不同，《千金方》言之甚详。蛊胀以虫毒治之。鼓胀在阳分之阴，而气水俱实者，法宜分消疏导；若在阴分而正虚邪盛者，似属肾中精气亏损，而三焦无下行之气，故水道不行，腹大如鼓耳！然

《内经》谓无问虚实，工在疾泻。又谓其本在肾，其末在肺。而《金匮》《千金》复分风水、皮水、正水、石水、黄汗及五脏、肠胃、气分、血分之治。丹溪谓虚者以实脾为主，似不若分气血、脏腑而取之肺肾，总勿偏执于补脾，乃为寻源之治也。又倒仓一法，丹溪谓人中年以后，皆可行之。岂知病可吐卜者，倒仓诚属仙丹，若病不宜用而误用，变症百出，非徒无益，而又害之矣。经曰治病必求其本，正谓熟读《灵》《素》诸经，而后望、闻、问、切，乃知脏腑之病形，而能合而参之，以求其或本于阳，或本于阴，及本于阴阳之各经耳！近今医者，平素不读医经，临证惟云把脉，独不思黄帝，医之至圣也，犹曰"猝持寸口，何病能中"？而顾自欺欺人，谓内外证候，均能切而知之也，岂不谬哉！（《伤寒第一书》）

或问：妇人产后之证，丹溪谓当以大补气血为主治，虽有杂证，以末治之。又曰：产后中风，切不可作风治而用风药。然则产后不问诸证，悉宜大补气血乎？曰：详主、末二字，其义自明。若夫气血大虚，诸证杂揉，但虚而无他证者，合宜大补气血自愈。或因虚而感冒风寒者，补气血药带驱风之剂。或因脾虚而食伤太阴者，补气血药加消导之剂。或因瘀血恶露未尽而恶寒发热者，必先逐去瘀血恶露，然后大补。经曰：有本而标之者，有标而本之者。又曰：急则治其标，缓则治其本。丹溪主、末二字，即标本之意耳！临证之际，其于望、闻、问、切之间，岂可不辨乎？若一例施之以补，岂非刻舟求剑之术耶！（《医学正传》）

治病必求其本。万事万变，皆本阴阳，而病机药性，脉息论治，则最切于此，故凡治病者，在必求于本，或本于阴，或本于阳，知病所由生而直取之，乃为善治。若不知求本，则茫如望洋，无可问津矣。今世不察圣神重本之意，治标者常七八，治本者无二三。且动称"急则治标，缓则治本"，究其所谓缓急，颠倒错认，举手误人，失于不从明师讲究耳！所以凡因病而致逆，因逆而致变，因寒热而生病，因病而生寒热者，但治其所生之本原，则后生诸病不治自愈。所以得阴脉而见阳症者，本阴标阳也；得阳脉而见阴症者，本阳标阴也。若更治其标，不治其本，则死矣。为医而可不知求本哉？（《医门法律》）

见血休治血，见痰休治痰，非不治血、治痰也，自有所以治之。肝藏血，脾统血，心主血，果血海有余而得其所归，安有衄血、唾血之患？惟血为热郁，或为寒凝，或为气滞，不能循经络以布周身，遂逆行而溢于口鼻。譬若导河入海，尾闾淤塞，泛滥崩溃，必先疏其下流，使有归宿，瀹其支流，使有分消，然后筹葘楗督，奋锸提防，完而功绪奏。否则朝筑暮决，此筑彼决，徒用治末塞流，苟且一时之计，于事何益？今之治血者，动用止血之剂，欺人于俄顷，究之血暂止而淤转增，或逾时仍发，或别症叠生，治之法固为是乎？痰生于湿，湿生于脾，脾不健故饮食不化精而化痰。今不补脾胃以资健运，而但用消痰之剂，痰日消而日生，究之痰未净而气已伤。譬若沮洳①之区，因地居洼下，众流所归，不思截上游以塞其水，而惟以灰洒之，以土堙之，亦岂久安之策？其与治血者何异？木偶之诮土偶，悲夫！（《医论三十篇》）

---

① 沮洳：低湿之地。

脾喜燥，伤于寒湿，则不能消磨水谷，宜术、附以温燥之。然脾阴不足，而谷亦不化，又不可以温燥为治。有思虑伤脾，脾虚不能统血而失血者；有思虑伤脾，脾虚不能消谷而作泻者。此皆以回护中气为本，勿治其标。有肺虚不能卫血，血溢妄行，随气出于鼻衄，如动气在右，汗之令衄是也。脾虚不能引津于三阴，胃虚不能引液于三阳，气日以衰，脉道不利，其血悉从中积者，而欲消其留瘀，当以参、芪监之，如胎已数月，忽动不止，有症瘕害者，当下其症而胎自安。设不知此，仅知养血，是为癥瘕树帜，养痈为患乎！

忆戊子冬，奉上命往视东宫妃张氏，经闭十月，腹胀如鼓，众医皆以养血安胎治，病加剧。予诊脉沉涩弦紧无生气，直断为蓄血腹胀，疏桃仁承气汤合抵当法。方进，东宫怒甚，羁锁禁中。数日疢益剧，命余从细复诊。脉仍如前，疏前方进，并奏明：再三日，臣不敢疏方。逾二日，赏赍①多珍。盖妃服药下瘀块数斗，胀消腹平。遂释罪而褒荣，予之万幸也。今特记之。（《医经秘旨》）

凡人脾胃气虚，而饮食难消者，必以参、术为主治，而少佐以消导。初服颇觉迷闷，闷后必得渐爽。若专治其食，则愈消愈虚，而食愈不消矣。此与治痰同理。盖治病必穷其本，见病治病，岂为良医！（《折肱漫录》）

四、标本缓急

病有本标，治有缓急，知所先后，乃得其宜。凡言本标，其说有三：有气之本标，若六气为本，三阴三阳为标是也；有病之本标，若百病之生，或生于本，或生于标，或生于中气是也；有治之本标，若取本而得，取标而得是也。三者虽若不同，要之皆以所因为本，随其变传所在，或客于阳，或客于阴，即以阴证阳证为标。以至风暑燥湿、饮食劳倦、喜怒忧恐，皆可类举。然邪气所伤，如风雨寒暑之类，本自外至，腑脏生病；如喜怒忧惧之类，本由内生，及病成而变。有先表后里者，治法皆当治其本。唯先病而后中满，及大小不利之病，则治其标。此无他，以救里为急故也。故曰病非其本，得标之病，治非其本，得标之方，审究逆从，以施药石，标本相得，邪气乃服。病者如此，则病以许治为本；治者能此，则治以适当为工。是以《内经》又言：病为本，工为标。（《圣济总录》）

经曰：治病必求其本。又曰：先病而后热者治其本，先病而后泄者治其本之类，约十余条。由此观之，诸病皆当治本，而惟中满与大小便不利两症，当治标耳！盖中满则上焦不通，小大便不利则下焦不通，此不得不治标以开通道路，而为升降之所由。是则虽曰治标，而亦所以治本也。盖以急则治标，缓则治本。缓、急二字，诚当所辨。不知标本，则但见其形，不见其情；不知缓急，则所急在病，而不知所急在命。故每致认标作本，认缓作急，而颠倒错乱，全失四者之大义。重命君子，尚其慎察于此。（《罗氏会约医镜》）

---

① 赍（jī 机）：以物送人。

　　夫治病者，当知标本。以身论之，外为标，内为本；阴为标，阳为本；六腑属阳为标，五脏属阴为本；脏腑在内为本，十二经络在外为标。以病论之，人之元气为本，病之邪气为标；先受病机为本，后传病症为标。故治病必求其原，而先治其本，古圣之至论；但急则治其标，缓则治其本，后哲之变迎。然病在十阴，毋犯其阳；病在十阳，毋犯其阴。犯之者，是谓诛伐无过。病之热也，当察其源：火果实也，苦寒咸寒以折之；若其虚也，甘寒酸寒以摄之。病之寒也，亦察其源：寒从外也，辛热辛温以散之；动于内也，甘温以益之，辛热辛温以佐之。经曰：五脏者，藏精气而不泻也，故曰满而不能实。是有补而无泻者，此其常也。脏偶受邪，则泻其邪，邪尽即止，是泻其邪，非泻脏也。脏不受邪，毋轻犯也。世谓肝无补法，知其谬也。六腑者，传导化物糟粕者也，故曰实而不能满。邪客之而为病乃可攻也，中病乃已，毋尽剂也。病在于经，则治其经；病流于络，则及其络：经直络横相维辅也。病从气分，则治其气，虚者温之，实者调之；病从血分，则治其血，虚则补肝补脾。而心实则为热为瘀，热者清之，瘀者行之。因气病而及血者，先治其气；因血病而及气者，先治其血。因证互异，宜精别之。病在于表，毋攻其里；病在于里，毋虚其表。邪之所在，攻必从之。受邪为本，现症为标；五虚为本，五邪为标。如腹胀由于湿者，其来必速，当利水除湿，则胀自止，是标急于本也，当先治其标。若因脾虚渐成胀满：夜剧昼静，病属于阴，当补脾阴；夜静昼剧，病属于阳，当益脾气。是病从本生，本急于标也，当先治其本。举二为例，余可类推矣。

　　病属于虚，宜治以缓。虚者，精气夺也。若属沉痼，亦必从缓。治虚无速法，亦无巧法。盖病已沉痼，凡欲施治，宜有次第。如家贫年久，室内空虚，非旦夕间事也。病属于实，宜治以急。实者，邪气胜也。邪不速逐，则为害滋蔓。故治实无迟法，亦有巧法。如寇盗在家，宜开门急逐即安。此病机缓急一定之法也。故新病者，阴阳相乖，补偏救弊，宜用其偏；久病者，阴阳渐入，扶元养正，宜用其平。若久病误以重药投之，徒增其竭绝耳！

　　至如药性之温者，于时为春，所以生万物者也；药性之热者，于时为夏，所以长万物者也；药性之凉者，于时为秋，所以肃万物者也；药性之寒者，于时为冬，所以杀万物者也。夫元气不足者，须以甘温之剂补之，如阳春一至，生机勃勃也；元气不足而至于过极者，所谓大虚必挟寒，须以辛热之剂补之，如时际炎蒸，生气畅遂也。热气有余者，须以甘凉之剂清之，如凉秋一至，溽燔如失也；邪气盛满而至于过极者，所谓高者抑之，须以苦寒之剂泻之，如时值隆冬，阳气潜藏也。故凡温热之剂，均为补虚；寒凉之剂，均为泻实。然元气既虚，但有秋冬肃杀之气，独少春夏生长之机，虚则不免于热，倘不察虚实，便以寒凉之剂投之，是病方肃杀而医复肃杀之矣，其能人乎？故无阳则阴无以生，无阴则阳无以化。盖物不生于阴而生于阳，如春夏生而秋冬杀也。如向日之草木易荣，潜阴之花卉易萎。经曰：阴阳之要，阳密乃固。此言阳密则阴亦固，而所重在阳也。又曰：阳气者，若天与日，失其所则折寿而不彰，故天运当以日光明。此言天之运、人之命，俱以阳为本也。伏羲作《易》，首制一画，此元阳之祖也。文王衍《易》六十四卦，皆以阳喻君子。乾之象曰：大哉乾元，万物资始。

此言阳为发育之首，阳之德也。自古圣人莫不喜阳而恶阴，即丹溪主于补阴，亦云实火可泻，芩、连之属；虚火可补，参、芪之属。今人但知有火，而不分虚实，喜用寒凉者，是欲使秋冬作生长之令，春夏为肃杀之时，令斯民折寿而不彰乎！（《冯氏锦囊秘录》）

邪之所凑，其气必虚。邪乘虚而入，是虚为本，邪为标，故去邪不可不加以养正。此一注脚，人所同也。然亦有身体壮盛之人，暴受邪气，如外感风寒、内伤饮食之类，本气未必皆虚，受病之后反显虚象。若营卫受邪，则屈伸不利，动作衰乏；脾胃受邪，则四肢无力，恶食、呕泄之类。此邪气既凑之后，其气必虚，是虚因邪而显，邪为本，虚为标。斯时但当亟去其邪，而正自复，不必顾虑其虚，用药牵制。此一注脚，余所独也。

治病当知标本矣，然犹不可不知，标中之标，本中之本。如脾胃虚而生湿热，是虚为本，湿热为标也；至湿热下流，膀胱之气化不利，是湿热为标，气化不利为标中之标；至气化不利，逆而上行，嗌塞喘逆，又标中标之标也。推此而逆求之，则本之本亦可得矣。

失血证毕竟属热者多，世有用寒凉而反剧者，盖有气虚之火，有血虚之火耳！冲气上逆，有上焦之阳不足，而阴气上干者；有下焦之阴不足，而阴火上逆者；有脾胃之湿热下流，而肝肾之气不能周守于下者：俱挟冲脉故耳！

卫为阳，阳虚不能卫外，故中风。风为阳邪，以类相召故也。但风为阳邪，既中之后，每见显阳热之症。此不可不推求其受病之本，而务从事于见病之标也。

诸病皆治其本，唯中满与大小便不利，当治其标，以证之危急，不暇为本计也。余谓果系实证则不难，消导之，通利之，治其标可也。若涉虚证，其法可行乎？仍当治其本。

治病必求其本。本者，下为本，内为本。故上热下寒，但温其寒而热自降；表寒里热，但清其热而寒自已，然须加以反佐之药，以免格拒。至于先伤于风而后伤于寒，先伤于暑而后伤于湿之类，又当相其轻重缓急而施治。（《医经秘旨》）

《金匮》言人病痼疾，加以卒病，当先治其卒病，后乃治其痼疾。诸病皆宜先治其本，惟中满及大小二便不利，先治其标。盖胃满则药食之气不行，而脏腑皆失其所禀。二便不通，亦危急之候，故无论标本，总先治之。治病者，当先治所生之本原，则后生之病不治而自愈矣。（《顾氏医镜》）

内伤宿恙，又感新邪者，须速祛其邪。倘正气未至极虚，不可兼参补品，以免掣肘。所谓无粮之师，利在速战也。经云：缓则治其本，急则治其标。标病，即新邪也。（《留香馆医话》）

求木之长者，必固其根本。《内经》以标本既得，邪气乃服。景岳云：今日之标，即明日之本。治病若不顾其根本，今日治愈，明日转病，所谓愈治愈病矣。或峻克太过，原气与病同归于尽，病去身亡。如此医治，何补于事哉？（《医论》）

夫标本而曰先受病为本，次传流受病为标，此言标本之大略也。假令病人发热恶寒、头痛身疼，则知是太阳经表症，标病也；若加发热烦渴、小便不利，则知是太阳经入腑，本病也。假令病人目痛、鼻干、不眠，则知是阳明经表症，标病也；若加烦渴欲饮、汗出恶热，则知是阳明经入腑，本病也。若加潮热、谵语、发渴、不恶寒反恶热、扬手掷足、斑黄狂乱，则知是阳明经传入胃腑，实病也。假令病人头角痛而耳聋、寒热呕而口苦，则知是少阳经经病也。缘少阳居表里之间，而胆又尤出入之路，故皆以小柴胡汤和解之。假令病人腹中满、嗌干、自利不渴，则知是阳经热邪传入太阴经，标病也；若加燥渴腹满，则知是太阴经本病也；若初起便就怕寒、吐利，则知是太阴经直中，本病也。假令病人舌干口燥、大便不通，则知是阳经热邪传入少阴经，标病也；若初起便怕寒踡卧、腹痛吐泻，则知是少阴经直中，本病也。假令病人囊缩、消渴、舌卷，则知是阳经热邪传入厥阴经，标病也；若初起就怕寒、呕吐涎沫、少腹疼痛、舌卷囊缩，则知是厥阴经直中，本病也。若总以六经言之，而不分标病、本病，谬之甚矣。故曰知标知本，万举万当；不知标本，如瞽者失杖而行，有路而不知也。（《医效秘传》）

五、扶正祛邪

邪之所凑，其气必虚，故曰不能治其虚，焉问其余。然亦不可执也。强壮之人，思虑应酬之间，为淫邪贼风所乘，或自恃脾强，过啖甘肥炙煿，酿成胶痰实火，亦宜发表攻里，如河间推陈致新之法，有何不可？若因循顾忌，治不中肯，久则反伤正气，所谓五虚死、五实亦死，又云毋实实、毋虚虚是也。若不论虚实，动手便用补益，执扶正化邪之说，与胶柱而鼓者何异耶！（《客尘医话》）

《素问》曰：不能治其虚，何问其余。夫不曰补其虚，而曰治其虚，大有深义。治字补字，难易大不相侔。补其虚者，祇有虚，而别无邪气夹虚中，譬犹弱国时也。治其虚者，不足之中兼有余之证。譬国势强弱相半时也。此时而欲补之，则邪未衰，欲泻之，则气败，势介两难，必随时取中于其间，或先攻后补，或先补后攻，或因攻为补，或借补为攻，虽攻而正不戕，虽补而邪不炽，方可谓之治其虚，谓之能治其虚耳！于此不能，其余何可复问旨哉？须知治之一字，有无限苦心、无穷妙用在，与虚则补之之一字大有间。世都忽而不察，特注明之。

分别治虚、补虚之异，有裨后学不少。（《言医》）

治虚邪者，当先顾正气，正气存则不致于害，则补中自有攻意。盖补阴即所以攻热，补阳即所以攻寒。世未有正气复而邪不退者，亦未有正气竭而命不倾者。如必不得已，亦当酌量缓急，暂从权宜，从少从多，寓战于守，斯可矣，此治虚之道也。治实证者，当去其邪，邪去则身安，但法贵精专，便臻速效，此治实之道也。惟是假虚之证不多见，而假实之证最多也；假寒之证不难治，而假热之治多误也。然实者多热，虚者多寒。如丹溪曰：气有余便是火，故实能受寒。而余续之曰：气不足便是寒，故虚能受热。世有不辨真假本末，而曰知医者，则未敢许也。（《张氏医通》）

专用攻泻消导，而无补药以制之，固有弊矣。近人喜补恶泻，亦有遇病专用补剂，而不知治其病者。究之，邪气不除，则正气不复，浊气不降，则清气不升，势必越补越伤，而其弊有不可胜言者矣。且即如虚损症，亦各有受病之所由来，或寒，或风，或湿，或火，其类不一，宜一一清理消除，而后血气和平，自能复元无恙。否则即日服参、芪，非徒无益，而又害之也。(《蠡塘医话》)

《难经》云：虚则补母，实则泻子。此亦互文见义，以明补泻有活法，不必专执本脏也，故常有实泻母而虚补子者。仲景泻心汤中用大黄，却确是实则泻子之义，是火为土壅，湿热菀结胸中，致火气不能遂其升降之用，发为喘满痞结者也。补泻母子，是因本脏不可直补直泻，而委曲求全之法也。凡病须补泻兼到者，不能一脏而两施补泻也，则权母子而分施之。(《读医随笔》)

张戴人论病非人身素有之物，或自外入，或自内生，皆邪气也。邪气加身，速攻之可也。立汗、吐、下三法以攻邪，邪去则元气自复。故曰圣人止有三法，无第四法。其论颇卓。故丹溪初阅子和书，惟务攻击，亦谓医之法尽是。后读《内经》有云：虚者，精气虚。实者，邪气实。实则泻，虚则补。何云圣人无第四法？于是不能不疑。子和之书，非子和之笔，而麻征君[1]伪为之者也。圣人之言，垂[2]诸《灵》《素》，其主补虚、泻实者不一，而子和敢为非圣之书？赵以德叹《儒门事亲》书为：其词直，其义明，顾其一，不顾其二。后之读其书者，当得其法而善用之，毋执其法而偏溺之，则几[3]矣！凡治病如权衡，高下轻重，随时变通，若偏矫一说，祸人不浅。(《质疑录》)

兵法十则围之，倍则攻之。治实热病，如遇劲敌，必十倍其兵力，围而困之，然必宽其一面，以开其逃生之路，然后迫戚[4]而消灭之，否则困兽之斗，所伤实多。治病之兼开其肺气者，宽其一面之意也。大病虽解，必有余邪，亦令其还从肺泄，迫戚而消灭之，方无后患。其治次重之病，得寸进尺，皆有步序。此倍则攻之之意也。(《留香馆医话》)

麻黄人参等汤用人参者，虑其亡阳；九味羌活汤用生地者，虑其亡阴。如枳术丸消补兼施，资生丸之七补三消。若以克伐伤其生气，譬诸牛山之木[5]旦旦伐之，欲其常美也，盖亦难矣！(《医论》)

一人见予所著医案中，有开手即补者，有邪未尽去而间用补者，有邪才去而用峻补者，乃讶之！予告之曰：古来名医，莫如仲景；病邪之甚，莫若伤寒。仲景立一百一十三方，七十余方皆用人参，谓邪之所凑，其气必虚，故于表散中用人参，清疏中用人参，温剂中用人参。予之邪未尽而间用补者，是法仲景也。

后世名医，如金之东垣，明之介宾，亦为表表者。东垣补中益气等汤，治劳倦内伤，其效如神；介宾八阵方中一阴煎至四阴煎等汤，治血虚发热，其效亦如神。予之

---

① 麻征君：即麻九畴，张子和的学生。

② 垂：流传。

③ 几：将近。

④ 迫戚：迫近的意思。戚，"戚"的异体字。

⑤ 牛山之木：《孟子·告子》："牛山之木尝美矣……斧斤伐之，人见其濯濯也，以为未尝有材焉。"后人以此形容草木不生。

开手即补，乃法东垣、介宾也。

至于邪已去而用补者，庸人之技耳，何待辨哉？盖予之为治，贫乏居多，其患每由劳倦而得，《脾胃论》言之甚详，姑再述其要者，以见意焉。开手即补，其要端有三。先视其色，面无黑滞油气。再问明身热，恶寒。若卧于被中，则体不寒，或自汗，不思纳，纳亦无味，肢软气弱，舌上微胎不渴，脉浮大而软，小便微赤而长，正属劳倦内伤，合补中益气，若其人身热不恶寒，盗汗，舌绛少胎，喜饮而不消水，面带微红，脉细数无力，此为阴亏发热，合四物、四阴煎等汤。或有劳倦养血虚者，以上之症间而有之，合八物或补中益气，加生地、归身、麦冬之类。至若久病，或疗治未痊，正气已虚，留邪未尽，理应清疏中佐补，补剂中佐彻邪。辨症稍涉疑似，不但用补药误人，清疏温泻，何一不误人？况予之虚心，君不得而知也。每遇用或攻或补或寒或热之剂，常另立一簿，录出方案，若复诊，必悉其情，如不复诊，必再四探听，服剂已痊，心中始安。医案所述，尽如此也。客闻之，唯唯而退。（《友渔斋医话》）

张隐庵曰：夫治病，有专宜于寒者、热者、补者、泻者，又宜寒热、补泻之兼用者。如《伤寒》有附子泻心汤，用大黄、芩、连、附子寒热之并用者；有柴胡加龙骨牡蛎汤，以人参、大黄、黄芩、姜、桂补泻寒热之并用者。《金匮》有大黄附子细辛汤，有大黄、干姜、巴豆之备急丸。此皆先圣贤切中肯綮之妙用，当参究其所用之因而取法之。今时有用凉药而恐其太凉，用热药而恐其太热，是止知药之寒热，而不知病之邪正虚实也。然亦有并用寒热补泻而切当者，反为不在道者笑之。开之曰：寒热补泻兼用，在邪正虚实中求之则得矣。（《药治通义》）

设有人焉，正已夺而邪方盛者，将顾其正而补之乎？抑先其邪而攻之乎？见有不的，则死生系之，此其所以宜慎也。夫正者本也，邪者标也。若正气既虚，则邪气虽盛，亦不可攻，盖恐邪未去而正先脱，呼吸变生，则措手无及。故治虚邪者，当先顾正气，正气存则不至于害；且补中自有攻意，盖补阴即所以攻热，补阳即所以攻寒。世未有正气复而邪不退者，亦未有正气竭而命不倾者。如必不得已，亦当酌量缓急，暂从权宜，从少从多，寓战于守，斯可矣。此治虚之道也。若正气无损者，邪气虽微，自不宜补，盖补之则恐正无与而邪反盛，适足以藉寇兵而资盗粮。故治实症者，当直去其邪，邪去则身安，但法贵专精，便臻速效。此治实之道也。要之能胜攻者，方是实症，实者可攻，何虑之有？不能胜攻者，便是虚症，气去不返，可不寒心？此邪正之本末，有不可不知也。惟是假虚之症不多见，假实之症最多也；假寒之症不难治，而假热之治多误也。然实者多热，虚者多寒。如丹溪曰：气有余便是火，故实能受寒。而余续之曰：气不足便是虚，故虚能受热。世以不明真假虚实，而曰知医者，则未敢许也。（《医学举要》）

"邪气盛则实，精气夺则虚。"二句为治病之大纲，其词似显，其义甚微，最当详辨。而辨之有最难者何也？盖实言邪气，实宜泻也；虚言正气，虚宜补也。凡邪正相搏而为病，则邪实正虚，皆可言也。故主泻者则曰邪盛则实，当泻；主补者则曰精夺则虚，当补也。各执一白，茫无定见，藉口文饰，孰得言非！是以至精之训，反酿莫大之害，不知理之所在，有不可移易者，奈时医不能察耳！

余请析此为四：曰孰缓、孰急、其有、其无也。所谓缓急者，察虚实之缓急也。无虚者急在邪气，去之不速，留则生变也；多虚者急在正气，培之不早，临期无济也；甚虚甚实者，亦治其实，可一扫而除也；微虚微实者，所畏在虚，但固守根本，先为己之不可胜，则邪无不退也；二虚一实者，兼其实，开其一面也；二实一虚者，兼其虚，防生不测也。总之，实而误补，固必增邪，犹可解救，其祸小；虚而误攻，真气忽去，莫可挽回，其祸大。虚实之缓急，不可不察也。所谓有无者，察其气之有无也。凡风寒暑湿燥火，皆能增邪，邪之在表、在里、在腑、在脏，必有所居，求得其本，则直取之，此所谓有，有则邪之实也。若无六气之邪，而病出三阴，则皆情欲以伤内，劳倦以伤外，非邪似邪，非实似实，此所谓无，无则病在元气也。不明缓急有无四义，必至以逆为从，以标作本，绝人长命，损德多矣，可不惧且慎哉！（《医学举要》）

病有先泻后补、先补后泻与补多泻少、泻少补多、补泻各半，以及屡补屡下之法，虽皆虚实夹杂之症，然治法实有一定之理。若差之毫厘，亦失之千里矣。若其人素有旧疾羸弱者，又忽新得实症，法当先泻后补。何也？盖羸弱者，久虚之症，气血已定，虽不复振，亦不复虚，若果虚无底止，又安能至今存乎？是知骤补无益于久虚，徒助新邪为虐耳！若其人骤然大虚，未几新染实症，法当先补后泻。何也？盖初虚之际，气血未定，犹可因补而复振，亦可因泻而尽倾，若遽用泻剂，则几微未定之元气，将见一铲而尽，又安能冀其鼓荡新邪而出耶？此皆五夺不可泻，与补正则邪自去之理也。其有补多泻少、泻少补多，以及补泻各半、屡补屡下之法者，皆在此二法中，临症自可跃然而得，不必复赘。（《医权初编》）

凡用补药，必兼泻邪，邪去则补药得力。譬之涤衣，先除垢腻，而后粉饰可加耳！若专事补而不知邪气之当泻，补必为害。

一味蛮补，则病无出路，良由医无理路，遂致人无生路。（《言医》）

病有正虚内结者，不可下。此下元虚，命火衰，不能腐熟水谷运行气机耳，须补其肾阳，益火之源、以消阴翳者是也。服之似不甚效，而浊阴渐化，久服方见大效，大便不通而自通。扶阳之剂，须兼补中，补中之品，须参入消化，防其壅滞，反碍胃运也。（《留香馆医话》）

虚人气血必是两亏，若遇外感之邪，乘空横扰，正气不能抵御，任邪鸱张，直犯胞络，神智为之不明，语言错乱，起卧无以自主。须于本症方中，略加扶正之品即党参、玉竹之类，始得载邪外出，不然正虚邪陷，未免奄奄之虑。胖人同法。（《医门补要》）

内外俱实者责其实，内外俱虚者调其中，内虚外实者责其实，内实外虚者责其实。责其实者汗之、下之也；调其中者扶土苏胃，培后天资生之本也。（《留香馆医话》）

病有假寒、假热、假虚、假实，名医辨之详矣。然尚有内虽寒而外则热，不得谓之假热，须于清热中兼助其阳，附子泻心汤之类是也；体虽虚而症则实，不得谓之假实，须于祛邪中兼顾其本，人参败毒散之类是也。人藏其心，不可测度，真者易察，假者难窥。知病之有真有假，而又知有似假非假，慎斯术也以往，可以无大过矣。（《医论三十篇》）

《内经》曰：毋虚虚，毋实实。此二语可以包括一切禁忌诸说，所谓知其要者，一言而终也。然则胡为乎？辑《用药禁忌书》，载曰：此为不知医及初学医者而设也。不知医、初学医则罔知何病，误用何方，蹈虚虚之弊；何症误投何药，犯实实之危。并为粗谙医药及病家检方自医者而设也。粗谙医药辈有三：或则师门录方，略知概梗，集解歌诀，仅得皮毛，急于问世，未遑深造，寒热、疟、痢等病亦能奏效，洎①逢大症，束手无能；或则文人学士，兼涉岐黄，非《内》《难》《伤寒》《金匮》等书，鄙夷而不读，聆其议论，非不高超，洎乎治病处方，似是而非，毫厘千里，误人性命；或则泥于一家言，未尝博览，或主景岳，或主立斋，或主石顽，或主修园，或主灵胎，或主鞠通、孟英，大都此皆巨帙，得此一编，以为道尽，于是不复更阅他书，便则便矣，其如诸书所论，各有所见，亦各有所偏，各有所得，亦各有所未知，学者知其一不知其二，以病凑方，非以方治病，执一孔之见，应万变之病，合其书者愈，不合其书则轻者重、重者死，非书误人，人自误耳！此三者，一失诸因陋，一失诸好高，一失诸偏信，其弊也则相若。至病家检方自医，见所载病证相同，便即照服，讵知病同而原不同，原同而虚实不同、寒热不同、燥湿不同，执方书以谬试，非徒无益，而又害之矣。须知药性皆偏，既能生人，即能杀人。凡病俱有表里、虚实、寒热、燥湿、升降。表者不可以里治，虚者不可以实治，寒者不可投以凉，热者不可投以温，燥者不可投以燥，湿者不可投以润，病上逆者不可升，病下陷者不可降。人身因偏而病生，药也者，偏以救偏。不求其本，而乱试之，可乎哉？用是不惮烦琐，粗具体例，命儿子培良分类纂辑，虽未能逐症逐药而遍及之，然苟熟玩斯编，触类旁通，则下笔立方自憬然，于药之不容乱用。爱为之序其缘起如此。（《景景室医稿杂存》）

病邪未净而早补，是谓关门捉贼，若不驱而出之，后患正多。在肺延为痨病；痢则成休息痢；疟早截则不久便发三阴疟，有时愈时发，经二三年之久者，正犯此病。（《留香馆医话》）

俗说用补药要关住贼邪在内。此一语最易动人，最易害人。如新伤食滞，伤寒阳症，传经热邪，时令邪疟，结热下痢，头痛发热，表邪方炽，如此等症，自无用补之理，亦必无妄补之人，何待有关住贼邪之议。彼所议者，不在此种实邪之症，而在阴盛阳衰，正虚邪凑，断当用补，断当急补，而不可游移延缓者也。如伤寒阴症、阴寒下痢及寒疟三阴疟、夹阴痢疾、脾虚成鼓、脏寒胀满、吐泻欲脱等症，俱宜以温补为主。正气旺邪气自除，阳气回阴邪自退，皆当急补，惟恐补之不早。稍一迟延，邪炽正衰，阴凝阳灭，命即危殆。乃亦以关住贼邪为词，戒勿用补，眩惑病人，使坚信拒补，以致倾命。如此俗说，真是贼邪；如前种种俗说，俱是贼邪。愿医家同以慧剑斩之。（《医验录》）

---

① 洎（jì记）：及；到。

六、正治反治

凡用药，甘以和中，苦以燥湿，酸以收敛，辛以发散，咸以软坚，淡以渗泄，此正治也；寒因寒用，热因热用，通因通用，塞因塞用，此从治。虚则补其母，又曰子能令母实；实则泻其子，又曰子能盗母气：因相生而兼相为用，此常法也。脾病平肝，肝病壮脾，肾病清心，心病滋肾，此隔二治法也。肝病益肺（左金汤之类），脾胃病暖肾，或助命门火，此隔三治法也。神而明之，思过半矣。（《竭塘医话》）

病有小大，则以盛于邪者，有浅有深；治有逆从，则以达于理者，有正有权。盖微者逆之，逆者正治，此理之正也；甚者从之，从者反治，此理之权也。假有疾势未亟，要在折其气而排去之，惟能知治寒以热，治热以寒，则相为制伏者，易为功；假有疾势过甚，要在顺其性而调和之，惟能知热因寒用，寒因热用，则气体相求者，得其宜。且逆者正治，其为制伏，自有差数；从者反治，则一同二异，二同三异。又有从少从多之不齐，然则裁制方剂者，固宜深思之、熟计之也。（《圣济总录》）

阴阳格拒，药用反佐，谓之反治可也。至于真寒而见假热，真热而见假寒，药用反佐，其实正治也。（《医经秘旨》）

用药之难，非顺用之难，逆用之难也；非逆用之难，逆用而与病情恰当之难也。今之医师，知以寒治热，以热治寒，以通治塞，以塞治通。热者，热之无遗；寒者，寒之无遗而已矣。独不闻诸经曰：塞因塞用，通因通用，寒因热用，热因寒用，用热远热，用寒远寒。则又何以说也？盖塞因塞用者，若脾虚作胀，治以参、术，脾得补而胀自消也。通因通用者，若伤寒挟热下利，或中有燥屎，用调胃承气汤下之乃安；滞下不休，用芍药汤通之而愈也。寒因热用者，药本寒也，而反佐之以热；热因寒用者，药本热也，而反佐之以寒：俾无拒格之患。所谓必伏其所主，而先其所因也。用热远热，用寒远寒者，如寒病宜投热药，热病宜投寒药，仅使中病而已，勿过用焉，过用则反为药伤矣。如前诸法，非通达者，乌足以语此！故曰病无常形，医无常方，药无常品，顺逆进退，存乎其时，神圣工巧，存乎其人，君臣佐使，存乎其用。此长桑卢扁能斡旋造化之偏，而嘘其枯萎。仲景、东垣诸君子之方，所向神奇，为世司命，岂偶然也哉？彼庸夫俗子，心不有救世之思，目不阅轩岐之典，规尺寸之利以自肥，因而伤残于世比比也。嗟乎！安得读万卷挟灵奇者，与之商医事哉？（《医学辑要》）

治病之法，莫不以寒疗热，以热疗寒，通则塞之，塞则通之，益所不胜，损其所胜，气平邪服，病乃良已。然疾势有小大，药力有重轻。圣贤制方论，必求其所因，以伏其所主。譬犹火也，人间之火，遇草而爇①，得木而燔，可以湿伏，可以水灭，疾之小者似之；而疾之大者，则若神龙之火，得湿则焰，遇水则燔，与热相拒，与寒相违，不可以常法治也。故经有热因寒用，寒因热用，塞因塞用，通因通用之法。可使气调，可使必已。治热者以豆豉浸酒，此因热用寒者也；治寒者以蜜煎乌头，此因寒

---

① 爇（ruò 弱，又读 rè 热）：点燃；放火焚烧。

用热者也。久痢通滑，必当先去其积；中满实塞，必当峻补其下。经云：寒积内凝，久痢泄溏，愈而复发，连历岁时，以热下之，结散痢止，此因通治之法也；下虚中满之病，补虚则满甚于中，宣导则转虚其下，故当疏启其中，峻补其下，此因塞治之法也。（《医说》）

药为补偏救弊之物，而治病有通因通用、塞因塞用之法。夫病既通矣，岂可再通？病既塞矣，岂容再塞？盖通因通用者，病虽似通而实不通。如热邪内炽，无从宣泄，逼迫津液妄行而下利清水，或燥矢阻于阳明，腑气不行而稀水旁流，此似乎通而实不通，故宜疏通其腑，俾热邪燥矢下行，则邪去正复而泻利自止。塞因塞用者，病虽似塞而实非塞，如气虚不能健运，以致胸痞、腹胀、便秘，或阴虚无以涵濡，以致火亢津枯气结，此似乎塞而实非塞，故气虚宜参、芪等温补以宣阳，阴虚宜地、冬辈滋填而补血，俾气血流畅，则秘结自舒。岂非仍是通治塞、塞治通之常理哉？凡从治之法，可以类推矣。

注：从治之法，从外面见证之标而言也，究其里面致病之本而论，则不拘何法，无非正治。灵胎先生云：文中子曰：医者意也，药者瀹也，谓先通其意，而后用药物以疏瀹之。善哉言乎！医理在是矣，而意之通实难。泥一成之见，而欲强人之病以就吾说，其患在固执；好作聪明而不穷究乎古人之成书，是犹兵家之废阵图、法吏之废律令也，其患在不学。由前之说，在不能用意；由后之说，在误于用意。夫然以不学之人与不通之识，而又炽以忮①同列、竞名利之心，以此用药，其不致抱薪而救火、持水而投石者几何哉！语云：学书纸费，学医人费。盖为此也。（《重庆堂随笔》）

兵不嫌诈，药亦有利用诈者，所谓从治之法，犹兵家之诈降也。古有以辛烈之药，浓煎其汁，收入甘平药中者；又有作丸外壳与中心异性者。此则医术之化境矣，非初学者所能学步也。（《留香馆医话》）

经曰："塞因塞用，通因通用；寒因热用，热因寒用；用热远热，用寒远寒。"不无义理，宜明析之。脾虚作胀，治以参、术。脾得补而能运化，则胀自消，所谓"塞因塞用"也。伤寒挟热下利，中有燥屎，用承气汤下之乃安，所谓"通因通用"也。"寒因热用"者，药本寒也，而反佐之以热药一二味，或寒药热服；"热因寒用"者，药本热也，而反佐之以寒药一二味，或热药冷服：俾无拒格之患。所谓必先其所主，而伏其所因也。"用热远热，用寒远寒"者，如寒病宜投热药，热病宜投寒药，仅使中病即止，勿过用焉，过用则反为药伤矣。如前诸法，前贤既已指示，后人宜为会晤②。（《罗氏会约医镜》）

又有肾阴虚，阳无所附而发于外，亦见假热之症。王太仆云：大热而甚，寒之不寒，是无水也，当峻补其阴，用加减八味丸大料，多加肉桂，以恣饮之。阴虚而用肉桂者，寒因热用之意也。大凡以热药治寒症，以寒药治热症，一时格拒不入，故用一味引而从之，其理至妙。有热药冷饮、寒药热饮之法，亦即此意。（《折肱漫录》）

---

① 忮（zhì 至）：忌恨。
② 晤：通"悟"。聪明。

七、因人因地因时制宜

人体质有虚实之分，禀性有寒热之异。属寒体者，病时宜用凉药中微加温和之品以监之，若太苦寒败胃，有致吐泻、胃寒、腹痛之患。属热体者，病时宜用热药者，惟温平品以缓治，若太燥烈，恐激起本原之火，致烦渴、狂暴、失血之患。属实体者，或因病变虚，宜用补帖，些少与之，若太呆补，致不食、腹胀、中满、逆气之患。属虚体者，病时宜克伐，尤宜性缓品，若太峻厉，致虚脱多汗、肢冷懒言、烦躁欲入水之患。（《医门补要》）

凡服药多少，要与病人气血相宜。盖人之禀受本有强弱，又贵贱苦乐所养不同，岂可以一概而论！况病有久新之异，尤在临时以意裁之。故古方云：诸富贵人骤病，或少壮肤腠致密与受病日浅者，病势虽轻，用药宜多；诸久病之人，气形羸弱，或腠理开疏者，用药宜少。（《圣济总录》）

大抵富贵之人多劳心，劳心则中虚而筋柔骨脆；贫贱之人多劳力，劳力则中实而骨劲筋强。富贵者膏粱自奉，其脏腑恒娇；贫贱者黎藿苟充，其脏腑恒固。富贵者曲房广厦，玄府疏而六淫易客；贫贱者陋巷茅茨，腠理密而外邪难干。故富贵之疾，宜乎补正；贫贱之疾，利于攻邪。虽然贫贱之家，亦有宜补，但攻多而补少；富贵之家亦有宜攻，但攻少而补多。是又当以方直为辨、禀受为别、老壮为衡、虚实为度，不得胶于居养之一途，而概为施治也。（《顾氏医镜》）

有偏阴、偏阳者，此气禀也。太阳之人，虽冬月身不须棉，口常饮水，色欲无度，大便数日一行，芩、连、栀、柏、硝、黄，恬不知怪。太阴之人，虽暑月不离复衣，食饮少凉，便是腹痛、泄泻，参、术、姜、附，时不绝口，一有欲事，呻吟不已。故医者治人于平素之偏禀阴阳，极宜审察人之受病以偏。得之感于热则偏于热，感于寒则偏于寒，故以寒治热、以热治寒，此正法也。今之为医者，不庶辨明，而制为不寒不热之方，辄称稳当，又言之为正道。噫！何以补其偏而救其弊哉？（《顾氏医镜》）

医者有一大忌，最忌以自己之体气绳他人之体气，吾见因此贻误者，盖不少矣。我最宜于附片，而以附片施于人人，我最宜于大黄，而以大黄施于人人，何其纰缪①之至于如此也？其不通孰大如是。世俗之论，辄曰某也补药医也，某也热药医也，某也凉药医也。世俗不知医，固无足怪，然循名以核实，则其平日之近于一偏，殆其习惯耳！执一偏以临病家，安得天下之病，尽吻合于我所操之术哉？世俗更有一论曰：此看书之医也。据表面听之，其词非不美，医而能看书，岂非良善！然实则曰：此医也，食古不化也。世俗亦未知食古不化之何说，然此医平日医病之无甚效验，概可想见。彼以一症来，我以一方与之，症与方合，服之而效亦安，有此讥讽之谈哉！（《靖盦说医》）

体质强盛之人，不易受邪，故常无病，病发必重，治之者，切勿因循轻视。体质

---

① 纰（pī 批）缪：错误。

赢弱之人，最易感邪，故常有病，病发则轻，治之者，不可过用重剂。宜随其人之本质而异其方法，然亦须察看其症而斟酌之，未可执泥，以致误人。(《竭塘医话》)

有同病而体异，用药特殊于众者，某年四五月间，热病盛行，投白虎、透斑等汤，疹瘩并见乃愈。镇有老紫阳豆腐店老板名阿德者，亦患热病，神昏谵语，疹瘩俱见而不愈。先师偕予往诊，用白虎汤病转剧，继邀予诊。切其脉不鼓指，口喃喃如郑声，无片刻清醒，观其舌白腻微黄，乃投桂枝、茅术等品。一剂神稍苏，再剂而疹瘩饰满至无下针处，后以二陈、术、桂等品调之而愈。生命所关，当仁不让，先师亦不以为忤也。(《留香馆医话》)

病者之性情不同，医者之意见各异。人有能受温热不能受寒凉者，有受补有不受补者，必须顺其性，察其情。现症有与平素相反者，有与平素不相远者，不可执己见，误治其标本也。(《客尘医话》)

夫命之寿夭，情之苦乐，岂无得而然哉？以至求气交之分，知物生之所由，辨肥瘠之形，知荣卫之盛衰，问贵贱，知三诊之妙。

命之寿夭，以阴阳之异；情之苦乐，以形志之殊：岂无自而然哉？《六微旨大论》云：何谓气交？曰：上下之位，气交之中，人之居也。天枢之上，天气为之；天枢之下，地气主之；气交之分，人气从之，万物由之。所谓求气交之分，知物生之所由者如此。其人肥，则风气不得外泄，其人瘦，则外泄而寒，或血旺而气实，或气弱而血竭，所谓辨肥瘠之形，知荣卫之盛衰者如此。尝贵后贱，虽不中邪，病从内生，名曰脱荣。故诊有三常，必问贵贱之宜，知三诊之妙者如此。(《宋徽宗圣济经》)

形乐志苦者，病生于脉；形苦志乐者，病生于筋；形志皆乐者，病生于肉；形志皆苦者，病生于咽嗌。在脉则治以灸刺，在筋则治以熨引，在肉则治以针石，在咽嗌则治以百药。形乐者无劳役，无劳役则筋骨平；志苦者思虑深，思虑深则荣卫乖，故病生于脉。志乐者思虑省，思虑省则气脉缓；形苦者劳役甚，劳役甚则筋骨伤，故病生于筋。志乐形乐者，心神解缓而筋骨不劳，气道为之填塞，卫气为之怫结，而肉理相比，故病生于肉也。志苦形苦者，既劳于役，复结于思，则肝气并于脾，肝与胆合，嗌为之梗，故病生于咽嗌。在脉治之以灸刺，欲补泻之得宜也；在筋治之以熨引，欲气通而和缓也；在肉治之以针石，欲其泄满而破结也；在嗌治之以百药，欲其通塞而治壅也。(《宋徽宗圣济经》)

阴强阳弱者，常病阳痿、体倦，治宜扶阳、去湿，若有郁须兼解郁，不则反生上热；阳强阴弱者，常病目昏、口干，治宜养阴、清燥，若有郁须兼解郁，不则反生下寒。肥人多阳弱，瘦人多阴弱。(《王氏医存》)

古人云：肥人多湿，瘦人多火。湿多则痰盛而气虚；火多则液干而血少。倘生痈疽疮毒，亦可同治之乎？论理气虚者，补气以消火毒；血虚者，补血以消火毒：似乎深得病机也。然而气非血以相养，则气虚不能遽旺也；血非气以相生，则血虚不能骤盛也。盖肥、瘦之人，分火多、湿多则可，分气虚、血虚则不可。夫气虚之人，岂即血之旺乎？血少之人，岂即气之盛乎？吾意气血必须兼补，当略分轻重。如肥人而生疮疡也，补阳气之虚，消痰化毒，而不可耗其血。如瘦人而生疮疡也，补阴血之亏，

177

消火败毒，而不可耗其气。如是则血足以助气，气旺而火毒易发，自发于表，而不至遁入于里，有阳或变阴之祸；气足以生血，血旺而火毒易消，既消于里，而不至留滞于表，有阴难济阳之忧。倘肥人但攻其毒，补阳而不补阴；瘦人但攻火毒，补阴而不补阳，皆非治法之善也。必气虚者，重补其气，而轻补其血；血虚者主补其血，而轻补其气，则阴阳两平。而肥人、瘦人之疮疡，无难速效也。（《洞天奥旨》）

老人少气少血，宜阴阳并补，如八味丸、右归饮丸之类。小儿为嫩阳，又为稚阳，本是无阴，赖此一点稚阳，以生阴血。寒凉之剂，最伐真阳，若因病致热，自当凉解，非谓小儿纯阳，素应凉寒也。（《碣塘医话补编》）

长病与高年病，大要在保全胃气，保全胃气在食不在药，万不可专恃于药，致妨于食。倘其力能食时，宁可因食而废药，不可因药而废食。（《友渔斋医话》）

人至年老，未有气血不亏者，一染外感，则邪热蒸迫，使阳益衰而阴益涸，舌苔虽润，则脏腑已燔炙难支。初宜用轻扬之品以疏表，如桔梗、杏仁、郁金、牛子、荆芥、桑叶、葛根、豆豉；过虚者，量意稍加党参。若猛浪投麻黄、白芷、羌活、防风、桂枝、细辛、独活辛窜燥烈药，再伐其生气，纵表邪一时暂退，有旋变烦乱、喘促、晕脱者。司命者可不慎欤！（《医门补要》）

老人真阴不足，津液既亏，故多燥证，如嗜茶汤则生湿，嗜酒则生热，嗜坚黏食物则多积滞、大便结闭。故大便燥润不时，大肠燥与脾湿也；小便短赤，小肠热也；小便赤浊，小肠热与膀胱湿也；脐腹时痛时缓，积滞在胃；大便结闭，右尺不浮不盛，大肠燥与肺伤热，而气弱不足以运送也；小便结闭，左尺不浮不数，小肠燥热上行膻中，胃之滞热下渗膀胱，津液不足以化水，中气又不足以运送也；干咳者，热伤肺也；咳多痰者，湿热蒸肺也；牙血，胃热也；咯血，肺热也；喉干、舌强，脾热、肾涸也；怔忡、头昏、二便有热者，肺不生津，阴不足以养阳。膻中、小肠热皆上行，故不能眠也；若二便无热，乃元阳已亏，血不养心，故怔忡；髓不实脑，故头昏；目昏者，脾湿乘肝热而上蒸；目隙花者，真阳虚而光不聚也。（《王氏医存》）

六十岁后，阴阳俱亏，惟藉谷气以助元气，稍有停积，积滞生热矣。凡人真阴无亏，诸热不生，热乃真阴亏也；真阳无亏，诸寒不生，寒乃真阳亏也。老人元气不足化生阴阳，故多病而衰，然病多热证而少寒证，非果水不制火也，其热乃积滞所生，非真阳所为也。故目不能明，乃真阳亏；耳不能听，乃真阴亏。故治老人病，均宜消化积滞，保扶几微之元气，其于外感、内伤之药，酌用些许可也。

凡幼年不斫丧元气，至老则阴阳尚自有余，故得精神足，肢体健，不常病也。（《王氏医存》）

常见年高疾患，将同少年混投汤药，妄行针灸，务欲速愈。殊不知老年之人，血气已衰，精神减耗，至于视听不至聪明，手足举动不随其志，身体劳倦，头目昏眩，宿疾时发，或秘或泄，或冷或热，皆老人之常也。勿紧用针药，急求痊愈，往往因此别致危殆。且攻病之药，或汗或吐，或解或利，缘衰老之人不同年少，年少者真气壮盛，虽汗吐转利，未致危殆，其老弱者汗之则阳气泄，吐之则胃气逆，下之则元气脱，立致不可救，此养老之大忌也。大率老人药饵，止用扶持，只可温平顺气、进食补虚、中和之剂，不可用市肆购买、他人惠送、未识方味者与之服饵，切须详审！若有宿疾时发，则随其疾状，用和平汤剂调顺，三朝五日，自然痊退。惟是调停饮食，随其食性变馔治之，此最为良法也。（《寿世青编》）

能长年者，必有独盛之处。阳独盛者，当补其阴；阴独盛者，当益其阳。然阴盛者，十之一二；阳盛者，十之八九。而阳之太盛者，不独当补阴，并宜清火以保其阴，故老人无不头热、耳聋、面赤、便燥，现种种阳证。乃医者为老人立方，不论有病无病，总以补阳为主。热盛生风，必生类中等病，是召疾也。若偶有风寒、痰湿等因，尤当急逐其邪。盖老年气血不甚流利，岂堪补住其邪，以与气血为难。故治老人之有外感者，总与壮年一例；或实见其有虚弱之处，则用轻淡之品，而量为补托。若无病而调养，则当审其阴阳之偏胜，而损益使平。盖千年之木，往往自焚，阴尽火炎，万物尽然也。故治老人者，断勿用辛热之药竭其阴气，助其亢阳，使之面红目赤，气塞痰壅，脉洪肤燥。当耄艾①之年，而加之焚如之惨也。

张鸿按：此论凿然中理，洵发前人之未发也。（《医砭》）

幼壮而病有余，药宜重剂。盖气血方盛，助热作剧，轻剂不足敌也。老与弱病有余，宜用轻剂可思矣；老弱病不足，宜峻补续服，若大剂顿服，则不能载之，疑为不受则误矣。盖气血太弱，只能载三四分之药也。且补剂中之温散药，尤须慎用。盖肌肤不固，腠理不密，用温散则汗，若误用麻黄则亡阳矣。（《王氏医存》）

中年以后，阳气已衰，或肥人阳气本虚，若重用苦寒，再损其阳，必致萎顿；或饮食难化，始为热中，末传寒中之类。所谓阳者，胃脘之阳也。阳气者，若天与日，失其所则折寿而不彰。命门真阳既衰，无以蒸土运行，三焦不能输化精微矣！（《医论》）

夫老人血气枯槁，得病易致变虚，人所共知。至于小儿，专门幼科，以为纯阳之体，且多痰滞，合成丸散，百无一补，甚则杂以巴霜、牵牛之类，始终以之。殊不知小儿血气未充，柔脆之极，最易变虚，较老人更甚也。虚症用补，固不待言，至于一切实症，亦当预为补计，纵有余邪未清，即当补泻兼施，若直待补期方补，恐有措手不及之患矣。至于痘疹，有始终不用温补者，另有专门，不在此论。（《医权初编》）

小儿体气薄弱，脏腑娇嫩，易虚易实，较之大人强壮者有霄壤之别，既禁惊风之说，更虞峻药之伤。彼如嫩蕊娇花，若一伤之，必致摧残，可不慎欤！（《医论》）

小儿温证，与大人异者，肌肤柔脆，脏腑娇嫩，阴常不足，阳常有余，一受温邪，两阳合并，多致抽搐似惊，实非惊也。缘温乃热邪，最易伤阴，阴伤血燥，风自内生，是以扎眼摇头，吐舌撩唇，胎黑鼻煤，渴饮气促，人事昏沉。以上种种现证，温病常有，而惊证实无也。若作惊治，万无一生，照温热例治，十全八九。予一见此证，常以加味太极丸、紫雪，合神解散，加犀、羚、膏、连，获效如响。此等证尤易惊骇惑人，病家仓皇之际，每招无师之妪，一见如此光景，即以衣针挑放，偶有见效，以为应手居奇，殊不知《内经》原有刺穴泻热之旨，然而仓皇之时，得此稍安人心，尚属

---

① 耄艾：古称六十岁为耄，五十岁为艾。

可嘉。间有不然之人，身带无名之药，重价售服，反谤正治之非，而世之病家，相沿受惑者比比，纵有明哲之辈，多易堕其术中，良可悲夫！不思惊证从无鼻煤胎黑等证，以此为辨，万不失一。（《温证指归》）

男妇气血异体，证治亦有大端不同者。男子气壮，血不易瘀，舌黑、耳聋，血络痹也；如热入血室，舌卷，囊缩，血痹之甚，筋失养也。亦有未及化热，两肋血络先痹者，其证舌苔忽黄忽白，必带灰黑，小便忽闭忽通，烦躁不能安眠，或有一边不良于眠，其脉或长或短，忽洪忽紧，全无定象。必得明医，善攻其血，乃可治之，未有瘀不化，黑不退，而病能愈者也。若妇人血盛，常有经水适来适断，与病相触，肝胃之络最易停瘀，舌黑，谵语，事所常有。但耳不聋，乳不缩，不为败证，即耳微聋而谵妄狂躁者，亦邪正相搏之象，惟声息低微，不能转侧，乃在所忌。其舌或蓝或灰或黑，有仅在一偏，有全体皆透，均不得据为凶候。故治妇科伤寒、温病，起手即宜兼和血以防之，否则病愈而络瘀不净，积为胃痛、腰疼痼疾。又世以黑而芒刺为热，湿润为寒。然瘀血色黑，虽热而不生芒刺；有烟瘾人，虽寒而亦见燥裂：在察其兼证以别之。盖男子之血必因寒而瘀，因热而瘀，因温病过服寒剂，遏热闭络而瘀。女子不必因寒因热，邪与血，不必相入，而血能自瘀，故病愈而黑不退者有之。（《伤寒补例》）

妇人温证，治法与男子异者，经期、妊娠、产后之别。经候适来，温邪恰受，血为邪遏，多致腹痛胀满，治温法中，加桃仁、红花、元胡、丹皮、鳖甲之类。经候适去，血室空虚，邪因乘入，多致谵妄、舌黑、神昏、潮热，又当以增损小柴胡加养阴之品。如患温时，经自行，热随血泄，只治其温，经行自已。至妊娠之妇，一受温邪，胎为热伤，热在必下，胎下母亦难全，处此危急之际，不妨向病家说明原委，急当速彻其热，以希侥幸，往往如此施治，不但胎不下堕，而反安然无事。岐伯曰："有故无陨，亦无陨也。"诚哉此言！而吴又可又有悬钟之喻，于理更切。要之，此时下胎亦堕，不下胎亦堕，然下之胎堕，母犹可救十中二三，不下则母无生理，胎亦焉能独存？同一胎堕，较之此善于彼，自当尽力援之，双解散及增损大柴胡，皆可选用。更有妊妇，一病舌即干红，或黑或燥，此属温邪太重，非大剂重剂，不能破格救人，惟减芒硝一味，亦有胎死腹中，又非硝不能下也，尤宜向病家申明再用，勿致贻谤为要。至于幸与不幸，天也命也，人事不可不尽也。若产后受邪，较胎前更难施治，缘气血早亏，温邪直入难化，此时攻不可，补亦不可，惟审明证候，以固本为主，祛邪佐之。邪轻，大小复苏、神解合四物；邪重，以复苏为主，攻邪如升降、太极。至于散乎攻利则不可，若果邪热深重，一病神昏舌干，势有燎原之危，又非大剂凉下，不能有济。或兼扶元，或佐育阴，总俟临证采酌，攻补得宜，庶为美善兼尽。（《温证指归》）

寇宗奭云：凡看妇人病，入门先问经期。张子和云：凡看妇病，当先问妊。又云：凡治妇人病，不可轻用破气行血之药，恐有妊在疑似间也。彭用光云：凡看产后病，须问恶露多少有无。此妇科要决也。沈芊绿云：婴儿脏气未全，不胜药力，周岁内非重症，勿轻易投药，须酌法治之，即两三岁内，形气毕竟嫩弱，用药不可太猛，峻攻峻补，反受药累。此幼科之要诀也。王洪绪云：痈与疽截然两途，红肿为痈，治宜凉

解；白陷为疽，治宜温消。又云：惟疔用刺，其余概不轻用刀针，并禁升降痛烂二药。此外科要决也。(《冷庐医话》)

人生天地中，随气受病。医之治病，从气所宜。统而论之，阴阳殊化，有东南西北之异气。《内经》所谓地有高下，气有温凉，高者气寒，下者气热。故曰：气寒气凉，治以寒凉；气温气热，治以温热。又曰：东方之民治宜砭石，西方之民治宜毒药，北方之民治宜灸焫，南方之民治宜微针，中央之民治宜导引按跷，然则从气所宜而治之，固可知也。至如岭南多瘴，江湖多湿，山阴水野沙石之气，生病悉异，为治之方，安可一概！又况《内经》论一州之气，生化寿夭各不同，则知地有小大，小者小异，大者大异，唯圣人能杂合以治，各得其所宜。(《圣济总录》)

北方人所眠火炕，南方人用之，体质阴虚者，多深入火气，每致生疾。吾邑张侯舫孝廉维，留寓京师，久卧火炕，遂患咳嗽，医者误谓肺虚，投之五味子、五倍子等药，竟至殒命。张贫而好学，品复端谨，中年不录，士林惜之！(《冷庐医话》)

东西南北四方之人，赋性既异，赋亦不同，此理之固然也。然极北多燥，而近亦有湿症，极南多火，而近亦有寒症，非时候之不同也，盖风寒暑湿燥火六者，未必能择人而施之也，不过北多燥而南多火耳！楚有沉溺重坠之疾固也，齐侯之疥非湿症乎？孔子之疾病，伯牛之有疾，惜乎！不传其症也；颜子之短命，从者之莫兴，亦惜乎！不言其所以然也。(《靖盦说医》)

或问：人言东南气热，可服寒药；西北气寒，可服温药。然今东南之人，常服胡椒、姜、桂，不见生病；而西北之人，畏食椒、姜辛热之物：何也？曰：东南虽热，然地卑多湿，辛热食药亦能去湿；西北虽寒，然地高多燥，辛热食药却能助燥故耳！治病用药者，须识此意。

或问：今人有言东垣之法宜用于北，丹溪之法可行于南，为何？曰：东垣，北医也，罗谦甫传其法，以闻于江浙；丹溪，南医也，刘宗厚世其学，以鸣以陕西。果如人言，则《本草》《内经》，皆神农、黄帝、岐伯之说，亦止宜施于北方耶？夫五方所生异病及治之异宜，《内经》异法方宜论、五常政大论已详言之矣。又如北方多寒，南方多热，江湖多湿，岭南多瘴，谓其得此气多，故亦多生此病，非谓北病无热、南病无寒也。至于治寒以热，治热以寒，则五方皆同，岂有南北之异耶？但人之脏腑，火各居二，天之六气，热居三分又半，故天下之病，热多而寒少。观《内经·至真要大论》病机一篇可见。又湿热相火，致病甚多，自太仆注文湮没，以致《局方》偏用温热之药，故丹溪出而阐《内经》之旨，辨《局方》之偏，论湿热相火之病，以补前人之未备耳！后人不识，见其多用芩、连、知、柏等苦寒之药，遂以为宜于南，浅矣哉！(《明医杂著》)

丹溪曰：西北之地多风寒，故患外感者居多；东南之地本卑湿，故患湿热者众。盖北方高阜天不足，西北而多风；南方卑下地不满，东南而多湿。所以方土之候各有不齐，而所生之病多随土著。医者必须因时处治，随地制宜。治北人之病，宜以攻伐外邪为多；治南方之疾，宜以保养内气为本。何则？北方风气浑厚，禀赋雄壮，兼之饮食倍常，居室俭素，殊少戕贼元气之患，一有疾病，辄以疏利之，其病如脱，而快意通神矣；若夫东南之人，体质柔脆，腠理不密，而饮食色欲之过多，与西北之人迥异，概以峻剂攻之，不几操刃而杀人乎？虽然北方禀气固厚，安能人人皆实；南方禀气虽薄，安得人人皆虚。当观其人因其证而施药之，斯无一偏之弊矣。（《古今医统大全》）

伤寒、温病南北证治，其大纲有不同者。北方天地之气化皆燥，人身呼吸腠理之间，皆燥化也，燥之为政，清冷而坚削，故其治常宜兼滋血而舒筋；南方天地之气化皆湿，人身呼吸腠理之间，皆湿化也，湿之为政，浑浊而壅滞，故其治常宜兼清血而坚筋。又南人乍北，多患疟痢；北人乍南，多患伤寒温热。所以然者，腠理水湿之邪，为天气所敛，不得熏蒸发泄，透入血脉，气困血滞则为疟，气陷血溃则为痢；下焦久伏之寒，为地气所冲，升腾上越，或盈溢于三焦，或散布于脉络，寒盛而中焦无热，即为下寒触发之伤寒，中焦积热，同时冲发，即为寒温相伏之温病。凡如此者，虽有新感表证，俱不宜重用发汗；疟痢，并和血行气以化湿；伤寒，温降而微清之；温热，先清而后温降之。或曰：子常论疟、痢皆宜透汗，今乃谓虽有新感，不宜重汗，何也？曰：南方疟、痢，皆是夏伏暑湿，交秋发病，其时湿热熏蒸，腠理疏豁，若不振卫阳以御表邪，邪气浸灌，来源不断，病何由愈？若至北方，气燥肌敛，邪气来源已断，故只宜从里化，不得逆其气以虚其表，暗损真元，岂竟不汗哉，不得辛温重剂强汗耳。伤寒、温热何如？曰：此必有大汗，然亦非发散之谓也。温之清之，微散以导之，待时自作。若迫而汗之，气行而邪不能从，汗出而热不得退，致成坏病，谁之咎乎？大凡坏病，率由治上遗下，治气遗血故也。（《伤寒补例》）

凡治病要分四时，四时之中，又以冬夏为重。冬月元气内藏，表气外固，因病入而后正气伤。其始也，认症不差，可用重剂，缓则药力不及。夏月正气先伤而后病，其用药也，无论汗、下、清、温，药剂宜轻，重则不能胜任。尝见卤莽之辈，不分寒暑，妄行攻伐，有一服而喘脱者。予每于时令上用药，步步担心，惟夏至以后，白露以前，尤加谨焉，重元气也。

日月运行，一寒一暑，寒暑者天地之大阴阳也。冬月阴盛逼阳，故仲景有麻黄、桂枝、真武、四逆等方急驱寒也；夏月阳盛阴微，故《千金》有参麦汤，东垣氏有清暑益气之论，先阴也。庸工不讲，违逆天时，其罪可胜道哉！

能毒者以厚药，不胜毒者以薄药，此就人之气质而言。厚药如抵当、舟车、备急、硇砂等方。不胜毒者，虽有是病，不能受也。能音耐，古无耐字，即能字之去声。（《散记续编》）

春温、夏热、秋凉、冬寒，时之正也，而风实应之。凡治感冒，取用表散，自宜随时制方。若应热反凉，病随时变，施治尤贵圆通。至久晴久雨，燥湿异宜，临症更宜留心，不可概执常例。（《吴医汇讲》）

必先岁气，毋伐天和。此二句为经文之扼要。人在气交之中，感天地运行之气而为病；病之所生，必本于岁气者，犹枝叶之不离根本也。凡时行之病，用药当从岁气，故曰必先岁气。治寒以热，治热以寒，湿者燥之，燥者润之，正治也。若应暖反寒，应寒反温，气之变也，当从变气用药，故曰毋伐天和。（《散记续编》）

经云：升降浮沉则顺之，寒热温凉则逆之。谓春宜用升，以助生气；夏宜用浮，以助长气；秋时宜降，以顺收令；冬时宜沉，以顺封藏。此药性之宜顺四时者也。春气温，宜用凉；夏气热，宜用寒；秋气凉，宜用温；冬气寒，宜用热。此因气之宜逆四时者也，而病小如之。然时气、病气，又皆有常有变，知其常变，反其逆从，可以把握阴阳，裁成造化矣。（《侣山堂类辩》）

四方风土各异，人之禀受亦殊。西北方人，冬月表邪无汗之证，须羌活、麻黄、荆芥、防风、葱、姜之类，乃能发汗；若自汗之证，须白芍、桂枝、黄芪等药止之；若有积滞、内热、便闭等证，须芒硝、大黄、枳实、厚朴等药乃能下之。东南方人，冬月表证无汗，但用紫苏、薄荷，足以发汗，仍加白芍、乌梅、北沙参、甘草等味固其本；自汗之证，须白芍、北沙参、麦冬、浮小麦、生牡蛎、甘草等药，止汗而兼固本；若内热，但宜白芍、黄芩、麦冬、生地、知母、石斛等药；若大便闭，但宜当归、麻仁、蜂蜜、瓜蒌皮、山楂等药；小便结，宜车前、萹蓄等药；有积滞，宜枳、朴、楂、曲等药。西北方人感冒，多属风寒；东南方人感冒，多兼温疫。（《王氏医存》）

夏月热伤元气，凡感冒无汗之病宜发散者，不可过汗，防亡阳也；尤宜养阴以配阳，故发散方中不可无保津液之药，麦冬、白芍、石斛、乌梅之类是也。若大热证，须用雪水、梨汁、二冬、生地等药，因寒药亦忌燥也。（《王氏医存》）

俗说夏月忌用桂、附辛热等药，若是则治病用药，不必论证，只论四时可矣。夏月天炎，便用寒凉药；冬月天寒，便用温热药；春秋不寒不热，便用平和药。自古至今，有是理乎？且必夏月绝无虚寒之人、绝无阴寒之症然后可。抑知夏月不但不能无虚寒之人，而中阴中寒之症在夏月偏多。如正伤寒在盛冬，乃属传经阳症，偏要用石膏、大黄、三承气之类，岂以冬月天寒，便当忌用寒凉耶？若夏月本属伏阴在内，而人又多食冷物，多饮凉水，或冷水洗浴，或裸体贪凉，故中阴中寒之症夏月更多，岂以夏月阴寒之症，亦忌用温热以视其死耶？在夏月疟、痢两症最多，而此疟、痢中亦多夹阴之症，即当同伤寒阴症治法，非温补不能救。而况乎直中阴经之症，舍桂、附更将奚恃乎？第人不能辨认，故只知温热当忌耳，岂知寒凉杀人，易于反掌耶？往往见治夹阴疟、痢，亦同治邪疟、热痢法，直以黄芩、黄连、大黄杀之。遇中阴寒症，不曰中暑，便云受热，并不疑到阴症上，所以直用白虎汤、六一散、香薷饮之类杀之。彼既杀之，而犹切切告人曰：暑令忌用热药。辛热固当忌矣，不知寒凉杀人，亦当忌否？（《医验录》）

枳壳、枳实，皆破气之品，夏月乃热伤气之令，二药非宜。故暑、湿、热三气门方中，惟阳明实满，不得不与承气汤者，间有用之，其余皆不用。此古人制方之意，若有不谋而合焉。今人未能体会，每于暑热之时，任意用之，是何读古人书而漫然未觉耶？或曰：枳不宜于夏令，槟榔尤甚矣。余曰：不然。夏月之邪，三焦受者居多，非槟不达，故为要药。枳不能通三焦，故为时令之禁。（《吴医汇讲》）

阳病则昼重夜轻，阳气与病气交旺也；阴病则昼轻而夜重，阴气与病气交旺也。若夫阳虚之病则昼轻，阴虚之病则夜轻，阴阳各归其分也。此特言变耳，勿泥此看。治之既定其时，以证其病。若未发之时，当迎而导之；若正发之际，当避其锋；若势已杀，当击其懈。至于或昼或夜，时作时止，不时而动，是纯虚之症，又不拘于昼夜之定候，当广服补益之药，以养其正。（《顾氏医镜》）

春温夏热，元气外泄，阴精不足，药宜养阴；秋凉冬寒，阳气潜藏，弗经开通，药宜养阳。此药因时制宜，补不足以和其气也。然而一气之中，初、中、末异；一日之内，寒暖或殊。假令大热之候，人多感暑；忽发冰雹，亦复感寒。先由而感，则为暑病；由后而感，则为寒病。病暑者，投以暑药；病寒者，投以寒药。此药之因时之制宜，以合乎权，乃变中之常也，此时令不齐之所宜审也。假令阴虚之人，虽当隆冬，阴精亏损，水既不足，不能制火，则阳无所依，外泄为热，或反汗出，药宜益阴，地黄、五味、龟板、枸杞之属是也。设从时令，误用辛温，势必立毙。假令阳虚之人，虽当盛夏，阳气不足，不能外卫其表，表虚不任风寒，洒淅战栗，思得热食及御重裘，是虽天令火热，亦不足敌其真阳之虚，病属虚寒，药宜温补，参、芪、桂、附之属是也。设从时令误用苦寒，亦必立毙，此药之舍时从症者也。假使素病血虚之人，不利苦寒，恐其损胃伤血，一旦中暑，暴注霍乱，须用黄连、滑石以泄之，本不利升，须用葛根以散之，此药之舍症从时者也。从违之际，要在权其轻重耳！（《顾氏医镜》）

世之称医道者，每曰术究天人，诚以天有六气，人有七情，病虽千变万化，其大致要不外是。

甲戌夏，予与友汤某，雇一叶舟，偕往澄江应试，黄昏解缆后，汤某齿缝见血，据云前患衄血两次，盈盆盈碗，几濒于危，今又有血，将若之何？余切其脉，浮大而数，洵是当午阳盛之时，负日而行，背受熏灼所致。因令舟人去一窗板，嘱伊起坐，以背承其夜气，觉冷然后安眠。伊惧曰：又添感冒奈何？余曰：以凉治热，以阴济阳，适可而止，何感冒之有焉？依法试之，果愈。

壬辰，余客天津，湖南太守周君之仆，病胸满食少，脉象虚细无神。余与以温补之剂。周君谓伊中有所郁，恐不任补。余问何郁？答云：昨接家书，知母不悦其归故。余曰：是为虚也明矣。凡人之情，怒则气上，悲则气消。此等家事，身视其境者，决无怒理，祇自悲耳！服药数剂，果愈。

此二症也，一于天时中尽人事，一于人情中见天理。何谓天时？昼与夜是。何谓人事？取夜之凉，治昼之热是。何谓人情？念父母顾妻子是。何谓天理？不敢以爱妻之故，迁怒其母是。盖惟尽人事，可以济天时之穷；亦惟循天理，所以为人情之至。试质诸今之善识时务者，与善用情面者，然乎？否乎？（《诊余举隅录》）

八、知常达变

古云：欲知其假，先识其真；若欲治病，必先知未病为要。盖人之脏腑、经络、气血，原本饮食传导，皆有一定之理；营卫之循行，昼夜有常度，凭腰之上下，而分其清浊；七窍之中，在上受清阳之灌注，在下司浊阴之传导；呼吸应乎开阖，动静分乎阴阳。如脉以四至五至为常，三至二至即为不及，不及则为虚为寒矣；六至七至即为太过，太过则为实为热矣。脉之鼓动应乎肌中，如按之未及于肌而动应皮肤者，即为浮，而病应在表；按之肌肉之分，而脉尚未得，必重按至骨而脉始应者，即为沉，而病应在里。故必先知平素之脉，而后乃能识病脉，知表里、虚实之大纲，而更推之以部位、时令，细切何部之独异，则病无遁情矣。故学医者，必须先读《内经》，是以《素问》详论脏腑、营卫、色脉常变，靡不精细。夫常者，一定之理；变者，化机万端。先知一定之常，而能应变化之万端，如治丝而不紊也。否则乱绪纷纷，从何而下手耶？（《一得集》）

医有定理，亦有活法。王太仆云：寒之不寒，是无水也，宜壮水之主，以制阳光；热之不热，是无火也，宜益火之源，以消阴翳。此定理也。又有论目云：能远视不能近视，责其无水；能近视不能远视，责其无火。夫目乃水精之光，无水则任意滋水可也。而书称目无火不病，又称眼病无寒，设以不能远视之故而任意补火，能无损目乎？凡人生而近视者甚多，往往不受热药，此则当参以活法，不可尽责其无火也。（《知医必辨》）

凡医书中，有正言、反言、常言、变言者。读书者，须从其正面悟出反面，从反面悟出其正面也。知其常，当通其变；知其变，当通其常。切不宜胶柱鼓瑟也。审矣，如《脉诀》云：人迎紧甚伤于风，气口紧甚伤于食。设人迎紧甚，而其人并无发热恶风表症，当知其为血虚阴虚也。设气口紧甚，而其人并无胸满噫臭实症，当知其为气虚阳虚也。丹溪云：气有余便是火。嘉言云：气不足便是寒。两言似属相背，要知气有余邪气也，邪气有余便生火；气不足正气也，正气不足便生寒：即一正面一反面也。仲景治少阴症，因胃实致心肾不交，用大承气下之；严用和治脾虚心肾不交，制归脾汤补之：即从仲景反面悟出。男女不交，用黄婆牵引之义。所谓肥人气虚多痰，瘦人血虚多火；男人多气少血，女人多血少气；南方多柔弱，北方多强壮：此言其常也。亦有反是者，总当圆通，不可执一。故凡诊病，不必论其肥瘦、男女、南方北地，只须问其平素，或系阳脏、或系阴脏为准则。如阳脏者，平素必不喜热物，倘受寒邪，热药不宜过剂，养阴为宜，或受热邪，则寒药当重也。阴脏者，素常不欲冷物，即受热邪，寒药不可过剂，补气为先，或受寒邪，则热药弗轻也。至于小儿纯阳无阴，老人多气少血，更当活看。盖小儿为嫩阳，老人为衰阳，嫩阳、衰阳非强壮比。故小儿宜补阴，不宜伐阳；老人宜补阴，兼宜补阳：阳生阴长，理所必然。凡治小儿以六味，治老人以八味，往往见效，职是故耳！

治病以阴脏、阳脏为准则，读书以正面、反面为变通，已得金针矣。仲纶识

从正悟反，从反悟正，灵机满纸，允为医学指南。至云小儿宜补阴，不宜伐阳，乃千古独见。玉蝉读（《医法心传》）

凡病可以意料也，而不可以意逆。料则任彼之情形，逆则执己之臆见。有如素实者，而有一时之虚，则暂理其虚；素虚者，而有一时之实，则微解其实：此机之从缓者也。实症而攻之过甚，宜峻补以挽之；虚症而补之太骤，宜平剂以调之：此机之从急者也。热者清之，及半即止，继以益阴；寒者热之，大半即安，继以调和：此机之从权者也。实症久而似虚，其中有实，不任受补；虚症发而似实，其原本虚，不任受克：此机之从经者也。病在上，下取之，阳根于阴；病在下，上取之，阴从于阳：此

机之从本者也。表症见，本质虽虚，犹解其表；里症见，元气纵弱，犹攻其里：此机之从标者也。况乎病之来也无方，而我之应之也亦无方，千变而出之以万虑，有能遁其情者无之？（《古今医彻》）

用热远热，用寒远寒，此其常也。夏日用热，冬日用寒，此其权也。药不执方，合宜而用。医者，意也。若必以某方治某病，岂无隔一隔二治法，如肝病实脾、补火生土、上病治下、左病治右，补偏救弊，活泼施行，求其去病而已，胶柱不通，庸有当乎？（《医论》）

凡用药处方，最宜通变，不可执滞。观仲景以麻黄汤治太阳经发热、头痛、脉浮、无汗之伤寒，而阳明病脉浮、无汗而喘者，亦用之；太阳与阳明合病喘而胸满者，亦用之。此麻黄汤之通变也。又如桂枝汤本治太阳经发热、汗出之中风，而阳明病如疟状，日晡发热、脉浮虚，宜发汗者，亦用之；太阳病外证未解，脉浮弱，当以汗解者，亦用之；太阴病脉浮，可发汗者，亦用之；厥阴证下利，腹胀满、身疼痛，宜攻表者，亦用之。此桂枝汤之通变也。又如小柴胡汤本治少阳经胁痛、干呕、往来寒热之伤寒，而少阳病潮热、胸胁满者，亦用之；阳明中风脉弦浮大，腹满、胁痛、不得汗、身面悉黄、潮热等证，亦用之；妇人中风续得寒热，经水适断，热入血室如疟状者，亦用之。此小柴胡之通变也。

由此观之，可见仲景之意，初未尝逐经执方，而立方之意多有言不能悉者，正神不可以言传也。所以有此法未必有此证，有此证未必有此方，即仲景再生，而欲尽踵其成法，吾知其未必皆相合，即仲景复言，而欲尽吐其新方，吾知其未必无短长。于戏！方乌足以尽变，变胡可以定方？但使学者能会仲景之意，则亦今之仲景也，又何必以仲景之方为拘泥哉？余故曰用药处方最宜通变，不当执滞也。虽然此"通变"二字，盖为不能通变者设，而不知斯道之理，又自有一定不易之要焉。苟不知要而强借通变为谭柄，则胡猜乱道，何匪经权，反大失通变之旨矣！（《景岳全书》）

医之所可用心者，其唯变乎！揣变于未变，而以非变待变，此之谓能应变也。视彼之变，而我动乎其变，此之谓眩乎变；眩乎变者，不啻不能处其变，亦不能全其常。能应变者，既已知其变，故其处方也不殆矣。（《洛医汇讲》）

贵耳贱目，眩名略实，世俗之通情也。故引古论证之，则虽无益于治而必悦焉；举亲验述之，则虽有效于病而不肯信。呜呼！医国之事，则我不知也，至于治病救死，则何必每事称古哉？故余不拘古今，不问河汉，非身亲试验者，不敢施用。（《洛医汇讲》）

医也者，意也。临机应变，切思深虑，试于众，验于病，用意之久，冰释理顺，左右逢源；徒守纸上空论，啜古人糟粕，欲以治万病，何异镲舟求剑！故医之为业也，取规矩于古书，求活用于今病，不拘泥于方剂，不执滞于议论，得诸心，应诸手，犹鱼之在水中，不知有水也。于是乎方可自我而始，证可自我而辨。彼人也，我人也，何据古书用古方，而后为得哉！（《洛医汇讲》）

夫用药之法，贵乎明变。如风会有古今之异，地气有南北之分，天时有寒暑之更，禀赋有厚薄之别，受病有新旧之差，年寿有老少之殊，居养有贵贱之辨。用药之剂，勿好奇，勿执一，勿轻妄，勿迅速，须慎重精详，圆融活变，不妨沉会，以期必妥，药于见乎功成。惜先贤未有发明，后学因而弗讲，其误世也，不既多乎！

夫病有宜补，以泻之之道补之；病有宜泻，以补之之道泻之；病有宜寒剂者，以热剂为向导之兵；病有宜热剂者，以寒剂为类从之引。病在上者治卜，病在卜者治上；病同也而药异，病异也而药同。其义至微，学者最宜深究。

用药之忌，在乎欲速。欲速则寒热温凉行散补泻，未免过当，功未获奏，害已随之。夫药无次序，如兵无纪律，虽有勇将，适以勇而偾事。又如理丝，缓则可清其绪，急则愈坚其结矣。(《珍珠囊指掌》)

医之临术也，不可无准焉，亦不可无活焉。无准则逸，无活则胶。譬之良将之抚三军也。旌三阳三阴之病位，令人据准于前也；聚千品万端之转机，令人发活于后也。准之与活，不得不相须，亦犹正之与奇，不能不相依也。善体此二者于我，而后无逸与胶之失焉尔！(《洛医汇讲》)

第二节 治疗方法

一、治疗手段各有所宜

汗下补泻，针灸汤醴，各有所宜。知其要者，一言而终；不知其要，流散无穷。善治病者，随其所宜，适事为故，然后施治，则病不足治。假令邪在皮肤，当汗而发之。其有邪者，渍形以为汗。中满内实者泻之。形精不足者补之。其高者因而越之，为可吐也。慓悍者按而收之，为按摩也。脏寒虚夺者，治以灸焫。脉病挛痹者，治以针刺。血实蓄结肿热者，治以砭石。气滞痿厥寒热者，治以导引。经络不通，病生于不仁者，治以醪醴。血气凝泣，病生于筋脉者，治以熨药。而况治有先后取标本不同者，法有逆从用多少为制者，药性轻重奇偶制度，必参其所用，土地风气高下不同，当随其所宜，诚能参合于此，为治疗之法，则万举万全矣。(《圣济总录》)

夫病者，有宜汤者，有宜圆者，有宜散者，有宜下者，有宜吐者，有宜汗者，有宜灸者，有宜针者，有宜补者，有宜按摩者，有宜导引者，有宜蒸熨者，有宜澡洗者，有宜悦愉者，有宜和缓者，有宜水者，有宜火者，种种之法，岂能一也？若非良善精博，难为取愈。其庸下识浅，乱投汤圆，下汗补吐，动使交错，轻者令重，重者令死，举世皆然。且汤，可以荡涤脏腑，开通经络，调品阴阳，祛分邪恶，润泽枯朽，悦养皮肤，益充气力，扶助困竭，莫离于汤也。圆，可以逐风冷，破坚症，消积聚，进饮食，舒荣卫，开关窍，缓缓然参合，无出于圆也。散者，能祛风寒暑湿之气，摅寒湿秽毒之邪，发散四肢之壅滞，除剪五脏之结伏，开肠和胃，行脉通经，莫过于散也。下则疏豁闭塞，补则益助虚乏，灸则起阴通阳，针则行荣引卫，导引则可以逐客邪于关节，按摩则可以驱浮淫于肌肉。蒸熨辟冷，暖洗生阳，悦愉爽神，和缓安气。若实而不下，则使人心腹胀满、烦乱、鼓肿。若虚而不补，则使人气血消散，精神耗亡，肌肉脱失，志意昏迷。可汗而不汗，则使人毛孔关塞，闷绝而终。合吐而不吐，则使人结胸上喘，水食不入而死。当灸而不灸，则使人冷气重凝，阴毒内聚，厥气上冲，分遂不散以致消减。当针而不针，则使人荣卫不行，经络不利，邪渐胜真，冒昧而昏。宜导引而不导引，则使人邪侵关节，固结难通。宜按摩而不按摩，则使人淫随肌肉，久留不消。宜蒸熨而不蒸熨，则使人冷气潜伏，渐成痹厥。宜澡洗而不澡洗，则使人阳气上行，阴邪相害。不当下而下，则使人开肠荡胃，洞泄不禁。不当汗而汗，则使人肌肉消绝，津液枯耗。不当吐而吐，则使人心神烦乱，脏腑奔冲。不当灸而灸，则使人重伤经络，内蓄炎毒，反害中和，致于不可救。不当针而针，则使人气血散失，关机细缩。不当导引而导引，则使人真气劳败，邪气妄行。不当按摩而按摩，则使人肌肉䐜胀，筋骨舒张。不当蒸熨而蒸熨，则使人阳气偏行，阴气内聚。不当淋渫①而淋渫，则使人湿侵皮肤，热生肌体。不当悦愉而悦愉，则使人神失气消，精神不快。不当和缓而和缓，则使人气停意折，健忘、伤志。大凡治疗要合其宜，脉状，病候少陈于后。凡脉不紧数，则勿发其汗；脉不疾数，不可以下；心胸不闷，尺脉微弱，不可以吐；关节不急，荣卫不壅，不可以针；阴气不盛，阳气不衰，勿灸；内无客邪，勿导引；外无淫气，勿按摩；皮肤不痹，勿蒸熨；肌肉不寒，勿暖洗；神不凝迷，勿悦愉；气不急奔，勿和缓。顺此者生，逆此者死耳！脉病之法，备说在前。（《中藏经》）

凡病只服煎药而愈者，惟外感之证为然。其余诸证，则必用丸、散、膏、丹、针灸、砭镰、浸洗、熨塌、蒸提、按摩等法，因病施治。乃今之医者，既乏资本，又惜工夫，古方不考，手法无传，写一通治煎方，其技已毕。而病家不辞远涉，不惜重聘，亦只求得一煎方，已大满其愿。古昔圣人，穷思极想制造治病诸法，全不一问，如此而欲愈大证痼疾，无是理也。所以今人患轻浅之病，犹有服煎药而愈者；若久病大证，不过延迁岁月，必无愈理也。故为医者，必广求治法，以应病者之求。至常用之药，一时不能即合者，亦当豫为修制，以待急用，所谓"工欲善其事，必先利其器"。奈何欲施救人之术，而全无救人之具也。（《慎疾刍言》）

石之与金，有服饵得失者，盖以其宜与不宜也。或草或木，或金或石，或单方得力，或群队获功，或金石毒发而致毙，或草木势助而能全。其验不一者何也？基本实者，得宣通之性，必延其寿；基本虚者，得补益之情，必长其年。虚而过泻，实乃更增，千死其千，万殁其万，则决然也。又有年少之辈，富贵之人，恃其药力，恣其酒欲，夸弄其术，暗使精神内损，药力扶持，忽然疾作，何能救疗？如是之者，岂知灾从内发，但恐药饵无微功，实可叹哉！其于久服方药，在审其宜。人药相合，效岂妄邪②？假如脏不足则补其脏，腑有余则泻其腑。外实则理外，内虚则养内。上塞则引上，下塞则通下，中涩—作结则解中。左病则治左，右病则治右。上下左右，内外虚实，各称其法，安有横夭者也？故药无不效，病无不愈者，切务于谨察矣。（《中藏经》）

或曰：《内经》治病，汤液醪醴为甚少，所载服饵之法才一二，而灸者四五，其他

---

① 渫（xiè 泄）：止歇；消散。
② 邪（yé 爷）：疑问语气词，同"耶"。

则明针法，无虑十八九。厥①后方药之说肆行，而针灸之法仅有获存者，何也？

曰：《内经》，上古书也。上古之人，其知道乎！劳不至倦，逸不至流；食不肥鲜以戕其内，衣不蕴热以伤其外；起居有常，寒暑知避，恬憺虚无，精神内守，病安从生？虽有贼风虚邪，莫能深入，不过凑于皮肤，经滞气郁而已。以针行滞散郁，则病随已，何待于汤液醪醴耶？当今之世，道德已衰。以酒为浆②，以妄为常，纵欲以竭其精，多虑以散其真，不知持满，不解御神③，务快其心，逆于生乐，起居无节，寒暑不避，故病多从内生，外邪亦易中也。经曰：针灸治其外，汤液治其内。病既属内，非借汤液之荡涤，岂能济乎？此和、缓④已后，方药盛行而针灸罕用者，实由世不古若，人非昔比，病有深浅，治有内外，非针灸宜于古而不宜于今，汤液宜于今而不宜于古也。经曰：上古作汤液，为而弗服；中古之时，服之万全；当今之世，必齐⑤毒药攻其中，针灸治其外，虽形弊血尽而功不立。此之谓也。（《针灸问对》）

昔之圣人原微针灸焫，必辨南北之方宜；论可下可汗，必明地理之高下。其审阴阳如此，则和养之术，朝夕所从事者，宜如何哉？

《异法方宜论》言：南方者其治宜微针，故九针者亦从南方来；北方者其治宜灸焫，故灸焫者亦从北方来。是以圣人原微针灸焫，必辨南北之方宜。《五常政大论》曰：地有高下，气有温凉；高者气寒，下者气热。故适寒凉者胀，之温热者疮也。下之则胀已，汗之则疮已。是以论可下可汗，必明地理之高下。圣人于高下南北，其审阴阳如此，则人之所以和神养生之术，可弗知阴阳适平之义哉？（《宋徽宗圣济经》）

医学十三科，惟针科效最速，然非精其技者，不可轻试。经云：形气不足，阴阳俱虚，刺则重伤其阴阳，老者绝灭，壮者不复矣。东垣曰：脉浮数而发热，咽干舌赤，时作渴者，热在外也，灸则灾害立至。据此，知虚寒忌针，实热忌灸。未明虚实者，针与灸岂可妄施哉？唐狄梁公惟娴医药，尤精针术。显庆中应制入关，路出华州阛阓之北，稠人广众，聚观如堵。梁公引辔遥望，有巨牌大书，能疗此疾，酬绢千匹。就观之，有儿年可十四五，卧牌下，鼻端生赘，大如拳石，根蒂缀鼻，才如食箸，或触之酸痛刻骨，双目为赘所绳，目睛翻白，痛极欲绝。公恻然久之，乃曰：吾能为也。其父曰：汝亲属叩颡祈请。公令扶病者起，即于脑后下针寸许，乃询针气已达痛所乎？病人颔之。公遽出针，疣赘应手而落，病顿失。其家人且泣且拜，遂奉缣⑥物。公笑曰：吾哀尔命之危，非鬻⑦技也。不顾而去。然行针之法，必达乎阴阳，分别穴道，倘失毫厘，则差以千里。如公者，始可行其技矣。（《毛对山医话》）

上古针法垂布于天下，制砭石有小大者，乃随病所宜，用石代针。一曰针石，二曰砭石，三曰镵石，其实一也。破坚决肉，砭射肿热者，则决之以砭石。良由邪气暴

---

① 厥：其。

② 浆：泛指饮料。

③ 御神：统摄调节精神活动。

④ 和、缓：即医和、医缓。均为春秋时秦国医家。

⑤ 齐（jì济）：通“剂”。此处作配制解。

⑥ 缣（jiān兼）：双丝的细绢。

⑦ 鬻（yù育）：卖。

庆，则微针不能及，况又病有气血盛实，逆于肉理，蓄结痈肿之类，非砭石则不能射之，此所谓血实宜决之。又形乐志乐，病生于肉者，治之以砭石。东方之民，多病痈疡，其治宜砭石。砭石之来，始自于此。扁鹊有云：病在血脉者，治以砭石。是故一切肿疾，悉宜镰割足小指下横纹间，肿在左则割左，在右则割右，血少出则差。以至疔肿、痈疡、丹毒、瘰疬、代指、瘑病、气痛、流肿之类，皆须出血者，急以石砭之。大抵砭石之用，其法必泻。若在冬时，人气闭塞，则用药而少针石。所谓少针石者，非痈疽之谓也。痈疽不得顷时回，苟缓于针石，则毒气内攻，腐坏筋骨，穿通腑脏矣。治石疔疮，则忌瓦砾砖石之类；治刀镰疔疮，则忌铁刃伤割。若是者，可以药治也。《素问》又曰：人病颈痈，或石治之，或针灸治之，而皆已，此盖同病异治也。夫痈疽之气息者，宜针开除去之；气盛血聚者，宜石而泻之。若然则砭石、九针之用，各有所利。善治血脉之变、痈肿之病者，当审轻重而制之。(《圣济总录》)

其病挛痹，其治宜微针；形乐志苦，病主于脉，治以灸刺。明九针之用，经络补泻之法也。故荣卫异刺，以分血气之虚实；井荥异刺，以分五行之子母；募俞异刺，以分背腹之阴阳；春夏异刺，以分人气之浅深。大抵虚补实泻，无过不及之伤，以辅其平者，刺法之大要也。然有病势未深，可刺而即愈者，所谓病之始起，可刺而已，或痹不仁肿痛，可灸刺而去之是也；有病传诸经，必上下俱刺者，所谓刺热、刺疟，病甚为五十九刺是也。然刺之为言，同于击刺之刺，以为利也，害在其中。黄帝谓徐而安静，手巧而心审谛者，可使行针艾。张机谓针能杀生人，不能起死人。凡以用之不可不慎也！况九刺异体，取病有殊，十二节异法，用有轻重，必明日月星辰，四时八正之在天，寒暑燥湿、经水盈虚之在地，肥瘠壮弱、虚实盛衰之在人，然后呼吸补泻，出入迎随，惟意之从，岂特知募腧部分、皮肉筋骸、饥饱劳逸而已哉！故曰见微得过，用之不殆。(《圣济总录》)

灸有补泻，不可轻议，大率沉结寒冷之疾，施之为宜。盖阴寒湿气凝留血脉，汤剂熨引不能独治，方是时，惟火艾足以烁其势，岂非火能运行阳气，祛逐阴邪，其效有速于药石者耶！然老壮不同，强弱异禀，灼治之法，夫岂一端，故多有逾于数百壮，少或止于三、五、七、九之数，要皆详审而行之。若夫阳病灸之，则为大逆。是以论伤寒者，谓微数之脉，既汗之后、脉浮热甚，三者悉不可灸；惟少阴背恶寒、吐利脉不足与夫脉伏手足厥之类，三者为可灸焉。通乎此，触类以往，又安有灸炳之妄也？故曰不须灸而强与灸之者，令人火邪入腹，干错五脏，重加其烦；须灸而不与灸之者，使冷结重冰，久而弥固，气上冲心，无地消散，可不鉴哉！(《圣济总录》)

灸火先当辨证论，汪省之曰：《素》《难》诸书，皆言阳气陷下者，脉沉迟也；脉证俱见寒在外者，冬月阴寒大旺，阳明陷入阴水之中者，并宜灸之。设脉浮者，阳气散于肌表者，皆不宜灸。丹溪亦曰：夏月阳气尽浮于表，今医灼艾多在夏月，宁不犯火逆之戒乎？或者因火而生热胀、发黄、腰痹、咽燥、唾血者，往往有之，尚不知为火逆所致，宁甘心于命运所遭。悲夫！经曰：春夏养阳。以火养阳，安有是理？论而至是，虽愚亦当有知者焉。又《夷坚志》赵之翁云：世人但知灼艾而不知点穴，又不审虚实，徒受痛楚，耗损营液，有冷疾者，使其仰卧，揉艾遍铺腹上，若五、六、七月间，就屋上开穴，取日光照射，自然气透脐腹，如冬春可用熨斗盛灰火慢熨之，皆以患者鼻闻浓艾气为度，宿疴自去。按此名天灸，功胜灼燔，药筒火针亦宜慎用。《仁术志》有论宜参。（《潜斋医话》）

火钉又名燔针，为外症所必用，能决脓痈，消散阴疽。惟红肿焮痛，火毒旺者，误用，更肿痛深溃。头面为诸阳总会，一用火针，引火闭邪，使轻病转危矣。（《医门补要》）

可按可摩，时兼而用，通谓之按摩。按之弗摩，摩之弗按，按止以手，摩或兼以药，曰按曰摩，适所用也。《血气形志论》曰：形数惊恐，经络不通，病生于不仁，治之以按摩。此按摩之通谓也。《阴阳应象大论》曰：其慓悍者，按而收之。《通评虚实论》曰：痛不知所，按之不应，乍来乍已。此按不兼于摩也。华佗曰：伤寒始得一日在皮肤，当摩膏火灸即愈。此摩不兼于按，必资之药也。世之论按摩，不知析而治之，乃合导引而解之。夫不知析而治之，固已疏矣，又合以导引，益见其不思也。大抵按摩法，每以开达抑遏为义，开达则壅蔽者以之发散，抑遏则慓悍者有所归宿，是故按一也。有施于病之相传者，有施于痛而痛止者，有施于痛而无益者，有按之而痛甚者，有按之而快然者，概得陈之。

风寒客于人，毫毛毕直，皮肤闭而为热，或痹不仁而肿痛，既传于肝，胁痛出食，斯可按也。肝传之脾，名曰脾风，发瘅腹中热，烦心出黄，斯可按也。脾传之肾，名曰疝瘕，少腹冤热而痛，出白，一名为蛊，斯可按也。前所谓施于病之相传有如此者。寒气客于脉外，则脉寒，寒则缩踡，缩踡则脉络急，外引小络，卒然为痛，又与热气相薄，则脉满而痛，脉满而痛，不可按也。寒气客于肠胃之间，膜原之下，血不得散，小络急引，是痛也，按之则血气散而痛止。迨夫客于侠脊之脉，其藏深矣，按不能及，故按之为无益也。风雨伤人，自皮肤入于大经脉，血气与邪并客于分腠间，其脉坚大，若可按也，然按之则痛甚。寒湿中人，皮肤不收，肌肉坚紧，荣血泣，卫气除，此为虚也，虚则聂辟气乏，惟按之则气足以温之，快然而不痛。前所谓按之痛止，按之无益，按之痛甚，按之快然有如此者。夫可按不可按若是，则摩之所施，亦可以理推矣。养生法：凡小有不安，必按摩挼捺，令百节通利，邪气得泄。然则按摩有资于外，岂小补哉！按之别法，必与药俱，盖欲浃于肌肤，而其势驶利。若疗伤寒，以白膏摩体，手当千遍，药力乃行。则摩之用药，又不可不知也。（《圣济总录》）

推摩法，乃先师之真传秘法，按病推之，有立竿见影之效。因后世不得传授手法，以致弃置不用，几于失传。盖小儿脏腑柔脆，一受风寒暑湿之邪，即便发热，或受惊吓，肝胆气浮，热发于内，血热沸腾。医者不能见病知源，发表清里，用药杂乱，则以小儿柔脆之脏腑，运化乳食，尚且不逮，何能再加猛烈之药性，岂有不反增药病耶？何如推摩法，既稳而又速效哉！近来是术盛行，而精者不一二觏。其法以手五指分主五脏，指尖属脏，本节属腑，热清寒温，实泻虚补，分顺推逆，推左旋右，以定温清补泻之法，俱有下数，或三百或五百，不可乱推。又有揉以运气，掐以定惊，面上亦各有所主之部位，肚腹手足，俱可推摩，有十大手诀做法，乃先师之秘法也。若能精是术者，广行于世，则小儿之病，庶几无夭折之虞矣！（《一得集》）

因药之性，资火之神，由皮肤而行血脉，使郁者散，屈者伸，则熨引为力多矣。引，取舒伸之义，以熨能然。《血气形志论》曰：病生于筋，治以熨引。《玉机真藏论》曰：痹不仁肿痛，可汤熨及火灸刺之。盖病生于筋，则拘急挛缩；痹而不仁，则经血凝泣。二者皆由外有所感，熨能温之，血性得温则宣流，能引凝泣也。（《圣济总录》）

温散凝寒，通畅血气，是熨法之所主，故古昔于灸代用。拘急、挛缩、痛痹、不仁，凡系血气之凝结者，一切用之。《血气形志篇》曰：形苦志乐，病生于筋，治之以熨引（注云：熨谓药熨，引谓导引）。《寿夭刚柔篇》曰：寒痹之为病也，留而不去，时痛而皮不仁，以药熨之。用淳酒二十升，蜀椒一升，干姜一斤，桂心一斤，凡四种皆㕮咀渍酒中，用棉絮一斤，细白布四丈，并内酒中，置酒马矢煴中，盖封涂勿使泄。又《刺节真邪篇》曰：治厥者必先熨，调和其经，掌与腋、肘与脚、项与脊以调之，火气已通，血脉乃行。扁鹊疗虢太子尸厥，为五分之熨，见于《史记》本传。《中藏经》曰：宜蒸熨而不蒸熨，则令人冷气潜伏，渐成痹厥；不当蒸熨而蒸熨，则使阳气偏行，阴气内聚。《千金》及《翼方》《外台》载熨症诸方；《圣济》用葱白熨脐下，又用黑豆熨前后心，或炒盐醋灰；《赤水玄珠》为熨脐方，又有熨白虎历节风方；蕃医以药翡熨心腹，即张景岳罨熨法。

评：著者"温散凝寒，通畅气血"二句，足明熨法之宜。治病兼用，不无小裨。倘风火暑热痹络，熨之或反加甚。（《医事起源》）

药房中所鬻坎离砂，沃之以醋自能发热，以熨受寒腿疼及臂疼，颇有效验，而医者犹多不知其所以然之故。究其实际，不外物质化合之理也。按此砂纯系用铁屑制成。其治法：将铁屑煅红，即以醋喷灭之，晾干收贮。用时复以醋拌湿，即能生热。盖火非养气不着，当铁屑煅红之时，铁屑中原具有养气，经醋喷灭，其养气即永留铁中。况养气为酸素，醋味至酸，其含养气颇多，以之喷灭煅红之铁，醋中之养气亦尽归铁中。用时再沃之以醋，其从前所蕴之养气，遂感通发动而生热。以熨因寒痹疼之处，不惟可以驱逐凝寒，更可流通血脉，以人之血脉得养气则赤，而血脉之瘀者可化也。（《医话拾零》）

许允宗治王太后病风不能言，以防风、黄芪煎汤数斛，置床下熏蒸，使口鼻俱受，此夕便得语。陆严治徐氏妇产后血闷暴死，胸膈微热，用红花数十斤，大锅煮汤，盛木桶，令病者寝其上熏之，阳气微，复进之，遂得苏。此善师古法者也。李玉治瘘，谓病在表而深，非小剂能愈，乃熬药二锅，倾缸内稍冷，令病者坐其中，以药浇之，逾时汗大出立愈。则又即其法而变化之。医而若此，与道大适矣。（《冷庐医话》）

渍浴法，所以宣通形表，散发邪气。盖邪之伤人，初在肌表，当以汗解。若人肌肉坚厚，腠理致密，有难取汗者，则服药不能外发，须借汤浴，疏其汗孔，宣导外邪，乃可以汗，《内经》所谓其有邪者，渍形以为汗是也。有因大饮中酒，恐毒气内攻于脏者，有服五石发动，气攻于阳者：若此之类，皆以浴法治之，乃欲使邪毒外泄故也。（《圣济总录》）

《五常政大论》曰：行水渍之（注谓汤浸渍也）。《阴阳应象大论》曰：其有邪者，渍形以为汗。《玉机真藏论》曰：脾风可浴。《金匮》附方有矾石汤浸脚。《巢源》曰：邪气在表，洗浴发汗即愈。《外台》引文仲捋[1]脚方：水煮杉木，浸捋脚，去肿满，大验。皇国亦有汤渍法，见于《荣花物语》。《本草衍义》曰：热汤助阳气，行经络，患风冷气痹之人，多以汤渫[2]脚至膝上，厚覆使汗出周身。然亦别有约，亦终假阳气而行尔。四时暴泄利，四肢冷，脐腹疼，深坐汤中浸至腹上，频频作之。又曰：生阳诸药，无速于此。朱慎人治风疾，掘坑令坐坑内，以热汤淋之，良久以箪盖之汗出面愈。《圣惠方》有淋渫疮上之法。《博爱心鉴》治痘疮顶陷，有水杨汤。诸如是类，不暇偻指，姑抄一二以资攻阅。

评：脚气用药汤渫洗，屡见效验，冰冷者可以得汗。古人妄禁水洗，不知用药之效，助汤气行经络，痿者可使之起。（《医事起源》）

一柴客体本强壮，只手能举百钧，冬月得伤寒太阳症，恶寒无汗，头痛项强，毛孔痛如针刺，气急脉紧。余用麻黄汤治之，一剂未汗，再剂又未汗，乃取彼舟中造饭缸灶，左右前后各置其一锅，内盛水纳以麻黄、羌、防等气性雄烈发表之药，烧之令滚，去其锅盖，再烧半时许，窗门皆令密闭，使病人口鼻皆受其气，蒸之既久，始得汗出甚臭，病遂霍然。盖其邪入既深，腠理固密，故汤药不能发汗，必用蒸法始效，此古人之巧妙，非余之杜撰也。观《名医类案》及《本事方释义》自知。（《一得集》）

《抱朴子》淳于解颅以理脑。又《初学记》引《抱朴子》云：文挚衍筋以疗危困，仲景穿胸以纳赤饼（王冰《宝命全形论》坏府注引此文）。又皇甫谧释劝论岐伯剖腹以触肠。乃不特俞跗、华佗能斯术。（《医滕》）

外科之法，最重外治，而外治之中，尤重围药。凡毒之所最忌者，散火而顶不高。盖人之一身，岂能无七情六欲之伏火、风寒暑湿之留邪、食饮痰涎之积毒？身无所病，皆散处退藏，气血一聚，而成痈肿，则诸邪四面皆会。惟围药能截之，使不并合，则周身之火毒不至矣。其已聚之毒，不能透出皮肤，势必四布为害，惟围药能束之，使不散漫，则气聚而外泄矣。如此则形小顶高，易脓易溃矣。故外治中之围药，较之他药为特重，不但初起为然，即成脓收口，始终赖之，一日不可缺。若世医之围药，不过三黄散之类，每试不效，所以皆云围药无用。如有既破之后，而仍用围药者，则群言笑之。故极轻之毒，往往至于散起而不可收拾者，皆不用围药之故也。至于围药之方，亦甚广博，大段以消痰、拔毒、束肌、收火为主，而寒热、攻提、和平、猛厉，则当随症去取。世人不深求至理，而反轻议围之非，安望其术之能工也？（《医学源流论》）

余友范某，其岳走方医也。有草研烂，以少许贴山根，取泡挑破，治走马牙疳极效。范识其草，到处皆有，而不知其名。余曾嘱其觅来，植诸盆，不久即萎。继余侄女患是病，兄来索此草，无以应，但以意会之，嘱其用喉科中异功散少许，和蒜捣烂，亦于山根取泡，果效。记得张舜钦传方用斑蝥、麝香、白胡椒调薄荷油贴两太阳取泡，

---

① 捋（luō）：抚摩。

② 渫（xiè 屑）：浸洗的意思。

治头痛如刀劈者，亦此意也。病之经络不同，则贴之穴道亦异。以此类推，当再可以治他病之宜拔毒外散者。(《景景医话》)

杭州郎二松，十三岁，患瘵垂危，闻某庵有道士功行甚高，往求治之。道士教以行八段锦法，谓能疗疾，并可延年。遵而行之，三月后，病去若失。(《冷庐医话》)

蕃①医所为灌肠术者，即仲景导屎之法也。凡不论何病，肠内闭塞，污物不下者，宜导而出之。蜜导、土瓜根、猪胆汁皆能润窍滋燥，从其便用之可也。《肘后方》治大便不通，采土瓜根捣汁，用筒吹入肛门内。北齐道兴治疾方用猪胆汁，导以苇管。《圣济》以李瓜根捣汁少许水解之，竹筒倾内，下部即通。《十便良方》疗大便秘塞不通，用猪胆以筒灌三合许，令深入，即出矣；不尽，须臾更灌。《医学正传》小儿大便不通，含香油以小竹筒挤入肛门，以油吹入，过半时许，下黑粪。袁枚云：回回②病不饮药，有老回回能医者，熬药一桶，令病者覆身卧，以竹筒插入谷道中，将药水乘热灌入，用大气力吹之，少顷腹中泛泛有声，拔出竹筒，一泻而病愈矣。是则过于太快矣。(《医事启源》)

导尿亦拯急之一策。《千金方》凡尿不在胞中，为胞屈僻，津液不通，以葱叶尖头内阴茎孔中，深三寸，微用口吹之，胞胀，津液大通，即愈。《外台》引救急方，主小便不通，其方即印成盐七颗，捣筛作末，用青葱叶尖盛盐末，开便孔内叶小头，于中吹之，令盐末入孔即通。《卫生宝鉴》一妓转脬，小便不通，腹胀如鼓，数月垂死。一医用猪脬吹胀，以翎管安上，插入阴孔，捻脬气吹入，即大尿而愈。(《医事启源》)

挑痧之法，自古有之。其未吐泻者挑之，以泄其邪，亦不过在少商、大敦、三里、委中、手足间十数针而已；吐泻之后，邪气已去，正气已虚，若再挑之，气泄针芒，重虚其虚，必致原气殆尽而脱矣。(《医论》)

按"祝由"二字，出自《素问》。祝，告也；由，病之所从出也。近时以巫家为祝由科，并列于十三科之中。《内经》谓信巫不信医，不治。巫岂可列之医科中哉！吾谓凡治内伤者，必先祝由，详告以病之所由来，使病人知之，而不敢再犯；又必细体变风变雅，曲察劳人思妇之隐情，婉言以开导之，庄言以振惊之，危言以悚惧之，必使之心悦情服，而后可以奏效如神。余一生得力于此，有必不可治之病，如单腹胀、木乘土、干血痨、噎食、反胃、癫狂之类，不可枚举。叶氏案中谓无情之草木，不能治有情之病，亦此义也。俗语云：有四等难治之人，老僧、寡妇、室女、童男是也。有四等难治之病，酒、色、财、气是也。难治之人、难治之病，须凭三寸不烂之舌以治之。救人之苦心，敢以告来者。

炳章按：《文献志》云：祝由，南方神也。或以祝训断，谓断绝其受病之由。丹溪谓祝由乃移精变气之术，诚可已中寒之病、传痓之气、疫疠之灾，不可废也。若五劳六欲之伤，七损八益之病，必有待于药。吴氏谓祝由治内伤者，借祝由以达隐情，使病人知之，而不敢侵犯，此亦心理疗法也。又祝由用符水，惟膈上热痰，一呷凉水，

胃热得之，岂不情快；若内伤涉虚之人及冬天严寒之时，符水下咽，胃气受伤，反致害者多矣。(《医医病书》)

蒙汗字共见《本草纲目》泉水条、《七修类稿》《水浒传》等书，其义未审。山田图南云：蒙汗隐语，以其害人，不直指其名也。请见《败鼓录》中，宜参阅。

莨菪、阿片、蔓陀罗花、番木鳖、双鸾菊之类，皆令人麻醉，收敛血脉，夺其神机，故心神错乱，瞳孔豁大，烦渴引饮，不知人事，若多服则死，宜斟酌作剂，凡割肉刮骨，不可欠此药焉。《后汉书·华佗传》云：疾发结于内，针药所不能及者，令先以酒服麻沸散，既无所觉，因刳破腹背，抽割积聚，若在肠胃，则断截湔洗，除去疾秽，既而缝合，傅以神膏，四五日创愈。《齐东野语》云：草乌末同一草食之即死，三日后亦活。《桂海虞衡志》云：曼陀罗花，盗采花为末，置人饮食中，即当醉。梅元实《药性会元》云：曼陀罗花、川乌、草乌合末，即蒙汗药。《本草》茉莉根以酒磨一寸，服则昏迷，一日乃醒，二寸二日，三寸三日。纪晓岚云：闽女饮茉莉阳死，与私夫共逃，此茉莉亦可以醉人。张介石《资蒙医经》云：蒙汗一名铁布衫，少服止痛，多服则蒙汗，其方闹阳花、川乌、瓦龙子、自然铜、乳、没、熊胆、朱砂、麝香，凡九味，右为绝细末，作一服，用热酒调服，乘饮一醉，不片时，浑身麻痹。陈士铎《石室秘箓·醉治法门》云：先用忘形酒，使其人饮醉，忽忽不知人事，任人劈破，绝不知痒痛，取出虫物，然而以神膏导药缝其破处，后以膏药贴敷一昼夜，即全好，徐以解生汤药饮之，梦初觉，而前症顿失矣。《资蒙医经》《石室秘箓》等所载，盖皆华佗遗法，可以备参考焉。今日医道之辟外科，不必用麻药，游刃于人身中，恢恢有余。后生可畏，于是乎信!

附纪州华冈氏疗乳癌结毒淋漏、便毒、附骨疽及跌损脱臼，制麻药饮之，俟其醉，割肉刮骨，刳膜断筋，凡系重患笃癃者，一切用之。余尝亲炙其门，屡得其验术，因录之。

曼陀罗花八分(陈旧者佳，新者发呕)，草乌头二分，白芷二分，当归二分，川芎二分。右五味为粗末，一瀹空心服之，须臾心气昏晕，手足顽痹，或沉眠不觉，或闷乱发狂，乘时施治，既而饮之以浓茶，又与黄连解毒加石膏汤，二三日乃醒，如目眩咽干，神气不复者，用黑豆汤即解。倘其不醉者，更饮温酒，或乘辇动摇必醉。其醉有迟速者，由天资有躁静尔!(《医事启源》)

二、治疗方法随证运用

经曰：其有邪者，渍形以为汗；其在皮者，汗而发之。又曰：体若燔炭，汗出而散。又曰：未满三日，可汗而已。举是四者，盖其在表不可使之深入，要当以汗去之。然汗有起于过用而为常者；有忽于畏护而为患者；有汗之太过遂漏不止者，阳气虚而表弱也；有汗之不及者，则邪气复与正气交争，昔人论汗出不彻，因转属阳明是也。如此则阴阳不得平均，荣卫不得调和矣。虽然，病有表里，汗有宜否。若不须汗而强与汗之者，将耗其津液；须汗而不与汗之者，使邪气深而经络传变，势如风雨，何可当也。载诸方籍，其类多矣。大概可汗之证，则身热、脉浮，太阳与阳明证是也。其不可汗之证，在经则少阳与厥阴，在病则厥与逆，以至血、衄、疮、淋之属，皆为不可汗。或邪气在表而脉沉迟者，虽汗之亦不能解矣。非特此也，太阳固可汗也，有因发汗而为痉者。脉浮，体痛，固当以汗解也；假令尺中脉迟，则亦不可汗，是又不可不知也。(《圣济总录》)

发散之剂，必以辛甘，庶能达于肌表，如或热盛者，辛凉散之，切不可杂以苦寒，盖苦寒凝滞，不能达于肌表。人之伤于寒也，则为病热，初宜温散，故麻黄汤、桂枝汤列于伤寒首篇。若因发热，不分表里，即用犀、连、石膏清之，表邪不解，病热转增，甚至不救。盖初病未有不因风寒而得者，必当先治其表，而后清里，庶几近焉！(《医论》)

凡太阳、阳明、少阳，或三阳合病，或并病，但头痛、身痛、发热、恶寒及喘而胸满等候，虽为日已久，内有一证，即表邪犹在。脉浮紧而数，无汗者，用麻黄汤或羌活汤汗之；若脉浮缓而弱，自汗者，用桂枝汤微汗之。总之，表邪散，便不传经入里，否则为变不一矣。

凡各经邪证，汗之不彻，犹未汗也。其人仍身热烦躁，坐卧不安，脉紧，无汗，干燥，错语者，是表邪未散也。其故有三：邪在经络筋骨，而汗仅出皮毛，此邪深汗浅，卫解而荣不解，一也；或以十分之邪，而出五分之汗，此邪重汗轻，二也；或汗后遽起露风，而因腠疏复盛者，三也。凡遇此者，当辨微甚以再汗之。如汗透而身热愈甚，此阴阳交而魂魄离，大凶之兆也。又有邪本不甚，而年衰体弱，发散太重，或屡散被害者，或邪去而胃伤，不能饮食而羸惫者，此过汗之患也。倘汗过亡阳，气脱昏沉等候，以四味回阳饮救之；若得煎参三五钱饮之更妙。(《罗氏会约医镜》)

世人只知桂枝、麻黄发汗，独不知凉药能汗，大有尽善者。热药汗不出者反益病，凉药发之，百无一损。《素问》云：辛甘发散为阳。白粥配葱食之，便能发汗；益元加薄荷，亦能发汗；承气用姜、枣煎，以辛甘发散之意；守真双解，子和演为吐法：岂非凉药亦能发汗也！(《伤寒心镜》)

凡人尺脉细者不宜表，体虚易汗者不宜表，头不疼者不宜表，鼻不塞者不宜表，自汗盗汗之人不宜表，肝阳上升不宜表，脑膜炎症不宜表，患病结胸之人不宜表，气虚之人不宜表，阳虚之人不宜表，肠结之人不宜表，体虚失音不宜表，水肿之人不宜表，夜不安眠不宜表，遗精之人不宜表，产后人虚即有外邪不宜表，热疼风者不宜表，口发呓语者不宜表，夹阴伤寒即头疼咳嗽不宜表。总之，凡属里症不宜表。(《医法心传》)

驱邪之法，惟发表、攻里二端而已。发表所以开其毛孔，令邪从汗出也。当用至轻至淡芳香清冽之品，使邪气缓缓从皮毛透出，无犯中焦，无伤津液，仲景麻黄、桂枝等汤是也。然犹恐其荣中阴气，为风火所煽而销耗于内，不能滋润和泽，以托邪于外，于是又啜薄粥以助胃气，以益津液，此服桂枝汤之良法。凡发汗之方，皆可类推。汗之必资于津液如此，后世不知，凡用发汗之方，每专用厚朴、葛根、羌活、白芷、苍术、豆蔻等温燥之药，即使其人津液不亏，内既为风火所熬，又复为燥药所烁，则汗从何生？汗不能生，则邪无所附而出，不但不出，邪气反为燥药鼓动，益复横肆，与正气相乱，邪火四布，津液益伤，而舌焦唇干，便闭目赤，种种火象自生，则身愈热，神渐昏，恶症百出。若再发汗，则阳火盛极，动其真阴，肾水来救，元阳从之，大汗上泄，亡阳之危症生矣，轻者亦成痉症，遂属坏病难治。故用燥药发汗而杀人者，不知凡几也。此其端开于李东垣，其所著书立方，皆治湿邪之法，与伤寒杂感无涉，而后人宗其说。以治一切外感之症，其害至今益甚。况治湿邪之法，亦以淡渗为主，如猪苓、五苓之类，亦无以燥胜之者。盖湿亦外感之邪，总宜驱之外出，而兼以燥湿之品，断不可专用胜湿之药，使之内攻，致邪与正争而伤元气也。至于中寒之证，亦先以发表为主，无竟用热药以胜寒之理。必其寒气乘虚陷入而无出路，然后以姜、附回其阳，此仲景用理中之法也。今乃以燥药发杂感之汗，不但非古圣之法，并误用东垣之法。医道失传，只此浅近之理尚不知，何况深微者乎！（《医学源流论》）

治病之法，不外汗、下二端而已。下之害人，其危立见，故医者、病者皆不敢轻投。至于汗多亡阳而死者，十有二三，虽死而人不觉也。何则？凡人患风寒之疾，必相戒以为宁暖无凉，病者亦重加覆护，医者亦云服药必须汗出而解，故病人之求得汗，人人以为当然也。秋冬之时，过暖尚无大害，至于盛夏初秋，天时暑燥，卫气开而易泄，更加闭户重衾，复投发散之剂，必至大汗不止而阳亡矣。又外感之疾，汗未出之时，必烦闷恶热，及汗大出之后，卫气尽泄，必阳衰而畏寒。始之暖覆，犹属勉强，至此时虽欲不覆而不能，愈覆愈汗，愈汗愈寒，直至汗出如油，手足厥冷，而为不可为矣。其死也，神气甚清，亦无痛苦，病者、医者及旁观之人，皆不解其故而忽死，惟有相顾噩然而已。我见甚多，不可不察也。总之，有病之人，不可过凉，亦不宜太暖；无事不可令汗出，惟服药之时宜令小汗，仲景服桂枝汤法云服汤已，温覆令微似汗，不可如水淋漓，此其法也。至于亡阳未剧，尤可挽回，《伤寒论》中真武、理中、四逆等法可考；若已脱尽，无可补救矣。又盛暑之时，病者或居楼上，或卧近灶之所，无病之人，一立其处，汗出如雨，患病者必至时时出汗，即不亡阳，亦必阴竭而死。虽无移徙之处，必择一席稍凉之地而处之，否则神丹不救也。（《医学源流论》）

曰：气虚于中，不能达表，非补其气，肌能解乎？血虚于里，不能化液，非补其血，汗能生乎？又有火盛而水涸于经者，譬如干锅赤裂，润自何来？但加以水，则郁蒸沛然，而气化四达。又曰：或发表，或微解，或温散，或凉散，或补中托里，而为不散之散；或补阴助阴，而为云蒸雨化之散。此公于发表一法，独能得其精奥，故其言之尽而无敝、确而可守如此。（《医学读书记》）

今医士每见身热，脉数，辄投柴、葛，以为邪散则安。不知六淫感症，固非一端，见症虽略相同，治法则自有别。盖温邪忌表，湿家忌汗，前贤固有明训。王晋三《古方选注》，集伤寒百十三方，攻补温凉，无所不备，岂仅以解表为事哉？即足经论治，表散亦不宜太过，盖病中大汗，最能暗耗元阳，致病后每多损怯。尝阅说部所载，范云仕梁为治议时，武帝有九锡①之命，期在旦夕，而云适病疫，乃召徐文伯诊之，欲求

---

① 九锡：古代帝王赐给有大功或有权势的诸侯大臣的九种物品。

速愈。文伯曰：此甚易，但恐二年后不复能治。云曰：朝闻道，夕死何妨，况二年乎！文伯乃以火煅地，布桃柏叶于上，令云卧之，汗大泄，翌日遂愈。后二年，云果暴卒。宣解之不宜过甚如此！（《毛对山医话》）

药有平补，亦有平散；补以益虚，散以去实。虚未甚而以重剂投之，其补不能无害；实未甚而以重剂散之，其散更不能无害矣。如散寒麻黄，散风桂枝，散湿苍术，散热升、葛，散暑香薷，散气乌药，皆非平者也。乃有重剂莫投，如治风与湿，症见疥癣、周痹，止有宜于苍耳子；症见瘙痒、消渴，止有宜于蚕砂；症见麻木、冷痛，止有宜于稀莶；症见肤痒、水肿，止有宜于浮萍；症见目翳、疳蚀，止有宜于炉甘石：皆能使其风散湿除。又如治风与热，症见目翳遮睛，烂弦胞肿，止有宜于甘菊、蕤仁、木贼；症见风热蒸腾，肾阴不固，止有宜于石南叶：皆能使其风熄热退。又如治寒与热，症见咳嗽不止，止有宜于冬花；症见头面风痛，止有宜于荷叶；症见肺热痰喘，声音不清，止有宜于马兜铃；症见寒燥不润，止有宜于紫、白石英；症见肝经郁热不散，止有宜于夏枯草；症见风寒湿热脚气，止有宜于五加皮；症见风寒痰湿，止有宜于僵蚕：皆能使其寒热悉去。至于治气，则又止用橘皮之宣肺燥湿，青皮之行肝气不快，神曲之疗六气不消，槟榔、大腹皮之治胸腹痞胀，白及之散热毒而兼止血，野菊花之散火气、痈毒、疔肿、瘰疬、目痛，青木香之除风湿、恶毒、气结，皆能使其诸气悉消。凡此药虽轻平，而用与病符，无不克应，未可忽为无益而不用也。（《本草求真》）

三焦为决渎之官，升降冲气而不息者也。病在胸中，上焦气壅，必因其高而越之，所以去邪实而导正气也。况上脘之病，上而未下，务在速去，不涌而出之，则深入肠胃，播传诸经，可胜治哉？故若宿食有可吐者，未入于肠胃者也；痰疟有可吐者，停蓄于胸膈者也；食毒、忤气可吐者，恐其邪久而滋甚也；肺痈、酒疸可吐者，为其胸满而心闷也。大抵胸中邪实，攻之不能散，达之不能通，必以酸苦之药涌之，故得胃气不伤而病易以愈。古人大汗春宜吐，盖以春气高而在上，上实下虚，其治宜高故也。又以寸口脉浮之类可吐，盖以病在膈上，气不下通，其脉浮故也。审此二者，则吐法之用，不可妄施。（《圣济总录》）

经曰：其高者，因而越之。又曰：在上者涌之。谓吐之也。邪结中焦，胸满而痞硬，气上冲咽喉，不得息者；或饥不能食，或食入即吐，并有欲吐不能吐者；手足厥冷，脉弦迟，或寸脉微浮而紧：此为胸中有寒，当吐之。丹溪曰：吐中有发散之义。此治伤寒一大关键也。今何人唯知汗、下二法，而吐法不用，使邪气结而不散，轻病致重，其害无穷。胸中之寒，亦有虚实之分。仲景曰：膈上有寒饮，干呕者，不可吐也，急温之，宜四逆汤。前言寒者，言寒邪之实；后言寒者，言胃气之虚。当吐当温，此等要处，最宜详察。

凡胸中郁郁而痛，不能食，欲人按之，而反有涎唾，不利甚，其脉迟，而寸脉微滑，吐之则利自止。（《罗氏会约医镜》）

邪在表宜散，在里宜攻，在上宜吐，在中下宜下，反是则悖矣。昔人谓邪在上，因其高而越之。又曰在上者，涌而吐之是也。但吐亦须分其所因所治以为辨别。如常山、蜀漆，是吐积饮在于心下者也；藜芦、皂白二矾、桔梗、芦皂角，是吐风痰在于膈者也；生莱菔子，是吐气痰在于膈者也；乌尖附，是吐湿痰在于膈者也；胡桐泪，是吐肾胃热痰上攻于膈而见者也；栀子、瓜蒂，是吐热痰聚结于膈而成者也；砒石，是吐寒痰在于膈者也。至丁膈有热毒，则有木鳖、青木香以引之；痰涎不上，则有烧盐以涌之。但吐药最峻，过用恐于元气有损，况砒石、木鳖尤属恶毒，妄用必致生变，不可不慎！（《本草求真》）

宜吐法者，邪结中脘，食填太仓，痰饮内伏，胸前作痛，右关脉大，或反沉，或下部有脉上部无脉，皆宜吐法。故曰病在膈上，病在胸中，宜吐之；食在上脘，胸满多痰，宜吐之。华佗云：伤寒三四日，邪在胸中，宜吐之。凡吐用瓜蒂散，或淡盐汤，或温茶汤，弱者用人参芦，然终不若家秘吐法。欲散风只用防风一味，欲散结只用枳壳一味，欲解烦用山栀一味，身痛用羌活一味，头痛用川芎一味，煎汤温服，少顷，即以鸟羽探吐，不伤胃气。（《伤寒大白》）

忌吐法者，病不在上，胸无凝滞，不必吐之。仲景云：关上脉细，以医吐之过也。太阳病吐之，反不恶寒，不欲近食者，此医吐之内烦也。少阳中风，两耳无所闻，目赤，胸中满而烦者，不可吐下。故凡老弱虚人，忌吐法；久病虚弱，忌吐法；内伤本元，忌吐法；六脉空大，忌吐法；脉细无神，忌吐法；胃虚食少，忌吐法；时时眩冒，忌吐法；胎前产后，忌吐法；痈疽溃后、金疮失血，忌吐法。古人虽以汗、吐、下三法以治外感，然吐、下二法，亦要小心者也。（《伤寒大白》）

吴尚先《理瀹骈文》略言云：上用嚏。自注：嚏即吐也。在上宜嚏，感邪从口鼻入，宜嚏。按嚏法与吐法异。凡六淫之气，从鼻入者，宜用嚏，就其受病之处驱而出之，故五、六月暑湿时令所感，气兼秽浊，发为痧症，尚未入营分者，取嚏即愈，以其邪在清道也。是即经所谓天牝[①]从来，复得其往，气出于脑，即不邪干者是。若饮食不慎，或过饱而填息，或感秽气而与胃中之宿食痰饮为伍，上填胸膈，则宜用吐。吐必病从口入，亦就其受病之处驱而出之。但嚏法、吐法俱治邪之在上焦者，要不得云嚏即是吐也。推之风寒之宜发汗，风热之宜凉表，花柳症之宜通利精窍，皆就其受病之处驱而出之。斯即病在上焦，毋犯中、下；病在下焦，毋犯上、中之旨。（《景景医话》）

昔人论治疗，每以实实虚虚为戒。诚能察此，则可下、不可下之理，岂不较然！大抵可下之法，当以里实为先，谓如伤寒之病，其满三日者，下之而愈，为病在里故也。又大法秋宜下，亦人气在里也。故经曰：中满者泻之于内。又曰：实则泻之，坚者削之，留者攻之。不知审此，是益其有余者也。且下之法多矣，有以汤液荡涤者，有以丸药者，近世又有蜡和剂者，皆随其缓急浅深而导利之尔。诸病之中，若水病之人，百脉俱实、脚弱之疾，气不欲上，是二者，尤宜于利下，不可不知也。（《圣济总录》）

邪在表，宜汗；邪入里，宜下。此里非三阴之里，乃阳明胃腑也。三阴亦有转入

---

① 天牝：鼻。

阳明者，须因证因脉，酌宜下之。然下证不一，有痞、满、燥、实、坚五者之异。痞者，胸闷不食；满者，胸腹膨胀；燥者，大便枯少；实者，腹满而痛，日久不大便；坚者，按之而硬。如五证悉具，三焦俱伤，宜大承气汤急下之。但见痞、燥、实三证，邪在中焦，宜调胃承气汤，不用枳、朴，恐伤上焦之气也。但见痞、实二证，邪在上焦，宜小承气汤，不用芒硝，恐伤下焦之血也。夫以人之一身，元气周流，一有邪滞，则壅塞经络而为病矣；轻则导而去之，重则攻而下之，使垢瘀去，而后正气可复，然攻下之剂，须适证为宜，若邪盛而药轻，则根株仍留；邪轻而药重，则正气必伤。能以症合脉，庶得万全。（《罗氏会约医镜》）

宜攻下者，表汗已出，表邪已解，热结在里，而有诸般下症者。故仲景立诸承气汤以下燥粪，抵当汤、桃仁汤以下瘀血，大、小陷胸汤以攻结胸，诸泻心汤以攻痞满。然原分急下、可下、宜下、微和胃气、俟之、导法缓急轻重。故曰：身无大热，腹胀满，大便不通者，宜攻下；潮热，多汗，大便硬，欲大便不得，大便时下臭气者，宜攻下；口燥咽干而渴，大便不通，手足濈濈汗出，舌上微黄者，宜攻下。以上下燥粪者也。小腹硬满，小便自利者，宜攻下；心下胀满，漱水在口，不得下咽者，宜攻下。此下瘀血者也。误下后，身无热，脉不浮，心下硬痛，有下症者，宜攻下。此下结胸者也。按仲景攻下之法，不详于大便秘结条中，反详于自汗条内，良以攻下一法，最怕表邪未散，表汗未出，今自汗则表邪散者多矣。（《伤寒大白》）

忌攻下者，有表邪未解，未可攻下者；有里气虚寒，不可攻下者；有津竭血燥，忌攻下者；有阳明不实，不必攻下者；有无一下症，不犯攻下者；有虽热无结，本非攻下者；有身热脉大，禁攻下者；有斑疹未透，攻下则内伏者；有邪汗未透，攻下则邪伏者；有手足不温，攻下则脉伏不出者。故曰：恶寒身痛，太阳症未罢，不可下；结胸症，脉浮大，不可下；阳明病，面赤色，表症也，不可下；服小承气汤不失臭气者，无燥屎也，不可攻下；脉浮数者，表脉也，不可攻下；脉虚细者，正气虚也，不可攻下；伤寒热久，津液干枯，自汗，复发其汗，津液重伤，不可攻下；与厥冷、虚家、久病、新产、脉微，并不可攻下也。是以仲景攻下真诀，惟以表症之解与不解，腹中气之转失与不转失，脐腹之痛与不痛，脉之浮与不浮、实与不实，汗之多与不多，小便之利与不利，里热之甚与不甚，津液之干与不干，屎之硬与不硬、溏与不溏，以消息大下、微下、和之、俟之、导之之法，示后人临症斟酌，庶无早下、误下之患。（《伤寒大白》）

张石顽曰：三承气汤为寒下之柔剂，白散、备急丸为热下之刚剂，附子泻心汤、大黄附子汤为寒热互结刚柔并济之和剂，此鼎峙三法也。独怪近世但知寒下一途，绝不知有温下等法。盖暴感之热结可以寒下，若久积之寒结亦可寒下乎？是以备急等法所由设也，然此仅可以治寒实之结。设其人禀质素虚，虽有实邪固结，敢用刚猛峻剂攻击之乎？故仲景又立附子泻心汤，用芩、连佐大黄，以祛膈上之热痞，即兼附子之温以散之；大黄附子汤，用细辛佐附子，以攻胁下寒结，即兼大黄之寒，导而下之，此圣法昭然，不可思议者也。奈何去圣久远，一闻此法，无论贤与不肖，莫不交相诋毁，遂至明哲束手，沉疴待毙，良可慨夫！（《药治通义》）

太阴有桂枝加大黄汤下之一症，少阴有大承气急下三症，厥阴有小承气下之一症。夫邪入三阴，病已深矣，其幸而不死者，其邪仍从阳而出耳！张季明所谓太阴脾经，温燥不行，亦当温利自阳明出，如桂枝加大黄是也；少阴肾经，虽用附子，复使麻黄，厥阴肝经用桂枝，则知少阴亦自入阳出，厥阴亦自少阳出，及其太阳、少阳郁闭不行，则当自阳明出。故三阴皆有下症也。（《医学读书记》）

亡阳之人不宜下，伤风咳嗽不宜下，头疼项强不宜下，阴分太伤不宜下，病在上焦不宜遽下，夹阴伤寒不宜下，漏底伤寒不宜下，失音虚痨不宜下，尺脉沉细不宜下，脉细如毛不宜下，高年气虚之人不宜下，失血之后不宜下，脾泄之人不宜下，遗精之人不宜下，气虚脱肛不宜下，口中干燥津液短少不宜下，诸带不宜下，大汗之后不宜下。总之，虚极之人及皮肤感冒不宜下，所谓下不嫌迟，至理明言也。不知医者，常云万病下为先，此真害人生命不浅也。（《医法心传》）

下法始于仲景，试看伤寒入阳明化燥用承气。篇中大黄之下，有注明酒炒者，有注明酒浸者，有注明酒洗者，岂无分别取义乎？夫大黄，将军药也。医之用大黄，如国家之将将，全赖用之得当，驾驭有法耳！故善用将军药，为医家第一能事。考本草大黄条下，称其有冲墙捣壁之功，走而不守，由胃中直走，下达肛门，能逐无形之热同有形之粪而出。本草又称为黄良，以其无毒也。又曰得酒良。今之庸医，畏之如虎如毒，而不敢轻用，以不善于用将之过也。近世时医，见识不广，读书不多，知其然而不求所以然，故偶尔知用承气法，而不知承气命名之义，竟昧昧然用之，误杀者多，旁观者遂相习成风，因噎废食，竟视大黄为毒药矣！予今为后学正告之：大黄入阳明药也，入胃与大肠，酒制之则下力缓，可在胃与小肠稍为停留，而后方入大肠也，能降无形之火热，非攻有形不化之积滞者也。凡温热之初感，在肺不解，传入阳明胃之上脘，作结胸痞闷、神糊谵语者。此时之热邪犹在肺之上膈，若仅用蒌、贝下法，又恐势缓，有病重药轻之弊；若竟用承气，又有太过之虞。法当用蒌、贝，微加酒炒大黄以佐之，则以一剂而解。若大黄不用酒炒酒浸，生用之，必有遗热在上不解之弊。（《经历杂论》）

考《内经》治温病，刺五十九穴以泻热，明乎温病以当泻热为急。后人因之，而立下夺之法，本即《内经》之意而变通之。盖温热内蕴，津液受伤，虽在初起之时，即宜攻下，万勿泥伤寒先表后里之说。昔贤谓温病下不厌早，诚至言也。下之者，使邪即出，无停留之意，故温病服攻利之后，必有水沫随大解溘溘而出，邪轻者色黄，甚者色赤，剧者色黑，此即无形之热邪下泻，原不拘于结粪之有无。若必待痞满实痛，而始行攻逐，不亦晚乎？其尤要者，虚人实邪，于攻邪之中，必视其何脏之虚，照应处处，为吃紧要着。如邪胜于虚者，先去其邪，继补其虚；正虚于邪者，先固其虚，后攻其邪。或先攻后补，或先补后攻，或一攻一补，惟医者圆通变化，明体达用，存乎其人，非笔所能罄也。至温病之邪伏而后发，不似风寒外感，可一汗而已。是以温病投凉下之剂，多有病势猖獗，昧者诧为错治，每每更医换药致误。不知伏邪，犹之伏匿之火，扬之则焰起，非大下叠下，焉能胜此燎原之势？常有石膏用至数斤，大黄用至数两，首尾不彻，始获全功者。大抵温邪传变不一，非一下即能净尽，古人原有如剥焦心之喻，其邪势轻者，一二剂即愈，重者非叠下不效。若畏药峻猛，怯不透下，欲不至腐肠烂胃者几希矣！医者惟见真守定，方无妄治之虞。孙真人曰：胆欲大而心欲细，其斯之谓与！（《温证指归》）

温邪一证，屡经汗下，邪虽渐解，而真阳真阴自无不伤，或其人素本阳虚湿盛，或调养不善，以致返复，而证现面青、寒热、食少、便溏，舌苔白滑、脉来无力，虽有热象，不得仍以前邪正治，自当辨明阴阳，处处为吃紧关要。如阳虚轻者，香砂六君、补中益气，甚者参附、理中。兼阴虚者，理阴为主；纯阴虚者，六味为主。余邪不尽，少加和邪之品，方可救末路之危。至下之不当，谓之妄下；下之无节，谓之过下。妄下由于辨证之不明，过下由于权衡之失度。若辨证明晰，如温病兼表，不宜妄下，妄下则有引邪入里之戒、胸结痞满之危。甚有夹湿夹痰、阴阳素亏、肠胃素弱，以及老人虚人病后、亡血后诸证，自不当遽然攻下。吾又见权衡失度者，诊治温病，惟守下法，无分虚实，莫辨阴阳，愈下而舌胎愈黑，甚至干红无津，仍然肆行硝、黄，置养阴之法为无用，或叠下而热更增，仍投双解，视和邪之方为无济。病缓药急，药七病三，病去元羸，舍扶元之功而不讲，且胎退热轻，病去而下药不彻，阳虚阴败，病后而补剂不施，贼去城空，终归罔济，过下之失，又如此也。甚矣！温病不宜妄下，不宜过下，稍一不慎，而当下不下者，转得因以借口，可勿戒与！然而妄下过下之害，实同一辙，惟临证时神而明之，存乎其人耳！（《温证指归》）

燥屎为津液耗虚，肠胃枯结，而屎不得下，是阳之有余，阴之不足也。宿食为胃有寒湿，水谷久停不化，是阴之有余，阳之不足也。故仲景用承气治燥屎，以芒硝清热，大黄润燥，而以枳、朴推其气，使之下行。若宿食不得熟腐，必以干姜、豆蔻、山楂、麦芽温而化之矣。近医燥屎、宿食不分，每以山楂、麦芽治燥屎，致愈坚而不得下；以大黄、芒硝下宿食，每致洞泄完谷，阳脱而死。此等浅证，尚不能辨治，何以医为？东垣以大便秘结，为血中伏火，此指常秘者言。又有卒秘于春分前后者，亦多因肝阳初升，伏火乍动所致；若卒秘于秋分前后，或夏月久旱暑盛之时，则多属肺气虚燥之故，暑燥既已开泄肺气，而汗多又伤津液，加以口鼻呼吸亢气，遂致肺气不足以下降，津液不足以濡润大肠，是为肺移燥于大肠，与血中伏火无涉。吾每以沙参、蒌根各用两许投之，其效更捷，不待用血药也。（《读医随笔》）

泻水者，因其水势急迫，有非甘淡所可渗、苦寒所可泻，正如洪水横逆，迅利莫御，必得极辛极苦极咸极寒极阴之品，以为决渎，则水始平，此泻水之说所由起也。然水在人脏腑，本自有分，即人用药以治水势之急，亦自有别。如大戟、芫花、荛花、甘遂，同为治水之药矣，然大戟则泻脏腑水湿，芫花则通里外水道，荛花则泻里外水湿，甘遂则泻经隧水湿也。葶苈、白前同为入肺治水剂矣，然葶苈则合肺中水气以为治，白前则搜肺中风水以为治也。商陆入脾行水，功用不减大戟，故仲景牡蛎泽泻汤用之。海藻、海带、昆布气味相同，力专泄热散结软坚，故瘰疬、疝气、隧道闭塞，其必用之。蝼蛄性急而奇，故能消水拔毒。田螺性禀至阴，故能利水以消胀。续随子有下气之速，凡积聚胀满诸滞，服之立皆有效。紫贝有利水道、通瘀之能，故于水肿、虫毒、目翳，用之自属有功。至于瞿麦泻心，石苇清肺，虽非利水最峻，然体虚气弱，

用亦增害，未可视为利水浅剂，而不审实以为用也。(《本草求真》)

病在表则发汗，病在里则清下，病在半表半里则宜和解。病有表复有里则宜和解。和解之法，视某经有某邪，用某经发表药一二味以散邪；视某经有里热者，用某经退热之药一二味以清里。和解表里、内外分消而病愈矣。仲景以桂枝五苓散，和解太阳里多表少之症；越婢汤，和解太阳表多里少之症；干葛汤，和解阳明表多里少之症；干葛石膏汤，和解阳明里多表少之症；小柴胡汤，和解少阳半表半里之症。推而广之，二阳合病有表复有里者，二味表药以解表，二味凉药以清里；三阳合病有表复有里者，三味以解表，三味以清里。大凡和解之法，散表清里，又加和中之药，助其胃气，和其表里。例如小柴胡汤，和解少阳症，以柴胡散表邪而治恶寒，以黄芩清里热而治发热，再加人参、甘草、广皮以和中气，而和解之义始彰，和解之名始称耳！(《伤寒大白》)

忌和解者，以和解之药发表清里，杂合互用者也。若表邪未散，误用和解，内有一半寒药，恐表汗不出；若热邪在里，误用和解，内有一半辛散之药，里热不宜。即遇一半表一半里之症，仲景未尝概以和解施治。故曰表症急者，先发其表，后攻其里。与夫里症悉具，若有一些恶寒、头痛之症，即当从太阳施治。故仲景于太阳症中，虽立和解之方，而不明言和解，惟少阳症中，乃明言和解治法，深恐太阳表症居多，难于和解耳！少阳经络已具半表半里，故宜和解。然亦必始太阳而后传少阳乃可，若初起即见少阳，又兼太阳恶寒者，即为太阳少阳症，尚从太阳施治，亦不从少阳和解，方中惟加柴胡耳！(《伤寒大白》)

温者，温其中也。气为阳，气虚则寒。脏有寒邪，不温即死。经曰：阳气者，若天与日，失其所则折寿而不彰。以寒者阴惨肃杀之气也，阴盛则阳衰，所以昔贤皆重救里，宜及时而用温也。但温有大温、次温之殊：大温者，以真阳将脱，须回阳以固中元；次温者，正气犹生，宜扶阳以顾将来。庶转凶为吉，而生机勃然矣。又有一种阴虚火盛，内热不宜用温者，凡姜、桂、附子之类勿用，当用温和之味，不犯一毫寒凉，则脾肾无伤，斯为高明。(《罗氏会约医镜》)

仲景于三阴篇，详注温经救里之法。曰：太阴自利不渴，以其脏有寒故也，当温之；少阴病吐利，手足厥冷，烦躁欲死者，吴茱萸汤主之；少阴病下利脉微者，少阴病下利清谷里寒外热者，通脉四逆汤；少阴病脉沉者，急温之，宜四逆汤；少阴病饮食入口即吐，若膈上有寒饮，干呕者，不可吐，急温之；少阴病下利脉微涩，呕而汗出，必数更衣，反少者，当温之；厥阴病手足厥寒，脉细欲绝者，当归四逆汤主之。又伤寒脉促，手足厥逆者，可灸之。以上皆是三阴经中寒之阴症，故宜温经救里。(《伤寒大白》)

温经一法，但治直中阴经之中寒症。仲景同论《伤寒论》者，原以阴阳并立，互相查考，故同列一论，正所以分别伤寒阳症中寒阴症也。后人不达本意，见同在《伤寒论》中，将谓伤寒中亦有中寒者，则误甚矣。故伤寒表邪发热多恶寒，绝似中寒，忌温经；伤寒协热下利，洞泄水谷，绝似寒利，忌温经；伤寒热深厥深，四肢厥冷，绝似阴症，忌温经；伤寒阳邪脉伏，绝似阴症脉伏，忌温经；夏秋暑泻，身冷脉伏，

绝似里寒，忌温经。(《伤寒大白》)

热自外生者，宜表宜散；热自内生者，宜清宜泻。热自外生而未尽至于内者，宜表宜散；热自内成而全无表症者，宜攻宜下。凡人感冒风寒，审其邪未深入，即当急散其表，俾热仍从表解，不得谓热已成，有清无散，而不用表外出也。第热之论乎散者，其法不一。有止就热以言散者，如升麻之升诸阳引热外出，干葛之升阳明胃气引热外出，柴胡之升少阳胆热外出，淡豆豉之升膈热外出，夏枯草之散肝热外出，野菊花之散肝肺热外出也，有合风热以言散者，如辛夷能散肺经风热，冰片能散骨蒸风热，木贼能散肝胆风热，蕤仁、决明子、炉甘石、薄荷能散肝经风热也；有合湿热而言散者，如芫荑能散皮肤骨节湿热，香薷能散肺胃心湿热是也；有就风火热毒而言散者，如蟾蜍、蟾酥之能升拔风火热毒外出是也；有就血热而言散者，如石灰能散骨肉皮肤血热，谷精草能散肝经血热也。至于热结为痰，有藉吐散，如木鳖则能引其热痰成毒结于胸膈而出，瓜蒂则能引其热痰结于肺膈而出，胆矾则能引其风热之痰亦结在膈而出。若使表症既罢，内症已备，则又另有法在，似无庸于琐赘。(《本草求真》)

表邪已解，表汗已多，热邪传里，里有结热，宜清里。故心烦、多汗、不得卧者，宜用黄连阿胶汤；恶热、多汗、唇焦消水者，宜人参白虎汤；神志不清、脉沉数大者，宜陶氏导赤各半汤；口喝、舌刺、潮热、便闭者，宜凉膈散；赤斑已透，多汗、烦热者，宜化斑汤；肠胃热结，大便不通，宜调胃承气汤；欲便而不得便，时转臭气，小腹胀满，下症悉具，宜三乙承气汤。(《伤寒大白》)

清里之药，但能解里热，不能解表热。故凡身热无汗，头痛身痛，忌清里；手足厥冷，身热脉伏，忌清里；脉浮身热，忌清里；斑疹未透，忌清里；口干不渴，渴不消水，忌清里；二便清利，里无热结，忌清里；舌胎而滑，身热足冷，忌清里；身热面赤，表汗未彻，忌清里；谵语狂言，渴不消水，呕吐恶心，脉滑不数，痰食滞于中焦者，忌清里；斑紫不化，口反不渴，脉反不数者，阳明湿毒，非血热也，忌清里；血蓄上焦，漱水不咽者，忌清里；胁痛干呕，口反不渴，水饮内停者，忌清里；阴极发燥，不能消水，脉迟下利，面赤戴阳者，阴症也，忌清里。(《伤寒大白》)

消导一法，《伤寒》未有条目。然细玩之，有云胸中邪气，胃中有燥粪五六枚；又以川连泻心汤消痞满，以栀子、豆豉加枳壳治食复。比例而推，则伤寒夹食者，亦可拟以消导之治矣。余常治外感兼有食滞者，用发表之药，汗不出，表不解，后用消导之法而汗出病愈者；又常用清里之药而里热不除，后用消导而热退者；又常治谵妄，用清热之味不效，后用消导而热退谵妄止者；更有斑疹内伏，连用升提而不出，用消导而斑现邪解者；斑疹不化，服化斑凉解之药，愈见昏沉，用消导而斑化神清者。如是则外感门汗、下、和解、温、清之外，余又不得不补消导一法。仲景有下法，治下部大肠之实，余今补消导法，治上部胃家之实。夫大肠之实在下部，行之即是消之；胃家之实在上部，消之即是行之也。总之，发热不解，胸前饱闷，右关脉滑，宜消导；谵妄，口不干渴不消水，脉大不数者，此食滞中焦也，宜消导；发狂奔走，强壮有力者，宜消导；口噤不语，如醉如痴，脉滑不数，口不干渴，此痰饮食滞也，宜消导。然消导之法，必要详明所伤何物？如谷食则用神曲、麦芽；肉食则用楂肉、三棱；面

食用莱菔子；气食相凝，多加枳实；甘寒停食，平胃、保和散加白豆蔻等辛温以散之。（《伤寒大白》）

消导一法，原为内伤饮食而设，若外虽感冒，内不伤食，又何必消导？况有中气虚弱，不能运化，虚痰停结，症形似实，其实因虚致是，此实中有虚之症，原用不得消导者。故胸不饱闷，忌消导；右脉空大，胃脉双弦，忌消导；口燥消渴，久病不食，忌消导；时时泄泻，胃素有病，忌消导；曾服克伐在前，后乃停滞不化者，忌消导。（《伤寒大白》）

伤寒表邪未清不宜消，消则引贼入门矣。伤寒咳嗽初步不宜消，脾虚之人不宜过用消，口中干燥不宜消，盗汗自汗虚汗不宜消，亡阳亡阴之人不宜消，产后气血皆虚不宜消，阳萎之人不宜消，腰酸脊疼不宜消，痰喘气厥不宜消，口少津液不宜消。总之，虚病不宜多用消，实病乃可用消，高年之人须寓补于消。（《医法心传》）

补者，济其虚也。古人言之已详，今人畏而不用，且曰伤寒无补法，谬亦甚矣！使患虚者坐以待毙，不大可憾乎！观仲景立三百九十七法，而治虚伤者一百有奇；垂一百一十三方，而用人参、桂、附者八十有奇。即东垣、丹溪、节庵，亦有补中益气、回阳返本、温经益阳等汤，未偿不补也。夫实者不药可愈，虚者非治弗全。能察其虚而补济之，即握伤寒之要矣。（《罗氏会约医镜》）

精不足而以事味投补，是亏已在于精，而补不当用以平剂矣；气不足而以轻清投补，是亏已在于气，而补亦不当用以平剂矣。惟于补气而于血有损，补血而于气有窒，补上而于下有碍，补下而于上有亏，其症似虚非虚，似实非实，则不得不择甘润和平之剂以进。如葳蕤、人乳，是补肺阴之至平者也；山药、黄精、羊肉、猪肉、甘草，是补脾阴之至平者也；柏子、合欢皮、阿胶，是补心阴之至平者也；冬青子、桑寄生、桑螵蛸、狗脊，是补肝肾阴之至平者也；燕窝、鸽肉、鸭肉，是补精气之至平者也。但阿胶、人乳则令肝肾与肺而皆润，合欢则令脾阴五脏而皆安，山药则令肺肾而俱固，桑螵蛸则能利水以交心。至于仓米、扁豆，一能养胃以除烦，一能舒脾以利脾，皆为轻平最和之味。余则兼苦兼辛兼淡，平虽不失，而气味夹杂，未可概作平补论耳！（《本草求真》）

或谓四君、四物，乃补阴、补阳两大法门，不可偏废。若专补元阳，岂四物遂弃而不用乎？曰：非也。阳有邪阳、正阳两种。风寒，阳气被郁，遂发热而成火，此火能耗气，直宜以麻、防等药泄去之。或邪去而热未退，或胃中犹热，或脉沉候无力，或尺中空虚，是谓阴虚之热，则用四物以和其阴阳，此审其孰有孰无以调和之，非谓补阴之药必不可用也。吾所以言保阳者，盖谓身中浊阴独盛，急宜保阳，以驱其阴，非谓世上无阴虚之病也。若医者，于阳不可泄之理，了然于中，处处护持阳气，虽日用四物、知、柏等药，自不至于阳有碍，斯为善用药者耳！（《医家秘奥》）

经云：治病必求本。盖阳病阴必虚，口干，舌疮，咽疼，涕唾稠黏，咳嗽，手足发热，小便黄赤，大便燥结，面必赤，无根之火载于上也。脉弦数而疾，下午及夜尤甚。宜用滋补，或六味地黄丸，或早服九味地黄丸，晚服补心健脾丸。不可偏用苦寒知、柏之类。咽疮失音者，难治。阴病阳必虚，火衰不能上行腐熟水谷，唾痰白，胃逆不纳饮食，食亦不化，手足逆冷，小便多，遗精白浊，大便溏泄，面不赤，火入于内也。脉沉缓无力，上半日转剧。宜用温补，或八味丸，或加减八味丸，或补中益气汤，因症加减。不可偏用辛香丁、附之类。泄泻不止者，难治。总之，痨症须分阴阳，然后可施治，否则阴虚补阳，阳虚补阴，误人多矣。（《履霜集》）

凡阴虚多热者，最嫌辛燥，恐助阳邪也；尤忌苦寒，恐伐生气也；惟喜纯甘壮水之剂，补阴以配阳，虚火自降，而阳归于阴矣。阳虚多寒者，最嫌凉润，恐助阴邪也，尤忌辛散，恐伤阴气也；只宜甘温益火之品，补阳以消阴，沉寒自敛，而阴从乎阳矣。不知者，惟知以热治寒，以寒治热。所以阴虚不宜降者，则服寒反热；阳虚不宜耗者，则服热反寒。此无他，皆以专治旺气，故其病反如此。（《张氏医通》）

按阳虚、阴虚，是医家门面话，然亦不可不姑存其说，以资顾问。吴门马元仪分阳虚有二者，阴虚有三，较时说颇深一层。所谓阳虚有二者，有胃中之阳，后天所生者也；有肾中之阳，先天所基者也。胃中之阳喜升浮，虚则反陷于下，再行敛降，则生气遏抑不伸；肾中之阳贵凝降，劳则浮于上，若行升发，则真气消亡立至。此阳虚之治有不同也。所谓阴虚有三者，如肺胃之阴，则津液也；心脾之阴，则血脉也；肾肝之阴，则真精也。液生于气，惟清润之品可以生之；精生于味，非黏腻之物不能填之；血生于水谷，非调补中州不能化之。此阴虚之治有不同也。（《医学从众录》）

阴虚者多热，以水不济火，而阴虚生热也。欲滋其阴，惟宜甘凉醇静之物，大忌辛温。如干姜、桂、附、故纸、白术、苍术、半夏之属，断不可用；即如人参、黄芪、枸杞、当归、杜仲、菟丝之类，是皆阴中有阳，尤当斟酌。盖阳旺则阴愈消，热增则水益涸矣。然阴虚之热，为真水之亏，寒凉之品又不可妄用，其有火盛而不得不从寒治者，亦当兼壮水之剂，可止即止，以防其败，斯得滋补之大法矣。

夜热，或午后热，或喜冷、便实，此皆阴虚生热，水不制火也，宜加减一阴煎。惊悸失志，火在心肾也，宜二阴煎。若外热不已，而内不甚热，则但宜补阴，不宜清火，宜一阴煎，或六味地黄汤。（《虚损启微》）

阳虚者多寒，以阳气不足而寒生于中也。欲补其阳，惟辛甘温燥之剂为宜，勿兼清凉寒滑之品，如生地、芍药、天麦冬、沙参之属，皆非所宜；而石斛、元参、知、柏、芩、连、龟胶之类，则又切不可用。

气血俱虚者，宜大补元煎，或八珍汤、十全大补汤。五脏俱虚，宜平补者，五福饮。命门阴分不足者，左归饮、左归丸；命门阳分不足者，右归饮、右归丸。气分虚寒者，六气煎。脾肾阴分虚寒，诸变不一者，理阴煎。三焦阳气大虚者，六味回阳饮。气虚脾寒者，一炁丹。胃气虚寒者，温胃饮、理中汤。血虚寒滞者，五物煎。（《虚损启微》）

肾有两枚，右为命门相火，左为肾水，同质而异事也。夫损者，当损何脏而治之。形不足者，温之以气；精不足者，补之以味。气化精生，味和形长。无阴则阳无以化，当以味补肾真阴之虚，而泻其火邪，以封髓丹、滋肾丸、地黄丸之类是也。阴本既固，阳气自生，化成精髓。若相火阳精不足，宜用辛温之剂。世之用辛热之药者，治寒甚之病，非补肾精也。（《医学发明》）

邪之所凑，其正必虚，故凡外感症，必因元气虚，然后外邪入之。是以仲景一百一十三方，用人参者居半。盖以元气虚弱之人，患外感必用人参三五分，或入表药之中，扶元气，助药力，逐出表邪；或入和解药中，扶助胃气，敷布药力，和解邪气，内外分消；或入清里药中，退邪热，津液得以自还。例如治太阳表邪不解，脉弱不能作汗，而用人参败毒散者；少阳半表半里，用和解方中，加人参于柴胡汤者；阳明口干舌燥，用白虎而加人参者。夫曰补虚不过以人参少许，加入发表、和解、清里药中，同建去邪去病之功，原非以人参加于补气、养荣、四君、八物汤中，同行温补之例。（《伤寒大白》）

伤寒用补，必得邪散病除，然后补其正气；若邪气方盛，不用去邪，先用补药，则邪得补愈甚。方书云：留而不去，反成其实。是以伤寒初起，未经汗、吐、下者，忌补虚；阳明胃实，燥实痞满，忌补虚；胸膈饱闷，身痛无汗，忌补虚；热结在里，脉数沉实，忌补虚；烦躁闷乱，六脉潜伏，忌补虚；阳症似阴，小便赤涩，忌补虚；斑疹未出，忌补虚；大便结硬，忌补虚；舌刺唇焦，忌补虚；神昏闷乱，忌补虚；热瘀发黄，忌补虚；蓄血发狂，忌补虚。（《伤寒大白》）

世俗喜服热补药，如桂、附、鹿胶等，老人尤甚，以其能壮阳也。不知年高大半阴亏，服之必液耗水竭，反促寿命。余见因此致害者多矣！（《冷庐医话》）

形不足者，温之以气，气为阳，天之所以食人者也；精不足者，补之以味，味为阴，地之所以食人者也。人受天地之气以生，阴阳不可偏胜，有偏胜斯有不足，于是有补养之法，然必适平而止，不可太过，过则复为有余，亦非中道也。常人之情，知补养为益，而不知阴阳欲其平均，故言补者，必专以金石灸炳为务，名曰补之，适以燥之也，是岂知补虚扶羸之道哉？夫男子肾虚，水不足也，凡补虚多以燥药，是不知肾恶燥也；女子阴虚，血不足也，凡补虚多以阳剂，是不知阳胜而阴愈亏也。况补上欲其缓，补下欲其急。五脏之虚羸，其补必于其母；运气之主客，其补各有其味。非通乎天地阴阳消息盈虚之道者，未易语此。（《圣济总录》）

按李时珍云：命门为藏精系胞之物，其体非脂非肉，白膜裹之，在脊骨第七节两肾中。此火下通二肾，上通心肺，贯脑，为生命之原，相火之主，精气之府。人物皆有，生人生物，俱由此出。又按汪昂谓人无此火，则神机灭息，生气消亡。赵养葵谓火可以水折，惟水中之火，不可以水折，故必择其同气招引归宇，则火始不上浮而下降矣。此火之所由补也。第世止知附、桂为补火之最，硫黄为火之精，越外毫不计及，更不知其附、桂因何相需必用。讵知火衰气寒而厥，则必用以附子；火衰血寒腹痛，则必用以肉桂；火衰寒结不解，则必用以硫黄；火衰冷痹精遗，则必用以仙茅；火衰疝瘕偏坠，则必用以胡巴；火衰气逆不归，则必用以沉香；火衰肾泄不固，则必用以补骨脂；火衰阳痿血瘀，则必用以阳起石；火衰风冷麻痹，则必用以淫羊藿；火衰风湿疮痒，则必用以蛇床子；火衰脏寒蛊生，则必用以川椒；火衰气逆呃起，则必用以丁香；火衰精涩不摄，则必用以益智。至于阳不通督，须用鹿茸以补之；火不交心，须用远志以通之；水窍不开，须用钟乳石以利之；气虚喘乏，初用蛤蚧以御之；精滑不禁，须用阿芙蓉以涩之。皆当随症酌与，不可概用。若使水火并衰及或气陷不固，

阴精独脱，尤当切禁，否则祸人反掌。(《本草求真》)

滋阴者，谓滋其阴而火自降，当串讲，不必降火也。盖人之身，阴常不足，阳常有余，况节欲者少，过欲者多，精血既亏，相火必旺，火旺则阴愈消；宜常补其阴，使阴与阳平，则水能制火、水能降火，斯无病矣。故丹溪发明补阴之说，谓专补左尺肾水也。或谓少年肾水正旺，似不必补，然欲心正旺炽，妄用太过；至于中年，欲心虽减，少年斫伤既多，焉能得实；及至老来，真水渐绝，只有孤阳；故补阴之药，自少至老，不可缺也。但水虚者固多，火衰者亦不少，当于两尺中各分阴阳虚实，求其所属而平之。如左尺脉虚弱细微，是左尺之真水不足，用六味丸；右尺脉软沉细而数，是命门之相火不足，用八味丸：是皆滋其先天之化源，实万世无穷之利也。

藏公三曰：人之阴虚，犹树之根枯，始宜以滋肾为主，继宜以参、芪救肺，虚则补母之义也。若不先用六味壮水以镇火，而遽投参、芪以补阳，反使阳火愈旺，金益受伤，岂药之罪哉！所谓不识先后者也。(《履霜集》)

古人云：阴虚火炽之人，投以桂、附，初服少愈，后则不治。初服少愈者，助其火也；后则不治者，竭其阴也。真阴亏损，阳不潜藏，若以桂、附引火归原，如浪子无家可归，反以抱薪救火，火日旺而阴日竭，其能久乎？(《医论》)

世人袭"引火归原"之说以用桂、附，而不知所以用之之理，动辄误人。今观秦皇士所论，所谓用桂、附之准，特录于此。赵养葵用附、桂辛热药温补相火。不知古人以肝、肾之火喻龙雷者，以二经一主乎木，一主乎水，皆有相火存其中，故乙癸同源。二经真水不足，则阳旺阴亏，相火因之而发，治宜培养肝肾真阴以制之，若用辛热摄伏，岂不误哉？夫引火归原而用附、桂，实治真阳不足，无根之火为阴邪所逼，失守上炎，如戴阳、阴躁之症，非龙雷之谓也。何西池曰：附、桂引火归原，为下寒上热者言之，若水涸火炎之症，上下皆热，不知引此火归于何处：此说可与秦论相印证。龙雷之火，肝肾之真阴不足，肝肾之相火上炎，水亏火旺，自下冲上，此不比六淫之邪，天外加临，而用苦寒直折，又不可宗"火郁发之"，而用升阳散火之法，治宜养阴制火，六味丸合滋肾丸及家秘肝肾丸地黄、天冬、归身、白芍、黄柏、知母，共研细末，元武胶为丸之类是也。(《冷庐医话》)

心为君火，可以水折，可以凉治；相火为龙火，不可以直折，当从其性而治之。故世间之火，可以水灭，至于龙雷之火及火井之火，见水则炽，得火则灭。此亦绝可异事，而有妙理存焉。盖真阳虚耗，故火不归源，而变为假热之症，此必用桂、附等佐补药引火归原，而后游行之火始伏。乃信此理微妙，世医少知。(《折肱漫录》)

引火归原之说，用热药于滋阴寒凉之中，使之下行，故谓之引。今医竟将八味益火之源，以消阴翳之药，作导火归源之治，贻误后人，大罪大罪！

引火归原，因肾水不足，虚火上亢，用滋阴降火之法，少加热药为引导，引之下降，使无拒格之患。若讲温补热药为引火，大误大误！世医俱将此法治人，为害不浅。戴阳、格阳可用温热，若论阴虚，断无是理。

引火归原，寒药中加附子，为引导其火下降，若竟讲附子温热，非引导也，"引火"两字，景岳尚未讲明，用热药引寒药于病所也。但可引经，不可单以附子为主药。景岳尊之为主药则误矣。君臣佐使之道，尚未明白。(《景岳发挥》)

阳虚则阳无所附，气有升无降，法当以滋阴药为君，敛降之药为佐。苟徒降其气，则浊未必降，而清且随虚矣。阳虚则气中断，气有降无升，法当以补中药为君，升举之药为佐。苟徒升其气，则清未必升，而浊且随干矣。此治阴阳之偏虚也。外此或七情逆滞，或气血饮食痰阻，碍于中焦，妨其升降出入之路，其人元气未亏，不妨开之降之也，此后天有形之气血调治之理。至若先天元阴元阳，则阴虚阳必薄，阳虚阴必乘，但当峻补阴阳，无暇为升降治标计也。（《客尘医话》）

虚则补其母，由母亦弱，如水亏诸病，因金不能生水之类是也。实则泻其子，由子亦强，如木盛则清心、小肠火，火盛则清脾、胃土之类是也。

补气无功，则加补血药；补血无功，则加补气药。盖气生于血，血生于气，血气互为其根。如宜用四君之证，不效则加归、芍；宜用四物之证，不效则加参、术。究是补此无功，实因此虚而彼亦虚，盖气虚极者血亦不足，血虚极者气亦不足也。

书谓病在上者宜治下，因下必有证，为上病之根，如耳鸣、内障、虚火、咽证等病，由水亏火浮之类是也。病在下者宜治其上，因上必有证，为下病之由，如白浊由湿郁心火，便燥由肺液不生，及孕妇腿肿、二便难由气弱胎压之类是也。不则，不治有病，而治无病，病不愈，而又伤之矣。

上身热盛，或痰盛，或结胸等证，书用吴茱萸一两，为末，醋调敷两脚心，引病下行。暴发火眼肿痛者，生地、鸡子清捣敷两脚心，亦上病从下治法也。

产妇子宫垂下不收，及闪跌欲坠等证，书用蓖麻子捣涂头顶，亦下病从上治法也。王洪绪谓孕妇忌贴巴豆、蓖麻子膏药，贴上身后必难产，贴下身易坠胎。上下所关，用药可不慎诸！（《王氏医存》）

凡治下焦病用本药不愈者，须从上治之。如足痛足肿，无力虚软，膝疮红肿，用木瓜、薏仁、牛膝、防己、黄柏、苍术之品；不效者，定是中气下陷，湿热下流，用补中益气升提之。如足软不能行而能食，名曰痿症，宜清肺热。如治泄泻，用实脾利水之剂不效者，亦用补中益气，去当归，加炮姜、苍术，脉迟加肉蔻、故纸。如尿血，用凉血利水药不效，宜清心莲子饮；若清心不止，再加升、柴。如治便血，用止涩之药不效，或兼泄泻，须察其脉。如右关微，或数大无力，是脾虚不摄血，宜六君子加炮姜；若右关沉紧，是饮食伤脾，不能摄血，加沉香二分；右寸洪数，是实热在肺，宜清肺，麦冬、花粉、元参、枯芩、桔梗、五味子、枳壳等味。（《傅青主男女科》）

一病也上热而下寒，用热药则碍其热，用凉药则碍其寒，此何法以处之？曰：其惟和气以降其上热，而散其下寒乎！如寒甚也，非散所能解，则将用偷关之法以治之此法余医学实验中甚多，无不可以取效也。一病也寒与热同在一处，既发寒症又现热症如疝气而兼淋症之类，此何法以处之？曰：其惟双治之法乎！寒热兼治，温凉并施如黄、连并用之类，亦无不可以取效。是在用者之得法耳！（《靖盦说医》）

三、外感内伤病治疗纲要

外感、内伤，症候相似，治法悬绝，不可不辨。伤于饮食、劳役、情欲为内伤；

伤于风、寒、暑、湿为外感。内伤发热，时热时止；外感发热，热甚不休。内伤恶寒，得暖便解；外感恶寒，虽厚衣烈火不除。内伤恶风，不畏甚风，反恶隙风；外感恶风，见风便恶。内伤头痛，乍痛乍止，外感头痛，连痛不止，直待表邪传里方休。凡外感至十日半月，有头痛，表犹未解，仍当走表。内伤有湿，或不作渴，或心火乘肺，亦作燥渴，但饮茶汤不多；外感须三四日外，表热传里，口方作渴，饮茶汤由少而多。内伤则热伤气，四肢沉困无力，倦怠嗜卧；外感则风伤筋，寒伤骨，一身疼痛。内伤则短气不足以息；外感则喘壅气盛有余。内伤则手心热；外感则手背热。天气通于肺，鼻者肺之外候，外感寒则鼻塞，伤风则流涕，然能饮食，口知味，腹中和，二便如常，此表邪未入里也；地气通于脾，口者脾之外候，内伤则懒言恶食，口不知味；能食者，病虽重，胃气未绝，犹为可治。小便短黄，大便或秘或溏，此里虚当知温补也。左人迎脉在左关之上，寸之下。主表，外感则人迎脉或大或紧甚于气口；右气口脉在右关之上，寸之下。主里，内伤则气口脉或大或数，甚于人迎。内伤症属不足，或温或补或和，不得误作外感，妄发其表；外感症属有余，或汗或吐或下，不得误作内伤，妄用清凉。又有内伤兼外感者，若内伤重，补养为先；外感重，发散为急，但不得偏废也。伤寒门有补中益气汤，随症加入于后，可以参阅。至于脉息，亦须辨别。内伤脉，或大或数，久按重按，即软而无力，数大为虚火，无力为气虚、血虚。若误作有余之火，一用寒凉，则虚者愈虚，不但火之转甚，而脾气亦绝矣。又有以气口紧盛作食滞者，然脉之有力无力，已相迥别，况食滞者必恶心饱闷，神壮不倦，内伤者心不痞不饱，倦怠无力，更可验也。(《罗氏会约医镜》)

外感、内伤，为证治两大关键。然云其所本无，复其所固有，两言可尽之也。盖六淫外袭，身中气血日失和平，一切外感有余之症，有须汗、吐、下、和之治，皆是去其所本无也。若七情受伤，脏腑有损，身中气血日就亏耗，一切内伤不足之症，有须滋填培补之治，皆是复其所固有也。(《吴医汇讲》)

治外感如将，意在去其所本无，所谓急则治标。治内伤如相，意在复其所固有，所谓缓则治本。治心、肺如羽，药当从轻。治脾、胃如衡，药当从平。治肝、肾如权，药当从重。(《医医小草》)

治外感病如良将，治军除暴安良，务使边无寇惊，野无伏莽，而其职在靖。治内伤如良相，治国举贤任能，务使阴阳调和，间阎安堵，而其职在平。(《留香馆医话》)

伤寒主治四字者，表、里、寒、热也。太阳、阳明为表；太阴、少阴、厥阴为里；少阳居表里之间，谓之半表半里。凡伤寒自阳经传入者为热邪；不由阳经传入，而直入阴经者，谓之中寒，则为寒邪。此皆前人要旨也，而予更即表、里、寒、热四字，举八言以晰之，任伤寒千变万化，总不出此。

夫伤寒症，有表寒，有里寒，有表热，有里热，有表里皆热，有表里皆寒，有表寒里热，有表热里寒。何谓表寒？伤寒初客太阳，头痛、发热而恶寒者，名曰外感。经所谓体若燔炭，汗出而散者是也。阳明解肌，少阳和解，其理一也。何谓里寒？凡伤寒不由阳经传入，而直入阴经，手足厥冷，脉细微，下利清谷者，名曰中寒。仲景所谓急温之，宜四逆汤者是也。何谓表热？凡人冬不藏精，微寒袭于肌肉之间，酝酿成热。至春感温气而发者，曰温病；至夏感热气而发者，曰热病。其症头痛、发热，与正伤寒同，但不恶寒而口渴，与正伤寒异耳。《伤寒赋》云：温热发于春夏，务须柴葛以解肌。言病邪在表，故用柴、葛，肌肉韫①热，故用黄芩、知母以佐之。此活法也。何谓里热？凡伤寒渐次传里，与夫春温、夏热之症，热邪入里，皆为里热。其在太阴则津液少，少阴则咽干口燥，厥阴则消渴。仲景所谓急下之，而用大柴胡、二承气者是也。何谓表里皆热？如伤寒阳明症传于本腑，外而肌肉，内而胃腑，热气熏蒸，口渴谵语，此散漫之热，邪未结聚，治用白虎汤，外透肌肤，内清脏腑，俾表里两解，不比邪热结实，专在肠胃可下而愈也。正伤寒有此，而温热之病，更多有此，不可不察。何谓表里皆寒？凡伤寒表受寒邪，更兼直中于里，此为两感寒症，仲景用麻黄附子细辛汤是也。何谓表寒里热？如两感热症，一日太阳与少阴同病，二日阳明与太阴同病，三日少阳与厥阴同病。三阳为寒，三阴已成热症，岂非表寒而里热乎！亦有火郁在内，而加以外感，亦为表寒里热之候。更有火亢已极，反兼水化，内热闭结，而外有恶寒之状者。其表似寒而里实热，误投热剂，下咽即败矣。何谓表热里寒？如人本体虚寒，而外感温热之邪，此为标热本寒，清剂不宜太过；更有阴寒在下，逼其无根失守之火，发扬于上，肌肤大热，欲坐卧泥水之中。其表似热，其里实寒，误投寒剂，入胃即危矣。伤寒变症，万有不齐，而总不外乎表、里、寒、热四字；其表里寒热变化莫测，而总不出此八言以为纲领。予寝食于兹者三十年矣，得之于心，应之于手，今特指出而发明之，学者其可不尽心乎！（《医学心悟》）

外感发表，辛药固不可少。如麻黄、苏叶、葛根、升麻、羌活之散气；桂枝、柴胡、荆芥、当归、川芎之行血：各有奇功。误用耗液，多变痉厥。内伤托里，温药亦未可废。如白术、黄芪、饴糖之补脾；杜仲、菟丝、故脂之补肾：非无幸中，第过用阻络，定患药癖。二者能助邪而益病，主用者，不可不慎！（《医医小草》）

有种外感，初被凉药冰伏，邪气不出，使人烦闷，呕吐胸痞，多汗壮热，渴喜热饮，舌面虽黄，舌底潮润，小便黄赤，皆邪内扰而然。不问一候外，或已二三候，仍宜用轻扬品升托其邪，如桔梗、葛根、升麻、桑叶、苏梗、香附，一二帖自愈。（《医门补要》）

凡有外感诸症，入手总宜达肌表之药，使邪有路而出。若不详审，便与苦寒汤剂，则经络日阻，邪气愈为扃②锢，无由外透，病之轻者转重，重者转危。但寒凉药，用于邪已化热，舌现干裂，渴欲凉饮，脉象洪数，斯时为救液灵丹，犹旱魃③之遇甘霖也。至有喜以热药当先者，每遇病者，不究其何因，辄以熟识几味暖性，填写纸上，其人果是寒邪，原合病势，出乎偶尔幸中，不足为功。若疗温症，何异抱薪救火，更劫其阴，旋变狂躁喘急之患，若极虚人生病，不受重剂克伐，须于疏散方中微加党参，辅助正气，托邪易出，不可拘执初病无补法。试观贫乏之辈，非济以资财，乌能支持家道乎？若夹食滞之病，非添消导药不效。总之，首贵辨症。辨症既明，投方无误；辨

---

① 韫（yùn 酝）：蕴藏，包含。

② 扃（jiōng）：关锁。

③ 魃（bá 拔）：传说中的旱神。

症不明，举手便错，误人匪轻矣。(《医门补要》)

外实表之，内实下之，湿盛燥之，火炎清之，津枯润之。六淫之邪，各有对治之方。此粗知医理者类能言之。然言之非艰，行之维艰，开手定方，万勿忽略。倘失表留邪，变症渐起，医师慌张，病家变计易医，不误表之尚易，倘再失机，病必愈变愈幻矣。或表邪未净，早投补品，或自矜奏功，促进饮食，如斯变重，皆医之咎。殆病屡变，医屡更，杂药乱投，愈无把握，卒至潮热、咳嗽，液枯舌绛，或致光剥，更以重金聘请各家，设投以清养宁嗽之方，而于是虚痨之病成矣。此徐灵胎所以以沙参、麦冬为治嗽之戒品也。及既成痨，病家犹以为病根实深，用心已尽，委之天命，徒唤奈何？而不知皆开手一医误之也，设遇明眼人于变症蜂起之时，投以表散之方，抱定主意，不稍游移，则失之东隅①者，犹可收之桑榆①也。医者安可忽于病之始起时哉！(《留香馆医话》)

外感经旬不布疹瘰，纵投疏解无效，必有他故，或内实，或液亏，或夹阴。内实下之，液亏养而散之，至于夹阴，或房后，或遗精，少阴着寒，见症必有下列之一者，方可断定。少腹痛，或腰痛如折，或四肢寒凉至节是也；甚者反复不宁，懊恼万状。必以温暖下焦之药，参入应用主剂之中。夫夹阴非主病也，或温疟或湿温，或其他各病，必有主病可指，而夹阴其兼症之一耳，故蛮温其下，未必效也。(《留香馆医话》)

傅学渊《外感多挟他证》一则，载于《吴医汇讲》。其言曰：凡外感病挟食者多，当思食为邪裹，散其邪则食自下。若杂消导于发散中，不专达表，胃汁复伤，因而陷闭者有之。细心考察斯言，诚然。今医小儿发热表证，率犯此戒，以为谚云儿病多从食起也。余一外曾孙，患外感风温，发热出疹，延医服药，热退疹消，而风邪反内陷于肝。索前方阅之，则辛凉解表药并不错，所惜羼②入山楂炭、枳实两味，以致通胃及肝，引邪入里。一侄孙，外感暑湿发热，方中杂入楂炭、菔子，因而反增泄泻，以致脾伤肝乘，几濒于危，再三补救，至今未能复元，实在病时未必挟食也。方病前之饮食，水谷留胃未化者，因外感犯肺，肺气亦失降，斯时胃气呆钝，即不欲食，胃浊上泛，舌苔渐厚，此非真正食滞。医者须知此层道理，郑重于"胃汁复伤，因而陷闭"两语，禁用消导，则外邪一解，肺肃胃降，其留滞者，自化而下矣。(《景景室医稿杂存》)

经云善治病者，治表不治里。然六淫之邪，皆伤于肤表腠理之中，故凡邪从表来，必令仍从表去，病方易已。是以陷邪入里，诸药当知禁忌。知母、石膏镇陷肌腠，致密三焦，乃足少阴、阳明之药。羚羊、犀角清心肺而凉肝，入手太阴、足厥阴之药。龟板、鳖甲滋肾养肝而入血分，乃足三阴之药。沙参、骨皮保肺养阴。白芍、生地平肝凉血。以上诸味，俱陷邪之类，不可不慎。盖暑淫薄于肌腠，溜于经舍之间，感秋敛之气乃发，或为寒热，或为单热，变状不一。尝见暑疟初作，辄误以知、膏、羚、犀、龟甲、地、芍等类，致陷暑邪入里，病势弥深。邪热轻者则绵延难愈，邪热重者

---

① 《后汉书·冯异传》："失之东隅，收之桑榆。"东隅指日出处，桑榆指日落处。也用来比喻人的垂老之年。
② 羼(chàn)：搀杂。

则危殆，悉至曷堪名状。兹因世所罕言，特表而出之，为医界之方针，犹愿卓识者，毋怪吾恣意妄谈耳！（《秋疟指南》）

天食①人以五气，地食人以五味，故风寒暑湿之有余不足，皆能令人病，所谓外感是也。外感之症，用气味相胜之药以治之，用之得当，其效如神。若内伤七情，则非草根树皮之药所能治。病得于喜怒悲忧恐，则当求其生克以治之，专恃医药，则难脱体。如因忧愁而病者，一逢喜事即愈，所谓人逢喜事精神爽者是也。先母患肝郁之症，筋骨疼痛，诸医束手，带疾延年者十余载。丁卯夏五月，痛长孙之夭亡，悲伤过度，举家咸以为忧，不意悲痛之后，诸症悉除。方知七情之症，非七情不能治，《内经》之所谓悲胜怒，怒胜思，思胜恐，恐胜喜，喜胜忧，以五脏治五脏之妙也。至于平时调养，当看人之体气而进饮食。如火旺者，宜食清凉滋阴之菜果以补之；不足者，以甘温之品为宜。如是则老者可壮，壮者益治矣。（《医学辨证》）

杂症主治四字者，气、血、痰、郁也。丹溪治法，气用四君子汤，血用四物汤，痰用二陈汤，郁用越鞠丸。参差互用，各尽其妙。薛立斋从而广之，气用补中，而参以八味，益气之源也；血用四物，而参以六味，壮水之主也；痰用二陈，而兼以六君，补脾土以胜湿，治痰之本也；郁用越鞠，而兼以逍遥，所谓一方治本郁而诸郁皆解也。用药之妙，愈见精微。以愚论之，气虚者，宜四君子辈；而气实者，则香苏、平胃之类可用也。血虚者，宜四物辈；而血实者，则手拈、失笑之类可用也。寻常之痰，可用二陈辈；而顽痰坚固，致生怪症者，自非滚痰丸之类不济也。些小之郁，可用越鞠、逍遥之辈；而五郁相混，以致腹膨肿满，二便不通者，自非神佑、承气之类弗济也。大抵寻常治法，取其平善；病势坚强，必须峻剂以攻之。若一味退缩，则病不除。而不察脉气，不识情形，攻击浪施，为害尤烈。务在平时将此气、血、痰、郁四字，反复讨论，曲尽其情，辨明虚实寒热、轻重缓急，一毫不爽，则临症灼然，而于治疗杂症之法，思过半矣。（《医学心悟》）

养生家以一心疗万病。盖谓心病则身病，七情俱忘，六窗眼耳鼻舌心意俱闭，元气浑沦，百脉皆畅，又何病焉？推之治一切心病，药所不及者，亦宜设法以心治心，弓影蛇杯，解铃系铃，此固在慧心人，与物推移，无法之法，可意会而不可言传也。（《王氏医存》）

《内经》曰：心者君主之官，神明出焉。又曰：心者生之本，神之变也。"四气调神"于起居动作之间，每以志意顺四时为急务。迨其感疾，亦察精神志意存亡得失，以为治法。盖谓有生之本，荣卫气血也。诸血皆属于心，气之升降舒结，又因乎喜怒悲忧恐之变。病有至于持久不释，精气弛坏，荣泣卫除者，岂特外邪之伤哉？神不自许也，是以黄帝论气之行著，必分勇怯；论病之苦乐，必异形志；论芳草石药，必察缓心和人。至于贵贱贫富异居，男女离合异情，又以不知为粗工之戒。故扁鹊、华佗治病，忌神明之失守；叔和论脉，辨性气之缓急；孙思邈之用药，则以精神未散为必活；褚澄之问证，则以苦乐荣悴为异品。治目多矣，而张湛以减思虑专内视，为治目

---

① 食（sì）：通"饲"。

之神方。至若陈藏器草木之论，又以和养志意，以禳去祟，以言笑畅情怀，以无为驱滞著，岂专于药石针艾之间哉？盖上古恬淡，治病之法，祝由而已。迨夫忧患既攻，巧诈复起，邪之感人也深，医之用功也倍。专恃毒药，而不问其情，则精神不进，志意不治，故病不可愈。《内经》所以有闭户塞牖数问其情，《针经》所以有临病人问所便者，不治其形，治使其形者也。

且以病之一二言之。隔塞闭绝，气窒之病也，原其本则得于暴忧，不治其气，而释其忧可也。女子不月，血滞之病也，原其本则得于心气不得下通，不治其血，而通其心可也。劳极惊悸者，过伤之病也，每本于心气之不足，使心气内和，则精神莫得而动也。颈瘰者风毒之病也，每得于愁忧思虑之不止，使志意和适，则气血莫得而逆也。然则阳盛梦火，阴盛梦水，五脏虚实，皆形于梦寐之先，而后病从之。凡以形体之乖和，神先受之。则凡治病之术，不先治其所欲，正其所念，去其所恶，损其所恐，未有能愈者也。（《圣济总录》）

《素问·阴阳应象大论》云：悲胜怒，恐胜喜，怒胜思，喜胜忧，思胜恐。此即五行生克之理也。古贤治病，若文挚之怒齐王，华元化之怒郡守，皆宗此旨。戴人、丹溪治案尤多。然亦有不拘克制之说者，如邵氏《闻见录》云，州监军病悲思，郝允告其子曰，法当得悸即愈。时通守李宋卿御史严甚，监军向所惮也，允与子请于宋卿，一造问，责其过失，监军惶布出，疾乃已。此恐胜忧。《簪云楼杂记》云：鹿邑李大谏，世为农家，获售于乡，父以喜故，失声大笑，及举进士，其笑弥甚，历十年，擢谏垣，遂成痼疾，宵旦不休。太医院某，令家人给其父曰，大谏已殁，其父恸绝几殒，如是者十日，病渐瘳，佯为邮语云，大谏治以赵大夫，绝而复生，其父因不悲，而笑症永不作。此悲胜喜也。盖医者，意也，苟得其意，不必泥其法，所谓神而明之，存乎其人也。（《冷庐医话》）

朧仙曰：古神圣之医，能疗人之心，预使不至于有疾。今之医者，惟知疗人之疾，而不知疗人之心，是犹舍本而逐末也。不穷其源而攻其流，欲求疾愈，安得可乎？殊不知病由心生……所以人之七情内起，正性颠倒，以致大疾缠身，诚非药石所能治疗。盖药能治五行生克之色身，不能治无形之七情；能治七情所伤之气血，不能治七情忽起忽灭、动静无端之变幻。故朧仙又曰：医不入刑官之家，药不疗不仁者之疾。盖福有所主，祸有所司，报复之机，无一不验，因有天刑之疾、自戕之疾。其天刑之疾，由夙世今生所积过愆，天地谴之以致斯矣，此肇原于心也。其自戕之疾者，风寒暑湿所感，酒色性气之所伤，六欲七情生于内，阴阳二气攻于外，此病生于心也。仙经曰：炼精化气，炼气化神，炼神还虚。噫！将从何处炼乎？总不出于心耳！故凡思虑伤心，忧悲伤肺，忿怒伤肝，饮食伤脾，淫欲伤肾；药之所治，只有一半，其一半则全不系药力，唯要在心药也。或曰：何谓心药？予引林鉴堂诗曰：自家心病自家知，起念还当把念医，只是心生则作病，心安那有病来时？此之谓心药。以心药治七情内起之病，此之谓疗心。予考历代医书之盛，汗牛充栋，反复详明，其主要于却疾。然经有言可以蔽之曰：不治已病治未病也。治有病不若治于无病，疗身不若疗心。吾以谓使人疗，尤不若先自疗也。（《寿世青编》）

今人外感病，兼内伤者多，用药全要分别。如七分外感，三分内伤，则治外感药中，宜用缓剂小剂，及姜、枣和中为引，庶无大动气血等累；若七分内伤，三分外感，则用药全以内伤为主，但加入透表药一味，而热服以助药势，则外感自散，盖以内伤之人，才有些微外感，即时发病，不比壮盛之人，必所感深重，其病乃发也。(《碣塘医话补编》)

四、脏腑气血病治疗要点

各经性情，遂其欲则令行，拂其欲则令止。如肝主疏泄之令，凡欲汗之、泻之、尿之，皆宜达木；若肝被郁遏，则木性不达，虽欲发汗，通利二便，而皆不能。但病人必思酸，乃欲其本味也；必思香，乃爱其所胜也。以此物与之，则肝之欲遂而疏泄之令行，斯能汗、能泻、能尿矣。若与辣腥，乃木受金克；若与焦苦，乃木受火泄；若与腐咸，乃木受水累；若但与以甘，则木力受缓而不健：皆不能行疏泄之令也。余仿此。(《王氏医存》)

肝急缓之以甘草，散以辛者曰川芎，细辛补之以辛味，芍药以酸成泻功。

心缓收之以五味，芒硝以咸能软之，泽泻之咸为补用，参草黄芪泻所宜。

脾湿燥之以白术，甘草缓之功最疾，人参之甘却补之，泻脾一味黄连直。

肺逆泄之以黄芩，酸以收之宜白芍，五味之酸成补功，桑皮泻肺为良药。

肾燥润之以黄檗，兼以知母苦相得，黄檗之苦又补之，泽泻以咸主其泄。(《医四书》)

问本草五味之补泻五脏，其义何居？答：天地之气不交，则造化几乎息矣。故辛者散也，东方之气散，宜辛而反酸，是震中有兑也；酸者敛也，西方之气敛，宜酸而反辛，是兑中有震也。故酸入肝而补肺，辛入肺而补肝，是震兑互也；咸入肾而补心，苦入心而补肾，是坎离互也。脾不主时，寄旺于四季，则守其本味而已矣。至其泻也，则又不然。肾、肺、肝之各以本味为泻，易知也，乃心、脾独异何耶？曰：心，君主之官也；脾，脏腑经络之所从禀气者也：故独异也。君主之官，以所生之甘味为泻，恶其泄气也；脾纳水谷，散精于脏腑，新新相因，故以生我之苦味为泻，恶其休气也。我旺则生我者休故也。(《医暇卮言》)

心宜恬淡，少思虑，遇逆境即善自排解，固肾水以上交于心。若此者，病从何来？反之则为累矣。积累成虚，正病为怔忡心气怯、吐血心不主血、阳痿心不交于肾、健忘、食物无味、语言颠倒皆因气血虚少。宜用补药：枸杞色赤入心补血、归身补肝即虚补其母、枣仁味酸敛心阳、茯神味淡安心气、柏子仁宁心益智、龙眼补心血益智、莲肉象心补心、人参补肺气，心气通于肺，故亦补心。如天王补心丹、养营汤、孔圣枕中汤、归脾丸汤，皆可用。开郁则陈皮、香附、石菖蒲、郁金、远志必须之品。心乃虚灵之府，六淫不相干，其受邪者，乃心之经也。故诸泻心汤，治伤寒下早，痞满在心胸间也。其有面色青黑者，心气寒也，宜干姜、附子温之，心属火，热从火出，人遇拂逆之事，若心焦躁，则一切热病生矣。多汗心主汗、夜卧不宁心烦则少寐、手足心皆热手足心应心、咽痛口干、咽不利心脉系于焉，故见诸患、舌强心开窍于舌、咳嗽心火上炎、诸痈疮发背心有郁火所致，寸脉溢出鱼际火乘肺也，宜用凉药：黄连苦泻心火、连翘象心清心、灯心、竹卷心以心清心、牛黄入心清痰热、犀角凉心、朱砂镇而兼凉、甘草以甘泻之。至宝丹，治热邪入心包络，神昏谵语，非此不为功。以上药味，虽分补泻温凉，然补中亦宜兼温凉之品，凉中须兼开利之药，又在圆机妙用耳！（《友渔斋医话》）

肝宜条达，戒郁怒，当拂逆而善自开释，以长养生气。若能如此，病安从来？反则为逆，逆之则伤肝。虚则病错忘不精，恐怖魂神伤，目䀮䀮然肝开窍于目，伤则不能受血而视，睡卧不宁血不归肝，魂不守舍，阴缩肝脉过阴器，筋挛肝主筋，伤则筋无所受。诸症宜补药，用归身、生地、白芍养肝、炒、牛膝强筋、柏子仁平肝悦神、杜仲强筋补虚、阿胶凉血益肝阴、黄精、枸杞子养肝明目、狗脊强筋骨、何首乌益肝阴强筋。肝病而挟风火，则病眩晕，癫厥，耳聋肝阳上冒、咯血咳嗽木火炎上，肝不藏血，瘛疭强直肝受风邪，咽痛喉燥肝脉循咽喉，目赤肝火上升。诸症宜清火熄火，药用羚羊角平肝清热、丹皮清肝经血热、桑叶清肝经气热、钩藤平肝除风热、薄荷、荆芥驱风清热、甘菊息风除热、稽豆衣和肝阳、刺蒺藜散肝风、秦皮平肝除热。如实热，黄连、龙胆草，亦可配用。郁滞则病胃脘痛，吞酸呕吐木凌胃，胁痛肝脉布胁肋，左胁下结块如覆杯肝郁所积，结核瘰疬肝经火郁所致，疝气肝脉绕阴器，妇人月闭等症。宜开郁散结，药用青皮、香附、陈皮行气破气、延胡索、郁金止痛解郁、柴胡解郁调经、夏枯草解肝经郁热，治结核瘰疬要药、川楝子治疝瘕要药。他如川连、吴茱萸、三棱、蓬术等药，须视其虚实寒热以用之。肝者将军之官，其性刚烈，喜投柔剂。若香燥只可暂用，宜参以柔剂佐之，方无燥暴之患。如逍遥散、七味饮、左金丸、滋肾生肝饮等方，皆可选用。《（友渔斋医话）》

脾居中州，宜健运，五味入胃，由脾布散。人能谨饮食，戒生冷，远潮湿，少思虑愁忧，若是，患自可免。反之则生病矣。伤劳倦忧思，则病四肢怠惰脾主四肢，肌肉痿黄脾主肌肉，大便溏泄，饮食不化脾不运动，或不时身热。宜用补药：党参补中和脾、白术健脾燥湿、炙草甘能益脾、茯苓淡渗调脾、扁豆调脾和胃、怀山药补脾调中、大枣甘温健脾。如六君子、补中益气、参苓白术散等方，均可选用。伤饮食则病腹痛胀满，痞闷不安脾气滞碍，大便或闭或泄，里急后重湿热郁结，噫气脾土壅滞，痞气脾之积，身热营气不通，小儿疳积、虫积。宜用消导运气之药：广皮理气导滞、砂仁快膈醒脾、楂肉消食磨积、枳壳、枳实消胀利气、麦芽、谷芽消食健脾、厚朴泻满除湿、槟榔破滞攻坚杀虫、大黄荡涤肠胃。如枳实导滞丸、木香槟榔丸、平胃散、保和丸等方，皆可选用。虫积遇仙丹、追虫丸皆可效。伤暑湿，则病腹痛，泄泻，下痢脾伤饮食暑湿为患，霍乱呕吐暑湿扰中阴满错乱。宜用芳香逐秽清热之药：藿香通上中二焦邪933快膈胃，去恶气、厚朴、广皮芳香去秽、滑石利湿去暑、川连泻火去湿、黄芩除脾家湿热、建曲除脾家敦阜之气、苡仁利湿健脾、泽泻去湿热、砂仁壳醒脾。如小半夏汤、益元散、黄连香薷散、二香散、香连丸等方，可选用。伤寒湿生冷，则病身重体痛如束寒湿留着肌肉，下利纯清彻冷生冷伤脾阳，畏寒胃肠遏滞，腹痛不止脾阳不运，足跗肿寒湿着太阳经，呕吐清冷汁生冷所伤，胃阳不舒，手足常觉不暖脾阳不能四达。宜用温中驱湿之品：香薷辛散能解结利湿、草蔻仁暖胃健脾，燥湿除寒、干姜逐寒湿、白豆蔻行气暖胃、良姜去寒湿止痛、附子逐寒通阳、肉桂驱沉寒之物，温脾阳、苍术燥胃强脾，逐寒湿、木瓜利湿舒筋、羌活

散表胜湿、苏叶散表驱寒。大顺散、五苓散、冷香饮子，浆水散等方，皆可选用。（《友渔斋医话》）

肺为百脉所宗，气之源也。其体最娇，故又恶寒，又恶热，苦气上逆。人能慎风寒，远暑湿，木寒先衣，渐暖渐脱，寡言养气，少食辛酸之物。若是者，病从何来？逆之则病生矣。虚则病不任风寒肺应皮毛，喘促，语言不续肺气亏损，咳唾频频水津不能四布。虚而有热，则病肺痿肺液枯涸，百合病手太阴虚热所致，失音肺金伤损，干咳，咳血，皮毛憔悴虚火烁肺。但虚宜补，人参、黄芪大补肺气、蛤蚧补肺定喘、白肺头以肺补肺、五味子能收耗散之津等类。虚而挟热，宜用滋养清金：北沙参清金、麦冬、燕窝大补肺阴、百合象肺益肺、秫米平补肺金、川贝清肺消痰、款冬润肺消痰、桑皮泻肺消痰、地骨皮治肺热出汗、马兜铃清肺止嗽、花粉、桑叶润燥清肺。如清燥救肺汤、四阴煎、人参固本丸、补肺阿胶散、泻白散等方，皆可选用。受邪则病哮喘风寒之邪闭塞肺气，畏风身热，鼻流清涕皆受邪，肺气不宣，或咳嗽，为痧，为疹，为温热，为肺痈，其末也则为痒瘰疥疮皆寒郁皮毛，肺气不宣，以成诸症。有宜温散，有宜辛凉，视症以用之。温散如麻黄肺有实邪最重者可用、桂枝温通营卫、苏叶散寒、荆芥、白芷、羌活温散，辛凉如薄荷辛凉、石膏色白入肺能清气热、前胡、白前治喉中水鸡声最妙、连翘轻宣泻火、黄芩苦清肺火、黑栀泻火，屈曲下行、竹叶轻扬清肺。他如杏仁辛散苦降、橘红利降达表、旋覆花降肺，能消寒痰、防风宣肺去风、葶苈子肺中水气膹急者非此不能除、紫菀润肺清痰、射干泻火清痰、瓜蒌仁清上焦热痰、通草利水退热，色白入肺、马勃消肿退热、桔梗开提肺气。是皆治肺病之不可缺者。（《友渔斋医话》）

肾为人身之根，本宜闭藏。五藏受精，皆归藏于肾。人能戒淫欲，而不使有伤，病安从来？伤之则虚，虚久成损。其病腰脊痛督脉贯脊属肾，遗精，白浊肾关不固、消渴精液内亡，瞳子散大无光瞳子属肾，骨蒸劳热阴亏，骨酸痿厥肾主骨，面如漆柴黑色属水，肾藏伤则精枯故也，耳聋肾窍通于耳，恐惧如人将捕之肾在志为恐，肾气怯故也，呼吸不续元海气虚故也，坐卧不宁水亏不能养心所致，阴痿肾阴虚，或口热舌干，齿痛咽痛阴火上炎。诸症有宜补阴，有宜补阳。补阳则用破故纸温补命门、附子、肉桂回阳补肾、大茴香暖丹田，补命门、巴戟天强阴益精、菟丝子温补三阴、覆盆子益肾脏而固精、沙苑蒺藜补肾益阴，治脐痛、胡芦巴暖丹田，去寒湿、锁阳强精益阳、杜仲强筋克骨、韭子补肝阴，助命门、阳起石治精泛阴痿、雀卵补阴益精、鹿茸添精补髓暖肾助阳。方如八味丸、右归饮、七宝美髯丹、黑地黄丸、巩堤丸等方可用。补阴药宜用肉苁蓉益髓强阴、续断补肾理筋、生熟地黄补肾养血、黄柏泻相火、牡蛎消热补阴、阿胶滋肾补阴、元参补水，泻无根之火、枸杞滋肺益肾、狗脊平肝补肾、玉竹平补气血，去风湿、天冬补水润燥、何首乌益精坚肾，收敛精气、金樱子涩精、女贞子滋阴降火、胡麻润五脏，填精气、黑大豆固肾明目、磁石重镇肝肾、海参补肾益精、淡菜咸补精血、秋石滋阴降火。方如六味丸、左归丸、大补元煎、虎潜丸、女补阴丸、龟鹿二仙胶等方可用。以上所论，皆就本脏亏损所致，至于外因传感而病，不在此例。（《友渔斋医话》）

肝木为龙，龙之变化莫测，其于病也亦然。明者遇内伤证，但求得其本，则其标可按籍而稽矣。此天地古今未泄之秘，《内经》微露一言曰：肝为万病之贼。六字而止，似圣人亦不欲竟其端委，殆以生杀之柄不可操之人耳！余临证数十年，乃始获之，实千虑之一得也。世之君子，其毋忽诸。

雄按：肺主一身之表，肝主一身之里，五气之感，皆从肺入，七情之病，必由肝起。此余夙论如此，魏氏长于内伤，斯言先获我心。盖龙性难训，变化莫测，独窥经旨，理自不诬①（《柳洲医话》）

血犹水也，肝犹鱼也，以水养鱼，水多而鱼静，以血养肝，血足而肝畅。肝祗有养之一法，无补法也；养则生血为一义，滋水为一义。肝旺、肝郁皆不可以养，镇肝、压肝之说，偶亦为之犹可，若用之不得其道，是水涸而鱼跃，以巨石压之，鱼不其死矣乎？（《靖盦说医》）

肝者将军之官，谋虑出焉。木喜条达，郁则胀痛；或血不养肝，气无依附，亦能胀痛。若用香燥，取快一时，伤其阴液，愈发愈甚，必致厥逆。盖因以刚治刚，致有缺折之虑也。（《医论》）

有一种不相因之病，亦有不可忽略者。如血家之病，不可以不理其脾；气家之病，不可以不安其肝。盖本无病，而防其相因耳。然本无病之家，又不可妄动以起其病，是在医者之灵光，足以照之，而运用之妙，又无滞机焉尔！（《靖盦说医》）

水不升为病者，调肾之阳，阳气足，水气随之而升；火不降为病者，滋心之阴，阴气足，火气随之而降。则知水本阳，火本阴，坎中阳能升，离中阴能降故也。（《吴医汇讲》）

肺为主气之标，肾为主气之本。肾虚气不归原，则冲脉之火上冲清道，为喘促，为呃逆，为哕呕，为不得卧下。如泛用降气破气，而气终不降者，是气之所藏无以收敛也，当从下焦补敛之法，而气始归原。气喘用观音应梦散，呃逆宜桂附理中汤，卧不下当八味丸。凡纳气归原，法于补肾药中更当佐以沉香、补骨脂、五味、胡桃肉之类。（《医略六书》）

命门无火，不能为中宫蒸熟水谷，而湿停在脾，先有其泻料，而藏寒在肾，谁复司其闭藏？故经木气才萌，不待疏泄，遂成其泻令。虽是木邪干土，实肾之脾胃虚也。此际补脾不如补肾。四神丸温能暖肾而使气蒸，辛能破滞而使气壮，则补肾仍是补脾也。（《医述》）

大抵人之虚，多是阴虚火动，脾胃衰弱。真阴者，水也；脾胃者，土也。土虽喜燥，然太燥则草木枯槁；水虽喜润，然太润则草木湿烂，是以补脾胃及补肾之剂，务在燥润得宜，随病加减为妙。（《医效秘传》）

缘人之脾胃，胃为阳土，脾为阴土；阳易伤阴，阴易亏阳。胃既易伤阴，所以胃喜凉润；脾既易亏阳，所以脾喜温化。后之治脾胃症者，但觉脾胃阳虚，尽可师东垣之意；可是胃阴伤和脾阳虚者，则应兼用东垣、天士之方，庶无偏胜之弊。每见脾胃消化不良者，似非大病，究其所以积年累月愈治愈剧者，皆由未辨脾胃阴阳和七情之气、方药乱投所致。（《菊人医话》）

脾胃同处中州，亦宜分别治之。滑伯仁曰：刘河间谓补泻脾胃之本者，盖以脾胃中和之气也；燥其湿则为泻，润其燥则为补。喻嘉言曰：补虚有二法，一补脾，一补

① 诬（wū 乌）：欺骗。

胃。如疟、痢后脾气衰弱，饮食不运，宜补其脾；如伤寒后胃中津液久耗，宜补其胃。叶天士曰：纳食主胃，运化主脾，脾宜升则健，胃宜降则和。又曰：太阴湿土，得阳始运；阳明阳土，得阴自安。仲景急下存阴，其治在胃；东垣大升阳气，其治在脾。（《医学举要》）

脾胃皆属土，脾为己土，胃为戊土。而脏腑分焉，脾为脏、胃为腑，凡脏主守，腑主通，脏阴而腑阳也。经言：胃为水谷之海。饮入于胃，游溢精气，上输于脾，脾气散精，上归于肺，通调水道，下输膀胱。脾主为胃行其津液者也。故胃主纳，脾主运；胃喜凉，脾喜燥。昔人每多混治，惟叶氏医案，谓脾宜升则健，胃宜降则和；太阴湿土，得阳始运，阳明阳土，得阴始安，以脾喜刚燥，胃喜柔润也。仲景急下存津，其治在胃，东垣大升阳气，其治在脾。又言五脏以守为补，六腑以通为补。卓然有见。岫云华氏，称其议论超出千古。（《类证治裁》）

补脾胃之法，可一言而尽，致于治脾胃之法，则非一言可尽者。有先泻而后补者，有先补而后泻者，有补泻兼施者，有屡补屡下者，有消导攻下之不一者，有单泻不补者，有单补不泻者，有补胃阳者，有补脾阴者，有阴阳兼补者，有用苦寒者，有用辛热者，有寒热并用者，有升举者，有导下者，有涌吐者，有自大便而出者，有自小便而出者，有经年屡月而始愈者，有一朝一夕而顿除者。当博览诸书，自然得之矣。（《医权初编》）

诸病不愈，必寻到脾胃之中，方无一失。何以言之？脾胃一伤，四脏皆无生气，故疾病日多矣。万物从土而生，亦从土而归，补肾不若补脾，此之谓也。治病不愈，寻到脾胃而愈者甚多。凡见咳嗽、自汗、发热，肺虚生痰，不必理痰清热，土旺而痰消热退。四君子加桂、姜、陈皮、北五味，后调以参苓白术散。（《慎斋遗书》）

立斋云：大凡病久气虚血弱，必致发热，须用四君子之类调补脾胃，脾胃一健，气血自生。若认为血虚，而用四物沉阴之剂径生其血，则脾土伤而诸脏皆病，虚症蜂起，反为难治，甚至不救。立斋云：琼玉膏、固本丸、坎离丸，皆沉阴泻火之剂，非肠胃有燥热者不宜服。若足三阴虚发热者，久服之则大便不实，饮食少思，且兼阴痿无子，盖损其阳气，则阴血无所生故也。（《折肱漫录》）

夫脾胃虚者，因饮食劳倦，心火亢甚，而乘其土位，其次肺气受邪。须用黄芪最多，甘草、人参次之。脾始一虚，肺气先绝，故用黄芪以益皮毛而闭腠理，不令自汗，损其元气。上喘气短，人参以补之。心火乘脾，须炙甘草之甘以泻火热，而补脾胃中元气。若脾胃急痛，并大虚腹皮急缩者，最宜多用，急者缓之，胃中清气在下，必加升麻、柴胡以引之，引黄芪、甘草上升，能补卫气之散解，以缓带脉之缩急。二味苦平味薄者，阴中之阳，而引清气上升也。黄芪、人参、甘草三味，皆甘温为主，因脾胃虚，乃必用之药。气乱于胸，为清浊相干，用去白橘皮以理之，又能助阳气之升，以散滞气，助诸甘辛为用也。口干嗌干者，加葛根。脾胃气虚，不能升浮，为阴火伤其升发之气，荣血大亏，营气不营，阴火炽盛，是血中伏火日渐煎熬，血气日减。心包与心主血，血减则心无所养，致使心乱而烦，病名曰悗。悗者，心惑而烦闷不安也。故加辛温甘温之剂生阳，阳生则阴长。或曰甘温何能生血？仲景之法，血虚以人参补之，阳旺则能生阴血，更加当归和之。又宜加黄柏以救肾水，能泻阴中之伏火。如烦犹不止，少加生地黄补肾水，水旺而心火自降。如气浮心乱，以朱砂安神丸镇固之，则愈。(《医学发明》)

余脾胃素弱，语云无脾胃弱老翁，余窃虑焉，因常留意调养，迄今年及六旬，饮食虽不加，而精神无或减，且微恙亦少见者，知未始非调养力也。凡人欲调养脾胃，必先察夫脾胃性情，明夫脾胃体用，而后调养有方。书云：胃阳弱而百病生，脾阴足而万邪熄。似治胃专究夫阳，理脾专究夫阴，不知脾体阴而用阳，胃体阳而用阴，此太阴湿土得阳则运，阳明燥土得阴自安，前贤所为特申明其用也。夫脾能升而后能运，阳气馁则无以升；胃能降而后能和，阴液亏则无以降。达其性情，明其体用，于此知纳食主乎胃，时知饥而少纳（脾阳不伤故知饥，胃阴有伤故少纳），宜调养胃阴，常用麦冬、天冬、沙参、玉竹、山药、扁豆、糯米、南枣、钗斛、甘草等以养之；知运化主乎脾，时能食而少运（胃阴不病故能食，脾阳有病故少运），宜温通脾阳，当用人参、白术、茯苓、陈皮、益智仁、炒粳米、炒莲叶等以醒之，虚且寒，再加干姜、附子、肉桂以温之。此固无病培养善法，亦病后调治善法也。脾胃为后天，养生者宜爱惜，更常戒生冷物、难化物，以保护之。延年之方，莫善于此矣，慎之勉之!（《评琴书屋医略》)

人以脾胃为本，所当调理，小儿脾常不足，尤不可不调理也。调理之法，不专在医。唯调乳母，节饮食，慎医药，使脾胃无伤，则根本常固矣。

脾喜温而恶寒，胃喜清而恶热。故用药者，偏寒则伤脾，偏热则伤胃也。制方之法，宜五味相济，四气俱备可也。故积温则成热，积凉则成寒，偏热偏寒，食也。食多则饱，饱伤胃；食少则饥，饥伤脾，故调脾胃，宜节饮食，适寒温也。今之调脾胃者，不知中和之道，偏之为寒，喜补而恶攻，害于攻者大，害于补者岂小小哉？

儿有少食而易饱者，此胃之不受、脾之不能消也。宜益胃之阳，养脾之阴。宜钱氏异功散合小建中汤主之。（《幼科发挥》)

人有能食而不能化者，乃胃不病而脾病也，当补脾，补脾尤宜补肾中之火，盖肾火能生脾土也；不能食，食之而安然者，乃脾不病而胃病也，不可补肾中之火，当补心火，盖心火能生胃土也。世人一见不饮食，动曰脾胃虚也。殊不知胃之虚寒，责之心；脾之虚寒，责之肾也。不可不辨也!（《傅青主男女科》)

胃乃受纳之腑，脾为转运之官，故水谷入胃，得脾气之转输，而后能充实于四肢，资养于肌肉。胃为阳，脾为阴，脾与胃以膜相连，阴阳相交。如能食而瘦者，阳与阴绝也。夫阳明不从标本，从太阴中见之化。阳明乃燥热之腑，不得太阴之湿化，则悍热之气更盛；脾不得禀水谷之气，则太阴之气愈虚。是以胃中热则消谷善饥，脾气虚则肌肉日瘦，盛者愈盛而虚者愈虚，渐至五有余而二不足，则死不治矣。夫人参、甘草、半夏、橘皮、生姜之类，乃助胃之品也；白术、苍术、山药、黄芪、厚朴、茯苓、干姜、大枣之类，乃助脾之品也；枳实、黄连、大黄、石膏、麻仁、芍药之类，乃抑胃之药也。经言强者抑之，弱者扶之。不知药性之所主，不分强弱之资抑，是以强者仍强，而弱者仍弱矣。《阳明篇》曰：胃气生热，其阳则绝。又曰：浮则胃气强，其脾为约，麻仁丸主之。此阳与阴绝，而用抑强之法也。

张开之曰：此外因之新病，故止用抑强之法。如病久而肌肉消瘦者，当以助脾之药为君，宜胃之药为臣，使胃气与脾气相通，泻胃之药为佐，斯为正治之法。(《侣山堂类辨》)

胃为水谷之海，脾为生化之源。生化旺则气血清和，诸病屏息；生化衰则气血亏损，百疾交侵：非细故也。惟东垣先生深得此旨，阐发脾胃元气之妙，可谓呼聋震启瞆光矣。世之医者，徒执病形，不推病本，脾胃之义置而勿讲。如脾虚气短似痰喘耳，泥为肺热痰壅，泻以石膏、苏子；脾虚发热，似外感耳，认作风寒外束，表以羌活、麻黄；脾虚下陷，变为后重里急，犹谓积滞不行，可以硝、黄、枳、朴；脾虚不运，变为水胀中满，犹谓宿食未化，导以巴豆、牵牛；产后感风，饮食停滞而呕吐胀闷，误拟败血攻心，恣饵桃仁、四物；劳瘵脾虚，饮食减少而恶心溏泻，尚执滋阴降火，偏需知、柏、二冬。投之不愈，更恣投之，脾胃转伤而疾转笃，技穷莫措，归命于数。时弊如斯，曷可胜计？无他，未明主气之说故也。主气实而攻之，则病易愈；主气虚而攻之，则病反加。非药不能治病也，主气不行药力也。况当世之人，气禀浸[1]薄，兼多沉湎于酒，耽纵于色，汲汲沽名，皇皇求利，又复伤于劳思者，更不少也。司命者，其可不亟讲于斯？

脾胃须分讲，此段专论脾。(《言医》)

气因于中，脾为元气之母。俗云气无补法者，此为气实人言也。如脾虚正气不行，邪着为病，倘不补气，则气何由行？邪何由解？宜调补中州，专崇脾土，俾脾健运之常，则浊气降而痞满自除。六君子汤加减治之。(《医略六书》)

补虚之最切要者，在扶胃气。胃气强，则饮食进；饮食进，则血气生。补何如之？所谓得谷者生，失谷者死，理甚易明耳！今之不善补虚者，概用当归、地黄、人参、白术、甘草、黄芪等类，以为补虚之法莫若此矣。不思此等品类，虽能补虚，要皆甜腻壅膈之性，胃之强者则幸矣，胃之弱者其可当乎？不胀则泻，不泻则呕吐而不能食矣。有谓病不转加于此，谁其信之？

此段专论胃，然胃阴虚者，须养以甘柔，此义惟嘉言知之，香岩能之。(《言医》)

一切诸病，皆当以保护胃气、培养脾气为主，故益阴宜远苦寒，益阳宜防泄气，祛风勿用过燥过散，消暑不宜遽下，轻通泄利勿加消导，滞下勿用朴硝、巴豆，胎前泄泻之忌当归，产后寒热之忌芩、连。凡内外诸病之药，有与胃气相违者，投之宜慎。(《顾氏医镜》)

长年病与高年病，大要在保全胃气；保全胃气，在食不在药。万不可专攻于药，致妨于食。倘其力所能食，时所当食。不可因药而废食。人当病愈后，胃气必虚，因不可恣情口吻，尤不可小心太过，绝口不沾肉味。或曰：本草谓猪肉助火生痰、发风动气，于人有损无益。子何出此言也？余曰：人以血气成躯，虚则当以血气之味为补助，此固自然之至理，岐伯所以有肉为胃药之称。孟氏所以有非肉不饱之论也。朝与

---

① 浸：渐渐。

夕亲，习以成性，虽有助火生痰、发风动气之害，亦与之俱化矣。予有一譬焉，譬之药中之大黄，非所称有损无益者乎？而成虫生其间，则必不能离大黄以为命。设取而饲之人参、白术之中，其虫反不得所而死矣。此各随其质之所由生，性之所由习，岂概论物味之损与益哉？又如污泥粪壤，孰不以为秽恶之物，唾而远也。其间或生虫焉，则亦必藉污泥粪壤以为命矣。倘怜而爱之者，将蓄之于清溪冽涧之中，其为虫也得更有逾时之命乎？由此推之，则猪肉之于人，未尝有损无益也。

邹润安亦有此论。盖坎为豕，在地支则属亥，不但养胃，余谓其补肾水有专能也。本草损人之说，汪讱庵亦不以为然。惟脾虚湿盛之人，有酿痰滑泻之弊；时疫流行之际，有壅浊召疾之虞耳！制为兰熏，俗呼火骽，补虚开胃，病后最宜，以东阳造者为良。（《言医》）

脾胃者，资生之本。人无胃气则死，脉无胃气亦死。虚损之体，更当以胃气为主，故用海参、龟胶，不得同入煎剂，因其腥腻倒胃，养血滋阴，阴未生长而脾胃先已败矣。（《医论》）

大凡内损精血形气，其胃旺纳食者，务在滋填；如食减不纳，后天生气不振，浓厚填补于理难进，当用生脉四君子汤，脾肾双顾。清邪在上，必用轻清气药；如苦寒治中下，上结更闭。（《鬣塘医话补编》）

气之性善升而易散，育与固，养气之妙法，惟静存守中，善养气者矣。血之性善降而易凝，和与温，养血之妙法，惟运动调中，善养血者矣。（《吴医汇讲》）

补气药多温而少凉，补血药多凉而少温，此阴阳之所分也。然肺主出气，肾主纳气，气虚之证，有宜滋阴补肾者，凉药亦为所用，而要不得以知、柏、丹、栀为气虚人用，以过于寒凉，非所以助正气也。阳生则阴生，气壮则摄血，血虚之人，有宜扶阳补气者，温药亦所宜用，而要不得以硫、附、椒、姜为血少人用，以过于温热，适足以耗血也。（《鬣塘医话》）

昔人所谓破气药者，谓导其气之滞也；所谓破血药者，谓解其血之结也。气血一结滞，百病丛生，故必破之，使复流通之常。岂谓一用此药，即尽其人之气血而破之乎？（《世补斋医书》）

气滞而后寒积，血壅而后热生。行气如旋覆、香附、陈皮、葱、韭等味，加入温药队中以散寒，其效倍捷。清热苦寒、甘寒、咸寒诸药，大剂寒凉，必加入治血之品如桃仁、丹皮、泽兰、茜草、刘寄奴、参三七等，乃无冰伏热邪之弊。此理本易知，惜医多不识，故特表而出之。（《医医小草》）

气症主以宽中散。胸满，加苏梗、枳壳；心下满，加枳实；腹胀，加厚朴、大腹皮；胁痛，加柴胡、橘叶；腹痛，加乌药、枳壳；小腹痛，加青皮；郁气，加抚芎、苍术；怒气，加木香、沉香；挟冷，加干姜、肉桂；挟热，加姜炒山栀；挟虚，加人参；实满，加大黄。

大约青皮破肝气，多用损真元之气；枳壳泻滞气，过服泻至高之气。香附散郁气，须制过；木香调诸气，兼泻肺。橘红专泻，陈皮兼补，厚朴平胃气，前胡下气推陈，沉香降诸气。乌药、川芎、紫苏，俱能散浊气从汗而散。槟榔、大腹皮，能使浊气下行而去后重，有积者宜之。莱菔子、苏子、杏仁下气润燥，肺气滞于大肠者宜之。豆蔻、沉香、丁香、檀香辛热能散滞气，暴郁者宜用，稍久成火者忌用，须以姜炒山栀从治之。

已上皆疏肝有余，气病要药。若兼痰火，兼积滞，兼血有余、不足，各随加减。调气用木香，然木香性温上升，如郁气不舒，固宜用之，若阴火上冲，胸喉似有气滞而非气者，则不可用木香以助火，当加黄柏、知母，少佐枳壳。血虚气滞，四物汤加香附、陈皮。阴虚气滞，地黄汤加沉香、石斛、砂仁。阳虚气滞，四逆汤加肉桂、补骨脂。气虚气滞，六君子汤加益智、苏梗。肥人气滞必挟痰，以二陈汤加香附、枳壳燥以开之，甚者加苍术、白芥子。瘦人气滞必挟火，宜苏子、山栀、归、芍降以润之。妇人性执属阴，易于动气，痞闷胀满而痛，上凑心胸，或攻筑胁肋，腹中结块，月水不调，或眩晕，呕吐，往来寒热，一切气候，正气天香散、四七汤酌用之。如气不升降，痰涎壅盛者，苏子降气汤。气不归元，以补骨脂为主，取其壮肾气以收浊气归就膀胱，使气化而出也；或白术亦可，以其能和胃，胃和则气自归元：此为脾肾两虚者立法也。若肺肾两虚，气不归元，喘促不卧者，宜五味子、胡桃、人参之类。气郁久则中气伤，不宜克伐，宜归脾、逍遥二方，佐以抚芎、香附、枳壳以舒郁。胎产同法。（《证治汇补》）

《济生方》论云：经言百病皆生于气也。所谓七气者，喜、怒、忧、思、悲、恐、惊也。又有谓九气者，七情之外，益之寒、热二症也。气之为病，男子、妇人皆有之，惟妇人为患尤甚。盖人身血随气行，气一壅滞，则血与气并，或月事不调，心腹作痛；或月事将行，预先作痛；或月事已行，淋沥不断，心腹作痛；或腰胁引背，上下攻刺，吐逆不食，甚则手足搐搦，状类惊痫；或作寒热，或作癥瘕，肌肉消瘦。非特不能受孕，久而不治，转而为瘵疾者多矣。

按妇人性偏见，鄙婢委志不得伸，郁怒无时不起，故先哲谓妇人气旺于血，当耗气而益血。此说一倡，举世宗之，专任辛散导滞之品，以为捷径法门。殊不知阳为阴使，血为气配，故气热则热，气寒则寒，气降则降，气升则升，气滞则滞，气行则行。其体本属相纽，其用未尝殊也。如果郁火气盛于血者，方可开郁行血。若气乱则调，气冷则温，气虚则补，男女一般。阳生则阴自长，气衰则血亦涸，岂可专任耗气耶？（《女科折衷纂要》）

王节斋曰：丹溪先生治病，不出乎血、气、痰三者。故用药之要有三：气用四君，血用四物，痰用二陈。又云：久病属郁，立治郁之方，曰越鞠丸。盖气、血、痰三病，多有兼郁者，或郁久而生病，或病久而生郁，或误药杂乱而生郁，故予每用此三方治病，时以郁法参之。故四法治病，用药之大要也。（《古今名医汇粹》）

丹溪治病有要诀，调气更比调血切。气血原来是一家，何为于气独昭雪？百病皆自气中生，百病皆自气中掣，气于一身上下行，一有窒塞便横决。其始皆因寒与食，热则流通，所以结火者甚少。窒塞久了便成热，百病发热，皆由于壅郁，但有虚实之分。冲入右胁必挟痰，苍术二陈多用。冲入左胁必结血，桃仁、红花、生地、赤芍、白芍多用。结血之时金丹用，挟痰之时牛黄撤。冲入上焦头必懵，流入下焦便必热。冲入上焦兼风治，流入下焦将水

竭。我今已七十，始于医理皆洞澈，气血虽然是一家，总要气上去调燮。今日谨告小后生，全在此处悟真诀。(《蠢子医》)

《内经》云：木郁达之。古来注释者，以达为宣、吐。又云用柴胡、川芎条而达之。愚谓此不过随文训释，而于达之之意，犹有未尽然也。夫木郁者，即肝郁也。《素问》云：治病必求其本。而郁症之起，必有所因，当求所因而治之，则郁自解。郁者既解，而达自在其中矣，矧木郁之症，患于妇人者居多。妇人情性偏执，而肝病变幻多端，总宜从其性、适其宜，而致中和，即为达道。彼若吐若升，止可以言实，未可以言虚也。今人柔脆者恒多，岂可概施升、吐哉？其余火、土、金、水四郁，古人之注释，虽于经义未必有悖，然亦止可以言实，止可以言外因，未可以言虚，未可以言内因也。盖因郁致疾。不特外感六淫，而于情志为更多，调治之法，亦当求其所因而治之，则郁自解。郁者既解，则发、夺、泄、折，俱在其中矣。因者病之本，本之为言，根也，源也。君子务本，本立而道生，可师也。(《吴医汇讲》)

凡人敢怒而不敢言之事谓之郁。世医治郁，率用攻散之品，如槟榔、枳实、青皮、郁金、乌药、香附、木香等类，非不暂解，终无愈期。盖以此等药治郁，如以石投水，非不暂开，石下复合，再以石投之，旋开旋合，而水亦因飞溅之多，折耗多矣。气犹水也，易耗而难生长者也，岂可屡胜攻散之药乎？

予观郁症初起者，气结而不通畅，尚可稍用芳香，借舒阳气。其郁之久者。非特气虚，且阴血因之暗耗矣。故气郁之初症，脉象浮涩沉滑，久症脉则浮沉皆涩矣。温散太过，有脉变芤虚散大者矣；攻散降气太过，有脉无力鼓指，若有若无者矣。

夫郁本于七情，人之阳气不能舒畅耳，有兼感六淫者，有不兼六淫者。不兼六淫，治之较易；若兼六淫，治之较难。全在医者明白，寓攻于补，寓补于攻，调治得宜耳！治不得法，耗伤气血，病中生病，更难支持矣。(《经历杂论》)

气者人身之宝，周流一身，倾刻无间，稍有或乖，即为病矣。治之者，惟有保之养之、顺之和之，使之气常自若，岂有降伐其气而使不克自由哉？然河间谓人五志过极皆为火，丹溪谓人气有余便是火，则是气过之极，亦为人身大患也。是以气之虚者宜补，气之降者宜升，气之闭者宜通，气之郁迫者宜宽，气之郁者宜泄，气之散者宜敛，气之脱者宜固，气之实而坚者则又宜破、宜降、宜下而已。盖气之源发于肾、统于脾，而气之出由于肺，则降之药，每出于肺居多，而肾与脾与肝，止偶见其一二而已。如马兜铃非因入肺散寒清热而降其气乎？苏子非因入肺宽胸消痰、止嗽定喘而下其气乎？杏仁非因入肺开散风寒而下其气乎？枇杷叶非因入肺泻热而降其气乎？葶苈非因入肺消水而下其气乎？桑白皮非因入肺泻火利水而通其气乎？旋覆花非因入肺消痰除结而下其气乎？瓜蒌、花粉非因入肺消痰清火而下其气乎？续随子非因入肺而泻湿中之滞乎？枳壳非因入肺宽胸开膈而破其气乎？若在枳实降气，则在胸膈之下；三棱破气，则在肝经血分之中；赭石则入心、肝二经凉血解热，而气得石以压而平；郁李则入脾中下气，而兼行水破瘀；山甲则破痈毒结聚之气，而血亦消；荞麦则消肠中积滞之气；炒熟莱菔子则下肺喘而消脾滞。至于沉香、补骨脂是引肾真火收纳归宅，黑铅是引肾真水收纳归宅，皆能下气定喘。凡此皆属降剂，一有错误，生死反掌，治

之者可不熟思而详辨乎！（《本草求真》）

丹溪曰气无补法者，庸俗之论也。以其痞满壅塞，似难于补。不知真气虚则浊气治，正气得补而行健运之职，则浊气自下而痞满除。气虚不补，邪何由而退？《内经》曰：壮者气行则愈，怯者著而成病。欲破滞气、消胀满，必补脾气，全的全当，非浅见所知者。（《古今名医汇粹》）

血症常法，以四物汤为主。血瘀，加桃仁、红花、苏木、丹皮；血滞，加玄胡索、香附、蒲黄、牛膝；血溢，加藕节、柏叶、小蓟汁、童便、茅花、京墨汁；血崩，加续断、荆芥穗、阿胶、艾叶；便血，加地榆、槐角、阿胶；血痛在肢节，加乳香、没药；在心腹，加蒲黄、五灵脂；血虚，加杞子、苁蓉；血燥，加乳酪、蜂蜜；血热，加天冬、生地；血寒，加干姜、肉桂；活血，加韭汁、牛膝；养血，加丹参、秦艽。

其间审择采用以为佐使，存乎其人。至于君主之方，当遵虚实大法。实热者，犀角地黄汤；虚热者，四生丸、生地黄散；虚寒者，建中汤、理中汤。细而分之：血症肝虚者，逍遥散；肺虚者，麦冬饮子；肾虚者，地黄汤；心虚者，归脾汤；脾虚者，异功散。若再进而五脏兼病者，又当推而互之。肾虚而肺家有火者，地黄汤加麦冬、山栀、贝母、沙参；肾虚而肺气衰耗者，地黄汤加麦冬、五味；肺脉虚甚者，再加人参；肾虚而下焦寒冷者，地黄汤加肉桂、五味；脾虚而元气下陷者，补中益气汤；脾虚而荣卫两弱者，人参养荣汤；脾肾两虚，上焦有热者，清宁膏；脾肾两虚，下焦阴寒者，八味丸；脾肾两虚，中、下二焦俱寒者，理中汤加肉桂、补骨脂。夫血症而用炮姜、肉桂、附子、理中、建中、八味者，因外有假热，内有真寒，孤阳浮露，血不能藏，故用温剂以吸血归元，乃变病变法也。（《证治汇补》）

血寒自当用温，血热自当用凉。若使血寒不温，则血益寒而不流矣；血热不凉，则血益结而不散矣。故温血即为通滞活瘀之谓，而凉血亦为通滞活瘀之谓也。第书所载凉血药味甚多，然不辨晰明确，则用多不合。如血闭经阻，治不外乎红花；毒闭不解，治不外乎紫草。此定法也。然有心胃热极，症见吐血，则又不得不用犀角；心脾热极，症见喉痹，不得不用射干；肝胃热极，症见呕吐血逆，不得不用茅根；肠胃热极，症见便血，不得不用槐角、地榆；心经热极，症见惊惕，不得不用辰砂。且痈肿伤骨，血瘀热聚，无名异宜矣；毒盛痘闭，干红晦滞，猪尾血宜矣；目盲翳障，血积上攻，夜明砂、谷精草、青鱼胆宜矣；瘀血内滞，关窍不开，发余宜矣；肝火失制，呕血过多，侧柏叶宜矣；火伏血中，肺痈失理，凌霄花宜矣；肝胃血燥，乳痈淋闭，蒲公英宜矣。至于肠红脱肛，血出不止，则有炒卷柏可治；血瘕疝痹，经闭目赤，则有赤芍药可治；诸血通见，上溢不下，则有生地黄可治；心肾火炽，血随火逆，则有童便可治；肝肾火起，骨蒸血结，则有童便可治。其他崩带惊痫、噎膈气逆之有赖于代赭石；湿热下注、肠胃痔漏之有赖于刺猬皮；血瘀淋滴、短涩溺痛之有赖于琥珀；心肝热极、恶疮目翳之有赖于龙胆；齿动须白、火疮红发之有赖于旱莲草：亦何莫不为通瘀活血之品。但其诸药性寒，则凡血因寒起，当知所避，慎不可妄见血闭，而即用以苦寒之味以理之也。（《本草求真》）

临川陈先生云：医风先医血，血行风自灭。盖肝藏血而主风，又肝气为阳为火，肝血为阴为木。若肝火旺，则肝血必虚。故凡风病，多因肝经风火为患，当推五脏相胜相生，以益其血。经云肾藏精而主骨，故肾虚则骨中热，或涌泉穴，或两胫、两足内热，多患骨痿，以致不起，属足三阴亏损之虚热耳。滋其化源，庶可保其生。(《折肱漫录》)

第七章　药物方剂

药者草本，偏性者也。偏性之气皆有毒，以此毒除彼毒耳！《周礼》曰："聚毒药以供医事。"又曰："以五毒攻之。"《左传》曰："美疢①弗如恶石。"古语曰：毒药苦口利于病。《内经》曰："毒药攻邪。"古者以药为毒，可以知已。后世自道家之说混于疾医，以药为补气养生之物，不知其为逐邪驱病之设也，可谓失其本矣。甚则至有延龄长年、还少不死等之说。庸愚信之，煅炼服食，以误其身者多矣。悲夫！（《医断》）

《淮南子》云：神农尝百草，一日七十毒。予尝通其书，每至于此，未始不叹夫孟子所谓尽信书则不如无书……果有待乎必尝，则愈疾之功，非疾不能以知之，其神农众疾俱备，而历试之乎？况污秽之药，不可尝者，其亦尝乎？且味固可以尝而知，其气、其性、其行经主治及畏恶反忌之类，亦可以尝而知乎？苟尝其所可尝，而不尝其所不可尝，不可尝者既可知，而可尝者亦不必待乎尝之而后知矣。谓其不尝不可也，谓其悉尝亦不可也。然经于每药名下不著气性等字，独以味字冠之者，由药入口惟味为先故也。又药中虽有玉石虫兽之类，其至众者惟草为然，故遂曰尝百草耳，岂独尝草哉！夫物之有毒，尝而毒焉有矣，岂中毒者日必七十乎？设以其七十毒偶见于一日而记之，则毒之小也，固不死而可解，毒之大也则死矣，孰能解之？亦孰能复生之乎？先正②谓淮南之书多寓言，夫岂不信？（《医经溯洄集》）

大凡攻击之药，有病则病受之。病邪轻而药力重，则胃气受伤。夫胃气者，清纯冲和之气也，惟载谷肉菜果相宜。盖药石皆是偏胜之气，虽参、芪辈，为性亦偏，况攻击之药乎？（《格致余论》）

白菜疏利，而菜心有毒；竹叶、竹茹、竹沥，皆解热消痰，而笋有毒：何其反也？药有未伸之气，先时而折之，虽蒙水火之变，借人气息犹能发泄，故患疮肿之人，食之则增痛增痒，若人身平和，脏腑之气足以运化物气，不至为害。本草云凡瓜果未熟者有毒，皆此意。非其性真毒也，郁也。譬如和厚之人，逆阻其方，亦怀不乐，然此皆天郁也。酒之有毒，则人力造作之郁也。夫人之为郁异，而郁之为毒同。又俗称羊肉有毒。羊肉大补，功同参、芪，毒性何在？然疮肿增痛如神，盖大温大补之故，非关毒也。譬如痈疽早用白术，则肿溃益甚，痛楚益加。脓窠疮亦尔。白术岂有毒耶？（《医暇卮言》）

---

① 疢（chèn 趁）：热病。引申即谓病。
② 先正：古称前代的君长。

按《本草纲目》金石、草木、禽兽、果谷，自神农及今，计一千六百余种，命名之义，各有思存。如黄连、白芷、青黛、元参之类，以色而命名也；甘草、苦参、酸枣、细辛之类以味而命名也；寒水石、腽肭脐、火硝、香薷之类，以气而命名也；桑皮、橘核、杏仁、苏子之类，以体而命名也；夏枯草、款冬花、长春、秋葵之类，因时而命名也；防风、续断、决明、益智之类，以功能而命名也；钩藤、兜铃、狗脊、乌头之类，以形象而命名也。命名之义，不能枚举，施于治道，各有功用。如五气分走五脏，五味逆治五行，皮以治皮，节以治骨，核以治丸，松节、杉节及草根之多坚节者，皆能治骨。荔核、橘核之类，治睾丸。子能明目，藤蔓者治筋脉，肉者补血肉，各从其类也。如水草、石草，其性主升；梢杪子实，其性主降；甘香之品，能横达于四旁；寒热之气，性浮沉于上下，在土之根茎，本乎上者亲上，本乎下者亲下；在外之枝干，在根者治本，在枝者行于四肢。此物性之自然也。又如夏枯之草，夏收之术，半夏之生，麰①麦之成，皆得火土之气，而能化土；秋英之菊，秋鸣之蝉，感金气而能制风；凌冬不凋者，得寒水之气，而能清热；先春而发者，秉甲木之性，而能生升。此感天地四时之气，而各有制化也。甘温者补，苦寒者泻；色赤者走血，色白者走气；赤圆者象心，白瓣者象肺，紫尺者益脾，香圆者入胃，径直青赤者走肝，双仁圆小者补肾，以形色之相类也。以象形而治五脏，详《金匮要略》。阳者主上，阴者主下，阴中之阳升，阳中之阴降；轻清者主上，重浊者主下，浊中之清升，清中之浊降。凡物感阴阳之气而生，各有清浊升降之质性者也。又如山栀炒黑而降，黑豆黄卷而升，红曲生血，神曲化秔②。此假造酿而得化功者也。因名而取实，因象以用形，得其性之升降浮沉，气之温凉寒热，色之青黄赤白，味之甘苦酸辛，一千六百余种，大概不越乎此矣。（《侣山堂类辩》）

今请先论诸根。升麻、葛根、黄芪，均是升药，而所升各有不同。升麻根大于苗，其得气之独厚可知；根中多孔窍，其能吸引地中水液，以上达于苗叶也可知；气味辛甘，又合于上升之气味。唐容川曰：合形味论性，皆主于升，故曰升麻。为升发上行之专药，正谓此也。葛根，其根虽深，而身系藤蔓，惟根实而少孔，故葛根力能升津，不若升麻之只能升气也。黄芪，根中虚松有孔道，味较升麻为厚，故升而能补，不若升麻之升而不能补也。即此以推，则羌、独活之能升太阳之气，祛太阳之湿，以根深而气味辛烈也。独活之能入少阴，以色黑而味更辛、气更烈也。葱白入土不深，功专升散者，以气胜于味也。生姜既主升散，又主降饮止呕者，以味胜于气也。白芷之能升散肺胃两经风寒，姜黄之能破结去滞，可类推矣。至牛膝、灵仙、茜草、大黄等，根既坚实，无升达之孔道，味又苦泻，无升发之能力，其主降而不主升，乃根之变格，与升麻等上升之义，不难对勘而知。若甘草、地黄之有味无气，则主静而不主动矣；白术、苍术、野术之有气有味，则静而兼动矣。味胜则静多，气烈则动甚。人参之阳生于阴，冬虫草之阳潜于阴，气不剧烈，味又和平，此乃天地之精气，结成世界之灵

---

① 麰（móu 谋）：大麦。
② 秔："粳"的异体字。

品，能升能降，可阴可阳，又不可以常理论矣。故知白术在气分之作用，则远志在血分之为用可悟矣；推之于当归，推之于芎？虽动静广狭之有异，理则一也。知地黄在血分之作用，则天花粉在气分之为用可悟矣；推之于山药，推之于玄参，虽有入脾入肾之各殊，理则一也。知牛膝、大黄等之作用，则丹皮之动血，芍药之破结，亦可悟也。(《医学南针》)

唐容川曰：物下极则反上，物上极则反下。草木上生果实，为已极矣，故返而下行。实核之性，在于内敛，故降而兼收。然果实仁核之主收降，亦有须合形色气味论之，方为确当。麻仁、巴豆、蓖麻子、葶苈，皆能滑利下大便，以有油也。但麻仁无辛烈之性，故但能润降，不能速下；蓖麻子味辛气温，是有气以行其油滑之性，故其行速；巴豆大辛则烈，大热则悍，以悍烈行其滑利，故剽劫不留也；葶苈味苦辛，而性滑利，隐寓巴豆、大黄二者之性，故极速降，能大泻肺中之痰饮脓血，诚猛药也。杏仁亦有油，但得苦味，而无辛烈之气，故降而不急；桃仁以花红入血，仁又有生气，故桃仁能破血，亦能生血。故知巴豆、麻仁之降利，即可悟杏仁、桃仁之为用。推之于松子仁、胡桃肉，凡有油者，无不皆然矣。惟偏于苦者利于降，偏于甘者利于补，偏于湿者利于涩耳，而滑利则其本性也。枳壳、陈皮、槟榔、郁金、花椒、苍耳子、蔓荆子，均是子也，而为用各异。枳壳木实，味系纯苦，故理胃气；陈皮辛香，辛则能升，香则能散，故能治脾胃，又能理肺也；槟榔沉降之性，自上而下，故能治小腹疝气，亦能兼利胸膈，以味不烈，降性缓也；郁金乃姜黄之子，气较姜黄为薄，味较姜黄为胜，故行血之功甚于行气。大抵性重且速者，直达下焦，而不能兼利上焦；气味轻且缓者，则皆能降利上焦。以上所举，均气味之轻且缓者。若橘核、楂核、荔枝核，则均专治下焦之气矣。至苍耳有芒而体轻松，蔓荆味辛而气发散，花椒气味辛温，此乃诸子中之变格，不当以诸子为主体，当以形色气味为主体矣（如辛味无降、芒刺息风之类）。唐容川曰：同是果实，又有皮肉、仁核之分，皮肉在外，容有升散之理；仁核在内，则专主收降，断无升散。是以牵牛子、车前子，皆兼降利；荔枝核、山楂核，皆主降散。白蔻仁、西砂仁，味虽辛，而究在温中以降气；柏子仁、酸枣仁，功虽补，而要在润心以降火。故诸子之降，约分三端：味苦质实者，其降必沉；味辛气香者，降必兼散；味淡气薄者，降必渗利。知此，而诸子之能事毕矣。即非诸子，而具降性之药，不论是根，是身，是金石，其能事亦毕矣。(《医学南针》)

徐洄溪曰：凡物之生于天地间，气性何如，则入于人身；其奏效亦如之。盖人者，得天地之和气以生，其气血之性，肖乎天地，故以物性之偏者投之，而亦无不应也。诸花居茎梢之上，翩翩欲舞，其气之轻扬也可知。居至高之位，禀轻扬之气，故多能散头目之邪，以头目居上，合乎上者上之义也。甘菊花气香味平，能散头目之风邪；金银花味苦，则散阳明头目之风热矣。凡芳香之品，皆能治头目肌表之疾。但香则无不辛燥者，惟菊花、银花味清而质轻，气芳而不烈，此温热家所以奉此二花为主药，有桑菊饮、银翘散之剂欤！辛夷花味辛气散，专散脑鼻内之风寒；蜜蒙花则散眼内之风邪；梅花先春而开，为百花之魁，色白气清，能解先天之痘毒，以从天一之阳，引毒外解也；玫瑰花色赤而香烈，即能疏肝理气矣；至如厚朴花之宽中，为气味浓厚也；

芙蓉花之收敛，为质液胶腻也；旋覆花之润利去痰，为花既滴露而生，味又微咸也；月季花之通经，为月月花开月月红也。此实花药中之变格。

唐容川曰：草木之叶，多得风气，故多主散，风以散之也。盖叶在四旁，自然专主四散。故竹叶能清肌肉中之热，荷叶能散皮肤中之热，桑叶能息风，菊叶之解毒，橘叶之疏肝，枇杷叶之理肺，桃叶能散血分之寒热，苏叶能散气分之寒热，无非一"散"字矣。豨莶叶大而有毛，则主去周身之风矣。巡骨风、苍耳叶、八角风，皆叶大而有芒角，其得风气也甚于豨莶，则散风之力，亦远过于豨莶矣。至艾叶之温胞室，柏叶之清血，此又叶之变格，当舍叶而论形色气味矣。温热家治病，喜用花与叶，以温邪初感，多在上焦，花与叶体轻而主散，所谓"上焦如羽，非轻不举"，即徐之才"轻可去实"义也。

知诸花与叶之皆散，则诸枝之主散可知。惟枝之体较叶为沉，则其散之力亦较叶为进。且草枝、木枝又有轻重之分，故苏枝仅能散肌肉之风寒，桂枝则力能走筋骨、能通心矣。桑枝、桃枝、槐枝，能达四肢，亦此义也。知诸根之皆升，则诸干之为用可知也。故麻黄、柴胡、青蒿、藿香之属，皆主升散。所以升而兼散者，以根在土中，禀浊阴之气，干在土外，禀清阳之气也。麻黄入太阳，柴胡、青蒿入少阳，藿梗祛上焦之湿，又在形色气味之别也。(《医学南针》)

酒之气暴，如人身虚气逆气之暴，酒得肉食，则其气缠绵而不暴，如人身之虚气逆气得金石之剂沉坠，则其气亦缠绵而不暴。故金石之缠绵，在气不在质。世人但知金石坠气，而不知所以坠气之义也。有用质阴味厚以沉降之者，盖气阳质阴，阴阳相遇，则自然相得而不升走，亦金石缠绵之义欤！(《顾氏医镜》)

或问曰：金石之药，埋之不腐，煮之不烂，用能固气，可以延年，草木之药，未免腐烂焉有固驻之功？答曰：金石之药，其性慓悍，而无津液之润。人服金石，当壮盛时，未见其害；及其衰弱，毒则发焉。夫壮年气盛则能制，血旺则能行，故不发也；及其气虚血衰，不能行制，毒积于脏腑，大患生焉，何固驻之有？

或问曰：亦有未衰弱而石发何也？答曰：忧恚在心，气血不宣畅，营卫涩滞，不能行石，热结不散，随其所积，发诸痈疽。又有服石之人，倚石热而纵欲，恃石势而啖肥浓，以为奇效。而不知精液潜耗，猛热遂作，烈火燎原，罕不焦土。

问曰：金石之为害若此，农皇何以标之于《本经》？答曰：大虚积冷之人，不妨暂服，疾愈即止，亦无害也。

又问曰：石性慓悍，脏衰则发，今病者先虚而后服石，岂能制其势力乎？且未见其害何也。答曰：初服之人，石势未积，又乘虚冷之体，焉得发邪？

又曰：草木自不能久，岂能益人哉？答曰：服之不倦，势力相接，积年之后，必获大益。夫攻之药，以疾差见功；固驻之力，觉安为效。形神既宁，则寿命日久矣。(《友渔斋医话》)

威灵仙、柴胡诸药，原是用根，坊间恒杂以茎叶，医者不知甄别，即可误事。细辛之叶，其功用亦不如根，故李濒湖《本草纲目》亦谓用根。至楮白皮与桑白皮，亦皆用根上之皮，其真伪尤属难辨，用者必自采取方的。如楮根白皮，大能固涩下焦，而带皮樗枝煎汤，又能通大便。俗传便方，大便不通者，用带皮樗枝七节，每节长寸许，煎汤服之甚效。其根与枝性之相异如此，用者可不慎哉！（《医话拾零》）

本草虽有别名，而取用贵乎通俗，若图务博矜奇，令人模糊费解，危急之际，误事不浅。且书有急救良方、简便奇方之称，皆欲速取其效以救也。若反用疑难各色，岂不与救急之意相悖乎？余谓不独字义务要浅近，而药品之似是而非者，亦当辨别。即如象贝类川贝，姜黄类郁金之类，难以悉举。更有伪杂，如采树枝充桑寄，什樟脑入冰片，染松脂以代血竭，炼白盐以乱秋石之类，若不定真伪而误服之，岂能疗病？又如药引中生姜几片、灯心几茎之类，余意须下分两为是。盖片有厚薄，茎有短长，过与不及，均难取效。再如煎药，宜各药各铫，不可同他人混杂，恐彼煎攻伐，我煎补益，彼煎温热，我煎清凉，岂不大有相反！譬如酒壶冲茶，虽不醉人，难免酒气。又《本草蒙筌》云：医药贸易，多在市家，谚云卖药者两眼，用药者一眼，服药者无眼。可不慎欤！（《愿体医话》）

医者意也，如对敌之将，操舟之工，贵乎临机应变。方固难以尽用，然非方则古人之心隐，茫如望洋捕风，必有率意而投之者矣。方果可以不用乎？然方固良矣，然必熟之《素问》，以求其本；熟之本草，以究其用；熟之诊视，以察其症；熟之治疗，以通其变。始于用方，而终至无俟乎方，夫然而医之道成矣。（《顾氏医镜》）

方有膏、丹、丸、散、煎、饮、汤、渍之名，各有取义。膏取其润，丹取其灵，丸取其缓，散取其急，煎取其下达，饮取其中和，汤取其味以涤荡邪气，渍取其气以留连病所。而君臣佐使配合，全在分量。如小承气汤，用大黄为君，走中下焦血分；厚朴为君，即变而为中、上焦气分之法。阳旦汤，桂枝为君，走太阳；芍药加倍，便入太阴。当归赤小豆散，赤豆为君，重在败毒；当归为君，重在理血。主之，佐之，轻之，重之，运用之妙，存乎一心，立方者讵可忽诸！（《医医小草》）

《伤寒论》辨可汗云：凡云可发汗而无汤者，丸、散亦可用，要以汗出为解，然不如汤随症良；辨可下云：凡服下药，用汤胜丸、散。考仲景书，汗方除桂枝、麻黄等汤外，别无发汗之丸、散。今此云云，可见古方汤液、丸、散，随宜酌之，不似后世异法者必异方也。仲景于此起例，如理中丸及汤、半夏散及汤、抵当丸及汤、蜘蛛散及丸，其最著者也。而于病后喜唾，用理中丸；胸痹，用人参汤；于小腹硬满，小便利如狂者，用抵当汤；于但小腹满，小便利者，用抵当丸：非随症异法之证乎？他如太阳篇云：伤寒十三日不解，过经谵语者，以有热也，当以汤下之；若小便利者，大便当硬，而反下利，脉调和者，知医以丸药下之，非其治也；若自下利者，脉当微厥，今反和者，此为内实也，调胃承气汤主之。丸谓调胃承气丸也。此症宜汤下不宜丸，故辨之尤明。且也仲景有麻黄汤，而《深师》直作麻黄散；仲景有干姜附子汤，而《肘后》变为姜附丸；仲景有枳术汤，而张洁古变为枳术丸。吾湖郡志所载，有以小柴胡散治病不效，且作汤即效者，皆足证余说也。（《研经言》）

邪之伤人有浅深，药之攻邪有轻重。病之始起，当以汤液治其微；病既日久，乃以醪醴攻其甚。是故病人色见浅者，汤液主治；其见深者，必齐主治；其见大深者，醪醴主治。又有形数惊恐，经络不通，病生于不仁者，治以醪药，以此见受邪既深，经脉闭滞，非醪药散发邪气，宣通血脉，安能必愈？然则汤液者，取其荡涤之功，甚于丸散。病久日深，乃以醪醴，其法众多。以夫受邪坚牢，取差或迟，是故服饵之方，用酒醴者十常六七。大法醪醴之方，冬三月宜用，立春后宜止。服饵之家，不问有疾，冬三月宜常得酒药两三剂，至立春勿服，故能使百疾不生。又况酒性酷热，主行药势，所以病人素有血虚气滞、陈寒痼冷、偏枯不随、拘挛痹厥之类，悉宜常服，皆取其渐渍之力也。又古法服药，多以酒者，非特宣通血气而已，亦以养阳也。（《圣济总录》）

汤者荡也，煎成清汁是也，去大病用之。散者散也，断成细末是也，去急用之。又曰：细末者不循经络，止去胃中及脏腑之积，又治肺疾及痰嗽为宜。丸者缓，作成圆粒是也，不能速去病，舒缓而治之也。去下部之病也，其圆宜大而光且圆；治中焦次之；治上焦者宜极小。滴水丸，取其最易化；炼蜜丸，取其迟化，而气循经络也；蜡丸者，取其难化，通关膈而作效，又能固护毒药之气味，使不伤脾胃也。（《顾氏医镜》）

成方弊：执一定之成方，治万人之活病，厥弊大矣。昔东坡先生误信圣散子，而作序流传，后人被其害者不可胜纪。《续医说》载宏治癸丑吴中大疫，邑侯孙磐修合圣散子，遍施街衢，服者十无一生。原孙侯之意，本欲活人，殊不知方中有附子、麻黄、良姜、萸、蔻、藿香等药，皆性味燥热，反助火邪，杀人利于刀剑也。奈今人伪信乩士之言，请鸾定方，合药施送，往往亦蹈此弊。孔子曰：好仁不好学，其此之谓乎？故是编于解疫、神犀二方外，不多录者，固由疏陋，亦敬慎之意也。盖外治单方，凡效验者，亟当传布。若内证则病异其因，人殊其体，投剂极宜详审，设非王道之方，平和之药，断勿轻信妄传，误人性命。苟广此说以告人，亦仁者之一端也。若夫世俗相沿，如外感之五虎汤，疟疾之柴胡姜枣汤，临盆之催生丹，产后之生化汤，麻疹之西河柳此物性同麻黄，故缪氏每与石膏并用，殊有奇功，若独用则大误也、樱桃核，痘科、外科之桑虫、蜈蚣之类，皆人受其害而习焉未定者。更有饱暖之家，无病服药，如六味丸、八味丸、全鹿丸、归脾、十全及壮阳种子等方，滋弊尤深，不胜缕述，聊引其概，智者慎之！（《潜斋医话》）

药有宜丸、宜散者，宜水煎者，宜酒渍者，宜煎膏者，亦有一物兼宜者，亦有不可入汤、酒者。并随药性，不可过越。汤者，荡也，煎成清汁是也，去大病用之。散者，散也，研成细末是也。丸者，缓也，不能速效，舒缓而治之也。渍之者，以酒浸药也。有宜酒浸以助其力，如当归、地黄、知母、黄柏阴寒之气味，假酒力而行气血也；有用药剉细，如法煮酒密封，早晚频饮，以行经络，或补或攻，渐以取效是也。

细末者，不循经络，上去胃中及腑脏之积，及治肺疾咳嗽为宜。气味厚者，白汤调；气味薄者，煎之。和渣服丸，治下焦之病者，极大而光且圆；治中焦者，次之；治上焦者，极小。面糊者，取其迟化，直至下焦，或酒取其散，醋取其收，如半夏、南星。及利湿者，以姜汁稀糊丸，取其易化也。如汤泡蒸饼，尤易化。滴水亦然。炼蜜丸者，取其迟化，而气循经络也。蜡丸者，取其能达下焦，而治肠澼等疾。

凡修合丸剂，用蜜只用蜜，用饴只用饴，勿相杂用。且如丸药，用蜡取其固护药气，欲其经久不失味力，且过膈关而作效也。若投蜜相和，虽易为丸，然下咽亦即散化，如何得致肠中。若或有毒药，不宜在上化，岂徒无益，而反为害，全非用蜡之本意。

凡炼蜜宜掠去沫，令熬色微黄，试水不散，再熬一二沸作丸，则收潮而黏成堆也。

冬月炼蜜，炼时要加二杯水为妙。《衍义》云：每蜜一斤，只炼得十二两，是其度数也。和药末要乘极滚时和之，臼内捣千百杵，自然软熟，容易作条为丸也。

凡为末，先须细切，晒燥退冷捣之。有宜合捣者。其滋润之药，如天麦冬、生熟地黄、当归辈，皆先切晒之独捣；或以慢火隔纸焙燥。退冷捣之，则为细末。若入众药，少停回润，则和之不匀也。凡湿药燥后，皆大耗蚀，当先增分两，待燥称之乃准。其汤、酒中不须如此。

凡合丸药用蜜，绢令细筛。散药尤宜精细。若捣丸，必于石臼中杵千百遍，色利和同为佳。

凡欲浸酒，皆须细切，生绢袋盛，乃入酒密封。随寒暑日数，视其浓烈，便可漉出，不须待酒尽也。渣则曝燥微捣，更渍饮之。亦可为散服。

凡合膏子，须令膏少之料先淹浸，先煎其汁，乃下有膏之料。煮时当杖以三上三下，以泄其火气，勿令沸腾。不妨旋取药汁，渣须再煮，务令力尽而已。然后渐渐慢火收厚如饴，加炼蜜，收贮磁瓶，出火气七日、二七日，听用。

凡煎摩贴之膏，或醋，或酒，或油，须令淹浸，然后煎熬。用杖三上三下以泄其热势，令药味得出；上之使唖唖沸，下之要沸静，良久乃上之。如有葱白及姜在内，以渐焦为度。如有附子、木鳖者，亦令焦黄，勿令枯黑。滤膏必以新布。若是服之膏，滓亦可酒煮饮之。可摩之膏，渣亦可敷，亦欲兼尽其药力也。

凡汤膏中用诸石药，皆细研之，以新绢裹之纳中。《衍义》云：石药入散，如朱砂、钟乳之类，用水研乳极细，必要二三日乃已，以水漂澄极细，方可服饵，岂但研细绢裹，为是。

凡草叶之药，如柏叶、荷叶、茅根、蓟根、十灰散类，必要焦枯，用器盖在地上，出火性，存本性，倘若死灰，则白无效矣。

凡有脂膏，如桃、杏、麻仁等，须另末，旋次入众味合研，则匀。

凡汤剂中用一切完物，俱破壳研之，如豆蔻、蓟子、益智、骨脂之类。不则如米之在谷，虽煮之终日，米终不熟。职是故也。

凡用香燥，如木香、沉香、砂仁、豆蔻，不宜久煎，点泡尤妙。(《寿世青编》)

古人因病以立方，非立方以俟病也。古方已多，医者竟将古方圆融通变，而治病有余矣，何必立此新方以误人！细阅诸方，非蛮补即新奇，皆非纯正。东垣之法，凡脾胃之方，必兼疏理；地土得疏，乃能发生万物。经云："土得木而达。"此可知矣。(《景岳发挥》)

古圣设立方药，专以治病，凡中病而效者，即为秘方，并无别有奇药也。若无病而服药，久则必有偏胜之害。或有气血衰弱，藉药滋补，亦必择和平纯粹之品，审体气之所偏，而稍为资助。如世所谓秘方奇术，大热大补之剂，乃昔人所造以欺人者。若其方偶与其人相合，或有小效，终归大害，其不相合者无不伤生。更有一等怪方，乃富贵人贿医所造者。余曾遇一贵公子，向余求长生方。余应之曰：公试觅一长生之人示我，我乃能造长生之方，若长生者无一人，则天下无长生之方矣。其人有愠色，是时适有老医在其家，因复向老医求得之，乃傲余曰：长生方某先生已与我矣，公何独吝也？余视其方，乃聚天下血肉温补之药，故难其制法，使耳目一新者。余私谓老医曰：先生之长生方从何传授？老医曰：子无见哂，子非入世行道之人耳！凡富贵之人，何求不得，惟惧不能长生纵欲耳！故每遇名医，必求此方，若长生方不知，何以得行其道？我非有意欺彼，其如欲应酬于世，自不得不然耳！后果得厚酬。余固知天下所传秘方，皆此类也。此即文成五利之余术，勿以为真可以长生也，速死则有之耳！识此，以醒世之求长生而觅秘方者。

张鸿按：《阅微草堂笔记》云，药所以攻伐疾病，调补气血，而非所以养生。方士所饵，不过草木金石。草木不能不朽腐，金石不能不消化，彼且不能自存，而谓借其余气反长存乎？古诗云：服药求神仙，多为药所误。昔邱处机语元太祖曰：药为草，精为髓，去髓添草，譬如囊中贮金，以金易铁，久之金尽，所有者铁耳！夫何益哉？即神仙何尝不死耶！盖生必有死，物理之常。炼气存神，皆逆而制之者也。逆制之力不懈，则气聚而神亦聚，逆制之力或疏，则气消而神亦消，消则死矣。至吐纳导引之术，虽出丹经，而非丹经所能尽。其分利节度，妙极微芒，苟无口诀真传。但依法运用，如检谱对弈弈必败，如拘方治病病必殆。缓急先后稍一失调，或结为痈疽，或滞为拘挛，甚或精气瞀乱，神不归舍，遂成癫痫。

王世雄按：大热大补之药，服而伤生者，指不胜屈。其初有小效，终归大害，而尚可为之挽救者，余案中所载多矣。惟沈琴痴患类中，广饵热补，渐致四肢拘挛，口不能言，但饮食如故，是痰火风邪尽补入络也。呻吟床蓐者七载，遍治不效而亡。张越钦茂才室，体极阴亏，医者谓阳能生阴，辄与热补，遂至肉脱形消，四肢痿废，是养筋之营液尽烁也，不能下榻者已数年矣。姑举一二以为后人鉴之。（《医砭》）

世俗所谓名方者，间有奇效，故医传之，非医者亦传之。不审其所出，而一时使用有验者，相传以为名方也。盖载书籍者，未必佳；传俗间者，未必不佳。宜博求普问，以辅其术矣。（《医断》）

世人每喜以单方治病，盖取其价廉而收效速也。夫单方之药，不过一二味，凡人所患之症止一二端，则以一药治之，药专而力厚，自有奇效。若病兼数症，则必合数药而成方。如内外之病，其中自有传变之道，虚实之殊，久暂之别，深浅之分，及夫人性各殊，天时各异，此非守经达权者不能治。若皆以单方治之，则药性专而无制，偏而不纯，有利必有害，万不可以此尝试！（《疾病补救录》）

单方之佳者，不必出自方书，往往有乡曲相传，以之治病，应手取效者。（《冷庐医话》）

世俗每谓单方外治者，非比内服，可放胆用之，不知亦有被害者。《续名医类案》云：一僧患疮疥，自用雄黄、艾叶，燃于被中熏之，翌日遍体焮肿，皮破水出，饮食不入，投以解毒不应而死。盖毒药熏入腹内而散真气，其祸如此。又云：余举家生疮，家人亦用此方熏之，疮不愈，未几娈儿出痘，症极凶，药不能下咽而殁，殆亦受其毒

耳！窃意所患疮，当是热毒，以热攻热，毒乃益炽。故凡用药，宜先审明阴阳虚实，不得谓外治无害而漫试之。(《冷庐医话》)

第一节　药物总论

一、性味

气味之辨，则诸气属阳，诸味属阴。气本乎天，有四，寒、热、温、冷是也；味本乎地，有六，酸、苦、甘、辛、咸、淡是也。热、温者，天之阳；寒、凉者，天之阴也。辛、甘、淡者，地之阳；酸、苦、咸者，地之阴也。阳主升而浮，阴主沉而降。辛主散，其行也横，故能解表；甘主缓，其性也和，故能补中；苦主泻，其行也下，故可去实；酸主收，其性也敛，可以治泄；淡主渗，其性也利，可以分消；咸主软，其性也沉，可以导滞。用纯气者，取其动而能行；用纯味者，取其静而能守。气味兼用，合和之妙；君臣相配，宜否之机；既欲其宜，尤当知忌；先避其害，后用其利；一味不投，众善俱弃；欲表散者，须远酸寒；欲降下者，勿兼升散。阳旺者，当知忌热；阳衰者，沉寒勿犯。上实者，忌升；下实者，忌秘。上虚者，忌降；下虚者，忌泄。诸动者，再动即散；诸静者，再静则减。甘勿施于中满，苦勿投于假热，辛勿需于热躁，咸勿用于伤血。酸本木味，最能克土，脾气虚而少运者，切勿轻投。阳中复有阴象，阴中复有阳诀，使能烛此阴阳，则药理虽玄，岂难透彻。(《杂病源》)

中医辨药，注重色、香、味、形；辨性，注重寒、热、温、凉；辨类，分作金、石、草、木；辨味，分出咸、苦、辛、甘；辨用，分为汗、吐、和、下。

论其气，芳香之品，都能舒气行经；芳烈之品，都能开中祛浊。论其味，味厚者走阴，味薄者走阳；辛甘之味无降，苦咸之味无升，酸涩之味无散，甘淡之味无攻。论其形，则诸根皆升，升麻、葛根、黄芪即其例也；诸子皆降，麻仁、葶苈、杏仁即其例也；诸花、诸叶皆散，菊花、金银花、竹叶、荷叶、桑叶即其例也。此不过言其常耳，有不然者，乃其变也。心以治心，筋以治筋，络以治络，皮以治皮，及其常也，有不然者，乃其变也。凡物之中空者，皆能疏气；有刺者，皆能息风；有芽者，皆能透发；多汁者，皆能增液。论其色，则色白入肺，色赤入心，色青入肝，色黄入脾，色黑入肾，以其常也，有不然者，乃其变也。(《士谔医话》)

本草以乾姜为大热，于是世医皆谓四逆汤方中，姜、附热药也，故能温厥冷。非也。按厥冷者，毒之急迫也，故甘草以为君，而姜、附以为佐。其用姜、附者，以逐水毒也，何热之有？京师二条路白山街，有嘉兵卫者，号近江铺，其男年始十有三，一朝而下利，乃至日午，无知其行数，于是神气困冒。医为独参汤与之，及至日晡所，手足厥冷，医大惧，用姜、附益多，而厥冷益甚。诸医皆以为不治，余为诊之，百体无温，手足擗地，烦躁而叫号，如有腹痛之状，当脐有动，手不可近。余乃谓曰：是毒也，药可以治。焉知其死生，则我不知之也。虽然今治亦死，不治亦死，等死，死治可乎？亲戚许诺。乃与大承气汤一帖之重十二钱。一服，不知；复与，厥冷则变为热；三服而神色反正，下利减半；服十日所，诸证尽退。由是观之，医之于事，知此药解此毒耳！毒之解也，厥冷者温，大热者凉。若以厥冷复常为热药，则大黄、芒硝亦为热药乎？药物之寒热温凉不可论，斯可以知已。（《药征》）

甘有淡义，非徒以甜为甘也。《礼记》：甘受和。若甜则不受和矣。《书》稼穑作甘，亦言淡。故石膏之甘，不同于麦、地。（《世补斋医书》）

药品如人，品纯正者不为患，然后可以去病，亦正己正人之义也。如气味乖张，倒胃伤原，药先为患，救药不遑，岂暇治病哉！（《医论》）

二、配伍禁忌

如麻黄得桂枝则能发汗，芍药得桂枝则能止汗，黄芪得白术则止虚汗，防风得羌活则治诸风，苍术得羌活则止身痛，柴胡得黄芩则寒，附子得干姜则热，羌活得川芎则止头疼，川芎得天麻则止头眩，干姜得天花粉则止消渴，石膏得知母则止渴，香薷得扁豆则消暑，黄芩得连翘则消毒，桑皮得苏子则止喘，杏仁得五味则止嗽，丁香得柿蒂、干姜则止呃，干姜得半夏则止呕，半夏得姜汁则回痰，贝母得瓜蒌则开结痰，桔梗得升麻开提血气，枳实得黄连则消心下痞，枳壳得桔梗能使胸中宽，知母、黄柏得山栀则降火，豆豉得山栀治懊憹，辰砂得酸枣则安神，白术得黄芩则安胎，陈皮得白术则补脾，人参得五味、麦冬则生肾水，苍术得香附开郁结，厚朴得腹皮开膨胀，草果得山楂消肉积，神曲得麦芽能消食，乌梅得干葛则消酒，砂仁得枳壳则宽中，木香得姜汁则散气，乌梅得香附则顺气，芍药得甘草治腹痛，吴茱萸得良姜亦止腹痛，乳香得没药大止诸痛，芥子得青皮治胁痛，黄芪得大附子则补阳，知母、黄柏得当归则补阴，当归得生地则生血，姜汁磨京墨则止血，红花得当归则活血，归尾得桃仁则破血，大黄得芒硝则润下，皂角得麝香则通窍，诃子得肉果则止泻，木香得槟榔治后重，泽泻得猪苓则能利水，泽泻得白术则能收湿。此用药相得之大端也。（《赤水玄珠》）

表汗用麻黄，无葱白不发。吐痰用瓜蒂，无豆豉不涌。去实热用大黄，无枳壳不通。温经用附子，无干姜不热。竹沥得姜汁则行经络。蜜导得皂角能通秘结。半夏、姜汁，可止呕吐。人参、竹叶能止虚烦。非柴胡不能和解表里。非五苓散不能利小便。花粉、干葛，消渴解肌。人参、麦冬、五味，生脉补元。犀角、地黄，止上焦吐衄。桃仁承气破下焦瘀血。黄芪、桂枝，实表虚出汗。茯苓、白术，去湿助脾。茵陈去疸。承气制狂。枳实能除痞满。羌活可治感冒，人参败毒能治春温。四逆疗阴厥。人参白虎能化赤斑。理中、乌梅，能治蛔厥。桂枝、麻黄，治冬月之恶寒。姜附汤止阴寒之泄泻。大柴胡去实热之妄言。太阴脾土恶寒湿，惟干姜、白术以燥湿。少阴肾水恶寒燥，得附子以温润。厥阴肝木藏血荣筋，须白芍、甘草以滋养。此经常用药之大法。惟机变者乃用之无穷也。（《罗氏会约医镜》）

本草曰：某药入某经某脏。又曰：某药治某经病，某药某经之药也，某物某脏之剂也。其分别配合，历历乎如可据者。若其如此，谁失正鹄^①? 然而不可以此治病，则其为牵强，可以知已。古法唯因上下表里所主，而处方不同焉耳!(《医断》)

用药有引子，或引入某经，或引之透表，亦似细微，而关重要者。凡植物萌芽，皆有透发之能，取其意也。如新荷、芦笋、二青、稻叶等是。(《留香馆医话》)

王节斋曰：畏，畏其制我，不得自纵；恶，恶其异我，不能自如。此二字不深害。盖彼既畏我，我必恶之；我既恶彼，彼亦畏我；我虽恶彼，彼无忿心；彼虽畏我，我能制彼。如牛黄恶龙骨，而龙骨得牛黄更良；黄芪畏防风，而黄芪得防风其功愈大之类是也。至相反，则两仇不共，共必为害。然大毒治病，又须大毒之药以劫之。甘草、芫花，相反药也，而莲心饮以之治瘰疬；黎芦、细辛，相反药也，而二陈汤以之吐风痰。又四物汤加人参、五灵脂，以消血块；感应丸以巴豆、牵牛同剂，为攻坚破积之需：相反之中，亦有相成之妙。此古人达至理于规矩准绳之外，故用之反以为神，非好奇之私，而以人命为侥幸也。

苟无灼见之真，究勿轻于一试。(《言医》)

甘草忌心黑，蟾酥怕赤睛，鹿茸畏铜铁，鳖甲去边裙，青、枳除穰隔，桃、杏禁双仁，蛇不连头用，干蝎白似银。(《医四书》)

或问：药性有相畏、相恶、相反，而古方多有同为一剂而用者，其理何如? 曰：若夫彼畏我者，我必恶之；我所恶者，彼必畏我。盖我能制其毒而不得以自纵也。且如一剂之中，彼虽畏我，而主治之能在彼，故其分两当彼重我轻，略将以杀其毒耳；设我重彼轻，制之太过，则尽夺其权而治病之功劣矣。

然药性各有能毒，其所畏者畏其能，所恶者恶其毒耳! 如仲景制小柴胡汤，用半夏、黄芩、生姜三物同剂，其半夏、黄芩畏生姜，而生姜恶黄芩、半夏，因其分两适中，故但制其慓悍之毒，而不减其退寒热之能也。其为性相反者，各怀酷毒，如两军相敌，决不与之同队也。虽然，外有大毒之疾，必用大毒之药以攻之，又不可以常理论也。如古方感应丸用巴豆、牵牛同剂，以为攻坚积药。四物汤加人参、五灵脂辈，以治血块。丹溪治尸瘵二十四味莲心散，以甘草、芫花同剂，而谓妙处在此。是盖贤者真知灼见方可用之，昧者固不可妄试以杀人也! 夫用药如用兵，善用者置之死地而后存，若韩信行背水阵也；不善者徒取灭亡之祸耳。可不慎哉!(《医学正传》)

相畏、相反之说，甚无谓也。古人制方，全不拘于此。如甘草、芫花，未见其害也。其他亦可以知已。(《医断》)

三、炮制

制药之法，古方甚少，而最详于宋之雷敩，今世所传《雷公炮炙论》是也。后世制药之法，日多一日，内中亦有至无理者，固不可从；若其微妙之处，实有精义存焉。凡物气厚力大者，无有不偏，偏则有利必有害，欲取其利而去其害，则用法以制之，

---

① 正鹄（hú）：箭靶。后引申为正确的目标。

则药性之偏者醇矣。其制之义，又各不同，或以相反为制，或以相资为制，或以相恶为制，或以相畏为制，或以相喜为制。而制法又复不同，或制其形，或制其性，或制其味，或制其质，此皆巧于用药之法也。古方制药无多，其立方之法，配合气性，如桂枝汤中用白芍，亦即有相制之理，故不必每药制之也。若后世好奇眩异之人，必求贵重怪僻之物，其制法大费工本，以神其说。此乃好奇尚异之人，造作以欺诳富贵之法，不足凭也。惟平和而有理者，为可从耳！（《医学源流论》）

药之制度，犹食品之调和也。食品之加五味，非调和不能足其味。次药有良毒，不藉修治，岂能奏效？假如芩、连、知、柏，用治头面手足皮肤者，须酒炒，以其性沉寒，借酒力可上腾也；用治中焦，酒洗；下焦，生用。黄连去痰火，姜汁拌炒；去胃火，和土炒；治吞酸，同吴茱萸炒。此各以其宜也。大黄用行太阳经，酒浸；阳明经，酒洗。况其性寒力猛，气弱之人须用煨蒸，否则必寒伤胃也。地黄、知母，下焦药也，用之须用酒浸，亦恐寒胃。地黄用治中风，非姜汁浸炒，恐泥隔也。苦参、龙胆酒浸者，制其苦寒也。当归、防己、天麻酒浸者，助发散之意也。川乌、天雄、附子，其性劣，灰火中慢慢炮之裂，去皮脐及尖，再以童便浸一宿，制其燥毒也。半夏汤泡七次，南星水浸，俱于腊月冰冻二三宿，去其燥性更妙。用治风痰，俱以姜汁浸一宿。南星治惊痫，以黄牛胆酿阴干，取壮其胆气也。吴茱萸味恶，须汤泡七次。麻黄先煮两沸，去沫，免令人烦闷。山栀仁用泻阴火，炒令色变。水蛭、虻虫、斑蝥、干漆，非烟尽不能去其毒，生则令人吐逆不已。巴豆性最急劣，有大毒，不去油莫用。大戟、芫花、甘遂、商陆，其性亦暴，非炒用峻利不已。苍术气烈，非米泔浸经宿，燥性不减。凡用金石并子仁之类，须各另研细，方可入剂。但制度得法，而药能施功矣。余见今人索方入市，希图省俭，不顾有误，不惟炮制失宜，抑其真伪未明，多少不合，全失君臣佐使用药之法。大非求药治病之心，使反为致误，伊谁之咎耶！凡事修合，必须选料制度，一如后法，务在至诚，毋得忽也。用火煅者，必于地上取去火毒为妙。倘随症自有制法，不拘此例。（《寿世青编》）

制药贵在适中，不及则功效难求，太过则气味反失。火制四：煅、炮、炙、炒也。水制三：渍、泡、洗也。水火共制二：蒸与煮也。造法虽多，不离于此。酒制，升提；姜制，发散；入盐，走肾、软坚；用醋制，注肝而住痛；童便制，除劣性而降下；米泔制，去燥性而和中；乳制，润枯、生血；蜜制，甘缓益元；陈壁土制，窃出气骤补中焦；麦麸皮制，抑热性勿伤上膈；黑豆汤、甘草汤渍晒，解毒致令平和；羊酥油、猪脂油涂烧，渗骨，容易脆断；去穰者，免胀；抽心者，除烦；完物桃仁、枣仁、苏子之类皆要劈破研一起同煎，则滋味得出；香乳、没、檀、蔻仁之类必须煎成加入，一沸即起，则香气不散。大概具陈，初学宜熟玩焉。（《顾氏医镜》）

药有非制过不可服者，若半夏、附子、杏仁诸有毒之药皆是也。虽古方中之附子，亦偶生用，实系卤水淹透，未经炮熟之附子，亦非采取即用也。凡此等药，方中虽未注明如何炮制，坊间亦必为制至无毒。若其药本无毒，原可生用者，斯编方中若未注明制用，皆宜生用。有用斯编之方者，慎勿另加制法，致失药之本性也。（《医话拾零》）

　　娄全善《医学纲目》，治血崩类用炭药，以血见黑则止也。香矾散用香附醋浸一宿，炒黑为炭存性，每一两入白矾二钱，米饮空心调服；一法用薄荷汤更妙。^{许学士曰：}治下血不止，或成五色崩漏，香附是妇人圣药。此气滞者用行气炭止之也。五灵脂散治血崩，用五灵脂炒令烟尽，为末，每服〔一〕钱，温酒调下；一法每服三钱，水、酒、童便各半盏，煎服，名抽刀散。此血污者用行血炭止之也。荆芥散治血崩，用麻油点灯，多着灯心，就上烧荆芥焦色为末，每服三钱，童便调下。此气陷者用升药炭止之也。治崩中不止，不问年月远近，用槐耳烧作炭，为末，以酒服方寸匕。此血热者用凉血炭止之也。如圣散治血崩，棕榈、乌梅各一两，干姜一两五钱，并烧炭存性，为细末，每服二钱，乌梅酒调下，空心服，久患不过三服愈。此血寒者用热血炭止之也。棕榈、白矾煅为末，酒调服每二钱。此血脱者用涩血炭止之也。按同一血崩症，同一用炭药，而条分缕晰有如是。治病用药，药贵识证，可一隅三反也。炭，原本作灰。（《存存斋医话稿》）

　　后世修治之法甚烦。如煨炮、炒中黑、微炒、酒浸酢^①浸、九蒸九曝等，与作饭作饼，如羹如胾^②之法何别乎？去酷烈之本味、偏性之毒气，以为钝弱可呷之物，何能除毒治病哉？盖毒即能，能即毒。制以益毒则可也，杀毒则不可矣！（《医断》）

　　熊三拔《泰西水法》云：凡诸药系草木果蓏^③谷菜诸部，具有水性者，皆用新鲜物料依法蒸馏得水，名之为露。此之为药，胜诸药物。何者？诸药既干既久，或失本性。如用陈米为酒，酒力无多，若以诸药煎为汤饮，味故不全，间有因煎失其本性者，若作丸散，并其渣滓下之，亦恐未善。然峻厉猛烈之品，不得不丸以缓之。凡人饮食，盖有三化：一曰火化，烹煮熟烂；二曰口化，细嚼缓咽；三曰胃化，蒸变转化。二化得力，不劳于胃，故食生冷，大嚼急咽，则胃受伤也。胃化既毕，乃传于脾，传脾之物，悉成乳糜，次乃分散，达于周身。其上妙者，化气归筋；其次妙者，化血归脉，用能滋益精髓，长养肢体，调和营卫。所谓妙者，饮食之精华也，故能宣越流通，无处不到。所存糟粕，乃下于大肠焉。今用丸散皆干药合成，精华已耗，又须受变于胃，传送于脾，所沁入宣布，能有几何？其余悉成糟粕，下坠而已。若用诸露，皆是精华，不待胃化、脾传，已成微妙。且蒸馏所得，既于诸物体中最为上分，复得初力，则气厚势大。不见烧酒之味酽于他酒乎？按古人丸散汤饮，各适其用，岂可偏废？诸药蒸露，义取清轻，大抵气津枯耗，胃弱不胜药力者，最为合宜。其三化之说，火化、口化，不必具论，胃化一言，深可玩味。盖饮食、药物入胃，全赖胃气蒸变传化，所以用药治病，先须权衡病人胃气及病势轻重，此古人急剂、缓剂、大剂、小剂之所由分也。如骤病，胃气未伤，势又危重，非用大剂急剂不可，杯水舆薪，奚济于事？一味稳当，实为因循误人。倘或病人胃气受伤，无论病轻病重，总宜小剂、缓剂，徐徐疏瀹，庶可渐望转机，以病人胃气已伤，药气入胃，艰于蒸变转化，譬如力弱人强令负重，其不颠踬者几希！（《存存斋医话稿》）

---

①　酢："醋"的本字。
②　胾：（zì 字）：大块的肉。
③　蓏：（luǒ 裸）：瓜类植物的果实。在木曰果，在地曰蓏。

上条言诸药蒸露为轻清之品，气津枯耗，胃弱不胜药力者，最为合宜。请更申其说。马元仪曰：阴虚有三：肺、胃之阴，则津液也；心、脾之阴，则血脉也；肝、肾之阴，则真精也。液生于气，惟清润之品可以生之；精生于味，非黏腻之物不能填之；血生于水谷，非调中州不能化之。是则人身中津液、精、血，皆属阴类，津液最轻清，血则较酦，精则更加厚矣。读《内经》腠理发泄，汗出溱溱，是谓津；谷入气满，淖泽注于骨，骨属屈伸，泄泽，补益脑髓，皮肤润泽，是谓液。则知津与液较，液亦略为酦厚矣。窃谓津者虽属阴类，而犹未离乎阳气也。何以言之？《内经》云：三焦出气，以温肌肉，充皮肤，为其津；其留而不行者为液。岂非液则留而不行，津则犹随气流行者乎？《内经》又云上焦开发，宣五谷味，熏肤、充身、泽毛，若雾露之溉，是谓气。雾露所溉，万物皆润，岂非气中有津者乎？验之口中气呵水，愈足征气津之不相离矣。气若离乎津，则阳偏胜，即气有余便是火是也；津若离乎气，则阴偏胜，即水精不四布，结为痰饮是也。蒸露以气上蒸而得，露虽水类，而随气流行，体极轻清，以治气津枯耗，其功能有非他药所能及。泰西赞谓不待胃化、脾传，已成微妙。余谓病人胃弱不胜药力者，最为合宜。然其力甚薄，频频进之可也。其气亦易泄，新蒸者为佳。余治伤阴化燥症，清窍干涩，每用之获效。《内经》谓九窍者水注之器[①]。清窍干涩者，病人自觉火气从口鼻出，殆津离乎气，而气独上注欤！（《存存斋医话稿》）

炮炙者，以他法锻炼药品，使其性质变易也。其法始于雷敩，共十七法。曰炮，曰爁，曰煿，曰炙，曰煨，曰炒，曰煅，曰炼，曰制，曰度，曰飞，曰伏，曰镑，曰摋，曰曤，曰曝，曰露，各尽其宜。（《雷公炮炙论》）

或问薛生白先生《条辨》内，有诸证皆退，惟目瞑则惊悸梦惕，余邪内留，胆气不舒，宜酒浸郁李仁、姜汁炒枣仁等一则，即制法得宜，得不嫌其留滞乎？请示之。

答曰：藉酒气之湿热，与郁李之滑利，导去湿热之邪，取同气相感之理也。惊悸梦惕，魂不藏肝，枣仁酸先入肝，而能安魂；为虑酸能敛邪，故制以姜汁之辛。辛散为阳，酸敛为阴；一辛一酸，二味相和，得一阴一阳阖辟之道；阴阳阖辟而肝之血气以和，则魂安邪去，无惊惕之患。药虽平淡无奇，制法极臻妙理，然亦不过示人规矩，要须随证变化。予却不虑其留滞，防其太温，盖相火寄于肝胆，姜汁、枣仁性皆温热，故当临证审察，或宜佐以凉肝耳！（《医门棒喝》）

四、剂量

从来考古方权量者，人各言殊，大半误以汉制当之耳！岂知经方传于仲景，而不自仲景始。《外台》卷一谓桂枝汤为岐伯授黄帝之方，而分两与《伤寒论》悉同。可见经方传自上古，所用权量，亦上古制，非汉制也。《千金》备详神农秤及古药升之制。盖古医权用神农，量用药升，于一代常用权量外，自成一例。仲景而下，讫于《外台》，所集汉晋宋齐诸方皆然。迨隋唐人兼用大两大升，而后世制方遂有随代为轻

[①] 《素问·阴阳应象大论》作："九窍为水注之器。"

重者，此古权量所由湮也。国朝吴王绳林所考，宗法《千金》，参以考订，定为古一两，当今七分六厘；古一升，当今六勺七抄：洵不刊之论，无间然矣。其书载在《吴医汇讲》中。(《研经言》)

古时权量甚轻，古二两今二钱零，古一升今二合，古一剂今之三服。又占之医者，皆自采鲜药，如生地、半夏之类，其重比干者数倍，故古方虽重，其实无过今之一两左右者。惟《千金》《外台》间有重剂，此乃治强实大证，亦不轻用也。若宋元以来，每总制一剂，方下必注云：每服或三钱或五钱，亦无过一两外者。此煎剂之法也。末药则用一钱匕。丸药则如桐子大者，十丸加至二三十丸。试将古方细细考之，有如今日二三两至七八两之煎剂乎？皆由医者不明古制，以为权量与今无异，又自疑为太重，为之说曰：今人气薄，当略为减轻。不知已重于古方数倍矣，所以药价日贵而受害愈速也。又有方中熟地用三四两，余药只用一二钱者，亦从无此轻重悬殊之法。要知药气入胃，不过借此调和气血，非药入口即变为气血，所以不在多也。又有病人粒米不入，反用腻膈酸苦腥臕之药，大碗浓煎灌之，即使中病，尚难运化，况与病相反之药填塞胃中，即不药死，亦必灌死，小儿尤甚。又不论人之贫富，人参总为不桃之品。人情无不贪生，必竭蹶措处，孰知反以此而丧身。其贫者送终无具，妻子飘零，是杀其身而并破其家也。吾少时见前辈老医，必审贫富而后用药，尤见居心长厚，况是时参价犹贱于今日二十倍，尚如此谨慎，即此等存心，今人已不逮昔人远矣。

张鸿按：古方权量，惟王朴庄考核最精，云古方自《灵》《素》至《千金》《外台》，所集汉晋宋齐诸名方，凡云一两者，准今之七分六厘，凡云一升者，准今之六勺七抄。辨论甚博，详载唐立三《吴医汇讲》。(《医砭》)

用药分量之轻重，鄙意当视其病以为准，初不能执定某药必重用，某药必轻用。即古方流传，其分量固已酌定，仍必赖用之者增损其间，乃合病机，不独药品之宜加减也。所谓君、臣、佐、使，即别之于分量，故同一方也，有见此证则以此药为君，见他证复以他药为君者。朱应皆云：古方所谓各等分者，非同一分量之谓，谓审病以定药之轻重耳！斯言甚确。

余前治袁姓儿湿温症，案曰：满舌苔薄白而带滑，湿在肺胃之表也；边尖绛赤，心肝营分有热也；中心独灰微涩，胃聚湿而欲化火也：小便短赤，大便秘，火郁湿滞，而气化不灵也；湿为火烁则生痰，痰气上蒙，故欲昏睡也；其有时能冷饮者，则湿从火化，已热多湿少也；有时足冷，热内迫也，须防其热厥；新又咳嗽，君相二火烁金也。宜清心肝之火导以下行，渗肺胃之湿以佐之，斯热解而湿亦去矣。药用淡竹叶、灯心草、石决明、通草、白茯苓、生苡仁、知母、茅根、芦根、碧玉散、鲜竹沥。内以别无痰药，竹沥用四两，分头二煎冲入。有訾余分量太重者，医予不逮，幸甚！录此方案，以志吾过。

犹忆去年邹君鹤侪，病谵语如狂，时欲出门，其力甚大。余疑其痰火上壅，而脉象沉细若无，脉证不符，欲用羚羊、竹沥而不敢，转延余君伯陶决之。余君亦疑不可，乃商酌一方服之，当日稍定。翌日，忽夺门而出，至其相知家酣睡。比醒诊之，脉忽变为滑数而大，乃知昨系热厥伏匿之脉。固用羚羊角，以鲜竹沥磨之，随磨随进。只此三昧，计是日磨去羚羊角五钱许，竹沥十三四两，稍有狼戾①亦复不少。此症用之更多，病之轻重固异，然至今思之，治虽幸中，究嫌孟浪。悬壶应世，诚不如以平易药方，轻微分量，免为庸流所诟病②耳！（《景景医话》）

重药轻用，庶不为害；轻药重用，庶能有效。又药质之轻者，如薄荷、马勃之类，用之分量虽轻，而药味已多；药质之重者，如金石之品，入应用之分量虽多，而气味犹少。（《医论》）

五、煎药服药法

煎药之法各殊：有先煎主药一味，后入余药者；有先煎众味，后煎一味者；有用一味煎汤以煎药者；有先分煎后并煎者；有宜多煎者补药皆然；有宜少煎者散药皆然；有宜水多者；有宜水少者；有不煎而泡渍者；有煎而露一宿者；有宜用猛火者；有宜用缓火者：各有妙义，不可移易。今则不论何药，惟知猛火多煎，将芳香之气散尽，仅存浓厚之质。如煎烧酒者，将糟久煎，则酒气全无矣。岂能和营达卫乎？须将古人所定煎法，细细推究而各当其宜，则取效尤捷。

其服药亦有法：古方一剂必分三服，一日服三次；并有日服三次、夜服三次者。盖药味入口，即行于经络，驱邪养正，性过即已，岂容间断？今人则每日服一次，病久药暂，此一暴十寒之道也。又有寒热不得其宜，早暮不合其时，或与饮食相杂，或服药时即劳动冒风，不惟无益，反能有害。至于伤寒及外证、痘证，病势一日屡变，今早用一剂，明晚更用一剂，中间间隔两昼一夜，经络已传，病势益增矣。又发散之剂，必暖覆令汗出，使邪从汗散，若不使出汗，则外邪岂能内消？此皆浅易之理，医家、病家皆所宜知也。又恶毒之药不宜轻用。昔神农遍尝诸药而成本草，故能深知其性。今之医者，于不常用之药，亦宜细辨其气味，方不至于误用。若耳闻有此药，并未一尝，又不细审古人用法，而辄以大剂灌之。病者服之，苦楚万状，并有因此而死者，而己亦茫然不知其何故。若能每味亲尝，断不敢冒昧试人矣。此亦不可不知也。

张鸿按：三拔《泰西水法》云：凡诸药系草木果蓏谷菜诸部，具有水性者，皆用新鲜物料，依法蒸馏得水，名之为露。以之为药，胜诸药物，何者？诸药既干既久，或失本性。如用陈米作酒，酒力无多。若不堪久藏之物，尤宜蒸露密贮，若以诸药煎为汤饮，味故不全，间有因煎失其本性者。若作丸散，并其渣滓下之，亦恐未善。然峻厉猛烈之品，不得不丸以缓之。凡人饮食盖有三化：一曰火化，烹煮熟烂；二曰口化，细嚼缓咽；三曰胃化，蒸变传化。二化得力，不劳于胃，故食生冷、大嚼急咽，则胃受伤也。胃化既毕，乃传于脾，传脾之物，悉成乳糜，次乃分散达于周身。其上妙者，化气归筋；其次妙者，化血归脉，用能滋益精髓，长养肌体，调和营卫。所云妙者，饮食之精华也，故能宣越流通，无处不到。所存糟粕，乃下于大肠焉。今用丸散皆干药合成，精华已

---

① 狼戾：犹狼藉，谓散乱、错杂。

② 诟（gòu 够）病：犹耻辱。

耗，又须受变于胃，传送于脾，所沁入宣布能有几何，其余悉成糟粕下坠而已。若用诸露，皆是精华，不待胃化脾传，已成微妙，且蒸馏所得，既于诸物体中最为上分，复得初力，则气厚势大焉，不见烧酒之味酿于他酒乎！余谓此说极有理，医者不可不知，故节录于此。而养胃之道，尤当深味焉。其论汗溺海水等说，及人身说概，皆有可取，学者亦宜参考也。

王世雄按：凡药之露一宿服者，取秋露水入药，以治暑热也。缘暑为天之阳邪，露乃天之凉气，清凉肃降，炎暑潜消，道本自然，胜诸药石，月令白露降，天气始肃。盖立春以后，地气渐以上升，夏月之露，不从天降，东坡诗露珠夜上秋禾根是也。云秋禾者，以禾登在秋，而夜上之露，实指夏月地气升腾，滋养万物之露也。无识之人，夏月露药，岂不可笑。更有以暑为阴邪者，尤悖谬之极矣。（《医砭》）

煎药法极为重要。煎药得法，病势易瘥；不得其法，善既未见，祸反现焉。此煎药法不可不讲也。大抵外感病之药，类多香透，不宜多煎，多煎则香气过性，往往失其功效。内伤之药，类多补正，煎宜时久，少煎则药力不出，功效不见。煎外感病之药，宜用急火；煎内伤病之药，宜用缓火。

旋覆花、枇杷叶等药，俱宜包煎，不包每令致呛，以毛入肺内也。丸、散、末时亦宜包煎，则汤清而不浑腻，易于上口。

砂仁、蔻仁，必须后入，多煎则失其效用。

糯稻根必须去泥，不去泥难以上口。（《士谔医话》）

古人煎药，各有法度。表药以气胜，武火骤煎；补药以味胜，文火慢煎。有只用头煎，不用第二煎者，取其轻扬走上也；有不用头煎，只用第二煎、第三煎者，以煮去头煎，则燥气尽，遂成甘淡之味，淡养胃气，微甘养脾阴，为治虚损之秘诀出《慎柔五书》。又煎药宜各煎各铫，恐彼煎攻伐，此煎补益，此煎温热，彼煎清凉，有大相反者。譬如酒壶冲茶，虽不醉人，难免酒气也。（《存存斋医话稿》）

煎药之法，上焦表散之剂，取气不取味，宜略煎；中下焦药取味不取气，宜浓煎。经所谓"上焦如雾，中焦如沤，下焦如渎"者，即形容其意也。此等文字，无书不载，无人不谈，而医师往往忽略，临时忘嘱，以致治不见效，反疑药误，其实煎未合法也。天下事有视若细微，实关重要者，此类是也。（《留香馆医话》）

何西池《医碥》煎药用水歌曰：急流性速堪通便，宣吐回澜水最宜即逆流水，百沸气腾能取汗，甘澜劳水意同之，黄齑水吐痰和食，霍乱阴阳水可医，新汲无根皆取井，除烦去热补阴施，地浆解毒兼清暑，腊雪寒水热疫奇，更有轻灵气化水，奇功千古少人知，堪调升降充津液，滋水清金更益脾。按甘澜水，用水置盆，杓扬万遍，亦名劳水。古人言水性咸而体重，劳之则甘而清，取其不助肾气，而益脾胃也。又言扬之万遍，取动极而静之义。愚谓后说近是，试取仲圣所用甘澜水方细绎之，其义自见。气化水者，以水蒸汗，如蒸花露法，一名气汗水，一名水露。《内经》谓"地气上为云，天气下为雨"。上为云者，水化为气也；下为雨者，气化为水也。水化为气，则津液上腾，可润上燥；气化为水，则膏泽下布，可滋下涸。用水蒸气，气复化水，水有循环之妙理，得升降之元机，不但可取以煎药，燥火证口渴者，取而饮之，不亦宜乎！

（《存存斋医话稿》）

煎药宜炭火。乡农往往以梗柴煎之，火烈而水易干，药性反不易出也。即表散剂亦非所宜。近更有用洋炉子者，便则便矣，其如药性难出何。（《留香馆医话》）

煮药之法，取味者火宜缓，取气者火宜速。若人参虽取气，亦须武火缓煎。（《友渔斋医话》）

煎时易沸之药，医者须预告病家。如知母，若至五六钱，微火煎之亦沸；若至一两，几不能煎。然此药最易煎透，先将他药煎十余沸，再加此药，敞开药罐盖，略煎数沸，其汤即成。至若山药、阿胶诸有汁浆之药，龙骨、牡蛎、石膏、滑石、赭石诸捣末之药，亦皆易沸。大凡煎药，其初滚最易沸。煎至将滚时，须预将药罐之盖敞开，以箸搅之。迨沸过初滚，其后仍沸，敞盖煎之无妨；若不沸者，始可盖而煎之。盖险急之证，安危止争此药一剂。故古之医者，药饵必经己手修制，即煎汤液，亦必亲自监视也。（《医话拾零》）

服法极为重要。服药得法，能收事半功倍之效。大抵病在上者，宜饭前服药，药居饭上，不致走下，使药力四散，则上焦之病自瘥；病在下者，宜饭后服药，服药后即食饭，使药居饭下，则药力下达，功效启见。

病系假热真寒，宜热药凉服；假寒真热，宜凉药热服。

吐血病药宜凉服；补益药宜膏滋服；久病宜服丸、散。

凡此皆服药之效法也，切宜注意。（《士谔医话》）

伤寒、伤暑、温凉诸证，皆邪气欺正气也。用药如对敌，药入则邪渐退，药力尽则邪复炽。必一服周时，即详势诊脉，药对则日夜连进三五服，以邪退病安为主。此法惟张长沙《伤寒论》、孙思邈《千金方》中载之。孙云：夏月日五夜三服，冬月日三夜五服，必期病退而后止。如御敌者，愈驱逐愈加精锐，荡平而后班师，此万全之胜算也。自宋以后不传，故取效寡而活人之功疏。予用此法，屡获神效。（《温热暑疫全书》）

服药之法，无论何病，总以空腹为宜，俾药汁入胃，无所障碍，得以即时输化，见效乃速。凡表散之剂，宜乘热饮，倘冷而再温，则香已散，气已泄，必无效矣。若药已凉，须热阳以助其汗，亦补救法也。至于热药冷饮，冷药热饮，有从治之意，读古籍自知。（《留香馆医话》）

病在胸膈以上者，先食后服药；病在心腹以下者，先服药后食；病在四肢血脉者，服药宜空腹而在旦；病在骨髓者，服药宜饱满而在夜。此用药之常法也。若卒病受邪，则攻治宜速，岂可拘以常法！

凡服利汤，贵在侵早；仍欲稍热，若冷则令人吐呕；又须澄清，若浊则令人心闷。大约分为三服：初与一服，宜在最多，乘病人谷气尚强故也；次与渐少；又次最少。若其疏数之节，当问病人，前药稍散，乃可再服。

凡服补益丸散者，自非衰损之人，皆可先服利汤，泻去胸腹中壅积痰实，然后可服补药。应服治风汤散，皆须三五剂。若有久滞风病，即须倍此，乃至百余日可差，又当斟酌所宜。伤寒时气，不拘旦暮，当即亟治，其服药亦不可拘以常法，庶使病易

得愈，不致传变，是以小儿、女子得病，益以滋甚者，良由隐忍冀差，不即治之也。（《圣济总录》）

病在上者，不厌频而少；病在下者，不厌频而多。少服则滋荣于上，多服则峻补于下。病在胸膈以上者，先食而后药；病在心腹以下者，先服药而后食。病在四肢血脉及下部者，宜空腹而在旦；病在头目骨髓者，宜饱满而在夜。（《顾氏医镜》）

余每到病势危笃之家，未诊视，先令急煮水；诊视竣，水即成汤矣，取药煮之，差可济急。

世俗服药之弊有六：有食已而即药者；有药已而即恣饮茶汤者，有药食杂进而恬之不忌者；有才服此医之药，而旋以彼医之药继之者；有明受此医之药，而阴则服彼医之药，不肯明言以欺人者；更有苦于服药，所授汤丸，必潜倾废，中外诗人又为互隐而无可稽穷者。病或偶减，固无论矣，设或偶增，咎将安责？

煮水待药，洵救急之一法；服药之弊，笔难尽罄，岂止六端而已哉？（《言医》）

第二节　方剂总论

一、君臣佐使

药之治病，有君、臣、佐、使。如治寒病，用热药为主，则热药君也；凡温寒之药皆辅君者臣也；然或热药之过甚而有害也，当少用寒凉之品以监制之，此则所谓佐也；至于五脏六腑之病之所在，各须有引导之药，使药与病相遇，此则所谓使也。余病仿此。苦者直行而泄，辛者横行而散，酸者收束而敛，咸者止而软坚。甘之一味可上可下，土位居中而兼五行也。淡之一味五脏无归，专入小肠而利小便。（《顾氏医镜》）

《内经》君臣佐使，以铢两论，不皆以药品论。四诊既详，病情已定，先其所急，后其所缓，救其已伤，固其未伤，或专用成方，或酌应加减，或另制新方，务须活法，期于中病，不得稍存偏见。如四君子，古来补气主方也。若气虚则左寸、右关俱弱，宜重用参为君；若右关弱，左寸未甚弱，虽气虚而心有热也，若参多则助热为害矣，宜重用术为君。又如萹蓄、车前，皆使药也。若热蓄膀胱，则宜以此为君。又如水溢脾土，宜以茯苓为君；风塞肺窍，宜以前胡为君；寒中经络，宜以附子为君；寒中肾阴，宜以肉桂为君；寒凝脾胃，宜以干姜为君。寒结肝血，宜以吴茱萸为君，湿郁脾经，宜以茵陈为君；阳暑自汗，宜以条参为君；阴暑无汗，宜以香薷为君；燥伤津液，宜以乌梅为君；燥生肝热，宜以白芍为君；燥生胃热，宜以石膏为君；心火灼肺，宜以山栀为君；心火助肝，宜以黄连为君；胆热生火；宜以柴胡为君；湿痰上涌，宜以半夏为君。如此之类，皆因一病自有治之主药、佐药耳！又有只用一品、二品之方，或互相助，或各为力，或取彼此相制、相使，务期有当于病也。运用之妙。在乎一心而已。

君臣佐使，于虚人则有两用，标本是也。若标急本缓，则以君臣药治标，佐使药固本；若本急标缓，则以君臣药治本，佐使药治标。若治壮人，但皆标药，然古方亦各固本，如甘草、红枣、麦冬之类是也。

四物，血分主方也。归多则重在温血；芍多则重在平肝；地多则重在凉血；芎多则重在升散。又如一食疾也，实则大黄泻之，虚则术、苓补之，新停则饥之，久积则消之，皆可愈也。大凡一经病，诸经皆因之亦病，若深心细裁，果能得其病之主脑，则药之补泻消解，任用皆当，故向来名医，或偏于补肾，乃见为先天果虚也；或偏于补脾，乃见为后天果弱也；或偏于用二陈，乃见为气血淤滞而不运，痰化自愈也；或偏于用柴胡，乃见为气血郁结而不开，利其机关自愈也。他如偏于消导、偏于攻下、偏于清润、偏于逐寒、偏于清热之类，在迩①时各有心得。愈病之权，其妙皆在药品之加减，铢两之重轻，互为君臣佐使也。（《王氏医存》）

君主，臣为辅，佐为助，使为用，制方之原也。逆则攻，从则顺，反则异，正则宜，治病之法也。必热、必寒、必散、必收者，君之主也，不宜、不明、不授、不行者，臣之辅也。能授、能令、能合、能分，佐之助也。或劫、或开、或击、或散，使之用也。破寒必热、逐热必寒、去燥必濡、除湿必渗者，逆则攻也。治惊则平、治损须益、治留须攻、治坚须溃者，从则顺也。热病用寒药，而导寒攻热者必热，如阳明病发热，大便硬者，大承气汤、酒制大黄热服之类是也。寒病用热药，而导热去寒者必寒，如少阴病下利，服附子、干姜不止者，白通加人尿、猪胆之类是也。塞病用通药，而导通除塞者必塞，如胸满烦惊，小便不利者，柴胡加龙骨、牡蛎之类是也。通病用塞药，而导塞止通者必通，如太阳中风下利，心下痞硬者，十枣汤之类是也。（《叶选医衡》）

古发表之剂，皆防亡阳；攻下之剂，皆防亡阴；利水方中，皆固津液；消导方中，皆固脾土。温补则防失精、失血；寒凉则防阳虚、火败。有汗勿再发汗；便利勿再清泻。治上勿妨下；治下勿伤上。清上之虚热，勿令火冷、金寒；清下之虚热，勿令脾陷、肾泄。（《王氏医存》）

古人立方之妙，多是以药制药、以药引药，非曰君臣佐使各效其能、不相理也。盖药皆偏性；恐其偏之有害，而以同用者制之，则有利而无害；恐其偏有不入，而以同用者引之，则无拗而能入。如地黄能湿脾土，以苓、术制之；吴茱萸能燥肝血，以黄连制之；大黄不入膀胱，以甘草引之；肉桂不入肾水，以泽泻引之。诸方皆然，求之自得。他如牛膝能引热下行，亦能引诸药下行。若脾有湿，反引湿下而肿腿；若肝有热，反引热下而滑精。凡用药求其利，须防其害，苟非有以制之而误用者，愆尤并至矣。（《王氏医存》）

如仲景治表虚，制桂枝汤方，桂枝味辛热，发散助阳，体轻本乎天者亲上，故桂枝为君，芍药、甘草为佐之。阳脉涩，阴脉弦，法当腹中急痛，制小建中汤方，芍药为君，桂枝、甘草佐之。一则治其表虚，一则治其里虚，是各言其主用也。后人之用

---

① 迩（ěr 尔）：近。

古方者，触类而长之，则知其本而不致差误矣。(《医学启源》)

大黄同附、桂用，是温下法。叶氏医案痢门，姚颐真用大剂肉苁蓉配姜、附，是即温下法化为温滑法。泻心汤姜、连并用，是苦辛开降法。马元仪《印机草》中干姜同瓜蒌用，是即苦辛开降法化为辛润廾解法。瓜蒌润燥廾结，荡热涤痰，为胸膈热郁之圣药。其性濡润，谓之滑肠则可，若代大黄作下药用则不可。吾乡章虚谷有《蒌仁辨》，言之甚详。(《存存斋医话稿》)

补而不通非理也，偏热偏寒非理也。如六君用茯苓、橘、半，补而兼通之意；六味丸三补三泻，补其不足，泻其有余。若一例峻补而无出路，必有壅塞之弊矣。或偏于寒凉，纯阴难化；或偏于温热，刚燥劫阴：皆非理也。(《医论》)

二、七方十剂

大方之说有二：一则病有兼证而邪不专，不可以一二味治之，宜君一臣三佐丸之类是也；二则治肝肾在下而远者，宜分两多而顿服之是也。

小方之说有二：一则病无兼证，邪气专一，可以君一臣二，小方之治也；二则治心肺在上而近者，宜分两微而频频少服之，亦为小方之治也。

缓方之说有五：有甘以缓之为缓方者，如糖、蜜、甘草之类，取其恋膈也；有丸以缓之为缓方者，盖丸之比汤、散药力宜行迟故也；有品味群众之缓方者，盖药味众多，各不能骋其性也；有无毒治病之缓方者，盖药性无毒，则功自缓也；有气味薄而缓方者，药气味薄，则常补于上，比至其下，药力既已衰，为补上治上之法也。

急方之说有四：有急病急攻之急方者，如腹心暴痛、前后闭塞之类是也；有急风荡涤之用急方者，谓中风不省、口噤是也，取汤剂荡涤，取其易散而施功速者是也；有药有毒之急方者，如上涌、下泄，夺其病之大势者是也；有气味厚急方者，药之气味厚者，直趋于下而力不衰也，谓补下治下之法也。

奇方之说有二：有古之单行之奇方者，为独一物是也；有病近而宜用奇方者，为君一臣二、君二臣三，数合于阳也，故宜下不宜汗也。

偶方之说有二：有两味相配而为偶方者，盖两方相合者是也；有病远而宜用偶方者，君二臣四、君四臣六，数合于阴也，故宜汗不宜下也。

复方之说有二：有二三方相合之为复方者，如桂枝二越婢一汤之类是也；有分两匀同之复方者，如胃风汤各等分之类是也。又曰重复之复，二三方相合而用也；反复之复，谓奇之不去则偶之是也。

十剂者，宣、通、补、泻、轻、重、涩、滑、燥、湿。

宣：郁而不散为壅，必宣剂以散之，如痞满不通之类是也。本草曰：宣可去壅，必宣剂以散之，如姜、橘之属。攻其里，则宣者上也，泄者下也。涌剂则瓜蒂、栀豉之类是也。发汗通表亦同。

通：留而不行为滞，必通剂以行之，如水病、痰癖之类是也。本草曰：通可去滞，通草、防己之属。攻其内，则通者行也，甘遂、滑石、茯苓、芫花、大戟、牵牛、木通之类是也。

补：不足为弱，必补剂以扶之，如气形羸弱之类是也。本草曰：补可去弱，人参、羊肉之属。攻其里，则补养也。经所谓言而微，终日乃复言者，此夺气也。故形不足温之以气，精不足补之以味。是以膏粱理疾，药石蠲疾，五谷、五畜能补善养也。

泻：有余为闭，必泄剂以逐之，如腹胀脾约之类是也。本草曰：泄可去闭，即葶苈、大黄之属，经谓浊气在上则生䐜胀。故气不施化而郁闭不通，所以葶苈、大黄味苦大寒，专能泄热去湿下气。仲景曰：趺阳脉浮而涩，浮则胃强，涩则小便数，浮涩相搏，大便难，其脾为约，故约束津液不得四布。苦寒之剂，通寒润燥，而能泄胃强也。

轻：实则气壅，欲其扬也。如汗不发而腠密，邪胜而中蕴，必轻剂以扬之。本草曰：轻可去实，麻黄、葛根之属。经所谓邪在皮者，汗而发之；其实者散而泄之。王注曰：阳实则发散。

重：怯则气浮，欲其镇也。如丧神守而惊悸，气上厥以颠疾，必重剂以镇之。本草曰：重可去怯，即磁石、铁粉之属。经所谓厥成为颠疾，故惊乃平之，所以镇涎也。故使其物体之重，则下涎而用之也。

涩：滑则气脱，欲其收敛也。如开肠洞泄、便溺遗矢，必涩剂以收之。本草曰：涩可去脱，则牡蛎、龙骨之属，如宁神宁圣散之类是也。

滑：涩则气着，欲其利也。如便难内闭，必滑剂以利之。本草曰：滑可去着，即冬葵、榆皮之属。滑能养窍，故润利也。

燥：湿气淫胜，肿满脾湿，必燥剂以除之。本草曰：燥可去湿，即桑白皮、赤小豆之属。所谓湿甚于上，以苦泄之，淡以渗之是也。

湿：津耗为枯，五脏痿弱，荣卫涸流，必湿剂以润之。本草曰：湿可去枯，即紫石英之属，故痿弱者用之。王注曰：心热盛则火，独光火炎上，肾之脉常不行，今火盛而上炎用事，故肾脉亦随火炎烁而逆上行也。阴气厥逆，火复内焰，阴上隔阳，下不守位，心气通脉，故生脉痿。是故腕枢纽如折去而不相提挈，胫筋纵缓而不能任用故也。可下数百行而愈。

故此十剂、七方者，乃太古先师设绳墨而取曲直，何叔世方是出规矩以为方圆。王注曰：呜呼！人之死者，但曰命，不谓方士愚昧而杀之邪？是以物各有性，以谓物之性有尽也，制而用之，将使之无尽；物之用有穷也，变而通之，将使之无穷。夫惟性无尽、用无穷，故施于品剂，以佐使斯人，其功用亦不可一而足也。于是有因其性而为用者，有因其所胜为制者，有气同则相求者，有气相克则相制者，有气余而补不足者，有气相感则以意使者，有质同而性异者，有名异而实同者。故蛇之性窜而引药，蝉之性脱而退翳，虻饮血而用以治血，鼠善穿而用以治漏，所谓因其性而为用者如此。努牙速产，以机发而不括也；杵糠下噎，以杵筑下也。谓因其用而为使者如此。萍不沉水，可以胜酒；独活不摇风，可以治其风。所谓因其所胜而为之用制也如此。麻木壳而治风，豆水壳而治水，所谓气相同则相求者如此。牛土畜，乳可以止渴疾；豕水畜，心可以镇恍惚。所谓因其气相克则相制也如此。熊肉振羸，兔肝明视，所谓因其气有余补不足也如此。鲤之治水，鹜之利水，所谓因其气相感，则以意使者如此。蜂蜜成于蜂，蜜温而蜂寒；油本生于麻，麻温而油寒；兹同质而异性也。蘼芜生于芎，蓬蔂生于覆盆，兹名异而实同者也。所以如此之类，不可胜举。故天地赋形，不离阴阳形色，自然皆有法象。毛羽之类生于阳而属于阴，鲜介之类生于阴而属于阳。空青法水色青而主肝，丹法火色赤而主心，云母法金色白而主肺，磁石法水色黑而主肾，黄石脂法土色黄而主脾，故触类而长之，莫不有自然之理也。欲为医者，上知天文，下知地理，中和人事，三者俱明，然后可以愈人之疾病，不然则如无目夜游，无足登涉，动致巅殒，而欲愈疾者未之有也。故治病者，必明天地之理，道阴阳更胜之先后，人之寿夭生化之期，乃可以知人之形气矣。王注曰：不明天地之理，又昧阴阳之候，则以寿为夭，以夭为寿，虽尽上圣救生之道，心明经脉药石之妙，犹未免世中之诬斥也。明乎医者，幸详究焉！（《素问病机气宜保命集》）

善为医者，行欲方而智欲圆，胆欲大而心欲小。七方者，奇、偶、大、小、缓、急、复是也。单用一味，或君一臣二，或君二臣三，药合阳数者，谓之奇方。两味合用，或君二臣四，或君四臣六，药合阴数者，谓之偶方。大方有君一臣三佐九之大方，有分两多而顿服之大方。小方有君一臣二之小方，有分两轻而频服之小方。缓方有甘以缓之，有丸以缓之，有药品众多互相拘制以缓之，有气味薄之缓方，有无毒之缓方。急方有急病急攻之急方，有阳散行速之急方，有气味厚之急方，有毒药之急方。复方有二方三方及数方相合之复方，有分两等分之复方，有本方外另加余药之复方。（《顾氏医镜》）

阳数奇，阴数偶。善用药者，性理有畏恶，气味有薄厚，须其相当，然后合而服之。气之高下，病之远近，证之中外，势之缓急，随宜致用，则所施无不当矣。古人有奇偶之制，君臣赞助之意也。又有小大之殊，或单行，或复用。数止一二者，其制小；一三五而成者，其制中；一三九而后备者，其制大。小则数多而气味厚，大则数少而气味薄。以奇治近，以偶治远，顺阴阳也，汗者不以奇，下者不以偶，和阴阳也；补上治上制以缓，补下治下制以急，治之常也；近而奇偶必小其服，远而奇偶必大其服，所以从权也。用奇偶而至于从权，则方制本奇，而轻重之数偶者，尤其所宜。故曰奇之不去则偶之，偶之不去则反佐以取之，所谓寒热温凉，从其病也。（《圣济总录》）

《至真要^①论》曰：近者奇之，远者偶之；汗者不以奇，下者不以偶。夫近奇、远偶者，谓奇上而偶下，犹天地之定位也；下者不以偶。夫近奇、远偶者，谓奇上而偶下，犹天地之定位也；下宜奇而汗宜偶者，以降者谓天，升者谓地，地气升而后能为云、为雨也。夫天地阴阳之道，天气下降，气流于地，地气上升，气腾于天，不则天地四塞，而汗从何来？有不明天地气交之道者，泥于近奇、远偶之句，反改为汗不以偶、下不以奇，此不通之甚也。《大要》曰：君一臣二，奇之制也；君二臣四，偶之制也；君二臣三，奇之制也；君二臣六，偶之制也。近而奇偶，制小其服；远而奇偶，

---

① 《素问》该篇"要"下有"大"字。

制大其服。大则数少，小则数多。多则九之，少则二之。盖数少而分两重者为大方，数多而分两少者为小方。是以上古之方，少者一二三味，其分两各三两四两，多者不过八九味，分两亦各有两数，古之二两，今之一两也。皆有君臣佐使之分焉。有独赞东垣能用大方，如韩信将兵，多多益善。噫！此但知有东垣，而不知有《内经》者也。夫东垣之大方，不过以数方合用，是为复方。如清暑益气汤，以补中益气汤内，加二妙、生脉二方，焉能如先圣之大方乎？上古大方，间或用之。试观鳖甲煎丸，用至二十四味，其间叁伍错综，如孔明阵图，人莫能识。（《侣山堂类辩》）

仲景治病，唯有汗、吐、下三法。徐之才始化为十剂，后人增入寒、热两剂，成为十二剂，而治法始大备。虽然轻可去实，汗法也；宣可决壅，吐法也；通可行滞、泄可去闭、滑可去著，下法也。其重可镇怯，即禹余粮、代赭石之意；涩可固脱，即赤石脂桃花汤之意，附子汤、理中丸，非补可扶弱乎？黄连阿胶汤、复脉汤，非湿可润燥乎？麻黄连翘赤小豆汤，燥可去湿之剂也。白虎、黄连泻心等汤，寒可胜热之剂也。白通、四逆诸汤，热可制寒之剂也。此则十二剂者，仲景书已无不全备。《伤寒论》之治外感，《金匮要略》之治杂病，无不本此，可覆按也。今以仲景诸方为宗，而附入唐宋以来各名家治法，辨明病症病因，阐释药性方义，庶圆机活法，易于触悟，而对症施治，有规矩绳墨可循乎！（《医学南针》）

徐之才十剂：宣、通、补、泄、轻、重、滑、涩、燥、湿。王好古补二种曰：寒可去热，大黄、芒硝之属是也；热可去寒，附子、官桂之属是也。药之用已无遗。《心印绀珠经》[①] 标十八剂之目曰：轻、解、清、缓、寒、调、甘、火、淡、暑、湿、夺、补、平、荣、涩、温、和，则繁而寡要矣。（《冷庐医话》）

十剂之外，陶隐居续入寒、热二剂，岂知寒有时而不可以治热，热有时而不可以治寒。何者？阴虚内热当用甘寒滋肾家之阴，是生水以制火也；谓用芩、连、栀子之属以攻热，徒损胃气而伤阴，血阴愈不足而热愈炽，胃气伤则后天之根本败，而病转增剧也。阳虚中外俱寒，当用参、芪益表里之气，少佐桂、附以回阳，则其寒自解，是益火以祛寒也；设专用吴萸、姜、椒辛热之属以散寒，则辛能走散，真气愈虚，其寒愈甚。王安道所谓辛热愈投，而沉寒愈甚也。二者非徒无益，而又害之。顾不悖欤？（《顾氏医镜》）

宣剂者，涌剂也。《素问》曰：高者因而越之。木郁则达之。《伤寒论》曰：大法，春宜吐，以病在上也。《儒门事亲》曰：世人皆以宣为通剂，不知十剂之中，已有通剂；以宣为泄剂，不知十剂之中，已有泻剂。宣者，升而上之也。以君召臣曰宣，义或同。凡邪气在上，可以搏而跃之者，皆宜宣剂。

通剂者，流通之剂也。通与泻相类。泻惟下行，通则兼旁行。凡辛香流走之属，皆能通。《儒门事亲》曰：数至圊而不得便，宜通因通用。《汤液·序例》曰：通可去滞，故凡病之有气无质，留滞不去者，皆宜通剂。

补剂者，补益之剂也。《素问》曰：因其衰而彰之。形不足者，温之以气；精不足

---

① 《心印绀珠经》：明·李汤卿撰，二卷。

者，补之以味。又曰：肝用辛补之，心用咸补之，脾用甘补之，肺用酸补之，肾用苦补之。《八十一难》曰：阳气不足，阴气有余，当先补其阳而后泻其阴；阴气不足，阳气有余，当先补其阴，而后泻其阳。《千金方》曰：人生四十以后，宜常服补剂，以气血衰弱也。

泻剂者，泄泻之谓，即下剂也。《素问》曰：其下者，引而竭之。中满者，泻之于内。其实者，散而泻之。又曰：实者泻之。土郁则夺之。《八十一难》曰：泻南方火，补北方水，子能令母实，母能令子虚。《儒门事亲》曰：诸痛皆实，痛随利减。《汤液·序例》曰：泻可去闭，凡病有气有质，闭塞郁结者，皆宜泻剂。

轻剂者，轻扬发散之谓，即汗剂也。《素问》曰：因其轻而扬之。其有邪者，渍形以为汗。其在皮者，汗而发之。《儒门事亲》曰：邪客皮肤，宜轻剂。《汤液·序例》曰：轻可去实，以其开发腠理，使病外出也。

重剂者，重镇之剂也。体重而性沉者，足以镇压乱逆。《儒门事亲》曰：久病咳嗽，涎潮于上，形羸不可峻攻，以重剂缒之。《汤液·序例》曰：重可去怯，以其有坚劲之力也。

滑剂者，滑利之剂也。《周礼》曰：以滑养窍。郑氏注曰：凡诸滑物通利，往来似窍。《儒门事亲》曰：大便燥结，小便淋闭，皆宜滑剂。凡病涩滞，有不宜通与泻者，惟滑剂足以利之。

涩剂者，收涩之剂也。《素问》曰：心苦缓，急食酸以收之；肺欲收，急食咸以收之。《汤液·序例》曰：涩以固脱。凡散脱之症，必酸涩之剂使之秘固，而后发者可返，散者可收。

燥剂者，燥烈之谓，即去湿之剂也。《素问》曰：脾苦湿，急食苦以燥之。《儒门事亲》曰：积寒久冷，若病湿者，宜燥之。凡病湿而不可泄利除者，非燥剂不为功。

湿剂者，柔润之剂也。与滑相类而专于滋养。《素问》曰：辛以润之。盖辛能走气，气能化液故也。《儒门事亲》曰：人有枯涸皱竭之病，不独金化为然，盖有火以乘之，非湿剂不能愈。《汤液·序例》曰：湿可去枯，故凡津亏血燥之症，皆宜湿剂。（《广生编》）

十剂者，宣、通、补、泄、轻、重、滑、涩、燥、润是也。宣可去壅，橘皮、生姜之属，宣者升而上也，即吐剂也。通可去滞，木通、猪苓之属，味薄者通，淡味之药谓之通剂。补可去弱，人参、羊肉之属。泄可去闭，大黄、芒硝之属，即下剂也。轻可去实，麻黄、葛根之属，即汗剂也。重可去怯，朱砂、磁石之属。滑可去着，滑石、葵子之属，着者有形之邪留着不去，故用滑剂以利之，与猪苓去湿热无形之邪者不同。涩可去脱，龙骨、牡蛎之属。燥可去湿，二术之属。润可去燥，地、冬之属。（《顾氏医镜》）

补可以去弱，人参、羊肉之属是也。夫人参之甘温，能补气之虚；羊肉之甘热，能补血之虚。羊肉，有形之物也，能补有形肌肉之气。凡气味与人参、羊肉同者，皆可以补之，故云属也。人参补气，羊肉补形，形气者，有无之象也。以大言之，具天地两仪者也；以小言之，则人之阴阳气血也。以之养生，则莫重于斯。以天地物类论

251

之，则形者，坤土也，人之脾胃也，乃生长万物也。地欲静，静则万物安。坤元一正之土，亘古不迁者也。耕种之土，乃五行运用者也。动之有时，春耕是也。若冬时动之，令天气闭藏者泄，地气凝聚者散，精气竭绝，万化不安。亦如人之劳役形体，则大病生焉，故曰不妄作劳则明。当静之时，若劳役妄作，则百脉争张，血脉沸腾，精气竭绝，则九窍闭塞，卫气散解。夫以人参、甘草之类，治其已病，曷若救其未病，为拨本塞源之计哉？《内经》云：志闲少欲，饮食有节，起居有常，减其思虑，省语养气，庶几于道，何病之有？如或不慎，病形已彰，若能调其脾胃，使荣气旺，清气上升，则四脏各得其所。以气论之，天地人三焦之气各异。损其肺者，益其气；损其脾胃，调其饮食，适其寒温。黄芪之甘温，能补皮毛之气；人参之甘温，能补肺之气；甘草之甘温，能补脾胃之中经营之气。肺主诸气，气旺则精自生，形自盛，血气以平，故曰阳生则阴长，此之谓也。血不自生，须得生阳气之药，血自旺矣。是阳主生也。若阴虚单补血，血无由而生，无阳故也。仲景以人参为补血药，其以此欤！乃补气，补血之大略也。（《医学发明》）

泄可以去闭，葶苈、大黄之属是也。此二味皆大苦寒，气味俱厚。葶苈不减大黄，又性过于诸药，以泄阳分肺中之闭也；亦能泄大便，为体轻象阳故也。大黄之苦寒，能走而不守，泄血闭也。血闭者，谓胃中粗秽有形之物闭塞者也，阳明病胃家实是也。日晡潮热，大渴躁作，有形之热，故泄其大便，使通和、汗出而愈矣。一则血病泄大便，一则泄气闭利小便。若经络中及皮毛分肉间但有疼痛，一概用牵牛、大黄下之，乖戾甚矣。通则不痛，痛则不通，痛随利减，当通其经络，则疼痛去矣。如轻可以去实，麻黄、葛根之属是也。谓如头痛，当以细辛、川芎之类通之，则无所凝滞，即痛随利减也。臂痛有大通经络，究其痛在何经络之闭，以行本经，行其气血，气血利则愈矣。若表上诸疼痛，便下之则不可，当详细而辨之也。（《医学发明》）

轻可以去实，麻黄、葛根之属是也。夫六淫有余之邪，客于阳分皮毛之间，腠理闭拒，谓之实也。实者，荣卫气血不行之谓也。宜以轻利开腠理，致津液通气也，皮毛经络寒邪之实去矣。故二药之体轻清成象，象气之轻浮也。寒邪为实，轻可以去之，然大同而小异。盖麻黄微苦，为阴之阳，可入足太阳寒水之经。其经循背下行，本寒而又受外寒，汗出乃愈，当以发之。葛根味甘温，可以发足阳明燥金之经，身已前所受寒邪也，非正发汗之药，谓阳明禁发汗、利小便，但解去经络肌肉间寒邪，则气和汗自出矣。麻黄专发汗，去皮毛气分寒邪，葛根和解血分寒邪，乃一阴一阳，能泻表实，不能泻里实。若饮食劳倦杂病自汗，表虚之证认作有余，便用麻黄发之，汗大出，则表益虚，此盖不知表虚，宜补其亡阳、闭其自汗，秋冬用桂枝，春夏用黄芪代之。黄芪者，能治虚劳自汗，阳明标病者也。阳明胃主自汗、小便数，若以人参、甘草之类补之，脾胃实则卫气行，卫气行则表自实，表既实，自汗何由而出？清气上行，虽飧泄亦止矣。此治其本也。葛根虽为和解之药，亦不可用；用之则重虚其表。仲景所论内外不足自汗之证，大禁发汗、利小便。若已经发汗，寒邪未去，虽发汗数多，不可禁也；寒邪已去，重发其汗，则脱人元气。若多汗，小便赤涩，不得利小便，为汗夺津液故也。汗家，不得重发汗；小便多，不得发汗。汗多，不得利小便；小便多，不得重利小便。圣人所以切禁此者，为津液乃气血之基本也。一云亡阳，一云脱血。病人重发汗，重利小便，必脱元气，七神无依，则必危困矣。因辨麻黄、葛根之宜禁，故兼及之。（《医学发明》）

三、组方要点

立方之法，贵活也，贵简也。至呆之方，施之于无病之人，犹且生病，而况施之于多病之人乎哉！活有二道，一则用药之活也，一则铢两之活。立一方而拘牵板滞，无丝毫活动之意行乎其中，如此，亦安能治病乎哉？否则应重而适轻，应轻而适重，铢两不匀，亦不足以愈病。若夫简则非提纲挈领，能识大体者，不足以语此。无病之人调理补养药品，不嫌其多何也？五家脏腑，每家施以三四品，则不为少矣。肾之水火，脾之痰湿，肝之风，皆不能不有一二品以安置之，于是乃愈加而愈多。无病而言简，万万不能，若有病之人，则不可不简，多病之人，尤不可以不简，只看其病之发于某家，单刀直入，直捣其巢，病在东而源在西，病在彼而源在此，删除枝叶，擒贼擒王，无枝枝节节而为之，则乌得而不简乎？若单言简少，不中肯綮①，亦何贵乎简哉？活而不简犹可言也，简而不活，何足取乎！然能活者，断未有不能简者也，简则犹可袭取也，活则不可伪为也。（《靖盦说医》）

近时医家，每用囫囵古方，硬引经语，以自矜渊博。殊不知古贤立方，与人以规矩，不能使人巧。盖规矩做方做圆之呆法，而作器长短大小，时时变通。可以病情古今无印板式样，即方无一定呆药，必须加减，寓变通于成法之中。斯神乎技矣。（《客尘医话》）

用古方疗今病，譬之折旧料改新屋，不再经匠氏之手，其有用乎？是有察于古今元气之不同也。当天地初开，气化浓密，则受气常强；及其久也，气化渐薄，则受气常弱。故东汉之世，仲景处方辄以两计，宋元而后，若东垣、丹溪，不过钱许而已。今去朱、李之世，又五百年，元气渐薄，乃必然之理，所以抵当、承气日就减薄，归脾、六味日就增多，临症施治，多事调养，专防克伐，此今时治法之变通也。假令病宜用热，亦当先之以温；病宜用寒，亦当先之以清；纵有积宜消，必须先养胃气；纵有邪宜去，必须随时发散：不得过剂，以伤气血。气血者，人之所赖以生者也。气血充盈，则百邪外御，病安从来；血气虚损，则诸邪辐辏②，百病丛集。嗟乎！世人之病，十有九虚；医师之药，百无一补。宁知投剂一差，实者即虚，虚者即死。故临症之顷，岂可戏兕？或胶执成方，或遍矜家秘，惟知尽剂，不顾本元，惟知古法，不审时宜，皆读书而过，未窥元会世过之微者也。（《顾氏医镜》）

古今强弱不同，四方禀气各异，病有轻重，时有冬夏，地有燥湿，人有劳逸，故用古方治今病者，必须加减出入。然不得越乎范围，审权衡，立法度，肥人虑虚其阳，

---

① 肯綮（qìng qìng）：筋骨结合的地方。后用来比喻要害、最重要的地方。

② 辐辏：车辐凑集于毂上，比喻人或物集聚一处。

瘦人虑涸其液。临症致治，首要视乎其人。（《医论》）

病变无常，方难执一。然无定之中自有一定之法，此即中无定体，随时而在之道也。盖离规矩不可以为方圆，执规矩亦不可以为方圆。每见前人用古，师其意而不泥其方，或采取其二三，或减增其一二，得心应手，方推能事。（《吴医汇讲》）

巧不离乎规矩，而实不泥乎规矩。岳忠武①不深究阵图，以为阵而后战，本属常法，然运用之妙，在乎一心，尤以临机应变为要。旨哉言乎！吾于古方，亦犹是已。真珠母丸，本许学士治游魂为变，夜寐不安而设。予尝以此方，略为加减，治三种重恙，无不应手而效。盖同病各发，见症虽异，而致病则同，化裁变通，于不执成见中，确有定见，斯头头是道矣。予非教人蔑古荒经，欲人师古人之意，而不泥古人之方，乃为善学古人。且执古方以治今病，往往有冰炭之不入者，尤不可以不审也。（《医醇賸义》）

名家治病，往往于众人所用方中加一药味，即可获效。如宋徽宗食冰太过患脾疾，杨吉老进大理中丸。上曰：服之屡矣。杨曰：疾因食冰，请以冰煎此药，是治受病之源也。果愈。杜清碧病脑疽，自服防风通圣散，数月不愈。朱丹溪视之曰：何不以酒制之？清碧乃悟，服不尽剂而愈。张养正治闻教谕羸疾，吴医皆用三白汤，无效。张投熟附二三片，煎服即瘥，缪仲淳治王官寿遗精，闻妇人声即泄，瘠甚欲死。医者告术穷。缪之门人以远志为君，莲须、石莲子为臣，龙齿、茯神、沙苑蒺藜、牡蛎为佐使。凡服稍止，然终不断。缪加鳔胶一味，不终剂即愈。叶天士治难产，众医用催生药不验。是日适立秋，叶加梧桐叶一片，药下咽即产。嘉定何弁伯患呕吐，医用二妙丸不效，徐灵胎为加茶子四两，煎汤服之遂愈。因其病茶积，故用此为引经药。略识数条，以见治病者，必察理精而运机敏，始能奏捷功也。（《冷庐医话》）

用方简者，其术日精；用方繁者，其术日粗。世医动辄以简为粗，以繁为精，衰矣哉！（《洛医汇讲》）

许嗣宗善医，言病与药，惟用一物攻之，则气纯而愈速。今人多其物以幸其功，他物相制，不能专力。按药用一味为单方，施于轻浅之症，何尝不可？古方莫如《内经》半夏秫米汤、鸡矢醴、雀卵丸，亦并非独味。至孙思邈《千金方》，王焘《外台秘要》，如淮阴用兵，多多益善。对症施之，其应如响。亦何尝因多药而相制耶！（《友渔斋医话》）

用药贵乎专精，或用一方加入几味，立意须从一路。若既欲其东，又欲其西，是二三其德矣。又不可杂以疲药，而乱章法。方以类聚，物以群分。药之向未合剂者，不得集而用之也。（《医论》）

方者莫古于仲景，而仲景为传方之人，非作方之人也。盖身为长沙太守，博集群方，施之当时，以传后世，而其书具存焉。故欲用古方者，先读其书，方用可知，然后药能可知也。未知方用，焉能知药能乎？虽然，未知药能，则方用亦不可知也，况方意不可解者甚多矣。盖虽仲景，亦或有不解者。虽则或有不解者，而昔人所传，既

---

① 岳忠武：即岳飞。岳飞谥忠武。谥，指古代帝王及官僚死后，统治阶级所给予的表示褒贬的称号。

用有验者，又奚容疑焉？降至《千金》《外台》书，方剂不古者居多，其可取者不过数方而已，概多味者可疑矣。世有欲以数药兼治数证者，自谓无不中也，亦唯暗投瞑行也已。学者思诸！（《医断》）

用药最忌火杂，一方中有一二味即难见功。戊午季春，余自武林旋里，舟子陈姓病温，壮热无汗，七日不食，口渴胸痞，咳嗽头痛，脉数右甚于左。杭医定方，用连翘、瓜蒌皮、牛蒡子、冬桑叶、苦杏仁、黑山栀、象贝、竹叶、芦根。药皆中病，惜多羚羊角、枳壳二味，服一剂，病不减，胸口闷，热转甚，求余诊治。余为去羚羊角、枳壳，加淡豆豉、薄荷，服一剂，汗出遍体，即身凉能食，复去淡豆豉、牛蒡子，加天花粉，二剂全愈。因思俗治温热病，动手即用羚羊角、犀角，邪本在肺胃，乃转引之入肝心，转病致重，职是故耳！（《冷庐医话》）

用药如用兵，选药如选将，既如上述，然兵非久练，将非素信，犹难操必胜之券也。兵在精而不在多，将在谋而不在勇，用药之法亦然。非习用之药，勿好奇而轻试；非必要之品，弗好多而杂投；君药直捣其中坚，佐使仅防其窜扰，多至十二三味足矣。若头痛医头，脚痛医脚，多多益善，枝枝节节而为之，则牵制既多，动辄掣肘，安望其有成功也！（《留香馆医话》）

或问：仲景处方，药品甚少，及东垣用药，多至二十余味。丹溪云：余每治病，效东垣用药，效仲景处方，庶品味数少则药力专。丹溪何以不法东垣而效仲景耶？曰：明察药性，莫为东垣，盖所谓圣于医者也。故在东垣则可多，他人而效其多，斯杂乱矣。东垣如韩信将兵，多多益善。丹溪不过能将十万，故不敢效其多。（《明医杂著》）

医之用术，惟吐、利、汗、下，与解表、攻里之法耳，不能一病而自为一法也。今人遇病立方，动辄二十余品，少亦不下数品，岂知仲景诸名医之心法哉！吾观古人率用成方，加减不过一二味，非有违戾，未尝辄易，正谓宜汗、宜吐、宜下、宜解表、攻里者，病情有限，故攻病之法亦有限也。岂得动用己见，随意立方耶？药性有刑反忌宜，处味既多，莫识其性，为害不少。故余欲世人须洞识病情，恪遵古剂而后可。（《上池杂说》）

第八章　养生康复

庄子曰：百岁人之大，齐大①。凡人皆可百岁也，其不能百岁者，理亦多端。酒食之肥秾，色欲之侵削，忧郁之伤损，寒暑之侵寻，医药之错误，调卫之过度，无一不足以戕生殒命，是以应百岁而不百岁。酒食伤脾，色欲伤肾，忧郁伤肝，寒暑伤肺，五家皆伤，焉能持久？至于医药错误，其伤已非意料所及。而调卫过度，暑不见阳，寒不离火，种类不一，不可胜举。以此受种种伤害之人，而生育似续，安能有强健之躯干，完固之精神哉！先天不足，根本不牢，戕伐既多，芟夷②尤速，以此相传，自难有百岁之望。不百岁而短折，怨尤天命，诅咒空王，亦太愚矣！（《靖盦说医》）

张子和云：古人以医为师，故医之道行；今以医譬奴，故医之道废。有志之士，耻而不学，病者亦不择精粗，一概待之。常见官医迎送长吏，马前唱喏，真可羞也！由是博古通今者少，而师传遂绝。吁！医官马前唱喏，乃以为可羞乎？今之官趋承上司，可羞之端，更有甚于此者，而况于医乎！山阴陈载庵为其邑令治病获瘳，将荐之上司，使为医官于郡中，力辞；将荐之勋籍，使弃医而为官，又力辞。此真过人远矣。医人每享高龄，约略数之，如魏·华佗年百余，吴普九十余，晋·葛洪八十一，北齐·徐之才八十，北周·姚僧垣八十五，许智庄八十，唐·孙思邈百余，甄权百三，孟诜九十三，宋·钱乙八十二，金·李庆嗣八十余，成无己九十余，元·朱震亨七十八，明·戴元礼八十二，汪机七十七，张介宾七十八，近代徐灵胎大椿七十九，叶天士桂八十。盖既精医学，必能探性命之旨，审颐养之宜，而克葆天年也。（《冷庐医话》）

我命在我，不在于天。但愚人不能知此道为生命之要，所以致百病风邪者，皆由恣意极情，不知自惜，故损生也。世人不终芘寿，多夭殁者，皆由不自爱惜。（《古今医统大全》）

男子八岁而阳精生，十六岁而阳精泄，八八六十四而阳精竭。女子七岁而癸水生，十四岁而癸水降，七七四十九而癸水竭。予尝验之，男子之寿多阻于六十四岁之外，稍有不谨，多生肿胀，风痹诸疾，而损寿元，故曰人生七十古来稀；女子之寿，多阻于四十九岁之外，稍有不谨，则多生崩淋、中脘诸疾，亦多损寿元。故知命者，于此耗竭之时，尤宜加谨，此真人鬼关捩③也。（《友渔斋医话》）

---

① 齐大：不敢仰攀的意思。
② 芟（shān 山）夷：削除。
③ 捩（liè 列）：扭转。

昔在京邸，遇东鲁宋老人，太常初年，九十有四，须发皓然，颜如童子。下榻福清道院，日惟静坐一室，三餐之外，无所嗜好。余曾叩其摄生之术，曰：饮食但取益人，毋求爽口，弗食与体相妨之物。自言幼时脾胃素弱，故生平不食瓜果油腻炙煿，虽住品罗列，未尝朵颐①，故能保此残年。纵口腹而不自惜其身，不可谓智。此言胜药石，余尝志之。(《毛对山医话》)

《诗》曰：迨天之未阴雨，彻彼桑土，绸缪牖户。故治身当绝恶于未萌，养生当却病于未形。《内经》云：久视伤血，久卧伤气，久坐伤肉，久立伤骨，久行伤筋。此五劳之所伤也。又云：怒伤肝，喜伤心，思伤脾，忧伤肺，恐伤肾。此七情之所伤也。果能一志凝神，修身立命，得所养而戒所伤，勿溺情于声色，勿役志于名利，素位②而行，不愿乎外，以正吾心，以诚吾意，以养吾浩然之气，晬然见于面，盎于背，心广体胖，何疾病之有？即或偶婴微疴，节饮食，慎风寒，自勿药而有喜，又何必乞灵于枯草，而授命于庸医也哉？(《医论三十篇》)

人之一身，无非病也，亦无非药。泥、金、石、草、木、鸟、兽、虫、鱼为药，偏矣，亦后矣。饥饱待时，饮食药也；寒温适所，衣服药也；动静有常，起居药也。色不视邪则目明，声不听淫则耳聪，口无莠言，行无颠步，则口体正，均药也。使有人焉，知填精而不知寡欲，知养气而不知守默，知保神而不知绝虑，亦焉往而得药？《素问》医之六经也，但言顺四时，少嗜欲，节饮食，不为邪气凌犯。初未尝以药言，其五志为病者，即以五志为药。如曰悲胜怒，病怒者，凄怆哀苦以感之；喜胜悲，病悲者，谑浪佚豫以娱之；恐胜喜，病喜者，迫遽危亡以怖之；怒胜思，病思者，污辱欺妄以激之；思胜恐，病恐者，沉疑搜剔以缓之。至如逸可治劳，静可治躁，处阴以避暑，就燠以避寒。凡此之类，皆非热、非寒、非酸、非苦，无烦采制，不费咬咀，随在而得之之圣药，远逾草根木皮万万也。则请为尊生者，揭未病之药。

慎起居，节饮食，则外感不能侵。若情志所伤，不可徒以药治之。张戴人深知此义，观其治案，可以为万世法。盖草木之功，但可以祛六淫之邪也。(《言医》)

《抱朴子》曰：凡养生者，欲令多闻广见，而择善焉；偏修一事，不足赖也。又患多事之徒，各挟其所长，知元素之术者，则曰知房中之术，可以度世矣；明吐纳之道者，则曰惟行气足以延寿矣；知屈伸之法者，惟导引可以难老矣；知草木之方者，则曰惟奇药可以无病矣。学道之不能成就，由乎偏执之若此也。

文中子曰：善养生者先寝食而后医药，此言简而有味。(《友渔斋医话》)

觉此而冥焉者，合阴阳于一德；知此而辨焉者，分阴阳于两仪。饮食有节，起居有常，丰其源而啬出，复其本而固存，吸新吐故以炼藏，专意积精以适神。消息盈虚，辅其自然，保其委和，合彼大和，岂弊弊然以人助天哉！

觉此而冥焉者，以道心观也，故合阴阳于一德；知此而辨焉者，以人心观也，故分阴阳于两仪。二者虽异，未尝独隆，知二气之不可以阙一也。无过以贻五官之伤，

---

① 朵颐：饮食的意思。
② 素位：谓安于其素常所处的地位。

无多以致气血之走，此饮食之有节也。发陈、蕃秀之时，夜卧早起；容平之时，与鸡俱兴；闭藏之时，早卧晚起。此起居之有常也。丰其源而啬出者，葆精也；复其本而固存者，守一也；吸新吐故以炼藏也，调气也；专意积精以适神者，驭神也。消息盈虚，因阴阳自然，未尝生而助长，在人者是谓委和，在天者是谓大和。和同天人之际，而使之无间，则保其委和，合彼大和，又岂弊弊然以人助天哉！以人助天，去本远矣。（《宋徽宗圣济经》）

养生之道，不必旁求。大易云：慎言语，节饮食。岂非不刊之论？应休琏诗云：量腹节所受，斯得其旨矣。孔子曰：食无求饱。《随园诗话》云：无求便是安心法，不饱真为却病方。无病平人，饮食宜节，体稍不适，尤勿强食。病之初来，未必甚剧，不慎口腹，遂至结辖①，变证多端，不能尽述。非遇明眼，贻误莫识。凡在病中，慎口须知；猪羊鸡鸭，外感忌之；坚硬壅滞，诸病不宜；姜茑椒蒜，热证勿施；瓜果生冷，寒病休窥；产妇痘后，发物毋沾，沈疴痼疾，禁例同严；正衰邪尽，补食宜餐。胃弱忌苦，脾困喜酸，滑涩辛甜，各有宜忌。物性多偏，不可专嗜。病从口入，膏粱莫及；厚味腊毒，古训须识；澹泊能甘，病奚能肆；撙节②得宜，病愈必易；无如愚人，罕明食性，当禁不禁，禁非所禁，倒行逆施，反以加病。彼此贸贸，甚至殒命。我见实多，弊难笔竟，聊赘俚言，以为世镜。（《鸡鸣录》）

养生以不伤为本，此要言也。且才所不逮而困思之，伤也；力所不胜而强为之，伤也；悲哀憔悴，伤也；喜乐过差，伤也；寝息失时，伤也；汲汲所欲，伤也；戚戚所患，伤也；久谈多笑，伤也；沈醉呕吐，伤也；饱食即卧，伤也；急行喘促，伤也；善怒郁勃，伤也。积阳至极早亡，早亡非道。是以养性之方，唾不及远，行不疾步，耳不极听，目不极视，坐不极久，卧不及疲，先寒而衣，先热而解。不欲极饥而食，食不可过饱；不欲极渴而饮，饮不可过多。凡食多则致积聚，饮多则成痰癖也。不欲甚劳甚逸，不欲起晚，不欲汗流，不欲多睡，不欲多啖生冷，不欲饮酒当风，不欲数数沐浴，不欲远愿广志，不欲规造异功。冬不欲极温，夏不欲过凉及露坐星夜，眠不动扇。大寒、大热、大风、大雾，皆不欲冒之。五味入口，不欲偏胜。凡言伤者，亦不便觉也，久则损寿耳！（《友渔斋医话》）

《本草衍义》总序曰：夫未闻道者，放逸其心，逆于生乐。以精神徇智巧，以忧患徇得失，以劳苦徇礼节，以身世徇财利，四徇不置，心为之病矣。极力劳形，躁暴气逆，当风纵酒，餐嗜辛酸，肝为病矣。饮食生冷，温凉失度，久坐久卧，大饱大饥，脾为病矣。呼叫过当，辩争倍答，冒犯寒暄，恣食咸苦，肺为之病矣。久处湿地，强力入水，纵欲劳形，三田漏溢，肾为之病矣。五病既作，故未老而羸，未羸而病，病至则重，重则必毙。呜呼！此皆不思而自取之也。（《友渔斋医话》）

嵇康《养生论》曰：神农上药养命，中药养性。诚知性命之理，因辅养以通也。

---

① 结辖（sè hé）：将蒙在车上的漆革固结起来，使车中闭塞而不通气。比喻心中郁塞不畅。

② 撙（zǔn）节：抑制。

而世人不察，惟五谷是见，声色是耽，目眩元黄，耳务淫哇，滋味煎其腑脏，醴醪鬻①其肠胃，芳香腐其骨髓，喜怒悖其正气，思虑消其精神，哀乐殃其平粹。夫以蕞尔②之躯，而攻者非一途，易竭之身，而内外受敌，体非多思则神散，多念则心劳，多笑则脏腑上翻，多言则气海虚脱，多喜则膀胱不实，多怒则腠理血逆，多乐则心神荡闲，多愁则面目焦枯，多好则智虑溃溢，多恶则肺爽奔腾，多事则筋脉干急，多机则智虑沉逆。此乃伐人之生，甚于斧斤；蚀人之性，猛于豺虎。（《友渔斋医话》）

圣人发愤忘食，及下箸时又不草草，观食不厌精一章，何等仔细。此无他，圣心不滞一处，故无所往而不存。王安石专精读书，每食不辨美恶，但近身者必尽，当其好学时，已犯心不在焉，食而不知其味一大病矣。世人无所用心，品题酒馔，此直饮食之人，又得罪于安石。善学道养身者，只是于味无求，临食不苟，化元无常，先后天无定，孤脏以溉四旁，则脾者周身之化元也。气生质，阳生阴，则丹田者，精液肌体之化元也。滋味为后天，则婴孩子之乳哺为先天，推之则母怀又为先天，推之则孕时父母之无疾又为先天，推之则父母自身之禀气又为先天。凡先天，皆命也，惟平生之调摄属性，故康宁。疾病，命也，有性焉，君子不谓命也。腑表而脏里，腑病或不及脏，脏病无不及腑，腑易治而脏难疗也。伤脏多起于七情，伤腑多因于饮食。圣人于损，致戒曰：惩忿，窒欲；于颐，故戒曰：慎言语，节饮食。夫惩忿则木和，窒欲则水滋，慎言则金息，节食则土不劳，四者全，神明亦无不调矣。养德之道，养生亦在其中，离德而言养生，生何由养？（《医暇卮言》）

唐同州刺史孟铣，致仕归伊阳，年虽晚暮，志力如壮，尝谓所亲曰：若能保身养性者，常须善言莫离口，良药莫离手。窃谓善言莫离口，则德崇而福厚；良药不离手，则病去而身康：固长久之术也。然口有善言，又当身行善事；物疗身病，又当法疗心病：不尤为愈哉？（《友渔斋医话》）

青州录事参军麻希慧，年九十余致仕，唐太宗问摄生术，对曰：臣无他术，惟是少情寡欲，节声色，薄滋味而已。唐柳公度八十，有强力，人问其术，对曰：平生未尝以脾胃熟生物、暖冷物，以元气佐喜怒。宋吕许公为相，问服食之法于任恭惠公，公曰：不晓养生之术，但中年因读文选有悟耳？谓石蕴玉而山辉，水含珠而川媚。许公深以为然。观此三说，则养生之道，可以悬解。若夫炼服食以冀长生，此则方士之妄谈。高明之士，慎勿惑焉！（《友渔斋医话》）

二守者，一服药，二摄养。二者所宜守之久而勿失也。盖劳有浅深，治有定候。如初发病尚轻浅，亦有不药而但以静养安乐而自愈；稍重者，治须百日，或一年，煎百济丸二料膏一服，便可断除病根。至于再发，则真阴大损，便须三年为期。此三年间，起于色者节欲，起于气者慎怒，起于文艺者抛书，起于劳倦者安逸，起于忧思者遣怀，起于悲哀者达观，如是方得除根。至于三发，则不可救矣。且初发，只须生地、元参、百合、桔梗之类，便可收功，至于再发，非人参不治。是在病者之尽其力而守

---

① 鬻（yù育）：通"育"。生养。

② 蕞（zhì最）尔：小貌。

其限，识所患之浅深近久，量根本之轻重厚薄，而调治之；勿躁急取效，勿惜费恣情，勿始勤终怠，则得之矣。（《理虚元鉴》）

天下之事，经理一番，其有未尽善者，从而修饰润色，不可缺也。若大病久病愈后，必当随时调理，方为无弊。前张邑侯令嫒病肝厥，延湖州一医疗治，经月而愈。时予适晤侯于灵芬馆，乃相告曰：女公子之疾虽瘥，原其故乃血虚木燥，必得滋养开郁散滞之品，作丸料常服，庶保不复作也。侯诺而未暇终服，不数月，疾复作，湖医敛手无术，竟归不起。是谁之咎欤？（《友渔斋医话》）

久病后不可恣投以药，且无论药之谬，即对病者亦不可不慎。何也？人之元气，以胃气为本，胃气又以谷气为本。故《内经》曰：无毒治病，十去其九，谷肉果菜，食养尽之。不曰以药养之也。凡药过剂，无有不伤脾胃之正气者，正气伤，则有作泻、作呕与肿满者，甚至膈胀不能食，而反生他证者。名为补人，而实害人。

药为治病而设，非养生之物也。袁简斋云：享高年者，生平不服丸散。真见道之言也。（《言医》）

风初入在卫气，寒初入在营血。故易受风者，卫气素虚也，须于愈后以四君、黄芪补实卫气，不补则动即受风。易受寒者，营血素虚也，须于愈后以四物、肉桂、阿胶之类补足营血，不补则动即受寒。气虚者多寒颤，血虚者多咬牙，亦其据也。（《王氏医存》）

凡泻病、痢病、虫病、疳病、水病、酒病、疸病，于初愈时，断不可骤服滋补之药。盖以数病以湿热为原，滋补之药乃助湿热之尤者，骤尔服之，鲜不致害。

泻痢亦有宜滋补者，但须佐以坚阴清热之品，不可甘温腻补耳！（《言医》）

夫疫乃热病也，邪气内郁，阳气不得宣布，积阳为火，阴气每为热搏。暴解之后，余焰尚在，阴血未复，大忌参、芪、白术；得之反助其壅郁，余邪留伏，不惟目下淹缠，日后变生异证，或周身痛痹，或四肢挛急，或流火结痰，或遍身疮疡，或两腿钻痛，或劳嗽涌痰，或气毒流注，或痰核穿漏，皆骤补之为害也。若有阴枯血燥者，宜清燥养荣汤；若素多痰，及少年平时肥盛者，投之恐有泥膈之弊，亦宜斟酌。大抵时疫愈后，调理之剂，投之不当，莫如静养，节饮食为第一。（《瘟疫论》）

昔者纯阳吕祖师，出卖人参果，一文一枚，专治五劳七伤。诸虚百损，并能御外邪，消饮食，轻身不老。却病延年，真神丹妙药也。市人闻之，环聚争买者千余人。祖师大喝曰：此果人人皆有，但汝等不肯服食耳！众方醒悟。今之患虚者众矣，或归怨贫乏而无力服参，或归怨医家不早为用参，或归怨医家不应早用参，或归怨用参之太多，或归怨用参之太少，或归怨用参而不用桂、附以为佐，或归怨用参而不用芪、术以为援，或归怨用参而不用二地、二冬以为制。议论风生，全不反躬自省，以致屡效屡复，难收全功。不佞身肩是任，宁敢造次，博稽古训，百法追寻，每见历代良医，治法不过如此。于是睁开目力，取来参果一车，普送虚人服食。凡病危而复安者，不论有参无参，皆其肯服参果者也；凡病愈而复发者，不论有参无参，皆其不服参果者也。世人请自思维，定知此中消息。惟愿患者各怀其宝，必然服药有功，住世永年，无负我祖师垂救之至意，是颂是祷！以上数篇，发明医中之误，细详调摄之方，盖弹

患于未有，治病于未然也。后此皆言治法。(《医学心悟》)

第一节　身心调养

天地之气，不升则不降，不出则不入。虚管溉满，捻上悬之，水固不泄，为无升气而不能降也；空瓶小口，顿溉不久，为气不出而不能入也。养生者能存其神，则气自裕；神之所至，气亦随之而往焉。盈天地间皆气也，长生久视之术，其要在此。人顾损精以耗其气，何哉？(《友渔斋医话》)

养生要诀曰：一人之身，一国之象。胸臆之设，犹宫室也；肢体之位，犹郊境也；骨节之分，犹百川也；腠理之间，犹四衢也。神犹君也，血犹臣也，气犹民也。故至人能理其身，亦犹明君能治其国。夫爱其民，所以安其国；爱其气，所以全其身。民弊则国亡，气衰则身谢。(《友渔斋医话》)

眼者神之牖，鼻者气之户，尾闾者精之路。人多视则神耗，多息则气虚气急之谓，频好内则精竭，务须时时闭目以养神，日逐调息以养气，紧闭下元以养精。精充则气裕，气裕则神完，道家谓之三宝，又谓之大药。此非惑于异端之教，实吾儒养生之常理耳！(《友渔斋医话》)

《魏志》曰：吴普常问道于华佗。佗谓普曰：人体欲得动摇，但不当使极耳！如动摇则谷气易消，血脉流通，病不得生。譬犹户枢不蠹，流水不腐，以其常动故也。(《医说》)

气血周流则不病，气滞血凝故病。武人能食体肥者，气不滞、血不凝也。八段锦等一切外工，皆不使气血凝滞，亦华元化五禽之遗意也。(《王氏医存》)

《后汉书·华佗传》人体动摇，则谷气得销，血脉流通，病不得生，譬如户枢终不朽也。唐六典按摩博士一人注《仙经》云：户枢不朽，流水不腐，谓欲使骨节调利，血脉宣通。云笈七签，流水不腐，户枢不蠹，以其劳动不息也。(《子华子医道篇注》)

凡运气法，当闭目静坐，鼻吸清气降至丹田，转过尾闾，随即提气如忍大便状，自夹脊双关透上，直至泥丸，辅下鹊桥，汨然咽下，仍归丹田。初行功时，焚香一炷为度，渐增三炷，功行七日而止。凡卧病者，宜用厚褥、绵被、暖帐、重衣，不论寒暑。初行功之日，发大汗以攻阴邪之气，进热粥以为表汗之资。渴则漱玉泉以咽之，饥则炊热粥以食之。饥然后食，不拘餐数。如是衣不解带，能一月，则在床三五七年瘫、劳、鼓、膈等症，皆可刻期而愈。患在上身，收气当存想其处；患在下身，收气亦存想其处，放气则归于丹田；患在遍身，当分经络，属上属下，运法亦如之。女子行功，先提水门，后及谷道，运法如前。

愚按人之气，即天地之气，故天气不交于地，乾坤或几乎息矣。人之所以常运其气者，亦体天地交泰之义也。先提谷道，使勿泄也；自背至顶，使相交也；想丹田，使归根也。不惟有疗病之功，抑且多延年之效，何况于无病乎？是名曰修养。(《寿世青编》)

叩齿一：齿为筋骨之余，常宜叩击，使筋骨活动。每次叩击三十六数。

咽津二：将舌舐上腭，久则津生满口，便当咽之。咽下咽然有声，使灌溉五脏，降火甚捷。咽数以多为妙。

浴面三：将两手自相摩热，覆面擦之，如浴面之状，则须发不白。即升冠鬓不斑之法，颜如童矣。

鸣天鼓四：将两手掌掩两耳窍，先以第二指压中指弹脑后骨上，左右各二十四次。去头脑疾。

运膏肓五：此穴在背上第四椎下，脊两旁各三寸，药力所不到。将两肩扭转二七次。治一身诸疾。

托天六：以两手握拳，以鼻收气运至泥丸，即白天托起，随放左右膝上。每行三次。去胸腹邪气。

左右开弓七：此法要闭气，将左手伸直，右手作攀弓状，以两目看右手。左右各三次。泻三焦火，可以去臂腋风邪积气。

摩丹田八：法将左手托肾囊，右手摩丹田，三十六次，然后左手转换如前法。暖肾补精。

擦内肾穴九：此法要闭气，将两手搓热，向背后擦肾堂及近脊命门穴。左右各三十六次。

摩涌泉穴十：法用左手把住左脚，以右手擦左脚心。左右交换，各三十六次。

摩夹脊十一：此穴在背脊之下，肛门之上，统会一身之气血。运之大有益，并可疗痔。

洒腿十二：足不运则气血不和，行走不能爽快。须将左足立定，右足提起，共七次。左右交换如前。

右十二段，乃运导按摩之法，古圣相传，却病延年，明白显易，尽人可行。庄子曰：呼吸吐纳，熊经鸟伸，为寿而已矣。此导引之士，养形之人，彭祖寿考者之所好也，由是传之至今。其法自修养家书，及医经所载，种数颇多，又节取要约切近者十六则，合前十二段参之，各法大概备矣。（《寿世青编》）

邵尧夫曰：百病起于情，情轻病亦轻。诸病孰非起于情耶？盖人身以气为主，情过喜则气散，怒则气升，哀则气消，劳则气耗，惊则气乱，思则气结，欲则气倾，寒则气收，炅则气泄，病由之作矣。识破知节，病亦少损，若著物不止，岂不为有生患哉！故君子贵保性而不任情，斯养气延年之术也。（《上池杂说》）

人之有生，唯精与神，精神不敝，四体常春。嗟！彼昧者不爱其身，多言损气，喜事劳心，或因名利，朝夕热中，神出于舍，舍则已空。两肾之中，名曰命门，阴阳相抱，互为其根，根本无亏，可以长生。午、未两月，金水俱伤，隔房独宿，体质轻强；亥、子、丑月，阳气潜藏，君子固密，以养微阳。金石热药，切不可尝。积精全神，寿考弥长。（《医学新悟》）

服金石酷烈之药，必至殒命。即坐功服气，往往致疾损目。人能清心寡欲，无暴怒，无过思，自然血气和平，却疢多寿。譬如火炉，置风中则易灭，置静室则难烬。

此是定理。(《愿体医话》)

车牛多骨立，驿马多早毙，休息少也。山禽与野兽，不为人猎取，从无见有自死者，散逸多也。牛马有病，役于人也；禽兽无病，得自由也。《易》曰：天行健，君子自强不息。人可饱食不事事乎！但不可过劳，不可焦心，黎明至午，应行之事，只管去做，午后不妨休息养神。夫牛马之劳，本非所愿，为畜于人，欲罢不能。山禽野兽，一巢一穴之外，惟觅食不饥则已，人能若是乎？大则为国为民，小则谋食谋衣，各行其志，亦各有所乐，故虽劳能臻上寿，颓惰自甘者，亦未必延龄也。外厩之马，田家之牛，刍豢得宜，劳逸得中，亦何尝骨立而早毙耶？前作摄生一卷，每言静养，然人之于事，岂可尽废，故书此可参阅之。(《友渔斋医话》)

精存于目，则其视明；精存于耳，则其听聪；精留于口，则其言当；精集于心，则其虑通。故闭四关，则终身无患。又口中欲不出谓之扃，外邪不入谓之闭。中扃、外闭，何事不节？外闭、中扃，何事不成？合文子之二语观之，人何可不爱精而远欲耶？(《友渔斋医话》)

养心之道，未可忽也。六欲七情，千变万化，出没不定，其言至简，其义无穷。而以一心对无穷之事，不亦劳乎！心苟不明，不为物所病者，未之有也。故明达之士，遂至忘心；心既忘矣，则六欲七情无能为也；六欲七情无能为，故内事不生；内事不生，故外患不能入；外患不能入，则本草之用实世之刍狗①耳。若未能达是意而至是地，则未有不缘六欲七情而起忧患者；忧患既作，则此书一日不可阙也。愚何人哉，必欲斯文绝人之忧患乎！(《本草衍义》)

凡人之病，多由于欲，故寡欲之人，虽未必尽能长生，亦可却病。上士治未病，下士治已病，已病无释其致病之由，由于不谨，则当急远房帏，屏绝嗜欲，庶几失之东隅，收之桑榆乎！乃世人欲藉服饵，以图长生，惑矣；甚者日服辛温峻补之品，以资纵欲，不亦惑之更甚欤！(《顾氏医镜》)

天隐子曰：吾谓安处者，非华堂邃宇、重裀广榻之谓也，在乎南面而坐，东首而寝，阴阳适中，明暗相半。屋无高，高则阳盛而明多；屋无卑，卑则阴盛而暗多。故明多则伤魄，暗多则伤魂。人之魂阳而魄阴，苟伤明暗，则疾病生矣。此所谓居处之室，尚使之然。况天地之气，有亢阳之攻肌，淫阴之侵体，岂可不防慎哉？修身之士，倘不法此，非安处之道。曰：四边皆窗户，遇风即合，风息即开。吾所居室，前帘后屏，太明即下帘，以和其内映，太暗则卷帘，以通其外耀，内以安心，外以安目，心目俱安，则身安矣。明暗且然，况太多思虑，太多情欲，岂能安其内外哉？(《寿世青编》)

邢和叔言：吾曹常须爱养精力，精力稍不足则倦，所临事皆勉强而无诚意，接宾客言语尚可见，况临大事乎？大抵能慎保始终者，却疾延年，老当益壮，虽有贫富之异，而营卫冲融，四时若春，比之抱病而富且贵，已为霄壤之隔矣。况能进进不已，则非常人所可知也。(《友渔斋医话》)

---

① 刍狗：草和狗。以喻轻贱无用的东西。

独宿之妙，不但老年，少壮时亦当如此。日间纷扰，心神散乱，全藉夜间安睡以复元气。若日里心猿意马，控制不定，及至醉饱，又复恣情纵欲，不自爱惜，如泥水一碗，何时得清？（《愿体医话》）

观《内经》于四气之养，必谓之调神。则所以顺生长收藏之道者，又不特从事于形体之间而已。是故夜卧早起，被发缓形，见于发陈之时，且曰以使志生；夜卧早起，无厌于日，见于蕃秀之时，且曰使志无怒，使气得泄；早卧早起，与鸡俱兴，见于容平之时，且曰收敛神气，使志安宁；早卧晚起，去寒就温，见于闭藏之时，且曰使志若伏若匿，若有私意，若已有得。盖气者神之主，志者气之帅，志完气充，与时为宜，则神与生相保，神与生相保则形神俱久矣。昧者徒知慎寝兴居处，不知志意神气之为养，虽微风雨寒暑之袭，而五行真气潜损于中。

形全者神全。形全于外，神全于内，则疾无事而作，此《内经》于四时之养，必谓之调神者此也。万物萌于春，是谓发陈；盛于夏，是谓蕃秀；秋则厥民夷之时，于是容而不迫，平而不偏，是谓容平；冬则各归其根，于是闭而不起，藏而不露，是谓闭藏。夜卧早起于春夏，寒气既敛，温暑气生故也。被发缓形，顺气之散舒也。无厌于日，使阳之无伏也。秋则早卧早起，与鸡俱兴，避寒露也。冬则早卧晚起，避严凝也。以使志生，则生而不匮；使志无怒，则缓而不暴。收敛神气，使志安宁，顺秋敛也；使志若匿若伏，若有私意，若已有得，顺闭藏也。气者神之主，则神之动唯气之所运，志者气之帅，则气之运唯志之所适。志完而不挫，气充而不馁，与时为宜，则神与生相保，此所以形神俱久。昧者徒知慎寝兴居处，而不知志意神气之为养，则是知养其外而不知养其内也。知养其外，故微风雨寒暑之袭，不知养其内，故五行真气潜损于中。（《宋徽宗圣济经》）

凡人在气交之中，呼吸出入，皆接天地之气。故风寒暑湿四时之暴戾，偶一中人，壮者气行自愈，怯者则留而为病。宜随时加摄，使阴阳中度，是谓先几防于未病。

春月阳气闭藏于冬者，渐发于外，故宜发散以畅阳气。《内经》曰：春三月，此谓发陈，天地以生，万物以荣。夜卧早起，广步于庭，被发缓形，以使志生。生而勿杀，予而勿夺，赏而勿罚。此春气之应，养生之道也。逆之则伤肝，夏为寒变。故人当二月以来，摘取东引桃枝并叶各一握，水三碗，煎取二碗，空心服之，即吐却心膈痰饮宿疾。春深稍宜和平将息，绵衣晚脱，不可令背寒，寒即伤肺，鼻塞咳嗽。如觉热即去之，冷则加之。加减俱要早起之时，若于食后日中，防恐感冒风寒。春不可衣薄，令人伤寒、霍乱、消渴、头痛。春冻未泮①，衣欲下厚而上薄。

夏三月，人身阳气发外，伏阴在内，是精神疏泄之时，特忌下利以泄阴气。《内经》曰：夏三月，此谓蕃秀，天地气交，万物华实。夜卧蚤起，无厌于日，使志无怒，使英华成实，使气得泄，若所受在外。此夏气之应，养长之道也。逆之则伤心，秋为痎疟。故人常宜宴居静坐，节减饮食嗜欲，调和心志。此时心旺肾衰，精化为水，至秋乃凝。尤须保啬以固阴气，常宜食热物，使腹温暖。如瓜果、生冷、冰水、冷淘、

---

① 泮（pàn 判）：融解。

豆粉、蜂蜜，尤不可食。食多秋时患疟、痢。勿以冷水沐浴并浴面及背，使人得虚热、目病、筋脉厥逆、霍乱、阴黄等疾。勿当风卧，勿眠中令人扇，汗出毛孔开，风邪易入。犯之患风痹不仁，手足不遂，言语蹇涩。年壮或不即病，已种病矣；气衰者，未有不桴鼓相应者。酒后尤当禁之。

秋三月，阳气当敛，不宜吐及发汗。犯之令人脏腑消烁。《内经》曰：秋三月，此为容平，天气以急，地气以明。早卧早起，与鸡俱兴，使志安宁，以缓秋刑，收敛神气，使秋气平，无外其志，使肺气清。此秋气之应，养收之道也。逆之则伤肺，冬为飧泄。若知夏时多食瓜果凉物，宜以童便二碗，大腹槟榔五枚，细切，水煎八分，生姜汁一分，和雪水三分，作两空早服。泻两三行，一夏所食冷物及膀胱宿水，悉为驱逐，不能为患。虽老年者亦宜服。如小心加慎饮者，可不必也。泻后以薤白粥同羊肾空心服之，胜如补剂。

冬三月，天地闭，气血藏，伏阳在内，心膈多热，切忌发汗以泄阳气。《内经》曰：冬三月，谓之闭藏，水冰地坼，无扰乎阳，早卧晚起，必待日光，使志若伏若匿，若有私意，若已有得，去寒就温，无泄皮肤，使气亟夺。此冬气之应，养藏之道也。逆之则伤肾，春为痿厥。故人当服浸酒药以迎阳气。虽然亦不可过暖，绵衣当晚着，使渐渐加厚，即大冷不宜向火烘炙，恐损目，且手足心能引火入内，令人心脏燥，血液耗，衣服亦不太炙。冬月天寒，阳气内藏，若加以炙衣重裘，向火醉酒，则阳太甚矣。如遇春寒，闭塞之久，不与发散，至春夏之交，阴气既入，不能摄运阳气，致有时行热症，甚而谵妄狂越，皆由冬月不善保阴之故。务宜自爱，寒热适中。此为至要，乃摄生之大法也。（《寿世青编》）

春季摄生：遇风日融和，当从园林亭阁虚敞之处，凭栏凝眺，用滤滞怀，以畅生气，不可默坐，以生他郁。天气寒暖不一，不可顿去棉衣。老人气弱骨疏，体怯，风冷易伤腠理，备夹衣遇暖易之，一重渐减一重，不可暴去。（《友渔斋医话》）

夏季摄生：夏至后伏阴在内，虽大热，不宜吃冷淘、冰雪、蜜水、凉粉、冷粥。饱腹受寒，必起霍乱。宜从虚堂静室、水亭木阴、洁净空敞之处，远却贼风，自然清凉。心宜恬淡，冰雪胸怀，不可以热为热，辄生烦恼。其于肥腻当戒。不得坐卧星下，睡着使人扇风，取凉一时，风入腠理，渐迫脏腑，其患不测。（《友渔斋医话》）

秋季摄生：近年天气迟缓，往往早春多寒，早秋多热，晚春尚寒，晚秋尚热，时过中秋，尚有裸体洗浴者。故早、中二秋，调摄与夏同。谚云：人过七月半，可称铁罗汉。盖谓三伏炎蒸，啖生冷、受风凉，表里受伤。当秋风束缚之时，汗孔闭塞，伏邪欲泄，或疟、或痢作焉。摄生之士，能谨于夏，再谨于秋，可无疟、痢之患矣。然石成金改，人过八月半，方为铁罗汉。盖谓七月至八月中三十日，尚有流金烁石，庚金亢伏之候，正宜留心保养，有深意在焉。（《友渔斋医话》）

冬季摄生：冬三月天地闭藏，水冰地坼，无扰乎阳，早卧晚起，以待日光。设遇早起，须饮温酒一杯，食物少许，即冒大风雾露，亦不致中伤，胃实肌充故也。大寒之时，宜处密室，多烧香炉，以藉暖气，不得用大火烘炙，损人。手足应心，不可以火炙，手引火入心，令人烦躁。冬月阳气在内，阴气在外，老人多有上热下冷之患，不宜沐浴。阳气内蕴之时，若加汤火所逼，必出大汗。高年骨节疏薄，易于感动，多生外疾。虽壮盛之年，宜远房帷，维持阳气，以为来春发生之本。（《友渔斋医话》）

人知惜生，每逢节气，皆宜保养，而二至尤为紧要。夏至欲宜节，冬至欲宜绝。盖二至阴阳消长之际，损人更甚。当一阳初生，其气甚微，如草木萌生，易于伤伐。《易》称至日闭关。《内经》冬不藏精者，春必病温。故保养精气，为来春发生之本，退远帷幕，较夏至为尤要也。（《友渔斋医话》）

凡气虚表弱之人，夏则易受暑热，冬则易受风寒，稍有不谨，则头痛、身热、咳嗽、喘喝之症，相随而作。古人云：服药当在未病之先，宜于夏至前后，每日服生脉散：人参、麦冬、五味各等分。冬至前后，每日服玉屏风散：炙黄芪、防风、白术各等分。此二方药只三味，而扶正气以固表，不使感受外邪，最为得力。然尤须恪遵月令，禁嗜欲，薄滋补，以培其元，则邪自无从而入，不可徒恃药力也。若自觉已受微邪，则此二方亦不可服，以五味收敛，白术壅满，非所宜也。（《碣塘医话》）

养气训：一少思虑养心气，二莫嗔怒养肝气，三薄滋味养胃气，四少言语养肺气，五节房室养肾气。人能留心五养，长寿永年无难也。（《友渔斋医话》）

宠辱不惊，肝木自宁；动静以敬，心火自平；饮食有节，脾土不泄；调息寡言，肺金自全；恬然无欲，肾水自足。此皆吾生药石，人当请事斯语。（《友渔斋医话》）

夫心者，万法之宗，一身之主，生死之本，善恶之源，与天地可通，为神明之主宰，而病否之所由系也。盖一念萌动于中，六识流转于外，不趋乎善，则五内颠倒，大疾缠身。若夫达士则不然，一真澄湛，万祸消除。老子曰：夫人神好清而心扰之，人心好静而欲牵之，常能遣其欲而心自静，澄其心而神自清，自然六欲不生，三毒消灭。孟子曰：养心莫善于寡欲。所以妄想一病，神仙莫医；正心之人，鬼神亦惮：养与不养故也。目无妄视，耳无妄听，口无妄言，心无妄动，贪嗔痴爱，是非人我，一切放下，未事不可先迎，遇事不宜过扰，既事不可留住，听其自来，应以自然，任其自去，忿懥恐惧，好乐忧患，皆得其正。此养之法也。（《寿世青编》）

夫肝者，魂之处也，其窍在目，其位在震，通于春气，立春升发动之令也。然木能动风，故经曰：诸风掉眩，皆属于肝。又曰：阳气者，烦劳则张，精绝，辟积于夏，使人煎厥。设气方升，而烦劳太过，则气张于外，精绝于内，春令邪辟之气积久不散，至夏未痊，则火旺而真阴如煎，火炎而虚气逆上，故曰煎厥。按脉解论曰：肝气失治，善怒者，名曰煎厥。戒怒养阳，使生生之气相生于无穷。又曰：大怒则形气绝，而血菀于上，使人薄厥。菀，结也。怒气伤肝，肝为血海，怒则气上，气逆则绝，所以血菀上焦。相迫日薄，气逆日厥；气血俱乱，故为薄厥。积于上者，势必厥而吐也。薄厥者，气血之多而盛者也。所以肝藏血，血和则体泽，血衰则枯槁。故养之要，在乎戒忿，是摄生之第一法也。（《寿世青编》）

脾者，后天之本，人身之仓廪也。脾应中宫之土，土为万物之母。如婴儿初生，一日不再食则饥，七日不食则肠胃涸绝而死。经曰：安谷则昌，绝谷则亡。盖谷气入胃，洒陈六腑而气至，和调五脏而血生，而人资以为生者也。然土恶湿而喜燥，饮不可过，过则湿而不健；食不可过，过则壅滞而难化，病由是生矣。故饮食所以养生，而贪嚼无厌，亦能害生。物理论曰：谷气胜元气，其人肥而不寿。养性之术，令谷气少则病不生。谷气且然，矧王味餍饫①，为五内②害乎！甚而广搜珍馐，争尚新奇，恐其性味良毒与人脏腑宜忌未可晓。故西方圣人，使我戒杀茹素，本无异道。人能戒杀则性慈而善念举，茹素则心清而肠胃厚，无嗔无贪，罔不出此。外考禽兽食肉，谷者宜人，不可不慎！（《寿世青编》）

肺者，脏之长也。其藏魄，其主气，统领一身之气者也。经曰：有所失亡，所求不得，则发肺鸣，鸣则肺热叶焦。充之则耐寒暑，伤之则百邪易侵，随事痿矣，故怒则气上，喜则气缓，悲则气消，恐则气下，惊则气乱，劳则气耗，思则气结，七情之害皆气主之也。直养无害，而后得其所以浩然者。天地可塞，人之气与天地之气可一也；道气可配，人之气与天地之气可通也。先王以至日闭关，养其微也；慎言语、节饮食，防其耗也。（《寿世青编》）

肾者，先天之本，藏精与志之宅也。仙经曰：借问如何是玄牝，婴儿初生先两肾。又曰：玄牝之门，是为天地根。是故人未有此身，先生两肾。盖婴儿未成，先结胞胎，其象中空，一茎透起，形如莲蕊。一茎即脐带，莲蕊即两肾也。为五脏六腑之本，十二经脉之根，呼吸之主，三焦之原。人资以为始，岂非天地之根乎，而命与焉者！故又曰：命门天一生水，故曰坎水。夫人欲念一起，炽若炎火，水火相克，则水热火寒，而灵寿之焰，藉此以灭矣。使水先枯涸，而木无所养则肝病，火炎则土燥而脾败，脾败则肺金无资，咳嗽之症成矣。所谓五行受伤，大本已去，欲求长生，岂可得乎！庄子曰：人之大可畏者，衽席之间不知戒故也。养生之要，首先寡欲。嗟乎！元气有限，情欲无穷。《内经》曰：以酒为浆，以妄为常，醉以入房，以竭其精。此当戒也。然人之有欲，如树之有蠹；蠹甚则木折，欲炽则身亡。《仙经》曰：无劳尔形，无摇尔精，无使尔思虑营营，可以长生。智者鉴之！（《寿世青编》）

心为一身之宰，脾为万物之母，养心、养脾，摄生最要。（《折肱漫录》）

养生者贵开发其生机，生机一发，则源源不穷，此谓浚于不涸之府。生机有二：使此心常自怡适，而不以忧郁窒其生机，一也；助养脾土以滋化源，则四脏都有生气，二也。若不知此机括，虽日服补益良剂，所补曾几何？（《折肱漫录》）

第二节　饮食有节

人性之所好恶不同，称口服者为宜，不称者不宜。古者养精以谷肉果菜，未尝言禁宜也。后世严立禁宜，曰：某物增病，其物胜药。然其为物所夺者，非药也，何以胜彼病之为哉？立禁宜之弊，至进其所恶，禁其所好，不亦左乎！（《先哲医话集》）

宜少毋食多，宜饥莫食饱，宜迟莫食速，宜热毋食冷，宜零毋食顿，宜软毋食硬。

---

① 餍饫：饱食。

② 五内：指五脏。

此六者，调理脾胃之要法也。（《冯氏锦囊秘录》）

古人言：毋以脾胃热冷物，毋以脾胃软硬物，毋以脾胃熟生物。可谓至言。（《折肱漫录》）

谚云：早饭要早，中饭要饱，夜饭要少。语语皆格论。空腹莫多言，最能伤气；中午必须饭，饭必满量而止，则神气自旺；晚餐微酣，不可过醉，亦不可过饱，自然神清气爽。（《折肱漫录》）

论曰：人子养老之道，虽有水陆百品珍馐，每食必忌于杂，杂则五味相挠，食之不已，为人作患。是以食啖鲜肴，务令简少，饮食当令节俭。若贪味伤多，老人肠胃皮薄，多则不消，彭亨短气，必致霍乱。夏至已后，秋分已前，勿进肥浓羹臛、酥油酪等，则无他矣。夫老人所以多疾者，皆由少时春夏取凉过多，饮食太冷，故其鱼脍生菜生肉腥冷物多损于人，宜常断之。惟乳酪酥蜜，常宜温而食之，此大利益老年。虽然，卒多食之，亦令人腹胀泄痢，渐渐食之。（《千金翼方》）

论曰：非但老人须知服食将息节度，极须知调身按摩、摇动肢节、导引行气。行气之道，礼拜一日勿住，不得安于其处，以致壅滞，故流水不腐，户枢不蠹，义在斯矣。能知此者，可得一二百年。故曰：安者非安，能安在于虑亡；乐者非乐，能乐在于虑殃。所以老人不得杀生取肉，以自养也。（《千金翼方》）

人生类以眠卧为宴息，饮食为颐养。不知睡卧最不可嗜，禅家以为六欲之首，最损神气；饮食亦不可过多，最能抑塞阳气，升降失度。将以养生，实以残生也。君子夙兴夜寐，常使清明在躬；淡餐素食，当使肠胃清虚：则神气周流，阴阳得位，此最养生之道。若肆志裀褥，恣啖浓鲜，殊非调护所宜也。（《友渔斋医话》）

曰：饮食所以资养人之血气，血则荣华形体，气则荣卫四肢。不可极饥而食，极饱而彻。凡食太热则伤骨，太冷则伤筋。虽热不得灼唇，虽冷不得冻齿。凡食热胜冷，少胜多，熟胜生，淡胜盐。凡食汗出，勿令洗面，令人少颜色。夏月饮酒，切莫当风，最易受病。醉饱之后，切忌便卧，此非病寻人，人自寻病也。又人家自造米面团饼，多伤脾胃，最难消化。老人切不可以饥腹多食，以快一时之口。（《友渔斋医话》）

《太乙真人七禁文》其六曰：美饮食，养胃气。彭鹤林云：夫脾为脏，胃为腑。脾胃二气，互相表里，为水谷之海，主纳水谷。脾在中央，磨而消之，化为气血，以灌溉脏腑，荣养周身，所系最重。修养之士，不可不美其饮食以调之。所谓致者，非水陆毕具，异品珍馐之谓也。要在乎生冷勿食，粗硬不食；勿强食，勿强饮；先饥而食，食不过饱；先渴而饮，饮不过多。孔子曰：食馈而餲，鱼馁而肉败不食，色恶不食，臭恶不食，失饪不食，不时不食。凡此者，皆损胃气，非惟致疾，亦乃伤生。欲希长年，斯宜深戒，而奉老慈幼与观颐者审之。（《寿世青编》）

饮食之宜，当候已饥而进食，食不厌细嚼；仍候焦渴而引饮，饮不厌细呷。毋待饥甚而食，食勿过饱；时觉渴甚而饮，饮勿过多。食不厌细精，饮不厌温热。五味毋令胜谷味，肉味毋令胜食气。食必先食热，后食冷。（《寿世青编》）

经言"味归形"者，以五味生精血以成形。然五味太过则偏胜而反伤形，故又曰"味伤形"。盖伤形则气亦不免，所以又有气伤于味之说。故节饮食为摄生第一要着。

（《顾氏医镜》）

世言眉毫不如耳毫，耳毫不如老饕。此言老人饕餮嗜饮食，为永年之相也。此语未必然。饱食胃气不展，多生疾患。藜藿次之，膏粱为甚；冬春次之，夏秋为甚。四分律载比邱有病，先断饮食，亦一法也。犹忆先大父义相公，体中稍有不适，即禁饮食，年九十二卒，终身无卧床之病，胃气运动故也。更见曹慈山先生，食精而少，不用晚餐，寿近百岁。传闻大学士张公玉书，早饭一盏，食物无几，至暮惟服冻米汤一碗，年近期颐①。盖食取补气，不饥即已，饱是众疾，至用药物消导，尤伤和也。苏公每与客食，未饱已舍匕箸。予有《五节》一篇，其节食曰：美味虽悦口，脾弱运化难，老饕且任彼，负腹腹自安。亦从阅历而得。（《友渔斋医话》）

古人春食凉、夏食寒以养阳；秋食温、冬食热以养阴。此四时之宜，以合阴阳而安六腑。然天生果品，亦以应候以益人。如春生梅，酸敛以平肝木；夏生瓜，甘寒以清暑热；秋生梨，甘凉以肃肺金；冬熟杞，甘温以益肾水。此即经言五果为助，五谷、五色以应五腑也。（《毛对山医话》）

客曰：万病皆从口入，如何食反能治病耶？盖草木药石得五行之偏气，如人之得疾，因五脏有偏胜，则气血有偏倾，故用偏气之药物，治五脏偏胜之气血，使得归其正。然中病则已，不可过焉，过则药又反能生病也。是故饮食，人赖以养者，贪嗜之，所以有万病皆从口入之说，亦犹是耳！且五谷得五行之正气，尚有是说，盖饮养阳气，食养阴气，《内经》言之详矣。五谷为养，五果为助，血气调和，长有天命。何况今人忽而不讲，惟知药可治病，不知饮食起居之间，能自省察，得以却疾延年也。古人食治之方，良有深意。卫生者鉴之！（《寿世青编》）

医之于术也，攻而已，无有补矣。药者一乎攻焉者也，攻击疾病已。《内经》曰攻病以毒药。此古之法也，故曰攻而已。精气者，人之所以生也，可养以持焉。养持之者，谷肉果菜耳！《内经》曰养精以谷肉果菜。不曰之补，而曰养，古之言也。盖虽谷肉果菜乎，犹且难补之，而况药乎！岂人力之所能也哉？故曰无有补矣。后世并论攻补，岐药二之，专为补气之说。曰：病轻则攻之，重则补元气，若强攻之元气竭，死。夫药者一乎攻焉，岂得能补之哉？元气果可补，则人焉死？妄诞特甚矣。（《医断》）

外感病禁食，内伤病则否。其禁食者何？邪热不杀谷，此古训也。窃以为药之入于胃也，分布于表里气血，全凭胃气鼓动运化而传达之。设胃有食滞，则胃力全消耗于运化食物，安有余力化药以达病所哉？坚壁清野，令敌无所资，亦破敌之一法。（《留香馆医话》）

内伤病则反是，有胃则生，无胃则死。凡虚症皆然，故须望其纳谷以养胃气，胃气存得一分，即生命保得一分。既藉食以养胃，更藉胃以化药，辗转相资，如循环然，故调理之法，首宜注重在胃。（《留香馆医话》）

无病服药，久而增气，偏胜致患；讳疾忌医，邪必深入，久延痼疾。二者皆非也。药者所以补偏救弊也。病来则药，病去则已，不必多服，以伤胃气，病后当以饮食调

---

① 期（jī基）颐：百岁称"期颐"。

养。饮食者，无上之妙药也。世有终身不服药而无病者，宁有终身服药，不进饮食，可以生存者？此亦可以悟其故矣。(《留香馆医话》)

节饮食。夫饮食所以养生，过则伤脾，若过极则亦所以戕生者也。何则？痰火之病，始于水涸，火炎金伤；金既受伤，则木寡于畏，其不凌者鲜矣！以脾受木贼，则运化之机自迟，而复不能节其饮食，以致伤而复伤，轻则嗳腐吞酸，重则痞满疼痛，病体复加，有此则亦难乎其为治也。盖欲攻积则妨正，欲温中则动火，过消导则又损脾，三者之法，岂其宜乎？况人藉水谷之气以为养，土受木贼，则不能运化精微，上归于肺，输布五脏，以养百骸，自是形体日减，肌肉日消，其人即能饮能食，无乃食侔而已，更可益耶？此调摄之一关，可不谨哉！(《红炉点雪》)

夫麻乃肺胃中之余毒，每逢疫气流行之际，往往缠染。胃为水谷之海，饮食原是培胃，而生冷不忌，酸寒不避，以致凝滞气血，留积余毒，易招一切痢、疟、呕吐，甚则厥逆、气喘、痰鸣、头眩、变疳化燥、终身劳瘵等证，均系不节饮食之故。初潮饮食务宜清润薄味，不得鱼肉辛燥等物，以致余毒留连，麻不透发。如已收后，最忌辛椒酸甘之物。甘乃入胃，杂证不忌，惟麻最恶是甘，缘甘物易致中满，兼多腻滞，方中始终忌甘草，缘此故也。麻后饮食总须淡薄，切弗腥腻，如煎炒、油腻、生冷、水果、鱼腥、面食，均在禁例。更所最者，酸物、甜味，此二种麻证始终宜忌，百日内万不可犯，变证百出，难以悉举，一言以蔽之，曰节饮食。(《麻疹全书》)

病中固宜节食，尤宜节饮。食伤人所易知，饮伤人都不觉。不惟茶汤、浆酒以及冰泉、瓜果之伤谓之伤饮，即服药过多，亦谓之伤饮。其见证也，轻则腹满肠鸣，为呕为吐，重则腹急如鼓，为喘为呃，甚则紧闭牙关，涎流口角，昏聩不醒人事，状类中风。患此证者，滔滔皆是，或未有识，不得不为来者言之。

《易》曰节饮食，是饮与食并当节也。平人且然，况病中乎？饮食且然，况药汁乎？尊生者，不可不三复此言也。(《言医》)

病将退去，胸中多嘈杂难安，乃胃经浮火冲激，欲得食物来填始快。但病中消耗脏腑脂膏，肠胃必为枯细，务忍饿一日周十二时，待胃气渐回。若遽与之食，恐脾土虚，不克磨化，则无形余邪，必藉有形谷气为依附，遂搏结不散，而微焰又能复炽，壮热神昏，治实难于初病，每致深陷不救。仲景谓之食复症。主以枳壳栀子汤，再加消滞清热药。俟四五日方渐退，亦有延迁不起者，凡既饿一日，先须进米饮二三日，再食稀粥可也。(《医门补要》)

时疫有首尾皆能食者，此邪不传胃，切不可绝其饮食，但不宜过食耳！有愈后数日，微渴微热，不思食者，此微邪在胃，正气衰弱，强与之即为食复。有下后一日便思食，食之有味，当与之。先与米饮一小杯，加至茶瓯，渐进稀粥，不可尽意，饥则再与。如忽加吞酸，反觉无味，乃胃气伤也，当停谷一日，胃气复，复思食也，仍如渐进法。有愈后十数日，脉静身凉，表里俱和，但不思食者，此中气不苏，当与粥饮迎之，得谷后即思食。觉饥久而不思食者，一法以人参一钱，煎汤与之，以唤胃气，忽觉思食，余勿服。(《瘟疫论》)

谓饿不死之伤寒，吃不死之痢疾。夫《伤寒论》中，以能食、不能食，验中寒、中风之别。其中以食不食辨症之法，不一而足。况邪方退，非扶其胃气，则病变必多；宿食欲行，非新谷入胃，则肠中之气必不下达，但不可过用耳！执饿不死之说，而伤寒之禁其食，而饿死者多矣。谓痢疾为吃不杀者，乃指人之患痢非噤口，而能食者，则其胃气尚存，其病不死，故云。然非谓痢疾之人，无物不可食。执吃不杀之说，而痢疾之过食而死者多矣。此皆无稽之谈，不可枚举。又有近理之说，而谬解之者，亦足为害。故凡读书议论，必审其所以然之故，而更精思历试，方不为邪说所误。故圣人深恶夫道听途说之人也。（《医学源流论》）

《伤寒论》云：能食者为中风，不能食者为中寒。则伤寒内中风之症，未尝禁其食也。又云：欲饮水者，稍稍与之。盖实火烦渴，得水则解，未尝禁冷水也。乃医者，凡遇此症，恐其伤胃，禁止勿与，是亦背先贤之大旨矣。（《客尘医话》）

凡出疹，饮食有八忌：荤腥壅气，痰喘之所由来也；生冷伤脾，泻痢之所由起也；灸焯炽火，疔毒之所由生也；辛辣助阳，狂衄之所由发也；甘甜蕴热，牙疳之所由成也；酸敛伏邪，迷闷之所由致也；海味走血，烦渴之所由形也；硬物填肠，胀满之所由见也。其余变证多端，不可枚举。惟于清火药内，稍助滋味，或时饮虾笋等汤，以助药力为妙。

王氏肯堂曰：疹家禁忌，比痘家尤甚，若误食鸡、鱼，则终身但遇天行之时，又令重出也；盐醋食之令咳不止；五辛食之，令生惊热。所以通禁，必待四十九日之后，方无禁也。又曰：大热未退，不可与食，与伤寒同。又曰：大忌梅、桃、蜂蜜、香鲜之物，恐惹疳虫上行。

朱氏纯嘏曰：昔人云，荤痘素疹。疹固忌荤腥，即素菜亦忌煎炒。（《治疹全书》）

最可笑者，吾乡之小儿科，自不知书，毫无学问，不过其师传以发散、消导数方，如张子和三子养亲汤，苏子、白芥子、莱菔子，在所必传，加以羌、防、柴、葛、枳壳、腹皮、山楂、厚朴消导药十数味；再传以脉案，曰受凉停滞，食乳相裹，防变防惊数语，遂即悬壶行道矣。每遇临症，即将师传数语立方，叮嘱人家症重不可吃乳，米饮亦不可吃。日以发散、消导与服，数日不退热、不易原方，虽十数日不退热，仍用原法，略为加减耳！其家少进米饮，则曰吃坏了。因燥药吃多，血分大亏，不能荣筋，以致抽搐，则曰此急惊也，吾早言之。多日不吃饱乳，且服发散，治得气微欲绝，则曰此慢惊也，吾早言之。直至于死，医者不悟，而受害者亦不悟，犹以为先生甚灵，彼早言矣。

尤可恨者，有拂惊之妇人，毫无传授，妄行作孽，其儿并无惊，实因误药，气血已虚，往往一拂而死。夫喜怒忧思悲恐惊，惊乃七情之病，必因惊吓而后起，岂有因外感而成惊者乎？

我辈方脉，不看幼科，然因方脉而救小儿者不少。如曹耕之之孙女，某幼科治之将死，遂请拂惊老妇，余再三劝止，嘱令止药，吃乳食粥，数日全愈。

韦廷璋次子，甫生八月，偶因外感发热不退，某医肆用发散，不许吃乳以及米饮，延至多日，看看待毙，乃回绝不治。适予至伊家有事，廷璋向予求救。予以手指探其口，尚裹予指，知将饿死，乃伪曰我有妙方，能救此儿，但先须吃乳。其家谓已将断气，何能吃乳？予断以必能吃乳，但须其母上床以乳就之耳。其母依言，以乳就之，果然能吃，且吃不少，乳后安睡。予告以今夜且不必服药，明早我来进药可也。次早往视，儿夜间吃乳不少，且得安眠，似已全愈。伊家问药，笑应之曰：予有何药，仍吃乳耳！此儿有病多日，过服发散、消导，有何外感？有何停滞？又不许吃乳，直饿死耳！而不死者，殆与我前世有缘也。其家感激，强将其子寄我名下，予亦听之。

又在蒋姓家诊病，其家顺以小儿药方请教。予看脉案，痰喘声如拉锯，药甚厉害。予问小儿何在？奶妈现抱在予旁，并无拉锯之声，惟神气甚弱耳！予稍为诊脉，曰：此发散、消导太过，想必又不许吃乳，乃虚痰耳！速宜进乳，不必服药。其家依言，数日全愈矣。

幼科之误人也，予姑略述二三，类此者甚多，不能尽举。我后人学方脉，于幼科亦须留意。凡名家医书，皆有幼科，固宜善看，而《冯氏锦囊》，由小儿始，以痘科终，尤不可忽。果能遍看方脉，小儿无不兼备，家中生育颇多，庶不至受幼科之误也。（《知医必辨》）

一切发物，为外症尤当戒。误犯者，随加焮肿溃痛，敛者复烂。医者须嘱咐病家宜先。若小儿痘后犯之，肢体骨节隐痛漫肿，却如注痰，延绵难效。有发症随死者，有成残疾者。即如牛羊肉、鱼、蟹、虾、蚌、鸡、鸭、海味、猪首、王瓜、芥菜、芹菜、茄子、番瓜、扁豆、甜菜、菠菜、芋头、芜荽、菌子、香蕈、金针、赤豆、竹笋、豆腐、面食、豆粉、面筋、鸭蛋、乌豇豆各味。（《医门补要》）

疗症初起，一疙瘩如粟米，觉麻木痒痛。误食荤腥，即助火生痰，闭毒不出，愈加肿硬作疼，是为走黄。有毒走串他处，发如注痰者误刺火针成不治，轻者可治，毒重者不救。俟至十日外，脓熟痛减，无妨。并搭背、对口、一切火毒，致病皆忌荤腥。（《医门补要》）

燕窝是海燕衔小鱼黏于石上而成，藉燕口含之元气，清补肺阴，乃海味发物。若外症误食，补塞毛孔，毒遂内陷不出，串肿溃烂不可收拾也。（《医门补要》）

术忌桃、李、胡荽、大蒜、青鱼、酢等；巴豆忌芦笋；黄连、桔梗忌猪肉；地黄忌芜荑；半夏、菖蒲忌饴糖、羊肉；细辛忌生菜；甘草忌菘菜；牡丹皮忌胡荽；商陆忌犬肉；常山忌生葱、生菜；空青、丹砂忌生血物；茯苓忌醋；鳖甲忌苋菜；天门冬忌鲤鱼。

古方逐名下，并载此禁忌。谓如理中丸，合忌桃、李、胡荽、大蒜、青鱼、酢、菘菜等物。即使服饵者，当依此法。仓卒治病，不必拘忌。今除药有相反者，已行删去外，所有逐病通行禁忌法，复具如下。

凡风病，通忌五辛、甘滑、生冷、油腻之类。

凡伤寒时气，忌羊肉、杂食；及病差后，尤忌肉食。

凡热病新差及大病之后，食猪肉及肠、血、肥鱼、油腻等，必大下痢，医不能疗也。

又食饼饵、粢黍、饴脯、鲙炙、枣栗诸果及坚实难消之物，必更结热。以药下之，则胃中虚冷，大痢不禁难救。

　　凡脚气之病，极须慎房室、羊肉、牛肉、鱼、蒜、蕺菜、菘菜、蔓青、瓠子、酒、面、酥油、乳糜、猪、鸡、鹅、鸭。有方用鲤鱼头，此等并切禁，不得犯之。并忌大怒及生果子、酸酢之食。又特忌食瓠子、蕺菜之类。犯之一世治不愈。

　　凡癥瘕、癖积，忌生冷、酥滑物。

　　凡吐逆下利等，忌生冷、酢、滑腻物。

　　凡噎塞、胀满及痼冷、诸气，并忌生冷。

　　凡积热，忌鱼、酒、热面等。

　　凡咳嗽、咯血、吐血，忌诸热物。

　　凡痰饮，忌酒、醋。

　　凡消渴，忌房室。

　　凡水气，忌羊头、蹄，及盐、一切咸物。

　　凡服药，不可食生胡荽，诸滑物及果实、肥猪、犬肉、油腻、肥羹、鱼鲙、腥臊等物。(《圣济总录》)

　　消渴、水肿、下疳、咳嗽、吐血等症，皆以戒盐为第一要义。若不能食淡，方药虽良，终难获效。(《冷庐医话》)

　　一妇人发热旬余，舌干生刺，诊其脉微细而软，按其胸腹无苦。予曰：此过用克伐而胃气虚也。急进米饮，俟三日胃气当复，枯者可润，而刺自去矣。且闻药则呕，若复攻之，死在旦夕。其母从之，遂以米饮进，觉甘美，而呕止，舌稍和，三日而津果生。原医者来视，犹嘱曰未可与米汤，尚宜消导。真所谓盲人骑瞎马，半夜临深池，此辈是也。(《医彻》)

　　病加于小愈，故病后之谨慎当十倍于病前。胃纳始有展意，切忌多食。经曰：病热初愈，食肉则复。仲景曰：损谷则愈。(《世补斋医书》)

　　裴一中曰：人当病愈，胃气必虚，固不可恣情口吻，尤不可小心太过，绝口不沾肉味。此言只说得一面，未能圆光。予谓病后胃气既虚，必欠于运化，肉食肥浓，发风动气，助火生痰，皆未能免，须淡味与谷食调养，胃气渐能健运，然后与风肉猪脂煮极烂充膳，方为无弊。若病愈便啖豕肉，断不可也。如疟疾、斑疹之后，尤当切戒。(《友渔斋医话》)

　　吴渭泉治大便燥结，粪后便血，用生豆腐浆七分，荸荠汁三分，约共一茶碗，将豆腐浆熬滚和冰糖少许，冲荸荠汁，空心温服。盖荸荠汁甘寒而滑，开胃消食，除热止血；豆浆乃清热散血，下大肠浊气。又《鸡鸣录》治女人带下属湿盛者，松石猪肚丸，每早淡豆腐浆送服三钱。又仁和何惠川辑文堂《集验方》，治痰火年久不愈者，用饴糖二两，豆腐浆一碗，煮化，多服即愈；又鸡蛋豆腐浆冲服，久则自效。盖鸡蛋能去喉中之风也。余治一幼童喉风证，与清轻甘凉法，稍加辛药时止时发，后有人教服鸡蛋，顶上针一孔，每日生吞一枚。不及十枚，病愈不复发。此鸡蛋能去喉风之一征。(《存存斋医话稿》)

　　余治一暑湿证，已热退神清，胃动进食矣。忽急柬邀诊，仍发热神昏，更加气喘。细询，因吃粥油三四盏，遂致此。余力辞，病竟不起。阅《本草纲目拾遗》言粥油能实毛窍，滋阴之功胜熟地。暑湿初愈，服此安得不复发而增剧耶？又袁了凡先生曰：煮粥饭中有厚汁滚作一团者，此米之精液，食之最能补精。又紫林单方治精清不孕，方用粥油日日取起，加炼过盐少许，空心服下，其精自浓。（《存存斋话医稿》）

米油，乃煮粥锅内滚起沫团，酿滑如膏油者是也。大锅能煮五升米以上者良。一名粥油。其力能实毛窍，滋养五脏，肥肌体，填补肾精。每晨撇取一碗淡服，或加炼过食盐少许亦可。黑瘦者，服百日即肥白。精清无子者，即精浓有子。愚按精生于谷，粥油乃米谷之精华，补液生精，固胜他药，但必其人素无痰饮者始有效，否则极易成痰。推之鱼鳔、海参及一切酿郁之物，无不皆然。所以治病总要先察其体气脏性之何如，而后辨其药之宜否也。（《重庆堂随笔》）

牛乳滋润补液，宜于血少无痰之证，惟性温而腻，若有痰火者，反能助痰滞膈而增病也。用者察之。人乳亦然。诸滋腻无不然也。（《重庆堂随笔》）

幼稚脏腑娇嫩，消化力弱，故以乳汁养之，能食则食，宜早断乳。病人亦有宜乳者，必其消化乏，津液内耗，一则取其易化而无渣滓，一则取其滋润而补津液也。（《留香馆医话》）

人乳虽养血妙品，然滑肠，脾弱人亦不宜多服。（《折肱漫录》）

本草谓猪肉助火生痰，发风动气，于人有损无益。邹润安谓坎为豕，在地支则属亥，不但养胃，其补肾水有专能。本草损人之说，汪讱庵亦不以为然，惟脾虚湿盛之人，有酿痰滑泻之弊，时疫流行之际，有壅浊召疾之虞耳！制为兰熏，俗呼火腿，补虚开胃，病后最宜。按古人以猪肉作药物者不多见，《续名医类案》中一则，特录出：汪赤崖治张姓夏月途行受暑，医药半月，水浆不入，大便不通，唇焦舌黑，骨立皮干，目合肢冷，诊脉模糊。此因邪热熏灼，津血已枯，形肉已脱，亡可立待。若仅以草木根皮滋养气血，何能速生？嘱市猪肉四两，粳米三合，用汁一碗，又梨汁一杯，蜜半杯，与米肉汁和匀，一昼夜呷尽，目微开，手足微动，喉间微作呻吟。如是者三日，唇舌转润，退去黑壳一层，始开目能言，是夜下燥屎，脉稍应指，再与养阴，匝月而愈。《温热经纬》言温疫证邪火已衰，津不能回者，用鲜猪肉数斤，切大块急火煮清汤，吹净浮油，恣意凉饮，乃急救津液之无上妙品。按此法，必须用在邪火已衰之后。因忆族兄云涛，病痰饮气喘，身躯肥胖，行不数武辄喘甚，因偕同志聘吴鞠通来治，时道光乙酉也。吴以大剂石膏、半夏等治之数月，喘渐平，痰亦少，身躯顿瘦，愈后即登高亦不作喘。案载吴氏医案中。鞠通归阴濒行时，嘱弗食猪肉。后偶食之，即觉痰多，身躯复骤胖。嗣后终身不敢食猪肉。此痰湿证忌食猪肉之一征也。又失音证，忌食火腿及皮蛋，余亲见患失音人食二物增剧。（《存存斋医话稿》）

猪肉性热，助火生痰，不宜多食，小儿尤宜戒之。（《折肱漫录》）

当湖汪希生内政，中年时，每食猪肉即身体战栗，屡易不效。后因他病，服逍遥散数剂，旧患亦愈。汪时在燕京蒋相同家，予过之，言及此症，并问其故。予曰：《素问》云诸禁鼓栗，皆属于火。症由食猪肉战栗，此肝胆素有郁热故也。因食发风动气之味，徒引动其病，而不能力开其郁，故每食即发。逍遥散乃开郁散火之剂，所以偶服得愈。

或问：前症每因食物动其内火，而何以内火动，即战栗乎？予曰：《素》注云火性就燥。内热既甚，卫外之阳皆凑入内，故外反鼓栗。此症因食物引动其火，至内火益炽，乃卫外之阳以就火性之燥，皆凑入内，因重虚其外，故即战栗；移时火伏气静，而卫阳复回，病愈如故。(《奇症汇》)

羊肉补益之功至于黄芪同，然性易凝结，脾弱人真火衰微，熏蒸力少，难于消化，不食为稳着。(《折肱漫录》)

肉食乃助津液以养阴者也。人自童时，茹荤皆戒多食，后乃渐长大，而渐多食，非顿使多食荤也。常见连年茹素之人，顿改茹荤，皆大病恶疮死。此非报应也，乃久食蔬谷，一身内外淡泊无脂，猛受肥腻，则经络隧隙尽行淤塞，火盛则化痰于表里，湿盛则作肿于肌肉，有气皆滞，有血皆凝，得弗危乎？(《王氏医存》)

《笔谈》云：吴人嗜河豚鱼有遇毒者，往往杀人，可为深戒！据《本草》河豚味甘温无毒，补虚去湿气，理腰脚。乃因此说，人遂信以为无毒，食之不疑。而不知《本草》所载河豚，乃今之鲥鱼，亦谓之鲍鱼，即江浙间之回鱼是也。吴人所食河豚，本名候夷鱼，又名吹肚鱼、规鱼、胡夷鱼，非《本草》所载河豚也，引以为注大误矣。愚按丁巳春，钱塘姚君欧亭，宰崇明，招余往游，适余滞迹禾中，辞不能往。使者复来，初夏始去。姚云来何暮，三月间河豚极美，为此地物产之最。余谓此物不吃也罢。姚笑曰：君惑矣，止须去其肝、子、眼三件，而洗净其血，并无所谓忌煤焰之说也。吾阖署大啖，试问曾有人中毒否？其西席张君心钮余戚也，今春至署，初不敢食，及见多人食之无恙，亦恣啖，且云谚谓拼死吃河豚之"死"字，乃"洗"字之讹。苟能拚用功夫，洗得净尽，可吃也。鲥鱼则彼地亦有，余曾染指，惜河豚未尝其味，赘此以质博雅。然卫生者，不可以余之所闻如此，遂纵尔口腹，而不之慎也。(《归砚录》)

藕煮食最益人，同蜜食令人腹脏肥，不生诸虫。秋间予以此作蔬下酒。(《折肱漫录》)

菱性冷，不可多食，煮食则不冷，然作闷，不益人。本草言冷脏损阳气痿阴，饮热酒可解，熟食作闷，亦用酒消。(《折肱漫录》)

酒为水谷精液所化，体湿性热。少饮则能调和气血，流畅阴阳，内助中气，捍御外邪；若过饮无度，轻则伤人脾胃，重则损人神气。(《医宗金鉴》)

酒能少饮，益人甚多；一遇饮之醉，则伤人不浅。多少之间，损益霄壤。(《折肱漫录》)

丹溪云：醇酒宜凉饮。醇酒谓不浓不淡，气味之中和者也。凉，谓微凉也。昔司马公晚年得一侍妾，问其所能，曰能暖酒，即是此意。盖胃喜寒而恶热，脾喜温而恶寒，醇酒凉饮，初得其凉以养胃，次得其温以养脾。人之喜饮热酒者，善病胃脘痛，此热伤瘀血作痛也；喜饮冷酒者，善腹痛，不嗜食而呕，寒伤脾也。(《医㕥卮言》)

酒为水谷之液，血为水谷之精。酒入中焦，必求同类，故先归血分。凡饮酒者，身面皆赤，即其征也。然血属阴而性和，酒属阳而性悍，血欲静而酒动之，血欲藏而酒乱之。血无气不行，故血乱气不乱，气散血不散，扰乱一番，而谓血气不耗散也，未之有也。人当少壮时，血盛气旺，弗觉其害；及乎中衰，而力不胜，则宿孽为殃，

275

莫能御矣。酒之为害，关乎寿元者，非细。保身之人，其可不知所节乎？（《顾氏医镜》）

脉有经络，经在内，络在外；气有营卫，营在内，卫在外。今饮酒者，其气自内达外，似宜先经而后络，兹乃经言先络而后经者何也？盖卫为水谷之悍气，酒亦为水谷之悍气，其慓疾之性亦然。故经言饮酒者，必随卫气走行皮肤，先充络脉，而后营气满，经脉大盛。酒之气悍，则直达下焦；酒之质清，则达行无滞。故经言酒者熟谷之谓，其气悍以清，故后谷而入，先谷而出焉。酒之性极能升腾，得沸浆不辍，势必将下脘之气，转升于上、中二脘，而幽门之口，闭而不通者有之。且滚酒从喉而入，得将上脘炮烁，渐有腐熟之象，而生气不存，窄嗌日甚，只能纳水不能纳谷者有之，此其所以多成膈症也。（《顾氏医镜》）

酒者，清冽之物，不随浊秽下行，惟喜渗入者也。渗入之区，先从胃入胆，胆为清净之腑，同气相求也，胆之摄受无几；其次从胃入肠、膀胱，渗之而出。其所存之余质，惟胆独当之。是以善饮者，必浅斟缓酌，以俟腹中之渗；若连飞数杯，倾囊而出耳！酒虽一物，却有数种之不同：辛者能散，苦者能降，甘者缓而居中，淡者能利小便。善饮之人，先天元阳本厚，所以膀胱能渗。但宜少饮，不宜多用；少则流气活血，多则耗血损神。善饮者，又借酒为元气，戒之则形体必瘦。大抵天地之道无他，中而已矣。且膏粱、贫贱，各自有病。富贵之家，多色多酒，不致生病；贫贱之夫，少饮辄病，近色则损。此其故何也？盖膏粱之人，嗜酒者远色，近色者节饮，而且无奔走负重之劳，经营谋虑之苦，一有酒色，安寝休息，厚味填补，病从何来？若酒色双有者，亦非美事。至于贫贱不遂之人，经营谋虑劳其心矣，奔走负重伤其力矣，再有酒色之伤，神气几何，堪如是之斫丧邪？汪颖曰：人知戒早饮，而不知夜饮尤甚，醉饱就枕，热壅二焦，伤心损目，夜气收敛，酒以发之，乱其清明，劳其脾胃，停湿助火，因而致病者多矣。其有伤于酒者，治之宜分表里。如恶寒发热，身首俱痛，湿热在经，闭塞本身元气，宜用柴葛解肌汤，发汗以彻皮毛之邪。如谵语烦渴，人事不清，宜用瓜蒌枳实汤；大便不通，脉沉有力者，法当下之。如有小便不利，腿足发热者，酒热积于下焦，宜用加减柴苓汤。诸书言酒，皆云无形元气受伤，但可发汗，不可妄下，以伤有形阴血。吾观饮酒之时，非无嘉肴，未饮之前，亦有谷食，不可以前说为拘也。按酒能乱性，又能助湿。奈嗜酒者，隐戕其身，何不知审慎如是耶？（《医学传灯》）

凡造酒曲者，必取诸草汁以和米蘖而成。其草初出之两叶尖者属阳，性烈而味辛，可以造曲；初出之两叶圆者属阴，性凉而味或酸或苦，皆不中用也。故酒性纯阳，大冷不冰，有助欲火、烁真阴、昏神明、酿湿热之四大弊。又《吹剑录》云：《易》惟四卦言酒，而皆在险难。需，需于酒食；坎，樽酒簋贰；困，困于酒食；未济，有孚于饮酒。可见酒乃人生之至险也，可不戒哉！（《愿体医话》）

或问：酒因毒药乌头之类以酿造，故能醉人。客驳之曰：非也。乌头之类，何尝醉人乎？盖酒因米曲相反而成。稻花昼开，麦花夜开，子午相反之义，故酒能醉人。予难之曰：南方作醋，亦多米麦而造，缘何醋不醉乎？况又北方有葡萄酒、梨酒、枣酒、奶酒，南方有蜜酒、树汁酒、椰浆酒，皆得醉人，岂米麦相反而然耶？或人与客

咸自愧，因之谓曰：酒味辛甘，酝酿米麦之精华而成之者也；至精纯阳，故能走经络
而入腠理。酒饮入口，未尝停胃，遍循百脉，是以醉后气息必粗，瘢痕必赤。能饮者，
多至斗石而不辞，使若停留胃中，胃之量岂能容受如许哉？醋不能醉人，因其味属阴，
性收敛止蓄，不惟不能醉人，亦不能多饮。其他诸物之酒，皆不出米麦，然悉系至精
纯阳之性，不离乎辛甘之味，故可使人醉也。且葡萄、梨、枣、蜜，不酝酿成酒，则
不能醉；马奶未成酒，亦不能醉；惟椰浆及树汁，独不须酝酿，是自然之惟也。（《医
暇卮言》）

　　饮酒发热，盖酒大热有毒，况人身阳气本热，得酒则热愈炽愈刚，阴气必破散，
阳气亦消亡而死矣，岂止难治而已！设身之阴气，因酒而耗，自热不甚，惟酒热而病，
阴气之散有未绝，则犹有可治之理，姑书一二以验之。一人每晨饮烧酒数杯后，终日
饮常酒，至五六月大发热，医用水摊心腹，消复增之，内饮以药，三日乃愈。一人年
二十，于四月病发热，脉浮沉皆有不足意，其间得洪数一种，随热进退，彼时知非伤
寒也。因问必是过饮，酒毒在内，今为房劳，气血虚乏而病作耶！曰：正月间每晨饮
烧酒吃大肉，近一月矣。予得病情，遂用补气血药加干葛以解酒毒，服一帖，微汗，
反懈怠，热如故，因思是病气血皆虚，不禁葛根之散，必得枸距子方可解也。偶有一
小枝在书册中，幸不腐烂而干，加前药内煎服，一帖乃愈。吁！孙真人云：医者意也。
但患病情察之未到，药味思之未得，若病药两投，何患不痊？（《推求师意》）

　　酒伤脾何也？酒有水气，有烈气。胃喜燥，故酒之烈气胃受之；水就下，故酒之
水气脾受之。酒气烈，胃必求救，故剧饮时，喜食水果；而果之水气脾又受之，其冷
性脾又受之。饮酒太过，胃燥脾湿，遂成关格之症。此症最不易愈，以浸积之太深也。
胃性虽喜燥，而津液不可枯，胃管如乡间所用油筒，其中润泽如油，食乃易下。如人
食饭食下五六十粒，用齿力啮烂者，不过十成之二三，其余未啮者，则恃此津液以溜
下之，传至胃囊口而少停焉。如燥太过，而津液渐枯，则服食之物，先不得入胃管之
口，已入胃管，又不得传入胃囊，于是有反胃呕吐之症。好饮者不能胜酒，则必好吐，
屡饮而屡吐，胃气之逆，习惯为常，于是津液枯矣。津液既枯，而胃管之中变成一干
枯塞涩之象，如牛皮之底里，其艰苦殆不可言状，始而呕吐，后并不能呕吐，且有见
食而不敢食之时，颠连困苦，将以饿终，可不惧哉！（《靖盦说医》）

　　夫饮入于胃，游溢精气，上输于脾，脾气散精，上归于肺，通调水道，下输膀胱，
水精四布，五经并行。是入胃之饮，从在内之脾肺，四布于皮毛，下输于决渎，而为
津为溺，乃从内而外也。酒入于胃，随卫气而先行皮肤，先充络脉，络脉先盛，卫气
已平，转入于经，而经脉大盛，是反从外而内也。盖酒者，水谷之悍液；卫者，水谷
之悍气。故随卫气而先行皮肤，是以饮酒者，面即赤，而小便独先下，乃先通调于外
而下输也。其充满于经脉者，复归于脾肺，是以醉饱入房，多成中满、噎隔、咳嗽、
吞酸之病，盖留积于内，不复通调于外，致伤脾肺故尔！（《侣山堂类辩》）

　　酒之为害，前仅言其贻害于脾胃也，而又贻害于肝胆。以极谨慎极谦逊之人，每
至酒后辄大言不惭，倨傲鲜腆；甚者使酒骂坐，大声高啸；又甚者飞拳哄斗，裂器毁
物，平日所决不行之事，竟任性而为之，平日所不出口之言，竟肆口而说之，是非肝

胆之气使之乎？肝胆受伤，脾胃受伤，酒尚可饮乎？且大醉之后，心光不灵，平尝所见到之道理，到此一切不复记忆，无礼于亲戚，开罪于友朋，是则心气亦受酒之累矣，然心气之受累，肝胆为之也。酒后小便全系酒气，是又肝胆移之于小肠、膀胱也。一醉之后，脾胃先受其伤，肝、胆次之，心次之，小肠、膀胱次之，是一醉而全体皆受其累，其表面则喉干舌枯，眉目不甚清醒，昏昏欲睡，谵言呓语，各象毕露，尚可饮乎哉？然而酒以合欢，酒以养老，未必在禁止之列。必也半瓯一杯，少饮而缓饮之，低酌浅斟，不待微醺而辄止，是不仅无害，而可以有益也。周身之气血，骨节之经络，得酒而可行也，得酒而可和也。古方中有借酒以行药者，酒岂可废乎哉？是在饮之者能得其道耳！酒之中有味也，有趣也，如世俗之饮酒，哆①其口而执壶以灌之，惜哉！斯酒也，哀哉！斯人也。（《靖盦说医》）

解酒之法，第一以高丽参为最妙。盖酒气夺正气之权，正气不能胜酒气，故饮而醉也。高丽参一助正气，正气得权，则酒气自消退矣。其次则粉葛根也，葛根所以升正气，其意与高丽参同功，但葛根不如高丽参耳！又其次则枳椇子也。传闻有枳椇树之处，造酒不能成，误以枳椇木为薪者，更不能成酒。盖酒之曲蘖中有羌活、防风，枳椇可以解羌、防，故可以已醉。以至硬至生之米，一宿而熟之，且出其菁华，而可随时为饮焉。其曲蘖之烈至如此，况其为血肉之躯，而受此烈性也。可无惧哉！（《靖盦说医》）

卢子由《本草乘雅半偈》，备称茶之功用，采录古今名家论说以为谱，因谓常食使人瘦，去人脂，倍人力，悦人志，益人意思，开人聋聩，畅人四肢，舒人百节，消人烦闷，使人能诵无忘，不寐而惺寂。章杏云《调疾饮食辨》，则谓茶耗人精血，有消无息，欲使举世不饮，实难劝喻，惟饮宜清，忌多忌浓，或以他草木之可煎饮者代之尤妙。若夫渴症及诸热症发渴者多饮之，病更难愈。又谓古不专以茶作饮，故《尔雅》注疏但云"可作羹饮"，并"代茶"两字无之。由是观之，《茶经》《茶录》，明理人不屑挂诸齿颊矣。二说迥殊，当以章说为正。如不能以他草木代之，则宜少宜清之言，切宜遵守。章又谓俗尚陈茶，仅隔年或二年止矣，乃竟有陈至五七年至二十年者，能令人失音或暴死。盖凡物过陈者，皆有毒也。此说亦世所罕知者。（《冷庐医话》）

茶能清神醒睡、止渴除烦，有解风热、凉肝胆、吐风痰、利头目、去油垢、肃肺胃之功。口不渴者，可以勿饮。红茶既经蒸盦，失其清涤之性，更易停饮。昔人夸之者，未免过当；毁之者，殊失其中。章杏翁至谓为灾星厄运之媒，亦矫枉而失实也。惟论姜茶治痢之弊，为发前人所未发。其辨云：杨氏立此方，谓东坡治文潞公有效。夫苏、文二公，诚名士，诚贵人，服药治病，不论资格。苟药饵不当，恐二竖无知，非势力所能压也。医书所列诸方，尝有某帝王、某卿相试验之说，皆是游方术士，虚张声势，哄骗乡愚之法，可鄙可笑！且潞公偶然患病，偶然服药，正史既所不书，稗官亦复未载，后世之医，何自而知？乃杨氏言之，李氏信之，尤为不值一笑。即使果有其事，所患必是寒痢，治而愈者，得力于姜也。设为热痢，而欲藉茶之凉，制姜之

---

① 哆（chǐ 齿）：张口貌。

势，岂非梦梦。乃今之愚俗，虽目不识丁者，无不知姜茶为治痢之方，迨至百用而百误，而犹圭臬奉之，抑不思至此乎！愚谓产后之生化汤，亦同此弊，惟洄溪有产后禁姜之论。且曰暑证忌姜，虽与芩、连同用，亦有大害，正与章辨暗合。彼诗文字画，俗眼不辨妍媸，专尚纱帽，已属鄙陋，医药亦然，岂不更可哀哉！杏翁以谈笑而出之，其慨世深矣。(《归砚录》)

饮茶宜热，冷则聚痰，多饮则少睡，久服则消脂。茶味最清香，令人嗜饮，然虚弱人止宜候渴而饮，适可而止，若亦欲慕清客之名，勉强饮啜，所损脾胃不小。序云：释滞消壅，一日之利暂佳；损气侵精，终身之累斯大。此可谓嗜茶者之戒！(《折肱漫录》)

茶性苦寒，销厚味，解宿酲，有克无补，故能化积滞。膏粱之辈，原宜藉以宣清；藜藿之肠，曷以当其锋镝？伐胃伤脾，久饮必伤元气，驯至饭食渐减，胸腹虚胀，积饮停痰，渐成锢疾，深沉日久，无药可瘳。在西北之地，以茶疗疾，因贵重，而饮之者甚少。惟江浙一带，既为出产，人多好之，间有不饮者，即诮为俗人，而大户女流，喜吃椀儿茶，汁未饮而渣先唊，上行下效，仆妇使女，不论老幼，尽皆酷嗜，以致面色如金，将润泽容颜，变作焦黄面貌，岂非消耗脂膏之明证乎？但人止知酒能困人，而不知茶亦伤人，故戒茶之说，从来未有。余特敢为世告，愿尊生者知茶之为害，薄其味而不过饮，俾脾胃不伤，未必非保生之一法也。(《愿体医话》)

烟草明季始有之，其种出于淡巴国，流入吕宋国，转入闽。闽石马镇产都最良。诸家本草皆载入毒草门。《汇言》谓偶有食之，其气闭闷，昏溃如死。其非善物可知。《备要》谓火气熏灼，耗血损年，取其所长，惟辟瘴除秽而已。今人嗜此者众，烟肆之多，几于酒肆埒[1]。虽不若鸦片烟之为害甚烈，然能耗肺气，伤阴血。凡患咳嗽、哮喘、虚损、吐血、气虚、火炎等症，尤宜远之。(《冷庐医话》)

第三节　起居有常

人赖元气以生，元气耗尽则死。脏腑阴阳无偏则无病，偏则有病，医之使无偏也。善养病者，调之护之，务期安静，医药有当，自能速愈。奈骄傲暴肆之人；病则难愈，因甚不静，使气血乱动，以既偏之阴阳，无可归复之时，而又不静，助甚偏胜，四窜于相克之经，妄生杂证。助六淫之外邪，则见实证；助七情之内伤，则见虚证。若专成一病，则对证施治，尚属易愈。若前证未愈，后证未成，而病者任发七情，其阴阳时刻妄串，所见脉证无定，医者但据诊时脉证立方，其误非轻。故戒骄躁、节喜怒，使元气归复，为愈病第一要务。(《王氏医存》)

宣气之法，不但用药为然，如衣被宜洁净，饮食宜淡泊，卧房宜宽绰，窗户宜开爽，侍人勿杂，灯火少燃，清风徐来，疫气自然消散；反是则热气、浊气益为疫气树

---

① 埒(liè 劣)：相等。

帜矣。病家、医家皆宜识此。(《重庆堂随笔》)

真空寺僧,能治邝子元心疾,令独处一室,扫空万缘,静坐月余,诸病如失。海盐寺僧,能疗一切劳伤、虚损、吐血、干血痨之症。此僧不知《神农本草》《黄帝内经》,惟善于起居得宜,饮食消息。患者住彼寺中,三月半年,十愈八九。观此知保身却病之方,莫要于怡养性真,慎调饮食,不得仅乞灵于药饵也。(《冷庐医话》)

以药治病,如人劝解争斗,劝过又斗,安能常为劝解?糗饦①之邪,从口而入,七情之病,自里而发,将身不谨,四难治之一也;骄恣不论于理,六不治之一也。病人不自慎调,怡情养性,而欲仗力于无情之草木,此岂计之得者?(《医论》)

服食以养中气,如喷水以润花叶;静养精神以补中气,如溉水以灌花根。常有死去数刻,忽又回生者,乃其中气未泯②,得数刻之静,以蓄养之气机复,则呼吸以生也。故病虽垂危,若尚未死,则中气仍存,苟能乘此养之,岂非易易!其法高枕软褥,侧身曲卧,诸事不思,收视返听,勿离脐下,则一身之气自能不绝。果能如此,久病垂危,立可回生。惟善摄生者,始知此效。(《王氏医存》)

凡一切病后将愈,表里气血耗于外,脏腑精神损于内,形体虚弱,倦怠少力,乃其常也。宜安心静养,调和脾胃为要。防风寒,慎起居,戒恼怒,节饮食,忌房劳,除妄想,是其切要。若或犯之,即良医亦难奏功矣。勿以身命等蜉蝣,如灯蛾之扑焰,自损其躯哉!戒之戒之!例次如左:

一初愈务宜衣被适寒温。如太热发渴、心烦,助虚热。如寒则又令外邪仍入内。

一伤寒时疫,身凉脉缓,宜进青菜汤,疏通余邪。如觉腹中宽爽,再进陈仓米清汤,以开胃中谷气。一二日后,可进糜粥盏许,日三四次或四五六次,慎勿太过。或用陈豆豉或清爽之物过口,或清水煮白鲞,醋点极妙。再渐进活鲫鱼汤调理百日,方无食复、劳复等症。

一食后复发热,宜断谷即愈。服调脾胃之剂,切勿用骤补热药。须从缓处治,能收全功。一切痛,忌食猪脂、湿面、鸡、羊、腻滞、煎炒等物,犯之复发难治。

一中风后,忌服辛散香燥等药,及猪、羊、鹅、鸡、鱼腥、荞面、芋、蛋滞气发病等物。

一病后,切忌房劳,犯之舌出数寸死。

一劳嗽发热,水肿喘急,宜淡食,忌盐物。

一疟痢后,忌饱食及香甜、滑利、诸血之物;生、冷、梨、瓜之物。

一虚损喘咳骨蒸,忌用大热温补等药。宜服补阴药,培养真元。庶几可也。

一产后,切禁寒凉等物,虽在酷暑之日,亦所不宜。世多误用,以致伤生。特为拈出。

一痘疹后,不善调摄,多致危殆。因其忽略保护故也。

----

① 糗(gǔ谷)饦(tuō拖):糗,同水谷的"谷"。饦,指馎饦,一种煮食的面食(汤饼)。糗饦,泛指饮食。

② 泯(mǐn敏):灭;尽。

凡病后，如水浸泥墙，已干之后，最怕重复冲激，再犯不救。今具食治方于左，为保身者之助，并理畏服药者，以便于养老慈幼云！（《寿世青编》）

病人禁忌，不可不知。昔有人，春月病瘟，三日之内，以驴车载百余里，比及下车，昏瞀不知人，数日而殂。又有人饮酒过伤，内外感邪，头痛身热，状如伤寒，三四日间，以马驮还家，六七十里到家，百骨节皆痛，昏愦而死。此余亲睹。若此之类，不容更述。假如温病伤寒、热病中暑、冒风伤酒，慎勿车载马驮，摇撼顿挫，大忌。夫动者火之化，静者水之化也。静为阴，动为阳；阳为热，阴为寒。病已内扰，又复外扰，是为至扰，奈人之神，讵能当之？故远行得疾者，宜舟行床抬，无使外扰，故病不致增剧。凡有此者，宜清房凉榻，使不受客热之邪，明窗皓室，使易见斑出黄生之变。病者喜食凉则从其凉，喜食温则从其温，清之而勿扰，休之而勿劳。《儒门事亲》

瘟疫愈后，调养之方，往往不讲，而抑知此乃后一段工夫，所关甚巨也。即如过饱者，曰食复；恼怒者，曰气复；疲于筋力者，曰劳复；伤于色欲者，曰女劳复。载在经书，世皆知之，尚有时而触犯。此外人所最易忽者，犹有三焉，不在诸复之条者也。虽已愈多日，而气血苟不充足，犯之随有酿成终身之患者焉。一曰淫欲：凡人房事，必撮周身之精华以泄，气血未充，七日未能来复，欲事频数，势必积损成劳，尪羸损寿。一曰劳顿：或远行，或作苦，疲弊筋力，当时不觉，将来肢体解㑊，未老先衰，其苦有莫可名言者。一曰忍饥：愈后凡有觉饥，必得稍食，万毋强耐，过时反不欲食，强食亦不能化，是饥时既伤于前，强食又伤于后，中州败而肺金损，则劳嗽脾胃之病成矣。三者人多忽之，故不可不谨！《说疫》（《伤寒广要》）

戒暴怒，夫气贵顺而不贵逆，顺则百脉畅利，逆则四体违和。若以火病而复增一怒，则犹敝舰而横之波涛，鲜有不覆者也！何则？以虚其虚，则阴阳乖戾，脏腑隔绝，其不危者鲜矣！且今之昧者，但知怒能害人，殊不知贼人心气者有九，曰怒则气上，喜则气缓，悲则气消，思则气结，恐则气下，惊则气乱，劳则气耗，寒则气收，热则气泄。若此诸气，实人所自致者也。况痰火之病，始于真气劳伤，肾阴亏损，而邪热乘虚协之。故丹溪曰：气有余便是火。然所谓有余者，非真气之有余，谓真气病而邪火相协，或行而迅速，或住而壅塞，气火俱伤，以阳从阳，故阳愈亢而阴愈消，所谓阴虚生内热者以此。即如劳伤神志，心血亏耗，肾水枯竭，君火失令，相火司权，熏烁肺金之意耳！况七情之气，惟怒最甚，故经曰怒则血菀于上。以其情动于中，气逆于上，动极生火，火载血上，错经妄行，越出上窍，故钻燧取火，抚掌成声，沃火生沸，皆自无而有，实动极之所致也。噫！以一星星之火，而致燎原之祸，气岂可逆乎？（《红炉点雪》）

节为节省之义。虚劳之人，其性情多有偏重之处，每不能撙节①其精神，故须各就性情所失以为治。其在荡而不收者，宜节嗜欲以养精；在滞而不化者，宜节烦恼以养神；在激而不平者，宜节忿怒以养肝；在躁而不静者，宜节辛勤以养力；在琐屑而不

---

① 撙（zǔn）节：抑制；节省。

坦夷者，宜节思虑以养心；在慈悲而不解脱者，宜节悲哀以养肺。此六种，皆五志七情之病，非药石所能疗，亦非眷属所可解，必病者生死切心，自讼①自克，自悟自解，然后医者得以尽其长，眷属得以尽其力也。(《理虚元鉴》)

病房宜通空气，被褥衣服与平人同，万勿过暖，病家狃于积习，往往闭窗厚被，试令无病之人，当之能不受热而烦躁乎，且一遇神昏闭厥，床前遍布健男，热气熏蒸，片刻难忍，岂非速其死乎？医者于此等处，须反复开导，房内只许两人，开其窗，薄其衣，否则治虽合法，难见效也。(《留香馆医话》)

病人卧榻，不可薄以茵褥，致使隐寒犯背，寝伤五脏之阳，变证增邪，莫此为甚。《仙经》曰：背以阳为主，而五脏之俞穴通焉。一被寒侵，则寒气缘俞入脏而脏寒，脏寒则阴盛，阴盛则阳衰，阳衰则转输迟滞，传送乖违，气血亦为之损败，轻病必重，重病必至于死，可不慎乎！不特病时不可，即平时亦是不可。

亦有茵褥过厚，帷幔太密，而酿成疾病以致危殆者，不可不知也。总须随时随地，因病制宜。(《言医》)

频浴亦非病者所宜，能耗元气。(《折肱漫录》)

虚人再经不得一番伤寒，或一番痢疾，或半年几月疟疾，轻伤风感冒，亦不宜辄受。所以一年之内，春防风，又防寒；夏防暑热，又防因暑取凉，而致感寒；长夏防湿；秋防燥；冬防寒，又防风。此八者，病者与调理病人者，皆所当知，即医师亦须深明五运六气之理，每当时序推迁，气候偏重，即宜预为调摄挽救，以补阴阳造化之偏，而制其太过，扶其不足。经云：毋翼其胜，毋赞其复，闲其未然，谨其将然，修其已然。即此之谓也。(《理虚元鉴》)

寒从足起，风从肩俞、眉际而入。病者常护此二处，则风寒之乘于不意者少矣。其间有最紧要者，每当时气不佳之际，若肩背经络之间，觉有些少淅沥恶寒，肢节酸软拘束，周身振颤，立身不定光景，即刻断食一周；其稍重者，略散以煎剂，自脱然而愈。若时气初染，不自觉察，再加以饮食斗凑②，经邪传里，轻者蒸灼几日，重者恒致大害。(《理虚无鉴》)

前者四季之防六气，本而防标之说也。若夫二十四候③之间，有最与本症为仇者。其候有三：一为春初木盛火升；一为仲夏湿热令行；一为夏秋之交，伏火铄金。此三候中，如有一候未曾透过，虽嗽平吐止，火降痰宁，病者怡然，以为无事矣。而不知气候之相克，有在于寻常调燮之外者，一交三候，遂与本症大逆，平者必复，复者必深，深者不救。是惟时时防外邪、节嗜欲、调七情、勤医药，思患而预防之，方得涉险如夷耳！(《理虚元鉴》)

病之加于小愈者，因小愈而放其心也。天下事，处逆者恒多易，处顺者反多难。

---

① 自讼：责备自己。

② 斗凑：拼合。

③ 二十四候：本指自小寒起至谷雨止共八气，一百二十日，每五日为一候，计二十四候。在此似指二十四节气。

病当未愈而求愈时，欲不得逞，志不敢肆，凡语言动止、饥饱寒温，以及情性喜怒之间，无不小心翼翼，自然逆可为顺，不期愈而不愈者鲜矣。愈则此心不觉康强自慰，保护渐疏，恣口吻也，爽寒温也，多语言也，费营虑也，近房室也，顺情性而烦恼也，广应酬而不自知为劳且伤也，有谓病不反加于此者尤之矣。因忆孟夫子生于忧患、死于安乐之说，信不可不书绅而铭座右也。

病人犯此，而功败于垂成者多矣，不仅加病而已。（《言医》）

何谓三复？劳复、食复、自复也。劳复因病后血气未复，劳伤精神，以致夜热作烦，脉象虚数。此证在藜藿之辈，常任动劳，多无此证，惟膏粱之人，素处温饱，溺于酒色，不必大作动劳，即偶然应酬，动作起居及梳洗沐浴之类，皆能致复。轻者静养自愈，重者必大补气血，八珍、养荣、四君、六味，参酌阴阳虚实选用。食复者，舌胎黄厚，右关脉滑，轻者损谷自愈，重者保和丸加消导，如查、麦、枳实、青皮之类。若无故自复，乃余邪不尽，如舌上仍有黄黑胎，当酌用增损小柴胡加军，但温病之后，阴分易虚，又当慎用，加育阴之品为要，邪尽自已，急当培元。甚有复至再三者，惟斟酌病之虚实施治，方为补泻合宜，不致偏弊误人，仁心仁术，亦复何愧？（《温证指归》）

天一生水，命曰真阴。真阴亏则不能制火，以致心火炎上而克肺金，于是发热、咳嗽、吐痰诸症生焉。盖发热者，阳乘阴也；咳嗽者，火刑金也；吐痰者，肾水虚泛而为痰。如锅中之水，热甚则腾沸也，当此时势，岂徒区区草木之功所能济哉！必须取华池之水，频频吞咽，以静治于无形，然后以汤丸佐之，庶几水升火降，而成天地泰交之象耳。至方在吞津液。华池之水，人身之津液也，敷布五脏，洒陈六腑，然后注之于肾而为精。肾中阴亏，则真水上泛而为痰，将并华池之水一拥俱出，痰愈多而肌愈瘦，病诚可畏。今立一法，二六时中，常以舌抵上腭，令华池之水充满口中，乃正体舒气，以意目力送至丹田。口复一口，数十乃止，此所谓以真水补真阴，同气相求，必然之理也。每见今之治虚者，专主六味地黄等药，以为滋阴壮水之法，未为不善；而独不于本源之水，取其点滴以自相灌溉，是舍真求假，不得为保生十全之计。此予所以谆谆而为是言也，卫生君子，尚明听之哉！（《医学心悟》）

辛香气味，性最温窜，透入鼻窍，内达脏腑，元气暗被销耗，令人不觉，每见成痨。凡佩香袋、香珠及焚辟秽诸香，皆宜弃去。惟阿魏能制香气。因此致虚者，多服补剂为佳。（《医门补要》）

今人漱齿，每以早晨，是倒置也。凡一日饮食之垢积于齿缝，当于夜晚刷洗，则滓秽尽去，故云晨漱不如夜漱。（《存存斋医话稿》）

秀水新塍镇屠氏，人多芪寿，牙齿至老坚固不坏。有家传秘诀：自幼大小便时，咬定牙齿，不令泄气（法本张景岳）。即有人询问，亦不答应，历久勿间，故牙齿从无堕落之患。（《冷庐医话》）

惟是京师用煤，必不可易，虽用煤之处颇多，而惟京师之煤气性尤烈，故每熏人至死，岁岁有之。而人不能避者无他，亦以用之不得其法耳！夫京师地寒。房室用纸密糊，人睡火坑，煤多爇于室内，惟其房之最小面最密者，最善害人。其故何也？盖以水性流下，下而不泄则自下满而上；火性炎上，上而不泄则自上满而下。故凡煤毒中人者，多在夜半之后，其气渐满，下及人鼻，则闭绝呼吸，昧然长逝，良可慨悯！凡欲避其毒者，惟看房室最密之所，极为可虑。但于顶槅开留一窍，或于窗纸揭开数楞，则其气自透去，不能下满，乃可无虑矣，然总之窗隙不如顶槅为其透气之速也。设有中其毒者，必气闭声挣，不能自醒，速当呼之，饮以凉水，立可解救；或速令仆地，使其鼻吸地气，亦可解救。然待其急而救疗，恐有迟误，而无济于事，孰若预有以防之为愈也。(《景岳全书》)

第九章　医家医书

　　古云医者意也，不通之至。医岂可以意而为之哉？凡有巧思者艺也，非意也。按《周礼》医为酱属，取其由蒸变而成之物，而又能蒸变人之脾胃也。医士之名医，取其自能蒸变而成学术，自能蒸变人之疾病，由痛苦而平和。余益之以一言曰：医者易也，有不易之定理，有交易之变通，有变易之化工。

　　炳章按：子华子曰，医者理也，理者意也，意其所未然也，意其所将然也。察于四，然谨合于理，夫是之谓医。（《医医病书》）

　　医者义也。义者宜也，宜者权也。道至乎权，尚有所执乎？医道如水，随方就圆，大无不通，小无不入，无有定形，无有定见，方为医道尽善者。若或执于补，或执于泻，更有补泻两不敢，而惟执平和媚世之剂，此儒者之乡愿，可耻之甚者也。或执于法，或执于方，或执于运气天时，或执于四方风土，或执于老少强弱，或执于膏粱藜藿，或执多乎内伤，或执精乎外感，或执于补肾，或执于补脾，或执于初中末三法，或执于五夺不可泻，是皆不明乎道之权者也。然予所言，似易而实难，不熟明乎经之理，焉达乎道之权？用经不当，犹有可救；用权不当，则杀人于俄顷矣。故必须读书多，经历久，战兢履薄，澄心玩索，而始得其宜也。若夫粗浮自是，或专倚世法动人，或单恃家传得誉，何怪乎终生由之而不知道者之众也！（《医权初编》）

　　《曲礼》云："医不三世，不服其药。"俗以世业相承为解，实不然也。《桔旁杂著》言医必父而子、子而孙，如是则其业精，始服其药，若传至曾、元，更为名医矣。其间贤者不待言，其不肖者奈何？因其世业而安心服其药，设为所误，生死攸关，虽愚者不为也。况远数十百年偶出一豪杰之士，聪明好学，贯微彻幽，然其上世，并非医者，舍是人而必求所谓三世者，有是理乎？汉儒谓《神农本草》《黄帝素问》《元女脉诀》，为三世医书，医必读之，方为有本之学也。梁芷林中丞云：古之医师，必通于三世之书，一曰《神农本草》，二曰《灵枢》针灸，三曰《素问》脉诀。脉诀可以察证，针灸所以去疾，本草所以辨药，非是三者，不可以言医。注疏甚明，若必云三世相承，然后可服其药，将祖、父二世行医，终无服其药者矣。又沈归愚叶香岩传云，先生临没诫其子曰：医可为而不可为，必天资敏悟，又读万卷书，而后可借术以济世；不然，鲜有不杀人者，是以药饵为刀刃也。吾死，子孙慎毋轻言医。呜呼！可谓达且仁矣。噫！今之藉祖、父声名而不学无术者，可以鉴哉！（《潜斋医话》）

　　《左传》云："三折肱知为良医也。"从未有人注及"三折肱"之意。予谓古之医者，自备药笼，至病家诊治后，向笼取药，或君臣未配，或轻重失宜，取而复置，置而复取，总以郑重为事，此为"三折肱"也。又《礼记》云："医不三世，不服其药。"后注者，多以世业之谓，非也。医必父而子，子而孙，如是其业则精，始服其药，若传至曾、元，更为名医矣。其间贤者不待言，其不肖者若何？因其世业，而安心服其药，设为所误，生死攸关，虽愚者不为也。况医道可通仙道，远数十百年，偶出一豪杰之士，聪明好学，贯微彻幽，然而上世并非医者，舍是人而必求所谓三世者，有是理乎？凡医者必读上古《神农本草》、黄帝《素问》《灵枢经》，及仲景《伤寒论》三世之书，方为有本之学，从而服药，庶无误人。三世者，三世之书也。汉儒谓《神农本草》《黄帝素问》《元女脉诀》，为三世之书。聊记以质博学之君子。（《友渔斋医话》）

《史记》百五扁鹊传载扁鹊饮长桑君药，三十日见垣一方人，由是诊病洞见五脏症结，特以诊脉为名。注：方，边也。言见墙垣彼边之人也。案如注说，是谓能隔墙见人矣。长桑何药，而乃变易形质若此耶？窃谓此当与纪昌贯虱①同义。大抵久竭目力，则所见必异。虱大如轮，以径言也；垣一方人，以深言也。迹虽不同，理则一致。想扁鹊学望诊时，必日视其垣以炼目力，而以意合之人面，久之则垣中浅者深者，一一分明，便似其中有人在。云一方者，正就其日所注视者言，非彼边之谓。且"彼"字尤属添释，《史》文无此义也。余尝师其意而为之，虽未能见人，亦似有眉目可别，虽未能洞见脏结，临症时看人面及舌色浮沉、大小、浓淡，一目了然，不待多时而细察。故谬揣史迁②此言，系形容之词，非果隔墙见人。且扁鹊脉法，具载《脉经》，果以诊脉为名，岂其言皆虚饰耶？史迁于此及仓公两传，皆未能实疏所以，但据人间形容之词，不复顾其过当，良由其于医事未能了了耳！班书不录，岂无故欤？范书不为仲景作传，亦当以其妙难言喻，恐转滋人惑也，陈志华佗传，多据实质言之。（《研经言》）

医为人命所关，故《周礼》医师之属，掌于冢宰，岁终必稽其事而制其食。至宋神宗时，设内外医学，置教授及诸生，皆分科考察升补。元亦仿而行之。其考试之文，皆有程式，未知当时得人何如，然其慎重医道之意，未尝异也，故当时立方治病，犹有法度。后世医者，大概皆读书不就，商贾无资，不得已而为衣食之计，或偶涉猎肆中，剿袭医书，或托名近地时医门下，始则欲以欺人，久之亦自以为医术不过如此，其误相仍，其害无尽，岐黄之精义几绝矣。若欲斟酌古今考试之法，必访求世之实有师承、学问渊博、品行端方之医。如宋之教授，令其严考诸医，取其许挂牌行道，既行之后，亦复每月严课，或有学问荒疏，治法谬误者，小则撤牌读书，大则饬使改业。教授以上，亦如周礼医师之有等。其有学问出众，治效神妙者，候补教授。其考试之法，分为六科：曰针灸，曰大方，曰妇科，曰幼科兼痘科，曰眼科，曰外科。其能诸科皆通者，曰全科；通一二科者，曰兼科；通一科者，曰专科。其试题之体有三：一曰论题，出《灵枢》《素问》，发明经络脏腑、五运六气、寒热虚实、补泻逆从之理；二曰解题，出《神农本草》《伤寒论》《金匮要略》，考订药性、病变、制方之法；三曰案，自述平日治病之验否及其所以用此方治此病之意。如此考察，自然言必本于圣

---

① 纪昌贯虱：纪昌，古代传说中的善射者，曾学射于飞卫。贯虱，极言箭法的高明。见《列子·汤问》。

② 史迁：《史记》作者司马迁的简称。

经，治必遵乎古法，学有渊源，而师承不绝矣。岂可听涉猎杜撰，全无根柢之人，以人命为儿戏乎？（《医学源流论》）

评论国医之优劣者，向分两途：一谓学识渊博者优，一谓经验丰富者优。前者以为览书愈多，则见识愈广，见识既广，则认证明确，对症发药，病无不可治矣，故优；后者以为诊病愈众则经验愈多，经验既多则辨证不误，药必中鹄，病亦无不可治矣，故优。予独以为学识、经验相辅而行，不可偏废者也。有学识而无经验，则为纸上谈兵，无补实际，虽优亦劣；有经验而无学识，则为知其然而不知其所以然，刻舟求剑，必难化裁，虽优亦劣。故予谓学验并富，始得为国医之优秀者也。然则既博于学识，又富于经验之全才，岂易得耶！（《勉斋医话》）

文字之医用药多补，经历之医用药多泻；文字之医严于纪律，经历之医精乎心法；文字之医见功迟，经历之医见功速；文字之医精乎论理，经历之医精乎识症；文字之医过于迂，经历之医过于霸。然皆功罪各半焉。若二医兼之，再能通乎权宜，灵其机变，则万举万当矣。（《医权初编》）

古云：不服药为中医，不遇良医，莫若弗药。盖医理深微，非上智不能讨究。以百人习医，无十人成就；成就之中，无一人精通。得一明医，谈何容易，然事在人为，贵乎自立。（《愿体医话》）

夫医也者，近之治身，消患于未兆；远之治人，广惠于无穷。然非研求《灵》《素》，得心应手，勿能及也。至于病者听医，犹听神明。然医良而听之，宜也；若学术未工，则自信不确，而病家疑信居半，尤宜然也。但病有浅深，则效有迟速。徜病在腠里，而不奏功于响应，诚罪在医术之庸；若势近膏肓，效安期于旦夕？且不效夕更，夕不效旦更，则虽有神圣，亦不能尽其技矣。故天下不尊医，医亦不自尊；病家急而求医，医亦急而求术。古之人艺精而试，今之人艺试而精；古之人以法治病，今之人以病合法；古之人因症处方，今之人以方处症。殊不知先贤徒详病情，不设方剂者，盖不欲以一定之迹，应无穷之变也。因庸下者，苦于莫窥玄奥，证治无从守式，于是汉世以降，方法繁兴，如奕之有势，反正逆从，势之用也。运气不齐，古今易辙，风土异宜，强弱异禀，贵贱异境，老少异躯，新久异法，内外异因，局之变也。若执一定之势，以应千变之局，其有不败者几希？故贵学者，熟详天地阴阳，参透生人原始，如何生发之机无穷，如何化源之机乃绝？如何而诸危症可以回生？如何而诸轻症得以变重？立定大纲，总其要领，脏腑经络既明，标本虚实识透，始均至奇至繁至远之文章，终归最平最纯最近之一理，千变万化，经所谓一言而终也。（《冯氏锦囊秘录》）

大抵近年时症，又转风会，须会用温药手眼。前二十年能用清补便是好手，如顾雨田、徐淡庵，都是凉手，当时非不绝妙。自道光元年来，风气大变，大约下元甲子已交近二十年，历古下元都有兵荒饥乱，民不聊生之苦。生其时者，战兢恐惧，明哲固自保身，恒流亦皆寡欲；所生之人，至上元时用事，莫不强壮，强壮则阳气盛，六淫之邪不易感，即有所感，以阳遇阳，热病为多。所以康熙间有名医缪仲醇，用和平柔顺之药数十种，手到病除，其用石膏积以斤计。迨盛世日久，人趋安乐，嗜欲滋多，所生之人渐多疏小，精力薄而阳气衰，疾病易生，所感之邪，易中阴经，此凉药手眼，不能不随时转移而为温药。学医者，可不识时务哉！（《琉球百问》）

或问医之疗病，须善用权，权之义安解乎？裴子曰：权者，无心物也，朱子譬之秤锤，以其称物平施，可轻亦可重也。用之者，胸中不得预拟一成见，当在两秤锤不得不在两，当在斤秤锤不得不在斤。本非一定不移之物，而有一定不移之理；有一定不移之理，而无一定不移之心。医者必如是，而后能乘时制宜，以济人之危而无弊。如虚可补也，容有时乎不可补，而因攻以为补；实可攻也，容有时乎不可攻，而假补以为攻。病在此，而治未尝必在此；病在彼，而治未尝必在彼。病同，而治或不与之同；病异，而治或不与之异。硝、黄之寒也，以之攻寒；桂、附之热也，以之攻热；羌、防发汗，而还以敛汗；苍、半伤津，而即以生津；地黄之湿，亦有补脾利水之功；茯苓之通，亦有止溺塞精之益。至于改汤作丸，变丸为散，朝胡连，暮附子，与怒胜思、思胜恐、恐胜喜、喜胜悲之类，无非权也，用之者，不知有所谓权也。惟知时有所不可，不执素所守之可以为可；时有所可，不执素所守之不可以为不可耳！夫不执素所守之可为可、所不可为不可，而以时之所可为可、所不可为不可者，乘乎时之所宜也。时之所宜，即理之所宜也；理之所宜，虽欲不权，不可得也。然则权岂易言哉！非有才、有胆、有识、有学而又虚其心者，不能也。何也？盖权之用在理，而理之明在心，故必使此心不致有纤微之蔽，庶乎理可彻而用可圆。心苟不虚，心且受蔽，理何明乎？纵有学焉，无识之学已；纵有识焉，无学之识已；纵有才焉、胆焉，皆浮气已：安遽能乘时制宜而无弊耶？由此言之，则不独无才、无胆、无识、无学者，不可以用权，即有才、有胆、有识、有学者，亦未可以用权，必有才、有胆、有识、有学而又虚其心者，始可以用权耳。噫！权岂易哉？

权乃学问经济之极功，虽可与立者，尚未可与权，盖必权而不失其中之所以为难也。苟失其中，则不可谓之权矣。权岂易言哉？（《言医》）

读仲景书，而不读东垣书，知外感发热，而不知内伤之亦有发热，则杀人多矣；读东垣书，而不读丹溪书，知阳虚发热，而不知阴虚之尤易发热，则杀人多矣；读丹溪书，而不读景岳书，知气有余便是火，只宜滋阴，而不知气不足即是寒，尤当扶阳，则杀人亦多矣。仲景每用麻、桂、黄、硝，而东垣易以参、芪、升、柴，此外感与内伤之辨也；丹溪专用知、柏、归、地，而景岳易以参、附、姜、桂，此补阴与补阳之辨也。此相反而实以相成，皆不可以偏废者也。然泥于景岳补阳之说，而阳亢阴消，亦复不无后患，又当参用河间、丹溪之法以济之。则医之为道，庶乎备矣，是在善学者之会而通之耳！（《馤塘医话》）

为医固难，而为名医尤难，何则？名医者，声价甚高，敦请不易，即使有力可延，又恐往而不遇，即或可遇，其居必非近地，不能旦夕可至，故病家凡属轻小之疾，不即延治，必病势危笃，近医束手，举家以为危，然后求之，夫病势而人人以为危，则真危矣。又其病必迁延日久，屡易医家，广试药石，一误再误，病情数变，已成坏症，为名医者，岂真有起死回生之术哉？病家不明此理，以为如此大名，必有回天之力，若亦如他医之束手，亦何以异于人哉？于是望之甚切，责之甚重，若真能操人生死之权者，则当之者难为情矣。若此病断然必死，则明示以不治之故，定之死期，飘然而去，犹可免责；倘此症万死之中，犹有生机一线，若用轻剂以塞责，致病人万无生理，则于心不安，若用重剂以背城一战，万一有变，则谤议蜂起，前人误治之责，尽归一人。虽当定方之时，未尝不明白言之，然人情总以成败为是非，既含我之药而死，其咎不容逭矣。又或大病差后，元气虚而余邪尚伏，善后之图尤宜深讲，病家不知失于调理，愈后复发，仍有归咎于医之未善者。此类甚多。故名医之治病，较之常医倍难也。知其难，则医者固宜慎之又慎，而病家及旁观之人，亦宜曲谅也。然世又有获虚名之时医，到处误人，而病家反云此人治之而不愈，是亦命也。有杀人之实，无杀人之名，此必其人别有巧术以致之，不在常情之内矣。（《医学源流论》）

大凡名家亦有偏处。当日雨田先生善用凉药，非无用温处，用至七分止矣；性天先生善用温药，非无用凉处，用至七分而止：两家对待，各具至理。雨田先生曰：一分热邪不除，便为不了之病，易戕正气。性天先生曰：一分阳气不亏，不受阴邪为病。当时两家论治最好看，然亦须有学问去领会，无学问者安能识此奥旨，而两家亦终不相通。（《琉球百问》）

天下之事，惟以口舌争而无从考其信否者，则是非难定。若夫医则有效验之可征，知之最易，而为医者，自审其工拙亦最易。然而世之择医者与为医者，皆惯惯而莫之辨，何也？古人用药，苟非宿病痼疾，其效甚速。《内经》云：一剂知，二剂已。又云：复杯而卧。《伤寒论》云：一服愈者，不必尽剂。可见古人审病精而用药当，未有不一二剂而效者。故治病之法，必宜先立医案，指为何病？所本何方？方中用某药专治某症，其论说本之何书？服此药后于时减去所患之何症？倘或不验，必求所以不验之故，而更思必效之法。或所期之效不应，反有他效，必求其所以致他效之故。又或反增他症，或病反重，则必求所以致害之故，而自痛惩焉。更复博考医书，期于必愈而止。若其病本不能速效，或其病只可小效，或竟不可治，亦必豫立医案，明著其说，然后立方，不得冒昧施治。如此自考，自然有过必知，加以潜心好学，其道日进矣。今之医者，事事反此，惟记方数首，择时尚之药数种，不论何病何症，总以此塞责，偶尔得效，自以为功；其或无效、或至于死，亦诿于病势之常。病家亦相循为固然，全不一怪。间有病家于未服药之前，问医者服此药之后效验若何？医者答云：且看服后如何，岂有预期之理。病家亦唯唯自以为失言，何其愚也！若医者能以此法自考，必成良医；病家以此法考医者，必不为庸之所误：两有所益也。（《医学源流论》）

古今医书，论者甚多。或引经出史，或援古证今，亦或格物体认。其浅者余不具论，论其深者。如王肯堂论《内经》燥症及深考病机条内，并无"诸燥枯涸，干劲皲揭，皆属于燥"之句，想因湿症推诿而化之也。如薛立斋论坡仙圣散子治疫甚效，人或苦其有方无药，不知苏集固在欲求方药，非博采不为功也。如柯韵伯论心为太阳，以《内经》"前曰广明"句证之，而本乃有本，发所未发也。如喻嘉言论大络不拘长强、尾翳、大包，想别出手眼，另有见解也。如张景岳论三焦指腔子而言，亦复有解，乃营卫生会篇之三焦如雾、如沤、如渎，又何尝不包罗脏腑也。如马仲化论释《至真要大论》引邵元伟《医学纲目》，"天有五行御五位"等句，似乎首尾不相照应，不知慧心人不毁前人之意也。如李时珍论三焦形似胡桃，话觉渺茫，而其实人胰困峦一处，多分相象，前人格物深心至此也。如王好古论附子补火，必防涸水，知此不致有阴霾之患。如王节斋论夏月不可泛用香薷饮，恐走散阳气，耗损真阴。又云亦不可用薄荷汤以代茶，恐散人真气，即久用川芎汤令人暴亡之类也。观此前人论方论症，既评药饵，纤毫不舛，姑置其浅者，论其深者，而医论之奥，搜采不尽，略单数端以表论中之论。（《医学阶梯》）

儒书有经子史集，医书亦有经子史集。《灵枢》《素问》《神农本经》《难经》《伤寒论》《金匮玉函经》，为医门之经；而诸家注论、治验类案、本草、方书等，则医门之子史集也。经细而子史集粗，经纯而子史集杂，理固然也。学者必不可不尊经，不尊经则学无根柢，或流于异端；然尊经太过，死于句下，则为贤者过之，孟子所谓"尽信书则不如无书"也。不肖者不知有经，仲景先师所谓"各承家技，终始顺旧，省疾问病，务在口给，相对斯须，便处汤药"，自汉时而已然矣，遑问后世。此道之所以常不明而常不行也。（《温病条辨》）

凡医书，其文巧而不知倦者，多虚也；文陋辨拙，易生厌心者，却实也。人为虚嫌实多矣，可不思乎！（《先哲医话集》）

著书托名于前人，是为伪书。《灵枢经》昔人有辨其为王太仆所作，然文辞甚古，足与《素问》并传，不必辨其真伪也。王氏《昭明隐旨》等书，今多不传，所传有《元和纪用经》《宋史·艺文志》载之，知非伪也。但叙为许寂所作，寂系唐初人，何得为之作叙乎？其真伪不可得而考也。《脉诀》托之叔和，《药性赋》托之东垣，前人已辨之矣。至西晋梅癖子《竹林女科》，宋窦材《扁鹊心书》中，皆载元明医家之语，一见而知其伪也。且二书一则立方险峻，绝无精义；一则专事温补，多用灸法。不独书为伪作，更贻害于无穷，较之《脉诀》《药性赋》之浅陋，迥不侔矣。至赵氏《医贯》，杜撰经语，妄标新意，以雄奇笔，力开简便法门，山载数方，治尽天下之病。陈氏《辨证录》托名仙传，本之《外经》，妄言立法，杜撰药方，尤为偏僻。皆动俗惊愚，邀名获利，虽非伪书，实医宗之魔道，岐黄之罪人也。夫医所以济世也，汉唐以来，名人代出。若宋·许知可，金·刘守真、张洁古，元·李东垣、滑伯仁、朱丹溪，明·汪石山。国朝喻嘉言、张隐庵、徐洄溪诸公，皆系通儒。而隐庵先生，学问尤为深粹，建侣山堂，开讲经论，阐明至道，未闻其作。一书托名前人，撰炫奇之论，以欺后人也。严沧浪论诗云，入门须正，立志须高，念头一差，愈学愈远。是习医者，于不经之书，皆宜屏弃，岂特伪书而已哉！（《医经余论》）

古人著书立说，必有大议论，不知费几心思，经几番讨论，而后笔之于书，其于医书为尤甚焉。盖医本仁术，生命攸关，倘率尔操觚①，遗人害矣。特南北风土不同，古今天时或异，故同命一症，识解迥殊，同立一方，所见各判，是在学者细心玩索，当使书为我用，不可我为书拘，每见近时习俗，胶柱鼓瑟，自窒当机，凡立方命症，总不脱古人窠臼，甚至指为某症用某书某方治之。偶尔幸中，便自矜诩人，亦谓其学

---

① 率尔操觚（gū）：率尔，贸然，轻率貌。操觚，指做文章。

有本原；不中则归咎古人，谓为理固如斯。是此谓拘执死方以治活病，其不至误世殃人者几希？须知一书有一书之见解，各有至理存焉。有优于此而绌于彼者；有略于彼而详于此者；有同时各执一说者，天时、人事有异同也；有一人前后两歧者，学问功候有次序也；有理论显浅，辨症确有见地者，此临症多而阅历深，陈实功、高锦庭是也；有奥妙微言，立方不免偏执者，此识有余而见未广，王洪绪《全生集》是也。是数子者，皆各震一时，功垂后世，立说虽各不同，其救世苦心则一。即如陈实功《外科正宗》，别类分门，其中瑕瑜不免。高锦庭《疡科心得集》，清机流利，一片神行，最为世所推重。王洪绪《全生集》，无论何症何部，概以阴阳两字括之，理虽如斯，毋乃太简，解悟为难。其用阳和汤、犀黄丸，固为阴阳两症之主脑，亦未发明其义。而仆用阳和取效者，指不胜屈，盖有是病，方主是药，必参验确而后可施治者也。至论痈疽成形，听其自溃，切不可擅动刀针，此说殊谬，贻误后人不浅。若痈疽成形，或有忌用刀针者，数穴详列刀针法内。朱奉仪《卫生集》，仅有黄芪、四物两方。如症属阳，用之或可有效；设若阴症，其弊当何如？岂其当时所见仅此一种欤！抑拘于一隅者乎？若夫《洞天[①]奥旨》，假托神仙，事虽邻于怪诞，而其处方用药，识见高明，用意深远，非渊博通达之人，未易测识。仆初视之，懵如近年，历练较深，偶试一方，辄著奇效。于以见古人立方用意，未可厚诬。学者苟能细心探索，自有深造逢源之始；若以其怪僻，不乐披寻，则作者之苦心，无表见于世矣。《东医宝鉴》议少方多，不无偏驳，如时文家之《文科大成》《典林类志》，鲜所发明，第备参稽而已。《医宗说约》言简意赅，惜叙症不多，所见亦小，无足观也。《疡医大全》辨症详明，集方妥善，其于诸书奥旨，颇为发挥殆尽，是为外科必读之书。《外科金鉴》缕析条分，最便初学，惟篇章混衍，要领难寻，观者易厌，且药味幽僻，龙涎、狗宝，购觅维艰。盖当乾隆初年，诏纂医书，医院诸君，博采群言，以备参考。凡有家藏秘本，内外诸科，罔不搜罗殆尽，是以参、苓、溲、勃，并蓄兼收，细大不捐，惟求其备。学者当师其长，而舍其短，看书勿为书泥也。其余外科诸书，或仆有未寓目者，不敢妄加逆臆，贻笑大方也。（《外科医镜》）

学士许叔微曰：能医伤寒，即能医痘疹；能医痘疹，即能医痈毒。盖能医伤寒者，知表里、阴阳、寒热、气血、邪正虚实耳？伤寒之邪，从外而内；痘疹之毒，从内而外。若夫痈毒，有因于风寒暑湿之外袭者，有因于喜怒饮食之内伤者，是以伤寒、痘疹、痈毒，皆当审其表里、虚实而治之。如痘证之表实者，当清解其表；里实者，即疏利其里；血热者，凉血；气逆者，理气；邪毒盛者，急宜清热解毒；正气虚者，又当兼补其正焉。气虚者，补气；血虚者，补血；表虚者，固表；里虚者，实里。是以治痘有寒热温凉之方，有攻解补泻之法。盖泻者，泻其热毒；补者，补其正虚。昔钱氏痘方，多用清凉，谓当清热毒为要。陈氏专用温补，谓血气充足，而后能化毒成浆。此皆偏执一见，而不得中正之道者也。故为儿医者，当以二氏之方，折中其间，审其邪正虚实而治之，万无一失矣。至于痈毒之证，与痘证无二，而治法亦同。如阴毒在

---

① 洞天：道教用以称所谓神仙所居的洞府。意谓洞中别有天地。

内而不起发者，即痘毒之内陷也；根盘收敛而高耸者，即痘之界地分明而起胀也；脓稠者，即痘之浆厚也；无脓者，即痘毒之不化也；能食者，即痘毒之尽发于外也；不能食者，毒气尚壅滞于内也；收口者，即痘之结痂也；臭烂者，即痘之坍烂不收也。或解，或攻，或补，或泻，皆当以治痘之法治之。古来疡医，咸以为痈痒疮疡，皆属于火，惟以寒凉之药治之，或毒反冰伏而不起者，或始终用攻利之药，致正气虚脱而后成不救者。噫！为儿医、疡医者，能潜心于《灵》《素》、仲景诸书，功德无量矣。（《侣山堂类辩》）

第一节　学　医

夫医理之无尽，犹之儒业。第文之不工费其纸，医之不工费其人，大相越也。盖古来生知者一二人，然炎帝之于百草，尝而后知；轩辕之于经络，问而始悉。所谓上穷天纪，下极地理，中知人事，使非有以穷之、极之，而能知之哉？后此名流递出，无不根究理道，参物类而尽性命，而后以术鸣当时，名垂奕禩。况下此者，智不及古人，而不穷搜博览，窜所见于中，辄以人命自司，其不偾溃者几希！故昔贤云，读十年书，无病不可疗。更读十年书，无病可疗，知言哉！。（《古今医彻》）

孙真人云，不知《易》，不足以言太医。夫《易》具阴阳、刚柔、动静、消长之理；医之为道，系气血、虚实、寒热、表里八者：二者一也。《易》之阴阳，即医之气血也；《易》之刚柔，即医之虚实也；《易》之动静，即医之寒热也；《易》之消长，即医之表里也。《易》具医之理，医得《易》之用；医不可以无《易》，《易》不可以无医。《易》之变化出乎天，医之运用由乎我；《易》之千变万化，即医之千病千态，万病万态。医之《易》学精深，见理必真，以我之一理一心，视病者之一本一病，则千病万病，总不外气血、虚实、寒热、表里八者而已。八者不误，则是气是血，或虚或实，从表从里，宜寒宜热，运用之妙，具于一心，是即《易》之所谓神以知来，知以藏往，可以易危为安，易亡为存，致心于元境，致身于寿域，气数可以挽回，造化可以转移，故无往而非医，亦无往而非《易》。《易》之与医，岂有二哉？（《医易一理》）

太极之初，只是一气混沌，阴阳未分，水火不变；既分之后，清气上升为阳，浊气下降为阴。阴阳二者，为《易》道之变化，实为医道之纲领，不可不深思细察也。盖症有症之阴阳，脉有脉之阴阳，药有药之阴阳。以症而言，表为阳，里为阴；气为阳，血为阴；热为阳，寒为阴；实为阳，虚为阴；上为阳，下为阴；背为阳，腹为阴；动为阳，静为阴；多言者为阳，无声者为阴；喜明者为阳，欲暗者为阴；阳病者不能俯，阴病者不能仰。以脉而言，则浮、大、滑、数皆阳也；沉、微、细、涩皆阴也。以药而言，则升散者为阳，沉降者为阴；辛热者为阳，苦寒者为阴；行气分者为阳，行血分者为阴；性动而走者为阳，性静而守者为阴。此皆医中之大法也。至于阴中复有阳，阳中复有阴，疑似之间，辨须的确。但两气相兼，则此少彼多，其中更有变化，一皆以理测之，自有显然可见者。若阳有余而更施阳治，则阳愈炽而阴愈消；阳不足而更用阴方，则阴愈盛而阳斯灭。诚能明彻阴阳，无毫厘之失；则《易》所谓刚柔、动静、消长、盈虚之理，于医可略会其微矣。(《医易一理》)

诵天地人，谓之儒医，则技也而进乎道；非通天地人，技不精。天有寒暑，地有燥湿，人有强弱，此尽人而知者。然隆冬而用犀、连，酷暑而用桂、附，不得不舍时从症。山居多燥，泽国多湿，而幽燕未始无寒湿之疾，吴会未始无燥火之疴。强人多病实，而症久必宜滋培；弱人多病虚，而外感必兼攻伐。至若律天时，袭水土，参造化之微，识性情之正，惟精惟一，知微知彰，拟之而后言，议之而后动，拟、议以成其变化，固有心领神会，未可言语形容者，医岂易学哉？(《医论三十篇》)

从古及今，医圣医贤，无理不阐，无书不备。总由后人学识未到，审证未真。若肯以外貌应酬之工，用于内求诵读之际，推寻奥妙，研究精微，审医案，搜脉理，一思百虑。感而遂通，则鲜有不能取效之证。(《愿体医话》)

治术者技也，学业者本也。培其本而达其技，是谓之正学。彼以治术而已者，卑矣！(《先哲医话集》)

古人读书之暇，方读医书，今人读书不成，改习医业，以医为啖饭之计，而医术于是卑矣。夫医掌生杀之柄，必有生人之仁、杀人之胆，而后可以言医。其杀人也，审病未确，轻进图功，生之之心太切，而反以杀之，此偶然之误，初学者所难免。但既误矣，不自引咎，巧言文过，则医术何由而进必也？凛凛于心，常如临深履薄，审之再三，千确万确，然后放胆用药，自能丝丝入扣。设误于前，而惕于后，从此胆小如豰，药不轻投，方务减削一味敷衍，养成重病。此张路玉所谓庸医不能生人，亦不能杀人，而终至于杀人者是也。(《留香馆医话》)

《友渔斋医话》云：香岩论温暑虽宗河间，而用方工细，可谓青出蓝。但欲读其书者，须先将仲景以下诸家之说用过功夫，然后探究叶氏方意所从来，庶不为无根之萍也。《古今医案》云：《指南》全部，亦仅数年之医案。岂足概叶氏之一生？自刊行以来，沾溉①后学，被其惠者良多，而枵腹②之辈，又藉此书易于剿袭，每遇一证，即钞其词句之精华及药方之纤巧而平稳者，录以应酬，竟可悬壶。无论大部医书，畏如望洋，即小部医书，亦束之高阁，惟奉《指南》乐其简便，而不知学之日益浅陋也。嗟乎！岂《指南》误人耶？抑人误《指南》耶？(《潜斋医话》)

夫习医者，当先须明经；经书既明，则医经、方论何患其不明？昔之明医者，皆自儒而至之。盖医经浩博，奥妙难究，而儒者行之，虽其辞益远，其旨宏深，有所不思，思则得之。今儒入乎医，医本乎儒，或谓之医，信乎？东坡《梦溪文集》有脉说等论，医方数卷，岂非医自儒者哉！盖医之一科，亦非细事，若不通明经书，则医科之文，何得而通数千百卷者耶？国朝立科设校，可谓得其法矣。有所谓文学、武学、医学者，盖欲得其专守一法，精一而不二，若欲兼之，非有全才则不可也。抑尝观

---

① 沾溉：沾润灌溉。引申为使人受益。
② 枵（xiāo 嚣）腹：空腹。

《千金方》论医方之难精，由来尚矣。病有内同而外异，亦有内异而外同。故五脏六腑之盈虚，血脉荣卫之通塞，固非耳目之所察，必先诊候以审之。而寸口关尺有浮沉弦紧之别，俞穴流注有高下浅深之差，肌肤筋骨有厚薄刚柔之异，惟用心精微者，始可与言于兹矣。今以至精至微之事，求之于至粗至浅之思，其不殆哉！若盈而益之，虚而损之，通而彻之，塞而壅之，寒而冷之，热而温之，是重加其疾，而望其生也，吾见其难矣！故医经之难精者此也。或曰：若非神授，何以得其幽微？世有愚者，读方三年，谓天下无病可治；及治病三年，乃知天下无方可用。故学者必须博极源流，精勤不倦，使道听途说而言医道已了，深自误哉！以此论之，则治医者当先明经；经既明矣，则医经之妙可以随取而随得。苟怀一毫苟简，耻于访问，终不得造医道之妙矣。学者当有味于斯。（《杏苑生春》）

夫欲学医，必先读无方之书，则莫善于巢氏《病源》焉。《病源》引申经意，别类分门，以《灵》《素》为易知，亦较《灵》《素》而易入。习之既久，遂乃上探《灵》《素》，兼读《难经》《甲乙经》二书以疏之，明乎经络脏腑之源，达于望闻问切之故，而于向者之所得，益觉融会贯通，而明体者渐渐达用矣。然后读有方之书《玉函》《伤寒》《金匮》是也。读三书尤必兼资《脉经》，以稽其异同，披本草须用《证类本草》以观其方法，盖临病之舟楫在焉。然《伤寒》之理，未许其遽通也，又必浸淫乎《肘后》《千金》及《翼》《外台》四书，斟酌乎《本事方》《百证歌》《九十论》《明理论》等说，参互考订，以徐俟其悟，殆另有一境矣。大抵医者之于伤寒，其致力每在杂病未究之先，其得心转在杂病悉通之后，不亲历者不知也。溯流穷源，其事止此；神而明之，存乎其人。至于《圣济》《局方》以下，则学成后读之，亦足扩聪明而炼识力，不必概屏之以自隘也。（《研经言》）

且天下有理极微、道至奥，从事有年，未窥门径，未得旨归，至难而不易学者，其惟医乎！夫医者分门别类，虽十有三科，总不离手内、外两字。伤寒温疫、妇人胎产、婴儿痧疹，此病之属于内者；痈疽肿毒、眼症、咽喉，以及跌扑损伤，此症之见诸外者。学医固难，而于外科为尤难。盖明乎内不谙外者，尚无关系，第辨夫外不知夫内理，犹盲人骑瞎马，动罹颠踬，可不惧哉！昔徐洄溪先生尝曰：医之为道，乃古圣人所以泄天地之秘，夺造化之权，以救人之死，其理精妙入神，非聪明敏哲之人不可学也。黄帝、神农、越人、仲景之书，词旨古奥，搜罗广远，非渊博通达之人不可学也。病名以千计，病症以万计，脏腑经络，内服外治，方药之书，数年不能竟其说，非勤读善记之人不可学也。病情传变，在于顷刻，真伪一时难辨，稍或执滞，生死立判，非虚怀灵变之人不可学也。《内经》以后，支分派别，人自为师，不无偏驳，更有怪僻之论、鄙俚之说，纷陈错立，淆惑百端，一或误信，终身不返，非精鉴确识之人不可学也。故为此道者，必具过人之资，通人之识，又能屏除俗事，专心数年，更得良师之传授，方能与古圣人之心潜通默契，其难也如此，岂尽人所能学哉？然则学医者，必何如而后可？亦惟天资、学力、家学相承三者而已。夫得于天资者，性质聪明，识见敏捷，更得名师传授，先使之熟读《内经》《本草》，复将古今诸书取精舍粗，汇为一帙，勤读善记，如是数年，无少间断，再令随师临症，讨论寻求，折衷至当。故学医者必使熟之《内经》，以求其本；熟之《本草》，以究其用；熟之诊视，以察其证；熟之治疗，以通其变；触类旁通，夫然后医道成矣。而又博熟群书，采择众议，参互考验而施治之。每治一病，必将用方宜忌，反复推求，贯微洞幽，不失细少，如此可为良医。倘具天资，而无学力，浅尝辄止，一曝十寒，纵有名师传授，则亦庸医而已。其由于学力者，资禀中人，能勤攻苦，其从师读书临证，诸端循序渐进，一同前论，惟较有天资者多费几年工夫耳，如此亦可勉为中医。倘聪明自是，不肯深求，终亦庸医而已。其家学相传者，无论其人资禀如何，即中人之资，亦不难精于其事。盖积习明教，更得心传，目染耳濡，有事半功倍之效，再能精习经方，参以实验，纵不能为良医，亦必中医也。而今时医者，既无天资，复无学力，又无家学相承，稍能诵《药性》读《回春》者，辄尔悬壶，且署曰内、外两科。及视其方案，语多不经，非曰人迎浮滑，即曰气口弦劲。其为弦劲乎？浮滑乎？果能辨之否乎？甚有药肆之流，仅解黄芩祛热，枳壳宽中，便自诩为知医，阴阳莫辨，表里不分，当攻不攻，当补不补，视方药为儿戏，以身命为试尝。此在三江两湖或不多见，燕齐晋豫所在有之，偶堕其术，辄惨同攖刃，展转戕生，可胜诛哉！（《外科医镜》）

赵君瑞文，来书论学。赵君对于《素问·热论》、仲景《伤寒论》及温热诸家之学说，未免有所怀疑，不耻下问，钦佩钦佩！

《素问·热病》皆伤寒之类，黄帝所问，岐伯所对，列举六经证据，都是统论外感。仲景分经论治，分出伤寒、中风、温病、暍病、湿病五种病证。岐伯粗论其大体，仲景细辨其各证也。学问之道，其始也简，其继也繁，各种学问都是如是，吾医学当亦不能逃此公例。尊问《素问》传经之病，究为热病，抑或伤寒？实缘未悉岐伯是统论外感之故。

温热诸家，不外补充仲景之学说，并不是在仲景外，别树一帜，别立一说。拙著《医学南针》《国医新话》，早已详论其所以。其学说绝不抵触。总之吾人为学，倘能注重证据，见某证知病在何经，某证知病在何腑，则一切高远之理论，无谓之争执，皆可扫去。而论症必以证据为依归，则古今学说，皆可一以贯之矣。（《士谔医话》）

昔贤云：书宜多读，谓博览群书，可以长识意见也。第要有根柢，根柢者何？即《灵枢》《素问》《神农本草》《难经》《金匮》、仲景《伤寒论》是也。宜先熟读，如儒家之五经四书，王道荡荡，无偏无党，必以圣言为折衷，则心始有定见。再阅诸子百家，或正或偏，孰非孰是，方不为邪说所惑。医书汗牛充栋，不可胜举。即以四大家而论，如张子和主治吐，然读子和书，而不读河间书，则治火不明；读河间书，而不读东垣书，则内伤不明；读东垣书，而不读丹溪书，则阴虚不明。不独此也，读四子书，而不读立斋书，则不明真阴真阳之理；不读鼓峰书，则不知攻伐太过之阴虚阳虚；不读又可书，则不识温疫伤寒之异治；不读嘉言书，则不识秋伤于湿之误，小儿惊风之非。然要知诸子各有所偏，总不若仲景之可温则温，可凉则凉，可补则补，可泻则泻为时中也。至于读叔和伤寒编次，而不读韵伯《伤寒论注》《论翼》，又不晓传经直中之讹，转阴转阳之妙。至言仲景伤寒方论，本可统治杂病，能独开生面，实为仲景之功臣，千载之准绳也。故曰读书先要根柢，再阅诸子百家，由博返约，不致歧途，流为偏僻，虽不堪升堂入室，并不致为门外汉耳！

诸子百家，皆有所偏，惟仲景为时中，堪为千载准绳，实古今不易之论。名言至论，小可喻大，岂独医学为然哉！仲纶识

读书不得法，便入牛鬼蛇神之域。此篇从《内经》诸子揭其要旨，而明白说来，先生殆循循然善诱人乎。玉蝉读（《医法心传》）

今人不读古书，安于小就，得少便足，囿于见闻，爱简便，畏繁重，喜浅近，惧深奥，大病也。《神农本经》《灵枢》《素问》《难经》《伤寒论》《金匮要略》《易经》《诗经》《周礼》《礼记》皆不可不读者也。近人所读者，《陶氏六书》《寿世保元》《李士材三书》、汪讱庵《本草备要》《医方直解》、吴又可《瘟疫论》，甚至只读《药性赋》《汤头歌》，便欲行医。近代《叶氏医案》精详者多，粗疏者少，远胜陶、龚、李三氏等书，近日南方人多喜读之。然不读古书，不能得其要领，但袭皮毛，以谓叶派。叶氏之书，本不易读，盖其书用古最多，读者不知其来路，不能领会其用意。而其书集于门人之手，往往有前无后，散金碎玉，不能全备，非其真有天分功夫者，不能读也。

炳章按：读书者，须知出入法。若入而不出，则死于句下矣，此由才不足以胜学。余谓人必具才、学、识之三长，始可以为医。（《医医病书》）

《内经》皆轩岐君臣问答民病，医药大备。其书重言针灸、经络、穴道，赖以详明。时无纸笔，文字简括。学者玩其词以师其意，便可名世。《神农本草》《难经》《伤寒》《金匮》《千金方》等书，皆医学正宗。下此诸家，有得有失，只供采撷，无须株守也。且古人医书，皆其时阅历之谈，即所用药，多亲手采制，道地无差，炮炙有法，不比后人孟浪取诸药肆也。善师古者，学其临证辨病，设法立方，务求真得，析群言而衷一是，夫是之谓良医！

医术乃古养生者治民病之法，故有长生延年等语。观《内经》《难经》《千金方》《神农本草》自明。《神农本草》以徐灵胎、陈修园、黄坤载所注为佳。

古名家医案，皆其临症得手应心之言。观其诊治方药，不袭古而愈病，皆食古能化者也。善观者，掩其方而参其脉证，自酌一方，然后比较于彼方，自能长进。

按藜藿证多与古书相符，膏粱病多与古书不符。相符者，由于天时；不相符者，由于人事。天时为害，遵古为宜；人事为病，随时消息。苟非多观医案，以一己有限之心力，临无穷之变证，有束手无策时矣！

医有初通文理及不通文理者。守定家学、师传，初年临症，皆系藜藿实疾小病，记录成方，十愈六七；其未愈者，其未学者也。一旦名成，乍诊膏粱虚弱大病，则难为继矣。（《王氏医存》）

医学与科学同无止境也。古人方书汗牛充栋，学者每兴望洋之感，则莫如择要而读焉。《内经》《难经》《金匮》《伤寒论》，如儒书之六经，不可不读者也。四大家各有所偏，然当时所治皆效，无所谓偏也。学者慎勿是甲非乙，以今议古。惟陈修园、张景岳二氏，自信太深，未免拘执，读者须斟酌焉！大部医书，则《证治准绳》《张氏医通》《医宗金鉴》等，选读其一可也。夫科学新理日出，故书籍以愈近者为佳，压书

亦犹是也。或发明新义，或兼参西法，学者宜博采并观焉。医案则参考书也，《三家医案》高难学步，《临证指南》驳而不纯，予所见者，以《柳选四家医案》为最合时宜之名，构方案皆当时原本，不加雕琢，置之案头，亦一良导师也。(《留香馆医话》)

木朝医学极盛，医书亦大备。伤寒之书，喻嘉言《尚论篇》，柯韵伯《来苏集》，王晋三《古方选注》，俱独出手眼，直抉心源。伤寒六经兼诸症，柯氏发其端；温热等病究三焦，叶氏宜其旨。苕南吴坤安荟萃群言，勒为成书《伤寒指掌》，而伤寒之学无余蕴矣。杂病之书，首称叶天士《临证指南》，而张石顽《医通》、秦皇士《证因脉治》次之。他若吴鞠通《温病条辨》之温，戴麟郊《广温疫论》、刘松峰《松峰说疫》、余师愚《疫疹一得》之疫，吴师朗《不居集》之虚劳，萧慎斋《女科经纶》、沈尧峰《女科辑要》之女科，程凤雏之幼科《慈幼筏》，叶大椿之痘科《痘学真传》，顾登江之外科《疡医大全》，皆突过前贤。本草之书，刘若金《本草述》，卢子由《本草乘雅半偈》，倪纯宇《本草汇言》，张隐庵《本草崇原》，张潞玉《本经逢源》，邹润庵《本经疏证》，赵恕轩《本草纲目拾遗》，罔不领异标新，足资玩索。医案之书，魏玉横之博大《续名医类案》，俞东扶之精深《古今医案按》，顾晓园之灵巧《吴门治验录》，并堪垂范来世。辨证之书，徐灵胎之《医贯砭》，孔以立之《医门普度》，刘松峰之《温疫论类编》，姚颐真之《景岳全书发挥》(坊贾假托叶天士，其实乃姚所撰也)，均可觉迷振愦。单方之书，毛达可之《济世养生集》《便易经验集》，亦为医门珍宝。其余著述如林，尚难悉数，有志于学者，诵习古书，而又潜研诸家，弃驳取纯，融会而贯通之，何患道之不明不行乎！(《冷庐医话》)

有清一代，人材辈出，各种学术，若经学、小学，若算学，若弈，俱超越前古。医学亦其一也，非今人之材力聪明，迥异乎古人。盖创者恒难，继者恒易。凡百学术，以愈研而愈精耳！医药之有歌赋，便于记诵，伊古流传，其法至良，其意至美。脉则有王叔和《脉诀》等，药则有雷敩《药性赋》等，方则有许叔微《百证歌》等。即清代陈修园、汪讱庵辈，亦多歌诀。而仆于脉象独取江笔花《诊脉歌》、费晋卿《脉法四言》，于舌形独取吴坤安《察舌辨症歌》，于病证独取张令韶《伤寒直解辨证》，于药独取雷福亭《药赋新编》，于方独取雷少逸《六十方法》。雷福亭《方歌别类》者，正以彼此互较，后胜于前，取其简而明，赅而当也。所惜辨别病症，仅有张氏《伤寒辨证》，未及杂病，尚嫌缺略，异日当取各书各症之辨证者，分类编歌以补之。学者循是以进，由浅及深，较诸先治《内》《难经》《金匮》《伤寒论》等书，致苦艰深，及墨守一家言，胶持偏见者，不且得门而入，弗误歧趋哉！虽然，读此编为先路之导则可，读此编而即以为能医则不可，必进而求诸喻、叶、徐、吴诸家，再进而求诸刘、张、朱、李诸家，当知其说之各有偏，复当知其说虽偏而亦有理，理本无穷，不可不信，亦不可偏信。由是再进而读《内》《难》两经，究运气递迁之理，推天人相应之原，知患病之悉关乎气化，即悟治病之亦恃乎气化，庶几因委穷源，豁然贯通。以之治病，化乖戾之气尽返为和平之气，自然圆机活相，头头是道矣。是在好学深思之士，有以深造而臻其极也。(《景景室医稿杂存》)

昔贤云：观今宜鉴古，无古不成今。今古医学，均宜参考焉。考今古医书，不能尽述，姑略提其要者言之。如神农《本草》，轩辕《灵》《素》，越人《难经》，长沙《玉函》，以及刘、李、张、朱四大名家之书，皆可备读也。盖读《本草》者，可知其性有寒、热、温、凉、平之不同，其味有酸、苦、甘、辛、咸之各异，何为补正？何为祛邪？读《灵》《素》者，可以上明天文，下达地理，兼知人身脏腑，经络受病之因。读《难经》者，可补《内经》脉象、病因及奇经八脉之未逮。读《玉函》者，可识伤寒、杂病之源头。此皆古圣之医书，必须玩索。至于四大家者，即河间刘守真，法多苦寒，温病、热病者，须参考之；东垣李明之，法多升补，内伤脾胃者，须参考之；大积大聚者，须参戴人张子和攻下之法；阴虚内损者，须考丹溪朱彦修清补之法。不特此四家以补先圣之未备，可参可考，而后贤所发之论，偶亦有超出于四大家者。如云间李念莪，西昌喻嘉言，延陵吴又可，金坛王宇泰，会稽张介宾，长洲张路玉，吴郡薛立斋，慈溪柯韵伯，携李沈目南，钱江张隐庵是也。以上诸公，各有著作，皆当采取，亦可以备参阅。考近时之医书，亦不能尽述，如阅古吴叶香岩之《临证指南》，可知临时之圆变、用药之灵机；阅若耶章虚谷之《医门棒喝》，可知名家之疵谬，醒医家之聋聩；阅淮阴吴鞠通之《温病条辨》，可知寒伤于足经，温伤于手经；阅吴门周禹载之《温热暑疫全书》，可知温热暑疫受病之源各别。此皆时贤之书，亦宜备考。至于长乐陈修园，新安程观泉，盐官王孟英，武进费伯雄，皆有著述所传，偶或有导窾之处，亦宜参阅。窃思书有古今，而人亦有古今，古人气体俱厚，今人气体渐薄，若执古方以治今人之病，不亦重乎？故医家不可执古书而不读今书，亦不可执今书而不读古书，参考古今，则医理自得中和之道矣。（《时病论》）

窃谓儒道有心传，医道亦有心传。心传者，非口所能言，非笔所能述，要在心领神会而已。如大匠诲人，能与人规矩，不能使人巧。学者虽不能舍规矩为方圆，然须神明于规矩之中，变化于规矩之外，而巧妙以传，不必执规以为圆，而圆自无不中规，不必执矩以为方，而方自无不中矩。若是者，其巧妙之谓欤！夫巧妙讵能骤得，必博览群书，简炼揣摩，由博返约，加之临症多，则见识广，所谓熟能生巧也。若读书多而临症少，则胸中了了，指下难明；临症多而读书少，则大海茫茫，望洋莫辨。是以读书、临症，两不可废，诚能久久圆熟，临症即是读书，读书无殊临症，巧妙自此而生，心传由此而得。其如岐黄之道，思过半矣。从来医法，只能言其所当然，而不能言其所以言；病症只说得一面，而未说得三面。吾人读书，虽从其一面，悟出其三面；从其所当然，悟出其所以然。由此体会入微，自能一旦豁然贯通矣。是编不过发先贤奥旨，扩而充之，并非师心自用也。圣人云：述而不作，信而好古。余之作是编也，其亦窃此意也。夫书成，名曰《医法心传》，盖即以儒者之心，传医家之法，以明其事虽异，其理则同，聊示儿辈，使之知步趋尔，若遽持以问世，则笔墨疏拙，未能畅所欲言，犹未免滋愧云！（《医法心传》）

俗云熟读王叔和，不如临症多。或曰古今元气不同，古方不可以治今病。二说误尽后学不少，似业医者可不必深究古法，惟求临症多耳！此医道所以日趋而日下也。盖必先读书，而后胸有成见，临症始知用方之变化。若不读书而徒临症，虽多亦奚为哉！况病有虚实，变化万端，治有补泻，方不执一。如同一发热，而热有虚实，宜温宜补宜凉宜泻，不读书，何以知彼虚而此实？如大匠之无绳墨，不几伥伥无之耶！学者务须深究古法，循其规矩，而后见病知源，得心应手。盖古人立方之意，即是规矩所在。由规矩而生巧，方为真巧。若眩奇以弄巧，则巧反成拙。孟子云："大匠使人规矩，不能使人巧。是必先熟规矩，而乃能生巧。"予谓学医必先读书而后临症，比物此志也。

炳章按：先读书，则胸有成竹，而后临症。凡病之属虚属实属寒属热，得有一定之表准，而用药宜补宜泻宜温宜寒，必不至于妄施。此亦先理想而后实验，必由之一径也。世有创读书不如临症之说，此不学无术者欺人语也。（《医医病书》）

六经之病以证分，于读书时先明何经作何证，则于临证时方知何证为何经。病者不告以我病在何经也。故必先读书而后临症，乃能明体达用。（《世补斋医书》）

医不读书，则不能治疾；不治疾，则不能解书。能兼斯二者，然后始可谓真医者也。若夫谓虽不读书能治人疾者，不敢谓然也。（《青囊琐探》）

尝读喻西昌书，有曰迩来习医者众，医学愈荒，无方之书全不考究，有方之书奉为灵宝云云。可知吾侪之学问，全在乎无方之书为根本也。然而典坟具在，蕴奥良多，何以考之，何以究之哉？聊纪数则，以为引伸之鉴。

读书须看反面。丹溪曰：方书瘦胎饮一论，为湖阳公主作也。予族妹苦于难产，予甚悯焉。视其形肥而勤于针黹，构思旬日，忽自悟曰，此正与湖阳公主相反。彼奉养之人，其气必实，耗其气使和平，故易产；今形肥知其气虚，久坐知其不运。令其有孕至五六月，遂于《大全方》紫苏饮加补气药，与十数帖，因得男而甚快。烈按：同一难产，而有虚实之别，补气之方反从瘦胎饮悟出。故凡前贤议论，必明其正义，又必于反面构思，方不为其所囿。可见读书不可泥于正面也。

读书须悟对面。赵养葵水火论曰：世人皆曰金生水，而予独曰水生金。夫肺出气也，肾纳气也。凡气从脐下逆奔而上者，此肾虚不能纳气归元也，毋徒从事于肺，或壮水之主，益火之源，肺向水中生也。烈按：水生金，乃金生水之对面也。世人但知其一面，而不知又有彼一面。凡此之类，自在人善悟之耳！

读书须识正旨。《素问·通评虚实论》曰："帝曰：肠澼便血何如？岐伯曰：身热则死，寒则生。"吴鹤皋注云：身热则血败，而孤阳独存，故死。烈按：肠澼便血之身热有三：一则表邪下陷于阳明，药中加葛根，胃气得升即愈；一则阴盛格阳，虽为危候，亦有用温药而得生者；惟阴气已竭之身热，于法不治。吴鹤皋但注得孤阳独存，可知阳陷与格阳不在此例也。苟使泥于吴注，几疑此症惟有孤阳独存矣，并疑凡身热者皆死矣。故曰读书须识正旨。

读书必须汇参。李念莪《肿胀论》，引《内经》实胀四条、虚胀二条、寒胀三条、热胀一条。又五运六气各有肿胀。然有提其纲者曰：诸湿肿满，皆属于脾。又曰：其本在肾，其末在肺，皆聚水也。又曰：肾者胃之关也，关门不利，故聚水而从其类也。可见诸经皆有肿胀，无不由于脾、肺、肾三者。烈按：今医之各有所偏者，因看书时不能参考异同，以致囿于一说，遂为成见。张路玉《医通》凡例曰：从古立言，止就一端而论。诚哉，是言也。故引此以为读书必须汇参之法。

　　读书须立主见。《景岳全书》关格门，历引经文而曰：关格一证，《内经》本言脉体，以明阴阳离绝之危证。又历辩越人以上鱼为溢，为外关内格，入尺为覆，为内关外格；及仲景、叔和、东垣等，以在尺为关，在寸为格，关则不得小便，格则吐逆之非。而独创论曰：人迎察六腑之阳，气口察五脏之阴。人迎盛至四倍以上，此孤阳独存，故曰格阳，格阳者阴格于阳也；气口盛至四倍以上，此元阴无主，故曰关阴，关阴者阳关于阴也。若人迎、寸口俱盛至四倍以上，且大且数，此阴阳相离，故名关格也。总由伤肾伤精，阳不守舍，虽与劳损症不同，实即劳损之别名也。烈按：关格二字，诸先哲久已相传为下关、上格矣，一旦独辟为阴阳离绝之脉证，不囿于相传旧说。观此可以开我侪自立主见之一助。

　　读书必须隅反。王损庵曰：《内经》言温疟在脏者，止以风寒中于肾；言瘅疟者，止以肺素有热。然冬令之寒，既得以中于肾，则其余令气之邪，又宁无入客于所属之脏者？既肺本气之热为疟，则四脏之气郁而为热者，又宁不似肺之为疟乎？此殆举一可以三隅反也。烈按：《内经》止说得冬令之寒，而损庵即于冬令推到春、夏、秋令气之邪；《内经》止说得肺素有热，而损庵即于肺脏推到心、肝、脾、肾。可见读书贵乎隅反，不可固执一说也。

　　读书须善比例。喻嘉言治金鉴一案曰：观其阳症阴症混在一区，与两感伤寒无异，仲景不立治法，然曰发表攻里，本自不同，又曰活法在人，神而明之，未尝教人执定勿药也。于是以麻黄附子细辛汤，两解其在表阴阳之邪；附子泻心汤，两解其在里阴阳之邪而愈。烈按：春温之症，本无两感，嘉言以其病情同于两感，而即以仲景之方比例治之，真所谓活法在人，神而明之也。今人奇疾甚多，治法宜从权变，故引此以为比例之法。

　　读书须剔错处。王安道《内伤余议》曰：东垣《内外伤辩》有曰：饮食劳倦伤而内热者，乃阴火乘其坤土也。又曰：劳者温之，损者温之，惟宜温药以补元气而泻火邪。《内经》曰：温能除大热耳！按“阴火”二字，《灵》《素》《难经》未尝言，而东垣每每言之。又劳者温之，所以调其饮食，适其起居，澄心息虑，以待其真气之复常也。《礼记》所谓柔色以温之，正与此同。今东垣谓宜温药补元气而泻火邪，又易损者益之为损者温之，又以温能除大热，为《内经》所云，而遍考《内经》并无此语，此亦不能无疑者也。烈按：东垣乃医贤中翘楚，尚有舛错《内经》之处，况其他书哉？读书者岂可苟焉从事哉？故引此以为一鉴。

　　读书须汰衍说。张会卿曰：疟疾一证，《内经》言已详尽，后世议论烦多，反滋疑贰。兹举陈氏三因之说，以见其概。如内因五脏之疟，在《内经》所言，不过为邪在何经之辨，原非谓七情所伤也；再若不内外因，或以疟邪乱神，因致狂言似鬼者有之，岂鬼祟果能为疟乎？至若胃疟，既云饮食，明是内伤，且凡先因于疟，而后滞于食者有之，未有不因乎外邪，而单有食疟者也。陈氏之说，既以三因立论，故不得不敷衍其说。不知响影之谈，不但无益，而且乱人意见。烈按：此类之衍说甚多，如士材之《诊家正眼》，每脉中必以寸、关、尺为主病，甚至将迟火衰。夫三部之脉，数则俱数，迟则俱迟，如何提出一部之独迟独数以为主病乎？此亦景岳所谓敷衍其说也。诸如此类，不可为其所惑。

读书须辨讹字。喻嘉言《秋燥论》曰：《生气通天论》谓秋伤于燥，误传伤燥为伤湿。解者竟指燥病为湿病，遂至经旨不明。烈按：此一字之讹，而有毫厘千里之谬。诸书中传写讹字颇多，读书者自须具眼。（《吴医汇讲》）

读古人书，不能了解其义，姑置之一二月再读；再不解，仍置之。或多读古书，当有互相发明之处，触类旁通，心领神会。试再读其书，如破竹然，一节之后，迎刃解矣。（《留香馆医话》）

尝读前人医案，有叙证迭见败象，忽以一二剂挽回振起，三五剂即收全功者。此必非本元之真阴真阳有败也，此必前医误药及病前有伤也，或伤于劳倦，或伤于忧怒，或伤于饮食，或伤于房室，正气未及复元，而即生病，故病本不重而似重，证本不败而似败，败证杂沓之中，必有一二紧要之处，未见败形。若果元气既败，岂真医能回天，药能续命耶？所谓紧要之处者，脾肾居其大半，而各脏亦皆有之。前人医案，多不能分别指出，但自夸功效而已，读者须是觑破。（《读医随笔》）

李念莪肿胀论，引《内经》实胀四条、虚胀二条、寒胀三条、热胀一条。又五运六气各有肿胀。然有提其纲者曰：诸湿肿满，皆属于脾。又曰：其本在肾，其末在肺，皆聚水也。又曰：肾者胃之关也，关门不利，故聚水而从其类也。可见诸经皆有肿胀，无不由于脾、肺、肾三者。烈按今医之各有所偏者，因看书时不能参考异同，以致囿于一说，遂为成见。张路玉《医通》凡例曰：从古立言，止就一端而论。诚哉，是言也。故引此以为读书必须汇参之法。（《吴医汇讲》）

读古人书，须识其补偏救弊，一片苦心。互相抵触，即是互相阐发处。所贵多读多看，融会贯通，由博反约，以求理明心得，临证无望洋之苦是已。若好为指摘，弃瑜录瑕，殊失钦承前哲之道，至矜家秘而执成法，头痛医头，寻方觅药，一切无方之书，置之高阁，此又孟浪之流，不足与语斯道者矣。（《吴医汇讲》）

学佛者必捐众生，知见、佛见、法见皆须扫荡而空之，无见之见乃为真见，《楞严经》所谓见见非见也，学医者亦然。读古人书须食而化之，若以之横梗胸中，则学东垣者偏于补中，学丹溪者偏于滋阴，学河间、子和者偏于清泻。在古人当时因时制宜，对病发药，既无随人俯仰之心，亦无矫枉过正之见。今人读其书而不能通其意，遂目之为偏，或者拾其唾余，矜为心得，握管在手，牵强附会，为古人之奴隶，窒一己之性灵，此所谓削足以就履耳，安望其批却导窾游刃有余哉？方书之金、木、水、火，犹代数之甲、乙、丙、丁也。代数之字可以变更，改甲、乙、丙、丁为爱、皮、西、提可也，改阿、伊、乌、哀亦无不可。吾国狃于生克之说，牢不可破，隔二、隔三之治，穿凿附会，谁谓续貂，无益治疗，徒滋聚讼。学者于此等处，须拿定主意，勿为所淆，对病立方，要如化学方程式，五雀六燕，铢两悉称，方为惬心之作，若拘泥于生克，则必有勉强凑合之处矣。（《留香馆医话》）

为医者，非博极群书不可，第有学无识，虽博而不知反约，则书不为我用，我反为书所缚矣。泥古者愚，其与不学无术者，相去几何哉？柯氏有读书无眼，遂致病人无命之叹。夫人非书不通，犹人非饭不活也。然食而化，虽少吃亦长精神；食而不化，虽多吃徒增疾病。所以读书要识力，始能有用；吃饭要健运，始能有益。奈毫无识力之人，狃于如菜作齑之语，涉猎一书，即尔悬壶应世，且自夸曰儒理。喻氏所谓业医者愈众，而医学愈荒，医品愈陋。不求道之明，但求道之行，此犹勉强吃饭，纵不停食而即死，亦为善食而形消。黄玉揪比诸酷吏蝗螟，良不诬也。更有文理全无，止记几个成方，遂传衣钵，而世其家业，草菅人命，恬不为羞，尤可鄙矣。语云：用药如用兵，善用兵者，岳忠武以八百人破杨公十万；不善用兵者，赵括以二十万人受坑于长平。噫！是非才、学、识三长兼具之豪杰，断不可以为医也。父兄之为其子弟择术者，尚其察诸。（《潜斋医话》）

子舆氏曰：尽信书则不如无书。在岐黄家尤甚。盖见解不同识，古今不同运，在智者神而明之。若执书以治病，为误滋多，或因书以生忧，反受其害。予所亲试者，如盛称枳术丸之能健脾，可常服也，而反以伤脾；如言玉屏风散之能御风寒也，而反以开腠理；如侈口豨莶丸之能延年也，而反以耗精神。如谓痰中缕血之最重难治也，火起九泉之下之百不救一也。予少年患此，忧不可言，而苟延残喘，虽予之能慎疾勤服药，得免于死。而方书不足尽信，大概如此矣。（《折肱漫录》）

世之读朱丹溪书者，见其多用凉药，于是废黜热药，贻误不少，而丹溪不任咎也，盖丹溪之书，实未尝废热药。世之读陈修园书者，见其多用热药，于是废黜凉药，为害尤多，而修园不任咎也，盖修园之书，实未尝废凉药。两贤立论，不过救一时之偏，明一己之见，世之不善读者，得其所详，忽其所略，岂知两贤所略，亦曰人所已详，吾固不必详焉耳，初何尝废黜不言哉？即如予作此书，亦多用凉药，少用热药，然非弃热药而不用，特以血症宜凉者多，非谓血症全不用热药也。予于每条当用热药者，未尝不反复言之，慎毋误读是书，而有偏重凉药之弊。总在分别阴阳，审症处方，斯无差忒！又予是书为血症，说法与杂症不同，泥此书以治杂症固谬，若执杂症以攻此书尤谬。读吾书者，未知流弊若何，吾且为此论先下一针砭。（《血证论》）

古云：读书不明其义，不如不读。言恐反为书惑也，而在医为尤甚。盖古人方论，惟言一症，不能随其传变，故可意会，而不可拘执。即如虚损一症，丹溪谓"阳常有余，阴常不足"，主治在心肾，以心主血、肾主精，精竭血燥、火盛金衰而成劳怯，故治以四物、六味，补益真阴，俾火自降，而肺金清肃。在东垣则又以脾胃为本，言土厚则金旺，而肾水亦足，故以补中益气为主。后世咸宗李而以朱为误，谓造化生机，惟藉此春温之气，若专用沉阴之品，则生生大气索然，是盖未知上损从阳、下损从阴之义矣。按《金匮》云：脉大为劳，极虚亦为劳。脉大指损及心脾，营血亏而气分泄越，宜归脾、建中益气养营为要；极虚则言精血内夺，肝肾阴不能自主，宜以四物、八味壮水化源。乃知前贤立方，本各有见，后人不分阴阳，不察脉理，但言治损，而茫不知其损之所在也。嗟乎！药能治病，即能致病。昔人有言：不遇良医，不如不药。盖治病犹易，治药为难耳！有友僻居乡曲，每言其处苦无医士、无药肆。余谓果尔，亦未必非一乡之福也。（《毛对山医话》）

古今医书，汗牛充栋，或矜一得之长，或为沽名之具，其书未必尽善，学者亦难博求，然其中果有精义，则不容以不阅矣。然读医书者，每有四病：一在于畏难。

《内》《难》经为医书之祖，而《内》《难》经之理精妙入神，则舍去而览易解之方书，以求速于自见；即读《内经》或取删节之本，文义不贯，或守一家之说，至道难明。其病一也。一在于浅尝略观书之大意，自负理明。不知医道至微至奥，前贤之书，阐明其理，博大精深，不独义非肤廓，即其辞亦古茂，苟草率以观，既不能识其精妙，且误记误会，遂有毫厘千里之失。其病二也。一在于笃嗜古人，不知通变，执《伤寒》《金匮》之说，不得随时应变之方，不考古今病情之异，胶柱鼓瑟，以为吾能法古，治之不愈，即咎古人之欺我也。甚至读张子和书，而用大攻大伐；读薛立斋书，而用大温大补。不知二公南北殊途，施治各异，且其著书之意，亦不过指示后人见证之有宜大攻大伐、大温大补者，非以此即可概天下病也。乃不能深求其意，而妄守之。其病三也。一在于不能持择广览群书，胸无定见，遇症即茫然，莫之适从，寒热温凉之见，交横于前，迟疑恐惧之心，一时莫定，甚至用不经之语，以为有据，而至当不易之理，反致相遗，其误人若此！其病四也。有此四病，则医书读与不读等。然不读书，其心必虚，尚可即病以推求；读书者，自必言大而夸，据书以为治，而害人之患伊于胡底矣，可不惧哉！（《医经余论》）

　　凡读医经，遇训义有确据，则举其一二而足矣，不必取繁冗也。训诂虽精，而其义不切于治术者，未为得也；训诂虽不精，而施之于疾病，必有实效者，乃为得经旨矣。

　　凡立说者，非通贯全经，则不可谓之尽理蕴；非该尽万理，则不可谓之得经旨。矧乃欲以变律常者，拘于常而不通变者，皆不善读之故也。（《先哲医话集》）

　　居今日而欲知《内经》，当先研究《内经》读法。读法奈何？曰：就《内经》读《内经》，不易通也。《内经》之成书，既如上章所述，则不但文字复杂，理论亦必不能首尾贯通。观今《内经》篇次，气运七篇之外，余篇全不衔接，可知非原书体例。而六气、五脏、五声、五色、五味，全书一律，无阴阳风雨晦明等字样错杂其间，必曾经修改故也。《汉书》以前不见《内经》之名，而《汉书》之《内经》多至六种。考《汉书》撰成之日，至仲景之世，才及百年，而所谓黄帝外经，扁鹊、白氏内外经五种之名，均不见于著述，嗣后亦遂无可考者，忽然而有，忽然而无，殊不可解。如谓经董卓之乱，乘舆播迁，书遂散轶，则后世必有得之者。今考仲景以下，王叔和、皇甫谧、孙思邈均不言，是仲景之前已无此书。岂西汉时献书者惟利是图，多立名目？其实所谓扁鹊、白氏者，仍不过《黄帝内经》，后遂废去两种，仅存《黄帝内经》欤？又所谓《扁鹊内经》者，岂即今《难经》欤？《难经》之名，仅见于《新唐书·艺文志》，他无可考。即以文论，亦决非仲景前文字。然则仲景以前，另有《难经》欤？仲景所根据之《难经》，若即《扁鹊内经》，又以何时改名乎？各种古书，当以医籍为最不可究诘。其所以然之故？业医者私心多而通人少也。总之无论是否如此，吾侪今日读《内经》，当以怀疑的眼光读之，不当盲无别择，一味信仰。遇不可解之处，曲为之说，甚且原文不误，注释反误，如张志聪之注《内经》，则流弊无穷矣。（《群经见智录》）

　　《内经》一十九条，实察病机之要旨。末言"有者求之，无者求之，盛者责之，虚者责之"，以答篇首"盛者泻之，虚者补之"之旨，总结一篇十九条之要法，此正先圣心传妙旨。刘河间略其颠末，遗此一十六字，独取其中十九条病机，著为《原病式》，偏言盛气实邪，俱归重于火者十之七八，至于不及虚邪，全不相顾。又云：其为治，但当泻其过甚之气，不可反误其兼化。立言若此，虚者何堪？如病机大要，各司其属。其在太过所化之病为盛，盛者真气也；其在受邪所化之病为虚，虚者假气也。故有其病化者，恐其气之假，故有者亦必求之。无其病化者，恐其邪隐于中，凡寒胜化火、燥胜化风，及寒伏反躁、热伏反厥之类，故无者亦必求之。其病之化似盛者，恐其盛之未的，故盛者亦必责之；其病之化似虚者，恐其虚之未真，故虚者亦必责之。此一十六字，为病机之要，今全去之，犹有舟无操舟之工，有兵无将兵之帅矣。实智士之一失也。（《质疑录》）

此十九条[1]乃业医之捷径也，历代名医无不熟读引用，河间刘氏尤奉为至宝，疏为直格。彭窃疑之，何则？病同而虚实、寒热不尽同，所以望、闻、问、切不可偏废。既见一证，必须合诸现证而参观之，而后病之真情始得。若以"皆属"两字概之，则立十九方治之足矣，察脉辨证俱为虚设。治病果若是之易易耶？即如诸胀腹大，实则为阳明，属热；虚则为太阴，属寒，何可云皆属于火？诸胕肿有水之始起，属肾脏虚寒，更有气虚下坠，湿气外侵，何可云皆属于火？诸病有声，鼓之如鼓，如果皆属于火，何仲景于腹中雷鸣下利，偏用生姜泻心汤寒热并施也？诸病水液，澄澈清冷，如果皆属于寒，何仲景于下利清水色纯青，口干舌燥者，且用大承气汤急下之也？诸呕吐酸一症，丹溪主火，东垣主寒，施之于病，各有应验，则皆属于热之说，亦良非定论矣。种种一偏之见，实出粗工伪造，彭细拈出，与有识者共商之。（《医经读》）

《内经》有五夺不可泻，以新产及大病后居其末。后朱丹溪又云：产后当以大补气血为本，虽有杂症，以末治之。以此圣贤之语观之，似新产与大病后无实症矣。抑知产后之实症，不少于虚症，大病后之实证，尤多于虚乎！夫圣贤之意，为此二症，关系甚大，设用温补不当，犹可改救，若蹈虚虚之弊，则立见杀人，故专以虚立论也。盖产后之虚实，当以生产之难易、恶露之多寡断之。产难下血多者，虽壮实之人，多属虚症；产易下血少者，如瓜熟落蒂，虽羸弱之人，不至大虚。又有胎前有病者，多属实属火。若果大虚，何能养胎？胎气壅窒气道，饮食郁滞易为痰火，是知实火之症，一经产后，有变为虚寒者，有变为半虚半实者，有仍系实火之症而终不变者，未可因产后而尽以温补治之也。况生产之家，或频进产妇糯粥以安其胎，或多食鸡子以暖其肠，或时饮椒酒红糖以温其中，或常烧热砖以烫其腹，或过饮人参圆汤以补其虚，或早食肉羹以开其味，是皆与实火之症相助为虐矣。医人不明此理，而胶柱鼓瑟，惟执《内经》、丹溪之语，而强进参、芪、术、草、归、芎温补之品，见热愈炽，又以为下寒上热，继以附、桂、姜、吴等，则中宫如火加油，变症百出，至死不敢用寒凉消导之剂。悲夫！其瘀血不清，亦不出虚、实及半虚半实三种治法。至于大病后，若未入里而汗解者，其症本轻，可以不补；若下解之症，内火不能遽清，米饮下咽立复，尚

---

① 十九条：指《素问·至真要大论》中的病机十九条。

可温补乎？须仍进苦寒导赤之剂，但减硝、黄，继以甘寒养阴，直待小便清白，痰清咳止，一七后，方可渐进温补。每见大病后，痰火不清，咳嗽不止，医人不敢再进苦寒，而惟以甘寒润肺，日久不愈，变为劳瘵而死，此予目击心伤者也。是愈后即进温补之症，百中一二，《内经》之语尤不可泥，此皆予素所经历，故特表而出之。但中病即止，不可过剂耳！（《医权初编》）

喻嘉言改秋伤于湿为伤燥，在喻氏不过借证秋燥之义，而擅改经文，则谬矣。夫湿非燥之讹也。《素问·水热穴论》曰：秋者金始治，肺将收杀，阴气初胜，湿气及体，盖四时五行之遞嬗也。惟土湿与金清相递太急，湿令未衰，而燥政之令已至，故其始湿虽盛，而气外散也。及秋而湿乃敛入体中矣，及冬而阳气又入矣，阳湿相激，故咳嗽也。若是伤燥，秋即当嗽，不待冬矣。其所制清燥救肺汤，亦治秋燥，非治冬咳之燥也。燥为次寒，其气属金，其象为乾，为坚，为降，为清析，为锋利，皆金之正令也。若热燥，是挟火在内，与寒燥相对待，不专于金也。喻专以热言燥，则水泽腹坚，又何以说之？（《读医随笔》）

《内经》于肺气虚曰溺色变，少阴司天热淫胜曰病溺色变。释者多以色黄赤言之，实则变者，反乎常也，与寻常溺色有异，即谓之变。如米泔色、败酱色、黑色，皆包括在内，不专指黄赤色言。经又云冬脉不及小便变，阳明司天燥气下临小便变。释者亦多以色黄赤言之，此更连癃闭不禁，皆包括在内，不专指黄赤色言，并不专指溺色言，故不曰色变，而仅曰变也。经又曰：中气不足，溲便为之变。溲为小便，便为大便，此更兼大小便而言，凡二便之异乎常者，一应包括在内。而释者亦多以溺色黄赤言之，得毋挂一漏万耶，实则读书不细耳！至于经云肝热病者小便先黄，胃气盛溺色黄，厥阴之胜小便黄赤，少阳之胜溺赤，然则果系色之为黄为赤为兼黄赤者，经固未尝不明言之。

又王孟英《随息居霍乱论》云，干矢自遗而不觉者，经谓中气不足溲便为之变，是亦变也。所谓不足者，非言中气虚也，以中气为病所阻，则不足于降浊升清之职，故溲便为之改常也。赵菊斋谓霍乱吐泻无度，干霍乱之便秘不行，皆变也，皆中气为病所阻，而不足于降浊升清之职也。设泥不足为虚，则诸霍乱皆当补中气为治矣。余谓王、赵以二便释溲便，以二便失常释变字，俱得经旨，但以不足于降浊升清释不足两字，恐未必确。窃以"邪之所凑，其气必虚"，是皆因中气本虚，故邪得而干之。有邪即是实，当其邪方盛时，自断无补中之理，及邪之既去，仍宜以补善其后。断未有中气本足，而邪能干之者。然则其标为邪实，其本为正虚，故不足者，不必曲为之解，仍以虚释之，自觉直截了当。（《景景医话》）

《难经·十三难》曰：上部有脉，下部无脉，其人当吐，不吐者死；上部无脉，下部有脉，虽困无能为害。所以然者，脉之有尺，譬如树之有根，枝叶虽枯槁，根本将自生。脉有根本，人有元气，故知不死。此越人论脉之生于中胃，寸生于尺，阳生于阴也。夫脏气者，不能自至于手太阴，必因于胃气，乃至于手太阴也。尺者，脉之根也。故善调尺者，不待于寸。是以上部有脉，下部无脉，其人当主吐伤中胃，而见此脉也。若不因吐而见此脉者，生气已绝于内，即所谓寸口脉平而死者是已。故上部无脉，下部有脉，如树之有根，虽困无害。上下文义，一气呵成。张氏图注云：凡人之脉，上部有而下部无，乃邪实在上，生气不得通达，故当吐其邪而升其气，否则源塞，故知必死。是张氏以上节论邪，下节论正，一段气脉，分为两截矣。且邪壅于上，而下气不得疏达者，下部之脉必有力而沉紧，未有气壅于下，而反无脉者也。若以无根之脉，而再令吐之，是促之速死矣。予尝诊霍乱之脉，寸尺皆无，脉复者生，不复则死。要知始吐之时，先下部无脉，待师至诊之，并上部皆无矣。越人著《难经》八十一篇，乃采摘《内经》设为辩难，虽义理明显，然其中亦有错误。若再疏注差讹，又为越人之罪人矣。噫！著述难，而笺释亦不易易。（《侣山堂类辩》）

学医从《伤寒论》入手，始而难，既而易；从后世分类书入手，初若甚易，继则大难矣。（《世补斋医书》）

余看伤寒书，先看《尚论》。喻氏笔气畅达，看去自有卓卓然意见，看病时自放笔好写。从此再看柯氏《来苏集》，则更推敲细腻。若柯氏书，学问非不精深，先读之便无从下手。（《琉球百问》）

《伤寒论》：下之后，复发汗，昼日烦躁不得眠，夜而安静，不呕不渴，无表证，脉沉微，身无大热者，干姜附子汤主之。解之者每多囫囵吞枣。夫曰下之后，则未下之前，必有里证无疑；曰复发汗，则未汗之前，必有表证无疑。论病情，决无先见里证，后见表证之理，则最初之病，必有表复有里也。仲景表里皆病，必先治其表，表解乃可攻里。俗医不循先后缓急之法，动手便错，致成坏证。昼日烦躁不得眠，夜而安静，病人阳气衰微已极，籍昼日之天阳，始得为烦为躁，一入夜间，阴分用事，虽欲求其烦求其躁，已不可得，此为纯阴无阳之病象。

曰：不呕不渴无表证，此何故耶？曰：呕为少阳见证，本论曰呕而发热者，柴胡汤具，曰不呕，表明无少阳证也。渴为阳明见证，本论曰渴者属阳明也，曰不渴表明无阳明证也。曰无表证，表明无太阳证也。……可知仲景之不呕、不渴、无表证，决不能囫囵吞枣，随便念过。假使有呕、有渴、有表证，便当别求治法。脉沉，为无阳；脉微，为气不足。假使身有大热，又当别求治法。身无大热，阳衰显然，故以干姜、生附急救其阳也。凡《伤寒论》条文，皆当如是读。（《士谔医话》）

医惟实事，弗尚空谈。仲景书所以传世不朽者，以其言皆实事，百家莫及也。然缺略难读，尤在叙证太简，常与方药不相对。近贤多以方释证，惟成氏能先证后药，亦未能大畅厥旨。非成氏拙于注释，实仲景之文，有难释者也。前人谓初学，必先读《伤寒论》，以立根本。予独谓不然，当先读《内经》《难经》，接读《金匮》，参以《外台》《千金》，而后及《伤寒论》，以考其变。即如每节首署太阳病云云，有直指发热、恶寒、项背强痛者；有谓先见太阳病，今又接见下文诸证者；有谓本是太阳病，今忽转见下文诸证者。果有日久及发汗、吐下后等语，犹有转接之迹可寻；无之，便苦上下不贯矣。况夫邪气之何以发为太阳病，少阳、阳明、三阴病也？三阳、三阴病之何以各见某证也？发汗、吐下后之何以变见某证也？某证之何以应用某方，加减某药也？一概不曾道破，间有一二，亦断碎而不续。此虽智者，不能得其脉络之所在，而责之初学，不亦难乎？王叔和作《伤寒例》，仅提其纲；陶节庵作《六书》与《全生集》未竟其绪。深望世有高贤，取仲景书，合之《内经》，参之诸家，补发其所未备。三阳、三阴病上补发邪气来路；病下补发转证机括、某方主之。上下补发，对治气宜，切定实事，勿谈空理，初中末候，条理分明，使读者对书如对病人焉，确有可循，不致眩惑，斯生灵之幸也。小子愚陋，愧不及此，仅发其端，以待来者。（《伤寒补例》）

邵麟武问欲学医，须识药性；欲识药性，须读本草乎？曰：然。读本草有法，勿看其主治。麟武曰：不看主治，又何知药性也？曰：天岂为病而生药哉？天非为病而生药，则曰何药可治何病，皆举一而废百者耳！草木得气之偏，人得气之全，偏则病矣；以彼之偏，辅我之偏，医药所由起也。读本草者，以药参验之，辨其味，察其气，观其色，考其以何时苗，以何时华，以何时实，以何时萎，则知禀何气而生。凡见某病为何气不足，则可以此疗之矣。《灵枢经·邪客篇》论不得卧者，因厥气客于五脏六腑，则卫气独卫其外，行于阳，不得入于阴。行于阳则阳气盛，阳气盛则阳跷满，不得入于阴则阴气虚，故目不瞑。治之以半夏汤。夏至而后一阴生，半夏苗其时，则知其禀一阴之气而生也，所以能通行阴之道；五月阳气尚盛，故生必三叶，其气薄，为阳中之阴，故能引卫气从阳入阴。又其味辛，能散阳跷之满，故饮之而阴阳通，其卧立至也。李明之治王善夫小便不通，渐成中满，是无阴而阳气不化也。凡利小便之药，皆淡味渗泄为阳，止是气药，阳中之阴，所以不效。随处以禀北方寒水所化，大苦寒气味俱阴者，黄柏、知母、桂为引用，为丸投之，溺出如涌泉，转眄成流。盖此病惟是下焦真阴不足，故纯用阴中之阴，不欲干涉阳分及上中二焦，故为丸，且服之多也。本草何尝言半夏治不得卧，黄柏、知母利小便哉？则据主治而觅药性，亦何异夫锲舟而求剑者乎！麟武曰善哉，未之前闻也。（《医暇卮言》）

第二节　医　德

天下万事，莫不成于才，莫不统于德。无才固不足以成德，无德以统才，则才为跋扈之才，实足以败，断无可成。有德者，必有不忍人之心；不忍人之心油然而出，必力学诚求其所谓。才者，医也，儒也，德为尚矣。

炳章按：医以活人为心，视人之病，犹己之病。凡有能治之病，当不啻如救焚拯溺。不如是，安得以仁术称？（《医医病书》）

医师操活人之柄者也，当以道德为重，博爱为怀。患得患失之心不可有，重富轻贫之见不可存。若竞争心、嫉妒心、不负责任心尤当切戒者也。中心坦然，注全神于病人之身，自然不入歧路。若审症不甚分明，治法毫无把握，宁知难而退，万勿敷衍塞责，延宕贻误，致犯庸医杀人之戒！医术关乎生命，岂可与工商诸业藉图糊口者比哉！（《留香馆医话》）

夫医者，非仁爱不可托也，非聪明达理不可任也，非廉洁淳良不可信也。是以古之用医，必选名姓之后，其德能仁恕博爱，其智能宣畅曲解，处虚实之分，定顺逆之

节，原疾疢之轻重，而量药剂之多少，贯微达幽，不失细小，如此乃谓良医。(《友渔斋医话》)

凡为医之道，必先正己，然后正物。正己者，谓能明理以尽术也；正物者，谓能用药以对病也。如此，然后事必济而功必著矣。若不能正己，则岂能正物？不能正物，则岂能愈疾？今冠于篇首。以劝学者。

凡为医者，性存温雅，志必谦恭，动须礼节，举止(萧注云：止原作"乃")和柔，无自妄尊，不可矫节，广收方论，博通义理，明运气，晓阴阳，善诊切，精察视，辨真伪，分寒热，审标本，识轻重；疾小不可言大，事易不可云难，贫富用心皆一，贵贱使药无别。苟能如此，于道几希；反是者，为生灵之巨寇。

凡为医者，遇有请召，不择高下，远近必赴。如到其家，须先问曾请未？曾请师即问曾进是何汤药？已未尽下？乃可得知虚实也。如已曾经下，即虚矣。更可消息参详，则无误矣。又治小儿之法，必明南北禀受之殊，必察土地寒温之异，不可一同施治，古人最为慎耳！(《小儿卫生总微论》)

施效验良方。平时须合应验丹药。遇急病者，请致即行。迟速时刻，生死有关。诊脉不轻率任意。不因贵药，辄减分数。不固酬薄，迟滞其往。不因错认病症，下药委曲回护。不因祁寒暑雨，惮于远赴。不因饮酒宴药，托辞不往。耐心替病人诊脉。遇贫病者，捐药施治。不因循用药，迟其痊愈。病本易治，而用无关紧要之药，以图厚谢，外科尤甚。坏良心，丧天理，不可不戒！不用霸道劫剂，求其速效。不乘人重病险疮，揢勒厚谢。不妄惊病家。不卖假药误人病。不轻忽临危病人。不厌恶秽恶病人。不与同道水火，误及病人。不用堕胎药。不忌时医，辄生毁谤。不认病失真，强用峻剂。可以步行，不必舟舆，费人财物。不待药资，然后发药。以上廿四条，业斯道者，能反而求之，后福无穷矣。(《友渔斋医话》)

医人临症，全仗精神健旺，用志不分；若精神疲惫，乱听乱谈，粗心浮气，先自病矣，奚以诊病？

医有八要：一要立品；二要勤学；三要轻财；四要家学；五要师承；六要虚心；七要阅历；八要颖悟。

有家学、师承者，法家也。用法而拘于法，乃活法也。彼以记汤头、谈脉药为能者，三指一按，藐茫若迷，抄录方书，葫芦依样，自误误人，医云乎哉！

唐以前医书，文词简古难读，宋以后医书，文词浅近易读，其方亦易录也。故近世医人，多喜读宋以后书。趋而愈下，遂至束书不观，但株守一先生之谈，见头治头，见脚治脚，殊可笑也。陈修园医甚深，其著《实在易》，特为初学起见。花溪老人[①]《苍生司命》一书，亦医门正法眼藏。初学者，宜熟读深思。

医有家学、师承者，一言一动，皆守规矩。诊室女视如女侄，诊幼妇视如姊妹嫂娣。故在闺门言病，有引证比例，无谈笑戏谑。或脉症未明，病家之夫姑妯娌妈姆等人，宜代为明告，纵有隐暗苦疾，万勿忍而不语。倘致遗误，是自贻害耳！(《王氏医

---

① 花溪老人：指明·虞抟。

存》)

《物理论》曰：夫医者，非仁爱不可讬也，非聪明理达不可任也，非廉洁淳良不可信也。是以古人用医，必选名姓之后，其德能仁恕博爱，其智能宣畅曲解，能知天地神祇之次，能明性命吉凶之数，处虚实之分，定逆顺之节，原疾疹之轻重，而量药剂之多少，贯微达幽，不失细小，如此乃谓良医。医有名而不良者，有无名而良者，必参知而隐括之。(《医暇卮言》)

医医曲顺人情之病，医有为病人所喜近，为旁人所称扬，为群医所款洽，而为医人之大病者，曲顺人情是也。病人何尝知医，遇病辄疑是风是火；病人安知药性，对医自谓宜散宜清。医人欲得病人之欢心，不必果是而亦以为是，未必相宜而亦以为宜。其曲顺病人之情有然也。或旁有邻居亲友来探问者，意念非不关切，医理未必精通，然每每自负知压，往往欲出己见。但知病起何日，始于何因，便问医人拟为何症；未知病是真象，抑是假形，轻问医人增减方药。而医人遂极口赞其高明，不敢自出主意。未举方，先谦恭请教；既举方，又依命增删。其曲顺旁人之情有然也。近医以随波逐浪为良法，以同流合污为趋时。前医用药有害，亦必不议其非；数医议论未善，闻其言亦必附和为是。不求病家有实效，只愿众医无闲言，是以千病一方，千医一例，无论缓急，总无敢异同。其曲顺医人之情又有然也。夫其所以曲顺病人之情、旁人之情、医人之情者，何也？盖医人意欲取赍于病人，苟拂其情，则病人必谓是坚持独见，不通商量，由是推而远之，而主顾失矣，医人欲藉吹嘘于旁人，苟拂其情，则旁人皆议为偏执骄傲，不肯虚心，从兹望而却步，不复为之荐举矣。医人更欲互相标榜于医人，苟拂其情，则皆恶其攻人短、表己长，谗言布散，则声名减而财利去矣。此所以不得不曲顺人情也。然吾为医者计，果能学识高、道理明，而又认症真、用药当，实能起沉疴、救危命，何妨特立独行！每制一方、用一药，如山岳之不可动摇，依用则生，不依用则死。如或病人疑畏，亦必剖心沥血，为之晰其疑、解其惑，使病人感悟，信服立效。在病人方称感不已，旁人自叹服不遑，医人即怀嫉妒，亦无从肆其萋斐①之言，将不求名而名自至，不求利而利自归，又何必委曲周旋，以图主顾、希荐举、避谗谤哉？无如医人未必能具卓然之见也，惟无卓然之见而又恐获罪于人、失利于己，所以随风例舵，唯唯诺诺，阿谀顺从，徒效妾妇之道，使人喜其谦和，忘乎司命之责，听人受误致死也。此曲顺人情之病所宜急医者也。(《医验录》)

孙真人言，临病所，问所便，相机应变之法尽含括之。医者心术纯正为第一，勿作耸听之词，勿为眩奇之谋、攻人之短。当思自身未必胜人，扬人之过，更念思虑或有不及，虚心静气，按病立方，毋轻于诱卸，毋昧于宅心，毋强执成见，毋视过其实，宜由浅入深，由表入里，循序渐进，庶或济之。所谓心诚求之，虽不中不远矣。(《诊暇录稿》)

医何以仁术称？仁即天之理、生之源，通物我于无间也。医以活人为心，视人之病，犹己之病，凡有求治，当不啻救焚拯溺，风雨寒暑勿避，远近晨夜勿拘，贵贱贫

---

① 萋斐：花纹错杂貌。因用以比喻谗言。

富、好恶亲疏勿问。即其病不可治，亦须竭心力，以图万一之可生。是则此心便可彻天地、统万物，大公无我，而几于圣矣。不如是，安得谓之医而以仁术称？

蔼然仁者之言，业是术者，当书座右。（《言医》）

医之为任，唯察病而已矣。勿视富贵，唯病之察；勿视贫贱，唯病之察。勿剧视剧病，必也察剧中之易矣；莫轻视轻病，必也察轻中之危矣。克察之斯，而勿视彼，亦唯医之任也，察病之道也。（《洛医汇讲》）

予七世祖尔昌公得消渴疾，赴苏求叶天士先生诊治，以城乡不便，赁屋寓苏，八世祖一匡公，亦留苏陪焉。诊月余，忽谢不敏。叩其故，云病已不救，由于开手数方，用之太早，力自引咎。一匡公与叶本世交，勿怪也。古人存心忠厚，一则不讳其过，一则能容其过。君子之过，如日月之食。宜叶公之名重，当时泽流后世也。（《留香馆医话》）

凡人有病，如锁错镶，医者治病，如以钥开锁。不善开锁，虽极用力而锁不开，甚且将锁损坏，铜匠善开锁，只须铜线一根，轻轻一拨，而锁自开。故不善治病者，虽用重剂，而病不解，甚且加增；善治病者，只须一药，即可得效。初学治病，当自审其能治则治，否则以待善治者，不可未识病情，孟浪用药，将人损坏，虽有善者，未如之何。夫锁可损也，人亦可损乎哉！（《知医必辨》）

夫医必自爱自重，而后可临大病而足托。盖我之学术优，而审病确，则彼之托于我者何事，而我之受于彼者何为，而敢易易出之。故凡希媚谄容，不邀而赴，以求悦于人者，其术固止于此也。或可治小疾，而不可治大疾；或可疗常病，而不能疗变病。其以轻为重，以重致危者多矣。噫！天下之人，以性命相委，而徒博此便习为哉！虽然，医亦非以是骄人也。盖我所见者，惟此病之苦而已，我所忧者，唯去此病之苦而已，将救病之未遑，奚暇为苟容之计，希幸之图哉？且医之为道，无论富贵贫贱，闺阃①有疾，必藉手焉，端方者视之，纵有隐曲，必求详而始已。而患者亦直告之无惮，庶几病得其真，投治获济，故品行不可不严也。（《古今医彻》）

药有偶中而病愈者，有误中而病愈者，未可居功于不疑，当猛然省、翻然悔，惶悚无地，则学日长而识日高。昔如一木匠赵与铁匠杜，行次乞宿其家，有病不纳。杜绐曰：此赵君世医家也，蒙上司见召，失路至此，必病者之当愈也。主人遂延入。诊之曰：一药可愈。潜出，得牛粪一块，作三十粒。下以温水，胸中顿觉如虫行，一涌而出小蜣螂状者二三升，病如脱。越宿，礼饯而去。呜呼！此二人小人也，欲苟一宵之寝，以秽物治人，盖偶中耳！窃恐二人此去，必且谓医学无难，而居然世医家，几不自识其初心矣。

又有一病，身冷而脉沉伏者，医认为阴，投以桂、附等热药。一婢煎之，适倾废，茫无以应，借黄连香薷饮一杯代之。不谓一饮而瘳，是何也？阳证似阴，医误以为阴也。设药不为婢误，医之误不可言矣。设药不为医误，婢之误不可言矣。幸其相误，而因误以中病，乃得生耳！吾不知此医亦居功不自疑否？如居功，恐又为此婢窃笑也。

---

① 闺阃（kǔn 捆）：古指内室。亦借指贵族妇女。

此二事，深可为近世医家提醒，故谨志之。

用药如用兵，暴虎凭河且不可，况侥幸偶中而不知惶悚者，何足以言医耶！（《言医》）

张湛①曰：夫经方之难精，由来尚②矣。今病有内同而外异，亦有内异而外同，故五脏六腑之盈虚，血脉营卫之通塞，故非耳目之所察，必先诊候以审之。而寸口关尺，有浮沉弦紧之乱；俞穴流注，有高下浅深之差；肌肤筋骨，有厚薄刚柔之异。唯用心精微者，始可与言于兹矣。今以至精至微之事，求之于至粗至浅之思，其不殆哉！若盈而益之，虚而损之，通而彻之，塞而壅之，寒而冷之，热而温之，是重加其疾，而望其生，吾见其死矣。……世有愚者，读方三年，便谓天下无病可治；及治病三年，乃知天下无方可用。故学者必须博极医源，精勤不倦，不得道听途说，而言医道已了，深自误哉！

凡大医③治病，必当安神定志，无欲无求，先发大慈恻隐之心④，誓愿普救含灵⑤之苦。若有疾厄来求救者，不得问其贵贱贫富，长幼妍媸⑥，怨亲善友，华夷⑦智愚，普同一等，皆如至亲之想；亦不得瞻前顾后，自虑吉凶，护惜身命。见彼苦恼，若己有之。深心凄怆⑧，勿避崄巇⑨、昼夜、寒暑、饥渴、疲劳，一心赴救，无作功夫形迹之心，如此可为苍生大医；反此则是含灵巨贼。……其有患疮痍、下痢臭秽不可瞻视，人所恶见者，但发惭愧凄怜⑩忧恤之意，不得起一念蒂芥之心⑪，是吾之志也。

夫大医之体，欲得澄神内视，望之俨然；宽裕汪汪，不皎不昧，省病诊疾，至意深心；详察形候，纤毫勿失；处判针药，无得参差。虽曰病宜速救，要须临事不惑，唯当审谛覃思；不得于性命之上，率尔自逞俊快，邀射⑫名誉，甚不仁矣！又到病家，纵绮罗满目，勿左右顾眄；丝竹凑耳，无得似有所娱；珍馐迭荐，食如无味；醽醁⑬兼陈，看有若无。所以尔者，夫一人向隅，满堂不乐，而况病人苦楚，不离斯须；而医者安然欢娱，傲然自得。兹乃人神之所共耻，至人之所不为。斯盖医之本意也。

夫为医之法，不得多语调笑，谈谑喧哗，道说是非，议论人物，炫耀声名，訾毁诸医，自矜己德；偶然治差一病，则昂头戴面，而有自许之貌，谓天下无双。此医人之膏肓也！

---

① 张湛（zhàn 站）：晋代高平（今山西省高平县）人，字处度，通晓养生之术，著有《养生要集》。

② 尚：久远。

③ 大医：品德医术都很高的医生。

④ 恻隐之心：救别人苦难的思想。

⑤ 含灵：人类。古人认为人为万物之灵，故称"含灵"。

⑥ 妍媸（yán chī 研痴）：美丑。

⑦ 华夷：中外。

⑧ 凄怆：悲痛。

⑨ 崄巇（xiǎn xī 险希）：危险。崄，同险。巇，危险。

⑩ 凄怜：同情。

⑪ 芥之心：不称心或想不开的疙瘩。带，同"蒂"。蒂芥，也作"芥蒂"。

⑫ 邀射：追求。

⑬ 醽醁（líng lù 灵录）：酒名。

所以医人不得恃己所长，专心经略财物，但作救苦之心。……又不得以彼富贵，处以珍贵之药，令彼难求，自炫功能，谅非忠恕之道。志存救济，故亦曲碎论之，学者不可耻言之鄙俚也。(《十全要方》)

孙思邈之祝医者曰：行欲方而智欲圆，心欲小而胆欲大。嗟乎！医之神良，尽于此矣。宅心醇谨，举动安和，言无轻吐，目无乱观，忌心勿起，贪念罔生，毋忽贫贱，毋惮疲劳，捡医典而精求，对疾苦而悲悯，如是者谓之行方。禀赋有厚薄，年岁有老少，身形有肥瘦，性情有缓急，境地有贵贱，风气有柔强，天时有寒热，昼夜有重轻，气色有吉凶，声音有高下，受病有久新，运气有太过不及，知常知变，能神能明，如是者谓之智圆。望闻问切宜详，补泻寒温须辨，当思人命至重，冥报难逃，一旦差讹，永劫莫忏，乌容不慎，如是者谓之心小。补即补而泻即泻，热斯热而寒斯寒，抵当承气，时用回春，姜附理中，恒投起死，析理详明，勿持两可，如是者谓之胆大。四者似分而实合也，世未有详谨之士，执成法以伤人，灵变之人，败名节以损己。行方者智必圆也，心小则惟惧或失，胆大则药如其证，或大攻，或大补，似乎胆大，不知不如是则病不解，是胆大适所以行其小心也。故心小胆大者，合而成智圆，心小胆大智圆者，合而成行方也。世皆疑方则有碍乎圆，小则有妨乎大，故表而出之。(《医宗必读》)

志欲大，心欲小；学欲博，业欲专；识欲高，气欲下；量欲宏，守欲洁。(《先哲医话集》)

一、静其心，存其神也；二、忘外意，无思虑也；三、均呼吸，定其气也；四、轻指于皮肤之间，探其腑脉，浮也；五、微重指于肌肉之间，取其胃气，中也；六、沉指于骨上，以取脏脉，沉也；七、察病人脉息数来也。(《外科图说》)

王载韩云：前医用药未效，后之接手者，多务翻案，以求胜之。久寒则用热，久热则用寒，久泻则用补，久补则用泻，以为取巧出奇之计。然而脉与因，故在也，苟据脉审因，确见前医识力未到，自当改弦易辙，以正其误；若不据脉审因，而妄生歧论，只图求异于人，而网其利，竟置病人吉凶于度外，其居心不可问矣。(《愿体医话》)

惟于理有未穷，故其知有不尽也。《医中百误歌》云：谦躬退位让贤能，务俾他人全性命。善哉言乎！吾既未知确切，勉强医治，误人性命，此岂君子之心哉？(《医论》)

然近日又有一种时弊，凡遇疾病危险，诸医会集，其中学术平常者，不过轻描淡写而已，识见高明者，若欲另立意见，惟恐招人妒忌，万一不效，又虑损名，瞻前顾后，亦是大同小异了事。殊不念上天赋我聪明才智，若临证之际，不费一番思索，不用一番心血，代天宣化，救济苍生，止于此中求富贵、顾声名，以他人性命，痛痒无关，生死听天。清夜思之，能无自愧！(《愿体医话》)

医事难矣哉！学识荒陋者，无论矣。其在术精名重，日诊百十人，精神不逮，大意处辄复误人。盖晨夕酬应，无少息时，索索无精思，昏昏有俗情，虽贤哲不免也。徐悔堂《听雨轩杂记》云：乾隆壬申，同里冯姓，馆于枫桥蔡姓家。夏日蔡自外归，一蹶不起，气息奄然，因以重金急延薛生白先生诊。至则蔡口目悉闭，六脉皆沉，少妾泣于旁，亲朋议后事矣。薛曰：虚厥也，不必出方，且以独参汤灌之。遽拱手上舆而别。众相顾莫敢决，再延一符姓医入视。符曰：中暑也，当服清散之剂，参不可用。众以二论相反，又相顾莫敢决。冯曰：吾闻六一散能祛暑邪，盍先试之？乃以苇管灌之，果渐苏。符又投以解暑之剂，病即霍然。夫薛氏为一代之名医，只以匆匆一诊，未遑细审，并致疑于少妾之在旁，误以中暑为虚脱，几伤其生。医事不诚，难乎其难哉！

又《类案》载，曾世荣先生治船中王氏子头痛额赤，诸治不效，动即大哭。细审知为船篷小篾刺入囟上皮内，镊去即愈。苟不细心审视，而率意妄治，愈治愈坏矣。是故医家临诊辨证，最要凝神定气，反复推详，慎毋相对斯须，便处方药也。（《存存斋医话稿》）

医家与病家，为对待名词，然而医之为家，确然其难乎言之。吾业医，吾深知医之情状，深知医之品性。吾欲言医，吾不忍也。

医之中，有名医，有时医，有庸医。如何者是名医？如何者是时医？如何者是庸医？吾不难曲状其情态，绘形绘声，呼之欲出。既心有所不忍，只得借对待之病家，一写其心理。病家者有病之家也，有病而不自知，延医以求其知；有病而不自治，延医以求其治。然而延医来家，能否知病？能否治病？病家是否有辨别之能力？

病家心理，以为场面阔绰者，必是名医；风头健旺者，必是名医；功架十足者，必是名医；神气活现者，必是名医；应酬圆到者，必是名医。照此心理，悬格以求，南辕北辙矣。

延到医家，不待诊察手续之完毕，急急动问：所病何名？愈在何日？有无危险？在病家急于求知，急于求愈，原不足怪。而医者假使未必诊察，随口回答，在病家看来，以为此公不假思索，熟极而流，定是名医。而不知其随口乱道，出门不认货，全是胡诌也。真是名医，出言吐语，定然郑重，定然谨慎。

病家而不变此心理，虽遇名医，不能识也；虽非名医，必误认也。（《士谔医话》）

人有病，医亦有病；欲医人，先医医。人病不藉医，安能去病？医病不自医，安能医人？夫人病不医，伤在性命；医病不医，伤在阴骘。性命伤，仅一身之害也；阴骘伤，乃子孙之害也。第人之为病，多在百骸；医之为病，止在一心。心存济人，则诸病必起；心专利己，则诸病丛生。约计之，其病有十：大都非冒昧，即妄诞；非残忍，即贪鄙；非谄谀，即奸狡；非单陋，即恶劣。种种病状，皆根于心，皆根于舍人利己之心。不肖愧无越人术，徒深杞国忧，窃恐膏肓之入深，漫陈攻治之良剂。若不嫌苦口，不畏瞑眩，而能细咀其味，猛吞其液，顿令荡涤邪秽，遂尔超脱尘凡，亦且广救生灵，定然世受福报，又何必蝇营狗苟①，病其心以邀名图利，致造孽无已也哉！畹巷吴楚识。（《医验录》）

医之高下不齐，此不可勉强者也。然果能尽智竭谋，小心谨慎，犹不至于杀人。

---

① 蝇营狗苟：象蝇一样营营往来，象狗一样苟且求活。比喻不顾耻辱，到处钻营。

更加以诈伪万端，其害不可穷矣。或立奇方以取异，或用僻药以惑众，或用参茸补热之药以媚富贵之人，或假托仙佛之方以欺愚鲁之辈，或立高谈怪论惊世盗名，或造假经伪说瞒人骇俗。或明知此病易晓，伪说彼病以示奇，如冬月伤寒，强加香薷于伤寒方内而愈，以为此暑病也，不知香薷乃其惑人之法也。如本系热症，强加干姜于凉药之内而愈，以为此真寒也，不知彼之干姜，乃泡过百次，而无味者也。于外科则多用现成之药，尤不可辨。其立心尤险，先使其疮极大，令人惊惶而后治之。并有能发不能收，以致毙者。又有偶得一方，如五灰膏、三品一条枪之类，不顾人之极痛，一概用之，哀号欲死，全无怜悯之心。此等之人，不过欲欺人图利，即使能知一二，亦为私欲所汩没，安能奏功？故医者能正其心术，虽学不足，犹不至于害人。况果能虚心笃学，则学日进，学日进则每治必愈。（《医学源流论》）

医家之误人有六：有学无识一也；有识无胆二也；知常不知变三也；意有他属四也；心烦冗沓时五也；偶值精神疲倦六也。为医者，不可不深加自省。至有一等重惜名誉，知有生机而袖手；更有一等中怀势利，因富贵贫贱而岐心；甚有一等未经明理，强作知医，而率意妄投汤剂，以致误彼苍生者；又不可与医类同日而语也。昔胡孝辕先生，深痛医道之衰，忽不自觉其失声曰：善医者吾不得而见之矣，得见善学者斯可矣。予曰：善学者吾不得而见之矣，得见善问者斯可矣。自此三十有年来，绝不见一善问者。

世之医者，自问能如是乎？否则必至殃人祸世。（《言医》）

治病如救焚，须器械整齐，同心合力，处置有方，自然手到成功，存乎其人耳！其不能者，盖有大弊十端，列举于后：

一曰不辨。阴阳、气血、表里、虚实、寒热，此十字是医家纲领。风、寒、暑、湿、燥、火之外感，劳倦、饮食、七情之内伤，必须分晰的确，施治方得有效。若胸中茫然，头痛治头，脚酸医脚，此固粗工之不足道也。

二曰辨不真。如六淫之邪，知其外感，而所伤何气？所中何经？则又不能分晓。头痛恶寒，知为感冒，而伏邪发泄，不具表症，亦应汗散。凡此之类，难以枚举，若不辨真，与不辨无异。

三曰过于小心。孙真人云小心胆大，原是至言，相须而不可相离。但一味小心，亦归误事。如实火当清，杯水难胜车薪之火；里急当下，弱弩安及高举之鸿？竟有以水不能制火为无火，射不能中禽为去远，遂改弦易辙，得而复失，良可叹也。

四曰粗心胆大。因其平素不学，临症之际，得末忘本。有一医于孟夏治一症，见有畏风、自汗、头痛、脉缓，竟投桂枝汤，下咽而毙，犹曰此伤寒明法也。殊不知霜降后，春分前，犹有伏暑，伏寒阳症，现病相同，况其非时者乎？

五曰假立名目。病虽多岐，原可一贯，纵使千变万化，必穷其源，设遇一二理所难通，沉思莫测，不妨直道相告，推贤任能，切不可不知为知，强立名目，乱投杂治。缘病家知医者鲜，但我不可自欺也。

六曰固塞不通。执偏知偏见，固属害事，即援引合节，亦当思地气之各别，天时之不同，膏粱藜藿，体质殊途，但执成法以从事，难其必无弊焉！故先贤以执成方治今病，比以拆旧料改新屋，必经匠手，此圆机之谓也。

七曰性急误事。如鼓胀一症，原有虚、实、寒、热、气、血、水、虫之分，惟虚与寒两种，最难调治，药非一日数剂不瘳，病家不肯耐性，医家必须明说，少服无效，但服至二三十剂，必有应验，使彼敬信，方能有济。为医最忌当圆勿圆，当执勿执，遇此等症，识见不真，希图速效，往往舍补用峻，或下或疏，以致败事。中风、痹、痿等症，皆因脏腑虚损，日积月累而成，俱宜缓图。一涉性急，多致不起。

八曰贪心损德。疾病侵扰，富贵贫贱，皆所不免。然经营劳力之人，易于受邪，即如时疫流行，多生于饥寒劳役之辈，三疟、肠癖，亦农夫居多，所谓"邪之所凑，其气必虚"。予习医有年，所治大半系贫苦之人，药物维艰，安望其报？是必细心切、问，和言安慰，若存厌恶，致起轻忽，伤德非细。

九曰妄自为能。孙思邈唐季之真人，其治人疾病，必详问至数十语，必得其情而后已。何后人反智，以三部难形之脉，决人无穷之病？若非浅学无知，必遵古贤之训。

十曰虚耗精神。医之为道，首重保生，未有自己不立，而能立人者。《内经》四气调神诸篇，皆贵怡养。故业斯道者，远酒色财气及一切耗心费神之事，养得一片精明，闲来读书会意，临症至诚聪明，一遇疑难之疾，方能专心构思，志在必得。如是利济始为仁术焉，较之杂务分心，用意肤浅，奚啻霄壤哉！（《友渔斋医话》）

凡有以问疾来者，勿得与之相接。一人相接，势必人人相接，多费语言以耗神气。心所契者，又因契而忘倦，所憎者，又因憎而生嗔，甚或坐盈一室，竞起谈风，纵不耐烦，又不敢直辞以去。嗟嗟！有病之人，力克几何，而堪若此，恐不终朝而病已增剧矣。然此犹为害之小者耳！更有一等摇唇鼓舌，好事生非，病者一惑听，必致恼怒填胸，不知自爱，而其为害又不可言。智者于此，休将性命做人情。

病家或不知此，医者必当致戒。（《言医》）

医者常须爱养自家精力，精力不足则倦，倦生厌，厌生躁，厌躁相乘，则审脉、辨证、处方，皆苟率而无诚意矣。思欲救死全生，庸可期乎？今之医者，鲜克不以奔竞为专务，徒劳苦而不自知大戒也。

不但奔竞当戒，尤宜屏除嗜好，盖嗜欲纷，则灵机塞也。（《言医》）

凡少年人看病，心中必谓天下无死症，如有死者，总由我功夫不到；一遇难处，遂打起精神，与他格算，必须万全而后止。学医者，不可无此种兴会。（《琉球百问》）

第三节　医家医书评介

据我偏见，对于古书，须要信仰真理，不要信仰古人。我们研究学问的人，有一个恶习惯，是把真理与古人并为一谈，不肯分析。如研究《内经》的，往往说《内经》不是黄帝所作，举出证据：说是十二州地名，夏禹平水之后才有；又说"酒浆"两字，禹前所无。好似《内经》的重要，在黄帝不黄帝，不在真确不真确。我则独谓《内经》确是黄帝所作，倘然不合真理，我们也不能够盲从；《内经》确非黄帝所作，

但是很合真理，我们也该极端信仰。(《士谔医话》)

《难经》非经也，以经文之难解者，设为问难以明之，故曰《难经》，言以经文为难而释之也。是书之旨，盖欲推本经旨，发挥至道，剖晰疑义，垂示后学，真读《内经》之津梁也。但其中亦有未尽善者，其问答之词，有即引经文释之者，经文本自明显，引之或反遗其要，以至经语反晦，或则无所发明，或则与两经相背，或则以此误彼，此其所短也。其中有自出机杼，发挥妙道，未尝见于《内经》，而实能显《内经》之奥义，补《内经》之所未发，此盖别有师承，足与《内经》并垂千古。不知创自越人乎？抑上古亦有此书，而越人引以为证乎？自隋唐以来，其书盛著尊崇之者固多，而无能驳正之者。盖业医之辈，读《难经》而识其大义，已为医道中杰出之流，安能更深考《内经》，求其异同得失乎？古今流传之载籍，凡有舛误，后人无敢议者，比比然也，独《难经》乎哉！余详余所著《难经经释》中。(《医学源流论》)

医书不能无疑者，莫如扁鹊之《难经》。扁鹊渤海郡人也，姓秦氏，字越人，所居地为卢，故又曰卢医。《史记》称其遇长桑君，授以禁方，饮上池水，视病尽见五脏症结，特以诊脉为名。在晋视赵简子，在虢视虢太子，在齐视桓侯，皆一望而知。在赵贵妇人为带下医，在周爱老人为耳目痹医，在秦爱小儿为小儿医，传记甚详，并未言有《难经》传世。至仲景先师作《伤寒论》，惟本《内经》，亦未尝用《难经》。谓为扁鹊之书，殊可疑也。且有可疑者，病机千变万化，而难经止八十一难，何能包括？且其一难至二十一难皆言脉；二十二难至二十九难论经络流注、奇经之行及病之吉凶；三十难至四十三难言荣卫、三焦脏腑肠胃；四十四五难言七冲门；四十六七难言老幼寤寐气血盛衰，言人面耐寒见阴阳之走会；四十八难至六十一难言脉候病态、伤寒杂病之别，继以望闻问切而能事毕矣；六十二难至八十一难，皆言脏腑荣腧、用针补泻之法。然则其有益于方脉者，止六十一难耳，何足以尽病情乎？且其论大率本乎《内经》，既有《内经》之详，何取《难经》之略？其中亦有与《内经》不合者，人将从《内经》乎，抑从《难经》乎？更可疑者，四十四难论七冲门，会厌为吸门，胃为贲门，太仓下口为幽门，大小肠会为阑门，下极为魄门，而先之以唇为飞门，齿为户门，此二门有何竟味，似乎凑数而已。三十五难以小肠为赤肠，大肠为白肠，胆为青肠，胃为黄肠，膀胱为黑肠。以五色为五肠，有非肠而以为肠者，似乎新奇而实无用。扁鹊神医，似不应有凑数之文与无用之论。考汉晋六朝以前，无称越人著《难经》者。至《隋唐书·经籍·艺文志》，始有《难经》，其真扁鹊之书耶？抑后人之假托耶？好在其书无几，一览无余，学者究以《内经》为主，《难经》则参看而节取之，亦无不可也。(《知医必辨》)

仲景先师，为医中之圣。其著《伤寒杂病论》，堪为千载之准绳是矣。但经叔和编次，久失真传。自柯韵伯先生著有《伤寒论注》《论翼》《附翼》书出，发仲景之精微，破诸家之僻见，千载迷途，一朝指破，实为仲景之功臣、医学之金针也。然大匠诲人，能与人规矩，不能使人巧。仲景之方法，犹规矩也。有方外之方，法外之法，其中奥旨，可以意会，难以言传，贵能超于规矩之外，不离规矩之中，方为神妙。所谓执中有权，始为时中，中无定体，随时而在。譬之四时，冬无愆阳，夏无伏阴，春无凄风，秋无苦雨，此其有定者也。仲景即因其有定者而治之，如病别五脏，治分六经，以寒治热，以热治寒，以补治虚，以泻治实是也。至春行夏令，夏行秋令，秋行冬令，冬行春令，此其无定者也。仲景即因其无定者而治之，如五脏有变迁，六经多转属，寒因寒用，热因热用，塞因塞用，通因通用是也。其先补后攻，先攻后补，寒热并用，攻补兼施，此又变中之变也。故一方可兼治数病，诸方可移治杂病，神而明之，存乎其人。余谓仲景之六经治法，犹孔明之八阵图法，苟能熟读精思，则临症之时，随机应变，自堪出入神化矣。

宪章昭著，阐发精详。至言仲景六经治法，犹孔明八阵图，比喻更为确切。玉蝉读（《医法心传》）

学医尤忌误解《伤寒论》。案仲景自序云：作《伤寒杂病论》，合十六卷，原为万病立法。所谓法者，即六经气化传变，而方药随之而变之法也。以六经提纲者，使医者必先明六经经界，则万病不外乎六经。唐宋以来，致力于《伤寒论》者，无虑百数十家。究其所作，不出二义：一则因本文为之注疏，犹公谷之说春秋；一则引本文而为立论，犹韩婴说诗外传。非多以辞害义，即失断章取义。自王叔和编次，《伤寒》《杂病》分为两书，于本论削去杂病，而论中杂病又存而未去者尚多，且参以私意，紊乱仲景原文，改头换面不少。以致世之读《伤寒论》者，谓能治伤寒，即能治杂病，遂多以杂病当伤寒，以伤寒概杂病，而混治之。不知天下之病，杂病多而伤寒少。如地当西北，时当严寒，或多伤寒，外此则皆杂病矣。若地当东南，则杂病、温病为多，即时当严寒，亦不过感寒、冒寒而已。医者不明六经之法，是统伤寒杂病而论，只以治伤寒之方药，概治杂病，而不知以六经之法，分治杂病，此皆叔和阶之厉也。叔和序例所引《内经》，莫不增句易字，况仲景耶！欲识真仲景者，当于原书本论逐条察其笔法，知考工记自不合于周官，褚先生大不侔于太史。世皆以《金匮要略》为仲景杂病论，有若似圣人，唯曾子以为不可耳！柯韵伯《伤寒论翼》辨之最精且详，吾敢附于柯曰：王叔和者，岐伯、仲景之罪人，而后世医道之蟊贼也。虽《金匮》由叔和而始彰，其功亦不可没，然究功不掩罪。有志医道者，不得仲景《伤寒杂病论》原本十六卷而读之，慎勿以伤寒之药治杂病，而误尽苍生，幸甚！幸甚！（《医医医》）

治病之法见于《内经》，立方之祖则《伤寒论》《金匮要略》是也。观仲景《伤寒论》叙云云，知其方悉本之古书，非其自撰，但名曰《伤寒杂病论》，知非独论伤寒也。考隋《经籍志》，张仲景方十五卷；唐《艺文志》张仲景方十五卷，《伤寒卒病论》十卷；宋《艺文志》仲景《伤寒论》十卷，《金匮要略》三卷。隋、唐志无《金匮》之名，至宋始著，似其与伤寒本为一书，而王洙校书始分之耳！自明之注伤寒者，谓其次序为叔和所辑，阴阳颠倒，前后乖错，遂以己意更订。抑知叔和诚误，而后人臆说，果尽合于南阳原本耶？况《伤寒》一书，半为救误而设，但知此证即用此方，证少变方亦少变，方与证不容假借，即得古人用药之意，而穿凿附会者，皆失之矣。《金匮要略》为治杂病祖方，其中残缺尤多，或有证而无方，或有方名而无方，或字句舛讹，或文意不贯，读者当深求其义，又不可拘泥其辞。自赵以德后，注者十余家，其近理者取之，不近理者舍之，取舍之间，以识为主。揆之《伤寒》《金匮》，宋以前

317

未曾刊刻，皆系传抄，校对不精，一误再误，遂至原本莫考。第仲景所著之书，见之于史，尚有九种，今不复传，故既为此书惜，又为此书幸也。（《医经余论》）

仲景之《伤寒论》《金匮要略》二书，古总为《伤寒杂病论》。杂或为卒，卒即杂之剥文，勿作伤寒为仓卒之病解。《外台》总称为《伤寒论》。详泉《金匮方·论注·序注》。是所谓《伤寒杂病论》者，为伤寒中之杂病说，非为一切杂病说。下另有论。徒恃此书，不足与治杂病，则《千金》尚焉。孙氏亦推本仲景，而其论症之精详，用药之变化，杂法之明备，数倍于仲景书。非仲景之贤不及孙氏也，仲景既以寒字目其书，自专于寒科尽其变，其他病因，例不羼①入。若《千金》统论百病，凡风雨寒暑、饮食居处、阴阳喜怒，诸因随病聚。则二家命意不同，故其书详略亦异。读者能各得所宗，则伤寒、杂病，两擅其长，自墨守者以《金匮》为治一切杂病之宗，而《千金》遂斥为僻②书，无惑乎学术隘而治法阙矣！（《研经言》）

仲景《伤寒论》编次者，不下数十家，因致聚讼纷纭，此皆不知仲景作书之旨故也。观《伤寒·叙》所述，乃为庸医误治而设，所以正治之法，一经不过三四条，余皆救误之法，故其文亦变动不居。读《伤寒论》者，知此书皆设想悬拟之书，则无往不得其义矣。今人必改叔和之次序，或以此条在前，或以此条在后，或以此症因彼症而生，或以此经因彼经而变，互相诟厉③。孰知病变万端，传经无定，古人因病以施方，无编方以待病。其原本次序既已散亡，庶几叔和所定为可信。何则？叔和《序例》云：今搜采仲景旧论，录其症候、诊脉、声色，对病真方有神验者，拟防世急。则此书乃叔和所搜集，而世人辄加辨驳，以为原本不如此，抑思苟无叔和，安有此书？且诸人所编，果能合仲景原文否耶？夫六经现症，有异有同，后人见阳经一症杂于阴经之中，以为宜改入阳经之内，不知阴经亦有此症也。人各是其私，反致古人圆机活法，泯没不可问矣。凡读书能得书中之精义要诀，历历分明，则任其颠倒错乱，而我心自能融会贯通，否则徒以古书纷更互异，愈改愈晦矣。（《医学源流论》）

世传《伤寒论》，乃断简残编，藉王叔和编次。聿稽④仲景生于东汉，叔和西晋时人，相去止百余岁，不遭秦火之劫，奚为断残乎？第经义渊微，鲜有通其义者，故辄诋《伤寒论》为非全书，聋瞽来学，实仲景罪人也。今世之医，有终身目不识者，独执陶氏《六书》，以为枕中鸿宝。夷考陶氏，剽南阳唾余，分别门类，将经中语气，皆为断截。若学者熟读全书，细心体会，其中义理，如神龙出没，首尾相顾，一字一句，条分缕析，鳞甲森然，得其蕴奥，自有精华滋味，非比尘垢糠秕。以上多系王肯堂语。（《侣山堂类辩》）

《伤寒论》是张仲景一部笔记，所载六经病症，都是随笔记录之言。

你看仲景讲称，余宗族素多，向余二百，建安纪年已来，犹未十稔，其死亡者三

---

① 羼（chàn）：搀杂。

② 僻：不常见，冷僻。

③ 诟厉：嘲骂或指斥的意思。

④ 聿稽：稽，考核。聿，作语助，无义。

分有二，伤寒十居其七；感往昔之沦丧，伤横夭之莫救等话。就显见得那时姓张的二百多家聚族而居，十年中，死亡的计算有三分有二。死亡的既有三分有二，患病的无论如何总在三分有二之上，不见得病的个个死的。伤寒死者既有十分之七，那病伤寒的人，无论如何，总在十分之七以上，不见得病的人个个死的。

你想十年来病伤寒的人，既是这么多，古人又最重宗谊，往来探病，某伯某叔，某哥某弟，某姑某姊某嫂，所病伤寒，并非仲景一手诊治，所以有医以丸以下之，非其治也之记载。仲景也不是怀技自眩之辈，不过知无不言，言无不尽，所以有横夭莫救之伤感，意在言外。

随笔记录，日子久了，自然积轶成书。后来王叔和是个识宝的波斯，把仲景原作分经编次，世界上才知道有这一部《伤寒论》。依我，叔和还是《伤寒论》大功臣呢！

《伤寒论》既是随笔记录之文，可知各条自为起讫，无先后次序可言。又何必断断争论，这一条该在前，那一条该在后呢？

可汗可吐可下，不可汗不可吐不可下，也不过是见到说到。

总之读《伤寒论》，该知实事求是，因症论治，不可思入微妙，涉及空谈。（《止谔医话》）

夫一病有一病之名称，乃不论何病，总名之曰伤寒，此其错误者一。太阳病何以谓之小肠与膀胱，名不符实，而不曰皮毛或皮肤，此其错误者二。又谓伤寒有阴阳之数，发于阳者七日愈，发于阴者六日愈，以阳七阴六也何所据而云，然何不五日八日九日十日，此种无稽之谈，尤为错误者三。少阳病既知是木克土，肝犯胃，何以定小柴胡汤，内有人参；夫人参一物，胃停不化，最忌滋补，每见病家防病人虚脱而吃人参者，实鲜有不死，此其错误者四。又少阳病小柴胡汤外，服调胃承气汤，消下并施，不先疏解肝热而降胆火，不先解肌肉之温邪，遽消而下之，毋乃太急，此其错误者五。此外即使方合其病，亦嫌平淡无力，不能治病，均宜修改。（《医学心传》）

仲景百十三方，自汉传至今日，统计一千八百数十年，莫不叹为观止，莫不倾心崇拜。余在幼年习医，闻仲景为立方鼻祖，后人注释哓哓辩论，或曰屡经兵燹，原书散轶，错误大半；或曰立方简略，药不足以除病；其所论六经，又属深奥，学者不易记忆等语。余当时竭力查考，以为可以遵守，不料三十年临诊以来，将所谓十二经之病源，依照仲景之方试之，十不获一二之符合。然后再细加研究，风伤卫、寒伤营、营卫兼，尚可称旨，然而用药则完全不能奏效。缘麻黄乃是出汗之上将，不如用淡豆豉之和平稳妥，即细考《本草纲目》，载明淡豆豉确是伤寒表邪之主药。其余头疼，是风在头部，不用羌活，何能去其头风？始知豆豉、羌活二味，定可表其邪、疏其汗、退其热矣。所以余屡治所谓伤寒太阳经病，准能不令传经。世人均以桂枝为表汗之要药，不知桂枝仅能去寒，中寒可以用之，芍药生用确是敛汗，而一则曰桂枝汤加芍药，一则曰桂枝发汗，芍药并不敛汗，全属错误。况无论何病，均曰伤寒，已觉可笑。又无论何病，辄名曰太阳等等，名为分经，大半错误，名实不符，而用药亦不当。予分十二经，则名之曰心、肝、脾、肺、肾、胞络、大肠、胆、胃、小肠、膀胱、三焦、筋络、外邪皮肤病，半表半里肌肉病等，直捷爽快，后学易于传习，即临诊亦易速效，从未错误，诊断时再研究药性地道高下厚薄，视其病之深浅，投以药之轻重，真可云药到病除。余非敢是非仲景，余知伤寒古方，均后人以讹传讹，将错就错，议论纷纭，莫衷一是，如拘泥求之，误人害人，可胜言哉! 况乎当仲景之世，药品尚未全备，亦毋怪其难矣。余故详述，以告后之学者，勿以余言为河汉。将来学成以后，将余经验之方，辨明病之虚实、寒热、表里酌用之，方信余言之不谬也。(《医学心传》)

《金匮要略》乃仲景治杂病之书也，其中缺略处颇多，而上古圣人以汤液治病之法，惟乃此书之存，乃方书之祖也。其论病皆本于《内经》而神明变化之，其用药悉本于《神农本草》而融会贯通之，其方则皆上古圣人历代相传之经方，仲景间有随症加减之法，其脉法亦皆《内经》及历代相传之真诀，其治病无不精切周到，无一毫游移参错之处，实能洞见本源，审察毫末，故所投必效，如桴鼓之相应，真乃医方之经也。惜其所载诸病，未能全备，未知有残缺与否? 然诸大症之纲领，亦已粗备。后之学者，以此为经，而参考推广之，已思过半矣。自此以后之书，皆非古圣相传之真诀，仅自成一家，不可与《金匮》并列也。(《医学源流论》)

所谓要者，得其纲领也。知其要者，一以贯十，十以贯百，可千可万，一言而终; 不知其要，流散无穷。此之谓也。内如妇人妊娠章云: 怀身七月，太阴当养不养，此心气实，当泻劳宫。类而推之，则知八月有手阳明之当养不养矣。十月之中，各分主养之脏腑，而各有当养不养之患，若止以七月论之，是举一隅而不以三隅反也。学者潜心此书，得其要而引伸之，天下之理，其庶几乎! (《侣山堂类辩》)

治病之法，知宗《内经》者固少，用药之性，知宗《神农本经》者尤少。考《汉书·艺文志》有《神农食禁方》，"食"一本作"药"，其书不传。张仲景《伤寒论》叙，有《胎胪药录》一书，今亦不传，未知其中所载有《神农本经》否耶? 神农本草之名，始于《甲乙经》，《神农本草》之书，著于梁七录隋《经籍志》、唐《艺文志》，均有《神农本草》若干卷。今所传三卷，载于《证类本草》，分上、中、下三品，与《素问》上下三品之言相合，知其书非伪作也。自吴普以后，代有增加，人各异说: 之才举相反相畏之例; 洁古有某药某经之言; 李氏《纲目》混乱滥收，失在博而不精，缪氏《经疏》宜忌立说，失于泥而不活。以致偶用此药，佐彼药以愈病，遂著此药之功，而不知实彼药之力。由是《神农本经》不彰，药之本性亦失矣。予尝谓业医于证治之法，固当博采群书，取其精华去其糟粕，而用药尤当细审，以《神农本经》为主，识药性之专，能再阅诸名家之书，辨药性之兼治也。至于古今气运不同，南北地土各别，肉桂至唐始彰人参。

国朝独健附子，多种出茯苓，非自生海外之品，流传中国者更以渐而多，是又不可拘于古矣。然必其药为名人所用，其性则历试无疑，庶可无误。褚氏云: 屡用达药，知不可以造次矣。若采不得时，制不得法，而药肆以伪膺真; 害人非浅，尤为业医者，所宜细察耳! (《医经余论》)

王叔和著《脉经》，分门别类，条分缕晰，其原亦本《内经》，而汉以后之说，一无所遗。其中旨趣，亦不能画一，使人有所执持。然其汇集群言，使后世有所考见，亦不可少之作也。愚按脉之为道，不过验其血气之盛衰寒热及邪气之流在何经何脏，与所现之症参观互考，以究其生克顺逆之理，而后吉凶可凭。所以《内经》《难经》及仲景之论脉，其立论反若甚疏，而应验如神。若执《脉经》之说以为某病当见某脉，某脉当得某病，虽《内经》亦间有之，不如是之拘泥繁琐也。试而不验，于是或咎脉之不准，或咎病之非真，或咎方药之不对症，而不知皆非也。盖病有与脉相合者，有与脉不相合者，兼有与脉相反者。同一脉也，见于此症为宜，见于彼症为不宜；同一症也，见某脉为宜，见某脉为不宜。一病可见数十脉，一脉可见数百症，变动不拘，泥定一说，则从脉而症不合，从症而脉不合，反令人徬徨无所适从。所以古今论脉之家，彼此互异，是非各别，人持一论，得失相半，总由不知变通之精义，所以愈密而愈疏也。读《脉经》者，知古来谈脉之详密如此，因以考其异同，辨其得失，审其真伪，穷其变通，则自有心得，若欲泥脉以治病，以至全无把握。学者必当参于《内经》《难经》及仲景之说而贯通之，则胸中先有定见，后人之论，皆足以广我之见闻，而识力愈真。此读《脉经》之法也。（《医学源流论》）

　　仲景之学，至唐而一变。仲景之治病，其论脏腑经络病情传变，悉本《内经》；而其所用之方，皆古圣相传之经方，并非私心自造，间有加减，必有所本；其分两轻重，皆有法度；其药悉本于《神农本草》，无一味游移假借之处。非此方不能治此病，非此药不能成此方，精微深妙，不可思议。药味不过五六品，而功用无不周。此乃天地之化机，圣人之妙用，与天地同不朽者也。《千金方》则不然，其所论病，未尝不依《内经》，而不无杂以后世臆度之说；其所用方，亦皆采择古方，不无兼取后世偏杂之法；其所用药，未必全本于神农，兼取杂方、单方及通治之品。故有一病而立数方，亦有一方而治数病，其药品有多至数十味者。其中对症者固多，不对症者亦不少，故治病亦有效有不效。大抵所重专在于药，而古圣制方之法不传矣，此医道之一大变也。然其用意之奇，用药之巧，亦自成一家，有不可磨灭之处。至唐王焘所集《外台》一书，则纂集自汉以来诸方，汇萃成书，而历代之方于焉大备，但其人本非专家之学，故无所审择以为指归，乃医方之类书也。然唐以前之方，赖此书以存，其功亦不可泯。但读之者，苟胸中无成竹，则众说纷纭，群方涌杂，反茫然失其所据。故读《千金》《外台》者，必精通于《内经》、仲景、本草等书，胸中先有成见，而后取其长而舍其短，则可资我博采之益，否则反乱人意，而无所适从。嗟乎！《千金》《外台》且然，况后世偏驳杂乱之书，能不惑人之心志哉？等而下之，更有无稽杜撰之邪书，尤不足道矣！（《医学源流论》）

　　宋人之书，能发明《伤寒论》，使人有所执持而易晓，大有功于仲景者，《活人书》为第一。盖《伤寒论》不过随举六经所现之症以施治，有一症而六经皆现者，并有一症而治法迥别者，则读者茫无把握矣。此书以经络病因传变疑似，条分缕晰，而后附以诸方治法，使人一览了然，岂非后学之津梁乎？其书独出机杼，又能全本经文，无一字混入己意，岂非好学深意，述而不作，足以继往开来者乎？后世之述《伤寒论》者，唐宋已来，已有将经文删改移易，不明不贯，至近代前条辨《尚论篇》等书，又复颠倒错乱，各逞意见，互相辨驳，总由分症不清，欲其强合，所以日就支离。若能参究此书，则任病情之错综反复，而治法仍归一定，何以聚讼纷纭，致古人之书愈讲

而愈晦也？（《医学源流论》）

古之名流，非各有见地，而同根理要者，则其著述不传，即有传者，未必日星揭之。如仲景张机、守真刘元素、东垣李杲、丹溪朱震亨，其所立言，医林最重，名曰四大家，以其各自成一家言。总之，阐《内经》之要旨，发前人之未备，不相撏拾，适相发明也。仲景著伤寒方论，盖以风寒暑湿燥火六气皆能伤人，惟寒邪为杀厉之气，其伤人更甚耳！且六经传变之难明，阴阳疑似之易惑，用剂少有乖违，杀人速于用刃，故立三百九十七法，一百一十三方，所以补《内经》之未备，而成一家言者也。然所论疗皆冬月之正伤寒，若夫至春变为温病，至夏变为热病，俱未之及也，后人不解其意，乃以冬月伤寒之方，通治春夏温热之证，有不夭枉者几希矣。故守真氏出，始穷春温夏热之变，而谓六经传变，自浅至深，皆是热证，非有阴寒，盖就温热立言，即《内经》所谓必先岁气，毋伐天和，五运六气之旨，补仲景之未备，而成一家言者也。伤寒虽繁剧之症，仲景倡论于前，守真补遗于后，无漏义矣。独内伤与外感相类，而治法悬殊，东垣起而详为之辨。如外感则人迎脉大，内伤则气口脉大；外感恶寒，虽近烈火不除，内伤恶寒，得就温暖即解；外感鼻气不利，内伤口不知味；外感邪气有余，故发言壮厉，内伤元气不足，故出言懒怯；外感头痛常痛不休，内伤头痛时作时止；外感手背热，内伤手心热。于内伤之中，又分饮食伤为有余，治之以枳术丸；劳倦伤为不足，治之以补中益气汤。此即《内经》饮食、劳倦之义。又补张、刘之未备，而成一家言者也。及丹溪出，发明阴虚发热，亦名内伤，而治法又别，阳常有余，阴常不足，真水少衰，壮火上亢，以黄柏、知母偕四物而理之。此亦阐《内经》之要旨，补东垣之未备，而成一家言者也。内伤虽深危之症，东垣倡论于前，丹溪补遗于后，无余蕴矣。嗟乎！四先生在当时于诸病苦，莫不应手取效，捷如桴鼓，读其遗言，考其方法，若有不一者，所谓但补前人之未备，以成一家言，不相撏拾，却相发明，岂有偏见之弊者。不善学者，师仲景而过，则偏于峻重；师守真而过，则偏于苦寒；师东垣而过，则偏于升补；师丹溪而过，则偏于清降。譬之侏儒观伤，为识者笑。至有谓丹溪殿四家之末后，集诸氏之大成，独师其说以为极至，不复考张、刘、李氏之法，不知丹溪但补东垣之未备，非全书也。此非丹溪之过，不善学者误丹溪也。盖尝统而论之，仲景治冬令之严寒，故用药多辛温；守真治春夏之温热，故用药多苦寒；东垣以扶脾补气为主，气为阳，主上升，虚者多下陷，故补气药中加升麻、柴胡升而举之，以象春夏之升；丹溪以补气养血为急，血为阴，主下降，虚者多上逆，故补血药中加黄柏、知母敛而降之，以象秋冬之降，使仲景而当春夏，谅不胶于辛热；守真而值隆冬，决不滞于苦寒；东垣而疗火逆，断不执于升提；丹溪而治脾虚，当不泥于凉润。故知天时者，许造张、刘之室，达病本者，可登朱、李之堂。庶几不以辞害意，而免尽信书之失乎！（《医宗必读》）

或问：仲景、东垣、河间、丹溪诸书孰优？学之宜何主？曰：宜专主《内经》，而博观乎四子，斯无弊矣。……四子之书，初无优劣，但各发明一义耳。仲景见《内经》载伤寒，而其变迁反复之未备也，故著论立方以尽其变，后人宗之，传用既久，渐失其真，用以通治温暑、内伤诸证，遂致误人。故河间出而始发明治温暑之法，东垣出而始发明治内伤之法。河间之论，即《内经》五运六气之旨。东垣之说，即《内经》饮食劳倦之义。仲景非不知温暑与内伤也，特其著书未之及。河间、东垣之于伤寒，则遵用仲景而莫敢违矣。至于丹溪出，而又集诸医之大成，发明阴虚发热，类乎外感内伤，及湿热相火为病甚多，随证著论，亦不过阐《内经》之要旨，补前贤之未备耳！故曰：外感法仲景，内伤法东垣，热病用河间，杂病用丹溪，一以贯之，斯医道之大全矣。（《明医杂著》）

医道之晦久矣！明人有四大家之说，指张仲景、刘河间、李东垣、朱丹溪四人，谓为千古医宗，此真无知妄谈也。夫仲景先生，乃千古集大成之圣人，犹儒宗之孔子。河间、东垣，乃一偏之学，丹溪不过斟酌诸家之言，而调停去取，以开学者便易之门，此乃世俗之所谓名医也。三子之于仲景，未能望见万一，乃跻而与之并称，岂非绝倒！如扁鹊、仓公、王叔和、孙思邈辈，则实有师承，各操绝技，然亦仅成一家之言，如儒家汉唐诸子之流，亦断断不可与孔子并列，况三人哉！至三人之高下：刘则专崇《内经》，而实不能得其精义；朱则平易浅近，未觑本原；至于东垣，执专理脾胃之说，纯用升提香燥，意见偏而方法乱，贻误后人，与仲景正相反。后世颇宗其说，皆由世人之于医理全未梦见，所以为所惑也。更可骇者，以仲景有《伤寒论》一书，则以为专明伤寒，《金匮要略》则以为不可依以治病，其说荒唐更甚。吾非故欲轻三子也，盖此说行，则天下惟知窃三子之绪余，而不深求仲景之学，则仲景延续先圣之法，从此日衰，而天下万世夭札载途，其害不小，故当亟正之也。（《医学源流论》）

医宗四大家之说，起于明代，谓张、刘、李、朱是也。李士材辈，指张为仲景。遂谓仲景治冬月之伤寒，而不能治热病；河间详治暑热，补仲景之缺。但人知治有余之证，而不知治不足，故东垣辨外感、内伤，作《脾胃论》。然于补阳得矣，而阴亏则未及，至丹溪又主阴常不足之论。遂以四家为医宗大成。此谬论也。仲景之学，函盖诸家，《伤寒论》中已括治热病之法，《金匮》一书，又为治杂病之祖，实乃医中之圣，非后贤所企及。况时代不同，安得与之并列？抑知所谓四大家者，张盖指子和也。何以证之？证之脉因症治矣。丹溪此书，遇一证必首列河间、戴人、东垣三家之说，余无所及。其断证立方，亦皆不外是。知丹溪意中专以三家为重。《格致余论》著补阴之理，正发三家所未发。由是，攻邪则刘、张堪宗，培养则李、朱已尽，皆能不依傍前人，各抒己见，且同系金元间人，四大家之称由是而得耳。吁！古人著作，非有独得之见，不足以著千秋，往往功过相等，得失互见。读书者当融会其辞，无偏无倚，庶古人之脉可传，而思过半矣。（《医经余论》）

仲景立方之祖，医中之圣，所著《伤寒》《金匮》诸书，开启屯蒙，学者当奉为金科玉律。后起诸贤，不可相提并论。所谓四大家者，乃张子和、刘河间、李东垣、朱丹溪也。就四家而论，张、刘两家，善攻善散，即邪去则正安之义。但用药太峻，虽有独到处，亦未免有偏胜处。学者用其长而化其偏，斯为得之。李、朱两家，一补阳，一补阴，即正盛则邪退之义，各有灼见，卓然成家。无如后之学者，宗东垣则诋诃丹溪，宗丹溪则诋诃东垣，入主出奴①，胶执成见，为可叹也。殊不知相反实以相成，前贤并非翻新立异。即发热一症而论，仲景谓凡热病者，皆伤寒之类也。故有桂枝、麻黄等汤，以治外感之发热。至内伤之症，东垣则以甘温治阳虚之发热，丹溪则以苦寒治阴虚之发热，各出手眼，补前人所未备。本随症治症，未尝混施。乃宗东垣者，虽遇阴虚发热，亦治以甘温，参、芪不已，甚而附、桂。宗丹溪者，虽遇阳虚发热，亦治以苦寒，参、麦不已，甚而知、柏。此尚何异于操刃乎！非东垣、丹溪误人，不善学东垣、丹溪，自误以误人也。吾愿世之学者，于各家之异处，以求其同处，则辨症施治，悉化成心，要归一是矣。(《医醇賸义》)

仲景以后，推四大家者，张、刘、李、朱是也。人谓四子之书，可补仲景之未备，余谓四子只得仲景之一隅。如张子和主治吐，即仲景栀豉汤、瓜蒂散之意也。刘河间主治火，即仲景白虎汤、泻心汤之意也。李东垣重脾胃，非即仲景之建中、理中汤之义乎？朱丹溪专滋阴，非即仲景之猪苓、复脉汤之义乎？四子各守一偏，岂若仲景之时中，其攻补温凉，无可无不可哉？至云仲景《伤寒论》，独为伤寒而作，非治杂症。试观其中表里、寒热、虚实、阴阳诸法全备，杂症俱可仿之为则，虽代有名贤杂症诸书，不过引而伸之，触而长之，谁能出其范围？后学果能熟读揣摩，则治杂症思过半矣。推而广之，并可统治男妇小儿一切杂症。所谓遵仲景之法，不必执仲景之方，是在乎神而明之耳！医中之圣，生民以来，未有如仲景者也。后来诸贤，孰不当在弟子之列。

四子只得仲景之一隅，惟仲景独得其全体。如孔子之时中，无可无不可，比喻确当。至引方据论，更为明显。玉蟬读(《医法心传》)

寒之为气，虽截然与热对峙，而其伤人也，则随人虚实而为病。其人实，则寒不能深入，但著于皮肤，而闭其腠理，即不得不热；其人虚，则寒无所隔碍，遂过乎肌表而达于脏腑，即不得不寒。苟取《素·风论》之旨绎之，即知仲景方论寒热杂见之故矣。若《素·热论》人伤于寒，则为病热云云，乃专主寒邪在经之常法，以答篇首六七日之问，不兼直中言，与仲景为寒字尽致者义别。河间泥此，遂谓伤寒有热无寒，概指通脉、理中等症，为得之寒药误下，非惟厚诬仲景，并误会《内经》也。寒之乘也，猛于他气，故例曰：其伤于四时之气，皆能为病。以伤寒为毒者，以其最成杀厉之气也。河间乃谓温热凉寒，皆取伤寒而分其微甚，是以伤寒为四气病统称，岂其然乎？寒之藏也，历春至夏，则阳气大泄，而不能复留，故例止云寒毒藏于肌骨，至春变为温病，至夏变为暑病。河间乃续之曰：秋变为湿病，冬变为正伤寒。如此任意增改，其不足与语伤寒也明矣。(《研经言》)

有谓刘守真长于治火，斯言亦未知守真所长也。守真高迈明敏，非泛常可俦，其所治多在推陈致新，不使少有怫郁，正造化新新不停之意。医而不知此，是无术也。

---

① 入主出奴：语出韩愈《原道》"入者主之，出者奴之"。本谓崇信一种说法，以自己所信奉的为主，以所排斥的为奴。后因以指持有派别上的成见。

此王海藏之言。海藏乃东垣高弟，尚推毂①如此，则其邃学可知。且其所撰《原病式》，历揭《素问》病机一十九条，而属火者五。又觇人心好动，诸动属火。夫五行具于人身者各一，惟火有君有相，由此病机属火者多也。《原病式》特为病机而发，故不暇论及其余。若所著《保命集》二卷，治杂证则皆妙绝矣。然则谓守真长于治火者，其真未知守真所长者乎！（《医旨绪余》）

近世论医，有主河间刘氏者，有主易州张氏者。盖张氏用药，依准四时阴阳升降而增损之，正《内经》四气调神之义，医而不知此，是妄行也；刘氏用药，务在推陈致新，不使少有怫郁，正造化新新不停之义，医而不知此，是无术也。然而主张氏者，或未尽张氏之妙，则瞑眩之药，终莫敢投，至失机后时而不救者多矣；主刘氏者，未悉刘氏之蕴，则劫效目前，阴损正气，遗祸于后日者多矣。能用二家之长，而无二家之弊，则治法其庶几乎！（《此事难知》）

医家雅议李东垣善于内伤，而虚怯非其所长，故有补肾不若补脾之语。窃谓肾主阖辟，肾间原气，人之司命，岂反轻于脾胃哉？盖病有缓急，而时势有不同，东垣或以急者为首务也。彼当金元扰攘之际，人生斯世，疲于奔命，未免劳倦伤脾，忧思伤脾，饥饱伤脾，何莫而非伤脾也者。《内经》曰：脾胃者，仓廪之本，营之居也。又曰：五脏六腑，皆禀受于脾胃。脾胃一伤，则脏腑无所受气，故东垣惟孜孜以保脾胃为急。彼虚怯伤肾阴者，乃燕居安闲，淫胜之疾，又不可同日而语也。不则《内外伤辩惑》与《外科精义》及《兰室秘藏》等书，皆治杂证者，岂止内伤已哉？此可以观矣。（《医旨绪余》）

东垣论饮食劳倦，为内伤不足之症，治用补中益气汤。《溯洄集》中又论不足之中，又当分别饮食伤为有余，劳倦伤为不足。予谓伤饮食而留积不化，以致宿食郁热，热发于外，此为有余之症，法当消导，东垣自有积术丸等治法，具见饮食门矣。其补中益气方论，却谓人因伤饥失饱，致损脾胃，非有积滞者也，故曰宜用补药。盖脾胃全赖饮食之养，今因饥饱不时，失其所养，则脾胃虚矣。又脾主四肢，若劳力辛苦伤其四肢，则根本竭矣。或专因饮食不调，或专因劳力过度，或饮食不调之后加之劳力，或劳力过度之后继以不调，故皆谓之内伤元气不足之症，而宜用补药也。但须于此四者之间，审察明白，为略加减，则无不效矣。（《明医杂著》）

尝观夫东垣李氏所著《内外伤辨》，有曰外伤风寒客邪有余之病，当泻不当补；内伤饮食劳役不足之病，当补不当泻。自此论一出，而天下后世始知内外之伤有所别，而仲景之法不可例用矣。其惠也，不其大哉！虽然，夷考其言，犹或有可疑者，不敢讳佞，潜用条之。如曰夫饮食劳倦伤而内热者，乃阴火乘其坤土之位，故内热以及于胸中也。又曰：《内经》有云劳者温之，损者益之，惟宜温药以补元气而泻火邪。《内经》曰温能除大热，故治之必温药乃可耳！又曰饮者无形之气，伤之则宜发汗、利小便，使上下分消其湿；食者有形之物，伤之则宜损其谷，其次莫如消导。若此者，皆不能使人无疑者也。谨按《素问·调经论篇》云："帝曰：阴虚生内热，奈何？岐伯

---

① 推毂（gǔ 古）：推车前进。比喻推荐人才。

曰：有所劳倦，形气衰少，谷气不盛，上焦不行，下脘不通，胃气热，热气熏胸中，故内热。"嗟夫！此内伤之说之原乎？请释其义如左：夫人身之阴阳，有以表里言者，有以上下之分言者，有以气血言者，有以身前身后言者，有以脏腑言者，有以升降呼吸之气言者，余如动静、语默、起居之类甚多，不必悉举。此所谓阴虚之阴，其所指与数者皆不同。盖劳动之过，则阳和之气皆亢极而化为火矣。况水谷之味又少入，是故阳愈盛而阴愈衰也。此阴虚之阴，盖指身中之阴气与水谷之味耳！或以下焦阴分为言，或以肾水真阴为言，皆非也。夫有所劳役者，过劳属火也；形气衰少者，壮火食气也；谷气不盛者，劳伤元气则少食而气衰也；上焦不行者，清阳不升也；下脘不通者，浊阴不降也。夫胃受水谷，故清阳升而浊阴降，以传化出入，滋荣一身也。今胃不能纳而谷气衰少，则清无升而浊无降矣。故曰上焦不行、下脘不通。然非谓绝不行、不通也！但比之平常无病时，则胃之不行、不通耳！上不行、下不通则郁矣，郁则少火皆成壮火。而胃居上焦、下脘两者之间，故胃气热，热则上炎，故熏胸中而为内热也。东垣所谓劳役形体、所谓饮食失节而致热者，此言正与调经论篇之旨相合，固宜引此段经文于《内外伤辨》以为之主，而乃反不引此，却谓阴火乘土位，故内热及胸中。此不能无疑者也。夫"阴火"二字，《素问》《灵枢》《难经》未尝言，而东垣每每言之。《素问》止有"七节之傍，中有小心"二句，而刘守真推其为命门，属火不属水，引《仙经》心为君火、肾为相火之说以为之证，然亦不以阴火名之。是则名为阴火者，其东垣始欤！窃意内热之作，皆非阴火也，但气有郁则成热耳！虽曰心为君火，君不主令，然《素问》所叙诸病之属热者甚众，皆君火病也，岂君火不能为病，而真欲纯归之于阴火乎？《至真要大论》云劳者温之，损者益之，夫劳则动之太过，而神不宁矣，故温之。温也者，养也。温之者，所以调其食饮，适其起居，澄心息虑，从容以待其真气之复常也。《礼记》所谓"柔色以温之"，此"温"字正与此同。或以药扶助之，亦养也。今东垣乃以温为温凉之温，谓宜温药以补元气而泻火邪，又易"损者益之"为"损者温之"，又以"温能除大热"为《内经》所云，而遍考《内经》，并无此语。此亦不能无疑者也。然温药之补元气、泻火邪者，亦惟气温而味甘者斯可矣。盖温能益气，甘能助脾而缓火，故元气复而火邪熄也。夫宜用温药，以为内伤不足之治则可，以为"劳者温之"之注则不可。《阴阳应象大论》所谓"形不足者，温之以气"，其温字亦是滋养之义，非指温药也。夫形不足，乃阳虚而不充。气者，药之气也。药有气厚气薄，味厚味薄。味厚者属阴而滋精，气厚者属阳而滋形。今以药之气厚者滋阳，不兼乎？故曰："形不足者，温之以气。"虽以药温养之，亦未尝不兼乎调食饮、适起居与澄心息虑也。"温"字固其二意，然终不可视为温凉之温。苟以补之、除之、抑之、举之、散之等语，比类而观焉，则其义自著矣。夫金木水火土，运于天地也，则无形质之可观，其丽于地则有形质矣。金木土水者，有形有质者也，火者有形而质不实者也。酒性虽热，体同于水。今东垣乃谓"饮者，无形之气"，此亦不能无疑者也。既待发汗、利小便以去之，其可谓之无形之气乎？且劳倦伤、饮食伤二者，虽俱为内伤，然不可混而为一。《难经》所谓饮食劳倦则伤脾者，盖谓脾主饮食，而四肢亦属脾，故饮食失节，劳役四肢，皆能伤于脾耳，非谓二者同类而无辨也。

夫劳倦伤、饮食伤，虽与风、寒、暑、湿有余之病不同，然饮食伤又与劳倦伤不同。劳倦伤，诚不足也；饮食伤尤当于不足之中，分其有余、不足也。何也？盖饥饿不饮食与饮食太过，虽皆是失节，然必明其有两者之分，方尽其理。节也者，何无不及、无太过之中道也。夫饥饿不饮食者，胃气空虚，此为不足，固失节也；伙食自倍而停滞者，胃气受伤，此不足之中兼有余，亦失节也。以受伤言则不足，以停滞言则有余矣。惟其不足，故补益；惟其有余，故消导；亦有物滞气伤，必补益、消导兼行者；亦有物暂滞而气不甚伤，宜消导独行不须补益者；亦有既停滞，不复自化，不须消导，但当补益或亦不须补益者，洁古枳术丸、东垣橘皮枳术丸、木香枳术丸之类，虽曰消导，固有补益之意存乎其间。其他如木香匀气丸、导气枳实丸、大枳壳丸之类，虽无补益，然施之于物暂滞、气不甚伤者，岂不可哉？但不宜视为通行之药耳！且所滞之物，非枳术丸之力所能去者，亦安可泥于消导而不知变乎？故备急丸、煮黄丸、感应丸、瓜蒂散等之推逐之，洁古、东垣亦未尝委之而弗用也。故善将兵者，攻亦当，守亦当；不善者，则宜攻而守，宜守而攻，其败也，非兵之罪，用兵者之罪耳！观乎此，则知消导、补益、推逐之理矣。若夫劳倦伤，则纯乎补益，固不待议，虽东垣丁宁告戒，然世人犹往往以苦寒之剂，望除劳倦伤之热，及其不愈而反甚，自甚而至危，但曰病势已极，药不能胜耳。医者、病者主病者一委之天命，皆懵[1]然不悟其为妄治之失也。呜呼！仁人君子能不痛心也哉！夫东垣，先哲之出类者也，奚敢轻议！但恨其白璧微瑕，而或贻后人差毫厘谬千里之患，故不得不僭逾耳！知我者，其鉴之。（《医经溯洄集》）

丹溪先生治病，不出乎气、血、痰，故用药之要有三：气用四君子汤，血用四物汤，痰用二陈汤。又云：久病属郁，主治郁之方，曰越鞠丸。盖气、血、痰三病，多有兼郁者，或郁久而生病，或病久而生郁，或误药杂乱而成郁。故余每用此方治病肘，以郁法参之。气病兼郁，则用四君子加开郁药。血病、痰病皆然。故四法者，治病用药之大要也。丹溪又云：近世治病，多不知分气血，但见虚病便用参、芪，属气虚者固宜矣，若是血虚，岂不助气而反耗阴血耶？是谓血病治气，则血愈虚耗，甚而至于气血俱虚。故治病用药，须要分别气血明白，不可混淆。（《明医杂著》）

余观近世医家，明理学者，宜莫如丹溪，虽倡阳有余阴不足之论，其用意固有所在也。盖以人当承平[2]，酗酒纵欲，以竭其精，精竭则火炽，复以刚剂，认为温补，故不旋踵，血溢内热，骨立而毙，与灯膏竭而复加炷者何异？此阳有余阴不足之论所由著也。后学不察，概守其说，一遇虚怯，开手便以滋阴降火为剂，及末期卒声哑、泄泻以死，则曰丹溪之论具在，不知此不善学丹溪之罪，而于丹溪何尤？丹溪为许文懿高弟，学原考亭，其认病最真，而投剂最确。观其治许文懿之病及疼风十三症，可概见矣。功首罪魁之言，余尝为冤之！昔荀卿喜为高论，而李斯祖之以祸天下，则报仇行劫之说著矣。大都前哲立论，必有定见，调施经权，必合宜适，彼执方而不达变者，

---

① 懵：糊涂；无知。
② 承平：相承平安之意。

反为丹溪累也。余故不惜牙颊辩之。(《医旨绪余》)

张戴人医亦奇杰也，世人不究其用意，议其治疾惟是攻击，即明理如丹溪《格致余论》，亦讥其偏。丹溪之说出，益令人畏汗、吐、下三法如虎，并其书置之不与睫交，予其冤之！予惟人之受病，如寇入国，不先逐寇，而先拊循①，适足以养寇而扰黎元②也。戴人有见于是，故以攻疾为急。疾去而后调养，是以靖寝安民之法矣。彼仲景麻黄、瓜蒂、大承气，非致攻击急剂哉？审缓急而用之，此仲景意也。盖医难于认病，而不难于攻击、调补。戴人特揭其难者言之也。丹溪引《内经》"邪之所凑，其气必虚"为论，乃遗下文"留而不去，其病为实"一句；引"精气夺则虚"，又遗"邪气盛则实"一句；引"虚者，正气虚也"，又遗"实者，邪气实也"一句。摭其可议戴人为言，而于戴所急，略而不采。丹溪且若此，余又何怪哉？且戴人名其书曰《儒门事亲》，岂有儒者事亲而行霸道以害其亲者哉？必不然矣。譬彼武王伐殷，先悬纣于太白，而后散财发粟；汉高入秦降子婴，而后约法三章。彼拘拘然进调补而攻击，是犹治国专用赏而不用罚也。则舜讨凶而尼父诛卯，为多事哉！予因著于篇，以为戴人辨白。(《医旨绪余》)

丹溪谓人身阴不足，景岳谓人身阳不足，君以为孰是？余曰：人身一小天地，试以天地之理论之，阴阳本两平而无偏也，故寒与暑为对待，昼与夜为对待。然雨露之滋，霜雪之降，皆所以佐阴之不足而制阳之有余。明乎此，则朱、张之是非判矣。(《潜斋医话》)

王叔和之次仲景论也，有义有例，各以类从，无可议者。成氏即用其本，故与《玉函经》次同。其六经六篇，又与《千金翼》次同。由晋而唐而宋，即此本、即此次也。何自明以来，诸家竟以颠倒移易为能哉？夫成氏至八十岁始注此书，则见闻广，阅历深，宜其辨别之精若此。然于脉证方药则当，而于章节义例则疏。如六经篇首，不注明太阳、阳明等之谓何？与太阳诸症独举头项强痛恶寒以为端，阳明诸症独举胃家实以为端之义云何？若《平脉法》寸口跌阳两脉迭举，经意自有所指，成则各分段随文以注之，使读者茫然不知其何谓。凡此皆成氏之疏。欲穷经者，尚须参考《病源》《千金》等书以自得之，勿墨守一家也。(《研经言》)

轲氏云：仲景之书，撰同《素问》。《皮部论》云：阳主外、阴主内。故仲景以三阳主外，三阴主内。又曰：在阳者主内，在阴者主出，以渗于内。故仲景又以阳明主内。少阴亦有反发热者，故仲景于表剂中用附子，是因其渗也。又曰：少阴之阴，名曰枢儒，其入于经也，从阳部注于经；其出者，从阴内注于骨。故仲景制麻黄附子汤，治发热，脉沉，无里症者，是从阳部注经之意也；制附子汤，治身体骨节痛，手足寒，背恶寒，脉沉者，是从阴内注于骨之义也。按《内经》所谓阳主外、阴主内者，是言阳明之阳，以阳明为阳之阖，故出则从阳而主外，入则从阴而主内也。所谓在阳者主内，在阴者主外，以渗于内者，是言少阳之阳，以少阳为枢机之地，故在阳者其用反

---

① 拊循：安抚；抚慰。
② 黎元：众民。黎，黎民。元，老百姓。

从阴而主内，在阴者其用反从阳而主出，以渗于内。渗于内，如便液之属，盖从内出外之意也。少阴亦枢机之地，故其入者反从阳而注于经，其出者反从阴内注于骨也。此《皮部论》之义，轲氏似此援引，未尽的确。（《医学读书记》）

钱塘吕搽村司马震名，官湖北，有政声，忽动归思，侨居吴门，为人治疾多获效。潘太史遵祁病瘅，服茵陈汤不效，服平胃散又不效，脘中若藏井底泥，米饮至前辄哕。吕诊之曰：湿固是已，此寒湿，宜温之。与五苓散加附子，药下咽，胸次爽然。方氏子伤寒疾，议用牛黄清心丸。吕曰：邪在腑，上蒙心包，开之是揖盗也，宜急下存阴。投以犀连承气汤，一服病愈。叶氏女周岁，遘疾将殂，仰卧，胸膈如阜，呻吟拒按。吕曰：此结胸也。服小陷胸汤立效。吕酷好医书，遍览百家，而一以仲景为宗。尝言仲景伤寒立法，能从六经辨症，则虽繁剧如伤寒，不为多歧所误，而杂症即一以贯之。其为医也，问、切精审，不杂一他语，立方必起草，阅数刻始安。一家有病者数人，一一处之无倦容，暇辄手自撰论，阐发仲景之学，著有《伤寒寻源》行于世。（《冷庐医话》）

邹润安对于仲景《伤寒论》，有真确之认识。从前注《伤寒论》的，都如宋儒之说理，说来话去，非不头头是道，终嫌近乎理想，未曾脚踏实地。只有邹润安用经学的眼光，揭破伤寒底蕴。邹润安确是《伤寒论》注家之一大改良者。他的议论，是论药、论方、论病，各有界限。第方以一味出入，而所主迥绝，以罗列殊致，而治效略同，不从异同阐抉，何明药性之底蕴？病有丝毫变异，顿别阴阳，有寒热互陈，须娴操纵，不执两端究诘，如何识处方之化裁？以是篇中每缘论药，竟直论方，并成论病，观此就可以知道邹先生学说了。先生的《伤寒通解》我虽不曾看过，读了《本经疏证》，我已经非常的满意。（《士谔医话》）

中医对于内损吐血，从来没有稳妥治法。只有元末明初，苏州出了一位葛可久先生，对于内损症，研究有素，因证立方，定出治法。虽然先生的方书，托诸神仙，多少总带点子神话，但是十首方子，先后次序，一丝不乱，药之配合，方之组织，大有巧思，不愧为名作。那葛可久可以算是内损症的改良家。（《士谔医话》）

世间真虚损少，假虚损多；自患虚损者少，做成虚损者多。歙南吴师朗有鉴于此，著《不居集》一书，取《易传》变动不居义，而名其书也。书分上下二集：上集内损，以阴阳五脏内亏立论；下集外损，以六淫外入似损非损立论。盖缘内外不分，真假莫辨，印定滋阴降火之一法，以治无定万变之病情，不虚而做成虚，不损而做成损，良可浩叹！是书纠谬绳愆，独开生面，厥功岂不伟哉！惜其论治立方，铺排门面，无甚精义可咀嚼，窃恐仿其法而施治，未须的有效验。然能唤醒病家、医家，俾共知有外损之一途，不徒从事于蛮补，由是深思其故，神而明之，则此书安可不读？师朗名澄，其自序在乾隆四年，刊书在道光十五年。（《存存斋医话稿》）

钱塘赵恕轩，名学敏，一字依吉，撰利济十二种。其串雅一种，书分内、外两编，类皆草泽医所传诸方法，世所谓走方，手持虎刺，游食江湖者是也。虎刺一名曰虎撑，以铁为之，形如环盂，虚其中窍，置铁丸周转，摇之有声。相传始于宋，李次口行山，逢虎啮刺于喉，求李拔，置此器于虎口，为拔去之。其术乃大行，流传至今。其术治外以针刺蒸灸，治内以顶串禁截，取其速验，不计万全。药上行者曰顶，下行者曰串；顶药多吐，串药多泻。顶串而外则曰截。截，绝也，如绝害然。走医以顶、串、截为三大法，末流安定有九顶十三串七十二截等目外，又有九种十三根等法，能拔骨髓诸毒外出。然不肖疡科，每窃以取利，种毒留根，变小成大，为害不浅。又有禁法。禁法之大，莫如水法；次则祝由，近于巫觋。且有变病法，如约脾丸中用木瓜露以闭溺窍，掩月散中用鲤脊鳞以遮瞳神，取贝母中之丹龙睛以弛髓脉，剔刺猬中之连环骨以缩骨筋。外科则用白朱砂以种毒，蛇蕈灰以种疮。即九种十三根之类。更有合扁豆膏以留疟，曼陀酒以留癫，甚则醉兽散之可以病马牛，金针丸之可以困花木，种种不仁，愈降愈甚，良由操技不精，欲藉此遂其罔利之心耳！恕轩取其所授为芟订之，名曰《串雅》。不欲泯其实，并不欲矫奇，而俾归于雅也。且谓此书虽尽删其不经之法，而不能尽绝其传。故述其大概，如是业医者，不可不知！《串雅》中方多有散见于诸书者，《内编》首列韩飞霞黄鹤丹、青囊丸，推为游方之祖方云！（《存存斋医话稿》）

予尝以所阅医书，配以儒书。如《内经》，儒书之五经也；仲景《伤寒论》《金匮玉函》，儒书之四书也。汉以后医书虽多，皆不甚醇正，惟喻嘉言发挥仲景之书，精微博大，奥义毕宣，儒书中之朱注也。虽有柯氏出其后，意欲抹煞喻氏，以炫其书，亦如朱注之后，有吹毛求疵、妄肆讥评者，究何能灭朱文正而行其说耶！予所以心悦诚服于喻氏也。惟其书独详于《伤寒》《金匮》，欲为仲景后之一人。其《医门法律》，于杂症颇略，幸有《冯氏锦囊》，书称美备，议论深醇，且其书于幼科尤为精细，为钱仲阳所不及。即如痘症一门，予尝本之以治家中痘症，皆万全无弊，时下幼科所未尝见也。予故于喻氏外，又推重冯氏，而欲后入学之也。（《知医必辨》）

吴又可以"温"作"瘟"，竟谓古书无"瘟"字。不知温病古人未尝无书，仲景先师现有温病上、中、下三篇，至刘河间《原病式》，大率皆言温病。其余论温症者，不可枚举，治温之方，亦不可枚举。所谓温者，大抵六淫之气，人感之而化为温热时邪是也。至论瘟疫，却无专门。吴又可当兵荒之际，瘟疫传染，欲另辟一书以济世，何不可有功于医？惜以温为瘟，字义不清，意在论瘟而说在于温。惟急下一说，合乎温症，其他论说，无非时邪之温病，混时邪于瘟疫，其贻害匪浅。时邪无时不有，瘟疫轻易不见。果系瘟疫，初病即有臭气触人，时邪初起则不然，必数日传至阳明腑症，或有气味，然亦只作腐气，不作尸气。瘟疫初发，即作尸气，轻则盈床，重则满室，诚非急下不可。若系时邪，或感风寒，或系暑湿，或系燥火，或由太阳而入，或由口鼻而入，仍当按经施治，岂可以"下"字蔽之乎？后戴麟郊《瘟疫明辨》，较胜于吴又可之论，惟重用下法，书中有二语云："伤寒下不厌迟，时邪下不厌早。"则大有语病，若改为"瘟疫下不厌早"则得矣。至又可达原饮一方，最属夹杂不清。若症属寒邪，何以用黄芩、知母？症属热邪，何以用草果、厚朴？其意固以为热也，行将下其热，何又助其热？芩、芍、知母之凉，恐难敌草果、厚朴之燥烈。若云非此不能达膜原，夫膜原近在阳明胃经，达之之药甚多，方欲急下其热，何必用此燥烈达之也？且从不闻草果、厚朴为达膜原之品也。吴又可一书，卑卑不足道，原可置之勿论，奈为其所误者，几于相习成风，害人而不知悔，非吴氏之流毒哉？予故不得不明辨而深斥之。

吴又可书二卷，中有正名一条，因其温、疫二字，只用温字，不用瘟字，以为后人添设，只要称为疫而已。不知瘟、疫二字，义本有辨。瘟属阳毒，疫属阴毒，不得概称热症也。道光五年，人行疫气，但服人热药则生，不及服则死，俗谓之麻脚瘟，其实寒症也，阴毒也。十二年大行瘟症，得病即壮热非常，神糊妄语，甚则发狂，稍服燥药，立见致命，服犀角地黄汤则愈，此瘟症也，阳毒也。此二年中《瘟疫论》之方，无所用之。吾故曰又可之书，义理粗率，不求精详也。如云临症悉见温疫，伤寒百无一二，有是理乎？既以温疫为热症，以三承气汤为主治，何又先用达原饮耶？经云：冬伤于寒，春必病温。又云：冬不藏精，春必病温。内因外因，皆有温症，但可谓之温，不可谓之瘟，然则瘟疫之瘟，亦不得谓之温也。

或问时邪未尝无瘟症，如大头天行，虾蟆瘟等症，不亦谓瘟疫之类乎？然此等瘟症，究属时邪，非不兵荒之后，死亡相继，尸气化为厉气而行瘟也。其治法不离乎东垣先生普济消毒饮。设又可遇此，亦能用达原饮耶？亦能三承气汤下之耶？

或问时邪盛行之时，亦有逢人传染，似乎瘟疫者，究系六淫之气，而非兵荒之后，厉气所冲，见症即当用下者也。《景岳全书》亦有瘟疫一门，而施治之方，无异时邪，他书亦未尝无论瘟疫者，而亦治同时邪。若有高明，于伤寒外定为时邪一门，于时邪外定为时邪之瘟疫一门，于时邪之瘟疫外另定天地厉气所中真正瘟疫一门，如此分门别类，按症施治，自可无讹。惜古无是书，致吴氏混瘟疫于伤寒，谓所医之症，止见瘟疫，不见伤寒。殊不知伤寒与瘟疫，风马牛不相及，何可相提而并论也！（《知医必辨》）

近人吴鞠通著《温病条辨》，发明四时之病，伤寒少而温病多。如春曰风温，夏曰湿温、曰暑温，秋曰伏暑、曰秋燥，冬曰冬温。其症多从手太阴肺经受病（按此即邪从上焦入，说见下条），与伤寒邪从足太阳入者迥异，忌大汗大下，多用加减银翘散之类。此与明季吴又可著《温疫论》，谓疫邪率在膜原，专用达原饮及重剂大黄，俱为一得之论，间亦中病，而未可尽奉为圭臬[1]也。（《餲塘医话》）

近有淮阴吴鞠通先生，名瑭，著《温病条辨》一书，宗叶氏大意，从河间分三焦立法，引经正名，分晰伤寒、温病之异，多有发明。其提纲云：凡病温者，始于上焦，在手太阴。此即叶氏所云温邪上受，首先犯肺之旨也。但将风温、温热、瘟疫、冬温并为一类，而曰初起恶风寒者，桂枝汤主之，不恶寒而渴者，均主以银翘散。以瘟疫改作温疫，仍古体也。又谓吴又可《瘟疫论》未著，而达原饮一方，过于削伐，甚谬！予按此论，不能允当。若又可立法虽偏，其达原饮一方，犹为恰当，不可非之。何故？盖风温为轻清之邪，从皮毛口鼻而入。鼻为肺窍，皮毛肺之合也，故肺先受伤。人感虚风贼邪，而当温暖之候，即成风温之病，四时皆有，温重即热病也，故如温热、冬温等名，皆可以风温二字括之，不必另分名目，以省繁惑。惟春为风木司令，而气候温暖，故风温较三时为多耳！若瘟疫一证，由五运六气主客流行，克贼偏驳所致。如

---

① 圭臬：圭，测日影器；臬，射箭的标的。合指事物的准则。

《六元正纪大论》所云：辰戌卯酉丑未巳亥等岁，或云民厉温病，或云厉大至，民善暴死等，即后世所称瘟疫也。古无"瘟"字，"温""瘟"义同。所谓厉者，状其气之凶暴，病之危速，或因秽污之气，与时令之邪蕴酿而成，故方书又有温毒之名，亦即温厉之意。曰毒、曰厉，总形其邪之恶耳！是以瘟疫一证，病势甚重，初起即厚苔满舌，邪伏膜原，盘踞深固，须达原饮，始能开浊结，使之转化，故又可有九传之说。历叙证状甚明，而与风温大有不同，非轻药所宜。且叶氏所云温邪犯肺，正指风温而言，故肺先受伤。今观银翘散方，亦轻清开肺治风温之药，以之治瘟疫，则病重药轻，疫邪结于膜原，而用开肺之法，则病深法浅，皆非所宜矣。况桂枝汤本治风寒之方，用治风温已不甚合。若瘟疫初起，或有恶寒，多因浊邪内结，营卫气壅，表阳不宣之故。即使外有微寒，而以达原饮开其内结，使营卫气通，内邪外达，则微寒亦散，恶寒自除，岂可用姜桂之辛热，更助热邪，甘、芍、大枣之甘温，反壅气机乎？可知银翘、桂枝两方，均不可以治瘟疫。斯则鞠通辨证未清，立法不当，非又可之方不善也。

又上焦篇化斑汤下方论之后曰：按吴又可有托里举斑汤，不言疹者，混斑疹为一气也。考温病中发疹者，十之七八，发斑者十之二三。盖斑乃纯赤，或大片，为肌肉之病；疹系红点高起，麻痦痧皆一类，系血络中病也。观此益见鞠通将瘟疫、风温混而不辨，并非又可不分斑疹也。盖风温以轻清之邪，伤肺家轻清之脏，故起初发热、咳嗽、喉疼、胸痛、颅胀，皆轻邪在上也。舌无苔，或有微薄黄白苔，而内无浊结也。如邪郁不解，热入血络而成疹子，疹者，手太阴肺病也。若再不解，则逆传心胞，而变神昏痉厥之危证矣。以其邪由肺入，虽传心胞，热在血脉，与胃之主肌肉者无干，故风温之邪，但有疹而不成斑也。若瘟疫者，秽浊之邪客于膜原，膜原在肺之下、胃之上，故舌苔厚滞，以浊邪壅蔽胃口，胃热郁而成斑，故斑为足阳明胃病也。如膜原之邪由肺外达，则其结已开，邪已化，必作汗而泄，故瘟疫之邪，但有斑而不成疹也。吴又可所论瘟疫，以未见有疹，故不言疹，并非将斑疹相混也。如果瘟疫又兼风温，则斑疹互现，偶或有之。然膜原在里，邪结膜原，须用重药以开里结，则表气亦通，斑化而疹自消。倘用轻药，清肺治疹，则里结不开，疹亦难化，非其法矣。若风温之邪，不兼内浊，非瘟疫证，则发斑者十无一二。故鞠通言温病发疹十之七八者，实为风温，而非瘟疫，岂得与又可之论相混哉？又可混称一切温病为瘟疫，是指鹿为马，鞠通又将瘟疫作风温而治，是以马为鹿，其失均也。且经云：冬伤于寒，春必病温。此以伏寒化热，乘春阳上升而发为温病，故名春温，仲景所云发热而渴，不恶寒者为温病是也。以其内热，故初病即渴；以邪非外感，故不恶寒。与风温之邪由外感者，又为不同。鞠通亦不辨析论治，各证源流未清，故立法不能尽当也。

又上焦篇论温疟一条曰：骨节疼烦，时呕，其脉如平，但热不寒，名曰瘅疟，桂枝白虎汤主之。此虽本于《金匮》之文，但其自注云：阴气先伤，阳气独发，故但热不寒，令人消烁肌肉。又次条论瘅疟曰：但热不寒，或微寒多热，舌干口渴，此乃阴气先伤，阳气独发，名曰瘅疟，五汁饮主之。以上两条，一论温疟，一论瘅疟，乃同云阴气先伤，阳气独发，两证无所区别，互相牵混。按《内经》云：先伤于风，而后伤于寒，故先热而后寒，名曰温疟。又曰：阴气先伤，阳气独发，故但热而不寒，令人消烁肌肉，名曰瘅疟。是温、瘅两疟，因既不同，现证各异，而有内伤、外感之分。《金匮》论瘅疟，文与《内经》同；论温疟，稍有简异，亦不与瘅疟牵混。盖《内经》论病源，《金匮》论治法，文虽不同，意不相远。鞠通将瘅疟经文作温疟注解，两证牵混不分，岂未读《内经》疟论耶？又如下焦篇有一条云：秋湿内伏，冬寒外加等语，牵引经文作证，尤乖义理。予另有《素问辨疑》一篇，再清明者鉴定何如？（《医门棒喝》）

夫《石室秘箓》一书，乃从《医贯》中化出。观其专于补肾、补脾、舒肝，即《医贯》之好用地黄汤、补中益气汤、枳术丸、逍遥散之意也。彼则补脾肾而不杂，此又好脾肾兼补者也。虽然，此乃读书多而临症少，所谓文字之医也。惟恐世人不信，托以神道设教，吾惧其十中必杀人二三也。何则？病之虚者，虽十中七八，而实者岂无二三！彼只有补无泻，虚者自可取效，实者即可立毙，岂非十中杀人二三者乎？夫产后属虚，谁不知之，至复感外邪，则火多于寒，胎前诸症亦然，彼皆用附、桂、参、术；类中之症，阴虚多于阳虚，彼动用三生饮；感寒人参难于轻投，彼则恣用无忌；舌胎黄黑，非下不退，甚有屡下之者，彼惟以甘寒养阴；痘症实火多于虚寒，彼多用温补：何皆异于予之所验乎？医贵切中病情，最忌迂远牵扯。凡病毕竟直取者多，隔治者少。彼皆用隔治而弃直取，是以伐卫致楚为奇策，而仗义执言为无谋也。何舍近而求远，尚奇而弃正哉？予业医之初，亦执补正则邪去之理与隔治玄妙之法，每多不应，后改为直治病本，但使无虚虚实实之误、标本缓急之差，则效如桴鼓矣。即作文之直接了当法也。夫医人治病，须斟酌再四，使万无一错，何十中而杀二三乎？是书论理甚微，辨症辨脉则甚疏，是又不及《医贯》矣。且《医贯》若不经吕晚村先生批评，则亦不可用，而况不及《医贯》者，可善用乎？至于用药，则大胆无忌。盖治病不难于用药，而难于辨症辨脉。脉症既明，用药不远矣；若脉症不明，罔识所从，虽有妙理，安能为用？用药少差，立见杀人，况大胆无忌乎！总之，治久病及大虚之症则可，治新病及实多虚少者则不可；治直中阴寒则可，治传经外感则不可；治内伤劳倦则可，治内伤饮食则不可。种种治法，不过一补而已，何医道之易易哉？可知是书终为纸上谈兵，观之者明其理而缓其用可也。（《医权初编》）

《外科正宗》一书，近世盛行，医者信而遵之，往往用铍针①及三品一条枪②等法，误人不少。是书徐灵胎有评本，余曾从陈载庵借录一过，后许辛木又加注释，嘱余为之校正，将以救世医之弊。已付刊矣，适逢寇乱中辍，余所录之本，亦毁于兵燹。辛酉秋日，避难于东林山后，从汤欣庵借录副本，因摘录于此，俾习外科者观之，庶不为是书所误。

《正宗》云：初起未成者，用铍针当顶点入知痛处，出其恶血，通其疮窍，随插蟾

---

① 铍针：九针之一，出《灵枢·九针十二原》。其形如剑，长4寸，宽2.5分。是一种切开疮疡排脓放血的工具。

② 三品一条枪：《外科正宗》方。白砒一两五钱，明矾二两，为末，入小罐内，煅至青烟尽，白烟起，片刻，约上下通红，止火，放置一宿取出，加雄黄二钱四分，乳香一钱二分，共为细末，制成药条，插入患处。治痔漏、瘰疬、疔疮等。

酥条直至疮底见脑疽论后。评云：此必死之法，误尽苍生；其不死者，亦必卧床几月，服大补之药而后得安。《正宗》云：铍针当顶插入知痛处方止，随用蟾酥条插至孔底见神妙拔根方。又云：三日后加添插药，其根高肿作疼。评云：凡疮未成者，一见血则毒走肌伤，轻者变重，重则必死；况又插入药条，以致痛极腐烂，断无消理。此等恶法，害人不浅。然此原云阴症当用此法，乃近人不知，不论阴症阳症、轻病重病，皆用此法，杀人无算，间有愈者，皆痛苦哀号，死里逃生，乃皆奉为金科玉律，举世皆然，无人救正，岂不伤心！又评云：用此法者，我目中已见杀数十人矣，即真阴症亦不宜用，况阴症千不得一，非平塌者即为阴症也。评三品一条枪后云：此治恶毒顽疮，间有可用，近日庸医不论何疮，俱用此法，杀人无算，深为可恨！制方之人，原只用以治不知痛痒，即死肌顽肉，谁知后世恶人，竟为必用之品，不可不归咎于作俑①人也。余因思周岷帆学士患癞，为费某用三品一条枪致死见医鉴门，由于未见徐评故耳！医者专主一家之言，不知虚怀好学，博采精研，而欲免于误人也，岂可得哉！（《冷庐医话》）

读书而不临证，不可以为医；临证而不读书，亦不可以为医。苏长公有言：药虽进于医手，方多传于古人，故惟读书多，乃能辨证，亦惟多读书，始能用方。彼之不用古方者，非弃古方也，非真以古方为不可用也，直未尝见一古方耳！善用方者，且读无方之书，不执方以治病，而方自与病合，而方亦自与古合。余持此论以临人病久矣。今读京江李冠仙先生书②，而叹其能读书以临证也。喻嘉言《寓意草》，未议药先议病，自是良法。先生本之以作此书，纪其生平治验若干篇，使人心追手杭③，有可取法，而又矜平躁释，绝不以盛气凌人，此尤其高出西昌之上者也。中翰汪君药阶自京江来，携以示余，属余为之序，余校读数过，讹者正之。先生有子，盍即梓以行世，俾世人知临证者，必多读书而后能辨证，亦必读书多而后能用方。今病既皆为古人所言，不即知古方亦可为今病而用耶！余于临证亦多心得，惜不及就正于先生。而昔在京江侧闻先生重游泮水事，中年教授乡里，其门下士多有登科第者，则先生固以文名，而不徒以医传也。是为序。（《世补斋医书》）

或问近来习医者，案头无不置一《叶氏医案》。究竟其书如何？予曰：先生乃吴中之名医也。始习幼科，后学力日进，扩充其道，于内科一门，可称集大成焉。其论肝风内动，非外来之风，用和阳息风之法，发前人所未发。于暑症一门，虽宗河间，而用方工细，亦可谓青出于蓝。其于痢疾辄用温补，疟疾少用柴胡，未免美玉微瑕。其案辨证多而论脉少，夫切后于问，岂可厚非？更加胁痛用入络之品，若青葱管、新绛、旋覆、桃仁之类，腹痛用甲己化土，亦开后来无穷之秘。但欲观是书，须读张、李、刘、朱各家之说，然后探究叶氏方意所从来，庶不为无根之萍，亦免随波逐浪之诮。《友渔斋医话》）

---

① 作俑：制造殉葬用的偶像。后用以比喻首开恶例。
② 指《仿寓意草》。
③ 杬（wán）：按摩。

下篇　临证心得与治验纪实

第一章 内　　科

第一节　时　病

一、伤寒

伤寒一症，虽有《活人书》《明理论》《指掌图》《伤寒论全生集》等书，其间有论缺方、有方失论、有脉无症、有症无法者，何哉？盖缘历年既久，遗失颇多，实非仲景之全书也。后之王叔和以断简残编而补方造论，成无己以顺文注释而集成全书，所以遗祸至今而未止也。嗟乎！仲景之书失全，伤寒之病枉死。盖伤寒原无定体，或入于阳，或入于阴，入阳则太阳为首，入阴则少阴为先，故传变不一，治法不同。而其要总不越乎阴、阳、表、里、虚、实、寒、热，知八者之要，悉在浮、中、沉三脉有力无力中分辨之：有力者为阳，为实，为热；无力者为阴，为虚，为寒。若能明此八字，则仲景三百九十七法，一百一十三方，了然于胸中矣。

今之治伤寒者，一二日，不问属虚属实，使用麻黄、桂枝汤以汗之；三四日，不问在经在腑，使用柴胡、葛根汤以和之；五六日，不问在表在里，使用承气等汤以下之。致令阴阳俱病，变症蜂起。夫麻、桂两汤，仲景专为冬月正伤寒而立也。今人乃以通治非时暴寒温暑，又将传经阴症与夫直中阴症混同立论，岂不误哉？学者平时之际，须将脉症讲明，方论详审，临病之时，得心应手，则阳症、阴症之别，发汗、吐、下之宜，了然于心，确然无疑。又须如珠走盘，活泼泼地，见太阳症直攻太阳，见少阴症直攻少阴，不可泥于始太阳、终厥阴之论。仲景曰：日数虽多，有表症而脉浮者，宜汗之；日数虽少，有里症而脉沉者，宜下之。况乎仲景处方立论甚严，曰可温，曰可下，曰与下，曰急下，与夫先温其里乃攻其表，先解其表乃攻其里，切不可执定一二日宜发汗，三四日宜和解，五六日方下。更须审脉验症，辨腑定经，一一亲切无疑，方可下手。真知其表邪而汗之，真知其直中阴经而温之，桂枝、承气投之必差，姜附、理中发而必当，可谓得其纲领者也。（《医效秘传》）

伤寒之病，不外六经；欲明六经，当知其要。要者何？定其名、分其经、审其症、察其脉、识阴阳、明表里、度虚实、知标本者是也。定其名者，是定其正伤寒，或感冒与风温、温毒之类也。分其经者，是分其阳经、阴经、直中之类。审其症者，是审其阳症、阴症、表证、里证、虚证、实证、寒证、热证之原。察其脉者，是察其有力、无力及浮、沉、迟、数、弦、滑之类也。识阴阳者，审识其阳病、阴病、阳虚、阴虚之候。明表里者，是明其在表、在里或在半表半里之间。度虚实者，是度其表虚、里虚、表实、里实之病耳。知标本者，欲知其一经之中，而有标病、本病之类也。诚能若是，可谓知其要矣。既知其要，则仲景三百九十七法，一百一十三方，不出握中矣，何患症之不明，病之难愈哉？经曰：知其要者，一言而终；不知其要，流散无穷。又曰：知其要者，万举万当；不知其要，则支离破碎。犹涉海而问津，故曰伤寒要书。（《医效秘传》）

夫伤寒者，大病也。时者，圣人所不能违者也。以关乎死生之大病，而药不从时，顾不殆哉！仲景，医门之圣也。其立法造论，后之明师如华佗、孙思邈辈，莫不宗之。汉末去古未远，风气犹厚，形多壮伟，气尚敦庞，其药大都为感邪即病而设，况南北地殊，厚薄不侔，故其意可师也。其法不可改也，循至今时，千有余年，风气浇矣，人物脆矣，况在荆扬交广梁益之地，与北土全别，故其药则有时而可改，非违仲景也，实师其意，变而通之，以从时也。如是则法不终穷矣。故作斯议，条列其方，稍为损益，以从时地，俾后之医师，知所适从，庶几患斯疾者，可免于夭枉尔？（《先醒斋医学广笔记》）

注伤寒者，无虑数十家，皆以为专论伤寒之书，故恒支离附会，不适于用。公指出为统论外感之书，觉《伤寒论》之全体俱现，此与尧封[①]之见相同者。

风伤卫证全似伤寒，但时时自汗而脉浮缓，误治亦有变证；若不治，则历半月或一月，仍系本证，不见传变，投以轻剂桂枝汤，即汗敛而愈。后世所称伤风证，与伤寒大异，其见证则咳嗽头疼、鼻流清涕。徐洄溪论之极详。此证并不自汗，与桂枝毫无干涉。风温证则其人初无所苦，不过昏沉欲睡耳！初起颇似伤寒之少阴欲寐证，但脉不沉细而浮洪为异。误汗则大睡不醒而死，服辛热药与苦寒药俱若罔知，然亦必死，惟甘寒轻透之品始能愈之。此三证名虽相似而证实悬殊，医书恒互相牵引，苦难别白，总由未经身历，故言之不能亲切耳！今公以风寒属桂枝证，而以风热属伤风与风温证，眼光高前人多矣。（《重庆堂随笔》）

《伤寒论》六经，非谓病在六经也，假以为纪也已。及其施治也，皆从证而不拘焉。如后世谓某证在某经、某经传某经及误下越经传之说，皆非矣，不可从也。（《医断》）

伤寒受病之由，皆出《热论》一篇而已。皆传足经，不传手经，何也？盖伤寒病，冬月得之，足太阳膀胱经为首，次至足厥阴肝经为尾。此病惟伤北方与东方，及戌上有足阳明胃湿之专位，兼丑上有足太阴脾土之专位。盖足之六经，皆在东北之方。经云：冬伤于寒，即发者为伤寒，春发为温病，夏发为温疫，为病最重，此之谓也。仲景云：无奇经则无伤寒。缘奇经皆附足之六经，不附手经。寒邪只伤足经者，为有奇经故也。足太阳为巨阳，为老阳，又为诸阳之首，故多传变尔！太阳传阳明，谓之微邪，是水传土也，又谓之循经得度传；太阳传少阳，谓之越经传；太阳传太阴，谓之误下传；太阳传少阴谓之表里传。传变之邪，太阳为甚。复传少阴，水胜火，火胜水，

---

① 尧封：传说尧舜时开始划定我国疆土为十二州，见《书·舜典》。旧时因以"尧封"称中国的疆域。

此南北二方之变，顷刻之间，其害人也甚于太阳多矣！若辨之不早，必成不救之疾，况乱投汤药者乎！太阳传厥阴，谓之首尾传，灾害至重，不为不多矣。（《医学发明》）

今伤寒书，皆以膀胱为太阳，故有传足不传手之谬。不知太阳为巨阳，为君，为父，为经，为阳中之最尊，惟心为阳中之阳，故六经分位，首太阳，次阳明。膀胱位列下焦州都之官，必待气化而后出，不过与小肠同为受盛之器，此为经络之通行，非阴阳之大会。仲景以心为太阳，故得统一身之气血，内有五脏六腑之经隧。若膀胱者，何得外司营卫，而为诸阳主气哉？其与肾为表里，是足经相络之一义也，且表里亦何尝之有。如太阳与少阳并病，刺肺俞、肝俞，岂非以肝居胆外，为少阳之表，肺居心外，为太阳之表耶？（《六经病解》）

伤寒分立三纲：桂枝主风伤卫，麻黄主寒伤营，大青龙主风寒两伤营卫。其说始于叔微许氏，而成于中行方氏、嘉言喻氏。以愚观之，桂枝主风伤卫则是，麻黄主寒伤营则非。盖有卫病而营不病者，未有营病而卫不病者也。至于大青龙证，其立方之旨，因烦躁而独加石膏。王文禄所谓风寒并重，而闭热于经，故加石膏于发散药中者是也。若不过风寒并发，则麻黄、桂枝已足胜其任矣，何必更须石膏哉？（《医学读书记》）

伤寒者，非汗不解。盖伤寒之邪，自毫窍而入，其汗解在初起。长沙氏以桂枝、麻黄发其汗，于前论已明焉。若一误其机，则诸症百出，或可吐，或可下，或可和解，或可大黄、可芒硝、可附子之症，皆出于汗解之误治，不可不谨矣。予历年试许多之伤寒，可汗解者，十中之九，非汗解者，十中之一而已，是盖非汗解之病如是多，世医恐汗解而不解之故也。世医恐汗解如虎如狼，发汗过多，则云亡阳，或云亡津液，是以可解之邪，郁伏为坏症，遂至云附子，云芒硝，云大黄，而或竟毙，何恐汗解之至于是乎？仲景云：本太阳初得病时，发其汗，汗先出不彻，因转属阳明，是之谓也。故仲景云：自汗出而不愈者，先其时发汗则愈，宜桂枝汤；复无汗者，以麻黄汤发之。盖伤寒初起，有汗无汗，只发其汗则愈也，是长沙氏之法也。且夫汗解，非唯阳症，阴症犹且然。仲景云：少阴病得之二三日，麻黄附子甘草汤，微发汗。是阴经犹专汗解，况于阳经乎？予往往疗汗解之坏症，以长沙氏之法，得奇功不少。（《藤氏医谈》）

霜降以后，寒邪直入三阴，谓之直中伤寒，治有温热一法。若由三阳传入三阴，谓之传经伤寒，在外为寒，入内为热，按经施治，宜散宜清。而且六经传变，厥名甚多，有循经传，有越经传，有首尾传，有表里传。其症以表里传为至重，即伤寒两感症也。一日太阳与少阴同病，二日阳明与太阴同病，三日少阳与厥阴同病，以其阴阳俱病，欲汗则有里症，欲下则有表症，来势极重，辨之不早，顷刻害人。故《内经》、仲景皆云必死，并不言所治法。愚窃谓两感症外寒内热，即冬温症又感重寒而发者，随其邪之轻重，按症施治，未必绝无挽回。吴鹤皋曰：易老制大羌活汤，用羌活、独活、防风、防己、细辛、川芎、白芷、苍术、黄芩、黄连、知母、生地、生草，意谓传经者皆为阳邪，一于升阳发散，滋阴养脏，则两感之浅者，尚或可平，所论与愚意颇合。

至乙未冬，余客上海，有茶业王某患伤寒症，身热恶寒，头痛项强，口干烦渴，溺赤便燥，舌苔黄色，脉来浮举则紧，沉按则数，表有寒，里有热，内外邪俱盛，非太阳与少阴同病之两感症乎？余即师大羌活汤之意，用麻黄、紫苏、荆芥、防风以散外寒，用石膏、知母、元参、生地以清内热，又加枳壳、陈皮利其气而为之佐，重剂投之，两服而痊。可知伤寒两感症，即冬温感寒外寒内热症，本无不治。其云必死者，为误治者言之，非谓概不可治也。其不言治法者，欲后人将六经条治之法，融会贯通，权其表里寒热，分缓急而施治。故不复为赘言也。至六日死、三日死之说，亦谓症情危急、图治当速，迟则无及耳！岂真计日待死，绝无法治哉？方书此类正多，不可不思。(《诊余举隅录》)

伤寒邪结阳明，发为狂热，犹是宿食，宜吐之，非若燥粪便硬，可下而愈也。

雄按：凡下之不通而死者，多此类也。

伤寒邪热甚，则正馁，不可误认为虚。

雄按：缪仲淳治姚平之案可证。

伤寒初愈，脏腑犹多热毒，时师不察，骤投参、芪、术、附温补，其遗患可胜言哉！

雄按：《寓意草》伤寒善后法，学者最宜详玩。

伤寒发散过投，气微欲绝，虽有实证，亦宜独参猛进，贫者以重剂杞、地，少入干姜。

雄按：热炽而气液欲脱者，干姜亦忌，宜易甘草。

伤寒狂躁，脉至洪大无伦，按之如丝者，以全料六味减苓、泽，加麦冬、杞子。用大砂罐浓煎与之，必数杯而后醋寝汗出以愈。古时此法未闻，惟仗人参之力取效，本阴竭之证。乃峻补其阳，使生阴而愈，故用参每多至数斤。设在今时，非猗顿①之家不可为矣。

雄按：阴竭之证，今时尤多，人参之价，近日更昂，惟西洋人参性凉生液，最为可用，而时师辄以桂、附、干姜治阴虚狂躁，益非魏君所能逆料矣。

喻氏"治伤寒以救阴为主"一语，为治传经之秘旨。(《柳洲医话》)

结胸之证，常见世俗不问曾下与否，但见心胸满闷，便呼结胸，而与桔梗汤治之，盖本朱奉议之说也。有频频与之，反成真结胸者。殊不知结胸乃下早而成，未经下者非结胸也。乃表邪传至胸中，未入于腑，证虽满闷，尚为在表，正属少阳部分，只宜小柴胡加枳壳以治；如未效，则本方对小陷胸汤，一服豁然，其效如神，但秘之不与俗人言耳！若因下之而成者，方用陷胸汤丸，分浅深而治之，不宜太峻。盖上焦乃清道至高之分，若过下则伤元气，陷胸汤丸，宜从缓而治之。

尝读仲景《伤寒论》，结胸条之病发于阳而反下之，热入因作结胸，病发于阴而反下之，因作痞，所以成结胸者，以下早故也。成氏注释曰：发热恶寒者，发于阳也；无热恶寒者，发于阴也。再三熟玩，不能不致疑其间。盖无热恶寒者，寒邪直中阴经，真阴证也，非阳经传至阴经之病，若误下之，不死即已危矣，岂可以泻心汤，寒热相

---

① 猗（yī 衣）顿：春秋时鲁人，本穷士，后业畜牧等致富。此处比喻为经济富裕之家。

参之药，治之而愈乎？岂反轻如结胸乎？详此，恐言营卫阴阳也。风属阳，阳邪伤卫，头痛，发热，微盗汗出，反恶寒者，当服桂枝汤止汗散邪，医者不达而下之，卫气重伤，胸中结硬。经又云：结胸脉浮大者不可下，下之即死；结胸证悉具，而烦躁者亦死。盖卫出上焦，清道受伤，不为不重也，故用陷胸汤，峻利之药下之。寒者阴，阴邪伤营，当以麻黄发表，误下之而成痞满者，宜泻心以理痞。盖营出中焦，黄连能泻心下之痞，邪陷于膈，不犯清道，则元气不伤，故轻于结胸耳！若阴经自中之寒，以泻心理之而可愈，吾不信也。（《南病别鉴》）

问有年少体肥之人，平素左半身无汗，胁下一片常冷。数日前索逋①下乡，是日天气暴寒，舟中食饭一箸，随食随冷，便觉凛凛畏寒，登岸失足颠仆，扶挟解带而寝。是夜即发热头痛，喘鸣胸满，遍体烦疼，腰脊左胁尤甚，左半身不能转侧，仍冷不热，手足亦微冷。第三日扶病而归，其脉左手弦细，右手迟滑，纵不似外感之候。因见脉弦胁痛，与小柴胡二服，不应；又似半肢风废，与小续命，亦不应；检方书中半身无汗，例当二陈、四物合用，按法治之，亦无效。今舌上有微薄苔，面左畔白滑，右畔微黄。得病后大便已去二次，去亦无多，小便略见黄涩。究竟此属何症？当与何药？

曰：此人素有寒饮，结聚胁下，更兼内外感寒，加以惊仆痰逆，则发热、喘鸣、头痛、胸满、身疼，势所必至。其右半经脉贯通处受邪，则从阳而化为热，左半寒饮积结之界，平时尚且无汗，纵有寒邪凑泊，亦必从阴而酿寒，阳气不到之所，自然重著，虽系阳气不行于脉，自然弦细搏指。至于右脉迟滑，手足微寒，皆缘脾气向衰，热势不盛，所以舌苔不能干燥，大便不能结硬。其小便黄涩一证，虽因肺胃气化不行，亦见下焦真阳未艾。斯人向后必夭，目今尚可挽回，当与五积散昼夜三进，总藉辛温解散之力，可以内消寒滞，中温血脉，外逐表邪，一举而有三得。其外可用白芥子、川乌、姜渣，炙热包熨之，俟表邪分解，里气调和，然后用六君子，加辛、附、姜、桂之属，徐温中气可也。（《伤寒兼证析义》）

子和治病，大声疾呼，提倡汗、吐、下三法，所以医蛮补之弊也。予治伤寒，当汗则汗，当清则清，当下则下，亦所以救时师因循坐误之非也。慨自清代以前，用麻黄、柴、葛治热固非；清代以下，辄师叶氏轻剂为得法，亦属非是。要知伤寒初起，利汗；汗之不已，利在清；清之不已，利在下。譬如用兵，贼寇初来侵犯，则严阵以攻破之，攻之不破，扰及内地，则乘势而痛剿之，断不可旷日持久，以致坐张寇氛。吾人治伤寒亦然。

民二十五年秋，吾乡患伤寒者甚多，予用上诸法，治愈者殆不胜数。兹据三案以为例：

一曰汗。如治郑贻金内患感，头痛如劈，壮热无汗，口渴引饮，神情躁扰，坐卧靡宁。予用大剂薄荷、苏叶、川连、连翘、黑栀、郁金、竹茹、滑石、杏仁、黄芩之属。一剂而汗出如洗，遂即热退身凉，调理而愈。

二曰清。如治郑志传患感经旬，口大渴，身大热，思啖西瓜，狂叫不已。良由邪

---

① 逋（bū）：拖欠。

热猖獗，津液被劫。非重剂清热生津，断不能治此险重之证也。遂疏薄荷、连翘、黑栀、川连、银花、川斛、竹茹、郁金、菱皮、飞滑石、寒水石。其中两石各用一两。连进三剂，邪热始渐次退舍；继进轻剂，并嘱谨慎口腹，注意调养。

二曰下。如治鲁金柠患感，身热不恶寒者，已一周矣。予用薄荷、白蔻、连翘、川斛、竹茹、黄芩、滑石、通草之属。连进四剂，身热如故，口大渴，遂于前方加番泻叶、鲜芦根，一则藉以清凉止渴，一则藉以通下泄热，合而言之，所谓经府同治也。此方仅服一剂，即便通热退，口渴亦瘥。后去泻叶、芦根。善后仍以前方收功云！（《勉斋医话》）

凡阳病无补法，阴病无表法；阳病宜于汗解，阴病宜于下解。然宜于汗解而汗多亡阳者，因脉证不明，不当汗而汗之，则元阳从邪而出，所以有汗多亡阳之戒！宜于下解而下多亡阴者，因糟粕未至幽门，或在下脘，或方入小肠未化，而猛浪下之，则真阴从粪而出，所以有下多亡阴之戒！非谓三阳不宜汗解，三阴不宜下解也。（《伤寒第一书》）

凡病在三阳经，则热浅，如舌胎未黄者，宜于汗解，不可骤用凉药；病在三阴经，则热深，须用凉解之药以下之。不可谓病在三阳者，宜用凉药；病在三阴者，宜用热药。所以舌胎未黄，不用黄芩以冰胃；迨至黄黑，或红紫，方用连翘、花粉、黄芩之类。（《伤寒第一书》）

伤寒传里，发热，口干，胸满，烦躁，甚则谵语揭衣，皆里实也，攻之无疑，又何慎焉？不知攻里之法，宜缓不宜速，宜平不宜峻，宜专不宜杂，宜升不宜降，宜润不宜燥。何以言之？饮食入胃，消之者脾，腐之者中焦，易易者惟一为所阻，而藉药以化之，则不能朝饮夕效。部分有上、中、下，用药有深浅次第。如邪在上、中二焦而遽下之，成结胸、痞气是也，所谓宜缓不宜速也。人之所藉以生者胃气耳，既为风寒饮食所伤，而复药以克之，是重伤也。惟用辛温苦平之剂，令其克化足矣。非比大积大聚，必得蓬术、大黄等峻厉以荡之，庶胃气不大坏，而完复可俟也。所谓宜乎不宜峻也。既伤于食，必审何物受伤？何药能制？如山楂制肉，莱菔制面与豆，陈皮制蛋，杏仁制粉，葛根制酒，茗制谷气之类，一物一治，用的为君，以他药佐之，庶易见功。不然，泛投取应，岂可得乎？所谓宜专不宜杂也。凡物之理，有升必有降，若降令太过，则壅塞而不行。胃气喜升，葛根能鼓舞之；胆气欲升，柴胡能条达之。而后加以内消之药，则升降之道得，而物易以化矣。所谓宜升不宜降也。大肠主津，小肠主液，肾为胃关，又主五液，其所以能变化传导者赖此耳！若辛热燥烈之药，有以竭之，则烦躁斑黄谵妄之所由作也。如平胃散中，厚朴苦温者也，同以葛根则润；青皮、枳实苦而下降也，缓以甘、桔则不峻；楂肉味酸，能调五味而化油腻；广皮、枳壳能理气而快膈。若妇人多怒，加香附以调之。故伤寒里药，发表在前，汗液外泄，不可又用苍术、木香、草果、豆蔻之属，复竭其液也。观其燥结，独用胆汁蜜导，又可知矣。所谓宜润不宜燥也。（《古今医彻》）

凡伤寒愈后，得食而复身热者，不可再用透药表药。何则？当病愈之时，腠理已开，斑毒已散，不过胃之余食未消，因新食稍多，凝结作热。须察其何物所伤，用相制之药，而以消导为主，并稍加祛风逐热之品以和解之，则阳气不伤而病自愈。至如复感外邪，食痰凝结，发而为斑，当表散者仍用表散，当透达者仍用透达，此又勿拘于不可再表再透之法也。（《伤寒第一书》）

肾中既以阴盛阳微，寒自内生，复加外寒，斩关直中，或没其阳于内，或逼其阳于外，其人顷刻云亡。故仲景以伤寒为卒病，中寒之病脉必微。治中寒，仲景患其亡阳，不患其亡阴。寒中少阴，行其严令，埋没微阳，而见面自如脱，肌肤粟起，懔懔者汗，引衣倦卧，沉默不渴，厥逆直过肘膝，吐利色青气冷，小便清白自利等症。亟用附子、干姜各二三钱，加葱白以散寒，又加猪胆汁引入阴分。然恐药力不胜，更加葱白安置脐上，熨斗盛火，连熨三四饼。又甚有用艾灸关元、气海二三十壮，内外协攻，乃足破其坚。若少缓须臾，必无及矣。此一难也。（《顾氏医镜》）

若其人真阳素扰，腠理表虚，则身冷自汗淋漓，或显假热烦躁，乃阴盛于内，迫其阳亡于外之症。用附子、干姜、猪胆汁以挽回阳气，但不可加葱及用艾灼灸，恐助其散人之气随汗脱，而阳无由返也。宜扑止其汗，陡进前药，随加固护腠理之剂；不尔，恐其飞越。此二难也。（《顾氏医镜》）

李青原兄病伤寒头痛，项强背板，一身尽痛，甚恶寒面不甚发热，自服发散药无汗。予诊之，见其脉浮而弦甚，知其素来阴虚，不能作汗。以九味羌活汤去生地、黄芩，加当归八钱，一服得透汗而解。方本景岳归柴饮。景岳专用柴胡，只治少阳症，不能治太阳症，特变而通之。陶节庵九味羌活汤治江南伤寒最好，江南无正伤寒，不能用麻黄汤也。或议其黄芩、生地，不应见面用凉，然已见口渴欲饮，用之有效，否则不妨易之。予自治李青原后，每遇伤寒夹阴虚者，即以节庵、景岳法参用，去芩、地，加当归，少则五钱，多至一两，无不得汗而解。三载以来，取效不下数十人，然则斯法，亦殆可传也。

凡发散药太阳经居多，阳明经则白芷、葛根、升麻三味，少阳经则柴胡一味。仲景小柴胡汤为少阳症而设也，疟症不离乎少阳，今人用小柴胡汤治疟症，未尝不可。乃景岳五柴胡饮及正柴胡饮，皆用柴胡，太阳伤寒恐不能散邪，而反引入少阳也。至叶天士治疟症，则又戒用柴胡，更不可解。今吴人患疟，不敢少用柴胡，以致缠绵日久，甚有死者，皆其遗祸也。景岳名家，叶氏亦医中翘楚，一则重柴胡如此，一则弃柴胡如彼，岂非偏之为害哉！（《仿寓意草》）

予昔糊口海澨，时六月，渔船往海取鱼，适雷雨大作，渔人皆着单衣，感寒者十中八九。予舍时从症，尽以麻黄汤加减发汗。有周姓粗知医道，窃议之，见人人尽愈，诘予曰：六月用麻、桂，有本乎？予曰：医者意也，仲景必因病立方，岂随时定剂！有是病，便服是方，焉可执乎？盖汪洋万里，雷雨大作，寒气不异冬月，况着单衣，感寒为何如哉？故予尽以麻黄汤加减取汗而愈者，意也；得其意，即本也。若必事事亲见，方为有本，则日亦不足矣。（《医权初编》）

余表弟媳，冬月患恶寒，头痛如破，腰痛如折，周身骨节酸痛，怕冷异常，舌无苔，脉紧而细，五日绝不发热。询知平日饮食甚微，即夏月亦不离复衣。余曰：此正太阳寒伤营症，与张石顽治陆氏病无异。想因素体虚寒，不能发热，从来治法，未有正发汗之理。爰以景岳大温中饮去熟地、麻黄、肉桂，加桂枝，一剂而寒罢，再剂而热作。复诊从石顽用补中益气加熟附，数服而诸恙霍然。因知古人医案，皆足为后学法守，业医者奈何多口头滑过！（《清代名医医话精华·张希白》）

江北盐阜一带，地近海滨，居民感湿素重，若或受风寒，每发寒热如疟，两胯间必结核肿痛，或腹亦痛，俗呼为发寒湿，实即方书所谓类伤寒之一种。壬子春，阜宁李甫忠知事邀余诊治。予留阜时，该处以症乞治者，日有数人，用柴胡桂枝汤合五苓加味，以散寒利湿，服之无不立效。考四方水土不同，所患之病亦各异。如江北之类伤寒及江南之软脚病，皆其明证。此近今西医所以有易地疗养之说也。（《清代名医医话精华·魏荔泉》）

西塘倪福征，患时证，神昏，脉数，不食，不寐。医者谓其虚，投以六味等药。此方乃浙中医家，不论何病，必用之方也。遂粒米不得下咽，而烦热益甚，诸人束手。余诊之曰：热邪留于胃也。凡外感之邪，久必归阳明。邪重而有食，则结成燥矢，三承气主之；邪轻而无食，则凝为热痰，三泻心汤主之。乃以泻心汤加减，及消痰开胃之药，两剂而安。诸人以为神奇，不知此乃浅近之理，《伤寒论》具在，细读自明也。若更误治，则无生理矣。（《清代名医医话精华·徐灵胎》）

伤寒时疫舌胎黄者，胃实可下，燥者，胃将干，急下之；黑者，胃已烂，不可治。姨兄徐芝三，屡食角黍，复感寒，舌胎黑而厚，光如京墨，然不燥，犹能伸缩，脉滑数有力，人事清楚。论舌则不可治，论脉与人事则可治。遂以白虎汤合小承气汤治之，少顷自汗，继以大便而愈。胃既不烂，舌何以黑？妙在黑而光，且不燥，故胃未烂耳！此又舌胎之一奇也。细忆所验诸舌胎，或白，或黄，或黑，或灰色，但厚者，皆系实症，稀而薄者，虽实亦虚症也。润以茶水，虽干而能伸缩者，可治；不能伸缩者，不可治也。舌干下后津液不生者，亦死症也。虽然于不可把握之中，而实亦有把握之机在焉。若非阅历深久，何能知此？（《医权初编》）

苏州柴行倪姓，伤寒失下，昏不知人，气喘舌焦，已办后事矣。余时欲往扬州，泊舟桐泾桥河内，适当其门，晚欲登舟，其子哀泣求治。余曰：此乃大承气汤证也，不必加减，书方与之。戒之曰：一剂不下，则更服，下即止。遂至扬，月余而返，其人已强健如故矣，古方之神效如此。凡古方与病及证俱对者，不必加减；若病同而证稍有异，则随证加减。其理甚明，而人不能用。若不当下者反下之，遂成结胸，以致闻者遂以下为戒。颠倒若此，总由不肯以仲景《伤寒论》潜心体认耳！（《清代名医医话精华·徐灵胎》）

缪子尚母，年七十，夏月感寒，予视时，已过七日矣。微渴，思热饮，二便如常，舌白胎厚如积粉，清晨犹恶寒，少阳症也。右脉胜于左，里症重于表也。以大柴胡汤加熟军微下之，服至三帖，恶寒止，四帖，内热止，共行稀粪六遍，表里俱解而愈。感寒白胎，原系少阳症，但未见如此之厚。《温疫论》云：邪在募原，当舌见白苔，邪重者，胎如积粉。岂重疫而兼感寒者耶？若然，则年老之人，何能延至十数日尚愈乎？若云积滞之胎，则胸隔并不硬痛。噫，此所以难辨矣！（《医权初编》）

前有下症当以舌胎为凭之论，兹又有舌胎不足为凭之验矣。张妇春初感寒，表未解，一医用三黄石膏汤四五帖，转增危困，至十二朝，方延予视。左脉甚弱，右脉少强，皆微数无力。舌干无胎无刺，全似津液不生之虚干舌，按胃口微痛，不按则不痛。三日前，曾食饭一碗，病初泻下数行。问其病情，耳聋不知。若以脉与舌断之，症属不治，然年少素无他疾，不当有此虚症，且神情不乱。予舍脉、舌而断之以理，以小柴胡合小承气汤与之，未愈。转治于蒋天邑，天邑以予方加倍，一服全愈。前潘国彩有此舌而下愈者，乃膏粱善饮之人，必有痰饮，故有此舌也。此乃藜藿之妇，痰饮何来？想因过服凉药，凝伏太甚，火气不能上达于舌耳！彼脉大而有力者，因误服热药；此脉小而无力者，因误服凉药。然外有寒热之殊，其内伏火则一，故皆脉数、舌干，攻下而愈也。（《医权初编》）

程杏轩治农人患伤寒数日，寒热交作，自汗如雨，脉虚神倦，舌胎白滑，分开两歧，宛如刀划。询知误服凉药，与六味回阳饮，服之有效；继进左右二归饮数剂，舌胎渐退而安。又《伤寒金镜录》有裂纹如人字形者，因君火燔灼，热毒炎上而发裂，宜用凉膈散。此则舌见红色，又当细辨脉症，分别治之。（《冷庐医话》）

田展初夫人偶染时邪，医者皆用伤寒药发散，升提太过，其热不减；又皆竞用寒凉，如黄芩、黄连、山栀、石膏之类，连进多剂，热仍不退，面反通红，头皮作痛，手不可近，近则痛甚，病势沉重。医曰邪已传里，无法可治。又延某医，于前药中加犀角、羚羊，谓只此一着，不应则难。仍无效，且更加重，乃邀余诊。其脉浮大而空，两尺沉细欲绝，虽气微弱不欲言，幸心甚明了，并不昏迷。询其欲饮否？曰：不欲。询其二便：大便少而稀溏，小便清白，少腹有痛意。余急曰：此戴阳症也。乃本素阴亏，不能潜阳，今以时邪，误作伤寒论治，温散太过，虚阳上浮，治宜引火归原。医者见其烦躁，不知其为龙雷上升，侵犯清虚之府所致，反以为热邪传里，肆用寒凉，阳即欲回，归路已塞，再用寒凉，不独腹痛自痢，症必加重，而无根之火，将一汗而亡。奈何？于是竟用真武汤，劝其速进。病者迟疑，促之，勉进半剂。本已十日不寐，进药后，不觉安睡两时许始醒，头皮不痛，面赤尽退，腹痛亦止，心中不烦。复进半剂。次日延余复诊，其病若失，细询平日本有鼻衄之恙，生育又多，其阴本亏，故脏中之阳易动也。改用附子理阴煎一剂，又专用理阴煎兼服三剂，后以八珍加城，调理全愈。（《仿寓意草》）

泰兴太平洲王姓妇，始而发热不甚，脉来浮数，舌苔薄白。因其初热，投以二陈、苏叶等，其舌即红而燥；改投桑叶、川贝等，其舌又白。吾师兰泉，见其舌质易变，曰：此症大有变端，使其另请高明。王姓以为病无所苦，起居如常，谅无大患。后延一屠姓医诊之，以为气血两虚，即服补中益气二三剂，愈服愈危；至六七剂，即奄奄一息，脉伏气绝，时正酷暑，已备入木。吾师曰：王氏与吾世交，何忍袖手，即往视之。见病人仰卧正寝，梳头换衣，备入木矣。吾师偕余细看，面不变色，目睛上反，唇色尚红，其形似未至死。后将薄纸一张，盖其口鼻，又不见鼓动，气息已绝。吾师左右踌躇，曰：未有面色不变，手足尚温而死者！后又按其足上太冲、太溪，其脉尚存。曰：未有见足脉尚存，而手脉已绝者，必另有别情。将其衣解开，按其脘中，石硬而板，重力按之，见病人眉间皮肉微动，似有痛苦之状。吾师曰：得矣，此乃大结胸症也。非水非痰，是补药与热邪搏结而成，医书所未载也。即书大黄一两，厚朴三钱，枳实三钱，莱菔子一两，芒硝三钱，瓜蒌皮一两。先煎枳、朴、莱、蒌，后纳大黄滤汁，再纳芒硝滤清。将病人牙关撬开，用二只竹箸插入齿中，将药渐渐灌入，自午至戌，方能尽剂。至四更时，病人已有气息；全大明，稍能言语，忽觉腹中大痛。吾师曰：病至少腹矣，当服原方。再半剂，腹大痛不堪，下燥矢三十余枚，而痛即止。后调以甘凉养胃而起。(《清代名医医话精华·余听鸿》)

二、温热

温热之论，叶香岩寻其源，风湿之分，陈平伯溯其流。厥后，吴氏鞠通，祖述叶案，而著《条辨》；王氏孟英，宪章平伯，而纂《经纬》。治温津梁，诸书备已。然一则界划三焦，一则伏气未达，智者一失，殊为二先生惜。今将风湿分两段，持前人言，以明其义，庶长夜一灯，不致盲人摸索。(《医医小草》)

温属厉气，自口鼻吸入，流布三焦。越人云：上焦在胃上口，主纳而不出；中焦在胃中脘，主腐热水谷；下焦在膀胱上口，主分别清浊。细绎经文，三焦虽有名无状之腑，而实统于胃。胃者五脏六腑之海，主里不主表。温邪自里达表，故治温诸家，有下不厌早之说。盖在经谓之表邪，在胃谓之里邪，温病有里邪无表邪，与伤寒表邪传里方为里邪者不同，故当专治里邪。或问温病既无表邪，焉有表证？如太阳之发热，头项痛；阳明之目痛，鼻干，眉棱骨痛；少阳之胁痛，耳聋，寒热，口苦：伤寒有之，温病亦有之，何谓也？予曰：不然。伤寒之表证，皆衰邪显呈于外也，故有表邪，因有表证。温病之表证，即里邪浮越于外也，故有表证，实无表邪。又可吴氏所谓热淫之气，浮越于某经，即现某经之证者，此也。试以格物之理言之：燃薪于一室，烟必迷漫于当空，人望其烟而指为烟，不知烟之有其本也。《内经》云：有在其标，而求之于本。使治其标，而忘其本，不几误哉？尝见今之治温病者，一见发热、头痛，遂误认表邪，桂枝、麻黄习为常例，不但双解、凉膈不敢遽投，即神解芳香，亦不敢遽用，皆缘辨证不明，故致贻误。夫三焦总统于胃，胃气能敷布十二经，而荣养百骸，毫发之间，靡所不贯。温邪本厉气耳，浮越于经，而现表证则有之，谓表邪则断断无也。问者曰：唯唯。既而又曰：温病亦有无表证者乎？亦有兼表邪者乎？予曰：有。无表证者，温邪内伏，如穷凶巨寇，埋伏之兵，更为酷厉，非严肃之师，不能克济。至于温邪萌作，而为表邪所困，自当兼治其表，如九味羌活汤、荆防败毒散、栀豉汤之类，先解表邪，再治温病，方为合法。此温病兼表邪则有之，若谓温病有表邪、有表证，则误矣。于是问者曰：予今而后始知治温病者，不可误认表邪，而强发其汗也。(《温证指归》)

伤寒、温热二证，同受天地之气为病，咸云厉杀，自古至今，人相习而不察。据其外证，恶寒发热，头痛身热，无不以伤寒为名，皆混于象而不察其证，执其常而不观其变，概名之曰伤寒。孰知歧出多端，岂可一律论哉？且伤寒为病，一日太阳，二日阳明，三日少阳，次之三阴，七日传遍，不再传矣；在表一汗而解，在里一下而解，在胸一吐而解，确有定期定证可据。若温热则变化无常，感受不觉，莫可寻思；其发也不循经次，乘窦而作，亲上亲下，各从其类。感之轻者，即体虚之人，照常疫治之，亦随手而愈；受之重者，即强壮之辈，一病无不头痛寒热，身体酸疼，有似伤寒，而误以治伤寒之法治之，强发其汗，而汗反无，转增神昏、胸闷、胎刺舌黑、谵妄、呃逆等症，致津液枯竭，真阴内败，无生机也；其尤重者，一病即神识不清，舌黑鼻煤，肢冷，脉伏，有似虚寒，医者见此，每每投以姜、附、参、桂，无不立毙。要之，辨证贵精，虽外现寒象，内兼一二热象可疑之处，即当细心详究。如咽干口苦、舌赤心烦，气喷如火，坐卧不宁，二便短少等证，自当以里热为真，外寒为假，经所谓亢极似阴。施治必须寒凉，故辛温之品，皆为戈戟。经又曰：寒者热之，热者寒之。寒为阴邪，治阴邪以阳胜，麻、桂、姜附等汤是也；温属阳邪，治阳邪以阴胜，三黄石膏、双解、凉膈等方是也。二证寒、热不同，汗、下各异，断断不可混治。大抵伤寒汗解在前，温证汗解在后；伤寒下不厌迟，温证下不厌早。此曷故也？伤寒之邪，中人肌表，可一汗而解。温毒之邪，中人内脏，不但汗不能解，即屡下尚不能敌。其凶厉之峰，正如酷暑炎威，烁石流金，非大雨滂沱，商飙顿起，不能变火境为清凉，化刚强为柔顺，夫然后天露降，土膏润，萎草苏，人身亦然。揆之以理，天运为之。近年以来，冬无层冰积雪之寒，反多温暖之天，患伤寒者少，病温热者多。况东南之地，阳气常泄，偶有风寒，多属感冒，非西北地高风冽，多病伤寒可比。间有不然，五运交换，寒暑更易，有相火之运，则必有寒水之年，斯时南北气运，又不可同日而语也。苟明气运更迁之理，而为治病之大纲，其于伤寒温热，判若黑白，了无余蕴矣。（《温证指归》）

　　冬月伤寒，邪由皮毛而入，从表入里，初见三阳经证，如太阳病则头项强痛而恶寒之类。三阳不解，渐次传入三阴。其中有留于三阳，而不入三阴者；有结于胃腑，而不涉他经者；亦有不必假道三阳，而直中三阴者。凡此伤寒之症，初起悉系寒邪见象，迨发作之后，渐次化热内传，始有热象。故初起治法，必以通阳祛寒为主，及化热之后，始有泄热之法。此伤寒病之大较也。若夫温病，乃冬时寒邪伏于少阴，迨春夏阳气内动，伏邪化而为热，由少阴而外出。如邪出太阳，亦见太阳经证，其头项强痛等象，亦与伤寒同。但伤寒里无郁热，故恶寒不渴，溲清无内热；温邪则标见于外，而热郁于内，虽外有表证，而里热先盛，口渴溲黄，尺肤热，骨节疼，种种内热之象，皆非伤寒所有。其见阳明、少阳，见证亦然。初起治法，即以清泄里热，导邪外达为主。与伤寒用药，一温一凉，却为对待。盖感寒随时即发，则为伤寒，其病由表而渐传入里；寒邪郁久，化热而发，则为温病，其病由里而郁蒸外达。伤寒初起，决无里热见证；温邪初起，无不见里热之证。此为伤寒、温病分证用药之大关键。临证时能从此推想，自然头头是道矣。（《温热逢源》）

　　两经于一切身热之诊，皆称热病。是以《素》则劳风、肾风同评于温后；《灵》则如虫、如疽并列于热中。至其散见他篇，尤不可胜数。盖以可诊者言，不以所因者言，其可专以伤寒之成温者言乎？夫为身热一证，举其尤而穷其类，尤者详之，类者附之，固当如是，与仲景论伤寒而及似伤寒之痉湿暍同意。浅人每论温热，举两经热论，或采之或剩之，果有当于病源否也。其言暑者，只作"热"字解，《素·通天》因于暑及《骨空》立而暑解等，并不指夏令之热。如后世所云，或采《通天论》之言，列于夏病，真不得经旨也。其言温者只作"蕴"字解，《素·热病》先夏至者为病温云者，意以夏至后大气热，人易于感则言热，夏至前天气未热，人无所感，故止就所蕴者名之。而言温则仍取乎本义，非如近世训为小热也。不观今之病春温者乎，赫赫炎炎，岂是小热？读书不明义例，古法于是尽湮矣。（《研经言》）

温热之邪，自口鼻吸入三焦，三焦乃手少阳所属，少阳为枢，出表则热，伏里则不热，其理显然。征之内证，舌必干红，咽或痛，口或干，心中嘈杂作烦，夜卧不宁，二便或有或无，时或恶寒作麻，脉必沉数，悉属困郁之象，郁极必热，热则变证不一。审明脉证，轻以败毒、清化、神解、芳香，择其对证主之；重以升降、双解，缓缓间攻。亦有始终不热而愈者，亦有因揭宣而病势加重者，乃邪因宣而外达，自当叠进双解，务以邪净为止，万不可半途而废。凡视此证，必须先向病家说明病情，使彼疑释，方可放手医治，若徒执仁心，恐遭谤议。（《温证指归》）

冬时伏邪郁伏，至春夏阳气内动，化热外达，此伏气所发之温病也。《内经》云：冬伤于寒，春必病温。又云：凡病伤寒而成温者，先夏至日为病温，后夏至日为病暑。《难经》云：伤寒有五，有温病，有热病。《伤寒论》云：太阳病，发热而渴，不恶寒者，为温病。凡此皆指伏邪所发之温病言也。另有一种风温之邪，当春夏间感受温风，邪郁于肺，咳嗽发热，甚则发为痧疹。《内经》所谓风淫于内，治以辛凉。叶氏《温热论》所谓温邪上受，首先犯肺。皆指此一种暴感风温而言也。伏气由内而发，治之者以清泄里热为主。其见证至繁且杂，须兼视六经形证，乃可随机立法。暴感风温，其邪专在于肺，以辛凉清散为主，热重者兼用甘寒清化。其病与伏温病之表里出入路径各殊，其治法之轻重深浅亦属迥异。近人专宗叶氏，将伏气发温之病，置而不讲，每遇温邪，无论暴感、伏气，概用叶氏辛凉轻浅之法，银翘、桑菊随手立方，医家病家取其简便，无不乐从。设有以伏气之说进者，彼且视为异说，茫然不知伏温为何病？嗟乎！伏温是外感中常有之病，南方尤多，非怪证也。其病载在《内经》《难经》《伤寒论》诸书，非异说也。临证者竟至茫然莫辨，门径全无，医事尚堪问哉？（《温热逢源》）

温邪慎始，最为要着。常见伏邪轻而发之缓者，尚可迁延时日，若伏邪重而发之速者，一病舌即干红，或紫或黑，人事异常，身体散漫，不能站立，颇似虚象，误认为虚，投以温补，往往一二日即毙，可不慎欤！甚有不热反冷，心腹绞痛，酷似中寒，认明舌胎，一见红紫裂纹，或口渴引饮，不论脉之浮沉，放手施治，无不迎刃而解。倘病家医者，疑似畏怯，必致轻变重，重变死矣。更有始治不善，邪化不净，延致潮热干枯者有之，肺伤咳嗽者有之，肌肤甲错骨立而死者有之，此时纵有良工，莫可如何，初起轻者，神解、芳香、升降选用；重者非大剂双解不可，或黄连解毒，合升降散亦可。夹表者败毒散，合升降为妙。

温疫之邪，本天地秽恶之气，古人所以饮屠苏、采兰草，取芳香之气，重涤秽也。如神解、芳香、升降、太极等方，皆逐秽之剂，故首列之，以冠群方，与古人之意有

深契焉。(《温证指归》)

人身元气，犹大厦之栋梁，四壁结构，层檐飞覆，无不附此而出，一遇温邪，如火沿焚，即当扑灭，庶几梁不腐而厦不倾。观妇人怀妊患温，去其邪而胎荫如故，大可觉悟。请以藜藿之夫，少壮之辈论之：年华方盛，气血方刚，一受温邪，即当先行逐邪，俾邪去正安，不必保元，而保元之意，已寓其中矣。常见世人，拘泥者多，融会者少，一见患者温邪萌作，神疲体倦，色晦无神，多疑正不胜邪，不审人之强弱，概以扶正化邪，育阴清热为主，视为平稳，每每因循失治，变生仓卒。殊不知温毒酷厉，敝人清神，真实假虚，最为滋惑，急去其邪，即是保元。惟有真虚者为难，一受温邪，如懦人招事，不敢声张，当审明何脏虚损，照四损不可正治条参看，先固其虚，后治其邪，斯为合法。经所谓"毋实实，毋虚虚"，即此意也。然而实者，如梁栋大厦，尚可撑持，虚者比朽木颓垣，无所倚恃，斯时烈焰焚空，为问救梁是务，救火是务乎？意欲保元，而病邪不去；而欲去邪，而正气先伤。医者处此，每有无所适从之叹焉！然未尝无法也。曲直方圆，皆归绳墨，善战善守，出自将才。古又谓用药如用兵，一补一攻，一补三攻，非无成法。于邪盛之际而攻之，攻邪不伤元气；于邪衰之候而补之，补正无妨病邪：斯为攻补两得其宜，不犯虚虚实实之弊，即所谓保元之要说也。然虚实之当辨，岂独为温病一证设耶？(《温证指归》)

张石顽曰：伏气之发于直至后者，热病也。其邪乘夏火郁发，从少阴蒸变三阳，与伤寒之逐经传变不同。亦有兼中暍而发者，其治与中暍无异。暍虽热毒暴中，皆缘热耗肾水，汗伤胃汁，火迫心胞，故用白虎。知母以净少阴之源，石膏以化胃腑之热，甘草、粳米护心胞而保肺胃之气。与热病之邪伏少阴，热伤胃汁，火迫心胞不殊，故可异病同治，而热邪皆得涣散也。若热毒亢极不解，腹满气盛者，凉膈、双解、承气解毒兼苦燥而攻之，或三黄石膏、栀豉汤汗之。用法不峻，投剂不猛，必不应手，非如伤寒待阳明胃实，而后可攻可下也。(《感证集腋》)

温病发热，是阳邪外达之机；温病恶寒，乃阳气内闭之象：故与诸证发热、恶寒不同。诸证发热、恶寒，诸书俱已辨明，兹不复赘。惟温病发热，必蒸蒸然，由里达表，摸之在肌肉之分，夜盛于昼，或寒或热，或冷或麻，不欲近衣；参之脉象，或沉、或伏、或浮、或大、或数，甚至至数模糊；面色晦暗，神识不清，舌色黄赤，咽喉干痛；剧者一身悉痛，两胁胸腹痛甚。以此数证辨之，温病之发热、恶寒，自不能混于他证矣。初起宜清化汤、神解散。如舌胎已黄，大便秘结者，加酒炒大黄下之，或合升降散、太极丸。兼表者，荆防败毒散；兼寒者，九味羌活汤之类选用。如人体素本阴虚，感受温邪，不能外达，先有泉竭之危，腰必痛甚，与大剂六味合生脉，先救水源，再治温邪。如人素本阳虚，恒多自汗，怯风恶寒，感受温邪，自当暂以维阳透邪之剂，玉屏风散用生芪，合神解清化，或芳香饮，或人参败毒散，皆可选用。此二证，当参四损四不足条参看。温病后寒热，又当参虚实治之。如余邪未净，仍当逐邪，热方能退，无邪方可清补养阴。更有湿郁发热，愈投凉解而热势愈甚，烦躁不宁，或有汗，或无汗，口干不饮，再视舌胎，或黑而润，或中黑边白，或灰黑不干，小便清利，脉虽长大，必兼软濡之形。此湿郁之热，有似温热也，总以舌润不渴为辨。药当以参附、术附，维阳化湿为主，热始能退，若再投寒凉必殆。此温证时行偶有之证，不可不笔之于此，以俟临证采酌。更有阴阳双亏，有汗发热，面赤心烦，躁扰不宁，脉大无力，又当以十全大补汤为专治，一概寒凉，皆非所宜。(《温证指归》)

温病有自汗、盗汗、狂汗、战汗之别，更有无汗者，不可不辨。温热之邪，天地厉气，自口鼻吸入，由里达表，易于自汗，或其人素本多汗，一遇此邪，甚至淋漓不止，不可以表证论，神解、清化合白虎。如兼六淫，自当随证加减。如邪困膜原，舌白如粉，又非达原不可。盗汗多在病之中、末二路，不是余邪潜匿，即是营血热溢，清其邪，盗汗自止，增损小柴胡入加减主之，当归六黄汤加浮麦亦可。惟狂汗一证，必须细心研究，温热盛时，或手舞足蹈，烦躁不宁，而后作汗者，最为骇人，须验其作汗之状，面忽浮赤，脉多浮大，人事了了，方是作汗之象，否属狂证，三黄石膏汤、白虎汤、竹叶石膏汤为最。

至战汗一证，何用达原，治半表半里之邪，每多战汗而解，战时摇床撼榻，邪正相争，气闭脉伏，直似死者，气宣汗出，即时而愈。有一汗不已而再战者，有单战而不汗，对期复战，有汗者生，无汗者死；有战一次不能再战，屡下而愈者；有不能再作战汗，即加沉困而死者：总因人之强弱耳！凡战汗之时，不可服药，补则助邪，下则伤气，应听自然，再观脉证施治。战汗时或多与热米汤饮之，助其作汗。大抵战汗之脉，以浮为佳，邪出于表也；虚散微细，应有变证，煎人参汤以待之，防其脱也，然必察其战后邪净，而气欲脱者方可用，贫者米饮代之。战汗后脉静者吉，躁疾者危；气平者吉，气粗而短者危；神清者吉，神昏者危。舌痿不能言者死，目眶陷者死，目直视无光者死，戴眼反折者死，形体不仁、水浆不入者死。战汗虽为佳兆，亦有吉凶。尝见服大汗药，毫不得汗，而饮冷水得汗者。又有服下药得战汗者，凉血活血养血得战汗者，生津益气得战汗者，种种不一。当知战汗乃阴阳交和，表里通达，自然而然，非可强致也。

近年以来，以达原之法，治温病罔效，以解表药治之亦不效。然后揆之以理，验之于舌脉，则与达原有别焉，达原之治温邪者，寒热往来，舌白如粉，脉多长滑，是以溃半表半里之邪，每多一汗而解，直待舌胎转黄，方行攻里，此所谓表里分传也。较今之温证，一病舌即红赤，或如紫绛；亦有白胎多杂红点，初起时脉反沉伏，肢反逆冷，邪逼于里，则亢极似阴；亦有一病即脉现洪大，口干咽燥，有渴有不渴，外虽憎寒作热，甚则作麻，表之不应，汗之无功，投以双解，大便频行，热沫时下，往往无汗而热自解者；亦有一下而汗自得者。始知六气更迁，运转相火，三焦受邪，不同湿土司政，故草果、槟榔、厚朴一切辛温之品，皆非所宜；他如运转寒水，则今之膏、黄、芩、连，与昔之草果、槟榔、厚朴，前后同一辙也。(《温证指归》)

温邪为热证，无有不渴；间有不然，或湿热相兼，或邪在血分，或夹水饮，或夹脾湿，此外无有不渴者。初起渴者，宜察病邪之轻重，渴甚则邪甚，渴轻则邪轻，双解、升降，斟酌与之。病后渴者，当审明邪之有无，渴为有余邪，不渴为无余邪，有余邪则复苏合升降，无余邪只阴虚者，参麦、六味为主。(《温证指归》)

温病兼夹，不可不辨。素无其证，与温邪合病谓之兼；素有其证，与温邪并病谓之夹：是温病为本，兼夹为标。若辨之不明，未有不以标为本，甚至治其标而忘其本者。阅古方书，惟麟郊戴氏，有五兼十夹之说。其意甚善，惜乎略而不详。如五兼详于风、寒，略于燥、火；十夹详于本证，略于阴阳。兹于未备者补之，烦冗者删之，使后之治温病者，凡遇兼夹之证，胸有成竹，不致歧路亡羊，宁不为温病中增一法门耶！即以六淫论之：暑必兼湿，故夏伤于暑，秋必病疟；夏伤于湿，秋必病痢。其所以为疟、为痢者，夏之暑与湿相兼为患也。至于夹证，尤为明显，如内伤饮食，外感风寒之类，相并而为患也。若不细为考核，徒讲兼夹，不究温病误矣；即究温病，而不知兼夹，更误矣。尝见温病有兼夹之证，轻者必先治表，后专治温；重者表里两急，自当双解。若胶执解表在前，无不贻误，诚可悼叹！果能明乎温病之兼夹，治温病不遗兼夹，治兼夹无妨温病，或先治兼夹，或专治温病，或治兼夹而温病渐轻，或治温病而兼夹自除。庶几温病兼夹，两相发明，无于治温病也，瞭若指掌矣。（《温证指归》）

五兼者，风、寒、暑、疟、痢也。十夹者，痰火、食郁、脾虚、肾虚、亡血、疝、心痛、胃痛、哮、喘也。吴氏辨之甚详，兹不复赘。独遗燥证，如皮肤皲揭，喉干咽痛等证，当仿喻氏清燥救肺，或竹叶石膏汤加僵、蝉化邪之品。至十夹之外，仍有夹阳虚、阴虚二种。如人素秉阳虚，即冬日围炉，不觉其温，日啖姜、桂、不嫌其热。若感温邪，当视何者为重，何者为轻？如阳虚之极，邪伏之轻，当以益阳为主，透邪次之，柴胡桂姜汤加僵、蝉、泽兰。若伏邪重极，又当兼治，大小复苏饮加姜、桂，总以邪之轻重为端倪，甚者下之，邪去又当固正。又如阴虚者，虚阳外越，真阴内亏，甚有一病即舌干无津，脉来细数，急以大剂参麦六味，先救垂绝之阴，佐以涤邪之品，或透或下，随证斟酌。至若受邪太重，值此阴虚，岂忍坐视不下，或于大剂养阴之中，合攻下之品，以希侥幸于万一可也。（《温证指归》）

温热下不嫌早，湿温下不嫌迟，一实胀一虚痞也。必按其腹坚而拒按，矢气频作，舌苔或黄或灰而厚者，急攻之，倘攻之不下，必求其故，勿再下，姑守之。其食在胃腑者，虽攻不下，其坚在脐右者，尚不可攻，必待其累累然，在脐左乃攻之，则顺流而下矣。此言湿温之下法也。下药硝、黄力猛有毒，内伤脏腑，勿轻投，泻叶、蒌仁、枳实足矣。湿温早下则泄稀水，邪易陷，反增其病。速化其湿，湿尽燥结乃可攻。（《留香馆医话》）

叶氏曰：温邪上受，首先犯肺，逆传心胞。解之者曰：热传心胞为逆，热传胃腑为顺，言逆传，而顺传不烦言而明矣。顺传、逆传，皆有神昏、谵语之象。逆传用至宝丹，神犀丹、紫雪、牛黄清心丸等酌用，手搐搦者，必加羚羊角。顺传按之滞在胃者，用硝、黄荡涤之，已入于肠，则缓其制，泻叶、枳实、蒌仁等足矣，一下之后，神未了了者，再下之勿馁也。（《留香馆医话》）

唐宋以来，治温热病者，初用辛温发表，见病不为药衰，则恣用苦寒，大队芩、连、知、柏，愈服愈燥，河间且犯此弊。盖苦先入心，其化以燥，燥气化火，反见齿板黑、舌短黑、唇裂黑之象，火极而似水也。吴又可非之诚是，但又不识苦寒化燥之理，以为黄连守而不走，大黄走而不守。夫黄连不可轻用，大黄与黄连同一苦寒药，迅利于黄连百倍，反可轻用哉？余用普济消毒饮于温病初起，必去芩、连，畏其入里而犯中、下焦也。于应用芩、连方内，必大队甘寒以监之，但令清热化阴，不令化燥。如阳亢不寐、火腑不通等证，于酒客便溏频数者，则重用之。湿温门则不惟不忌芩、连，仍重赖之，盖欲其化燥也。语云："药用当而通神"。医者之于药，何好何恶，惟当之是求。（《温病条辨》）

温病久不解，非内实，即内虚。内实者，表、下兼施，垢去而疹㾦透矣；内虚者，津伤也，扶津透邪，津回而皮毛润，疹㾦透矣。疹㾦既透，万不可早投补品，及进米麦食物，恐留邪反复也。必辛凉轻剂，佐以清养，进二三剂再定治法。下后胃气已伤，热退而不欲食者，弗强食之，或先进藕粉，以其养胃，而无补性也。（《留香馆医话》）

病有正治，有反佐。正治者，治寒以热，治热以寒。反佐者，治寒病以凉药为响导，治热病以温药为先锋。若温病，则正治可，反佐不可，误治更不可。盖温病属阳邪，治阳邪以阴胜，则真阴不伤，舍正治之法，无二策也。若泥于古法，或任意反佐，真阴受伤，终归必败。更有甚者，辛温迭投，香燥频进，或日事羌、防祛风发表，或连投苍、朴燥湿温中；其尤甚者，姜、附、香、蔻，种种温燥，不止一端，是何异火上加油，岂不益助其焰哉？吾见舌干起刺者有之，舌赤如绛者有之，脉象细数，皮肤甲错，筋抽直视者又有之。噫！真阴已竭，病者死矣。问：何以致此？曰：非温燥药之过，乃治温病者误投之过也。夫辛温香燥，施于寒湿之证，原属神丹，用为温病之方，何殊戈截？此亦如膏、黄、芩、连，不宜于治寒，而宜于治热。使治温病者，省心自悟，无误治之愆，庶几赫赫炎威，顿变清凉福地，岂不快哉！（《温证指归》）

奉天马姓幼女，于午节前得温病，医治旬日，病益增剧。周身灼热，精神恍惚，烦躁不安，形势危殆。其脉确有实热，而至数嫌其过数。盖因久经外感灼热，而阴分亏损也。遂用生石膏两半，生山药一两。单用此二味，取其易服。煮浓汁两茶盅，徐徐与之。连尽两剂，灼热已退，从前两日未大便，至此大便亦通，而仍有烦躁不安之意。遂用阿斯匹林二分，同白糖钱许，开水冲化服之。周身微汗，透出白痧满身而愈。

或问：外感之症，在表者当解其表，由表而传里者当清其里。今此症先清其里，后复解其表者何也？答曰：子所论者治伤寒则然也，而温病恒表里毗连，因此表里之界线不清。其症有当日得之者，有表未罢而即传于里者，有传里多日而表症仍未罢者。究其所以然之故，多因此症内有伏气，又薄受外感，伏气因感而发，则自内而外，一则自外而内，以致表里混淆。后世治温者，恒不以六经立论，而以三焦立论，彼亦非尽无见也。是以愚对于此症有重在解表，而兼用清里之药者；有重在清里，而兼用解表之药者；有其症似犹可解表，因脉数烦躁，遂变通其方，先清其里而后解表者。如此则服药不至瞑眩，而其病亦易愈也。下列所治之案，盖准此义。试观解表于清里之后，而白痧又可表出。是知临症者，原可变通因心，不必拘于一端也。（《医话拾零》）

一木作李姓，身热渐和，而神识昏昏如醉，脉沉数有力，舌赤无苔，频喜出口话至鼻尖上下或口角左右，欲索刀以自去势，与之言，初则似清，继乃昏乱。历治多人，皆叹为异，余曰：此邪热伤及心营之重候也，不必疑其症，但以脉舌凭之，即可得其治法。《伤寒舌鉴》中所谓红话舌者，大率类此。爰宗其意，用黄连解毒汤加生地、云苓、连翘、灯心等味。连投二帖，病机稍退，渐次向安。

程姓子病温热旬余，身热不退，舌黑生刺，鼻如烟煤，神志昏乱，手足微厥，六脉沉细。此必承气症，而误服白虎也。白虎无破结之能，徒戕胃气，反郁其阳，致令脉道不利，腑热壅闭难解。遂与大承气，连进两剂，大便得通，下后脉见浮数。余谓家人曰：邪达于表，汗将大至，连煎白虎加人参汤灌之。覆杯，果汗至如雨。(《清代名医医话精华·张希白》)

庄，三四，发热十日，神昏谵语，唇焦口臭，烦躁呻吟，脉反沉细。此热邪已入血分，症非轻浅。拟桃仁承气汤下之。

大黄三钱，芒硝一钱，桃仁一钱五分，黄芩一钱五分，知母一钱五分，滑石二钱，甘草四分，石膏一两。

服下旋即如圊数回，解下燥粪两块，浊秽甚多，热退神清，舌胎退淡。古称阳症见阴脉者死，来尽然也。盖邪气结于阳明，血无不燥，营行脉中，卫行脉外，营卫热结不交，其脉多现沉细阴脉。此段与古人翻案，学者审之。余热未尽，只消清养胃阴。(《友渔斋医话》)

水沟营冯朴园姻兄，二月间在诸暨幕中，身热咳喘，病如伏寒，路间又感风雨，至家则诸筋络挛痛、失红，脉弦数，舌黄薄，是肺胃心营皆感，然营较卫为重，当先治其红。用根生地一两，麦冬、银花、羚角、山茶花、丝瓜络、元参、赤芍、丹参，两剂红止，再以凉解卫分风热，身凉而愈。

范可斋，四月间上焦温邪，用辛凉法，战汗体冷如冰，人不能支，又可所谓体厥也。诊脉静小，余嘱其家勿惊扰。疏沙参、麦冬、根生地、花粉等滋肺而愈。盖书以汗后脉如蛇者死，若沉部似有似无亦当死。又云脉不为汗下减者死。上城隍庙道士温邪舌黄，脉沉小无力。予谓明日当战汗，脉太弱恐战而不得汗也。次日果作战不汗而死。(《清代名医医话精华·张畹香》)

病有失下而变危病者。予弱冠时，曾患热病，病由冷浴热浴相间，且浴后当风所致。故一发便重，壮热谵语，口燥津枯。时怙恃皆背庶祖母，为邀镇上某医，医胆素小，不敢投清泻，以致发狂液涸。适钱子裕先哲应邻家之召，因邀治。处方犀尖、鲜地、豆豉、鲜首乌、硝、黄、龙苏梗磨。大剂灌下，得安卧，冷汗如雨，黎明便畅下。再剂霍然。至今不敢忘钱公再造之恩也。数十年予又病，秋暑气升莫制，时神识已时迷时苏，自定方倩人代书，药病相左，几致不救。先师适来荡，邀诊亦无效。以伽楠香和雅片进，气升如故。内子按予腹坚如石，乃以猪胆汁灌肛中，下坚粪两枚，坚硬异常，出时肛门若火灼。明日乞得猪胆七八枚，尽量灌之，粪下乃如牛屎，下后汗瘩俱得。后倩先姊丈蔡望求调理而愈。胆汁导法，予屡用之，以救危症，较洋蜜灌更佳，因其有寒性也。病有早下而变危病者。河沿桥南杨姓，年约四旬，本湿温病，医误以虚痞为实胀，投生军、元明粉至四剂，所下皆稀薄，愈下愈胀。予切脉濡数无力，视其舌薄灰，以指扪之，润而不燥。予投桂、附以温之，茅、朴以燥之，救病兼救药误也，诊三次而愈。(《留香馆医话》)

人七月间病热，日夜炎炎不解。医用杏仁、薄荷、芩、连之类，解肌退热，数服不愈。病经旬日，其人开张药铺，略知医药，因谓同伴曰：前所服药，甚为对症而不瘳，我其殆焉哉？惟心中想冷饮，同伴咸谓闭塞腑气，不与，病者无可如何。又经数日，适无人在侧，因意床下藏有雪水一瓮，乃勉力支撑，掀盖连饮数碗，即倒卧床下，汗流遍身，及觉，即思粥饮，身凉、脉静矣。其伴询于其人，所患乃燥热之症，治法当用玉女煎加解肌药，早已愈矣。其如芩、连能清热，不能润燥，兼有杯水车薪之弊，所以似是而实非。其饮雪水而愈者，如热斧沃水，则气蒸蒸然，燥火之邪，从汗而泄，此必然之势，无足奇者。(《友渔斋医话》)

宁波张义乾，秋间患湿热症，发热十余日不解，大肉脱尽，肌肤甲错，右脚不能伸动，小腹右旁突起一块，大如拳，倍极疼痛，大便已十四五日不解。延医治之，皆谓肠内生痈。伊亲胡宝翁乃商治于余，余谓肠痈胀急，《金匮》以败酱散主治，今此草罕有。伊于第三日觅得，乃问余服法。余曰：果尔，须同去诊视，瞑眩之药，岂堪悬拟！因同至张家，见张倚于床褥，张目摇头，病苦万状，面色青惨而枯，脉极坚实，沉部如弹石，尺愈有力，时成一呋。余曰：此非肠痈也。肠痈脉洪数，为脓已成；脉弦紧，为脓未成。今浮部不洪数，而沉部实大，腹筋突起，目有赤缕，乃湿热之邪结于阳明，腹旁之块乃燥矢之积聚也。但得大便一通，块即消散，而腹亦不痛矣。病者问之曰：曾与前医商议下法，医云人已虚极，岂可妄下！余思胀痛不下，痛何由除？今先生为我用下法，死且不怨。余遂书大承气汤，大黄五钱，芒硝三钱。旁视者惶惶未决。余曰：不下必死，下之或可望生。于是煎成置于几上，病人力疾起坐，一饮而尽。不逾时腹中大响，旋复登厕，先下结粪如弹丸者三四枚，继而溏泻半桶，块消，明日脚伸而胀痛俱失。继进增液汤二剂，而热先退；再与益胃汤法，胃纳渐旺，津液渐濡。余便上郡，病者欲食羊肉，以问近地之医士云，病后胃气当复，羊肉最能补胃。由是病者坦然无疑，恣意饱餐，次日身不发热，舌胎又厚浊，而脉又数，复来召余。余曰：湿热症初愈，以慎口味为第一要务，何如是蒙蒙耶？乃与平胃散加神曲、焦楂、谷芽，而分量递减，以胃气久虚，不任消耗之故也。果服二剂而安。

按是症初则失于清解，至热已日久，津液枯涸，胃土燥烈，而犹日服运气之药，愈益其燥；迨至结粪成块，腹旁突起，筋脉不能濡润，而脚挛急，医又误认为缩脚肠痈。或误投以败酱散，攻伐无过之血分，又将何如耶？士君子涉猎医书，大忌悬拟开方，药不对症，生死反掌，可不慎哉！(《一得集》)

吴某邪入膻中，舌缩唇裂，目瞑神迷，沉昏不醒者七昼夜，脉沉数。此邪深将成内闭矣。勉用鲜佩兰、菖蒲、连翘、银花以解秽通闭，鲜生地、麦冬、梨、蔗汁以生津，黄芩、知母、元参、石斛以彻热，兼下牛黄丸。二服神识渐清，因尿管热痛，去佩兰、菖蒲、黄芩，加甘草梢、车前穗以利腑热而愈。(《清代名医医话精华·林羲桐》)

景氏冬温挟虚，灼热咳嗽，因误治邪陷营分，便血甚多，阴液内涸，舌黑齿焦，神机不发，脉左虚数，右浮疾，耳聋目瞑颊红，遗溺失禁。此阴欲竭而孤阳浮也，急救液以存阴。用生地、犀角汁、五味子、阿胶、沙参、麦冬、石斛、鸡子黄。三服能呻吟转侧，第脉虚全不受按，去犀角，加洋参、茯神、枣仁、白芍，再服舌润神清，不饥，不食，此上脘热痰结也。再加川贝、蒌霜。嗣因肺虚气不化液，用复脉汤去姜、桂、麻仁，加归、芍，浊痰降，大便得见，脉匀有神，而纳谷颇少，此脾阳困而未苏也。改用潞参、茯神、炙草、白术、谷芽、归、芍、莲、枣而食进。(《清代名医医话精华·林羲桐》)

吴江之东北乡善湾唐生年三十余，于秋初患热症，旬日矣。口渴神烦，唇焦黑如墨，齿肉尽腐，喉间哽塞，欲言而不能出声，急甚，前医用犀角地黄汤加黄连，不效而止。山人至，细察其脉洪大有力，左寸关尤甚，谓病者曰：此邪热伤阴，而心包被蒙也，虽危尚可治。立进紫雪丹一钱，少顷又进一钱，是晚即得安卧，醒时语言如常。明日即以前所用方投之，不三日而瘳。病有缓急，药有次序，不开其清窍而但治其热，岂惟无益于病哉！(《清代名医医话精华·何鸿舫》)

常熟县北门外孙祠堂茶室妇，始因温邪未能透彻，延之四十余日后，邀余诊之，脉细数郁于内，着骨始见，肌枯肉削，干燥灼热无汗，热亦不甚，耳聋舌强，言语涩塞不清，溲少，大便泄泻如酱色，舌色底绛，而上有烟煤之色，眼白珠淡红，鼻干不欲饮，手足瘛动。余曰：此乃温邪深入于里，汗未透彻。此症当战汗于骨髓之间，若不战汗，热不得泄，阴液烁尽亦死，若战汗不出亦死。且先以甘凉重剂，养肺胃之阴，以作来日助其战汗之资。故先进生地、麦冬、元参、石斛、梨汁之类一剂，肌肤较润，泄泻亦稀。复诊，进以大剂复脉汤，加鸡蛋黄二枚调服。生地黄一两，阿胶三钱，麦冬六钱，生白芍三钱，炙甘草二钱，石斛六钱，生牡蛎一两，煎浓汁服。余曰：此药服下，令其安寐，不可扰乱，到天明时，如且冷汗淋漓，手足厥冷，目反口张，遍体冷汗，切勿惊慌，倘战不透，亦死症也。若服此药汗不止，腹膨无汗，此正不胜邪，战汗不出，亦不治矣。日晡服下，至四鼓，果然遍体冷汗，脉静肢冷，目反不语，直至日中，汗收神醒，热退泻止，后服甘凉养胃、存阴泄热，数剂而愈。(《清代名医医话精华·余听鸿》)

沈裕昆室，偶发脘痛，范某与逍遥法，痛颇止，而发热咽疼，邀顾听泉视之，知感温邪，与清散法，疼已而热不退，七日后目闭鼻塞，耳聋肢搐，不言语，不饮食。顾疑证险，愿质之孟英，而沈之两郎，乃从王瘦石学，因请决于师。瘦石亦谓孟英识超，我当为汝致之。时已薄暮，乃飞刺追邀。比孟英往诊，见其外候如是，而左手诊毕即缩去，随以右手出之，遽曰：非神昏也。继挖牙关，察其苔色白滑，询之大解未行，曰：病是风温，然不逆传膻中，而顺传胃腑，证可无恐。听泉学问胜我，知证有疑窦，而虚心下问，岂非胸襟过人处！但温邪传胃，世所罕有，而此证如是骇人者，因素有痰饮盘踞胃中，外邪入之，得以凭藉，苔色之不形黄燥者，亦此故耳，不可误认为寒！夫温为热邪，脉象既形弦滑以数，但令痰饮一降，苔必转黄，此殆云遮雾隐之时，须具温太真燃犀之照，庶不为病所欺。且昔人于温证仅言逆传，不言顺传，后世遂执定伤寒在足经，温热在手经，不知经络贯串，岂容界限。喻氏谓伤寒亦传手经，但足经先受之耳。吾谓温热亦传足经，但手经先受之耳。一隅三反，既有其逆，岂无其顺？盖自肺之心包，病机渐进而内陷，故曰逆，自肺之胃腑，病机欲出而下行，故曰顺。今邪虽顺传，欲出未能，所谓胃病则九窍不和，与逆传神昏之犀角地黄汤证大相迳庭。郭云台云：胃实不和，投滚痰而非峻，可谓治斯病之真诠。遂疏小陷胸合蠲饮六神汤，加枳、朴，以芦菔煮水煎药，和入竹沥一杯，送下礞石滚痰丸四钱。沈嫌药峻，似有难色。孟英曰。既患骇人之病，必服骇人之药，药不瞑眩，厥疾勿瘳，盍再质之瘦石、听泉乎？沈颔之，土、顾阅方，佥以为是。且云：如畏剂重，陆续徐投可也。翌日孟英与听泉会诊，脉证不甚减，询知昨药分数次而服。孟英曰：是势分力缓之故也。今可释疑急进，病必转机。听泉深然之，病家亦胆壮矣。如法服下，黎明果解胶韧痰秽数升，各恙即减，略吐语言，稍啜稀粥，苔转黄燥。药改轻清，渐以向安。嗣与育阴柔肝而愈。（《回春录》）

戴氏妇年五十六岁，仲冬患感，初服杨某归、柴、丹参药一剂，继服朱某干姜、苍术、厚朴药五剂，遂崩血一阵，谓其热入血室，不可治矣，始延孟英诊之。脉形空软促数，苔黑舌绛，足冷而强，息微善笑，询其汛断逾十载。曰：冬温失于清解，营血暴脱于下，岂可与热入血室同日而语耶！必由误服热药所致，因检所服各方而叹曰：小柴胡汤与冬温何涉？即以《伤寒论》，亦不能初感即投，况以丹参代人参，尤为悖谬。夫人参补气，丹参行血，主治天渊，不论风寒暑湿各气初感，皆禁用血药，为其早用反致引邪深入也；既引而入，再误于辛热燥烈之数投，焉得不将其仅存无几之血，逼迫而使之尽脱于下乎？女人以血为主，天癸既绝，无病者尚不宜有所漏泄，况温邪方炽，而阴从下脱，可不畏哉？病家再四求治，孟英与西洋参、苁蓉、生地、犀角、石斛、生芍、银花、知母、麦冬、甘草、蔗浆、童便，两剂足温，舌润，得解酱粪，脉数渐减而热益甚，乃去犀角，加高丽参数帖，脉渐和，热亦退，进粥，随以调补，幸得向安。（《回春录》）

三、瘟疫

瘟疫者，沿门阖境，老少强弱，触之即病，乃天地之疠气也。疫疠之邪，都从口鼻而入，直行中道，流布三焦，非比伤寒六经，可表可下。吴又可曰，疫邪内不在脏腑，外不在经络，舍于伏脊之内，去表不远，附胃亦近，乃表里之分界，是为半表半里。即《内经·疟论》所谓横连膜原是也。所制达原饮一方，用槟榔二钱，厚朴一钱，草果仁五分，三味协力攻坚，直达其巢穴，使邪气溃散，速离膜原；又虑发热作渴之症，三者重伤津液，故加知母一钱以滋阴，白芍一钱以和血，黄芩以清热，甘草五分以调中。后人治疫，皆遵此议。若喻嘉言所治之疫，值明季兵荒之后，乃大疫也。故以人参败毒散为主方，与又可颇异，其论症甚详，爰为采入。喻曰：世俗所称大头瘟者，头面腮颐肿如瓜瓠是也。所称虾蟆瘟者，喉痹失音，颈筋肿大者是也。所称瓜瓢瘟者，胸高胁起，呕血如汁者是也。所称疙瘩瘟者，遍身红肿，发块如瘤者是也。所称绞肠瘟者，腹鸣干呕，水泄不通者是也。所称软脚瘟者，便清泄白，足重难移者是也。治未病者，预服芳香正气药，则邪不易入，此为上也；邪既入，急以逐秽为第一义。上焦如雾，升而逐之，兼以解毒；中焦如沤，疏而逐之，兼以解毒；下焦如渎，决而逐之，兼以解毒。（《医学举要》）

时疫一症，何自而起哉？起于非其时而有其气，是为天地之厉气，是为不正之异气，沿门阖户，传染于顷刻之间，流散四方，杀人于数日之内。医家不知疫毒之烈，而概以伤寒之法施治，无怪乎病愈急而药愈乱，不死于病，而死于医，不死于医，而死于圣经之遗亡也。

夫厉气之来，有从鼻而入者，则伏于募原；有从口而入者，则中于胃腑。其间体实而受邪者有之，体虚而受邪者有之，本热而假寒者有之，本寒而假热者有之，非可尽投膏、黄，纯用芩、连，而专以丹溪、河间为法者也。盖时疫之初发，与伤寒似同而实异，时疫之传变，与伤寒似异而实同。当其邪在三阳也，恶寒壮热，头痛身痛，口渴引饮，呕吐下利，脉大而数，又可吴君立达原一方，乃驱邪离散，直达巢穴之药，白虎、承气，乃辛凉推荡，清火逐邪之剂，惟壮实之体投之，可谓万举而万全，倘遇内虚之辈，白虎失之过寒，承气失之过攻，苟非神明变化，别会长沙公之秘旨，未有不误人于反掌间者矣。至于邪陷三阴，脏气受敌，其见症也，神昏目定，撮空燃指，谵妄舌黑，脉沉细而数，种种恶症叠出，吴君用仲景法，投承气汤，非不尽善，第恐正弱邪强，证实脉虚之辈，当此邪传三阴，元气由邪热而亏，胃气由邪热而耗，脏气由邪热而伤，不知变计，徒拘攻下一法，虚虚之戒，可不慎欤！

独是今日医士，不究疫病之原，识病之情，仅以消散之品混治，至七八日间，忽然内陷，斯时既不敢用参、附以回阳，又不敢用归、地以生阴，展转思维，向病家言曰：与其委之莫救，不若复进膏、黄、芩、连之属，冀厥少回而疫邪解，未可知也。斯言也，强壮而脉实者耶，痞满而燥实者耶，膏、黄、芩、连之投，固其宜也，不然三阴之经，与脏气相近，非察脉辨症，而药味难投，其亦不知厥逆连脏之旨，而深长思矣。

余兄广期，谓疫病乃热毒为害，治法以逐疫解毒为第一义，因设立乾一老人汤一方，除疫毒而退热邪，正如喻氏所谓上焦如雾，升而逐之，兼以解毒，中焦如沤，疏而逐之，兼以解毒，下焦如渎，决而逐之，兼以解毒之意同，而可称为治疫之圣药也。
（《杂症会心录》）

疫为时行疠气，有大疫，有常疫。大疫沿门阖境，多发于兵荒之后，不数见；常疫则一隅数家，一家数人，症多相似，春、夏、秋三时皆有之，而夏、秋为甚，其疬邪之来，皆从湿土郁蒸而发，触之成病，其后更相传染，必由口鼻吸受，流入募原。
（《类证治裁》）

疫疬之证，病家每每忌讳，医家故不明言，然口虽不必明言，心内还须认清，若认之不清，不但用药无效，而且开口便差。认疫若何？于闻见中但有两三人病情相同者，便要留心。留心若何？病有来踪去迹，怪怪奇奇，传变迟速，不近情理，较诸正伤寒、风湿、温热、湿热、暑暍等门，迥乎大异者，即疫也；脉证不必大凉，而服大凉之药，似有害而终无害者，即疫也；脉证可进温补，而投温补之剂，始似安而渐不安者，即疫也。（《吴医汇讲》）

瘟疫与伤寒大异。伤寒在冬月亦少，其邪自表入里，层次不乱，有寒、热、虚、实之分。瘟疫乃四时多有，其症表里皆热，有风瘟、春瘟、暑瘟、湿瘟、热疫、寒疫及传染之时疫古名疵疠，见症各别，杂乱无定，均不可作伤寒治也。除湿瘟、寒疫可酌用温燥之品，其余全宜寒凉清润化痰，万勿热散燥补。如参、芪、苓、术、桂、麻、姜、附、半之类，均须禁忌；误用轻则久，重则危矣。又凡胸有痰火者，皆忌参、芪、桂圆等药。(《工氏医存》)

疫病，是天地不正之异气，四时皆有，能传染于人，以气感召，从口鼻而入，不比风寒，乃天地之正气，从皮毛而入，不传染于人者也。又与疟相似，但疟乃天地暑热之正气，呆在少阳一经，不传染于人；寒热各半，不比疫病，起始凛凛恶寒，继而大热，昼夜不退，寅卯二时，是疫病交关之所，此时热可暂退，过此又发大热矣；疫病也有间日发寒热者，但发时寒短热长，不呵欠，不鼓颔为异耳！医家大病，概认作伤寒治，误谓邪从毛窍而入，药进羌、防，以散太阳之邪；又谓为少阳、阳明二经，药进柴、葛，以散少阳、阳明之邪。不知疫从口鼻而入，多在募原少阳之界，亦在胃中阳明之腑，表散不惟疫不能解，反耗一身津液元气，邪反乘虚入里，或传少阴，或传厥阴，人事昏沉，而元气败坏，血液耗灼，未有不死者矣。故余创立救阴解疫毒一方，初病即用，意谓先补正气，正旺则内脏坚固，邪无由而入；阴回则津液内生，邪不攻而自走。张仲景建中汤之意也，且内有甘、豆、银花、黄泥之属，解热毒之邪于扶正之中，又何患热不退而病不痊耶？若其人本体素虚，服救阴而不效，则从而用八味以救阳；其人本体脾虚，服救阴而不效，则从而用补中、异功之属以救土。此又法之变也。

治疫妙法，创自己见，真辟地开天手也。先生屡治屡效，乾隆壬申岁，活人无算，立有医案。其功伟哉？(《杂症会心录》)

旧传人当兵荒困顿之后，必有大疫。因饥寒劳役，在所不免，脏气先虚，再感外邪，一人病疫，传染无休。崇祯辛巳，天下扰攘，疫气蔓延数省，时以伤寒治之，不见其效，反多有害。吴又可先生特出己见，发千古神明之识，著《温疫论》三卷，补遗一卷。以疫气从口鼻吸入，伏于膜原，在不表不里之间，治法迥异，乃著此书以辨别之，有功于世，大矣哉！首用达原饮，继以三承气。谓伤寒可迟下，一下可愈，温疫宜早下方痊。论中详辨分明，何待予言。惟所论乃兵荒困顿传染之疫也。近时承平熙泰，间有是症，其因不同，而邪伏膜原，以数下始痊则一也。更《温疫论》中，首用达原饮，内草果一味，燥烈而温，与承平之疫，未能中的。予乃另制一方，名开郁胜湿汤，乃因近时疫症，有感邪于冬季者，《伤寒论》所谓人之伤于寒也，至春化为温，至夏为热，再兼挟湿与肥浓食物胶结于胃而成。舌黄，胸痞，壮热不休，脉洪涩或沉细。其邪并非自口鼻吸入，故药用茅术、厚朴、陈皮三味开郁胜湿为君，楂肉、神曲、枳实、瓜蒌皮消胃中胶结为臣，黄芩、连翘清伏热为佐。若热不解，须以大黄、枳实、元明粉，再配合症之药下之。所下如胶似漆，必得净尽，若留邪一分，则不愈焉。有用大黄数两至半斤始愈者，本论最为精确。但粗工取其卷帙不繁，论断简捷，竟操为枕秘。不论东垣之脾虚发热，丹溪之阴虚发热，概用达原饮、三承气等汤治之。鸣呼！杀人多矣。非又可之谬，实谬用者之罪也。今论清时疫症，与兵荒疫症，其因有异，达原饮太烈，余治无别焉，并解内伤与血虚，不可混施误人也。(《友渔斋医

话》)

疫疠一症，都从口鼻而入，直行中道，流布三焦，非比伤寒六经，可表、可下。夫疫为秽浊之气，古人所以饮芳香、采兰草，以袭芬芳之气者，重涤秽也。及其传变，上行极而下，下行极而上，是以邪在上焦者，为喉哑，为口糜；若逆传膻中者，为神昏，舌绛，为喉痛、丹疹。今观先生立法，清解之中，必佐芳香宣窍逐秽，如犀角、菖蒲、银花、郁金等类，兼进至宝丹，从表透里，以有灵之物，内通心窍，搜剔幽隐，通者通，镇者镇；若邪入营中，三焦相溷，热愈结邪愈深者，理宜咸苦大制之法，仍恐性速，直走在下，故用玄参、金银花露、金汁、瓜蒌皮，轻扬理上，所谓仿古法而不泥其法者也。考是症，惟张景岳、喻嘉言、吴又可论之最详。然宗张、喻二氏，恐有遗邪留患；若宗吴氏，又恐邪去正伤。惟在临证权衡，无盛盛无虚虚，而遗人夭殃，方不愧为良医矣。(《临证指南医案》)

疫有九传者，病人各得其一，非一病而有此九也。证有表里轻重，而法之宜先宜后，即出其间。先表而后里者，此非表邪入里，乃膜原伏邪溃有先后也。先溃者先传，后溃者后传。若先传表者则表证先见，宜先行表，表解已而里证复见者，乃后溃之伏邪，至是方传里也。其先里而后表者，亦非里邪出表，仍是后溃之伏邪，至是方传表也。至于表里分传，亦伏邪分溃也。其初用表药之时，亦不可不兼看其本气。虚寒者宜加附子，火旺者加芩、地、知母、石膏等药。用下亦然。元气虚者，承气汤中加参、芪，阳虚加附子，阴虚倍用生地熬膏煎药。凡此皆法中之法也。其表而再表者，是方解其表而表证复见，此亦伏邪以次第而溃也，故不妨再表之。其里而再里者，是下去其结，而腑邪复结，亦伏邪以次第而聚胃也，再一下之则愈。至于下后证，总在相其津液。其溃邪传表，身发热而脉续浮者，法宜分经解表。假使舌上依然干燥，气喷如火，则表药不可用，又宜白虎汤，倍加生地以救津液，乃得自汗而解。其津干饮结者，瓜贝养营汤；阴血枯燥者，清燥养营汤；里邪未尽者，承气养营汤；本气虚寒，下后微恶寒者，参附以温补之。立法已为大备，学医者不可不深究也。(《感证集腋》)

上古洪荒始奠，地旷人稀，阳气潜微，阴寒滋盛，病者寒多热少，故热病统于伤寒；中古以还，生齿日繁，人烟稠密，浊气蒸郁，热病居多，恶臭秽气，往往酿而成疫。是以传染病统谓之疫，非天地变迁、今昔有异，实缘寰区之大，竟有人满之忧。纪晓岚先生诗曰：万家烟火暖云蒸，销尽天山万古冰。可谓酿疫之证矣。

古时疫既鲜少，治疫初无专书，或以疫病为天行，或以时气为鬼役。而凡制方主治，仅事辟邪。自秦汉以迄晋唐，大率类此。宋季以温法著效，金元以凉散擅长。迨明之吴又可始著专书，又发明募原之理。国朝喻嘉言论三焦，王养吾论痧症，刘松峰论杂气，余师愚之主热，王清任之主瘀，各抒卓见，以成一家。从此治疫之方，厘然大备。岭峤地温湿重，而多瘴疠，近廿年间，又盛行鼠疫，罗芝园仿通瘀而获效。虽运会有递变，疫病无定名，而往古来今，成法具在，究其所以异同之故，神而明之，存乎其人。(《疫证集说》)

《素问·至真要大论》曰：治诸胜复，寒者热之，热者寒之。又曰：气之胜也，微者随之，甚者制之，气之复也，和者平之，暴者夺之，皆随胜气，安其屈伏，此治病之大法也。治疫何独不然？善治疫者，必先审其寒、热、燥、湿之因，更别其气血、表里、虚实、老少之异，然后立方，可获万全。倘不察病因，虽日读治疫之书，亦犹盲人瞎马，莫辨路径，听其所之，鲜不歧误。吾愿操司令之权者，盍于辨证加之意哉？（《疫证集说》）

天地间每有厉气流行，触人鼻窍，肺主鼻，由肺传胃，先犯上焦气分，起初恶寒，随后发热，舌苔白滑，渴不欲饮，独右寸关脉洪数，邪热上熏则呕，热势下注则泻。盖肺司皮毛，脾主肌肉，热邪渐次传里，蕴而日炽，烁营耗液，逼邪达表，皮肤现出如蚊啮红细点为疹，隐于肌肉红点为斑，赤亮者吉，紫黑者凶。常发于春、夏、秋三时，冬令间或有之。初宜用豆豉、荆芥、桑叶、僵蚕、西河柳、郁金、桔梗、蝉退、升麻之类，升透其邪。两三帖后，当清其营，以柴胡、连翘、紫草、地骨皮、丹皮、象贝、山栀、赤芍。两三帖后，倘壮热大渴喜饮，舌苔燥裂，急救其阴，投犀角地黄汤、白虎汤，或荸荠汁、甘蔗汁、枇杷果、梨汁。如果渴未能解，乃少少饮以冷水，入腹后不作呕，任其饮足，随出汗而解。亦有邪随汗出，恶寒战栗而解者。退病，早者一候外七日来复之谓也，有延至二候、三候始退者，不可不知。（《医门补要》）

瘟疫随时而异，亦随地而异，非大热即大寒，然热多而寒少，此中天地泄厉之气，挟有毒氛，由口鼻吸受。用药之法，或大清，或大泻，或大温大散，必参入解毒之方。成方有普济消毒饮、玉枢丹、行军散等，临时酌用。（《留香馆医话》）

治疫之法，解毒为先务。吴又可专用大黄驱逐毒秽。但近时之人，体气多薄，攻荡难施。莫若张路玉用人中黄配葱、豉等解毒药，为起首方；叶天士用银花、金汁凉解之品，最为稳当。喻氏云：上焦如雾，升而逐之，佐以解毒；中焦如沤，疏而逐之，佐以解毒；下焦如渎，决而逐之，佐以解毒。观其旨，病有上、中、下之分，而独于解毒一言，叮咛再四，岂非急于解毒之法哉！（《客尘医话》）

雨降连绵，久鲜日照，则阴霾之邪迷漫宇宙，地中湿气上腾，人身之阳易伏而阴独盛。凡见邪热化斑病，始终总宜轻散。虽延有日，壮热烦闷，舌不燥，口不渴，似化热未伤阴，乃阴滞于内，而格阳于外，故热止发于皮肤，不曾伤及胃腑，惟有透阳以和阴，不当助阴以困阳。若与凉剂，即神昏乱语、烦躁不休矣。且雨泽多，淫湿生寒，每伤脾土，则中气不运，常见疟、痢、痹痛、霍乱等症，用药喜温忌凉。（《医门补要》）

久旱不雨，则亢厉之气流行天地间，在夏月尤甚，河井之水亦被燥热蒸耗，人处斯际，内受水泉之毒，外迫炎燠之邪，易生时疫，互相传染。更有劳伤之辈，元气早虚，加以饥饿，剥其脏腑，境况扰其情怀，其阴分未有不先亏者。初病疏散方中稍加润药，以却亢势；继以甘寒大养阴液。若莽投温散，劫阴致变，舌干口渴，谵语神昏，狂躁不安，恐为不救。抑知热邪先干肺胃，肺金忌燥，胃土喜润，病由阳邪，治以阴润，阳原足以伤阴，阴亦可以制阳，阳衰则热去，热去则阴生，于是亢阳得与柔阴相为济美，则太和之气鼓舞身中，而病倏然远退矣。（《医门补要》）

瘟疫初起，先憎寒而后发热，日后但热而无憎寒也。初起之二三日，其脉不浮不沉而数，昼夜发热，日晡益甚，头疼身痛。其时邪在伏脊之前，肠胃之后。虽有头疼身痛，此邪热浮越于经，不可认为伤寒表证，辄用麻黄、桂枝之类强发其汗，此邪不在经，汗之徒伤表气，热亦不减。又不可下，此邪不在里，下之徒伤胃气，其渴愈甚。宜达原饮。（《瘟疫论》）

时疫初起，邪气盘踞于中，表里阻隔，里气滞而为闭，表气滞为头疼身痛。因见头疼身痛，往往误认为伤寒表证，因用麻黄、桂枝、香苏、葛根、败毒、九味、羌活之类。此皆发散之剂，强求其汗，妄耗津液，经气先虚，邪气不损，依然发热也。更有邪气传里，表气不能通于内，必壅于外，每至午后潮热，热甚则头胀痛，热退则已，此岂表实者耶？以上似表，误为表证，妄投升散之剂，原邪愈实，火气上升，头疼转甚；须下之，里气一通，经气降而头疼立止。若果感冒头疼，无时不痛，为可辨也，且有别证相参，不可一途而取。

若汗若下后，脉静身凉，浑身肢节反加痛甚，一如被杖，一如坠伤，少动则痛苦号呼，此经气虚，荣卫行涩也，三四日内，经气渐回，其痛渐止，虽不药必自愈。设妄引经论，以为风湿相搏，一身尽痛，不可转侧，遂投疏风胜湿之剂，身痛反剧，以此误人甚矣。

伤寒传胃，便潮热谵语，下之无辞。今时疫初起，便作潮热，热甚亦能谵语，误认为里证，妄用承气，是为诛伐无辜。不知伏邪附近于胃，邪未入腑，亦能潮热，午后热甚，亦能谵语，不待胃实而后能也。假令常疟热甚，亦作谵语，瘅疟不恶寒，但作潮热，此岂胃实者耶？以上似里，误投承气，里气先虚，及邪陷胃，转见胸腹胀满，烦渴益甚。病家见势危笃，以致更医，医见下药病甚，乃指大黄为砒毒，或投泻心，或投柴胡、枳、桔，留邪在胃，变证日增，神脱气尽而死。向则不应下而反下之，今则应下而反失下，盖因表里不明，用药前后失序之误。（《瘟疫论》）

病有先虚后实者，宜先补而后泻；有先实后虚者，宜先泻而后补。假令先虚后实者，或因他病先亏，或因年高血弱，或因先有劳倦之极，或因新产亡血过多，或旧有吐血及崩漏之证，时疫将发，即触动旧疾，或吐血，或崩漏，以致亡血过多，然后疫气渐渐加重，已上并宜先补而后泻。泻者谓疏导之剂，并承气下药，概而言之也。凡遇先虚后实者，此万不得已而投补剂一二帖，后虚证少退，便宜治疫，若补剂连进，必助疫邪，祸害随至。假令先实而后虚者，疫邪应下失下，血液为热搏尽，原邪尚在，宜急下之，邪退六七，急宜补之，虚回五六，慎勿再补，多服则前邪复起。下后必竟加添虚证者方补，若以意揣度其虚，不加虚证，误用补剂，贻害不浅。（《瘟疫论》）

时疫夹气郁者，初起疫症悉同，而多脉沉、手足冷、呕逆胸满，颇类夹食。但夹食为有物，为实邪，舌苔厚白而微黄，胸膈满痛，不可按，而亦不移；夹气为无物，为虚邪，舌胎白薄，胸膈满痛，串动而可按。宜先宣通其郁，然后解表清里，自无不效。若不舒郁，而徒发表，则里气不能外达，而难于彻汗；遽用清下，则上气不宣，多致痞逆，惟于解表药中，加苏梗、木香、大腹皮、香附等类，以宣其气，则表易解；于清里药中，加川贝母以舒其郁，则里易和。贝母为舒郁要药，但力性缓，必用至五钱一两，方能奏效。（《瘟疫明辨》）

疫症亡血有三。其一，未病之先，素亡血而阴虚，一受疫，则邪热乘虚煎熬，亡阴最易。解表清里，用药必步步照顾荣血，如九味羌活汤之用生地，人参败毒散之用人参是也。其二，当受病之时，忽然吐衄，女子崩漏，甚至血晕昏厥，势甚危急，亦疫症常有也。病家但知血之可骇，往往不知受疫。医家亦忽其客邪，惟汲汲于止血，清凉滋补，多至危殆。不知血由疫逼，惟当治疫，疫邪解而血自止。此症不遽见于疫在表时，而见于发热数日之后，人犹易知，惟疫郁于阴经，而暴见此症者难识，以其症外无头痛、发热之可据耳！但见微恶寒，而大作呕，急当视其气色、神、脉、舌胎。若舌有白苔，气色有一二疫象，即是疫毒无疑，以达原饮为主。呕加藿香，胀加青皮。但治疫毒，血症自已。若脱血太甚，而气欲绝者，加人参以固中气。俟疫症传变归经，然后按经治之。此疫症兼血之最危者。其三，疫邪大张之后，烦热燥渴之余，而见亡血证，则又瘟疫常态，详见血症各条。（《瘟疫明辨》）

疫邪传里，胃热如沸，蛔动不安，下既不通，必反于上，蛔因呕出，此常事也。但治其胃，蛔厥自愈。每见医家，妄引经论，以为脏寒，蛔上入膈，其人当吐蛔，又云胃中冷，必吐蛔之句，便用乌梅圆，或理中安蛔汤。方中乃细辛、附子、干姜、桂枝、川椒，皆辛热之品，投之如火上添油。殊不知疫证表里上下皆热，始终从无寒证者，不思现前事理，徒记纸上文辞，以为依经傍注，坦然用之无疑，因此误人甚众。（《瘟疫论》）

瘟疫得里证，神色不败，言动自如，别无怪证，忽然六脉如丝，微细而软，甚至于无，或双手俱无，或一手先伏。察其人不应有此脉，今有此脉者，皆缘应下失下，内结壅闭。荣气逆于内，不能达于四肢，此脉厥也。亦多有过用黄连、石膏诸寒之剂，强遏其热，致邪愈结，脉愈不行，医见脉微欲绝，以为阳证得阴脉，为不治，委而弃之，以此误人甚众。若用人参生脉散等剂，祸不旋踵，宜承气缓缓下之，六脉自复。（《瘟疫论》）

诸窍乃人身之户牖也。邪自窍而入，未有不由窍而出。经曰：未入于腑者，可汗而已；已入于腑者，可下而已。麻征君复增汗、吐、下三法，总是导引其邪，打从门户而出，可为治法之大纲，舍此皆治标云尔！今时疫首尾一于为热，不言清热者，是知因邪而发热，但能治其邪，不治其热，而热自已。夫邪之与热，犹形影相依，形亡而影未有独存者。若以黄连解毒汤、黄连泻心汤，纯乎类聚寒凉，专务清热，既无汗、吐、下之能，焉能使邪从窍而出？是忘其本，徒治其标，何异于小儿捕影！（《瘟疫论》）

瘟疫发热一二日，舌上白胎如积粉，早服达原饮一剂，午前舌变黄色，随现胸膈满痛、大渴烦躁。此伏邪即溃，邪毒传胃也，前方加大黄下之。烦渴少减，热去六七，午后复加烦躁发热，通舌变黑生刺，鼻如烟煤。此邪毒最重，复瘀到胃，急投大承气汤。傍晚大下，至夜半热退，次早鼻黑胎刺如失。此一日之间而有三变，数日之法一日行之，因其毒甚，传变亦速，用药不得不紧。设此证不服药，或投缓剂，羁迟二三日必死；设不死，服药亦无及矣。尝见瘟疫二三日即毙者，乃其类也。偶斋云：一日之病而有三变，此疫毒之最重者，若以缓剂治之，而能望其生者几希！（《瘟疫论》）

瘟疫可下者，约三十余证，不必悉具，但见舌黄、心腹痞满，便与达原饮加大黄下之。盖邪在膜原者，已有行动之机，欲离未离之际，得大黄促之而下，实为开门祛贼之法；即使未愈，邪亦不能久羁，二三日后，余邪入胃，仍用小承气彻其余毒。大凡客邪贵乎早治，乘人气血未乱，肌肉未消，津液未耗，病人不至危殆，投剂不至掣肘，愈后亦易平复。欲为万全之策者，不过知邪之所在，早拔去病根为要耳！但要谅人虚实，度邪之轻重，察病之缓急，揣邪气离膜原之多寡，然后药不空投，投药无太过不及之弊。是以仲景自大柴胡汤以下，立三承气，多与少与，自有轻重之殊，勿拘于下不嫌迟之说。

应下之证，见下无结粪，以为下之早，或以为不应下之证误投下药。殊不知承气本为逐邪而设，非专为结粪而设也。必俟其粪结，血液为热所搏，变证迭起，是犹养虎遗患，医之咎也。况多有溏粪失下，但蒸作极臭如败酱，或如藕泥，临死不结者，但得秽恶一去，邪毒从此而消，脉证从此而退，岂徒孜孜粪结而后行哉？假如经枯血燥之人，或老人血液衰少，多生燥结，或病后血气未复，亦多燥结，在经所谓不更衣十日无所苦，有何妨害？是知燥结不致损人，邪毒之为殒命也。要知因邪致热，热致燥，燥致结，非燥结而致邪热也。但有病久失下，燥结为之壅闭，瘀邪郁热益难得泄，结粪一行，气通而邪热乃泄，此又前后之不同。总之，邪为本，热为标，结粪又其标也。能早去其邪，安有燥结耶？（《瘟疫论》）

凡人参所忌者里证耳，邪在表及半表半里者，投之不妨。表有客邪者，古方如参苏饮、小柴胡汤、败毒散是也。半表半里者，如久疟扶虚，用补中益气，不但无碍，而且得效。即使暴疟，邪气正盛，投之不当，亦不至胀，为无里证也。夫里证者，不特伤寒瘟疫传胃，至如杂证，气郁、血郁、火郁、湿郁、痰郁、食郁之类，皆为里证。投之即胀者，盖以实填实也。

今瘟疫下后，适有暂时之通，即投人参，因而不胀。医者辄言以为用参之后，虽不见佳处，然不为祸，便为是福，乃恣意投之。不知胃家喜通恶塞，下后虽通，余邪尚在，再四服之，则助邪填实，前证复起，祸害随至矣。间有失下，以致气血虚耗者，有因邪盛数下，及大下而挟虚者，遂投人参，当觉精神爽慧。医者病者皆以为得意，明后日再三投之，即加变证。盖方下之后，乘其胃家空阔，虚则沾其补而未见害，弗思余邪未尽，任意投之，渐加壅闭，邪火复炽，愈投而变证愈增矣。良由下后邪缓虚急，是以补正之效显，而助邪之害隐也。前后利害之不同者有如此。（《瘟疫论》）

病初起，若心闷胸烦，口干作渴，舌生白滑苔，渴甚者，舌苔白厚无津，目鼻皆干，身热作痛，面赤垢滞，六脉浮数而弦，乃温疫，非伤寒感冒也。初起皆中于膜原，串入腠理，乃亦半表半里，故脉弦也。无汗者因寒，有汗者因风。其证忽冷、忽热，发自太阳三焦；日晡作寒热，发自少阳；大热作渴，发自阳明；舌红，目赤，发自心、小肠；面青易怒，发自肝、胆；溺如淋浊，声音呻吟，发自肾、膀胱；鼻干、咳嗽，大便不利，发自肺、大肠。初宜达原解表，后宜和卫清里。再考戴麟郊《广温疫论》五兼十夹，以窥其全。《温热暑疫全书》亦佳。（《王氏医存》）

瘟疫表证未得汗解，里证未得下解，或半里半表证未得和解，或肺、胃热盛未得疹出，或心、脾热盛未得斑出，或三焦、小肠热盛未得尿利，或热痰结胸未得化吐，或湿热沁肉未用山栀、茵陈，或新停食于胸胃未得楂、曲、枳壳、厚朴，及一切凝滞未利之证，皆能常作身热不退，务加察也。身大热者，有未出之汗也。诸证未解，故汗仍不出；诸证一解，汗自出而热自退。非同伤寒病宜发散也。(《王氏医存》)

瘟疫一证，皆兼数证，其初病时六脉有俱浮者，有俱沉者，有俱弦者，有俱数者，有俱结者，有一手伏者，有两手伏者，故初病时须详问其证，不可但据脉也。然皆胸膈烦闷，或痛胀，或热渴，或板滞，或呕吐，无非膜原有邪耳！暴厉者，皆无脉而不能言，或一两日死、半日死，甚且一两时死。务须制开窍、化痰、利机关、宣通卫气之方，外吹其鼻，内灌入腹，庶可急救。(《王氏医存》)

瘟疫初起，六脉全浮数弦，按证医至数日，若未汗，则未愈也。虽二便稍清，其脉不过减小，务至将汗时，脉全浮数，病者烦躁不安，不时得汗而愈。若其病剧，常有忽而一手无脉，或双手无脉，其人烦躁，亦不时汗愈。若只上半身汗，则只半愈，仍须按脉对证，用清解、化痰、开络之药，或加川独活，务使汗至脚乃全愈也。愈后以清为补，若用温补，或饮食不节，则余热得助，而病复发矣。故温疫时疾，始终忌温补。(《王氏医存》)

人身水能配火则无病，病则水弱火强矣。温疫外感亦然。舌苔白薄，津多，口不苦，两关脉未盛，是其水盛，尚能与火敌也。只须解表养津，宜用紫苏、薄荷、北沙参、麦冬、甘蔗汁、元参之类；忌用苓、术、泽、半等药，恐渗其真津液，则大渴而危也。又大黄乃下逐浊物之药，若胸以上热未曾尽解，而早用大黄，则热留于上，生痰结胸，正气又因泻而虚，则阴亡津竭而危。若两关重诊洪而有力，则舌苔必由本至尖，渐黄渐厚，津少，口干而黏渐渴，宜呕清肝胆脾胃，生津解热，用生地、二冬、黄芩、柴胡、厚朴、枳壳、石斛、雪水、乌梅、石膏、知母等品。若头尚痛，加薄荷；小便黄，加车前子、木通之类；大便闭，乃用大黄。若舌苔黄厚，大渴，则两关俱盛，六部皆浮，唇干，小便短赤，大便闭结，呕用白虎加生大黄、芒硝、贝母、石斛、二冬、生地之类下之。若舌本干，黑苔，加大青、板蓝根、苎麻根、人中黄、黄连；苔黑生刺，加犀角汁、羚角汁；痰盛，加竹沥、胆星，忌牛黄。若虚人温疫，始终酌加北沙参、白芍、当归、鲜首乌、甘草、饴糖；便结用三仁、芝麻、苁蓉、蜂蜜之类，不可纯用攻伐。(《王氏医存》)

疫邪结于膜原，与卫气并固，而日夜发热，日晡益甚，五更稍减。此时胃本无病，以舌不黄、小便清白故也。不得误用承气，使里气先虚，邪气乘虚而入，为害不小。及邪传胃，烦渴口燥，舌黄芒刺，午后潮热等症，此宜下也。而人不知热由于邪，去其邪而热自止，乃用芩、连、知、柏，或解毒，或泻心。盖本《素问》热淫所胜，治以寒凉。谓热病用寒药，可以无疑。故每遇热甚，反指大黄能泄而损元气，黄连清热且不伤元气，更无下泄之患。医家病家俱以为然，由是大剂与之，其热转甚，耽误至死，犹言重用黄连而热不清，非药之不力，病者之数也。殊不知黄连苦而性滞，寒而气燥，虽与大黄均为寒药，而大黄走而不守，黄连守而不走；一燥一润，一通一塞，相去甚远。且疫病首尾，以通行为治，若用黄连，反招闭塞之害，邪毒何由以泄？病根何由以拔？既不知病原，焉能以治疾耶！(《罗氏会约医镜》)

《谈往》载崇祯十六年，有疙瘩温、羊毛温等名，呼病即亡，不留片刻。八九两月，疫死数百万。十月间有闽人晓解病由，看膝弯有筋突起，紫者无救，红则速刺出血可活。至霜雪渐緐①，势亦渐杀②。余谓此疫即前条所云邪盛势锐，直入心包络，内犯心主之证，所以呼病即亡，危期极速也。考嘉兴王肱枕《蚓庵琐语》及桐乡陈松涛《灾荒纪事》皆云：崇祯十四年，大旱，十五、十六经年亢旱，通国奇荒，疫疠大作。据此则其病暑燥热毒深入血分可知，所以霜雪緐而病势杀，刺筋出血而其人可活也。刺筋出血者，经云血实宜决之之旨也。邪入较浅，筋色尚红，速刺出血，则血脉松动，便有活路；筋紫则为血脉凝瘀已极，纵刺之血亦不出，为无救耳！此证神识必然昏沉，其脉亦必涩滞模糊，或促或伏，若用药亦当遵"血实宜决之"之经旨，通利血脉主治，必使血脉渐渐松动，不致内犯心主走死路，方为得法。病由暑燥热毒，若重用桂枝温通，万万不可！近时痧证亦有顷刻告殂者，亦有刺舌底黑筋，刺两臂弯、两膝弯等处出血而愈者，但不若《谈往》所载，既甚且多，为非常之疫疠耳！（《存存斋医话稿》）

大坊口赵患温邪三日，其两脚大痛，不能起立，予谓《说疫》中所云瓜瓤瘟、疙瘩瘟、大头瘟皆有方，又有极重者谓之软脚瘟，患必死无方也。然予思总由肾水之虚，肝家血分之热，用张石顽先生下焦肝痛方，加炒小茴香一钱五分、川楝子三钱、酒延胡一钱五分于黄芩汤中。三剂后足痛去，温邪亦渐瘥。嗣后无论男妇，遇软脚瘟，用此法俱效。（《清代名医医话精华·张畹香》）

感寒与时疫下症，为下其火，以承一线之阴气，故名承气汤，非下其矢也。故赵氏曰：今时之医，其意专与糟粕作对，吕晚村从而讥之，曰此名矢医也。虽然，若胃中无积滞之人，可一下而瘥，若村野之人与多郁妇女，胃中原有宿积，并膏粱之人，胃中素有痰火，兼之外邪入内，与疫邪内发，火气坚缚，非一下所能解也。予治虎氏母子疫症，屡用大承气下之不解，舌虽黄胎，润而薄，所下皆稀粪，又不合重用硝、黄，予意乃素积难开，非硝、黄症也，各下以木香槟榔丸四五钱，宿积始去，胃口始快。盖木香槟榔内有牵牛，故能散结若此。仲景书下禁丸药者，为下其火，当以硝、黄涤荡也，此症滞重火轻，以汤易丸，有何不可乎？（《医权初编》）

蒋星弁仆人，廿余岁，仲秋患疫，一医始以麻黄汤发汗，终无汗，一医数下之，皆稀粪，不愈。予视时，已过经矣，肚皮黏腹，谵语，口渴，舌无胎，脉虚数，屡服清火药，小便已白，而余症不解，但脐下筑筑动气，失气甚臭，大肠必有结粪也。以大承气汤小其制，下结粪数十枚，继自汗而愈。此症舌无胎，小便已白，脉小数无力，肚皮黏腹，全似虚症，惟谵语、失气甚臭、无汗、脐下跳动，是为下症。《内经》脐下动气，不可汗下之语，不可泥也。（《医权初编》）

潘国彩，时疫，脉实大，舌青紫，时呃逆，思饮滚热茶，素善饮，目珠忽微黄。予用发表清里药，有汗不解。盖七日自汗症也。彼欲急效，延远来一医视之，彼认为杂症发黄，遂用姜、桂、芪、术、茵陈、半夏、黄连等，且劝频进饮食，以致谵妄拈

① 緐："繁"的异体字。
② 杀：收束；断绝。

须，舌强不语。延朱笠莽、江有声，皆未至，复延予视。撬开齿缝，水始得下，数日前舌有微胎擦去，故视舌虽干而无胎；又曾胃口饱闷，以滚痰丸下过，因舌干无胎；又曾下过，不敢用承气汤，惟以石膏、滑石频煎与之，以冀自汗。次日头汗至颈而还，仍与前药。又次口汗方出透，则所延之医皆至矣，里症尚未解，议与半夏泻心汤，去参、枣，加熟军，微下一遍，改用清凉药数帖而愈。因未大下，后廿余日不大便，服润药与蜜导皆不效，复饮熟军、元明粉而愈。是知朱笠莽之下症定于舌，潘国彩之下症定于脉耳！噫，微矣哉！余思此二实症皆喜热饮者，因胃家原有癖结故也。得热则开，得冷则愈结，故如是耳。五泻心汤，皆干姜合芩、连，其意可见。朱笠莽胃有旧疾，潘国彩呃逆不休，皆癖结症也。笠莽痰滞俱有，故舌黄燥，国彩素无积聚，止有痰饮碍其升降。书云，中多痰饮，则舌胎微。以痰饮微胎，先曾擦去，故舌虽干而无胎。至于舌色青紫，想因气结不行，以至血亦凝滞欤！（《医权初编》）

族兄东旸，善饮体健，染疫脉弱，胸膈痞满，舌黄润。予舍脉从症，用小承气汤屡下之，共用生熟大黄约二两余，石膏一斤，枳、朴数两，雪水数钵。至八日，忽发战，思冷饮。家人惟执以热茶催汗，故头汗而止，然渐愈。后食复，亦八日发战，得头汗而解。外凉而内热不除，复以大承气下宿垢甚多而愈。忽热传肺，咳嗽不止，用麦冬一味愈。予闻江有声言，八日自汗，症多不稳。仲景云：头汗剂颈而还，当发疸。由此症观之，则二言皆不足信矣。（《医权初编》）

误医赤晨之医，医赤晨大郎继宽，不可没其功也。继宽同时染疫，汗后不解，脉较赤晨少健，浮沉着中，腹不硬痛，舌生灰色润胎。书云黑润胎属虚寒，从未有言灰色润胎，当用硝、黄者。予不敢用，亦不敢补，惟用清法，俟其变症。彼以大承气汤下之，下后胎少退，热少止，仍不思食，两日不下，灰胎复生，又下之，所下皆胶滞之物，如此下五六次方愈。此症此脉此治法，彼云亦未经过，乃出心裁，予始服其才识。后见误医赤晨，又窃怪其粗庸。虽然，辨继宽症易，辨赤晨症难也。继宽年方二十，未娶，酒量食量皆佳，非实症而何？赤晨年已五十，劳心焦思，八口待食，敢作实症治乎？是知此二症，脉症皆不可凭，惟以意消息得之。医之为道难矣！（《医权初编》）

钱守国妻病疫，服他医药数帖不效。余视虽年少体壮，诊脉甚弱，日夜泻数次，舌无胎，不大思饮，时微汗，胃不硬痛。余以补中益气汤，当归换白芍，数帖而愈。若谓温疫无补法，则杀人矣。（《医权初编》）

四、感冒

感冒，肺病也，元气虚而腠理疏也。经曰：虚邪贼风，阳先受之。盖风者，天之阳气，其乘于人则伤卫；卫者，阳也，故曰阳先受之。卫又即气也，肺主气，脾生气，故伤风虽肺病，而亦有关于脾，以脾虚则肌肉不充，肺虚则玄府不闭，皆风邪之所由以入也。盖以风为百病长，善行数变，无微不入，十二经、十五络、五脏六腑，皆能受风而为病。或经络受之，由皮毛而入肌肉、入腑；或由口鼻受之，而入胃、入肠，或入骨空肢节。而心火与风易合，肝木与风易引，肺金在至高尤易感，又况头顶招风、眼招风、四肢受风湿。古人云：避风如避箭。虽风之正者，犹须避之，况其为厉为邪者乎？是故风感人于不觉，初治则易散，久则渐入于内。六淫之邪，每因缘以作难，风固不可不慎，治风亦不可不审也。吾故论之，风邪袭人，不论何处感受，必内归于肺。其症或头疼身热，轻则否鼻必塞，兼流清涕，必恶风恶寒，或声重，或声哑，甚者痰壅气喘，合口不开，咳嗽，咽干，自汗，脉浮而缓，此外感也，春夏治以辛凉。宜茶调散、柴胡升麻汤。秋冬治以辛温宜参苏饮、人参败毒散，则肌表解而邪从汗散矣。或素有痰热，壅遏于太阴、阳明之间，内有窠囊，风邪易入，若为之招引者，昔人所谓风乘火势，火借风威，互相鼓煽者，此内因也，治必以辛凉外发、甘苦内和宜羌活冲和汤、防风通圣散，斯正不伤而邪自去矣。又有重衣厚被，肺因壅热生风，而在外风邪又适与之相袭，其症亦声重鼻塞，咳嗽，咽干，音哑，此内外因也，治以甘苦辛凉兼升散之品宜桔梗汤、上消散、菊花散，邪自由内达外而解矣。至有风、热兼伤者，或先感风，又受热，或先受热，又感风，一时交发，贵审其轻重而治之宜桔梗汤、上清散、菊花散，或加味二陈汤。若久而不愈，其人必虚，固不得专用疏散也肠虚宜加黄、五味、参、术，阴虚宜加地，倍门冬、白芍。然则感冒之症，虽若轻微，而要岂可忽视者乎！（《杂病源流犀烛》）

《伤寒论》之中风，为《难经》五种伤寒之一，即后世之伤风是也。盖伤与中，字义无殊，如云风伤卫，寒伤营是矣。后人以寒邪在表者为伤寒，寒邪入里者为中寒，遂疑伤轻而中重，然此不过分别邪之在表在里耳！夫入里之寒，何必重于在表之寒耶？实因本阳既衰，故客寒得以直入。发表以取汗，是治标也，其邪不得为轻；温里以回阳，是治本也，其邪不必较重。病分标本，则本为重而重之，非邪较重而重之也。明乎此，则越人长沙之谓风为中，即谓寒为伤之意矣。

注：后世以外感风邪为伤风，虚风卒倒为中风，庶二病之名目不相混也。然伤、中二字之义，弥觉轻重悬殊矣。故昧者泥于越人、长沙之谓风为中，而不知即是伤风，竟与卒倒扑击互相引证者误矣[1]。（《重庆堂随笔》）

风之伤人也，既为五种伤寒之一，夫岂小病者。且风无定性，不但四时有异，四方不同也，燥湿不齐，雨旸迥判，风寒风热，顷刻变迁。感之于人，施治有别。长沙桂枝证，风寒病也；发汗已身灼热者，风热病也。然昔人往往知有风寒，而不知有风热。《伤寒论》又云：服桂枝汤大汗出后，大烦渴不解，脉洪大者，白虎加人参汤主之。合而观之，岂非误以风寒药治风热病之变证哉？汉代且然，况后人乎！

注：今人视伤寒为轻小之病，其头疼、发热者，则曰重伤风，是未知伤风，即越人、长沙所谓之中风也。病源不清，无怪乎有过服温燥以夺其液，早投滋补以锢其邪，延久成劳，尚诿为伤风不醒，噫！医实不醒也。（《重庆堂随笔》）

风为阳邪，只伤三阳，不传三阴。由太阳而阳明，由阳明而少阳，亦有首尾只在一经者，非若伤寒之传三阴也。肺为华盖，内通膀胱，而为气之主，所以太阳伤风，则肺亦咳。凡浑身酸痛，咽干眼胀，或鼻之两旁迎香穴痛，不必咳嗽，汗出然后为风

---

[1] 注下一段文字系作者王学权之子王永嘉所附。

也。治分有汗、无汗，无汗为感冒，有汗为伤风。伤风之脉，浮细而缓，或前小后大。人身之中有卫气，有荣气，荣深而卫浅。风但伤卫，所以不可发表；发之则汗多亡阳，或津液亏损，变生坏症。宜用参苏饮，微解其肌。仲景用稀粥以助汗者，因解肌之药不能达表，故与粥以助之。若腹中有滞，此法又不宜用矣。解散之后，身热、咳嗽者，此中伏有妙义。经云：外邪之入，必与内邪相合。伤风之人，平日有痰有火。火熏皮毛，腠理不密，风从火势，火借风威，互相鼓煽。不去其痰，屡瘥屡发，无有已也。此痰伏于肺胃之间，胶黏固结，非半夏可除，宜用苏杏二陈汤，内有杏仁油以润之，金沸咸以软之，庶几痰消而火降也。如耳中气闭，咳嗽、口苦，邪传少阳胆经，宜用柴陈汤，亦加杏仁、金沸之类，不可过用发散也。三阳既尽，咳嗽宜愈。每见伤风久嗽不止者，其故何耶？真阴素虚，咳久伤气，肺叶不收，不治多成痨怯，宜用加味地黄汤，敛而降之。若脉来细缓无力，或洪大无力者，中气大虚，土不生金，宜用加减补中汤，固其元气。曾见伤风气虚，随治随作，后至气脱而死。病症虽小，亦可畏也。

伤风汗多者，卫气不固，风邪袭入荣中，以致四肢微冷，冷汗多出，脉来沉细如丝，宜用桂枝芍药汤，倍加黄芪。若脉来洪大无力、身热、汗出者，元气犹未大伤，但用桂枝汤可也。

伤风面肿者，咳嗽、气急，脉多沉弦，风邪从呼吸而入，客于肺管，肺叶胀大不收，失其降下之令，气逆于头面而为肿也，甚则上身俱肿。医者不识，呼为水肿，误人多矣。宜用芎苏散散之。咳血者，宜用茯苓补心汤治之。肺逆失降而为肤肿，且肺主皮毛故也。岂可误为水哉？

无汗伤风者，谓之感冒，因有咳嗽，邪气留连三阳，不传三阴，所以较伤寒为轻也。但常禁其饮食，与伤风不同。宜用芎苏散，或人参败毒散治之。其中在经在腑，悉从伤寒调治，无二法也。（《医学传灯》）

初起恶风，发寒，发热，头痛，有汗，欲衣被覆盖，身体困束，不渴，呕恶，烦闷，脉浮洪，不似暑症壮热、口渴、汗多，只可轻凉方，即桔梗、白菊、葛根、枇杷叶、薄荷、杏仁，以逐其风。不可过凉过暖之弊，致变。（《医门补要》）

风湿者，先伤于湿，而后伤于风也。其症一身尽痛，比之伤寒身痛，殆有甚焉，因知其为风湿也。风从上受，殆至两相搏聚，注经络，流关节，渗骨体躯壳之间，无处不到，是以无处不痛也。其症有轻有重。轻者脉浮弦细，浑身酸软无力，宜用加减柴葛汤。风在外而湿在内，不可大汗；恐风去而湿仍存，惟此轻解之剂，内外之邪俱去。若汗出，短气，恶风不欲去衣，脉沉细缓无力者，宜用桂枝白术汤，助阳以驱湿，不易之法也。重者周身大痛，脉浮洪数，亦用加减柴葛汤。若头痛，目赤，身热足寒，阳气不能下通于阴者，宜用柴陈汤加枳壳、大黄以下之。如发散之后，上体已愈，下体疼痛不止者，宜用柴苓二妙汤。（《医学传灯》）

虚人感冒，本系轻症，不必服药，但当避风寒，节饮食，静养数日，或汗或下，自能解散而愈。倘过事张皇，误投药饵，轻者变重，速者变迟，甚至缠绵日久，转生他证。医药杂投，浸至不救，世间此种抱屈而毙者极多，而在富贵之家及少年人尤为甚。余数十年来，所见所闻，不可胜计，真堪悼叹！愿病者与治病者，各各慎之，毋

负鄙人之婆心苦口也。(《暍塘医话》)

春夏地气上升，秋冬地气下降，人在气交中；一呼一吸，与时消息，间有不和，名曰感冒。为病本轻，平人患此，表散和解便愈。若系虚人，初起施治，即当标本兼顾，于祛邪中寓扶正法，否则虚虚之祸，变不可言。

丁亥，余授徒于家，及门梅锦培病感冒，一月后病势由重转危，一二时流，断为主毙。其家请诊于余，余视之，身热未清，神气已极昏弱，脉象微不可辨，似有若无，时盖胃虚欲脱，非补不治。因急饮以参汤，少顷，又与以米汤，米汤后，再继参汤，更番迭进，一日数次。明日复诊，脉来有神，惟夜不安寐，独参汤外，又用冬地归脾汤，并戒其家曰：饮药后必安睡，安睡后必大便，防脱，须多备参汤以待。及饮药一时许，果睡甚酣，夜半果大便，便时汗大出，如欲脱状，频饮参汤，得无恙。阅日又诊，身热已退，神识亦清，后以补中益气汤、八珍汤等方出入加减，温补而愈。或问曰：前医皆云此证不可服参，独先生见之，即知非参不起，何也？余答曰：参之用不用，视证之虚不虚。人惟邪热积滞大实证，误用人参，酿祸最酷，乃世俗鉴此，视人参如砒毒，虽病至虚危欲脱，亦禁服参，未免太愚。夫虚者于参，譬如饥者于食、渴者于饮，实有相需以养、相赖以生之势。惟其人不饥而食，不渴而饮，所以停积为灾；使见停积为灾，遂疑饮食非生人之具，甘饥渴而死，有是理乎？喻嘉言曰：人受外感之邪，必先汗以驱之，惟元气旺者，外邪始乘药势以出。若虚弱之人，药力外行，气从中馁，轻者半出不出，重者反随元气缩入，发热无休，故表药中必用人参三五七分，稍助元气，为祛邪之主，庶使邪气得药，一涌而出。又曰：伤寒专科，从仲景至今、明贤方书，无小用参。今日单除不用，全失相传宗旨，使体虚之人，百无一活，尚不悟其害！由是而思，参为虚人必用之药，彼不敢用参者，盍味斯言！(《诊余举隅录》)

凡人偶感风寒，头痛，发热，咳嗽，涕出，俗语谓之伤风，非《伤寒论》中所云之伤风，乃时行之杂感也。人皆忽之，不知此乃至难治之疾，生死二之所关也。盖伤风之疾，由皮毛以入于肺，肺为娇脏，寒热皆所不宜。太寒则邪气凝而不出，太热则火烁金而动血，太润则生痰饮，太燥则耗精液，太泄则汗出而阳虚，太涩则气闭而邪结。并有视为微疾，不避风寒，不慎饮食，经年累月，病机日深，或成血证，或成肺痿，或成哮喘，或成怯弱，比比皆然。误治之害，不可胜数。谚云伤风不醒变成劳，至言也。然则治之何如？一驱风，苏叶、荆芥之类；二消痰，半夏、象贝之类；三降气，苏子、前胡之类；四和荣卫，桂枝、白芍之类；五润津液，蒌仁、元参之类；六养血，当归、阿胶之类；七清火，黄芩、山栀之类；八理肺，桑皮、大力子之类。八者随其症之轻重而加减之，更加以避风寒，戒辛酸，则庶几渐愈，否则必成大病。医者又加以升提辛燥之品，如桔梗、干姜之类；不效，即加以酸收，如五味子之类，则必见血；既见血，随用熟地、麦冬，以实其肺，即成劳而死。四十年以来，我见以千计矣，伤哉！(《医学源流论》)

当世明贤，务师轩岐仲圣，研究历来古法，审病用药，切勿揣摩时方，作医门捷径，不顾人之虚实，邪之浅深而致害，则积德无量，获福亦无穷尽矣。幸甚！祷甚！或曰：以时方治时证，诚有之，若风寒之邪，何至误作温病而不辨哉？答曰：余非目击，断不敢妄言也。近处有齐姓妇人，年三十余，体盛阳虚之质。丁亥正初，卧病七八日，水米不进。邀余视之，状甚委顿，不能起坐，语声低不能闻，按脉濡迟无力，右寸关沉弦而涩。据述初起发热头痛而畏寒，服柴、薄、知、芩、栀子、连翘等一剂，即觉口干难忍；食梨、蔗等水果，遂不思粥食，胸腹满闷，大便四五日不解，头即不痛，身亦不热，但觉畏寒而已。余令人按其胸腹，空软，但虚满耳。舌苔薄而微白。余曰：此本感受风寒，因凉药而邪内闭，胃阳被郁，故即口干，又食生冷，则中阳更伤，肺胃伏邪不出，须用辛温开解。乃用苏、杏、葛、防、桂枝、厚朴、甘草、姜、枣等一剂。次日胀满略减，脉仍弱涩，多日不进粥食，狼狈已极，正气既亏，伏邪难出，乃仿仲圣建中例，于前方加党参三钱，干姜一钱，服后腹中鸣响，胀满渐减。其亲戚见病势沉重，又延别医诊之，言是风温，遂用时方，闻大便多日不解，即加蒌仁五钱，大黄三钱；并云一剂大便不通，再服一剂。病家疑惑，至黄昏时，来询余可否服大黄方？余又为诊脉，比前已好。询病人，云略觉安舒。余曰：此本虚寒邪伏，故服党参、姜、桂温补热散之药，阳气转动，腹鸣胀减。若服大黄、蒌仁，以寒遇寒，如冰益水，更使凝结，大便必然不通，元气止存一线，再服苦寒攻药，元气先脱，何须二剂以通大便哉！其理如此，请自酌之。于是止而不服，次早又邀余诊，胀满已消，脉已较好，即于前方去厚朴，加附子钱半。服后渐有微汗，随解大便些许，即思粥食。次日又诊，神气脉象均好，伏邪得汗而出，乃用温补气血，调理半月，始得下床。夫用姜、桂、附子而大便始通，其寒凝甚矣，且其脉象证状，显然虚寒，奈何全不辨别，犹投知、芩、大黄，是真以人命为儿戏也。显而易辨者如此，其假实假虚为难辨者，误治更多矣。岂余所敢妄言乎，诚以目击不忍，是故泣告。（《医门棒喝》）

五、风温　春温

风温一证，众说纷歧，莫衷一是。《伤寒论》"若发汗已，身灼热者，名曰风温"一条，注家或与上条"发热而渴，不恶寒者，为温病"连讲，或本条自为讲。窃谓玩"若发汗已"四字语气，自是从上文说下，否则无根。即千金葳蕤汤，为此条补治法，其先若非伏气发温，亦必不如是用药。当以此条与上条连讲为是。此一说也。伤寒序例谓阳脉浮滑，阴脉濡弱者，更遇于风，变为风温。尤在泾以前风未绝，后风继之，以阳遇阳，相得益炽释之，与仲景之言异。此二说也。陶节庵辈以素伤于风，复伤于热，风热相搏，即为风温。此三说也。近人以冬温、春温吸受温风，先犯手太阴者为风温。此四说也。窃尝综而论之，第一说是误汗后病变之名，未可遂据为风温之本病。第二说何谓更遇，并未指明。尤氏之释，亦颇龃龉不安。若云误汗后更遇于风，则仲景又何尝有此文，故序例可置不议。第三说风热相搏极是，而必谓先伤后伤，学者若不知活看，难免刻舟求剑之弊。第四说以吸受温风为风温，风与温不分先后，虽似稍戾于古，然治法实无二致。此叶天士、陈平伯辈论风温皆是，可取以为则也。

风为百病之长而无定体，如天时寒冷，则风从寒化而成伤寒；温暖，则风从热化而为风温。风一也，而寒热迥异，若以治伤寒之法治风温，则大谬矣。

风温与湿温，同为外感之温病，《难经》亦谓之伤寒。夫温病而冠之以风与湿，此即与温热病有异处。而风温与湿温又复不同，皆宜审辨。

风温病春月与冬季居多，其证或恶风，或不恶风，必身热、咳嗽、烦渴。风温为燥热之邪，燥则伤阴，热则伤津，泄热和阴，是一定之治法。

陶节庵与喻氏叙风温证，俱有头痛字。叶天士云风温有头痛。毕竟如此，但使看者愈难矣。

《外台》有风热而无风温。其引巢氏《病源》云：风热者，风热之气，先从皮毛入于肺也。叶天士亦谓温邪上受，首先犯肺。盖风温即风热，非二病也。

千金葳蕤汤，超超元箸①，今人未敢效用。张石顽于《千金方衍义》暨《医通》两释是方，长言不已，而于孙真人所以立方之本旨，似未能尽得。夫今人治风温主辛凉，而古人必参以辛温者，岂今智而古愚哉！殆以古人体质坚致，遇伏气发温，必尚有余邪，欲化不化，伏于肌腠经脉，麻、杏、芎、独所以搜余邪而绝根株，葳蕤、白薇为中风暴热之专药，协石膏以凉而散之，木香辟毒疫温鬼，甘草和诸药，皆不可少，故以为使，又恐麻、杏、芎、独药性过温，故用石膏独多。此汤又能治冬温者，冬温虽为非节之暖，值太阳寒水司令，不免挟有阴邪，不宜专用清法。合而观之，立方之旨尤显，惜张氏未经发出。又喻氏以风温为少阴、厥阴病，似亦指伏气发温，更遇于风。乃其所谓少阴、厥阴者，则以素伤于风，复伤于热。素伤于风，岂亦犹伏气之发于少阴，宁能无误乎？总之，葳蕤汤是治伏邪未尽之风温。伏邪未尽之风温，今不概见，而古人精心之所在，何可使终于封蔀②，而方则不录，恐学者不知审辨而漫施也。（《六气感证要义》）

风热即风温也，四时皆有，冬春为甚。长沙云：若发汗已，身灼热者，风温也。盖言风寒为病，可以桂枝汤发汗而愈，若发汗而热反灼者，乃风温病，温即热之谓也。后人不为详玩，而谓风温为汗后坏病，抑何因耶？夫病本热也，加以桂枝之辛热，故液为热迫而汗大出，液去则热愈灼，故大烦渴而脉洪大。二条似论一证，主以白虎加人参汤。正《内经》风淫、热淫治以甘寒之旨也。惟香岩先生独窥其微，谓风温首必犯肺，先卫后气。治法初用辛凉，继以甘寒，超超元箸，万古开群蒙也。

注：《伤寒论》病人脏无他病条，发汗则愈，常自汗出条，复发其汗则愈，并主桂枝汤，可见桂枝汤是风寒发汗之剂，不过较麻黄汤为和缓耳！《内经》明言辛甘发散为阳，岂可以治风热之病乎？更有谓桂枝汤止汗者，尧封先生已辨其误矣。

校：近见淮阴吴氏《温病条辨》一书，以桂枝汤为治温首方，更属可议③。

刊：《医林改错》云：发热有汗之证，从未见桂枝汤治愈一人。杨素园明府大不以为然，谓常治风伤卫证，桂枝汤半剂辄愈。雄按《改错》所云者，乃温热证也。若风

---

① 超超元箸：谓议论高妙而又明切。
② 蔀（bù 部）：遮蔽。
③ 校下一段文字系作者王学权之孙王大昌所附。

寒伤卫，岂可不遵圣法？即叶案咳嗽门首列伤风数条，皆从《伤寒论》变化①。（《重庆堂随笔》）

吴鞠通曰：风有温有寒。风寒之风，此风从北方来，乃觱发②之寒风也，最善收引，阴盛必伤阳，故首郁遏太阳经中之阳气，而为头痛、身热等证。太阳，阳腑也；伤寒，阴邪也；阴盛伤人之阳也，故曰风寒。风温之风，此风从东方来，乃解冻之温风也，最善发泄，阳盛必伤阴，故首郁遏太阴经中之阴气，而为咳嗽、自汗、口渴、头痛、身热等证。太阴，阴脏也；温热，阳邪也；阳盛伤人之阴也，故曰风温。

按温者，热之渐也。冬日闭藏，寒气外束，热气内伏，至春内伏之热气欲出，而天之阳气相干，则外束之寒亦从中化，欲谓之为寒不可，直谓之为热又不能，所以名温。天气温暖，风木司令，应令而病者，因名风温。然有外感、内伤两端。外感者发热、咳嗽，而仍恶风、项强者是也。内伤者，由精虚水枯，不能涵木，阳亢阴亏，肝风内动之类是也。

冬寒春温，天之常气也，亦有冬变为温，至春变为寒者，宜以其时所受病果温果寒为断，不得拘执冬皆寒病、春皆温病也。（《医医小草》）

风温者，先伤于风，而后伤于热也。凡人先伤于风，经络之间，已自有热，又感时令之热；饮食入胃，气滞不行，变成浓痰浊饮，胶固不散，又遇新谷裹结成病。其症喘渴，多睡，四肢不收。宜用柴胡化滞汤，但清其胃，其病自愈。然不但风温互感后有此症，凡天令久暖，素有痰火者，每有此恙。仲景恐人误认寒症，妄用发汗，故辨于伤寒门中，其实非伤寒也。（《医学传灯》）

喻氏论春温，以冬伤于寒，春必病温为一例；以冬不藏精，春必病温为一例；以既伤于寒，又不藏精为一例。愚按《金匮》云：大邪中表，小邪中里。大邪漫风，虽大而力微；小邪户牖隙风，虽小而气锐，以其锐也，故深入在里；以其小也，故藏而不觉。冬伤于寒者，冬时所受之寒，本自小而不大，而又以不能蛰藏之故，邪气得以深伏于里；伏之既久，寒变为热，至春人气升浮，邪气与之俱出，则发热而渴。是以冬伤于寒者，春月温病之由；而冬不藏精者，又冬时受寒之源耳！嘉言所分三例，其实不过一端，而强为区画，辞愈烦而理愈晦矣。（《医学读书记》）

风温、温疟之病，其根得之于冬令中于风寒，遇温而发，其气自内而达于外，故多汗。不比风邪外束，闭其营卫，当发汗解肌也。治故以发表为逆，亦不可因汗而敛之，致变别病，务以清解得宜。（《客尘医话》）

刘，四十四岁。阴亏之体，失音咽干，起自风温袭肺，久延正气渐伤，脉濡细芤，虽发风疹作痒，清金益液为要。真阿胶、甜杏仁、连翘、牛蒡、平川贝、白茯苓、桔梗、通草、绿豆衣、枇杷叶、鸡子清。

叶天士云：风温者，春月受风，其气已温。此证发热喘嗽，首用辛凉，清肃上焦。夫肺位最高，邪必先伤。此手太阴气分先病，失治则入手厥阴心包，血分亦伤。盖足

①　刊下一段文字系作者王学权之曾孙王孟英所附。
②　觱（bì必）发：风寒冷。

经顺传，如太阳传阳明，人皆知之。肺病失治，逆传心胞络，人皆不知者。初宜薄、荪、桑、贝、栀、翘、南沙、花粉、蒌皮之属。其豆豉、前胡、生草、杏仁之类，亦可采用。若色苍热胜烦渴，用石膏、竹叶辛凉清散。痧疹亦当宗此。若日数渐多，邪不得解，芩连凉膈亦可用。至邪热逆传膻中，神昏目瞑，鼻窍无涕液，诸窍欲闭（此言幼科），其势危急，必用至宝丹、牛黄清心丸，病减后余热，只用甘寒养胃阴足矣。（《黄氏纪效新书》）

仓桥孔小山先生，乙丑冬季，年八十四，患风温多日，身热无汗，舌黑口齿燥甚，大便水泻。脉洪大，是其本色，盖高年未有脉不洪大为六阳者也。阅所服是葶苈、苏子等泻肺，杂以消导，致邪陷下焦，故不得汗则身不得凉。今津液已涸，当救其阴，用黄芩汤，复以增液汤，泻止再以威蕤汤，得汗身凉。（《清代名医医话精华·张畹香》）

治世侄范定甫，甫周岁，三月患风温，越五十日气绝，委诸地尚温，又抱之。予诊脉小数，虎口纹紫细，直透三关，舌黑燥。其祖母嘱毋开方，以逢药食必吐，绝食已一月，予问不食何以活？云：见碗必欲饮，饮水耳！因思药之如茶水者必不吐。于是以病久气虚，用燕窝一两，以代元参、麦冬、羚角，竹叶以代川连，黑稽豆皮一两以代地黄，茯苓、通草以通小溲，皆无药气味者，恣饮之。三日舌黑为黄，溲通泻差，再三日竟愈。（《清代名医医话精华·张畹香》）

徽商黄以宽，风温十余日，壮热神昏，语言难出，自利溏黑，舌胎黑燥，唇焦鼻煤。先前误用发散、消导药数剂，烦渴弥甚，恣饮不彻，乃求治于石顽。因谕之曰：此本伏气郁发，更遇于风，遂成风温。风温脉气本浮，以热邪久伏少阴，从火化发出太阳，即是两感，变患最速。今幸年壮质强，已逾三日、六日之期，证虽危殆，良由风药性升，鼓激周身元气，皆化为火，伤耗真阴，少阴之脉不能内藏，所以反浮。考诸南阳先师，元无治法，而少阴例中则有救热存阴，承气下之一证。可惜此以迅扫久伏之邪，审其鼻息不鼾，知肾水之上源未绝，无虑其直视失溲也。时歙医胡晨敷在坐，相与酌用凉膈散加人中黄、生地黄，急救垂绝之阴。服后下溏黑三次，舌胎未润，烦渴不减，此杯水不能救车薪之火也。更与大剂凉膈，大黄加至二两，兼黄连、犀角，三下方得热除，于是专用生津止渴大剂投之，舌胎方去，而津回渴止。此证之得愈者，全在同人契合，无分彼此，得以挽回。设异论纷纭，徒滋眩惑，安保其有今日哉？（《清代名医医话精华·张石顽》）

丁家栅朱姓，年四旬外，平昔气阴本亏，三月初得风温症，医投辛凉疏解之剂颇应。越旬余，身热复作，乍轻乍重。体倦神烦。医因其原虚，改用滋阴药十余帖，身热更炽，昏愦日出。余诊得脉形沉数，余曰：体虽虚而邪未达，张介宾云阳邪独亢，阴气不至，而虚中有热者，殆即是此也欤！因留犀角地黄汤加黄芩、麦冬一方。半月后，始知此方连服三剂，诸症渐瘥。（《清代名医医话精华·张希白》）

冬令寒邪，伏藏少阴，至春寒化为火，发于少阳，由内而出，名曰春温，与伤寒邪由外发不同。昔人治春温，以黄芩汤为主方。若因感受外邪，引动在里伏热，则先辛凉以解新邪，继进苦寒以清里热。缘温邪忌散，不与暴感门同法故也。使误散之，胃汁劫尽，症必转危。

乙未春，余客上海，凌少遗之母，年近花甲，患春温症，两旬后，身热汗出，谵语神昏，食不进，寐不安，势已垂危，似不可治。来延余诊，切其脉，虚细而疾；望其舌，苔腻而黄。令按胸脘，问痛否？闻伊答曰：痛。出语声音，颇有清朗之致，外象虽危，中气未败。核脉参症，明是邪入营室，阴液被劫，脘中更有积滞未消。用羚羊清营汤加枳实，二剂，热止神清，脉象亦静。惟神疲气弱，不思饮食，改用加减复脉法，二剂，胃气渐苏，神识亦振。再承前方去二冬，加黄芪、白术，温补而愈。按春温症随地有之，上海为多，盖东南地气温于西北，上海一隅，尤偏于东，至春令木旺，天气与地气合同疏泄，不能无偏胜之弊。主治者若知救弊补偏，得其道矣！（《诊余举隅录》）

杨，此春温病误治，立方挽救，事后补记。春温八日，初起微寒热，前医用辛散燥药朴、半等四剂，舌光滑而干，神昏目赤，发斑隐约，脉细数模糊，左微如无，燎原之势，危笃极矣。余以犀角地黄汤加羚羊角、鲜石斛、蔗汁、芦根、鲜石菖蒲、天竺黄片等，再用至宝丹，神识稍清，而燥不退，舌黑起刺，鼻煤，众众恶款悉露，厥脱渐至。因思景岳少阴之水不足，阳明之火有余之论，即仿玉女煎，用细生地、鲜生地、麦冬、生石膏、犀角、羚羊角、鲜石斛、天竺黄片、细叶鲜石菖蒲、连翘等，另以犀牛黄、濂珠，研末调服。得大汗，其势渐轻，舌软可伸，然津液未回，用鲜生地、细生地、麦冬、鲜石斛、川贝母等，得大便而安。（《黄氏纪效新书》）

六、暑证

天之六气，春主厥阴风木，秋主阳明燥金，冬主太阳寒水，各行其政。惟夏至以后，秋分以前，少阳相火，少阴君火，三气合行其事。是以天本热也，而益以日之暑；日本烈也，而载以地之湿。三气交运，时分时合。其分也，以风动于中，胜湿解蒸，不觉其苦；其合也，天之热气下，地之湿气上。人在气交之中，受其炎蒸，无隙可避，多有体倦，神昏，肌肤痹起，胸膺痤出，头面疖生者矣。当此之时，元气浮于肌表，内存者少，所以多有饮食不消，而成霍乱吐泻、胸膈不宽诸症。善养生者，宜节饮食、薄滋味，为却病之良方。至于生冷瓜果，尤宜节制。西瓜虽能解热，食之亦必有时。即如巳时、申时，离饮食已远，新谷未进，食之毫不为殃；若饮食甫离，继以瓜果，势必冷热相搏，酿成诸病也。《内经》曰：脉虚，身热，得之伤暑。《甲乙经》曰：热伤气而不伤形，所以脉虚者是也。仲景分之为四，弦、细、芤、迟，皆为暑脉，总是元气虚衰之象。若《难经》所谓洪大而散者，乃心之本脉，不可以言暑也。洁古云：静而得之为中暑，动而得之为中热。此句最当领会。中暑者，阴症也。凡乘凉于高堂大厦、水阁冷亭，表受寒邪，周身阳气不得发越，以致头痛，恶寒，身体拘急，脉来浮数滑大，即为夏月伤寒，宜以寒法治之；若脉来细缓无力，方为中暑，宜用香薷散暑汤。至于口食生冷，停滞饮食者，治分阴、阳二候。内热、脉数，宜用柴胡化滞汤；脉沉细缓，宜用厚朴温中汤。香薷、藿香以之为君，一则发散阴暑，一则发越脾气，脾气宣行，积滞方得下降，不独治暑然也。但脉缓者可用，脉数者不宜。若夫中热之症，行人农夫，日中劳役，或隘巷小房，无处乘凉，口鼻吸入热气，以致身体大热，昏晕欲死，脉沉细数者，宜用辰砂六一散，或柴胡芍药汤之类，不可妄投热药。大抵肥人多湿，最易召热，不能避身之湿，即不能举天之热。六一散能驱湿热从小便而出，古人用之解暑，有自来矣。若瘦弱无湿之人，津液为时令所耗，当用柴胡芍药汤、梨汁、蔗浆之类，充其津液。若用辰砂六一散，妄利小水，竭其下泉，枯槁立至。其有中热之人，脉洪盛而不虚弱者，此天禀之厚，暑热客于肌肉，未得深入经络，身虽燥热，毫无倦怠，宜用竹叶石膏汤、黄连解毒汤之类，不可与脉虚者同归一治也。(《医学传灯》)

后世中暍外，别设中暑名者，误矣。中暍、中暑及中热，皆一病，非别因，东垣不知之，以动而得为中暍，以静而得为中暑，制清暑益气汤者，非矣。又世论古方者，谓伤寒外无中暍，亦益非矣。《汉书·武帝纪》云：夏大旱，民多暍死。其来既在仲景前，且夏月身热汗出，恶寒咽干，身重疼痛者，与仲景中暍门白虎汤，则其效宛如溉水于炭火。又夏月卧寐中感冷气，恶寒发热，身体疼痛者，随伤寒治法，与桂枝、麻黄则霍然而愈。此二者，岂可混焉哉？(《先哲医话》)

暑病首用辛凉，继用甘寒，再用酸泄酸敛，不必用下，可称要言不烦矣。而时下不外发散、消导，加入香薷一味，或六一散一服。考本草香薷辛温发汗，能泄宿水。夏热气闭无汗，渴饮停水，香薷必佐杏仁，以杏仁苦降泄气。长夏湿令，暑必兼湿，暑伤气分，湿亦伤气，汗则耗气伤阳，胃液大受劫烁，变病由此甚多，发泄司令，里真自虚，所以夏月用香薷者宜慎。春令发痧，从风温湿，夏季从暑风，暑必兼热，秋令从热烁燥气，冬月从风寒，此是秘诀。痧本六气客邪，风寒暑湿，必从火化，痧既外发，世人皆云邪透，孰谓出没之际，升必有降，胜必有复，常有痧外发，身热不除，致咽哑龈腐，喘急腹胀，不利不食，烦躁昏沉，竟以告毙者，皆属里证不清致变，须分三焦受邪孰多，或兼别病，须细体认。(《蝎塘医话补编》)

暑邪病有表之而出冷汗，或自出冷汗者，弗惊也。此由贪凉过度，或午夜纳凉，或清晨涉野，中雾露之邪耳！以辛温表之。病有表之大汗淋漓，呼呼而卧，唤之不醒，身冷如脱者，勿惊也。此正邪退之候，阳不能骤复耳！叶氏云，肤冷经一昼夜自愈。予治张伯庭女名灵官者，果如叶氏所云，病家以为将脱也，再邀予往，意在讥予误药，令予难堪耳！予力保其无妨，一肩任之，为定善后之方，果一昼夜而苏，腹饥索食，抚之肤已温矣，调养寻愈，今已出嫁生子矣。(《留香馆医话》)

陆丽京《医林新论》，谓人之游于暑月而清明在躬者，恃有元气以胜之。世俗夏月辄服香薷饮，不知香薷性味辛温，走散真气；厚朴气力辛猛，摧陷元阳，招暑引邪，无过于此。更有服六一散者，不知甘草性虽和平，而向有中满喘胀及胸多积滞者，亦不宜概用；滑石利窍，表虚者服之则卫气不固，遗滑者投之则精关不守。此又不可不审也。孙真人以为虚弱之人，暑月当服生脉散。又云：夏月常服五味子以补五脏之气。余则以为寻常汤饮，须用乌梅沙糖汤；寻常水饮，须用梅浆水。此既补元，又能消暑，况兼爽口，贫者可以通行。又见有夏月施茶茗者，其性寒凉消克，暑月之人元气已自摧残，而劳伤困惫，正藉资扶，乃更饮茶茗，重虚其虚，冷饮则腹痛泄泻，热饮则散表出汗，胃气一虚，不觉暑气透入，忽而长途昏倒，痧闷丛来，变生俄顷，皆此地之为，而人未之知也。此后有施汤饮者，热汤宜调入砂糖少许，冷水宜调入梅浆少许。如有梅浆，亦可入砂糖少许，收敛真气，大助元神，既饮之后，两目神明顿爽，两足精力涌出。饥即暂饱，渴亦生津，此可验也。不则宁用白滚汤或白水。丹溪云：淡食能多补，况太羹①元酒，以无味为至味，故当知其利益耳！吾愿世之为善人长者之行者，其亟改而传广之。余谓香薷饮决不可服；六一散若于暑路远涉之后，胸痞恶食，饮之以解暑气，往往获验，特非常服之品；沙糖、梅浆，诚远胜于茶茗，然既受暑气之后，服之病必增剧。以此施舍，安得遍执途人而问之？窃谓养生家之服食，当效其法，若欲施之行路，转不如白滚汤之有利无弊。按章杏云《饮食辨》云：暑月力作及疰夏之人，常饮糯米汤（秫米亦妙）代茶，能保肺气、固卫阳，此却人人可用，胜于沙糖、梅浆也。（《冷庐医话》）

急暑证，中暑昏迷，病名暑厥，多在亢旱酷热之时，因吸受暑毒，直入心包营分耳！盖暑为火邪，心为火脏，同气相求，不比别邪必由他经传入也。故告危急速，往往不及延医诊治。世人但知为痧。夫痧者，即客邪骤入，阻塞其气血流行之道也。阻塞经气、腑气者为浅，阻塞脏气者为深。惟暑为阳邪，直犯神明之脏，杀人最烈，而诸般治痧丹丸，颇多燥烈之药，皆治贪凉饮冷过度，而寒湿为病者之方也。设误服之，如火益热，以致死后浑身青紫，或发斑，或口鼻流血，如小儿、产妇患此者，俗皆误作惊风治之，无不枉死。闻之惨然。今将救治方法，备录于此，惟药品珍贵，购觅匪易。若好善之家依方预为修合，则病者易于得药，贫人亦可重生，功莫大焉！外则用银针刺病人曲池臂弯、委中膝弯挤去毒血，再将其口撑开，看舌底有黑筋三股，男左女右，以竹箸嵌瓷锋刺出恶血一点。更将其发解散细看，如有赤发，急拔去之；再看其背上，如有长毛数茎，必尽拔之。宜卧清凉之地，忌饮姜汤、米汤及一切热汤。若其舌苔或黄或白者，急以行军散或红灵丹灌之立苏。如舌色紫绛或苔黑者，暑毒更重也，急以紫雪灌之。灌后不甚爽慧者，营分暑热未清也，再灌之。或以神犀丹继之亦可。口渴用生藕汁及清童便饮之，或以竹叶、绿豆汤凉饮。（《潜斋医话》）

夏月猝然僵仆，昏不知人，谓之暑厥。当分阴、阳二症。阳症，脉来洪数无力，身热，汗出，谓之阳厥。此因暑、食伤脾，食多而热亦多，宜用连芍调中汤，或辰砂六一散，先治其热，俟其人事清白，再看食之多寡调治。昔云中暑不得用冷，得冷则死，原为中暑者说，非为中热者言也。今人一遇热症，动引此说，总由未明中暑、中热之理也。至于脉来沉细无力，肌肤不热，曾食生冷瓜果，谓之寒厥。夏月元气发散在外，腹中空虚，又遇生冷伤脾，冰伏其食，气闭不通，宜用厚朴温中汤，不可遽补。如遇汗多、身冷，方可以香砂理中汤治之。诸书言此，不分阴、阳二候，混言风、暑，误用升散，害人不浅也。又有老人、虚人，夏月中痰，多类暑厥。但中痰之人，身温不冷，又无大热，口角流涎，以此为别也。按厥分寒热，发前人所未发，学者尤当细心研究，庶免草

---

① 太羹：不知五味的肉汁。

率，误人生命。要在审症精详，然后用药，自无他歧之惑也。(《医学传灯》)

程杏轩医案历叙生平治验，颇有心得，惟治张汝功之女暑风，用葛根、防风等药，遂致邪陷心包，神昏肢厥，旋用清络热、开里窍之剂，而势益剧，变成痉证而殁。因谓暑入心包，至危至急，不可救药，而不知暑风大忌辛温升散，其初方用葛根、防风，劫耗阴液，遂致热邪入里。观此可见学医之难。忆道光癸巳仲秋，三弟以灏，年十五，患伏暑症，初见发热，恶寒，头痛，延同里甘医治之。某医宿负盛名，诊视匆遽，谓为感寒，用桂枝、葛根、防风等药二剂，而神昏肢冷。余时方自群城归，更延茅平斋治之，以为热邪入里，用生地、元参、银花、连翘、竹叶等味，竟不能痊。人皆归咎于茅，而不知实误于某也。并记于此，以明学医之宜慎焉！

炳章按：暑温、暑风，伏热在内，皆忌辛温升散劫耗阴津。苟误用之，邪必内陷入里，非寒在表内无热之伤寒可比。(《冷庐医话》)

盛夏酷热，烁石流金，汗出过多，未有不伤气者。《内经》云：热伤气。又云：壮火食气。故治之必顾气分。补气之药，孰有过于参哉！孙真人生脉散，东垣清暑益气汤，丹溪十味香薷饮，皆人人共见之方，未有不用参者。至人参白虎汤，乃《金匮》中暍门专主之方。《金匮》乃医圣仲景之书，是不足法，更何法也？今人见中暑之症，往往疑为时邪而不敢用。不知四时不正之气，如春当暖反凉，夏当热反寒，秋当凉反热，冬当寒反温，感而病者，谓之时邪。暑乃六气中之一气，本天地之正气，应时而至，人或不慎，感之而病，是直中暑而已，不得谓之时邪也。竟有霍然撩乱，上吐下泻，汗出如油，阳微欲绝，非重用参、附，不能挽救者。犹记亡友刘南士云，其兄文星，精堪舆①之学，七月初，为人相地，在罗店地方，中暑霍乱，吐泻交作，十指螺纹尽瘪，危在顷刻，医尽束手。适有友人周介儒，在其地处馆，视之，以为气虚欲脱也，重用一味高丽参，煎汤服之，吐泻顿止，螺纹尽绽。及南士闻信赶至，已愈矣。皆惊以为奇，而不知非奇也，人特不细思耳！盖文星体素肥胖，外有余者，中气必不足，又当秋暑方张之日，履地劳苦之事，气之伤也决矣。既经大吐大泻大汗，舍参无别法矣，其效之神速，不亦宜乎？或曰：暑天岂无秽浊之气，何可用参补住之？余曰：此病之所以贵乎看也，果有秽浊，原不可补，不知当大吐泻之后，即有秽浊，亦必尽去，此时不补其气，更有何法可用？况亦有本无秽浊，而仅感暑气，体虚不克支持者乎！奈何执暑天不可用补之说，坐令有可治之法，而听其不治也！(《市隐庐医学杂著》)

宁波提标湖南弁勇，患暑热症，初微恶寒，旋即发热，彼地医士，喜用温药，以桂枝、吴萸、苍术、厚朴等燥热之药服之，身热如炽，口大渴，喜饮凉水，小便涓滴俱无，邀余诊之。脉洪大而数，曰：此暑热症误服温燥之所致也。乃用白虎汤加芦根、花粉、麦冬、银花、鲜石斛、鲜竹叶、金汁水、滑石大剂，煎成候冷饮之，一剂即瘥。次日扶行至寓，诊之热势甚微，小便已通，脉象已和，口舌濡润，诸恙均瘥。乃照前方增减之，去金汁、知母、鲜斛，加西洋参、荷叶、川斛，服两剂而愈。盖省份虽分南北，而六淫之邪感人则一。总须审体质之强弱，辨脉症之寒热，不可固执成见以施

---

① 堪舆：即"风水"，旧时迷信术数的一种。

治耳！(《清代名医医话精华·许珊林》)

潘红茶方伯之孙翼廷，馆于许双南家。酷热之时，啜冷石花一碗，遂致心下痞闷，四肢渐冷，而上过肘膝，脉伏自汗。方某诊谓阳虚阴暑，脱陷在即，疏大剂姜、附、丁、桂以回阳。双南在苏，其三郎杏书骇难主约，邀族人许芷卿决之。芷卿云：此药断不可投，第证极危急，须邀孟英商之。时夜已半，孟英往视曰：既受暑热，复为冷饮，冰伏胸中，大气不能转旋，是以肢冷脉伏，二便不行。速取六一散一两，以淡盐汤搅之，澄去渣，调下紫雪丹一钱。翼日再诊，脉见，胸舒，溺行，肢热，口干舌绛，暑象毕呈，化而为疟。与多剂白虎汤而愈。(《回春录》)

马贡三丈，年逾七旬，数载之间，病辄就诊，皆获捷效，举家信之。中秋后三日来诊，脉象右涩左滑，已见肺胃不和。是岁白露节后犹有非时酷热，高年吸此蒸淫之气，迷漫三焦，时值燥金司权，外卫渐束，腠理渐闭，闭则内郁，郁则外燥内湿，两不相和而互斗。证见寒热往来，头重脘闷，咳痰不爽，胸胁吊疼，身痛溺赤。夫三焦，乃手少阳之经。少阳受邪，因见寒热、胸闷、溺赤之象；暑浊逆郁于上则头重，所谓因于湿者首如裹也；肺乃清虚之脏，浊邪犯之，故生咳呛；手少阳之火既不循经，致是少阳之火亦不得和协而下降，扰乱于肺胃之间，而痰出不爽，胸胁吊疼矣。治以渗湿肃肺，和解少阳之法。方用芩、苡、滑石淡渗脾湿而利下窍；半夏、高粱米降其浊邪；杏、陈、瓜蒌、象贝、淡芩润燥金而利肺气，且清其犯肺之火；青蒿、前胡疏泄少阳升降之机；少用生熟草，和胃安中。服数剂而病如失。此方不犯汗下攻补之弊，看似平淡，实则神奇也。(《医学求是》)

李某暑证，用伤寒六经治法，致壮热烦冤，头目重胀，喉梗气窒，呼吸不利，舌白不饥，夫暑暍所伤，必脉虚少气，自汗面垢，纵有兼证，大异伤寒浮紧脉象，岂堪例治，迨失治而症加重，本症尚自显然，何者暑入心故烦冤，暑挟湿故重胀，暑犯肺故气窒不利，叶氏所谓暑由鼻吸，必伤上焦气分，每引经义云，自上受者治其上，法宜辛凉微苦，廓清上焦气分自愈，黄芩八分，黑山栀、橘白、郁金各一钱，瓜蒌仁、赤苓各二钱，薄荷梗八分，沙参、苡仁三钱，新荷梗五钱，二服头清咽爽，烦热大减，去黄芩、郁金，加麦冬、鲜藕，渴热退而思食矣。(《清代名医医话精华·林羲桐》)

龚玉屏子，十六岁，自扬受暑归，发热头胀，倦怠少气，心烦渴饮，天柱倾欹欲倒。余用人参白虎汤。其家以时症用参为疑，或谓时邪用参，如吃红矾，入腹必死。余曰：先天气弱，暑又伤气，脉象数而甚虚，非参不可。争持良久始服。翌早往视，已霍然矣。嗟乎！医道之不明，至今日而极矣。经云：热伤气。又云：壮火食气。盛夏酷热，烁石流金，未有不伤气分者。故孙真人生脉散，东垣清暑益气汤，丹溪十味香薷饮，未有不用参以顾气者也。至人参白虎汤，乃《金匮》中暍门专主之方，更何疑乎？且此症乃中暑，非时邪也。时邪者春当暖反寒，秋当凉反暖，冬当寒反温，为四时不正之气，感而病者，谓之时邪。至风、寒、暑、湿、燥、火六者，应时而至，本天地之正气，人或不慎，感之为病，谓之中寒、中暑而已，不得谓之时邪也。若许此症之虚，则清暑益气亦可。然因其大渴欲饮，恐黄芪、白术过于温补，故用人参白虎。(《仿寓意草》)

族某禀赋素弱，中年暑热伤气，神倦嗜卧，食少肢麻，闻腥欲呕，脉右虚左促。按东垣论长夏湿热，损伤元气，肢倦神少，足痿软，早晚发寒厥，日午热如火，乃阴阳气血俱不足也。此症虽未至甚，然热伤元气，久则水不胜火，发为骨痿。先服清暑益气汤，苍术改生白术，去泽泻、升麻、干葛，加归、芍、半夏、石斛、茯苓。后服生脉散，又服大补元煎加橘络、桑枝膏，九服而安。（《清代名医医话精华·林羲桐》）

马春源，六月就诊。脉象左涩右滑，舌苔黄浊，寒热往来，微汗，头胀，脘闷，口渴，溺赤，四肢酸软。盖湿郁于中，则左脉濡涩；火郁肺胃，则右脉数滑；邪犯少阳，则见寒热；湿浊迷漫，则头胀、脘闷；胆木不降，三焦火陷，则口渴、溺赤矣。用轻可去实法，所谓治上焦如羽也。大凡暑邪初起，将成暑疟，必用轻清泄浊，和解少阳。此症三易方而愈。药用薄荷、青蒿、前胡、云苓、杏仁、花粉、苡仁、象贝、通草、滑石、生草、荷叶边等味。易方宗此增减。旬日之后，食饮如常，来求调理。余告以年轻体旺，元气已复，毋庸求药。彼亦欣喜而去。闻沪上时医有言：医者但知治病，不知骗病，其术必不能行。余谓人以病来，我以术应，果能应手取效，何快如之。若因循玩误，以售其欺，居心尚可问耶！（《医学求是》）

许姓，夏日浴罢，忽头晕仆地，家人扶起，旋即发热，夜间热盛，烦躁呕吐，谵妄不安，手指掣动，医药无效。余诊脉息弦数，视舌尖绛苔黄，谓其翁曰：病由暑风相搏，邪热燔炽，亟宜清解，以杜痉厥之患。方用川连、香薷、甘草、半夏、茯苓、钩藤、防风、青蒿、羚羊角、荷叶、扁豆叶。服药两剂，热缓神清，呕渴亦止。方内除川连、香薷、钩藤、防风、半夏，加沙参、麦冬、石斛、稻露。又服两日，证减七八。再除香薷、羚羊角、荷叶、扁豆叶，加玉竹、生扁豆、女贞子、当归、白芍，调养而愈。（《清代名医医话精华·程观泉》）

文学范铉甫孙振麒，于大暑中患厥冷自利，六脉弦细芤迟，而按之欲绝，舌色淡白，中心黑润无苔，口鼻气息微冷，阳缩入腹，而精滑如冰。问其所起之由，因卧地昼寝受寒，是夜连走精二度，忽觉颅胀如山，坐起晕倒，便四肢厥逆，腹痛自利，胸中兀兀欲吐，口中喃喃妄言，与湿温之证不殊。医者误为停食感冒，而与发散、消导药一剂，服后胸前头项汗出如漉，背上愈加畏寒，而下体如冰，一日昏愦数次。此阴寒挟暑入中手足少阴之候。缘肾中真阳虚极，所以不能发热。遂拟四逆加人参汤，方用人参一两，熟附三钱，炮姜二钱，炙草二钱，昼夜兼进。三日中进六剂，决定第四日寅刻回阳。是日悉屏姜、附，改用保元，方用人参五钱，黄芪三钱，炙甘草二钱，加麦门冬二钱，五味子一钱，清肃膈上之虚阳。四剂食进，改用生料六味加麦冬、五味，每服用熟地八钱，以救下焦将竭之水，使阴平阳秘，精神乃治。（《清代名医医话精华·张石顽》）

蠻甥向在沪埠经商，感暑热时症，回姚求诊于王某。王固薄负时誉者也，不料治得其反，误认虚损，南辕北辙，日趋困顿。于是乃商酌于余，余亦偶觉不适，难以应诊。渠信余心切，亦不改延，停药旬余，虽不见瘥，亦不增剧。一日，复促余诊之，已薄暮矣，恐脉候不准，待翌晨诊焉。方用清暑涤热，且晓之曰：汝病若因循前法，必致淹缠而不起矣。然医之目汝为虚损者，一则形羸面白，咳声连续，类肺劳也；手心如烙，热在子夜，类阴亏也；腰膂酸倦，时或溺血，类脱元也。虚象如绘，在当时若作暑热时症治之，汝且愕然。虽然，该医过矣。阴亏之脉必细数，今汝脉滑大有力，非暑热扰动，脉度亢进而何？舌虽无苔，第不光绛，亦不脱液。基此两点，暑热之邪，知其尚未入营，而留恋于气分之候也。遵服二剂，定可霍然。果验。(《勉斋医话》)

阊门内香店某姓，患暑热之证，服药既误，而楼小向西，楼下又香燥之气，熏烁津液，厥不知人，舌焦目裂。其家去店三里，欲从烈日中抬归以待毙。余曰：此证固危，然服药得法，或尚有生机，若更暴于烈日之中，必死于道矣，先进至宝丹，随以黄连香薷饮，兼竹叶石膏汤，加芦根诸清凉滋润之品，徐徐灌之。一夕而目赤退，有声，神气复而能转侧，二日而身和，能食稀粥，乃归家调养而痊。(《清代名医医话精华·徐灵胎》)

天之热气下，地之湿气上，人在气交之中，无隙可避，虚而受者，即名曰暑。暑之为言，有湿有热，不言而喻。夫暑先入心，暑必伤气，气分之湿不为之先除，则所留之热必不能外出。所以暑湿热三气交蒸之，先务须消去其湿，正合古人消暑在消其湿之旨也。然湿邪一去，热气即从外达。又名暑热，不名暑湿，一气而有两名，前后之用药亦异。盖以热则伤阴，气亦更弱，无怪乎鼻衄旧恙上从清道而出，身体困倦，饮食渐减，脉转弦数，阳分更热，口内知干，种种见其虚中有实之象焉。但暑邪一症，河间每论三焦，现在头额蒙，邪热偏于中上，惟衄去过多，虚在下焦阴液，如此细诊，断在少阴不足，阳明有余，有何疑惑哉？拟景岳玉女煎法，俾得中下焦热气上蒸于肺者，悉从暗化，而下焦三阴气亦不再伤，仍不出乎刘氏三焦治例。未识当否？

细生地、煨石膏、怀牛膝、麦冬、知母。(《过庭录存》)

常熟席湘北，患暑热证已十余日，身如炽炭，手不可近，烦躁昏沉。聚诸汗药，终无点汗。余曰：热极津枯，汗何从生？处以滋润清芳之品，三剂头先有汗，渐及手臂，继及遍身而热解。盖发汗有二法：湿邪则用香燥之药，发汗即以去湿；燥病则用滋润之药，滋水即以作汗。其理易知，而医者茫然，可慨也！(《清代名医医话精华·徐灵胎》)

予家女孩，年十四岁，于七月初忽然患病，三日后始行告之。呕吐不止，胸中懊憹极甚，昼夜不安，切其脉沉细而数，自言胸中觉热，而外身不热。请医看视，方中虽有发表之药，而参入川朴、磨枳实、莱菔子等味，以为表里双解。予谓断不可用。即用葛升汤，因其吐不止，方中去升麻，以淡芩三钱代之，外不热而脉不扬，去芦根，再加薄荷根四钱，玉枢丹四分磨冲，希其得汗邪解。服二剂后头上稍有微汗，吐虽止而懊憹如故。再四踌躇，细思此症必因内蕴暑邪，外为寒气所遏，是以身不热而脉沉细数。懊憹者，即暑邪所伏也。遂于原方中去玉枢丹，加入桂枝末六分，芦根四钱，取白虎桂枝之意。服后即一汗而解。加芦根而少用者，因桂枝辛温，非暑日所宜，故以芦根监制也。后遇此等症，可以为法。(《医中一得》)

一人暑月连日劳顿，晨起忽患水泻，误服胃苓汤，耳中热气冲出难忍，身体困倦，不能移动，傍晚泻止，烦躁厥冷，头重不能举，眩晕不知人事，身不发热，遍体冷汗，脉伏不见。医谓肾气上逆，阳欲暴脱之候，以八味汤加参投之，即呕药吐蛔；又误以理中安蛔汤，闻椒味即躁急欲死，大渴饮冷，随饮随吐，欲坐卧井中，以新汲水浸手足方快。呕吐四日，二便全无，诸药不应，奄奄一息，殆无生理。余诊视之曰：其为暑症无疑，先用田螺二三枚捣烂，入青盐少许，摊贴脐下一寸，少顷解出小便，短赤异常，乃投竹叶石膏汤，加人参一钱，即不呕，得睡，又服一剂，遂食粥一盏，以猪胆导之，大便始通。改用生脉散加茯苓、花粉、枸杞、甘草，数剂霍然。然病后喜食腐浆、西瓜之类，恶一切辛香之物，此因吐多津液受伤之故。用集灵膏，一月而康复如常。(《顾氏医镜》)

湿土分旺四季，长夏是其正令，土润溽暑，故暑、湿二气最易相合。人受其感，名曰湿温，亦曰湿热，即暑湿相兼之病，为五种伤寒之一。《难经》已详其脉证，而昧者逞其臆说，谓湿与热合始名为暑。然则湿与寒合，又将何名乎？夫天寒地冻，天暑地热，阴阳之对待也。暑必湿热相合，而始为暑，寒将何气相合，而始为寒乎？若亢旱之年，流金烁石，禾苗欲槁，河裂井枯，不名酷暑何名乎？盖湿无定体，风也，寒也，暑也，无不可合。故治湿者，须察其相合；治暑者，亦必审其有无兼湿：庶无遗憾也。然湿热之病为独多，而变证甚易，疗治颇难，惟香岩先生之法，可谓空前绝后，学者宜奉为金科玉律也。

注：暑也，湿也，皆五气之一也。暑属火，湿属土，各居五行之一。火土合德，故暑湿每易相兼，亦理之常也。若谓暑中有湿，是析一行为二也；若谓湿热合而始为暑，则并二气为一也。岂五行之理未知，而五气之名未闻乎！自误误人，莫此为甚。
(《重庆堂随笔》)

方而温凉药并用，或先后分用，皆就其病以施治，非必用温者必不可用凉，用凉者必不可用温也。余前在湘省，襄某中丞幕，一日中丞出，中军阮某随行，时溽暑郁蒸，比返，大雨骤寒，将进署，阮某衣履尽湿，忽坠马昏倒，舁①入，谵语喃喃，言有人揪之下，索搏负，群以为祟。余诊之，脉沉分洪数有力，面无汗，肤如灼，引被自蔽，犹恶寒。余曰：此连日之暑热，为一时之寒湿所束也。宜先辛温以发汗，俟表分之寒湿去，然后辛凉以解之，乃用羌活、香薷、苏叶、陈皮等，令其先服。又预开白虎汤，去粳米、甘草，加西瓜翠衣、扁豆衣。嘱其煎就。曰：候脉浮汗多时，即接服之。果也，服初方后，汗出而多，非但不恶寒，且恶热特甚，至裸体赤身；进第二方，逾时，汗敛热退，神识清楚，晚膳时，霍然矣。此等症候，日间受暑，晚间贪凉之辈，往往有之，治法亦无奇异，本不足记。因论鼠疫之宜先温后凉，而连类及之。(《景景医话》)

冯某，年四十许，素质本虚，更患暑邪，脉极虚大，而数近八至，舌绛，目赤，面色戴阳，头汗淋漓，目直视而昏。余曰：病原暑邪未透，但真元虚极，医甚棘手，当先固其元。急用四逆加人参汤，益以龙骨、牡蛎，佐以胆汁、童溺，用地浆水一杯为引，浓煎候冷，徐徐投之。服下一时许，汗敛神定，目能转动，但大渴舌燥，暑象毕呈，令食西瓜，神气顿觉清爽。次日再诊，脉象稍敛有根，而数减去一至，为立竹

---

① 舁(yú于)：抬。

叶石膏汤。服二剂，身能起而口能言，但觉困倦少食，此由胃津已耗，余烬未熄之故。乃以沙参、麦冬、石斛、知母、生甘草、银花、生扁豆等滋养肺胃而清余热，数剂即安。徐洄溪惯用此法，用之颇不易也。盖此症象白虎，开手即用白虎，用则必死。何以辨之？全在脉之虚实而已。(《一得集》)

予于数年前每交夏令，午后辄觉神思困倦，手心烦热，非服元参、麦冬、五味子等不可。甲戌夏，因服前药太过，以致胸膈沉闷，胃不思纳，四肢酸重，外显恶寒，衣茸绒而毫不觉热，乃购服麻黄、桂枝、干姜、草果等药，其中麻黄用量为四钱，桂枝用量为一两，干姜用量为三钱，草果用量为八钱，人皆以为用量太重矣。予曰：予用药喜亲自试用，如此机会，焉能错过？遂煎服之，亦不过稍见轻可云。

又乙亥之夏，有友留杭应诊，予以情难却辞，兼之骄阳烈日之下，如火如荼，往来途中，救疗贫病，一方因天气炎热，思啖西瓜以解渴，乃向小贩购西瓜数担，投井中，啖食之，顿觉凉爽异常；复因旅居市廛，人烟稠密，房室受日光之照射，夜间入睡，暑气尚充满室内，辄移榻廊下，招风纳凉，此诱因也。其症寒战如疟，毫不思食，且甚恶汤饮。盖寒湿蕴积，胃阳被困，自非大剂辛辣雄烈之药，则浊阴无由而去也。自拟一方，用柴胡四钱，桂枝一两，姜夏四钱，川朴三钱，草果八钱，高良姜三钱，干姜三钱，赤苓八钱，米仁八钱。遣役向药肆购配。药肆中人，见方大骇，不知所措。告以故，乃如数购配云。

附识：人知药以治病，而不知药亦可治药。予之能容受如此大量之药者，前者系过服元参、麦冬、五味子；后者乃因热贪凉，及饱啖西瓜。简言之，皆被寒凉而造成此症也，故用大剂辛辣而不为过量，若寻常症候，宜以常量治之，断不可率尔操觚，以人命为儿戏也。慎之慎之！(《勉斋医话》)

郑妇经停数月，突然漏下血块，四肢厥冷，体温低落，呕吐大作，势甚可怖，脉沉迟，苔白滑。时当八月，吾乡正伏暑症盛行之时，予概用清凉涤热治愈，惟此妇则异于是。予思药贵对症，有是病则用是药，古人岂欺我哉？遂投苏叶、川朴、砂仁、姜夏、茯苓、苡仁、佩兰、谷芽、干姜等药。方中砂仁、川朴重用，恐力犹不及，以干姜佐之，嘱服一剂。翌晨诊之，见其已蒸蒸发热矣。予思此乃阳气来复之象，毋庸过虑，为劝其守候。后闻该妇果勿药康复云。

又治楼姓妇人，时当五月，其症腹痛，呕吐，头晕，脘闷，四肢酸重，苔色白腻，毫不思纳。屡用菖蒲、佩兰、川朴、姜夏、茯苓、砂仁、乌药、佛手片之属，第分量不甚重，致缠绵两候之久，后予谛思此症既系湿重之候，非温化不克竣事。乃毅然用石菖蒲三钱，佩兰三钱，象贝母三钱，苦杏仁三钱，炒建曲三钱，姜夏三钱，川朴二钱，广皮二钱，砂仁钱半。疏方毕，嘱其服药后如有发热、烦躁等症状，为病机向愈之兆。后其母因事相遇，谓果如予言获愈，且甚感佩云。

又姚宝坤住马渚，生活甚艰，予为义务诊治。其症面色晦黄，毫无色泽，苔白，脉沉迟。予初用芳香健胃、淡渗利湿不应；继用原附块钱半，淡干姜八分，制川朴一钱，缩砂仁钱半，带皮苓四钱，炒苡仁四钱，川桂枝一钱，苦杏仁三钱，姜半夏三钱，姜竹茹钱半，嘱服四剂。以后渠戚至予处求诊，述及姚某已恢复健康云。(《勉斋医

话》)

衡州万户张侯，寓屯田日，长子三岁，六月得患不语，手足蜷缩，已经二旬。命余至彼，诸医议论不一。观外形面垢有热，气促流涎，口眼㖞斜，不省人事，次则手足俱冷而蜷缩，身臂反张；诊六脉沉按而取，独心肝脉虚而细数，余脉缓弱。余曰：面垢色、脉细数，此因中暑感风，前贤所谓暑风者也。手足冷缩而不伸，或服凉剂太过，寒之使然，若手足温，其效自速。愚以治法分阴阳顺乎气，五苓散加宽气饮，姜汁沸汤调下三服，其证稍慢；次疏风和荣卫，百解散加荆芥、人参、当归、水、姜煎投，随以温灰汤浇洗手足。药一服，洗一次，至八九次，手足温则血活，血活则筋舒，筋舒则手足运动如常。余热未除，消暑清心饮主之；声音不全，二圣散取效；调理惟用万安饮，恰九日前证俱减。张侯曰：此予更生，端藉药力，不敢忘也。因笔漫纪，后有是证，仿此活人，亦方便心矣。(《活幼心书》)

高妪，六五，身热浃旬，神昏，遗溺，气短，耳聋，舌苔灰滞，此暑邪内陷之症。前方香豉、杏仁、石膏、知母，非不清暑宣气，其如不及何？非局方至宝丹不能直达病所，驱邪外泄，更用清芳淡补之剂调其中，症虽危险，或可有效。先用灯心汤调进至宝丹两丸，续进：

栝楼皮一钱五分，橘红六分，通草六分，北沙参三钱，麦冬三钱，六味因气短重用。西瓜翠衣六分，鲜荷梗七寸，淡竹叶三十片。

两服热减，神清，已能起坐如圊，惟舌赤而思冷饮，暑毒尚未销尽，与凉解血热法。

犀角五分，连翘心一钱，白金汁一小匙，通草七分，郁金一钱，滑石二钱。

一服能下黑粪数枚，内陷之邪始解，继用生脉散调理全愈。(《友渔斋医话》)

余寓郡中林家巷时，值盛暑，优人①某之母，忽呕吐厥僵，其形如尸，而齿噤不开，已办后事矣。居停之仆怂优求救于余。余因近邻往诊，以箸启其齿，咬箸不能出。余曰：此暑邪闭塞诸窍耳！以紫金锭二粒，水磨灌之得下，再服清暑通气之方。明日余泛舟游虎阜，其室临河，一老妪坐窗口榻上，仿佛病者。归访之，是夜黄昏即能言，更服煎剂而全愈。此等治法，极浅极易，而知者绝少。盖邪逆上，诸窍皆闭，非芳香通灵之药，不能即令通达，徒以煎剂灌之，即使中病，亦不能入于经窍。况又误用相反之药，岂能起死回生乎！(《清代名医医话精华·徐灵胎》)

毛履和之子介堂，暑病热极，大汗不止，脉微肢冷，面赤气短。医者仍作热证治。余曰：此即刻亡阳矣。急进参附以回其阳。其祖有难色。余曰：辱在相好，故不忍坐视，亦岂有不自信而尝试之理，死则愿甘偿命。乃勉饮之，一剂而汗止，身温得寐；更易以方，不十日而起。同时东山许心一之孙伦五，病形无异。余亦以参附进，举室皆疑骇。其外舅席际飞笃信余，力主用之，亦一剂而复。但此证乃热病所变，因热甚汗出而阳亡，苟非脉微足冷，汗出舌润，则仍是热证，误用即死。死者甚多，伤心惨目，比等方非有实见，不可试也。(《清代名医医话精华·徐灵胎》)

---

① 优人：指优伶，古代以乐舞戏谑为业者。

夏时伏暑舍营内，秋感凉风并卫居。盖未月包络主令，离阴初降，届秋大肠主令，其应庚金。包络在营之标，大肠主卫之标。盖夏月汗出营虚，暑热易蕴，秋初金风拂腠，汗孔将收，如是则卫风入而与暑争，营暑出而为风拂，则寒热往来。暑鼓风阳出于手经气分者，则寒微热炽，发于辰巳之交，浅而易汗易愈；风束暑邪入于足经血分者，则寒甚热深，发于午未之后，深而迟汗迟愈。若至晚则寒，日高则热，又为气血俱虚也，前人已有治例存焉。

治凉风束卫，暑热伏营无汗者；苏叶、防风、丹皮、薄荷、杏仁、桔梗、益元散。若前症有汗者，则暑重凉轻：牛蒡子、丹皮、山栀皮、益元散、赤芍。（《暑症发原》）

凡暑气流行，自小暑至三伏，炎威赫奕，烁石流金；若中秋前，骄阳炽盛，尚有残暑。人当其境，自汗泄肌，精神脱落，邪从口鼻吸受，伏于膜原，即发者为伤暑、中暑，前已略论之矣。遇时不发，直至初冬，或交冬至一阳来复，始欲泄者，名曰伏暑。其见症也，身热或肢热，或咳嗽痰血，又感新寒，或鼻衄牙宣，暑邪已入血分，心烦小寐，自汗淋漓，气短无力，脉细如丝，重按不散，渴思冷饮，小便秒赤等症。虽当寒日，重裘被体，总用凉剂，加补肺之品。如生脉白虎汤，又加滑石、连翘、白金汁、银花露、西瓜翠、白通草、北沙参、麦冬之类，亦可采用。若伏邪已入血分，非黄连不治，佐宜丹皮、白芍、鲜生地之类，可随症配入。

一人周姓，年逾三旬，孟冬患身热，自汗如雨，不饥不纳，形软不能起坐，一医用龙、牡、归、地，养血摄敛，病日加重。延予诊视，面色惨淡无神，脉细欲绝。乃问思冷饮否？答曰：欲而家人不许。又令人倾其溺器，气秒而赤。病者又述不得安寐，已十昼夜矣。予曰：此伏暑症也。方中须用人参，病家业断以无力为辞。予曰：不用亦可，但非经一月，则不能行立奈何？曰：得保无虞为幸，迟起亦所愿耳！方用白虎汤加北沙参四钱，麦冬二钱，滑石三钱。一服汗收，酣寝一夜。半日，诸患霍然。后果调理匝月始愈。

此症昧者多有误认阳虚阴证，用温补者，祸不旋踵，观此篇亦可了了。（《友渔斋医话》）

芦墟连耕石，暑热坏证，脉微欲绝，遗尿，谵语，寻衣摸床。此阳越之征，将大汗出而脱，急以参附加童便饮之，少苏而未识人也。余以事往郡，戒其家曰：如醒而能言，则来载我。越三日来请，亟往果生矣。医者谓前药已效，仍用前言煎成未饮。余至曰：阳已回，火复炽，阴欲竭矣，附子入咽即危。命以西瓜啖之。病者大喜，连日啖数枚，更饮以清暑养胃而愈。（《清代名医医话精华·徐灵胎》）

武林吴子翁女，陆点翁孙媳也，丁亥冬患伏暑症，卒然厥逆，目瞪神昏，点翁急柬召余。余往诊之，脉沉数有力，确系暑邪内闭。以夜分不能用针，急刺十指出血及曲池、人中，方用石菖蒲、郁金、竹沥、石膏、藿香、槟榔等，先调紫雪丹八分。次早复诊，症复如前，乃用针从印堂刺入，沿皮透两率谷，开目知痛，余即告以无妨。凡治卒厥及小儿急惊风症，全视此穴针入得气与不得气，以及顶门入针之知痛与否，决其生死。如印堂针入无气，针下空虚，如插豆腐，及顶门针入不知痛苦，虽华、扁

亦难再生。此症针毕，即能开言，而方则仍主芳香利窍通神之品，数剂即愈。(《一得集》)

幼儿伏暑秋发，头痛壮热，燥渴引饮，自汗，手足心如烙，脉洪而疾，溺赤而浊。由素禀阴虚，伏邪内烁，仲贤所谓阴气先伤，阳气独发，不寒但热，令人肌肉消烁者也。宜甘寒生津，以解热烦。用生地、知母、麦冬、石斛、丹皮、花粉、甘草、鲜芦根、鲜荷梗。一服汗彻身凉，越日再发，觉热气由腹背上蒸，顷刻如焚，一日夜渴饮唇干。前方去丹皮、荷梗，加石膏。一服退热，越日又发，一日两夜汗出热不解，去石膏，加鲜地黄、绿豆皮、车前穗。又服又退，越二日夜分，又发热，势较轻，原方再加通草、滑石、青蒿。半夜热退，调理而安。按湿暑伤人，随发者浅；迟至秋后，为伏气晚暑者深。其候脉色必滞，口舌必腻，或微寒，或单热，头重，脘痞，渴烦，溺浊，午则甚，暮尤剧，一次汗则邪一次散，比伤寒势较缓，比疟疾发无时。秋来此症最多，名曰伏暑晚发。不似风寒之邪一汗辄解，温热之症投凉即安也。(《清代名医医话精华·林羲桐》)

七、疰夏

疰夏者，每逢春夏之交，日长暴暖，忽然眩晕、头疼、身倦、脚软、体热、食少、频欲呵欠、心烦、自汗是也。盖缘三月属辰土，四月属巳火，五月属午火，火土交旺之候，金水未有不衰。夫金衰不能制木，木动则生内风，故有眩晕、头疼；金为土之子，子虚则盗母气，脾神困顿，故有身倦、足软、体热、食少；又水衰者，不能下济乎心，故有频欲呵欠、心烦、自汗等症。此皆时令之火为患，非春夏温热之为病也。蔓延失治，必成痨怯之根，宜以金水相生法治之。如眩晕甚者，加菊花、桑叶；头痛甚者，加佩兰、荷钱；疲倦身热，加潞党、川斛；心烦多汗，加浮麦、莲子。加减得法，奏效更捷耳！(《时病论》)

立夏之后，四肢酸软，困倦喜卧，饮食少进，名为疰夏。秋冬则精神如故。说者皆云脾虚，合用资生丸、补中益气汤矣。但脉沉细缓，脾肺无热者，可用此药补之。若脉来沉细又带微数，往往不受参、术，其奈之何？试看《脾胃论》中，脾偏于阳，无阴以济之，亦不能化物，故湿热之气乘于四肢，令人筋痿无力，宜用养血健脾汤。则疰夏之脾虚有热者，亦当仿此施治矣。其中多用酸收，方为合法。夏月元气浮散在表，又以汗而大泄，不加酸收，则浮散者不止。孙真人云：暑月多服五味，令人气力涌出。厥有旨哉！脾受湿热熏蒸，故四肢倦怠乏力，用酸收以敛浮越之阴，然必审无外邪，方可用之。

香薷散暑汤：香薷、厚朴、甘草、藿香、柴胡、陈皮、杏仁、半夏。

香薷原利小利，何以又能发散？以其味辛而淡，辛者先走表分，淡者乃入膀胱，所以又能散暑也；佐以藿香、柴胡走表更速；暑邪在经，必有痰滞留结，故用杏、朴、半夏。但脉缓无热者宜之，有热者勿服。阐明立方之旨，洞若观火。(《医学传灯》)

凡人三四月，天气乍暑，腠理乍开，内气不胜其散，而为神昏、发热、体倦、不思饮食之证，谓之疰夏。世医论之多矣。至于七八月间，暑气初收，新凉乍来，腠理乍闭，而内气久经夏汗外泄，其力屡弱，不能自充，多见肺气下陷，呼吸短促不足之象，继则连暑气、凉气、湿气一齐吸收皮腠之内，发为烦热、恶寒、体重肢倦、饮食无味、口渴不欲饮诸症。此与疰夏之病正相对待：一为阴虚，天气乍开，而力不足于开也；一为阳虚，天气乍合，而力不足于合也。世医论之者少，惟张石顽《医通·劳倦门》有之。吾名之以注秋，而录其文曰：脾胃虚，则怠惰嗜卧，四肢不收，时值秋燥令行，湿热少退，体重节痛，口干舌燥，饮食无味，不欲食，食不消，大便不调，小便频数，兼肺病洒淅恶寒，惨惨不乐，而色槁不和，乃阳气不伸故也，升阳益胃汤。又曰：劳役辛苦，肾中阴火沸腾后，因脱衣或沐浴，歇息阴凉处所，其阴火不行，还归皮肤，腠理极虚无阳，被风与阴凉所遏，以此表虚不任风寒，与外感恶寒相似，其症少气短促，懒于言语，困弱无力，不可同外感治，补中益气加柴、苏、羌活，甚者加桂枝最当。此条虽不言秋令，而风与阴凉，非秋气乎？故乍凉见证，每多如此。后条较前条尤重者，为凉气乍至，尤觉有猝不及防之势也。

又按疰夏一病，前人有指为三四月乍暑之时，即见此证者；有指为长夏六月暑湿交蒸之时，而见此证者。窃谓二者当并有之，如乍暑见此证，盛夏未有不加盛者也；盛暑见此证，初夏未有不先兆者也。且病名疰夏，本统夏令三月而言。其病由于阴虚，不任疏散，自是夏令之月，无日不然，而其机总发动于初夏，与初秋为一开一合之对待，故以初夏见证为当也。但时有初盛，即病有微甚耳！亦有初夏见证，至盛夏转精神清爽者。此阳气不足，经络伏有寒湿，初时阳力不能伸达，非如阴虚者，内气先已不固，不胜天气之再散也。其证多见烦悗躁扰，不似疰夏之怠惰少气也，是又疰夏之别一证矣。戴元礼以七月初凉见证为疰夏，殊觉名义未协，吾故创疰秋之说也。（《读医随笔》）

前人有阴虚疰夏之说，余又创阳虚疰秋之说，近察人间之病，似有可名疰冬者。常见有人每交冬令，即气急痰多，咳嗽喘促，不能见风，不能正眠，五更以后即须危坐[1]，面色苍黄，颧颊浮肿，腿酸背胀，举动不便，饮食、二便如常，亦或赤涩溏泄，春分渐暖，始渐平愈。此乃脾肾之阳两虚，肾中水邪上溢于肺，脾中湿邪下溜于肾，上下湿热、浊阴弥漫，肝阳疏泄宣发之性抑郁而不得舒。其人目胞浮而似肿者，脾气滞也；目光露努而少神者，肝气滞也。故必待木气得令许久，肝气始能升举，始能泄肾邪而醒脾阳。与《内经》秋伤于湿，冬生咳嗽之证相似。然伤湿为新病，此乃逐年如此，至时即发，形同痼疾，得不谓之注冬乎？朱丹溪谓逐年入冬即患咳喘者，时令之寒束其内热也，先于秋月泄去内热，使寒至无热可包，则不发喘矣，即此证也。第泄热之说，犹有可议者。此证虽因内有湿热，实因阳气虚弱，寒湿在表，三焦不得宣通，始蕴蓄而成痰热也。虽无表证，实有表邪，治法当以苦淡清其里，辛温疏其表。苦淡如二妙散、胃苓汤之属。辛温如荆防败毒散、冲和汤之属。古用越婢半夏汤，麻黄、石膏并用，最为有义。若年深岁久，痰涎胶固，寒湿深刺筋骨者，更非海浮石、海蛤粉、瓦楞子、煅牡蛎、焦楂、桃仁、赭石、礞石，不能涤其痰；非细辛、羌活、

---

① 危坐：犹端坐。

白芷、葛根诸品，不能攻其表；非黄柏、侧柏、胆草、柴胡、苦参大苦大寒，不能泄其浊而坚其阴。且宜先于夏月乘阳气宣发之令，预为加减多服，使筋骨膝理无有留邪，肠胃三焦无有伏湿，则阴邪下泄，真阳外充，膻中泰然，百体俱适矣。其补药止宜菟丝、杜仲、牡蛎、海螵蛸，苦坚咸温，镇固肾气，不宜姜、桂辛烈灼阴也，更不宜承气、陷胸重泄脾肾真气也。若以苏、杏降气，则伐气而上虚；芪、术补脾，则助邪而中满。（《读医随笔》）

八、湿温

湿温者，先伤于湿，而后伤于暑也。其症胸满，妄言，两胫逆冷。此因暑湿客于脾经，正气不行，郁而为火，故令语言谵妄；湿热上壅，阳气不能下通于阴，故令足寒。仲景恐人认为寒症，误投发散，所以引入寒门，其实非寒症也。夫湿温何以不可发汗？盖因湿邪在胸，已自有热，又遇暑气客之，两热相侵，犹未混合，为一汗之，则两邪混合，闭塞经络，不死何待耶！宜用柴胡清中汤。若脉来洪数，或上盛下虚者，加大黄以下之。《难经》云：湿温之脉，阳濡而弱，阴小而急。濡弱见于阳部，湿气搏暑也；小急见于阴部，暑气搏湿也。此言非不有理，但脉之变化不齐，不可执为一定耳！此二句名言可佩。（《医学传灯》）

夏初阳气未畅，则湿浊之气已升，未从阳化，适逢阴雨连绵则湿盛，亢阳于内，以致头重体倦，舌白，憎寒，弱不胜衣，筋酸腰重，难于展侧，蒸热口渴，足胫逆冷，脉软而混成濡弱者，名曰湿温。湿盛小便不利者，五苓散主之（阳升则湿腾，热蒸则湿化，若逢阴湿，内不化湿，外反受之，则表里合蒸）。自汗，脉浮洪，口渴，湿化热兼表症者，桂枝白虎汤，或桂苓甘露饮。（《暑症发原》）

《难经》云伤寒有五，湿温乃其一端也。盖湿为重浊之邪，热乃熏蒸之气。凡长夏初秋，湿之主令，湿郁生热，素体多湿，复感其时邪之气，由口鼻吸受，布散上焦，湿热相搏而发者，即是湿温。所谓湿温者，湿蕴久而从时令之感，以化热也。夫湿为阴邪，其气弥漫，然湿与温合，太阴阳明受病，所以身热憎寒，湿热郁蒸而蒙蔽于上，气不主宣，则头胀呕恶。以胸中为阳明之府，关节为阳明之表，湿阻清阳则胸中窒闷，湿蕴化热，渴不欲饮；湿邪留连经络，身体沉重，关节疼痛，即《金匮》所谓湿家之为病，一身尽疼；发热，湿郁热蒸，气为邪伤，所以见症如斯也。诊得脉象右寸、关濡数而浮。舌苔薄白微黄兼腻。以脉参症，明是湿温时邪，扰于肺胃使然耳！治之之法，邪在上焦，法宜轻清辛平开气，甘凉淡渗以宣肌表，不致入里变幻他端。拟方于后，请政。

飞滑石、薄荷、黑山栀、西秦艽、连翘、青蒿子、广藿梗、橘红、淡豆豉、活水芦根、川郁金。

此法轻清开宣肌表，为治湿温之首剂也。用滑石、连翘、豆豉为君者，盖滑石淡渗宣窍，外走肺胃，开毛腠之窍，下输膀胱，以走便溺之窍，而散湿邪之专司也；连翘清上焦邪热，为祛诸经湿热之妙品；淡豆豉本黑豆，性属苦平，得蒸制之气而变温，故以苦温发表助汗，则湿邪外着肌表，得有出路矣。薄荷为滑石之佐，盖薄荷辛凉发散，同宣肌表，开腠理而使湿温之邪早有出路，则经络中留连之湿热，得以气味之宣通而外解矣。青蒿、芦根为连翘之佐，青蒿以驱内蕴湿热，芦根甘寒升清降浊，以开阳明之热气而解烦闷，清阳得宣，湿浊得降，则身热胃寒之弊，自然退矣。山栀为豆豉之佐，升清阳而降屈曲之郁热，阳明之腑气既开，则身体尽重、关节疼痛不利之患，藉此而除焉。藿梗芳香之品，以逐内蕴之湿邪而散外感之时热，则头胀、呕恶之症，得此而疗矣。郁金为开郁清气之使，湿热得解而清气自宣矣。秦艽为治湿邪阻留肌表，肢节酸痛，并治阳明外束湿邪之佐也。橘红宜化气机，主和升降，如清阳得宣，湿邪外解，则以上诸症，可藉此而除矣。（《医学体用》）

湿温者，湿与热合，纠结不清，薛一瓢名曰湿热，热与温同类而异名耳！或曰，温者热之渐，热者温之极是也。或先受热，或先受湿，或湿与热同时感受，治之之法，必先祛其湿，或风以扬之，或日以曝之，或实土以隄之，或开沟以泄之，法虽不同，而先祛其湿则一也。祛湿之法不同，当视其微甚而斟酌之，不可以板法印定后人眼目也。迨其化燥而清之，若化不足而早清，仍有后患，必扪其舌已干，唇燥起皮，或有血痕，然后清之，一二剂愈矣。譬如行舟遇横风，必先吃足上风，一板则风顺，驶捷无阻碍矣。郑庄克段故纵其奸，勾践沼吴先骄其主，理乃通于治湿温，将军欲以巧胜，人盘马弯，弓故不发，此言似之。（《留香馆医话》）

治诸温易，治湿温难。江南地卑多湿，湿温病最多。暑邪必夹湿，秋暑、伏暑皆可以治湿温之法治之。伏暑，风雨雾露、暑热瓜果，搀杂凑集，最难速愈。大抵体弱者其发早，早发者愈速；体强者其发晚，晚发者愈迟。其发于深秋者，又兼燥气，治之合法，动经匝月，治不合法，久延成虚，多有伤生者。病家认定一医，信任而委之，尚易奏功，若病家无主见，一二剂不效，辄易一医，易一医而不易其法，犹无大患，设易一医更一法，转瞬燥气临矣，西风起矣，津液渐涸，以致不救者比比也，可不慎哉！（《留香馆医话》）

治病用药，可因此悟彼。唐立三治其妹凤苦难产，谓瘦胎饮为阳湖公主作，以奉养之人气必实，耗其气使和平，故易产。今妹形肥，知其气虚，勤针黹[1]久坐，知其不运，于孕五六月。以紫苏饮加补气药，与十数帖，得男甚快。同一难产，而有虚实之别；补气之方，反从瘦胎方悟出。又张仲华案云：表热四候，额汗如淋，汗时肤冷，汗收热灼，诊脉虚细，惟尺独滑，舌苔已净。细绎脉证，不在三阳而在三阴。考仲圣有反发热一条，是寒邪深伏少阴阳分。今乃湿温余邪流入少阴阴分。宗其旨，变其法，拟补肾阴，泄肾邪。以熟地、枸杞等补之，细辛、丹皮等泄之。一剂而愈。是从寒邪入肾，悟出湿温之邪入肾治法。（《景景医话》）

湿温大忌早清，必验之于舌。纵舌绛似燥，手扪之仍润者，或细察之有浮腻者，胸闷反复不宁者，口渴不欲多饮者，表热绵绵不扬者，此皆早清之咎。必仍当芳香二陈等品，或可加入川朴，催其悉从火化，然后黑膏一投，疹㾦布而热解矣。（《留香馆

---

① 针黹：指缝纫、刺绣等针线工作。

医话》)

宁波石碶周子章先生室人吴氏，仲秋患湿热症，迁延月余，每日晡时必先微寒，旋即发热，至天明而热始退，胸闷不食。前医固执小柴胡汤出入加减，愈治愈剧。乃延余诊，诊毕告曰：疟脉自弦，今脉不弦而濡小，其为脾胃虚弱，湿邪阻遏募原，而发此潮热，当从太阴阳明两经主治。且令阃①体肥痰盛之质，外盛中空，中者阴所守也；中虚即是阴虚，是以治法又与寻常湿热不同。若用风药胜湿，虚火易于上僭；淡渗利水，阴津易于脱亡；专于燥湿，必致真阴耗竭；纯用滋阴，反助痰湿上壅。必须润燥合宜，刚柔相济，始克有效。乃以沙参、石斛、麦冬、芡实、牡蛎、仙半夏、竹茹、陈皮、薏仁、黄芩等调理数剂，潮热除而胃渐开。余因上郡，彼就邻近之医治之，方中仍用柴胡，服一剂而寒热又作。复来邀余，仍仿前法，以桑叶、川贝、苓、泽、谷芽等，互相出入调理而愈。叶天士云：柴胡劫肝阴，非正疟不可用之。观此益信。（《一得集》）

常熟杨府一小使周姓，无锡人，年十八九，七月间病后，至八月间又劳碌反复，发热面红，脉沉气促。有汪姓医以为虚阳上脱，服以参附，热更甚，脉更沉，汗出不止。邀余诊之，以脉沉、面赤、气促论之，却似戴阳，视其正气，断非虚脱，而面赤、口臭、小便短赤，脉沉滞而模糊不清，此乃湿温化热，被参附阻于气机，热郁不能分泄，逼阴出外，故反汗多气促。杨公曰：实热有何据？余曰：仲景试寒热，在小便之多少、赤白，口中气臭，断非虚热。以进黄柏、木通、栀皮、郁金、苡仁、通草、苓皮、竹叶、滑石、杏仁、藿香令服之。杨公曰：昨寒凉，今温燥何也？余曰：湿温症热去湿存，阳气即微，再服凉药，必转吐泻。昨以寒淡渗热，今以苦温化湿，服三剂，湿亦退。后服香砂六君五六服而愈。症非危险，若执持不定，因循人事，仍用参附，不死何待！（《清代名医医话精华·余听鸿》）

宁波张义乾，秋患湿热症，发热十余日不解，大肉尽脱，肌肤甲错，右脚不能伸动，小腹右旁突起一块，大如拳，倍极疼痛，大便已十四五日不解。延医治之，皆谓肠内生痈，伊亲胡宝翁乃商治于余。余谓肠痈胀急。《金匮》以败酱散主治，今此草罕有。伊于第三日觅得，乃问余服法。余曰：果尔，须同去诊视，瞑眩之药，岂堪悬拟。因同至张家，见张倚于床褥，张目摇头，病苦万状，面色青惨而枯，脉极坚实，沉部如弹石，尺愈有力，时或一驮。余曰：此非肠痈也。肠痈脉洪数为脓已成，脉弦紧为脓未成。今浮部不洪数而沉部实大，腹筋突起，目有赤缕，乃湿热之邪结于阳明，腹旁之块，乃燥矢之积聚也。但得大便一通，块即消散，而腹亦不痛矣。病者闻之曰：曾与前医商议下法，医云人已虚极，岂可妄下。余思胀疼不下，病何由除？今先生为我用下法，死且不怨。余遂书大承气方，大黄五钱，芒硝三钱。旁视者惶惶未决。余曰：不下必死，下之或可望生。于是煎成置于几上，病人力疾起坐，一饮而尽，不逾时腹中大响，旋复登厕，先下结粪如弹丸三四枚，既而溏泻半桶，腹平块消，明日脚伸而胀痛俱失。继进增液汤二剂而热亦退；再与益胃汤法，胃纳渐旺，津液渐濡。余

---

① 阃（kǔn捆）：内室。旧借指贵族妇女。

便上郡，病者欲食羊肉，以问近地之医士，云病后胃气当复，羊肉最能补胃，由是病者坦然无疑，恣意饱餐，次日身又发热，舌胎又厚浊，而脉又数，复来召余。余曰：湿热症初愈，以慎口味为第一要务，何如是之蒙昧耶？乃与平胃散加神曲、焦楂、谷芽，而分量遽减，以胃气久虚，不任消耗之故也。果服二剂而安。按是症初则失于清解；至热已日久，津液枯涸，胃土燥烈，而犹日服运气之药，愈益其燥；迨至结粪成块，腹旁突起，筋脉不能濡润而脚挛急，医又误认为缩脚肠痈，设或误投以败酱散，攻伐无过之血分，又将何如耶？士君子涉猎医书，大忌悬议开方，药不对症，生死反掌，可不慎哉！（《清代名医医话精华·许珊林》）

且夫湿为阴邪，阴盛者阳必衰，未有阳衰而可以滋阴者也。阴愈滋则愈盛，以滋阴者治湿，是犹灌卤于地，而望其燥也，愚孰甚哉！然则如何而可治湿温乎？曰：始未化火，则用朴、术、陈、夏等以香燥之；继而化火，则用连、芩、栀、翘等以苦泄之；终而湿降，则用茯苓、通草、泽泻、车前子等以淡渗之。始终不当发汗，盖湿家自有汗，不可再发其汗也；始终不当滋阴，滋阴是以水济水，无益而有害也。无如邪说中人，深入骨髓，愚人无主，听命庸医，忠告之言，茫然不省，吾未如之何已！

尝过一富翁之门，见其倾有药渣，中有金斛，不以为意。既而见有霍斛矣，既而见有鲜斛矣，最后见有铁皮风斛矣。余乃叹曰：当此湿令，病多湿温，投此不已，病其殆哉！未几翁果死。盖人参与石斛连投，惟恐其津之劫也。然而闻之者，不以为误，一若与其以燥湿生，无宁以滋阴死者。呜呼！滋阴之说，中于人心，虽死不悔。吾安得运万千广长舌，登生公说法坛，使顽石一齐点头哉！（《市隐庐医学杂著》）

九、秋燥

经曰：寒极生热，热极生寒。热极生寒，假寒也，百不见一；寒极生热，真热也，十病而九。凡六淫之邪，久必化热。秋半以后，燥气加临，始为胜气，为次寒，谓燥病次于伤寒也，一散即解；终为复气，属实火，则非清润滋液不可。其挟伏暑者，内无食滞，治之尚易，内有食滞，则化火最易，津液易涸，有一二日便劫液舌干、神昏谵语者，其唇必有血痕，其齿必有灰垢，急以大剂清泻救之，更须恣饮梨汁、雪水之类，以折其火，以滋其液。倘迟缓贻误，舌黑而短，则虽有仙丹，莫可挽回矣。夫燥为秋气，梨为肺果，燥若伤肺，最宜以梨汁救之，即使津液未伤，亦宜加梨皮于药中，或用梨肉。大抵无汗宜皮，有汗宜肉，液枯宜汁。（《留香馆医话》）

秋燥病夹食者多，倘有汗不解，不必论其日数，不必拘其舌苔，便当问其有无矢气。若有矢气，即投润导，虽无矢气，按其腹坚者即下之，勿令化火劫液，横生枝节。此予屡治屡验者。良以燥气消烁，肠液内亏，大便虽行而不畅，已有积垢矣。钱步云君之病，即系此咎，秋燥骤加伏暑，窃牵引肝气宿恙。诸医偏治气分，误进燥烈之品，以致攻撑胀痛，呕逆哕恶，其苦万状，几无片刻宁息，切其脉细涩，右现小实，视其舌干燥、微黄，指扪之如砂皮。此上有胶痰，下有宿垢也。若不急救其津，何以止其哕？若不凉镇其肝，何以平其逆？姑试一剂，得效再商。雅梨汁、左金丸、鲜斛、知母、全瓜蒌、紫贝齿、石决明、鲜地、川贝、银、翘。复诊，津回呕止，诸恙都平，宿垢未蠲，尚难拔其根株。泻叶、全瓜蒌、银、翘、青蒿、雅梨肉、豆豉、紫贝齿、知母、桔梗、碧玉散。共诊四次，案载两方。其始，步云坚不肯服寒凉，云系某医所嘱，经予竭力促之，始肯服，翌日诸患皆平，且得安卧，始信予言非谬。(《留香馆医话》)

经云：夏暑汗不出者，秋成风疟。时在秋分以后，渐至新凉，阳明燥金主气，清气搏束，燥乃行令。燥从天降，首伤肺金，先受暑气内蕴，复感秋燥，风邪袭于肺胃，即病寒热咳嗽者，所谓秋伤于燥之候也。以燥热为燥气之常，燥火烁金，先伤上焦气分，盖肺为轻虚之娇脏，主一身之气化。肺气为燥邪所郁，清肃失司，肺气不宣，始起微有憎寒，寒从背起，寒已即身灼热汗出，面热不撤，口渴神烦，咳嗽而胸胁牵痛，咯痰不爽，干呕，头晕，便坚溺赤，继则热伤气液，即《内经》云金位之下，火气乘之。燥从金化，燥热归于阳明，肺津与胃液皆被燥邪所耗，遂致胃气不清，肺气不肃，所以见症如斯也。诊得脉象右寸浮数而涩。经云：浮则为风，数则为热。涩乃肺伤燥邪之征也。舌苔燥白微黄。以脉参症，症属燥邪耗伤肺津、胃液之候。而治之之法，香燥耗液之品尤在切禁，非可与张太守小柴胡汤邪入少阳半表里证之比也。拟以甘寒宣解风燥，清肃肺胃，佐存津液，培养气阴一则，冀其松机。

甜水梨汁、北沙参、冰糖水炒石膏、肥知母、川贝、霜桑叶、金石斛、青蒿子、白杏仁、淡竹叶、枇杷叶、粉丹皮、白通草。

此清燥肃肺解热养液法，为治秋燥寒热伤津存阴之润剂也。其用淡竹叶清胃润燥，撤热存阴。石膏本清阳明燥金之邪热，加冰糖水炒者，有保肺生津，不妨胃气之功。北沙参养气阴以肃肺金而泄热，热泄则清肃行令，而气机流畅矣。金石斛功力宛如胃腑，敷布脏阴，输化津液，摄耗伤之气液。桑叶治寒热，理咳嗽，宣肺络以驱燥邪，而清解郁热。枇杷叶清肺热，解暑邪，润肺阴而滋气液，则口干、干呕诸逆冲上之恙自除。知母清胃热，以解燥渴，为治虚烦内热火盛铄金之妙品。青蒿、丹皮以治营卫气分伏留之暑邪，二味入营则已寒，出卫则泄热。川贝、杏仁乃肃肺润燥，化痰已嗽，宣气之清味。通草色白而气寒，味淡而体轻，通调肺卫之水道，引热下降而利小便。盖水出高源，水精四布，清肃行令，溺道赤涩之证自清。甜梨汁者，梨成于秋，花实色白、其汁自然。得西方之阴气独存，有天生甘露饮之称。治贼风暗袭，为敛肺润燥之使，则气分宣通，而便溺坚涩之患，焉得不痊乎？如寒热得撤，风燥既解，而津液得养，则上来诸症，自然安静矣。此方不第为秋燥新凉引动伏热内发所宜服，即如冬温燥热酿痰咳嗽之症，亦可与此法互相为次第浅深去取，而酌用耳！(《医学体用》)

春分以后，地分动而湿胜；秋分以后，天气肃而燥胜。秋燥致病，气分先受，治肺为急，人皆知之。然肺与大肠相表里，其为金也则一，燥从下受，往往大肠液涸，症转为危。

辛卯秋，入都应试毕，吾友史怡之，遣人持书，邀余往诊，脉象细数，舌微有黄苔而干，大肠燥结，便后脱肛。人见形容瘦弱，以脱肛为气虚，进以补中益气汤加味，遂至异常疼痛，日夜呻吟，安寐既不能，饮食尤少进。余思瘦人多火，此症系伏火为患，现届秋月燥令，燥火二气相并，庚金受灼殊甚，又服补气之剂，火得补而益炽，病安得不剧？因用地冬润肠膏，二剂，大便润，疼痛平，能安睡矣；再用生地黄煎去竹沥、姜汁，三剂，诸恙大减，饮食如恒；后又服滋养药，十余服而愈。论脱肛一症，小儿气血未壮，老人气血已衰，或产育及久痢用力过多，每患此疾。《难经》云：人肠与肺相表里，肺脏蕴热则闭，虚则脱，须升举而补之，盖缘气虚不能约束故也。后人宗其议，遇脱肛症，不问何因，率用补中益气汤为主方。岂知治者愈是，病者愈苦，症情百出，安能以一法绳乎？如此症燥火烁金，非清润不可，若一于升补，邪愈实，血愈枯，后恐变不可测。昔人于大肠燥结门，有气血耗竭，呕逆不食，便为羊矢之戒，岂无所见而云然哉！（《诊余举隅录》）

十、斑疹

斑温热所化也，由感而得。其邪从皮毛渐至于胃，胃主肌肉，湿热郁而不得泄，化而为斑。其先必见脉洪数、舌黄、胸闷、口渴气秽、壮热诸症，甚则谵语。无论见斑与未见，宜散表清胃，用苏叶、淡豆豉早春初冬可用、葛根、薄荷、黄芩、连翘、花粉、地骨皮、鼠黏子、橘红、芦根、甘草等药，服一二剂，无斑即可解。若热不解，而反见气急，面带黑滞油光，大便已多日不解者，可用大黄、元明粉、枳实，再加清疏双解之，腑气得松，有斑即起，无斑即愈矣。犀角地黄汤、化斑汤临症酌用可也。水晶斑乃热之甚者，阳极似阴之象，方中须重用石膏。其蓝斑，必因从前失治，热至肾水已涸，故见此症，多致不治。斑症稍涉补药，鲜不死者。（《友渔斋医话》）

斑之为病，其候至重。有下之太早，热气乘虚入胃而发；有下之太迟，热畜胃中而发；有病属阳，用热过多而发；有冬月太暖，人受不正之气，至长夏而发。凡得此症，切不可发汗。若误汗，重令开泄，更增斑烂必矣。在肌，葛根橘皮汤；在面，阳毒升麻汤；在身，阳毒玄参升麻汤。若黑斑，非药所能也。辨此证，当于胸腹求之。若手足之间，或有蚊子所啮，则难凭据。果是斑证，病人两手脉来浮洪紧数，必有所苦，其斑先红后赤；果是蚊子所啮，病人两手脉来恬静和缓，必无所苦，其斑先红后黄。以此求之，不能遁其情矣。（《松崖医径》）

凡人周身百脉之血，发原于心，亦归宿于心，循环不已。热入血脉，必致遗毒于心，故神昏、谵妄也。前论患温热者，津枯血少，则神明不昏，昼夜不寐，何也？盖血实则浊聚，血虚则神散也，更有津血全无，神明全散，温毒之极，至于发斑，而人清反异于平日者，此为不治。前人未道，独车质中曰：温病发斑，独有阳证人清者，见洪滑之脉，宜细心参酌，勿可轻许妄治。又曰：发斑之证，神气清楚，仰卧不能屈伸者不治，神气昏沉者可生。张石顽曰：温热之病，外感与正气相搏，则神气昏瞀；内伤正气本虚，则神志清明，至死不惑。此皆阅历深到之言，昔贤所未齿及也。曾忆某年秋月，天津盛疫，温毒发斑，患者身如釜蟹，鼻准独白，其人倦卧难动，神清语朗，临死犹委婉言谈，起病即属不治，且专在幼童，传染至速，其死在五六日之间，不过一月，死者数千，真奇惨也。夫邪攻包络，或入血脉，与夫血液燔灼干涩，神机既息，清气全无，自应昏昧，反见精灵，能知门外之事，与人言皆曲尽情理，甚于平日，总由血虚津枯，菁华已竭，元神离根而外越，不较之元气离根而上越者更危乎？故凡病伤寒、温热、痘疹、斑疹、痈疽，为日稍久，转见神气清明，长卧难动者，即为心绝，是命尽也。每见读书苦思之士，一病温热，阳明未实，血室未热，即见谵妄者，心虚气怯，望风先靡也。又见孤臣寡妇，忧愁郁结，饮食不甘，夜不成眠，渐见肌肉消瘦，毛发面色转见鲜美，目光外射，直视不瞬，及至临死，谈论欷歔，拱谢而逝，观者莫不异之，此皆元神离根而外越也。（《读医随笔》）

邵新甫言斑者，有触目之色，而无碍手之质，即稠如锦纹，稀如蚊迹之象也。或布于胸腹，或见于四肢，总以鲜红起发者为轻，色紫成片者为重，色黑者为凶，色黑而润者可治，色青者为不治。有诸内而形诸外，可决其脏腑之安危，邪正之胜负也，即痧疹亦莫不然。是盖伤寒瘟疫诸证，失于宣解，热邪蕴于胃腑，走入营中，故有是患。考方书治法不一，大抵由失表而致者当求之汗，失下而致者必取乎攻，火甚则清之，毒甚则化之，营气不足者助其虚而和之、托之。阴斑一说属寒，见证甚微，必参之脉象及兼证，方能辨之。须知出要周匀，没宜徐缓，不外乎太阴、阳明之患，故缪氏专以肺胃论治为精。叶氏立法，本乎四气，随其时令之胜复，酌以辛凉、辛温及甘寒、苦寒、咸寒、淡渗等法而治之。凡吾幼科诸友，于此尤当究心焉。

案：斑疹有寒有热，然热多而寒少。叶氏证治，皆属热证。即近来痧疹之寒者，亦属罕见。邵氏熟读叶法，亦深得叶氏之秘，而能阐叶氏之功。（《痧喉正义》）

阴寒内伏，逼其浮火外散，舌润，脉沉迟而虚，发斑如蚊咬痕，当服理中汤。若夫时邪所发为阳，初时寒热，或脉静、身凉，或又呕恶、烦乱、渴不喜饮、头疼有汗，是邪陷胃腑，而逼营分热蒸液耗而然。设早误苦寒药，使营气冰凝，则斑内隐，神昏谵语，恐无救法。（《医门补要》）

时毒瘟疫，口鼻吸受，直行中道，邪伏募原，毒凝气滞，发为内斑，犹内痈之类。其脉短滑，似躁非躁，口干目赤，手足指冷，烦躁气急，不欲见火，恶闻人声，耳热面红，或作寒噤，昏不知人，郑声作笑。治宜宣通气血，解毒化斑为主。得脉和神清，方为毒化斑解。但其斑发于肠胃嗌膈之间，因肌肤间不可得而见，往往不知为斑证，而误治者多矣。（《存存斋医话稿》）

瘾疹者，遍身小颗，红白不一，有若痱子之状，或如黄豆样者。重者身发寒，脉来洪数，状类伤寒，宜用芩连败毒散。三四日不解，即为夹疹感寒，柴胡化滞汤实为主剂；不可过用凉药，壅遏其毒。轻者，微寒发热，脉细微数，愈而复发，此因湿中生热，热极生风，宜用疏风养荣汤，常服六味地黄丸，滋肾水以荣肝木，则虚风自熄矣。又有身发疙瘩，有如丹毒，痛痒不常，脓水淋沥者，宜用解热柴陈汤。（《医学传灯》）

时疫发疹，热邪从皮毛出也，与汗同机，以疏散清热为主。然与他症发疹不同，他症或无里热，此则未有不里热者。虽以疏散为要，而见烦渴、舌胎黄，则硝、黄仍须兼用。表症发疹，疹散而病即愈，此则有屡发而病不衰者。他病发疹，不过一二日为期，此则为期不定。治法不视表邪解否为用药之准则，不可以疹之一症为据也。

（《瘟疫明辨》）

疫疹之脉未有不数者。有浮大而数者，有沉细而数者，有不浮不沉而数者，有按之若隐若见者，此《灵枢》所谓阳毒伏匿之象也。诊其脉，即知其病之吉凶。浮大而数者，其毒发扬，一经凉散，病自霍然；沉细而数者，其毒已深，大剂清解，犹可扑灭；至于若隐若见，或全伏者，其毒重矣，其证险矣。此脉得于初起者间有，得于七八日者颇多，何也？医者初认为寒，重用发表，先伤其阳；表而不散，继之以下，又伤其阴。殊不知伤寒五六日不解，法在当下，犹必审其脉之有力者宜之；疫热乃无形之毒，病形虽似大热，而脉象细数无力，所谓壮火食气也。若以无形之火热，而当硝、黄之猛烈，热毒焉有不乘虚而深入耶？怯弱之人，不为阳脱，即为阴脱；气血稍能驾驭者，亦必脉转沉伏，变证蜂起，或四肢逆冷，或神昏谵语，或郁冒直视，或遗溺旁流，甚至舌卷囊缩，循衣摸床，种种恶候，颇类伤寒。医者不悟引邪入内，阳极似阴，而曰变成阴证，妄投参、桂，死如服毒，遍身青紫，口鼻流血。如未服热药者，即用大剂清瘟败毒饮重加石膏，或可挽回。余因历救多人，故表而出之。（《温热经纬》）

武林有屠彝尊者，名璇，号疏村。论白㾦如牺如粟，色白形尖者是也。夫邪热由经入府，营伤血热，热气乘虚出于肤腠，故稀如蚊迹，稠如锦纹者为斑，紫黑则胃烂为不治。风热入肺，不知清透，乘虚出于皮肤，如沙如粟，而色红琐碎者为麻。或岁当火运，复感时厉之毒，咽痛而成烂喉痧者，为最剧。斑也，麻也，痧也，其色暗赤。白㾦则温热暑邪，兼湿为多。初病治法，设不用清透渗解，则肺为热伤，气从中馁，不能振邪外解，热渐陷于营分，转投清营滋化，热势稍缓，而肺气亦得借以自复，所留之湿，仍从上焦气分寻隙而出，于是发为白㾦。以肺主气，故多发于颐项肩背胸臆之间，白为肺之气，光润为肺之余气，至此而邪始尽泄也。色润晶莹，有神者为吉；枯白乏泽，空壳稀散者为凶。要不外乎手经受病，仍从手经发泄，不比足经之邪，可从下解。益知暑热温证中，多夹湿邪无疑矣。

案：白㾦属湿热，其颗粒如痧疹，其色则白。叶氏亦云小粒如水晶色者，与痧疹之皆赤者不同。王孟英亦以白疹即白㾦也，夹湿化热，汗渴，脉数，似非荆防之可再表，宜滑石、苇根、通草合凉解之法。屠氏用清透滋化，确有见地。否则，以色白属寒，概以白疹从温治之，其患有不可胜言者矣。（《痧喉正义》）

丙午初夏，朱苍山身有微热，面白神呆，口渴喜饮，语类郑声，腰腹间有淡红色如斑状者约百余点。医用葛根、柴胡、牛蒡、杏仁、蝉衣、赤芍等味，连进四帖，而病不增不减。伊兄就余商之，余曰：证因作强太过，而又感冒微邪，邪乘虚入，伏于少阴，亟宜填补真阴，略加透邪，可免许多周折。不尔，非特邪无出路，真阳不能潜藏，势必酿成格阳重候。（《清代名医医话精华·张希白》）

慈溪杨天生馆江湾镇，时值盛暑，壮热头痛，神昏发斑，狂乱不畏水火，数人守之，犹难禁止，甚至舌黑刺高，环口青暗，气促眼红，谵语直视。迎余往治，余见众人环绕，蒸汗如雨，病人狂躁，无有休息，寻衣摸床，尽属死候。强按其脉，幸而未散。急取筋缠绵，用新汲水，抉开口，凿去芒刺，即以西瓜与之，犹能下咽。乃用大桶盛新汲水，放在四周，并洒湿中间空地，铺薄席一条，使病人睡上，再用青布丈许，摺作数层，浸入水中，搭病人心胸之间，便能言"顿入清凉世界"六字，语虽模糊亦为吉兆。遂煎白虎汤加山栀、黄芩、玄参与服。半月间狂奔乱走、目无交睫，药才入口，熟睡如死。傍人尽曰：休矣！余曰：此胃和安睡，不可惊觉。自日中至夜半方醒，其病遂愈。(《清代名医医话精华·李修之》)

山阴令景昭侯弟介侯，辽东人，患时疫，寒热不止，舌黄润，用大柴胡下之，烦闷神昏，杂进人参白虎、补中益气，热势转剧，频与芩、连、知母不应，因遣使兼程过吴，相邀石顽到署诊之。左脉弦数而劲，右脉再倍于左，而周身俱发红斑，惟中脘斑色皎白。时湖绍诸医群集，莫审胸前斑子独白之由，因论之曰：良由过服苦寒之剂，中焦阳气失职，所出色白。法当透达其斑，兼通气化，无虑斑色不转也。遂用犀角、连翘、山栀、人中黄，昼夜兼进。二服，二便齐行，而斑化热退，神清食进，起坐徐行矣。昭侯、曦侯同时俱染其气，并进葱白、香豉、人中黄、连翘、薄荷之类，皆随手而安。(《清代名医医话精华·张石顽》)

徐敬山伤寒郁热，过经不解，愈后复谵语神昏，刺高胎黑，耳聋如愚，六脉洪大。此阳明胃热，血化为斑之状，乃燃灯照其胸腹，果紫斑如绿豆大者，朗如列星，但未全透于肌表。宜清胃解毒，使斑点透露，则神清热减矣。用竹叶石膏汤二剂，壮热顿退，斑势掀发。但昏呆愈甚，厉声呼之亦不觉醒，全无活意，惟脉息尚未断绝，俱云死矣。余复诊其脉，两手皆在，不过虚微耳！盖此证始因胃热将腐，先用寒凉以解其客热。今邪火已退，正气独孤，故两目紧闭，僵如死状，急用补胃之剂，以醒胃脘真阳，生机自回也。即以生脉散合四君子汤一剂，至夜半而两目能视，乃索米粥，以后调理渐安。(《清代名医医话精华·李修之》)

姚禄皆在金陵，适遇大水，继而回杭，途次酷热患感。顾某诊为湿邪，与桂枝、葛根药三帖，病乃剧。赵笛楼知其误治，连用清解，因见蓝斑，不肯承手，迓孟英视之。脉细数而体瘦，平昔阴亏，热邪藉风药而披猖，营液得温燥而干涸，斑色既绀，危险万分。勉投大剂石膏、知母、白薇、栀子、青蒿、丹皮、竹叶、竹沥、童溲之药，调以神犀丹。三服大解下如胶漆，斑色渐退，而昏狂，遗溺，大渴不已，仍与前方，调以紫雪。数剂热退神清，而言出无伦，犹如梦呓，或虑其成癫。孟英曰：痰留包络也。与犀角、菖蒲、元参、鳖甲、花粉、竹茹、黄连、生地、木通、甘草为方，调以真珠、牛黄，始得渐安。改授存阴调理而愈。(《回春录》)

陈双顶，时疫发斑，论脉则浮而无力，当补当表；论症则人事不明，舌黄燥，当下。然有假脉，而无假燥黄舌也。其脉所以如此者，乃脏气被伏，不能行于腑，惟腑气犹能往来，故现此象耳，以承气汤下之而愈。按斑症有发表、和解、攻下、双解、温补之不同，当以里症为凭，不可执定下则斑陷一说也。凡病内症皆重于表，不独斑症为然。如看银色，面底可假，而夹口断不可欺也。(《医权初编》)

钱仲昭患时气外感三五日，发热头痛，服表汗药，疼止热不清，口干唇裂，因而下之，遍身红斑，神昏谵语，食饮不入，大便复秘，小便热赤，脉见紧小而急。谓曰：此证全因误治，阳明胃经表里不清，邪热在内，如火燎原，津液尽干，以故神昏谵语，若斑转紫黑，即刻死矣。目今本是难救，但其面色不枯，声音尚朗，乃平日保养，肾水有余，如旱田之侧，有下泉未竭，故神虽昏乱，而小水仍通，乃阴气未绝之征，尚可治之。不用表里，单单只一和法，取七方中小方，而气味甘寒者用之，惟如神白虎汤一方，足以疗此。盖中州元气已离，大剂急剂复剂俱不敢用，而虚热内炽，必甘寒气味方可和之耳！但方须宜小，而服药则宜频。如饥人本欲得食，不得不渐渐与之。必一昼夜频进五七剂，为浸灌之法，庶几邪热以渐而解，元气以渐而生也。若小其剂复旷其日，纵用药得当，亦无及矣。如法治之，更一昼夜而病者热退神清，脉和食进，其斑自化。

胡卣臣先生曰：病与药所以然之地，森森警发。（《寓意草》）

朱里蒋友，病经数日，烦躁面赤，身虽燥热，时发畏寒，语言如狂，舌苔焦灰。医进白虎加味，心中痞闷，腹大痛，一日夜下利清谷十余次。医改用五苓加滑石、车前，连服二帖，面之赤者变为青矣，下利虽似稍缓，而手足渐冷，气息微续。家人惊惶无措，闻余返棹，急来邀治。按脉浮大不鼓，谓其家人曰：寒邪锢结，势欲发斑，但元阳大虚，深虑正不胜邪，若非峻补托散，则邪陷日深，必致危殆。仿大温中例，用大熟地、潞党、冬术、当归、炙草、柴胡、葛根、煨姜。服后汗出如雨，遍体赤斑始透，痞闷、畏寒、泄泻等恙皆除。仍以原方去柴、葛再服。明日余欲回善，授以理阴煎加参、术。（《清代名医医话精华·张希白》）

族子温邪郁而化热，头晕口干，舌燥唇血，右脉大，左模糊，有汗不解，胸腹闷，溺浑浊。热邪蒸湿，治宜上下分消：淡豉、蒌霜、羚羊角、丹皮、麦冬、山栀、赤苓、滑石、嫩桑叶、金银花露。二服热轻渴减，晕止舌润，但霄分谵语，溺管涩痛，齿燥，液虚热劫。鲜石斛、芦根、黑豆皮、花粉、天冬、元参、蔗汁。二服疹现稀红，肺卫之邪已从外泄，仍用轻清透发：连翘、牛蒡、鲜生地、丹皮、赤芍、沙参、竹叶。疹色淡，忽又烦躁不寐，舌心灰燥而尖绛，邪入心营，恐其蒸痰蔽窍，急清营热兼豁痰：犀角尖、生地、鲜藕、元参、丹皮、竹茹、贝母、菖蒲。再服汗透而解。（《清代名医医话精华·林羲桐》）

何某气粗目赤，舌绛疹红，神机不发，脉洪数，霄烦无寐。邪已入营，急宜清透，若再消导劫津，必至液涸成痉。犀角、鲜生地、天冬、麦冬、元参、赤芍、丹皮、连翘、藕汁、菖蒲。日三服，汗彻热退，神识亦清，但右脉长大，胃火犹燔。用石膏、白芍、黄芩、知母、甘草，大便数次，脉较平，寐中手指微搐，乃液虚风动，欲成痉也。用阿胶、生地、钩藤、当归、白芍、石斛、枣仁，数剂症平。（《清代名医医话精华·林羲桐》）

病有失表而变坏病者，病虽久仍当表之。镇有广东人土店小主某患温病，开首一医误投鲜石斛、鲜地、芩、连等味，以致表邪遏伏，热势陡增；继一医下之，亦不效；又一医以为夹阴也，大温之，舌裂出血；又一医滋之，口转腻；又一医燥之，病如故。所邀皆乡间著名之医也。病经四十余日，自分绝望。时予初应诊，其家姑邀予往，亦聊尽人事而已。予见其方，厚叠如簿，略翻一过，见药皆重剂，予视其面，瘟而微红，舌微绛中有纵纹裂，而出血未止。闻其声重浊而见咳嗽，胸闷而胁痛。切其脉细浮数。方食陈米汤，以冀续命。予断其为失表而成坏病也。投以辛凉轻开之剂，一药见瘟病稍差，再剂痦足，然咳嗽表热未平也。再投前法，参以养液，三日更布痦，又三四日而更痦。凡发痦三次，予方始终未变也。后以清养调之而痊。（《留香馆医话》）

十一、疟疾

疟成于夏秋为多，他时虽有，终不似夏秋之众也。盖夏月人食肥浓，并吸受暑邪，外感凉风，或冒露水。始则皮毛闭塞，暑邪欲泄不泄；内之肥浓，间化为痰。风露之感在表，暑食所伤在里，半表半里，足少阳胆经应之。卫气陷入营分，则为寒；营气不交于卫，则为热。呕吐者，胃有积痰也；心烦少寐者，胃不和也；口苦者，胆热也。此日疟、间疟之所由作也。治法当疏邪、清热、涤痰、利气、消食并施。柴胡_{日疟寒轻者}用薄荷亦可、青蒿、半夏、陈皮、黄芩、神曲、甘草；无汗加苏叶；热甚加石膏、知母、竹叶；口渴加花粉；呕甚加炒竹茹；小便短赤加滑石；胸满或闷，加枳实、瓜蒌皮；嗳腐加楂肉；舌黄或煤色，脉弦实，大便多日不解者，可加大黄下之；咳嗽加杏仁、射干、前胡。服药先一剂，击其惰，谓将解早一时服；第二帖迎而夺之，谓未发前早一时服。

近世富贵人，畏服柴胡。按此味惟邪未入少阳服之，所谓开门揖盗，引邪入室，原所禁用。既往来寒热，脉弦，口苦，心烦，喜呕，少阳症已见，柴胡升清肝胆之热，必用之品，何碍之有？

凡疟之寒甚者，战栗气急，虽热天绵被数重，不足蔽其辜。不知者当寒作时，恣饮姜汤、火酒，寒不能祛，而其日热作必甚，助其火也。《准绳》一说殊妙，谓疟之作寒，乃阳气陷入阴中，须升提之，予用之多效。一医治一人寒重，用桂枝、当归，即变为壮热不休，几致丧命，嗟乎！

治疟又当分初、中、后，在气，在血。以上之治，是在初、在气之法也。中则气血之间，后则皆在血分矣。更宜疏中用补，补中兼清，无一定之方、不移之法。如鸳鸯绣出，金针难度，在人聪明好学，神而明之也。

更有疟作，女人月事适行，为壮热谵语，甚有如狂者。此为热入血室，小柴胡去参，加生地、归尾、丹皮，一服可愈。

其痎疟，即三日疟，予医案中虽有数条，一时偶中，其大段细节，未能深究，不敢妄言。《痎疟论疏》一卷，明·卢之颐撰，至为详悉，可观也。（《友渔斋医话》）

疟者，风、寒、暑、湿之邪，为外感三阳经病。故经云：夏伤于暑，秋成风疟。或先伤于寒，而后伤于风，则先寒后热；或先伤于风，而后伤于寒，则先热后寒。病属三阳，而寒热往来，则以少阳一经为主。初非有痰，以为疟邪之根也。疟邪随人身之卫气为出入，故有迟早、一日间日之发，而非痰之可以为疟也。何也？人身无痰，痰者，人身之津液也。随其邪之所在，而血凝、气滞、停饮、宿食，则津液即化为痰，是痰从邪气而成病者也。乃严用和论疟，谓"无痰不作疟"，若指痰为疟邪之主，反以疟邪为痰病之客矣，岂有人身津液变痰，而为寒为热以成疟者乎？痰本因疟邪以生，而非因痰以有疟邪者。如痰生于脾，脾恶湿则痰动；痰本于肾，肾阴①虚则水泛。疟病之痰，痰因风寒之邪而生者也，岂有无痰而便不作疟者乎？至杨仁斋、许叔微，更有以瘀血、停涎、黄水主为疟病之根，而后之治疟者，均以常山、草果、槟榔、砒信，为吐痰、消瘀、截疟之法，徒戕人元气，而败脾伤胃，以致大枉也。（《质疑录》）

疟者，暑之表症。暑疟邪居浅近，治从营卫搜求。正疟邪入足经，挑出三阳化解。因凉风外并太阳，伏暑内着阳明。太阳阖则寒，阳明开则热，反开合之权，应是少阳枢机为病，故疟脉自弦。《内经》设脏腑各经均有疟，应取此为正也。夫风木为病，每多于申酉月，发于申酉时者，以木喜向荣，逢克则争，逢衰则病，且秋分亦为半表半里之候也。仲景治少阳用小柴胡汤，人以人参、半夏，一为木能戕土，一为风动痰生，故疟病多痰。至于一日间日，行速时迟，在气在血，出阳入阴，良工可考。古人以大疟三阴，犹可为训；云数年伏邪，难于确据。何以春夏时温大发，邪清之后，秋冬又有复发大疟者乎？愚以为暑夜乘凉，风露袭入于阴者有之，即阴邪入于阴分是也。（《暑症发原》）

疟疾不离少阳，少阳为半表半里。邪居表里之界，入与阴争则寒，出于阳争则热，争则病作，息则病止。止后其邪仍据于少阳之经。浅则一日一作，深则二日一作，更深则三日一作。虽有别经，总以少阳为主，故仲景以弦字该本症之脉。盖于治法，只一小柴胡汤。热多烦渴，加知母、花粉；寒多身疼干姜、桂枝。治之得法，一二服可愈。朱丹溪云：无汗要有汗，散邪为主，带补正；有汗要无汗，补正为主，带散邪。大抵于小柴胡汤中，无汗，麻黄可加二钱，即三解汤意也；有汗，桂枝、酒芍可各加二钱，即柴胡桂枝汤意也。如三五作不休，即于前方加常山三钱，一服即愈。俗谓常山截疟，用之太早，则截住邪气而成他病。不知常山祛痰涌吐，从阴达阳之药，正所以鼓邪气外出，何截之有？余每合穿山甲、金银花三味，取其通达经络；又以人参、当归、白术、何首乌之类，择用一二两为君，于药未出时，服之多愈。至于方书分定名色，多歧反惑。而所应别者，如单寒无热为牝疟，宜理中汤、理阴煎加柴胡主之；单热无寒为瘅疟，或先热后寒为热疟，宜白虎汤加桂枝主之；劳役饥饱过度为劳疟，宜补中益气汤加柴胡主之；受山岚瘴气为瘴疟，宜藿香正气散、平胃散加柴胡主之；久疟心腹有块者，名疟母，以鳖甲饮主之。只此数症，略宜分别，究亦不离少阳一经也。若疟痢交作，只以小柴胡汤疏少阳之气，则陷者自举；加花粉三钱，滋阳明之液，则滞者自通。或即以此汤送香连丸一钱五分。挟虚者，以补中益气汤倍柴胡，煎送香连丸二钱。此薛立斋先生之心法也。（《医学从众录》）

经曰：痎疟皆生于风，其畜作有时者何也？岐伯之对，极为详明。后之论者，乃为疟病皆起于少阳。缘少阳为半表半里之经，进而与阴争则寒，退而与阳争则热。此解相沿已数百年，初阅之似亦近理，细思之颇为不然。盖疟有一日一作者，有间日一作者，有三日一作者，轻重悬殊，岂得谓之皆在少阳乎？且进而与阴争，退而与阳争，谁进之而谁退之？岂病之自为进退乎？当其寒也，鼓颔战栗，固属病进；及其热也，

---

① 阴：疑为"阳"之误。

谵语神昏，岂得谓之病退乎？细绎经文，乃恍然大悟。经曰：此皆得之夏伤于暑热，因得秋气，汗出遇风，及得之以浴，水浆舍于皮肤之间，邪气与卫气并居。此明明说暑热之气先入于内，后受风寒，包裹热邪，是热邪在里，寒邪在外也。及其与卫气同发，先发在外之寒邪，故先寒；次发在内之热邪，故后热；至得汗之后，风势渐解，故寒热俱平。则有寒有热，乃邪之循序而发，而非进与阴争、退与阳争，断断然矣。其一日一作者何也？邪在卫也。经曰：卫气者，昼日行于阳，夜行于阴，内外相薄，是以日作。此言卫气行于人身，一日一周，邪气与卫气同行，故疟亦一日一作也。其间日一作者何也？邪在营也。经曰：邪藏于皮肤之内，肠胃之外，此营气之所舍也。邪气在于营分，则虽卫气独发，而邪气在内，不与之并行，更历一周，而邪气始与卫气相遇，故疟亦间日一作也。其三日一作者何也？邪在腑也。经曰：邪气与卫气客于六腑，有时相失，不能相得，故休数日乃作也。可知人之一身，而卫而营，由营而腑，自表及里，自有一定次第。邪气在腑，已入第三层，故疟亦三日一作也。治之之法，当先投辛温，解其外裹之寒；更进辛凉，清其内蕴之热。俾得邪从汗出，而病可霍然。至于在营、在腑，按经投剂，方有端绪。雄于前贤，无能为役，何敢自矜独得，妄议古人，然释经辨症，不得不细细推敲。谁谓医为小道，《内经》易读乎哉？（《医醇賸义》）

《内经》论疟，言之详矣，既分六经又分脏腑。至仲圣曰瘅疟、温疟、牡疟，皆未尝专属少阳一经。奈前贤因《伤寒论》足少阳经"寒热往来，休作有时"二语，遂谓疟疾无不本于少阳。经训虽在，置若罔闻。惟古吴叶香岩论疟，原本经典，不为俗说所囿。嘉、道间海昌王孟英，发明叶说更畅。无如历久相沿，积重难返，信者十二三，不信者十八九。即明如徐洄溪，犹以总由风暑入于少阳等语，妄议叶案之非。下此者更无论矣。噫！医道之难言，固非自今日始也。（《疟疾论》）

昔人因《金匮》有"疟脉自弦"一句，遂谓疟脉无不弦者。然仲景温疟条，则曰脉如平，并未尝以"弦"一字印定后人耳目。盖疟既无一定之因，自无一定之脉，讵得因一"弦"字而拘执耶？古人云：读书须具只眼，岂欺我哉！（《疟疾论》）

疟证以日作者轻，间日者重，此不可拘，若日作而寒热之时短，其势又不甚则诚轻；倘势盛而时又长，反不如间日者尚有休息之一日也，胡可云轻？又疟发渐早为易痊，渐晏为未止，亦不可拘。如发渐早，而热退之时照旧，则其寒热加长矣，愈长则正气愈虚而加剧；如发渐迟，而热退之时照旧，则其寒热渐短矣，短则邪气愈衰而自止。又夜疟皆云邪入血分，当用血药以提其邪，说固可通，景岳归柴饮，鼓峰香红饮，二方俱佳。然而起在夜，嗣后不早不晏，始终发于夜间者是也。设趱前渐近日昃，缩后已至日出，皆不得谓之夜疟矣。此《古今医案按》中语也。此语亦未经人道。《古今医案按》嘉善俞东扶震所著，嘉庆时人。（《存存斋医话稿》）

周慎斋曰：治疟之法，升其阳使不并于阴，则寒已；降其阴使不并于阳，则热已。升其阳者，是散阳中之寒邪，柴、葛、羌之属，为散寒之品也；降其阴者，是泻营中之热邪，芩、知、膏之属，为泻热之品也。盖并之则病，分之乃愈也。此盖本之王肯堂之治案。王之外祖母年八十余，夏患疟，诸舅以年高不堪再发，议欲截之。王曰：

欲一剂而已亦甚易，何必截乎？乃用柴胡、升麻、羌、防、葛根之辛甘气清，以升阳气，使离于阴而寒自已；以石膏、知母、黄芩之苦甘寒，引阴气下降，使离于阳而热自已；以猪苓之淡渗，分利阴阳，不得交并；以穿山甲引之，以甘草和之。果一剂而止。俞惺斋云：读《灵兰要览》，载此方治疟屡效，又附随证加减法，最为精当，是金坛得意之作。又谓李士材治程武修蓝本于此，惟以白豆蔻换穿山甲，亦其善用药处。余按近俗治疟多宗倪涵初，似逊此方，然以之治疟，亦不能尽效，知病有万变，未可执一。比见王孟英《古今医案按选》，论此最为精当云。此案但言夏月患疟，而不详脉症，所用升散之药五种，苦寒之药三种，虽为金坛得意之作，余颇不以为然，后人不审题旨，辄钞墨卷，贻误良多。邹润安云：据金坛云，是使阴阳相离，非使邪与阴阳相离也，使邪与阴阳相离犹可，言人身阴阳，可使之相离乎？斯言先得我心，余治门人张笏山之弟，疟来痞闷欲死，以枳桔汤加柴、芩、橘、半，一饮而瘳，是调其阴阳，而使阴阳相离也。（《冷庐医话》）

疟病无汗要有汗固矣，至于有汗要无汗，亦不可不斟酌也。虽有虚实之不同，其根未有不因暑邪内藏，阴邪外束所致。暑为阳邪，阳邪多汗，故疟往往有汗。岂可因其汗多，早加固表之药，以致病情反复。故古人但言久疟扶正为主，未尝言固表也。愚谓汗少不妨更发汗，汗多不必再发汗，但以轻清和解治之可也。（《客尘医话》）

治三阴疟，震泽沈诒亭庆修传一方，用山楂、槟榔、枳壳、甜茶各三钱，于疟发之日前二时，水煎，服一剂立愈，云试多人皆验。余谓此方药峻，藜藿之体及疟初起者宜之。吴晓镇言其六世祖山年公手稿录存，治久患三阴疟方，云传自外舅朱竹坨先生者，用生何首乌八钱，生黄芪、佩兰各四钱，水煎，临发前服三次立愈。此方尤宜于膏粱之体。二方皆试验，而方书中不恒见，并录之。（《冷庐医话》）

叶案治疟，不用柴胡，徐评非之。解之者曰：治伤寒少阳正疟用柴胡，治秋间寒热类疟不用柴胡。泉应之曰：否，不然。《素·疟论》以夏伤于暑为端，而余疟附焉，是秋间寒热之为正疟，经有明文。《病源》《千金》皆本经说。《外台》既列《病源》之论，而所集方不下千首，鲜用柴胡者。可见谓秋间之寒热，不用柴胡则是，而指为类疟则非。仲景于少阳篇明言往来寒热，形如疟状。"如疟"二字，正类疟之谓。少阳症之为类疟，出于仲景亲口，今反指为正疟何耶？但诸医犹止误于论症，徐氏则并论治亦误。何以言之？伤寒邪从表入，其里无根，以柴胡提之则出；夏秋之病，新凉在外，而蕴暑在中，其里有根，若以柴胡提之，则外邪虽解，而内热即升，横流冲决，不可复制，往往有耳聋、目赤、谵语神昏、汗漏体枯，延成不治者，不得不以徐说为淫辞之助也。噫！亦究古训而已矣。（《研经言》）

疟有中三阳者，有中三阴者。在太阳为寒疟，在阳明为热疟，在少阳为风疟，在三阴为湿疟，远者为痎疟。症有表里、寒热、虚实之分。

己丑冬，余居里门，及门刘子铣患疟，间日一发，人见形体瘦弱，并有盗汗，疑为虚象，与以补剂，旬余，病愈剧。余诊之，面色晦浊，脉象浮紧而弦，知是表邪尚盛。治不可补，补之适助其邪。用小柴胡汤去人参，合香苏散以疏解之，数剂即愈。

丙申冬，余至天津，刘君裴然患三阴疟，已经数月，迭进疏解药，盗汗体疲，饮食减少，夜寐不安，来延余诊。脉象虚弦，知是正气亏极，阴分已损。用补中益气汤加桂枝、干姜、地黄、鳖甲，十数剂而治愈。

以上二症，一表一里，一实一虚，表实则祛邪，里虚则补正，皆治疟常法。然又有始疟而不终于疟者，似疟而不得为疟者。

壬辰冬，余客津门，同庚五观察之夫人，患疟七日，忽然神昏，气促汗多，谵语不已，来延余诊。脉象微濡数，审是少阳客邪，袭入血室所致。用小柴胡汤去甘草、半夏，加生地、丹皮、桃仁、红花。一剂，谵语平，诸症减；再承前意加味补益之，数剂即安。其后周君谓余曰：当初诊之夕，药虽煎就，吾疑此方与疟邪不合，及既饮以后，乃知此药竟神效非常，道之所以异于人者，固如此乎？答曰：何异之有，不过随时论症耳！此症初起，邪在少阳，故寒热往来，继则少阳客邪乘月水之来，潜入血室，所以神昏谵语；至气促汗多，非气虚所致，即药误使然。如法而治应乎，何疑？所虑者，人之执一不通耳！

丁酉四月杪，余客津门，小站右营文案丁君铁臣，患病十余日，口渴烦躁，胸腹拒按，溺赤便结，寒热间日一发，症势颇危，以车速余往诊。脉疾无伦，约有十至，知是温邪夹滞，由少阳侵入少阴，所以寒热如疟。用元丹汤、羚地枳实汤、承气汤等方出入加减，治之而愈。若以小柴胡常法治，其能转危为安乎？（《诊余举隅录》）

治病之道，注重诊断，其次用药。喻西昌有议病不议药之训，诚为至理名言。如果诊断明确，则用药自当，此一定之论也。姻母年逾花甲，己巳秋患疟，余劝其购服中药，伊以煎剂费时，将家中所备之截疟丸，取而服之，果然疟不复作。然根蒂未除，病灶犹在。至九月中旬，陪往城中购物乘坐小轮，是日乘客挤挨，坐次局促，震摇簸撼，不免劳顿。及抵家，寒栗鼓颔，疟疾陡作，骎骎乎有披猖莫御之势。嗣后疟势虽衰，致痰饮蓄聚，一经呕吐，转觉舒适。此经过之大概情形也。所异者，疟势虽衰，而皮肤烫灼，毫不轻减，家常琐事，随口乱说，喃喃而不厌倦，叩其故，谓说话则气机调畅，否则停顿胸中，闷懑难堪。窃思此等证情，考之方书，殊属罕见，殆即俗所谓发热乱话者乎？推原其故，大抵年迈之人，中气必虚，痰热窃据蔽塞，气管紧涨，遂影响于舌腔神经而乱话。为用郁金、青蒿、蔻仁、半夏、花粉、鸡苏散、淡竹茹、新会皮、带皮苓、霜桑叶、地骨皮等药。方中二陈、花粉清化痰热，竹、郁宣窍，骨皮养阴，蒿、蔻透达，鸡苏清宣。如是邪热撤而气道通，志意藏而心神安，有何发热乱话之可虑哉？处方既毕，躬亲煎奉，覆杯而瘳。（《勉斋医话》）

郑君身体素弱，患疟半载，医屡用首乌、鳖甲之属，计服八帖，兼服各种截疟丸，致痰饮结聚，中阳式微。一日，予因事访遇郑君，而乞诊焉。时虽严冬，气候尚觉融和，而郑君之恶风怯冷，已如老态龙钟矣。检其所服，大为惊讶。因晓之曰：病虽久延，表邪尚在，何以此为？拟柴桂汤疏解表邪为君，草果、半夏、常山为臣，参须扶正敌邪，姜、枣调和营卫。嘱服一帖。后据郑君报告，谓药后似战栗而非战栗，似昏糊而非昏糊，家人骇然，置之不理，倦卧终日，翌晨霍然。隔年二月，郑君来予斋中，诊其脉，余知其疟将复作矣。乃调和营卫，温运中阳，服后仍然或作或止。遂就治于吴某，谓湿热夹积，连诊二次，力不能支。余视之，用六君加鹿角霜、柴、桂、砂、蔻、鳖甲、当归、煨姜之属；又改用川朴、党参、砂仁、佩兰、茯苓、当归、青蒿、半夏、丹皮、甲片、桃仁等，胃纳较开，而疟未除。又诣孙某诊之，谓有疟母，用鳖甲煎丸，画蛇添足，更属无谓。余察前方稍效而不能杜绝根株者，毋乃药浅病深之故乎！更进一筹，作湿伏三阴治之，用附子理中加桂枝、白芍、细辛、苡仁、泽泻，一剂，亦罔效。于是予术亦穷，而郑君复恳余治，不得已用於术一两，当归六钱，煨姜三钱，不图其效，突获全愈，诚幸事也！然细思此方之所以效者，以疟久脾虚，於术能健脾也；疟久血衰，当归能补血也，况当归辛温，又于其体为宜；佐煨姜祛痰浊而通神明。不治疟而疟自止。然前方屡用苓、半而不效者何也？以茯苓只能利湿，而不能健脾；半夏只化痰，而不能培元；又况为诸药牵制，失其专效乎！然医之所以误治者，以其疟自夜发，有类三阴，殊不知此疟见证，寒不甚寒，热不甚热，四肢倦怠，面无华色。呵欠者，阳气之不舒也；恶风者，阳气之退却也；舌滑者，痰饮之内蓄也；腹痛者，阴寒之内盛也。阳陷阴中，阴阳相乘，营卫偏乖，故夜发也。用药贵乎精专，而不在多味。今医认症既错，用药又驳而不纯，其不效也，不亦宜乎！（《勉斋医话》）

有宋姓妇人者，深秋病疟，往来寒热，少阳症也。医者不用小柴胡汤以和解之，反用常山、乌梅、草果而截止之。服后寒热果止，而病益困。及余往诊，病者自称畏冷。余谛思良久，问曰：头痛乎？咽干乎？目眩乎？曰：一皆如君所言。余猛悟《伤寒论》有云，太阳病表未解者，仍以解表为先。少阳为半表半里之经，羌、防乃解太阳皮毛之表，而投于少阳半表之表，决不中病。况其畏冷仍有作止之机，想系邪恋少阳而未解，欲解少阳之表，只有用柴胡以提少阳未尽之邪，藉其枢以外达。而当时临证之际，病者忽手按左胁，推其意，似有痛难名状者。余因想到《金匮》肝著病以手掬胸也。方用小柴胡合旋覆花汤加茯苓、豆卷、六曲、谷芽之类，煎服二剂，诸恙顿除。（《勉斋医话》）

王某咳嗽痰多，右膊痛，疟间日发，脉浮缓。此为肺疟，得知浴后当风。经所谓夏伤于暑，汗大出，腠理开发，因遇夏气凄沧之水寒，藏于腠理皮肤之中，秋伤于风，则病成也。肺主皮毛，故为肺疟。用柴胡汤合二陈，去黄芩，加防风、苏叶、桑皮、杏仁，姜、枣煎，数服愈。（《清代名医医话精华·林羲桐》）

黄君于飞，余旧知也。余尝学琴于其尊人太原广文，于飞时亦同学焉，今复同道而学医也。其尊堂夏日偶患暑疟症，适于飞外出，延医某治之，误用小柴胡，再加苦寒升散药，服二剂病增剧，寒多，呕恶不食，汗大泄。于飞旋里，频进温补。继复邀余同诊，六脉弱而无神，面唇舌俱白，且有一种寒冷象。阅近服方，多用六君加归、芪、草果、姜、枣等。余曰：药从温补，病宜渐轻。于飞曰：仅得纳食，而疟至之苦依然也，疟将作必先频呕，疟止而呕仍不即止，家慈最苦者呕，君先除之。余曰，此呕原过服羌活、柴胡，开动肝风所致。肝风既欲动，更乘疟势一作，益挟之以肆其升逆之威。夫木动必乘胃土，邪阻胃降，呕斯作矣。用术、草、枣而培胃虚以制肝，用黄芪而维阳气以固卫，原治久疟汗多善法，但善苦频呕，有升无降，此等究属升提守中，愚见姑拟暂停，专取降逆理虚一法。方用生左牡蛎块一两，吉林参三钱同煎，当归五钱，桂枝、陈皮、制半夏、生姜片各一钱。于飞见信，果一服疟即不复作；疟止

后仍用于飞参、芪、术、归、草、枣旧方法，加入附子温少火以生气，而调养复元。（《评琴书屋医略》）

王女，六岁，日发寒热，两月不痊。当病作时，腹痛难禁，牙肉与指甲惨淡无华，神气潦倒，此症俗名胎疟。从前屡次更医，或补或清，总无定见，以余观之，先贤治疟，从少阳居多，此又邪缠募原，太阴受病，腹痛可验。或曰：少阳亦有腹痛。余曰：少阳腹痛，南阳论有明条，但此症脉小而软，略无弦象，所以医贵变通，请以予药投之，即明言之不妄矣。

人参六分，白术一钱，归身一钱，草果五分，白芍一钱，柴胡四分，半夏曲一钱五分，橘皮八分，炙草四分，煨姜三片，大枣二枚。一服愈。（《友渔斋医话》）

浦江洪宅妇，病疟三日一发，食甚少，经不行已三月，诊之两手脉无，时当腊月，议作虚寒治，以四物加附子、吴茱、神曲为丸。心疑误，早再诊，见其梳妆无异平时，言语行步并无倦怠，知果误。乃曰：经不行者，非无血也，为痰所凝而不行也。无脉者，非气血衰而脉绝，乃积痰生热，结伏其脉而不见尔。遂以三花神佑丸与之，旬日后食稍进，渐出脉，但带微弦，疟尚未愈。因谓胃气既全，春深经血自旺，便可自愈，不必服药，教以淡滋味节饮食之法，半月而疟愈，经亦行。（《疟疾论》）

友人笪东洲，一日忽谐予曰：汝称善诊，今有一病，汝能诊治，我乃拜服。予问何病？笪云：与我偕往，到彼自知，及至半途，忽告予曰：适与君戏言耳，病者为予堂兄豫川，病已不治，惟望兄诊定死期，代办后事耳。及至其家，问其病，乃患瘅疟，单热不寒，已经两月，从未有汗，每日壮热六时许，形消骨立，实已危殆。诊其六脉弦数，全无和柔之意，而按尚有根。予知其素来好内，肝肾俱亏，加以大热伤阴，阴不化汗，邪无出路。医者不知，所用不过达原饮、清脾饮、小柴胡等方，如何得汗？予曰：疟虽重，而并未服对症之药，尚可为也。乃用景岳归柴饮，柴胡钱半，当归一两，甘草一钱，加大生地二两，令浓煎与服。服后进热米饮一碗，不过一帖，大汗而解。（《仿寓意草》）

秦邮章书甫之夫人，患疟经月不止，疟来热多寒少，心烦作哕，口干渴饮，脉弦且数。此症由阴气先伤，阳气独发，名曰瘅疟。余用陈修园氏治疟二方，即柴胡、粉草、茯苓、白术、橘皮、鳖甲、首乌、当归、知母、灵仙。服二帖，疟即未作。继进清热养阴之品，调理而痊。此后凡伤阴疟病，用此法无不应验。（《清代名医医话精华·魏筱泉》）

洞庭姜锡常长郎佩芳，体素弱，而患久疟。时余应山前叶氏之招，便道往晤。佩芳出诊，色夭脉微，而动易出汗。余骇曰：汝今夕当大汗出而亡阳矣，急进参附，或可挽回。其父子犹未全信，姑以西洋参三钱，偕附子饮之，仍回叶宅。夜二鼓，叩门声甚急，启门而锡常以肩舆来迎。至则汗出如膏，两目直视，气有出无入，犹赖服过参附，阳未遽脱。适余偶带人参钱许，同附子、童便灌入，天明而汗止阳回，始知人事。然犹闻声即晕，倦卧不能起者两月，而后起坐。上工治未病，此之谓也。知此危急之证，不但误治必死，即治之稍迟，亦不及挽回。养生者，医理不可不知也。（《清代名医医话精华·徐灵胎》）

老人元虚,病宜扶元,人人知之。竟有阳气充实,常服大寒之药,常得带病延年者。南汇本城谢凤鸣,年七十有四,因上年秋间涉讼到郡,舟中冒暑,即发温疟,微寒恶热,胸膈痞闷。余适寓郡城,用清心凉膈散而寒热止,继用半夏泻心汤而痞闷除。旋即结讼回南,不再服药,延至初冬,喘嗽大作。医用疏散,愈治愈剧。至新止初十外,日夜不能交睫,痰涎盈盆盈碗,嘱其子恩荣等速办后事,无余望矣。适有徽友汪郁廷在座,谓此证仍请予诊治,必有出奇制胜之处,郡城仅一浦之隔,何不专舟邀归以一诊?凤鸣平日持家甚俭,因欲死里求生,不得不从汪议。余亦以世好难辞,即束装东归。时已正月十六夜,诊毕,即知其误用辛温,许以尚可挽救。方用大剂白虎,参入大剂犀角地黄,坚服四十余日而全愈。若不细察其脉,而但拘年齿以施治,必至抱怨九泉。至嘉庆二十五年,重游泮水。至道光五年,年已八十有四,一日不饮蔗汁、梨浆等味,即大便艰涩。辛温之误人有如此!(《医学举要》)

尝观《刺疟论》,欲试之。会陈下有病疟二年不愈者,屡服温热,渐至衰羸,余见其羸,亦不敢便投寒药,乃因《内经》有谓诸疟不已,刺十指间出血。正当发时,余刺其十指出血,血止而寒热立止,或骇其神。又一书生病疟,间日而作,将秋试,及试之日,乃疟之期,书生忧甚,误以葱蜜合食,大吐涎数升,瘀血宿食皆尽,同室惊畏,至来日入院,疟亦不发,盖偶得吐法耳!

《资生经》曰:有人患久疟,诸药不效,或教以灸脾俞,即愈。更一人亦患久疟,灸此亦愈。盖疟多因饮食得之,故灸此得效。(《疟疾论》)

泰县黄某,丁巳春疟后失调,邪入肝经,挟瘀血痰湿,结块胁下,是属疟母,余令服鳖甲煎丸,陈皮汤下。彼不惯服丸,请改与汤药。乃用石顽老人治疟母方,即柴胡、鳖甲、桃仁、三棱、莪术,俱用醋制,合二陈汤,加砂蔻衣、防己等味,以疏通血络,兼去痰湿。服数帖,疟母全消,而气体健强逾昔。余以此方治疟母,较鳖甲煎丸等方,见功尤速,特濡笔而记之。(《清代名医医话精华·魏筱泉》)

陈友卿,脉来虚大,舌苔白腻,质有裂纹,久疟伤中,脾不统血,偶吐鲜红,右胁有块,将成疟母。立法理脾降浊、和解少阳而逐瘀结。方用醋鳖甲、鳖血柴胡、云苓、麦冬、归身、丹皮、延胡、半夏、杏仁、陈皮、炙草、夏枯草、侧柏叶,服四剂复诊,脉大已和,惟右尺尚露,盖少阳相火未能蛰藏也。疟母已消,足肿亦减,寒热、干咳、气促俱平。深喜三阴疟缠绵八阅月,已有愈期,续求调理。药用参、斛、苓、草、杏仁、麻仁、陈皮、丹皮、柴胡、鳖甲、淡芩、延胡、蒌皮、桑叶、生姜、元枣与之。至第三次就诊,诸恙悉平,改用和中法,嘱其饮食调和,毋庸认真求药矣。余业斯道,每谓人不必求药,且作《补药误病论》,人或视以为偏。不知药能治病,亦能致病,病愈服药,无益有损。且有病人元气未漓,邪退自然正复,未尝服药,病亦向愈者。设病已全去,尚欲求药,无病转足致病;再有误投,必至变病增病,或成为难治之病。岂非不药为愈乎?吾见世之本无大病,因多药误成病者实夥,故不惜谆谆告诫焉!(《医学求是》)

十二、霍乱

霍乱一症，有触冒寒邪者，有感受暑热者，有停滞饮食者。其致病有上下、浅深之分，有阴阳、虚实之别。来势极速，拟议不及，或吐而不泻，或泻而不吐，或吐泻交作，或欲吐不得吐、欲泻不得泻。治法，既不可专用寒凉，又不可偏用温补，至滋养消导，亦有时而必用。总恃随时论症，随症论治，始能奏效。若拘守成法，不知变通，杀人易于反掌。近年霍乱盛行，死丧频仍，皆呆守成法者误之。

戊子，余授徒于家，及门梅诠生之父，夜半患霍乱，医治以来复丹等方，吐泻不止，势甚可危。天甫明，来延余诊。切其脉，细数无伦，面赤舌绛，苔黄而薄，腹痛时作，知是阴虚有火。用复脉汤，易麻仁为枣仁，去桂枝、生姜，加川连、白芍。服后，吐泻即止，渐进粥饮，再仍是方加减，眠食俱安而愈。

又同城小河沿郁长生之妇，孕已三月，患霍乱症，来延余诊。脉伏不见，遍体皆冷，惟两肩尚温，此为阴阳两亡。治以回阳为急，重用附子、干姜，高丽参，并加陈皮、炙草为方。一剂，遍体转温，惟足犹冷；再剂，两足亦温，能进粥饮。此时阳气偏胜，为顾其阴，去附子、干姜、加生地、白芍，数剂而愈。

乙未，余在上海，福绥里钱姓小儿，腹痛吐泻，烦躁不安。其师俞梦池，是吾友也，来速余诊。切其脉数而濡，审是暑邪内蕴为患。合三黄解毒汤、橘皮竹茹汤为方。一剂，吐泻即止。其家更延医视之，医以为螺纹已陷，病在不治。愈君讶甚，又速予往。予见病机已转，告以保无他虑。令再服前药一剂，明日复诊，腹痛、烦躁俱平，眠食亦安，复为调理而愈。

又同邑费君伯勋，客居上海时，其室患腹痛吐泻，来延余诊。脉象迟缓，知是脾虚寒湿相侵。用理中汤加陈皮、蔻仁，数服而愈。

又上海久敬斋王君翼亭之室，患干霍乱症，胸脘懊憹，肢体麻木。不吐不泻，来延余诊。脉象涩滞，知是秽暑凝结，用苏合香丸意治之，诸症渐平而愈。

又丙申仲春，上海泰源庄某，患先泻后吐，饮食不进。医以为客邪外感，迭用汤药不效，来延余诊。脉象模糊，令按胸脘，着手即痛，知是积滞阻中，并寒热二气不和所致。用枳术丸、姜连饮意合治之。服至两时许，即欲饮食；接服二剂，诸症悉平而愈。

此数症者，或益阴，或回阳，或清里，或温中，或解秽，或导滞，俱应手效，可知霍乱症，未可以一法绳矣。然而世之乐善君子，往往不惜重资，配一丹方，以治千变万化之病，其心诚善，其法则未善也。余尝默体是意，以为至不一之症，而欲以一法治之，治已病不如治未病，治重病不如治轻病。因拟就一方：用扁豆四钱，焦曲三钱，陈皮二钱，枳壳、郁金各一钱五分，块滑石五钱，生草一钱。以方中重用扁豆、神曲，故称之曰扁鹊神方。

戊子年，吾里霍乱极重，以是方传与亲友，凡有将吐将泻，成吐泻初起者，及早服之，颇效。十月初，至城南前横镇，有谈行村姓谈名蒙显者，一家止夫妇子三人，早起，同时吐泻。其邻人代寻痧药，与余遇诸涂，询知其故。以是药三服与之，傍晚，其夫愈，妻与子病如故。余又以是药两服与之，夜半均愈。

乙未六月，余在上海，其时霍乱颇盛，苏友俞梦池索是方，寄归其乡，据云是药甚效。盖扁豆、甘草、滑石，理脾胃而消暑湿；神曲、陈皮、枳壳、郁金，消枳滞而利气机。上下既通，清浊自分，则中宫之撩乱可定。药性平和，当与六和等汤，并行不悖，较诸时传丹方，实为方便。丹方药味，峻烈而偏，用之得当，顷刻生人；用之不当，亦顷刻杀人。不如此方，有利无弊，且品味寻常，价值亦廉，无论穷乡僻壤，不难预置以备不虞。倘有欲吐欲泻者，即与一服煎饮，重者可轻，轻者即愈，若服之太迟，则不效矣。所谓救患于已然者难为力，防患于未然者易为功也。至于病之险且危者，又非此药所能疗，须速请高明治之，慎弗因循而自误。（《诊余举隅录》）

凡人伤暑，腿肚转筋者，名暑霍乱；伤寒，腿肚转筋者，名寒霍乱；伤食，腿肚转筋者，名食霍乱。皆上吐下泻，称为危急，究是邪从吐泻而出，尚属可治。独有气机闭塞，不吐不泻，转筋入腹，痛不可言，名干霍乱。若冲至心，不可救矣。速用木瓜、吴茱萸各一钱，食盐五分，水二钟，煎一钟，服之即愈。

余按霍乱转筋一证，既有寒暑之分，亦有暑伏于内而寒束于外者，故服药最宜审慎。干霍乱，俗名绞肠痧，固由气闭使然，亦有见转筋者。史君所主之方，洵为妙剂。若转筋入腹，多属下元虚弱之人，寒暑杂受，深入阴经，宜用倭硫磺、肉桂、母丁香、吴茱萸各一钱，麝香当门子三分，各研极细，和匀，密贮小瓷瓶内，每用二三分，以葱汁调置脐中，外以膏药封之，一时即愈。即吐泻太多而元气欲脱者，亦可贴以回阳，因名曰回阳膏。若内治之法，既猝难分别证候之因寒因暑，况多利亡阴，血液已夺，虽可投热药者，亦恐刚烈劫阴，终于不救。此方药虽猛峻，而仅取其气由脐入腹，自能温通脏腑以逐寒邪，不致伤阴，诚为善策。但近年此证甚多，仓卒之间，惟恐制药不及，愿将此方广为传播，冀有力之家，预行修合，以应危急之需，则造福无涯矣。然药味猛烈，止宜外治，断不可吃，怀孕者并不可贴也。

又三圣丹：木香一两不见火，雄黄二两，明矾三两，共研细末，用鲜荷叶、橘叶、藿香叶各二两捣汁，丸如梧子大，每服九分，治寒湿霍乱如神，重者再服。

又生芋艿治绞肠痧甚效，患此者食之味美，垂危可救。

干霍乱者，俗名乌痧胀，人多不识，但北方患此者甚少，独南方妇女及庄村农人，略染风寒暑湿之邪，则必刮痧，一刮即愈，其应如响，遂成惯病。此亦风土习俗，竟为医药捷径。凡乡姬老媪，是其手段，用荠汤一碗，或白水入香油数匙亦可，以麻蘸之，所刮之处，乃胸脊、两臂弯、两膝弯、眉攒、颈下等部，所现之色，有紫红黄黑之分，饥饱寒热之别，重者必刺去恶血而后可。人若四肢无力，胸腹闷痛，凛寒困倦，眩晕呕恶者，此即痧之将发也，宜速刮之，迟则气机壅塞而竟有胀死者。余亦未解其故也。

余按痧胀有兼腹痛者，干霍乱则腹痛如绞，证有分别，病源则一也，然须分别论治矣。郭右陶著《痧胀玉衡》一书，论之甚详。若急痧欲死之证，须将病人之口撑开，看其舌底有黑筋三股，男左女右，以竹箸嵌碎瓷锋，刺出恶血一点即愈。（《愿体医

话》)

《素问·六元正纪大论》云：土郁之发，为呕吐霍乱。诸郁之发，必从热化。土郁者，中焦湿盛而升降之机乃窒。其发也，每因吸受暑秽，或饮食停滞，遂至清浊相干，乱于肠胃，而为上吐下泻。治法如平胃散能宣土郁而分阴阳，连朴饮能祛暑秽而行食滞。若骤伤饱食而脘胀脉滑，或脉来涩数模糊，胸口按之则痛者，虽吐犹当以盐汤探吐，吐尽其食，然后以黄芩加半夏汤、致和汤之类调之。（《霍乱论》）

刘守真曰：三焦为水谷传化之道路，热气甚则传化失常，而吐利霍乱，火性躁动故也。

此守真释《内经》吐下霍乱属热之文也。按嘉言云：《内经》病机十九条，叙热病独多，赖河间逐病分详明晰，所以后世宗之，故《原病式》不可不读也。夫以著阴病论之喻氏，犹且折服如是，其断非一偏之见可知矣。故徐洄溪有寒霍乱百不得一之说，然不可谓竟无也，间亦有焉，要在临证深加详审耳！乃薛立斋之流，未窥至理，敢以寒多立论，岂非甘获罪于先贤，妄贻殃于后世耶！（《霍乱论》）

山阴田雪帆明经晋元，著《时行霍乱指迷辨正》，世俗所称吊脚痧一症，以为此真寒直中厥阴肝经，即霍乱转筋是也。初起先腹痛，或不痛，泻利清水，顷刻数十次，少者十余次，未几即手筋抽掣，呕逆，口渴恣饮，手足厥逆，脉微欲绝，甚则声嘶舌短，目眶陷，目上视，手足青紫色，或遍身青筋硬凸如索，汗出脉绝。急者旦发夕死，夕发旦死；缓者二三日或五六日死。世医认为暑湿，妄投凉泻，或认为痧气，妄投香散十香丸、卧龙丹之类，鲜有不毙。宜用当归四逆加吴茱萸生姜汤当归三钱，炒白芍钱半，桂枝钱半，炙草一钱，通草一钱，吴茱萸钱半，细辛八分，生姜三片，黑枣三枚，水煎冷服。轻者二三剂一日中须频进二三剂即愈，重者多服数剂，立可回生，百治百效，真神方也。如呕者，本方加姜制半夏三钱，淡干姜一钱；口渴恣饮，舌黄，加姜炒川连五分为反佐，经所谓热因寒用也；腹中绞痛，名转筋入腹，加酒炒木瓜三钱；手冷过肘膝，色现青紫，加制附子三钱；若声嘶目上视，舌卷囊缩，脉已绝，为不治，服药亦无及，速用艾灸法。脐下三寸关元穴，用附子捣烂捏作饼如钱大，安穴上，以龙眼大艾柱加其上，灸十四壮，重者三十壮，呕泻止，厥回即愈。如无附子，用生姜切片如钱，贴灸亦可。无姜，贴肉灸亦妙。病人腹内知温，呕泻即渐止。量寸法，以病人中指中一节若干长为一寸，用草心候准量之，不可截断，只须折作三叠即三寸矣。此症种种皆肝经现症，亦寒邪为病，可疑者口渴舌黄、喜冷饮及不欲衣被两症耳！缘坎中真阳为寒邪所逼，因之飞越，所谓内真寒而外假热。但以脉辨之，自无游移矣。有习用温补之医，知此症为阴寒，治用附子理中、四逆等汤，温补脾肾，究非直走厥阴，仍不能奏效。余按此症，自嘉庆庚辰午后，患者不绝，其势至速，医不如法，立时殒命。而方书罕有详载治法者，特备述之，以贻世云。（《冷庐医话》）

干霍乱心腹绞痛，欲吐不吐，欲泻不泻，俗名绞肠痧，不急救即死。治法宜饮盐汤探吐，外治刺委中穴亦妙。此证王宇泰《证治准绳》谓由脾土郁极不得发，以致火热内扰，阴阳不交。而吴鞠通《温病条辨》谓由伏阴与湿相搏，证有阴而无阳，方用蜀椒、附子、干姜等药。窃谓干霍乱亦如湿霍乱，有寒有热，当审证施治，不得专主热剂。吴氏书阐发温病之法，辩论详晰，卓然成一家言，惟此论尚局于偏，恐误来学，特正之。

炳章按：干霍乱每多挟食挟痰，兼中温秽，探吐以通其上膈，针刺以通其经络，宣达二便以通下焦之塞，上下内外皆通畅，则病自愈矣。凡阴寒多是绵绵腹痛，暴痛甚少，临证宜审辨之。（《冷庐医话》）

北门外黄姓，阳霍乱误服热剂，周身遍发锦斑，其大如钱，疏密不一，烦渴利下恶臭，舌黑无津，脉伏肢不温。其家谓病将不治，而病者必欲邀余一诊。余仿阳症误服热药发斑例，用化斑汤合竹叶石膏汤，加清络之品。服二帖，诸症悉平，斑亦退尽。余以霍乱发斑一症甚少，故特表而出之。（《清代名医医话精华·魏筱泉》）

一农夫史姓，年四十许，偶入城，患干霍乱，腹痛如绞，不吐不泻，倒地欲绝，四肢厥冷而脉伏。与立生二服不效，又急制独胜散，用热酒冲服仍不效。唇面青惨，鼻尖寒冷，痛益剧，其势甚危。不得已与《外台》走马汤，巴豆霜用五分。服下半时许，腹中大鸣，而大便乃下，大秽臭闻，痛乃稍缓。扶至城内亲戚家将息，次日竟能缓行归家矣。（《清代名医医话精华·许珊林》）

一妇转筋，四肢厥冷，筋抽则足肚坚硬。痛苦欲绝。诊之浮、中二部无脉，重按至骨细如蛛丝，然其往来之势坚劲搏指，先以三棱针刺委中出血，血黑不流，用力挤之，血出甚少；再针昆仑、承山。针刺毕，腿筋觉松。再用食盐艾绒炒热，用布包熨摩委中及足肚上下。方用三棱、莪术、归须、红花、桃仁、僵蚕、山甲、地龙、牛膝、薏苡、木瓜。服下一时许，筋乃不抽，而吐泻亦止。次日改用丝瓜络、莱菔子、桃仁、竹茹、薏苡、滑石、蚕砂、木瓜、刺蒺藜、山栀皮等，清暑湿而宣通脉络。后以西洋参、麦冬、石斛、橘皮、竹茹、薏苡、丝瓜络、茯苓等出入加减，调理旬日安痊。（《清代名医医话精华·许珊林》）

丙戌秋，定海霍乱盛行，有用雷公散纳脐灸者，百无一活。鲍姓妇，年三十许，亦患是症，泻五六次，即日眶陷而大肉脱，大渴索饮，频饮频吐，烦躁反复，肢厥脉伏，舌胎微白而燥，舌尖有小红点。余曰：此暑秽之邪伏于募原，乃霍乱之热者，勿误作寒治，而灸以雷公散等药也。盖暑秽之邪，从口鼻吸受，直趋中道，伏于募原，脏腑经络皆为拥塞，故上下格拒而上吐下泻。如分两截，此即吴又可所云疫毒伏于募原也。夫募原乃人身之脂募，内近胃腑，外通经脉。热毒之邪塞拥于里，则外之经络血脉皆为凝塞，故肢冷脉伏，内真热而外假寒也。当先用针，按八法流注之刺法以开其外之关窍，其头面之印堂、人中，手弯之曲池，脚弯之委中，及十指少商、商阳、中冲、少冲，皆刺出血，以宣泄其毒。服以芳香通神利窍之汤丸，方用黄连、黄芩、藿香、郁金、石菖蒲、花粉、竹茹、陈皮、枳实、木瓜、木香汁、蚕矢等，调服紫雪丹。一剂而吐泻止，肢和脉起，诸恙皆安。（《清代名医医话精华·许珊林》）

十三、痢疾

痢疾一证，古称滞下，乃时邪病也。暑、湿、热三气之邪，滞于肠胃三焦，流行之机因此阻滞，所下无非湿火蕴酿之积垢，久之伤及肠中之脂液。其现证里急后重，数至圊而不爽，其腹或痛或不痛，甚或痛之极，故曰滞下。盖滞者，气血被湿热凝滞之谓；下者，暴注下迫之谓也，其病名最确。又曰肠澼，并无痢疾之称，后世谓之痢疾，命名不切。盖痢者通利之谓也，非滞下之后重窘迫明矣。医书每列于杂证门中，初不指明为温暑时邪之痢，且又与泄泻连类而及，混同论治，虚实寒热不分，致后人误以泄泻之法治痢，而于《难经》五泄之义，茫然无所分别，徒知理脾健胃，消导破气，温燥乱进，杀人无算。殊不知小肠泄、大瘕泄也，夫痛必在少腹及当脐小肠部位也。邪气固结于下，有似癥瘕，痛则泄，泄又不爽，如有癖块，故曰大瘕泄也。热伤气分白冻多，热伤血分红冻多，赤白相杂者气血交病，并非赤为热，白为寒也。李士材、王损莽诸贤，皆有明论，惜未究其本源。海虞吴本立有《痢证汇参》一书，不过摭录前人方论，瑜瑕并收，不知弃短取长。编书者既少卓识，又不能阐发此中精义，何以为治痢指南？至倪涵初治痢三方，徒令印定后人心目，皆无足取。惟嘉言喻子议论颇详，时医亦不参考。余数十年来，目击心伤，临证之暇，殚心研究，颇有一得，聊与及门论之，以期济人，颜曰《痢疾明辨》，条陈于后。不正其名，而仍曰痢疾者，从俗也。不揣固陋，就正有道，倘蒙高贤赐教则幸甚！（《痢疾明辨》）

痢亦夏秋为多，他时间有也。其因亦由夏月爱啖瓜桃生冷，内受暑邪，外感风凉，伏邪欲泄，为斑为疹为疟者有之，至迫入大肠，则病痢矣。其白者在气分，黄痢伤脾，赤痢在血分，赤白黄紫并见者，为五色痢，当分治之。前人以白属寒，赤属热，非也。分气血则可，分寒热则未当。治白痢疏气消导，或加清利湿热，或用丁香温脾。治黄痢补脾，如炒白术、茯苓之类，加清导利疏之品。治赤痢以黄连、黄芩、白芍为主药，随症加减。下痢兼身热头疼恶风者，加表药。若疟当兼和解。惟初起赤痢作呕不纳者，为噤口痢，最重，因兼胃病也。前人有用对金散。予治此症，每加半夏、炒竹茹、银花露、莲肉之类，亦多效者。后重里急，见风洒淅，加防风、葛根、升麻、柴胡，以升提清阳，赤痢必用之药。除主药之外，如楂肉、厚朴、白头翁、银花、陈皮、木香、苦参，初起随症选用。至于用过清热、逐秽、调气不愈者，宜和血之品，如生地炭、归身炭、丹皮之类。下如豆汁者，兼挟湿也，宜用茅术、厚朴、茯苓、泽泻、猪苓之类。下如鱼脑者，属脾肾虚寒，参附汤亦可酌用。如屋漏水者，湿毒为多。二种近于败症。久而不愈，延为休息者，补脾为主，兼可补肾，所谓久不愈责诸肾，然而必佐以枯芩、楂肉、砂仁壳之类，缓缓调补，切不可峻用双补，多致腹胀。盖休息一症，脾肾虽虚，亦有留邪未尽，故宜佐淡清轻消，方为无弊。凡泻变痢，为脾传肾转重；痢变泻，为肾传脾转轻。赤痢初起实者，用桃仁承气下之，取效最速，切忌用涩药，贻害非细。

丹溪云：调气则后重自除，和血则便脓自愈。予亦有所得，乃曰：调气则后重自除，凉血则便脓自愈，升阳则后重自除，升清则浊降，和血则便脓自愈。一转移间，有先后之分，尤为允治。（《友渔斋医话》）

痢者，暑之里症。暑令离阳发泄，胃土空虚，冷食伤中，酿成积垢，前贤已宣。盖暑积而为滞下有二：一以暑邪阻肺，肺气不能肃降，则大肠不宣，此由上窍阻而下窍滞也；一由暑积在胃，秋凉外束，肺气内行，为胃肃除积垢，积不下则气不宣，此由积阻而致大肠滞也。乾金外覆，离伤卫暑，自肺而传于大肠者，则为后重痢白；营暑自心而传于小肠者，则为腹痛痢赤；大小肠俱受暑滞，则赤白相混矣。先自病腑，后则病脏；先自暑积内阻，后则正虚下陷。由此以发前贤之议，治法可推矣。若但言积滞，何痢必发于秋乎？

若因感冒外束，暑积下攻者，先用人参败毒散，从足经逆挽之。（《暑症发原》）

愚按痢疾一症，非六淫之邪所感，即瓜果生冷所伤，而后始有此患也。余尝观古法相传，谓炎暑大行，相火司令，酷热蓄积为痢。近日医家，皆宗其说，不知暑乃六淫之一，中暑而发热者有之，受暑而发疟者有之，与痢症毫无关涉。医用其法者，往往取效少而伤人多。

夫痢症即时疫中浊邪中下，名曰浑者是也。邪毒入胃脘之上焦，则浮越于肌表，而恶寒发热，邪毒出肌表，由三阳而传入三阴，入里杀人；邪毒在肠脏，致恶饮食而败脾胃，绝谷杀人；若下痢而兼寒热者，杀人尤速。此疫邪入胃之不同，而见症之各别也。盖天地不正之杂气，种种不一，而痢症急速，亦杂气所钟，病遍于四方，沿门阖户，一人病此，人人亦病，此始也感受于天，继也传染于人，其为气所感召，已明验矣。且经不云乎，夏伤于暑，秋为痎疟，未见传染也；因于暑，烦则喘喝，静则多言，未见传染也；脉虚身热，得之伤暑，未见传染也。而痢疾之传染，益信暑热之无与。况杂气所著无方，或发于城市，或发于村落，他处安然无有。杂气之所发无定，或村落中偶有一二所发，或一年中竟无一人所感，而暑热则每岁时之所必有，瓜果每夏秋之所必熟，何值此痢疾不发之年，虽暑热酷烈，瓜果多食，卒未见滞下而广行。如此则不辨而自明矣，而余谓疫邪作痢之说，亦不为无据矣。

此症初治，宜用黄金汤解疫毒而救胃气，继用四君子汤扶脾土而补元气，久则用八味加参汤补真元而生土气。经曰：肾为胃关，主二便而开窍于二阴也。即体实受邪，于黄金汤中加黄连一味，无不捷应。若兜涩太早，休息久痢，邪在肠间，体实余邪不下者，宜犀角地黄汤或巴豆霜丸；体虚余邪不下者，宜六味归芍汤或桂附八味丸。此治痢大略之法也。若症见脓血，切肤少腹之急痛也；赤白刮下，脂膏有浅深也；里急后重，或寒或热而下迫，或气虚而下陷也；口渴引饮，或液少而亡阴，或胃热而火炽也。是以治痢之诀，要在虚实、寒热得其法，则万无一失矣。

第疫气之来，有一无二，而人生禀赋不齐，虚实寒热各殊。虚体受邪，则为虚痢；实体受邪，则为实痢；寒体受邪，则为寒痢；热体受邪，则为热痢。司命者其可不详察欤？呜呼！

余曾见痢疾蜂起，医者洋洋得意，谓家人妇子曰，滞下发矣，正吾技之擅长，可操必胜之术也。及其举方，非槟、朴之破气，即承气之攻下，未几呕恶、恶食之变在先，冷汗、呃逆之变在后，医家至此而技穷，病家至此犹不悟。推其故也，缘误认暑热、瓜果之利害，不明疫邪入肠之伤人。岂知痢疾之恶，能绝人之谷，削人之脂，损人之脾，伤人之胃，耗人之气血，正气为邪毒败坏如是，而医尚惓惓于香连，切切于承气，极之不可救，而莫可如何也。吁！医过矣，医过矣！（《杂症会心录》）

经云：春伤于风，夏生飧泄、肠澼。此因春风之伏气，至夏始发也。又曰：饮食不节，起居不时者，阴受之；阴受之则入五脏，膜满闭塞，下为飧泄，久为肠澼。常见恣纵口腹，肥甘浓厚，伤其肠胃，或多食瓜果，阳气被抑，反受生冷之累，须知肠胃一伤，不能运化精微，传送糟粕，壮者气行则已，弱者着而为病，蓄积停滞而为痢矣。故戴元礼曰：痢疾古名滞下，以气滞成积，积成痢，治当顺气为先。再古人清热导滞方中，必用辛温药味为反佐，如洁古芍药汤之肉桂，泻心汤之炮姜，皆先正法程也。按春风伏气，至夏肠澼，亦是陷邪，活人败毒散亦对证之方。（《痢疾明辨》）

痢之为病，气闭于下，而火复迫之，是以腹痛里急、糟粕不出而便肠垢也。其源皆由于暑湿，与疟病俱发于夏秋。盖伤于经络则成疟，而入于肠脏则为痢也。经络之邪，可散而愈，故治宜辛苦温之药；肠脏之热，非清不愈，故治宜辛苦寒之药。亦发表不远热，攻里不远寒之意。河间之主用清寒，盖亦有见于此。景岳不审痢病之所从来，而以五脏五行为说，谓惟心可言火，其余则均不可言火。此但足资辨论而已，岂足补于治要哉！（《医学读书记》）

痢疾古称滞下，俗名曰积。积言其病根，滞下言其病象也。大抵中有食积不化，再感暑湿，酝酿而成，滞迟而下，不能通畅。其症腹必痛，里急后重，下后气仍下注，似欲再下者，虚坐努责，有矢气，而无续下，少顷又痛又下，日夜有多至数十行者，或白或红，或红白相间，腻如脓血。白属寒，宜温中畅气；红属热，宜凉血清降大法。白痢用川朴、二陈、木香、炮姜、楂炭、六曲等味；红痢用炒地榆、炒槐花、炒银花、炒荆芥、赤苓、楂炭、红曲炭、木耳炭等味。或有宜用雅连者，其槟榔一味为后重必需之品。六腑以通为用，万不可早涩。若久延脱肛，则正气下陷，可投固摄，或桃花粥，养胃气兼止涩甚效。更有用逆挽法者，缘初起有表邪失表，早投寒凉，以致胃阳遏伏，脾气不升，势成噤口，则用逆挽法以升举之，使表邪仍从表出耳！若泄泻则寒胜者，多腹不痛、不后重，温之；兼表邪者，温而散之。实土以堤之，开沟以泄之，愈之殊易也。（《留香馆医话》）

痢以口渴、腹痛为实热。丹溪曰：口不渴，身不热，喜热手熨烫，是名挟寒。李士材曰：口渴更当以喜热、喜冷分虚实，腹痛更当以痛之缓急、按之可否、腹之胀与不胀、脉之有力无力分虚实。盖恐人概以口渴、腹痛为实热也。然则不口渴、腹痛者，果皆属虚寒乎？又昔人谓先痢后泻者，肾传脾，为微邪，易治；先泻后痢者，脾传肾，为贼邪，难医。余尝持此说以临症，遇有先泻后痢，口不渴、腹不痛者，几难辨其为实热、为虚寒。后见秦皇士《症因脉治》有云：湿热痢之症，初起先水泻，后两三日便下脓血，湿气胜腹不痛，热气胜腹大痛，肛门重滞，里急后重。又云：下痢红积而腹不痛，湿伤血分也，宜服河间黄连汤，黄连、当归、甘草。始悟腹不痛者，亦有实热，而口不渴，可类推矣。自后凡遇夏秋痢疾，口不渴，腹不痛，而里急后重痢无不里急后重，小便少，脉数者，一以河间法治之皆效。（《冷庐医话》）

痢症者，寒热相并之症也。肺受热移入大肠，大肠既有热，而脾复受寒，寒欲利而热不利，彼此相争，于是乎有气坠之症；坠而下红白者，大肠中之寒热气化而为之也，热之气化为红，寒之气化为白。此中尚有湿气一项。欲痢不痢，艰苦万状，此虽系黄、连之正症，然铢两之间，不可不审其轻重。亦有偶用微升之品者，则以其肺气之大虚，

虽用升提，必兼降下，以符其欲痢不痢之意以相敌，若专升则坠更剧矣。(《靖盦说医》)

湿热与食滞互结，定然腹痛。痛在中脘，阳明病也；痛在当脐及少腹，大小肠病也。皆因食滞与湿热阻滞气分，并伤及血分，不能运行所致。治当清火、理气、导滞，所谓和血则便脓自愈，调气则后重自除。至肺火郁于大肠，少腹之痛尤剧，宜桔梗以开提之，紫菀以辛润之。痛必夹肝，白芍在所必用。脓血剥肤从肠中刮下，焉得不痛？吴人谓之刮积，正是此意。若伤阴而痛，皆因痢久肠膏竭绝。邪已尽者，扶正补阴可愈；邪未净者，虽补无益，必至邪正同归于尽而已。再按邪正相搏则痛，食滞中下则痛，气分郁结则痛，血分凝结则痛，水火相搏则痛。其有不痛者，人多忽之，不知邪正混合为一，痢虽重腹亦不痛，最宜详审。(《痢疾明辨》)

一曰滑脱，每见于久痢之后，三气之邪已尽，五脏之气不固，所下不过微黄稀水，并无赤白冻，亦无里急后重，小便不赤，口舌不燥，脉沉细而弱，审定属虚寒者，方可用温涩之剂。仲景所谓阳明不阖，太阴独开，下焦关闸尽彻，主以赤石脂禹余粮汤，必如此而后可曰滑脱也。岂可以里急后重，数至圊而不爽，日夜无度者，亦曰滑脱耶？生死关头，不容不辨。每见市医治痢并非滑脱，误进粟壳、肉果、补骨脂、杜仲、菟丝子等兜涩之剂，杀人无算。(《痢疾明辨》)

治痢常法，古谓：行血则便脓自愈，调气则后重自除。此虽老生常谈，实有至理在焉。予自持此说治疗以来，苟病者能确遵医者之嘱，饮食有节，调护有方，因而全愈者，不在少数。然而鲜见寡识之士，不探病之源委，其投剂也，每不中肯；一方因病者之要求，而急欲求愈，或止涩，或峻攻，毫不顾虑，以致轻病致重，重病致危者有之。

余姚东乡有胡某者，以开设小商店为业，家境不恶，堪称小康。时值八月上旬，偶因食物不节，湿热积滞，以致脘部窒闷，身热腹痛，下痢赤白，里急后重，日二十余度。医者始通泻，继止涩，延今未愈。予谓止涩则留邪为患，通泻则直过病所，皆非适当之治。乃处当归、白芍、楂炭、银花、黄芩、木香、槟榔、莱菔子、赤苓、滑石等药，继续投之，并嘱渠蔬食旬余，使肠胃中积滞尽净也。同时有渠之邻妇患痢，其症四肢酸重，神倦嗜眠，脘闷，身不发热，腹痛下痢，日十余度。妇以余治胡某之方有效，乃持去配服二剂，未应，甚为诧异。后逢予适出诊，遂邀诊焉。当处一方，如川朴、鸡金、砂仁、谷芽、当归、楂炭、赤苓、泽泻、乌药、木香之属。并告以后勿妄作主张，有疾必须问医，而详行诊察也。

按痢疾原因不同，用药亦因之各异。有热势迫急而下利者，以解热治标为先；有久痢而滑脱不禁，脉证虚寒者，以温脏固摄为要。至于湿热、挟积，或湿滞不化，兼便脓血，而有里急后重之意者，随症可加入活血行气等药，所谓行血则便脓自愈，调气则后重自除也。(《勉斋医话》)

王节庵论治痢必和营卫，其义甚精。喻嘉言逆流挽舟之法，即从此脱化。盖痢疾或由生冷内伤，胃络血痹，或由风湿外束，暑郁血乱；无论赤白，皆湿热搏结于血分，而筋膜之力弛，气化之行滞也。湿盛则血滞而气困，热盛则膜肿而血溢。以破血之品疏营，而邪气无伏藏之地；以发汗之品宣卫，而邪气有宜泄之路。表里之脉络既通，其痢宜止；而有不止者，三焦筋膜之力，久为湿热熏蒸，�肿弛缓，不能自束，故为涩为血，时时淫溢自下而不固也，以酸苦之味坚敛之，乃能收功。《内经》谓下利身大热者死。陈修园谓兼外感者先发之。史载之谓疫痢水邪犯心，恶寒发热者难治。用细辛、白芷、肉桂、附子，皆和营卫之类也。凡痢止而饮食不复者，湿热未清也。饮食如常，大便作坠者，肠肿未消，血络痹也。肿痹之久，流为休息；休息之久，转为肠痿。休息者，血络不净，膜力不复也。噤口者，湿热太盛，胃脘血痹而肿也。肠膜微痿，酸苦坚之。某老医治痢疾后脱肛，以白芍四钱为君，即止。若肠体全痿，气不能贯，右尺中、沉之分，应指丸丸，软弱无力，《内经》所谓按之如丸泥，大肠气予不足也。大便脱血及血痢重久者有之。（《伤寒补例》）

《伤寒论》桃花汤症，或以为寒，或以为热，或以为寒热不调，或以为先热后寒，持论不一。独沈棣怀《医学三书》论之至为详确，备录之。阳明下利，便脓血，协热也。阴病下痢，便脓血，下焦不约而里热也，与桃花汤固下散寒。成氏此注，深合仲景之旨。盖少阴传经阴病，病于少阴之经，实结于胃；少阴直中之寒症，病在本脏，下焦虚寒失闭藏之职，故用温补以散里寒而固肠胃。《准绳》反以成氏释里寒为非。岂不思热而用固肠收涩之剂，则热何由去耶？吴缓谓此症三相传来，纯是热病，赤石脂性寒，假干姜以从治之。彼盖见血为热，不知有形之血，必赖无形之气以固之。下焦虚寒不能固血，非温补不能助阳以摄阴，何必阳病热而始便脓血哉？赤石脂性温，丹溪、东垣皆云，然吴缓何据而谓其寒？喻昌颇知仲景救阳之意，而于此条亦以为热症，乃云滑脱，即不可用寒药。何以仲景于自下利者，多用黄芩、黄连耶？白头翁又何为耶？其注支离矛盾，学者当细详之。以滋按：下利热多寒少。其辨少阴寒利之法，汪苓友《伤寒辨症广注》言之最悉，附录于此。少阴里寒便脓血，色必黯而不鲜，乃肾受寒湿之邪，水谷之津液为其凝注，酝酿于肠胃之中，而为脓血，非若火性急速，而色鲜明。盖冰伏已久，其色黯黑，其气必臭，其脉必微细，但神气静，而腹喜就温，欲得手按之而腹痛乃止。（《冷庐医话》）

痢疾发汗之说，不知何人作俑，嘉言先生又从而和之，谓冬月伤寒，已称病热，至夏暑、湿、热三者交蒸，其热十倍，故下痢必先从汗解表。噫！以此引证，诚大谬矣。夫冬月阳在内而阴在外，夏月阴在内而阳在外，故伤寒应发热，而不发热为重，以其寒外束而内无阳也。痢疾不应发热，发热则死，以其热外淫而内无阴也：此正当与伤寒对看，不得与伤寒同一例也。明乎此，则知伤寒宜发汗，而痢疾不当发汗矣。又谓失于表者，外邪但从里出，不死不休，故虽百日之远，仍用逆挽之法，引其邪而出之于外。此说尤为误人。夫久痢皮肤枯槁，津液已竭，汗从何来？逆挽之法，阳气下陷者，或偶中之，不可为例。至邪从外解，则断无之理，故仲景特申明下痢攻表之戒，谓汗出必胀满下痢。阴已内泄，发汗再使外泄，可乎？至《金匮》所云下利腹胀满，身体疼痛者，必温其里，乃攻其表者，以外兼表证也。设无身体疼痛，其不可攻表明矣。业医者不于此等大关键处，急为加之意哉！（《医源》）

张仲景治痢可下者十法，可温者五法。谓之下者，通用承气汤加减；谓之温者，率用姜附汤。何尝以巴豆、粟壳之剂乎？俗医见自利而渴，烦躁不眠，手足微冷者，皆用苦剂攻之。殊不知阴盛发躁，欲坐井中，故前哲用吴茱萸汤，甚者用四逆汤，经曰阳虚阴乘之谓也。丹溪用吴茱萸汤，治霍乱吐泻转筋者，亦此意也。近世庸工，不审痢之赤白、症之虚实新久，概用罂粟壳、石榴皮之类为秘方，其功但施于久痢洞泄者则宜，若初起者用之闭塞积滞，变生别证，以致经年累月，谓之休息痢者是也。此俗但知涩剂之能塞，不知通剂之能塞也。后之学者，贵在变通，不可执一而治。

按痢疾古谓滞下，以有积滞壅于肠胃，不能传达输泄，故腹痛后重。六腑以通为用，新旧之积阻滞营卫升降，治宜通因通用；久痢正虚，始可补涩。二者犹如冰炭，岂可不细心分辨，以误人者哉?(《医经秘旨》)

孔以立《痢疾论》，谓五色痢法当温补脾肾。余治一五色痢，用温而愈。然《冯氏锦囊》中有五色痢实证一条，想或有此症，余特未之见也云云。余曾治一小孩患五色痢，口渴发热，用万密斋《保命歌括》风尾草方，一服即愈。此方主治赤白痢，而五色痢亦可治，可知其功效之神。大抵五色痢有温寒之别，宜温者难治，宜寒者易治。录方于此：凤尾草连根一大握，竹林中与井边者极佳，如无，即产别地俱可用。一名鸭脚草。老仓米一勺，老姜带皮三片，葱白连须三根。用水三大碗，煎至一碗，去渣，入烧酒小半盏，真蜜三茶匙，调极匀，乘热服一小盏，移时再服，以一日服尽为度。忌酸味及生冷、煎炒、米面点心难化等物。余按本草凤尾草性至冷，治热毒下痢。治痢者确审非虚寒症，乃可用之。(《冷庐医话》)

孕妇患痢，治之极难，古人有五禁、三审之法。三审者，审身之热否？胎之动否？腰之痛否？一禁槟榔、厚朴破其气，气破胎下也；二禁制军破其血，血破胎下也；三禁滑石、通草通其窍，窍通胎下也；四禁茯苓、泽泻利其水，利水必伤阴，胎不保也；五禁人参、升麻兜塞其气，痢愈滞，胎撞心也。法当凉血利气。鸡头山周，七月孕身患痢，皋埠诸医无效，邀予。予以前法二剂即愈。病家以方示，诸医皆云，非痢疾方，何以得愈？噫！正惟非痢疾方，乃所以治孕身之痢也。幼科周七香兄，其两媳孕身，同时患痢，予以前法皆两剂愈。予友朱谷堂，寒士也，如君孕八个月患痢，虽不犯大黄、槟榔，然皆厚朴、枳壳、蒌仁、麻仁通套药，并非遵古治孕痢法。黄昏邀余治，正在腰腹大痛，势欲作产，谷堂手足无措。予诊脉洪大而舌净，今胎动一产，即母子皆伤。因忆《景岳全书》内有治孕痢欲产，用当归补血法。用蜜炙黄芪一两，炒当归三钱，炒糯米一合。幸药铺不远，予为之扇火速煎，下咽逾时痛止。再诊关尺尚大，恐五更乃产，令再一剂，五更服之。次早午刻谷堂至，称医为仙，五更果大痛，下咽痛止。以此方为妙，又服一剂矣。予谓中病即止，过剂即属兜塞，此痢胎前不能愈矣。果产后大作水泻，又邀予。予以痢转水泻为将愈，毋须诊，授以五苓散即愈。(《医病简要》)

褚某之尊堂，深秋久痢，口噤不食者半月余，但饮开水及瓜瓢汁，啜后必呕胀，肠鸣绞痛不已，烦渴闷乱，至夜转剧，所下皆脓血，昼夜百余次，小水涓滴不通。诸医束手告辞，始邀石顽。切其六脉皆弦细乏力，验其积沫皆瘀淡色晦，询其所服皆芩、连、槟、朴之类。因谓之曰：所见诸证俱逆，幸久痢虚弱，尚宜温补。姑勒一方，用理中加桂、苓、紫菀调之。服后小便即通，便得稍寐，三四日间糜粥渐进，痢亦渐减，

更与理中倍参，伏龙肝汤泛丸，调理而痊。(《张氏医通》)

同川春榜陈颖，患河鱼腹疾，半月以来，攻克不效，遂噤口粒米不入，且因都门久食煤火，肩背发出，不赤不疼，陷伏不起，发呃、神昏，势日濒危。内外医科互相推委，因命楫相邀石顽就榻诊之。六脉弦细欲绝，而有戴阳之色，所下之物，瘀晦如烂鱼肠脑。证虽危殆，幸脉无旺气，气无喘促，体无躁扰，可进温补，得补而痈肿焮发，便可无虞。遂疏保元汤，每服人参三钱，生黄芪二钱，甘草、肉桂各一钱，伏龙肝汤代水煎服，一啜而粥糜稍进，再啜而后重稍轻，三啜而痈毒贲起。另延疡医敷治其外，确守前方，服十余服而安，前后未尝更易一味也。(《张氏医通》)

俗言吃不杀痢疾。张氏云：痢能食者，脾病胃不病，治之易愈耳！总须忌口。《本草汇言》云：泻病食鸭则成痢，痢食鸭为难治。予治姚家埭方妪，八月初患痢愈，嘱勿食鸭，逾月误食复痢。其家人嘱再邀予，病者畏予笑饕餮而止，遂不治。予见方书云：夏时少吃瓜果，秋时可免痢。后遇酷暑，饭前后过食西瓜，致成似痢非痢，解出急滞不爽，粪如鸽蛋色红，日六七行，诸药不效。患至二年，嗣以茅术、川连、归、芍、乌药、泽泻、广木香、砂仁，米饮为丸，服七两而愈，忌口半载。(《清代名医医话精华·张畹香》)

世医动以虚寒二字连说，谓虚而即继之以寒，温补不效，辛热随之。在他症，此法或有不可用者，惟在痢疾，用导滞、芍药等汤，七日不效，即当温补，温补不效，即当继以姜、桂。此古人言之谆谆，实有至理，不可移易，而孰知有不尽然者。缪姓季秋患痢，甚剧，五色皆有，胃饱闷，不食，呕痰，身热，脉浮数。医先未用柴胡，而遽投以导滞、芍药等汤，重用生大黄，不效。所更之医，皆模棱之药。至一月后，痢虽渐减，终不霍然，延予视之。其少阳之邪虽经屡下，犹未深入肠胃，身渐恶寒，将转疟矣。而脉滑数，犹不大虚。予以补中益气汤，倍柴胡，去当归，加白芍、术、香、半夏、赤茯苓、泽泻、猪苓，二帖，疟、痢皆止，但内热复作，仍思冷饮，以前方去木香、半夏，减柴胡，重用生白芍，又二帖，诸症皆愈。盖因少阳之邪，未从表散，郁火至今犹在，虽虚而仍兼以火，故凉补则效，而热补则他症复起也。若执以久痢当用姜、桂，宁不败事乎？(《医权初编》)

治噤口痢方，用人参倍用、黄连姜汁制、石莲肉炒，二味等分，水煎缓服。此方胃气虚者宜之，若热毒盛者，尚宜酌用。华治老少下痢，食入即吐，用白蜡方寸匕，鸡子黄一个，石蜜、苦酒即醋也、发灰、黄连末各半鸡子壳，先煎蜜、蜡、苦酒、鸡子黄四味令匀，乃纳连、发，熬至可丸乃止，二日服尽，神效无比。李濒湖谓此方用之，屡经效验，乃诸家方书罕见采录，知良方之见遗者多矣。陈氏藏器治小儿痢，用鸡子和蜡煎，盖本此方之意，然不若此方用药灵妙也。咸丰八年八月，罗镜泉患赤痢月余，诸医用温补药，日就沉重，延余治之。询知体倦头眩，不思饮食，腹不甚痛；诊其脉右关沉数有力，余脉皆虚。余谓尚有积滞在内，因用补太早，郁而不泄，然迁延逾月，体倦头眩，神已惫矣，未宜峻攻也。乃用生地炭二钱，白芍二钱，归身七分，地榆炭钱半，荆芥穗五分，炒槐米一钱，丹皮炭一钱，酒炒黄芩一钱，制厚朴六分，麸炒枳壳一钱，山楂钱半，神曲二钱，虻黑枣二枚。服三剂，痢止能食，改方调理而痊。按

此症初起，眩不痛，口不渴，是以皆主温补，特未曾读秦皇士之书故耳！（《冷庐医话》）

天津李氏妇，年过四旬，患痢三年不愈，即稍愈旋又反复。其痢或赤或白或赤白参半，且痢而兼泻。其脉迟而无力。平素所服之药，宜热不宜凉，其病偏于凉可知。俾先用生山药细末，白日煮粥服之，又每日嚼服熟龙眼肉两许。如此旬日，其泻已愈，痢已见轻。又俾于服山药粥时，送服生硫黄末三分，日二次；又兼用木贼一钱，淬水当茶饮之。如此旬日，其痢亦愈。（《医话拾零》）

沈朗仲治张松崖夫人，妊娠患痢，昼夜四五十行，腹中痛，胎气攻逆，不思饮食。邀余诊之，两关尺沉微，下半彻冷。余曰：据证亦是湿热下行成痢，但关尺沉微无力，沉则为寒，微则为虚，虚寒相搏而成是症，加以下半彻冷，明系火衰于下，土困于中，津液不充，血脉衰少，胎元失养，而攻逆为患也。治法舍证从脉，可以子母相保，随用人参一两，合附子理中汤，二剂而脉和，四剂而证平，从此调而愈。（《胎产辑萃》）

崇明施姓，迁居郡之盘门，其子患暑毒血痢，昼夜百余行，痛苦欲绝。嘉定张雨亭，其姻戚也，力恳余诊之。余曰：此热毒蕴结，治之以黄连、阿胶等药。一服而去十之七八矣，明日再往，神清气爽，面有喜色。余有事归家，约隔日重来。归后遇风潮，连日行舟断绝，三日后，乃得往诊。病者怒目视，余问以安否？厉声而对曰：用得好药，病益重矣。余心疑之，问其父曾服他人药否？隐而不言。余甚疑之，辞出。有二医者入门，因托雨亭访其故。其父因余不至，延郡中名医，乃进以人参、干姜等药，绐病者曰：视汝脉者，此地名医，而药则用徐先生方也。及服而痛愈剧，痢益增，故恨余入骨耳，岂不冤哉！又闻服药之后，口干如出火，欲啖西瓜。医者云：痢疾吃西瓜必死。欲求凉水，尤禁不与。因绐其童取井水漱口，夺盆中水饮其半，号呼两日而死。近日治暑痢者，皆用《伤寒论》中治阴寒入脏之寒痢法，以理中汤加减，无不腐脏惨死，甚至有七窍流血者。而医家、病家视为一定治法，死者接踵，全不知悔，最可哀也！（《清代名医医话精华·徐灵胎》）

庚戌季秋，闵松坡以产后下痢症见招。据述前数日骤起腹痛，所下如鱼脑，或如冻胶，昼夜凡五六十次，昨产一男，败血不下，而痢如故。余以生化汤加味与之，明晨复诊，恶露虽通，而下痢仍多，见其头面及四肢微肿，口不渴，唇不焦，脉形细软无神。因谓松坡曰：中焦阳气本亏，又伤生冷，因之升降违常，阴寒独结，饮食所生之津液不能四布，而反下陷。不进温补，则阴气日长，阳气日消，将如大地群芳，有秋冬而无春夏，其能生机勃勃乎？以附子理中汤大剂与服，服后两时许，腹如雷鸣，陡下败血斗许。仍用原方加当归、川芎，两剂后恶露渐少，痢亦顿止，调理数日，康复如旧。（《清代名医医话精华·张希白》）

第二节 杂 病

一、咳嗽

经言脏腑有咳嗽。嗽属肺，何为脏腑皆有之？盖咳嗽为病，有自外而入者，有自内而发者。风寒暑湿先自皮毛而入，皮毛者肺之合，故虽外邪欲传脏，亦必先从其合而为嗽，此自外而入者也。七情郁结，五脏不和，则邪火逆上，肺为气出入之道，故五脏之邪上蒸于肺而为咳，此自内而发者也。然风寒暑湿有不为嗽者，盖所感者重，竟伤脏腑，不留于皮毛，七情亦有不为嗽者，盖病尚浅，止在本脏，未即上攻。所以伤寒以有嗽为轻，而七情郁结之嗽久而后见。治法当审脉、证、三因。若外因邪气，止当发散，又须原其虚实冷热；若内因七情，与气口脉相应，当以顺气为先，下痰次之。(《张氏医通》)

咳嗽一证，分外感、内伤。张景岳曰：外感之咳，必由皮毛而入，皮毛为肺之合，而凡外邪袭之，则必先受于肺，久而不愈，则必自肺而传于五脏；内伤之咳，必起于阴分，肺属燥金，为水之母，阴损于下，则阳孤于上，水涸金枯，火过于燥，肺燥则痒，痒则咳不能已。朱丹溪曰：上半日嗽者，胃中有火也；黄昏嗽者，脾肺气虚也；午后嗽者，肾中阴火也。徐叔拱曰：咳嗽，外感六淫，郁而成火，必六淫相合；内伤五脏相胜，必五邪相并。有此不同，而中间又有敛、散二法。敛者，谓收敛肺气也；散者，谓解散寒邪也。宜敛而散，则肺气弱，一时发散而走泄正气，为害非轻；宜散而敛，则肺寒邪一时敛住，害亦非小。且如感风咳嗽，已经散之后，其表虚，复感寒邪，虚邪相并，又为喘嗽。若欲散风，则愈重而虚其肺；若收敛，则愈又滞其邪。当先轻解，渐次敛之，肺不致虚，邪不致滞，喘嗽自止矣。李辰山曰：丹溪以麻黄、人参同用，谓之一散一补。凡表邪入肺，失于疏散，经年咳嗽，百药无功，自非麻黄，终难搜逐。即虚劳咳嗽，火浮于肺，带节麻黄同贝母收功。人疑而畏之，何不取丹溪之言，一再思之。(《医学举要》)

有声无痰，谓之咳，肺气伤而不清也；有痰无声谓之嗽，脾湿动而生痰也；有声有痰，谓之咳嗽，脾生痰而传于肺也。风寒劳嗽，自有本条；四时咳嗽，不可不辨。丹溪云：春是上升之气，夏是火炎上最重，秋是湿热伤肺，冬是风寒外束。所谓上升之气者，春天木旺，肝火太甚，乘于肺金，故令咳嗽，宜用清肝宁嗽汤，脉必弦数可据；久而不止，宜用归芍地黄汤，盖肾水，乃肝木之母，肾水虚弱，无以为发生滋荣之本，故内热而咳，归芍地黄是治其本也。所谓火炎上者，夏月心火用事，乘于肺金，有如金被火克，五行相贼。其症极重，若不急治，直至交秋方止，咳久多成痨怯。亦用归芍地黄汤，或天王补心丹，无不可也。所谓湿热伤肺者，秋分之后，燥金用事，所起之风，全是一团干燥之气，不比秋分之前，热中有湿也，是以无草不黄，无木不凋，人身应之，肺胃干燥，津液枯槁，所以作咳。丹溪反言湿热伤肺，当亦传刻之误，未可执为定论也。亦用归芍地黄汤。所谓风寒外束者，冬月天令严寒，易至伤人。感于风者，脉来细缓；感于寒者，脉来浮数：自可辨也。大抵四时咳嗽，虽有不同，而东南之地，往往多热多痰，先用清金化痰之剂，方可各治其本，不可骤用地黄泥药，名言卓识。极为紧要。又有咳嗽、气急、胸中不宽者，治之宜分虚实。头者脉来沉滑，叫用二陈消食之剂；若脉来弦细微数，微寒微热，大便不甚通畅，欲出不出，极为危险，既不可攻，又不可补，惟有养血化痰，健脾消食，听天由命而已。此条诸书未有，不得草草忽过。辨论超豁，认理真切。分四时以用药，阐古书之未发。按咳嗽之源，《内经》有聚于胃关于肺之指示，要在细心研究而自得也。（《医学传灯》）

　　《内经》论咳，博而且详，但文义浩衍，学者有望洋之叹。余遑不自安，虽于大纲中已发明其扼要，然有论无方，终未为后学周行也。因再取《论咳》一篇，反复穷研，乃知其总结处，全在"聚于胃，关于肺"二语；虽不言治，而治法已寓其中矣。盖肺为脏腑之华盖，而气为之主；胃为脏腑之海，而气为之统；气之出入在于肺，气之枢机在于胃。咳嗽虽有五脏六腑之分，内伤外感之别，而咳嗽之因，大要有三：一由气之滞而不宣；一由气之逆而不顺；一由气之虚而不固。外感者其气多滞，当于散邪中兼利气；内伤者其气多逆，当于养阴中兼纳气；久咳者其气多虚，当审其由，由于外感也于补气之中兼以散表，由于内伤也于补气之中兼以滋阴。总以气之未动者无扰，已动者得平，不碍其气之出入枢机，为治咳第一关键。（《医源》）

　　咳嗽大半由于火来克金，谓之贼邪，最难速愈。因肝郁生火，急宜泻肝，若失于清解，久之传变生痰，更误服滋补，反成劳瘵。果系虚火，惟壮水一法，但养阴之药，又皆阻气滞痰。薛生白云：金水不相承捱，致咳久不愈，切勿理肺。肺为娇脏，愈理愈虚。亦不可泛然滋阴，宜用整玉竹、川石斛、甜杏仁、生扁豆、北沙参、云茯神等药，可以为法。（《鲟溪医论选》）

　　痰火为病，恶风发热，脉来弦数，全与伤寒无别，但听其咳嗽、气急，可以知其为痰火也。夫痰火之起，由于脾经血少，胃火太甚，熬煎津液为痰，上传于肺，故令咳嗽、气急。然胃火一动，相火翕然从之，所以恶寒、发热。宜用舒中芍药汤，三四剂后，脉宜和缓，若弦数不减，数大有力，是为孤阳无阴，多主于死。若脉来微减或细数者，法当看其痰色：如咳吐黄痰，胸中不快，食积生痰，宜用瓜蒌枳实汤；如痰色青白，稀而不稠者，肾虚水沸为痰，宜用加味地黄汤，滋水以制火，不必拘于治痰也。又有初起之时，外无寒热诸症，内无烦热、气急，但见神昏不安、肢体无力、声音低小、饮食不进、脉来沉细无力者，宜用香砂六君子汤，甚则八味地黄丸亦可用也。（《医学传灯》）

　　王氏曰：咳为有声，肺气伤而不清；嗽为有痰，脾湿动而生痰。此咳之所从治也。然必察其所由以治，庶中肯綮。何也？外邪致咳，风则始必鼻塞声重，自汗恶风，法当解之；寒则始必恶寒无汗，声清气壮，法当散之；若表证重者，俱或头痛，发热，又当汗之。此外感咳嗽之证治也。若内伤之咳，痰火则甚于清晨，法当清痰降火；火浮于肺，为咳则甚于黄昏，治在清金；土郁食积为咳，则甚于长夜，治在消导理脾。若夫阴虚为咳，证则不然，有多种证谛可征：咳必甚于午后，或兼诸血而有潮汗、遗滑等候，其法则异于诸咳天渊矣。贵在清金以益水源，壮水以制火亢，伐木无令脾虚，庶五脏无偏胜之害，乃令生化之源复行，而生生之机再续，加之调摄如宜，或可超之寒谷，而登阳和之境。不尔，而一概妄治，致人于颠连之乡，则杀人于无形之刃也。哀哉！

圣谓六淫之邪，近肺为咳；湿积痰涎，壅喉为嗽：二者脾、肺病也。若夫痨症咳嗽，由则不然。何也？始于水亏火炽金伤，息其生化之源，源既绝流，则渊注之泉自涸，真阴既竭，则相火日旺，金受火之煅炼，则自燥而烈矣。是以一火而致金水悉伤，母子俱病，故咳血、声嗄、咽痛，益水清金之法，可少待耶？当此之际，五脏已病其三，所未亡者，惟肝、脾而已。然金既为火贼，则水自寡畏，其不凌脾者鲜矣。剂中必增以制肝健脾之品，益其已，抑其胜，庶无木贼土败之祸。于此倘无抑扬之策，而反颠倒以治，则五脏之气，亏者愈亏，而亡者愈亡，其不食、脾泄、肌脱、肉消，势所必至，其能免乎？（《痰火点雪》）

劳嗽初起之时，多兼表邪而发。盖肺部既亏，风邪乘虚而入，风寒入肺，化为火邪，邪火与内火交灼，则肺金愈伤，而咳嗽因之不止。庸医但知劳嗽为内脏本病，而骤以芪、术益其气，归、地补其血，甚以白芍、五味、枣仁敛其邪，则邪气深滞腠理，胶固而难拔矣。余凡遇此症，先以柴胡、前胡清理表邪，及桔梗、贝母、兜铃之类，清润而不泥滞者，以清理肺金，或六七剂后，方用清凉滋阴之品，以要其终。但柴胡可多用几剂，前胡止可用一二剂；若表邪一清，柴胡亦须急去也。（《理虚元鉴》）

咳为无痰而有声，嗽为有痰而有声。其要皆主于肺。而治之之法，不在于肺，而在于脾；又不专在于脾，而反归重于肾。盖脾者肺之母也，肾者肺之子，故虚则补其母，虚则补其子也。如外感风寒而咳嗽，今人率以麻黄、紫苏之类，发散表邪。如果系形气病气俱实者，一汗而愈；若形气病气稍虚者，宜以补脾为主，而佐以解表之药。何也？脾实则肺金有养，皮毛有卫，已入之邪易出，后来之邪，无自而入矣。若专解表，则肺气益虚，腠理益疏，外邪乘间而入，何时能已也？须以人参、黄芪、甘草补脾，并桂枝以驱邪，此不治肺而治脾，虚则补母之义也。《仁斋直指》云：肺出气、肾纳气也。肺为气之主，肾为气之藏。凡咳嗽暴重，动引百骸，自觉气从脐下逆奔而上者，此肾虚不能收气归元。当以六味肾气丸主之，勿徒从事于肺，虚则补其子也。

有火烁肺金而咳嗽者，宜清金降火。今之医书中论清金降火者，以黄芩、天冬、麦冬、桑根白皮清肺金，以黄连降心火，石膏降胃火，以四物、黄柏、知母降阴火。殊不知清金降火之理，似是而实非。补北方，正所以泻南方也；滋其阴，正所以降火也。盖病本起于房劳，不过亏损真阴，阴虚而火上，火上而刑金，则金不能不伤矣。宜先壮水之主，用六味丸补其真阴，使水升而火降；即以参、芪救肺之品，以补肾中之母：使金水相生而病愈矣。（《履霜集》）

干咳者，有声无痰，病因精血不足，水不济火，火气炎上，真阴燔灼，肺脏燥涩而咳也。丹溪云：此系火邪郁于肺中而不能发，水火不交所致，宜补阴降火。症从色欲来者，琼玉膏最捷。午后咳，阴虚也；黄昏咳，火气上感于肺也。（《理虚元鉴》）

余于痨嗽症，尝列四候以为准。夫四候者，肺有伏逆之火，膈有胶固之痰，皆畏非时之感，胸多壅塞之气。然此四候，以肺火伏逆为主，余三候则相因而至。盖肺为五脏之天，司治节之令，秉肃清之化，外输精于皮毛，内通调乎四渎①。故饮食水谷之精微，由脾气蒸发以后，悉从肺为主，上荣七窍，下封骨髓，中和血脉，油然沛然，施于周身，而何痰涎之可成哉？惟肺为火薄，则治节无权，向精微不布于上下，留连膈膜之间，滞而为痰，痰老则胶固而不可解，气无以宣之也。又肺主皮毛，外行卫气，气薄而无以卫外，则六气所感，怯弱难御，动辄受损，则本病而复标邪乘之。或本火标风，则风助火势，而清火易滞其气，驱风必燥其营；本火标寒，则寒火结聚，而散寒则火煽，降火必寒收；本火标暑，则暑火同气，本火标湿，则湿火交煎。虚劳一遇此等标邪触发，或兼伤寒，或兼疟痢，必至轻者重而重者危。故于时已至而气未至，时未至而气先至，或至而太过、至而不及等，皆属虚风贼邪，所宜急防之也。胸者，心肺交加之部，火炎攻肺，而气不得以下输，则气多壅塞，尤不当以宽胸理气之剂开之。总之，肺气一伤，百病蜂起，风则喘，痰则嗽，火则咳，血则咯，以清虚之脏，纤芥②不容，难护易伤故也。故于心肾不交之初，火虽乘金，水能救母，金未大伤者，预当防维清肃之令，以杜其渐，而况劳嗽已成，可不以保肺为治哉！（《理虚元鉴》）

久嗽不愈，缘于肺虚有火，法当清肺润肺，忌用涩燥闭气之药。谓若误用粟壳、诃子，俾火壅于肺，不得下降，若再兼参、术、半夏，即死不旋踵矣。世医多蹈此弊，特为表出以示戒。（《顾氏医镜》）

《客尘医话》云：咳嗽大半由于火来克金，谓之贼邪，最难速愈。因风寒外袭，而生实火，急宜泻之，若失于提解，久之传变生疾，误服阴药，反成劳瘵。此数语甚的。又云：如果系虚火，惟壮水一法，但养阴之药，又皆阻气滞痰，是在治之者灵也。如生脉六君汤、金水六君煎之类，最为妥当。余按金水六君煎，景岳以治肺肾虚寒，水泛为痰，而《景岳全书发挥》訾其立方杂乱二陈、地、归，且谓水泛为痰而用二陈，于理不通，当用地黄汤，至壮水之法，六君汤亦非所宜。薛生白有案云：此由金水不相承招，故咳久不愈，切勿理肺，肺为娇脏，愈理愈虚，亦不可泛然滋阴，方用整玉竹、川石斛、甜杏仁、生扁豆、北沙参、云茯神，迥胜于生脉六君汤、金水六君煎。余仿此以治久嗽阴伤，无不获效。（《冷庐医话》）

伤风咳嗽，轻浅病也，治之也易，病者多忽。然六气皆令人咳，病者一例忽之，迁延勿治，数旬而后，咳伤肺络，痰中见血，见血之后，病人方着急求治。医师须认清为何气所干，散其邪，化其痰，倘见血而投止涩，见嗽而投润肺，其始非不小效也，而瘀血内积，外邪留伏，咳既不愈，瘀凝成块，更感外邪，则咳转剧，瘀块陡出，医更以大清之剂，遏之暂愈，续发辗转成痨，以致不可救药者，我见甚多，不可不戒也。又有冷嗽者，病由夏雨淋背，寒袭肺俞而作，咳逆上气不得卧，病似至危，其实无妨也，以小青龙汤治之，无不愈者。其病经三五年之老嗽，遇寒即发，投以小青龙，亦无不愈者，但不能拔其根株耳！（《留香馆医话》）

---

①　四渎：渎，大川。古称江、淮、河、济为四渎。此处喻指心、肝、脾、肾四脏，意谓肺与四脏相通。
②　纤芥：亦作"纤介"，细微的意思。

医苟能知其理，并知各物之性，则虽寻常各物，无在而非药物也。曩者宰闽之安溪，其俗朴野，视官如神明。一日有执香而踵门者，吏曰：此其家有病人，而来求药者也。不必问其何病，亦不必定是药物，随意与以食物，习俗如是，仿佛如求仙方然，其愚真可嗤。余姑询何病？则曰：久咳，喜饮。因思久咳则无庸开泄，适席间有梨，予以二枚，嘱其煎服而愈。以熟梨能润肺燥也。

又进京，在船遇一友，患咳不畅。友曰：登舟才咳，苦于有医而无药。余曰：是不难。诊之脉浮数，舌薄黄，症属风温。因嘱其取包南货之干箬叶，煎一大盂，服之而咳畅，以是物辛凉泄肺也。

又一次夏令晋京，遇一新学家，嫌舱中人多气热，另卧舱面，谓可得空气。天明时，发热恶寒，无汗，困惫甚。茶房扶之下，与余商同一舱。询其欲服药否？渠曰：奈船中无药何！余曰：是不难。症属风寒，因嘱其取勃兰地一大杯，和以薄荷酒一小杯，温而服之，盖被取汗，亦应手而愈。以两酒合服，辛温发表也。

此三事近于游戏，均无足述，拉杂书之，聊助谈资云尔！（《景景医话》）

王梦隐善治温热，惜力诋温补，一偏之见，不无语病。惟案中痰热诸方，罗罗清疏，与众不同，梦隐亦不愧当代名医也。余治一黄姓老人，以髦髦之年，始因风热咳嗽，继则痰鸣气喘，不能平卧，人皆以为危矣。余观老人阴阳根蒂尚固，无虑其喘脱告变，乃痰热阻于窍络，兼挟肝阳之象，用桑、菊、竹茹、兜铃、蛤壳、旋覆、冬瓜子、桔梗、杏仁、橘络等，仅服一剂，即连转矢气而瘳。仿梦隐之法而略为加减也。（《勉斋医话》）

丙午春，余以忤长官罢职归，寓湖州，子女林立，而宦囊如洗。继室汪氏忧甚，肝郁生火，木火刑金，得咳症。余不敢自医，延医医之，久不愈，且日剧，加经断，吐血，继以白血，大便艰。医咸曰：怯成矣。辞不治。余乃遍检方书，用《千金方》意，以生粉沙参一味治之，日服五钱，五日后，便中下血块一；再服，又下血块二，咳顿止。乃以百合、冬虫夏草两味常服之，元日服，饮食渐如常。又数月，觉腹胀如向来经将至之状，余亦意其可至也。用丹皮之辛以动之，丹参之咸以降之，果通，病全愈，始终未用养阴养血之套药也。盖肺与大肠相表里，脏病而驱之自腑出，则肺不病，肺不病则自能制肝，虽病起于肝，未尝治之而火自平矣。（《景景医话》）

坊者孙伯魁，岁廿余，体素健，伤风咳嗽将一月，忽痰喘，卧床不食，脉微数而弱。予舍脉从症，治以消风驱痰之品，二帖，呕痰甚多，然余症不减，脉亦如前。予思风邪宿痰去，脉当出而症当减，今仍如前者，真虚症也。遂以六君子汤加归、芍、龙眼肉与之，喘嗽渐止而思食，四帖全愈。问其平日，过饥则汗出而颤，其中虚可知，勿谓少年藜藿之人，无外感虚症也。（《医权初编》）

肺为五脏华盖，体本清虚，一物不容，毫毛必咳，有外感六气而嗽者，有内伤七情、六欲而嗽者。治当先其所因。癸巳冬，余寓天津，高君诚斋之室，晨起即嗽，至暮尤甚，连咳不止。延余往诊，切其脉浮虚细数，知是寒束于表，阳气并于胸中，不得泄越所致。用利膈煎治之，下咽即安。又曹某，每日午后必发干咳数声，病已年余。问治于余，切其脉，六部中惟左尺沉按则数，知阴分至深处有宿火内伏，故午后阴气用事时，上冲于肺而咳。朱丹溪所谓火郁之干咳嗽，症最难治也。余用杞菊地黄丸意加减治之，十余剂而愈。

丙申冬，余又至天津，周菁莪大令患咳嗽症甚剧，终夜不得卧。来速余诊，切其脉，六部细数，右关尺按尤有力，知是大肠温邪上乘丁肺而咳，用芩知泻火汤加减，十数剂而治愈。

丁酉夏初，江君镜泉，子后午前咳嗽痰多，并见筋骨酸痛、食少、神疲等症。余诊之，脉来缓弱，知是脾虚寒侵，用理中汤加味，温补而愈。此数症也，或表或里，或虚或实，或寒或热，如法施治，应手奏效。故先哲有言：咳嗽虽责之肺，而治法不专在肺，诚以咳嗽受病处，不尽属于肺也。今人但知咳不离乎肺，凡见咳嗽，即以辛药治之，一切咳嗽不因于肺者，缠绵不已，永无愈期；迨至劳症将成，乃归咎于肺气不充与肺阴不足。今试问气何以不充？阴何以不足？非缘过服辛药，肺经受伤之故欤！使能先其所因，不沾沾于治肺，则咳早平而金不受困，其得失为何如耶？（《诊余举隅录》）

前哲云：久病咳嗽，声哑者难疗。又云：左侧不能卧者为肝伤，右边不能卧者为肺损，新者可治，久者不可治。又云：久嗽脉弱者生，实大数者死。又云：咳而呕，腹满泄泻，脉弦急者死。又云：咳嗽见血，血似肉似肺，如烂鱼肠，此胃中脂膜，为邪火所烁，凝结而成，方书咸谓必死。执此而论，似遇前项症情，万无生理，而抑知不然。

丙申冬，余客天津，启泰茶叶店主人方君实夫之室，病经一年，医治已穷。其友许绳甫，是吾友也，代邀余诊。据云初起咳嗽，眩晕，继而头痛，未几头痛减轻，咳嗽加重，面肿，肢冷，自汗，耳鸣，夜不能卧，痰中间血如脂，音哑咽疼，胸前胀满，大便溏泻，每月经来两旬始尽，色见淡红，腹必胀痛，症象颇危。余切其脉，实大而疾，知是伏火久积，阴不济阳，所谓难疗、不治、必死者近是。此时风散不能，温补不得，惟有滋清一法，然恐杯水车薪，终不能胜。遂合犀角地黄汤、羚角石膏汤，重剂投之，并饮冰雪水以佐之。共服羚角、石膏各斤余，犀角一两，冰水数碗，生地等药无数，而后病始霍然愈。或闻之，惊为异。余曰：何异之有？所患者，世俗之庸耳！天下惟庸人最能误事，以迟疑为详审，以敷衍为精明，以幸免旁人之指摘为是，以迎合主人之意见为能，虽病至转重转危，犹莫求其所以然之故，此诚大可悯矣！夫症有轻重，有浅深。轻者浅者，略投轻剂，便可望愈；若来势极重，宿积尤深，非峻剂多剂不能挽回。比如衣服，新染油污，一洗即去；若系宿垢，即迭洗亦不能遽净，必浸之、润之、更刷之、括之、几费经营，而后洁然若更新焉。无他，新久之势殊也。是月也，同乡左某因小星病，亦邀余诊。据云初起服龙胆草，以致病剧，继饮吴萸、桂枝等剂，稍间，延令缠绵数月，头痛目眩，卧不能起，稍坐即旋，畏寒特甚，暖气不已，腹满食微，症又转重。余切其脉，左弦数，右微缓，知是肝阴与胃阳两伤。合羚芍地黄汤、事中汤出入加减治之，诸症渐平。或问其故，余曰：是症也，由误服龙胆所致。盖龙胆苦寒泻肝，误饮入胃，胃亦受戕。人第知龙胆寒肝，不复思其寒胃。恣用吴萸、桂枝，肝阴受灼，风阳以升，而胃中积寒仍不能化，所以见阴阳两虚之象。

阴虚，用羚、芍、地黄以补之；阳虚，用参、术、干姜以补之。此正治也。所异者，汤药外，更用炭火灸腹，腹中有声如爆竹状，胀满即觉减轻。较之前症，用冰雪水，一寒一热，迥乎不同，故连类及之。（《诊余举隅录》）

一男子，年五十，色欲过度，咳嗽吐血，脉虚而无力。医以贝母等药清肺，六味丸加紫河车补肾，遂致肌肤消瘦。又一医，以河车、人参、天麦门冬熬膏，日饮三五大杯，后以参、芪带消痰行气药，服之病虽少愈，而喘满不能行动，但饮食不减，至春咳嗽又甚，知其肾之脾胃虚也，谓从后来者为虚邪。湿热在肺胃之间，久久不治，必变中满。宜保定肺气，使母令子实。用人参二钱，白芍一钱，五味子三分，干姜炒七分，肉桂五分，炙甘草五分，水煎热服，呷一口，少顷又进一口，庶药不至下行，服三十帖全愈。（《医家秘奥》）

一童子年十五，患寒热、咳嗽、面赤、鼻塞，夜剧。家以为伤风。仲淳视之曰阴虚。盖伤风面色宜黯，今反赤而明；伤风发热，必昼夜无间，今只夜剧。鼻塞者，因火上升壅肺，故鼻塞。是以知其阴虚也。投鳖甲以除寒热；生地以补肾阴；麦冬、桑皮、贝母、沙参、百部清肺降火；五味收敛肺火。不四剂而安。（《何氏虚劳心传》）

郭，年四十许，素有痰饮，每值严寒，病必举发，喘咳不卧，十余年来，大为所苦。甲申冬，因感寒而病复作，背上觉冷者如掌大，喉间作水鸡声，寸口脉浮而紧，与小青龙汤，二剂即安。至冬乃灸肺俞、大椎、中脘等穴，以后不复发矣。凡饮邪深伏脏腑之俞，逢病发作，用灸法必能除根。惜人多不信，致延终身之疾，可慨也！（《一得集》）

痰火上壅，喘嗽发热，足发冷者，服消痰降火药必死。宜量其轻重而用人参，多至一两，少则三五钱，佐以桂、附煎浓汤，候冷饮之，立愈。韩懋所谓假对假、真对真也。然此症实由肾中真水不足，火不受制而上炎。桂、附火类也，下咽之初，得其冷性，暂解郁热，及至下焦，热性始发，从其窟宅而招之，同气相求，火必下降，自然之理也。然非人参君子，则不能奏功。（《医暇卮言》）

家母年五十时，患咳嗽，百药不效。严冬时，卧不安枕。遇一老医，传授一方，系米壳四两，北五味三钱，杏仁去皮炒熟五钱，枯矾二钱。共为细末，炼蜜为丸梧桐子大。每服二十丸，白糖开水送下。吞服数日，病若失，永不复发。家母生于甲辰，现年八十有六，貌若童颜。以后用此丸疗治咳嗽全愈者，笔难悉述。（《医话拾零》）

武林丰乐桥华光巷俞姓者，年五十余，患湿邪内蕴，初冬微感风寒，咳嗽气逆。延湖南医士治之，重用麻黄、干姜、石膏三味，连服六七剂，而腹胀甚；改用商陆、甘遂、大戟、牵牛硬下，初服似觉宽快，久之其胀愈甚。至新正乃邀余诊，脉已离根，面色灰滞，气逆音哑，所吐之痰，状如腐肉，小便点滴不通，化原已绝，一误再误，无药挽救，真所谓杀人不以刃也。按是症初起，本属小恙，投以杏苏散一二剂，便可奏效。乃用辛温重药，以致风寒湿之邪，内外凑合，结于太阴、阳明之分，而为膜胀。病本非水，而硬下之，使水道反闭而小便不通。危迫至此，虽神圣亦无所施其技也。徐灵胎云：不死于病，而死于医。非斯之谓，而谁谓耶？噫！（《一得集》）

江建霞名标，余至好也。一夕筵次，闻其咳嗽。余曰：君咳不畅，有外邪闭塞肺经，宜服开泄药。江曰：有西医劝服止嗽药水，拟即服之矣。余曰：西药余未详其性，但顾名思义，恐是劫剂。古云伤风不醒便成劳，似不宜服。渠意不谓然。江与余省试，先后出汪瑶庭先生门。时汪任长邑，其明日为师母寿诞，约祝寿再见。至明日，江不至，晚筵时，瑶师云：江仆来，言建霞病不来矣。以为小恙，未之省视。又匝月余，闻噩耗，为之骇然，不意筵次一别，遂成永诀。后晤其兄霄纬云，病重时曾至曹君智涵处诊治，曹极言病险，建霞犹不为然。曹告其家人曰：尺脉弱甚，肾亏已极。余细思之，此犹是邪留于肺，肺病金不生水，为止嗽药水强止其嗽之害。盖肾阴素亏者，肺热液涸，肾无来源，往往不起，劳瘵中有七日之急痨，半由于此。人皆以为日甚短，不疑其为劳耳！（《景景医话》）

毛某久嗽夜甚，晨吐宿痰酸沫，脉右虚濡，左浮长，已似木气贯膈犯肺，乃因臂痛，服桂枝、川乌等药酒。肺为娇脏，不受燥烈，呛咳益加，喘急上气，此为治病添病。当主以辛润，佐以酸收，经所谓肺苦气上逆，以酸补，以辛泄也。清肺饮去桔梗，加白芍、苏子、桑皮，数服痰咳稀，喘亦定，但纳谷少。用培土生金法，去桑皮、五味，加山药、苡米、潞参、茯神、莲子、炙草、南枣、粳米煎汤，数服而食进。（《清代名医医话精华·林羲桐》）

二、哮喘

哮症每遇寒即发，历久不愈。发时咳嗽，咽有痰声，呼吸不利，似喘而实非喘也。其症多由脾湿不能健运，食饮之精液易成痰饮，每伏于脾肺之络；及逢秋冬之令，外寒搏伏，阳气内攻，痰饮阻碍气道，而症作矣。故得温散而愈者，使阳气外宣而不内动痰饮也。其症在络不在脏。在络则不当要道，故去之难；不在脏则不伤元气，亦不易戕生。然由经络伤及脏，由脾肺伤及肝肾，阳虚不生，阴虚不长，是亦大可忧也。经云：治病必求其本。脾不健运，皆由命门火衰，补火生土，则本中之本也；其次用补脾利湿，使痰不生，则本中之标也；去有形之痰者，则标中之本也；祛无形之外邪者，则标中之标也。平日只宜固本，发时暂用治标，辨轻重之方，审变化之法，先后不紊，缓急得宜，其发也必疏，虽久也可愈，在临症者权衡矣。（《医经余论》）

哮症有感冷而发者，有感热而发者。以余验之，感冷而发者居多，盖肺喜温而恶寒（此温字当作温养之温字看，不可作温热之温字解），所以《内经》有云：形寒饮冷则伤肺。肺属金而主气，气主煦之。倘金寒水冷，无气温蒸，此哮症之所以频发不止焉。予治一谷姓室女，年华二八，面目虚浮，喘息不已。其母曰：此女哮患，从幼至今，迄未全愈。曩昔或一年数发，或一月一发，今则一月数发，或数日一发。发时喘息抬肩，痰鸣如锯，痛苦状态，口难罄述。余诊其脉小而迟，重按无力，询知胸前板冷，或稍受风冷而即发。其为上焦阳位不能如离照当空，而浊阴弥漫，痹窒不通无疑。遂用瓜蒌薤白汤合二陈汤、白术泽泻汤，加旋覆花、苏梗、桑白皮之属，复方图治。嘱服六剂，宿患顿蠲。（《勉斋医话》）

齁喘之病，方书皆名哮吼，为其声之恶也。此因误啖盐酱咸物，搏结津液，熬煎成痰，胶黏固结，聚于肺络，不容呼吸出入，而呼吸正气反触其痰，所以喘声不止也。肺有痰热，毛窍常开，热气得以外泄，所以伏而不发；一遇秋冬寒气外束，邪热不得宣通，故令发喘。脉来浮数滑大者，宜用定喘汤，发去标邪；再用加减鸡鸣丸，常常服之，自可除根。每日饮食只宜清淡，不宜浓厚。盖人身之痰，不能自动，必随脾之健运，贮于肺络，结为窠囊积饮，如蜂子之穴于房中，莲实之嵌于蓬内，生长则易，而剥落则难，全要胃气清虚，则痰之上注者，得以返还于胃，然后可从口而上越，或从肠而下达。今人肥甘厚味，日不绝口，兼之饮食不节，虽有医药，庸有济乎？此乃气分之病，或有传于血分，而为喘急失血者。先吐痰后见血，犹为积热；先吐血后吐痰者，阴虚火动。照依法症调治，一切燥药，毫不可尝。推而广之，齁病属热者固多，而肺寒者亦有，不可泥定是热。凡脾胃虚寒，气不能运，积成冷痰，上注于肺，亦成齁喘。其人四肢厥冷，脉沉细缓，按之无力，即其候也。宜用六君子汤加款冬、金沸、杏仁、炮姜治之。但热者多，而寒者少，又不可不察耳！

齁喘之病，痰火为本，而外感、内伤之因，所触不同，未可以一端尽也。寒伤肺喘，脉必数大，可用定喘汤散。风伤肺喘，脉必细缓，自汗、恶风，宜用参苏饮解之。因于气者，其脉必沉；因于食者，脉必弦滑；因于色者，脉沉细数：治之又有不同。今人一遇是症，便以定喘为主，何致胶固若此耶？（《医学传灯》）

喘之为病也，其类有四：曰气急，曰气逆，曰气短，曰气脱。其因有寒有热，有虚有实，缕析于下。

气急者，寒也。气之呼吸，取道肺脘，而胃脘附之。二脘者，气之所并行也。或风寒从毛窍、从背脊入于肺络，侵及肺脘；或饮食寒冷太过，伤于胃脘。二脘相附，其气相通。有寒则彼此相移，二脘俱缩而不展，不展则气之道窄，寒微但呛咳而已；甚则肺中诸窍皆紧，气出不利，逼迫膻中，不得上达，风寒与水饮相搏，夜不安枕，渐致摇肩仰息矣。经曰：形寒寒饮则伤肺，气逆而上行，非逆而上也，乃伏而不得上也。近时医见呛咳，即投清降，以致二脘得药愈紧，阳气愈下结，愈上促，病者烦悗不堪，如有捉其咽喉，缚其胸膈者是也。故近时患小青龙证，无不终致劳损者，徐灵胎谓为风寒不醒成劳病也。

气逆者，痰也。有湿寒，有湿热，病属在里，非由外感，肥人多有此证。凡人之气，由口鼻呼吸出入者，其大孔也，其实周身八万四千毛孔，亦莫不从而嘘噏。痰阻经遂，则气之呼吸不得旁达，而聚于膻中，只能直上咽喉，出于口鼻，已觉冲激矣。更有时痰涎壅盛，横格膻中，而气道愈狭矣，此湿寒湿热成痰成饮者所常有也。此人若感风寒，即近哮症矣。

气短者，热也。亦有水气射肺，非风寒之外来，非痰症之有形，乍觉呼吸至膈而止，不能下达。非全不达也，入迟出疾，不能久留于内也。所以然者，肝肾血热，阴气不敛也。又有感受风热，肺中津液为亢气所耗，不得柔润，膻中干燥，孔窍生烟，是气管因津耗而燥急，气行不能开阖匀布也。伤暑者必有此证。凡气之流行，必有津以润之，始能开阖滑利；燥则阴虚阳亢，觉开而不得阖矣。水气射肺者，或因渴饮乍多，或因汗出乍闭，湿逼热气上冲，如火得水以沃之，非真有胶固之水饮也。更有略无所因，而脾胃不运，大便久秘，肠中浊气上蒸于肺，以致升降不利，呼吸短促者。仲景曰：平人无寒热，短气不足以息者，实也。注谓实为饮邪，非也，大便秘结之故也。温病有燥屎，冲隔气喘，舌黑、齿枯者，不治。

气脱者，乃真喘也。真气离根，呼吸至胸而还，不能下达丹田，自觉气无所依，张皇失措，摇肩俯仰，烦躁不宁，无力下吸，出多入少。此或因久咳，或因大汗吐下，亡血失精，阴脱而阳无所恋矣。急则危在顷刻，缓亦不过数日。仲景曰：少阴病，下利止，息高者死，是也。亦有下焦肝肾久受寒湿，渐逼命火上越，肺气不能下纳者。

其他自觉气少下陷，呼吸不足不利，而不见喘促低昂、抬肩撼胸外形者。或禀赋不足，或脾胃有湿，或大病初愈，或过泄伤气，不可枚举，然病因大略如此，但有微甚而已。

夫气急者，气不得出也，哮之微者，非喘也；气逆者，气不得散也，近于呕哕而非呕哕，亦非喘也；气短者，气不得聚，呼吸不续，近于喘矣，以其乍见，无他证，故无伤于根本也。三者皆病在于肺，而兼在胃。气脱者，散而不聚，升而不降，病独在肾，与前证情形迥别。本最易辨，惟夫气急之久，气逆之甚，渐至于脱者，其形相象，然病至此，真气已孤，直谓之脱，亦可矣。尝诊一妇，自冬病喘，至春不愈，始延予诊。至则见其形状非喘也，乃哮。寒气束肺，气塞不出，日久邪深，真气内陷，便溏下气，肺中寒涎注满，真气已不能到。其脉两关以下，洪大滑数，两关以上，细微如丝。其肤外凉内热，重抚如焚。病人自觉头上胸中不知何处，缺少一件本体。是肺中已无生气矣。夜静昼剧，阳气孤危，其哮逼苦状，实不忍见。予谢不敏。延后一月始殁。故知邪气逼塞，非真气自脱者，虽至极危，犹可稍延时日云。

又按喘有三焦之辨。经云邪气在上，此风寒伤肺，气不得升也；浊气在中，此湿热、痰饮聚于胃，气之滞于升降也；清气在下，此寒湿之地气，从下焦脚膝之筋骨，上入肝肾，直捣命门，命火不得安其宫，肺气不得归其窟，有呼无吸，此气之不得降也，是真喘也。其上二焦之病，非喘也，乃哮也。然哮亦有二，此风寒与痰饮相结，但互有轻重耳！凡不分四时，受寒即发，发即气闭，迫塞欲死，滴水不入，彻夜无眠者，此上焦之风寒，重于痰饮者也，数日即愈，复如常人矣。凡春暖即愈，秋凉即发，发即呼吸短促，昼夜相等，饮食减少或如常者，此中焦痰饮，因天寒肺气不舒而激发者也。若不新感风寒，其病势未至逼急欲死也。治之之法：上焦之治，从小青龙；中焦之治，从平胃散：各随轻重而互参之。此即太阳、阳明之别也。太阳者，风寒由肺俞内侵肺络，入伤肺脘，是病起于气分，致太阳之气化不行，而后水邪上泛也；阳明者，是胃中本有湿痰，肺中久为浊气所据，天寒呼吸寒气，而肺中浊气遂结矣。一由俞络，一由呼吸，故治异也。若夫正气离根，气上不下，及胸而还，稍动即出汗，久卧又气阻，仅能伏几危坐者，命火熄，水邪肆，阴风惨淡，日色无光，是何等象耶！治之惟黑锡丹一法，差堪尝试，不敢必效也。经曰：喘喘连属，其中微曲。此言脉也，而摹绘喘病，亦自逼真，谓其气连连直上，微有反曲耳！然则喘之为气升不降也，岂可与气塞而不得出者同称耶？（《读医随笔》）

戴云：有痰喘，有气急喘，有胃虚喘，有火炎上喘。痰喘者，凡喘便有痰声；气急喘者，呼吸急促而无痰声；胃虚喘者，抬肩撷肚，喘而不休；火炎上喘者，乍进乍退。得食则减，食已则喘。大概胃中有实火，膈上有稠痰，得食咽坠下稠痰，喘即止；稍久，食已入胃，反助其火，痰再升上，喘反大作。俗不知此，作胃虚治以燥热之药者，以火济火也。昔叶都督患此，诸医作胃虚治之，不愈，后以导水丸利五六次而安矣。

凡久喘，未发，以扶正气为要；已发，以攻邪为主。

有气虚短气而喘，有痰亦短气而喘。

有阴虚，自小腹下火起而上者。

喘急有风痰者，《妇人大全方》千缗汤。

阴虚有痰喘急者，补阴降火，四物汤加枳壳、半夏。

气虚者，人参、蜜炙黄柏、麦门冬、地骨皮之类。

大概喘急之病，甚不可用苦药凉药，火气盛故也，可用导痰汤加千缗汤治之。

诸喘不止者，用劫药一二帖则止之。劫药之后，因痰治痰，因火治火。椒目碾极细末，用一二钱，以生姜汤调下，止之。

又法：用萝卜子蒸熟为君，皂角烧灰，等分，为末，以生姜汁、炼蜜为丸，小桐子大。每服五七十丸，嚼化下之。效。（《金匮钩玄》）

古之所谓喘，即今之所谓气促。《说文》喘，疾息也。疾息，谓息之疾者。两经多以喘息对说，正以喘为疾息，息为平息故也，勿作串说。疾息正今之气促，而又非气短之谓。短气者，息不必促，而其气不足以息，故不曰短息，而曰短气。气促者，气不必短，而其息不利于气，故《脉经》或谓之息促，而后世浑言之，则遂曰气促也。今之所谓喘，即古之所谓上气。郑注《周礼》上气，逆气也。逆气谓其逆在气，则不仅责在息。人之将死，有张口抬肩而逆气者此也。浅者不识上气，谬目为喘。由是今之喘，重于古之喘数倍矣。岂知此喘，乃是气逆，苟非不治，多有下之而愈者，如咳逆葶苈泻肺汤症，及《外台》备急丸症是也。若疾息之喘，是肺实所致，宜用宣利，如太阳麻黄汤症是也。古人分别之严，原为治法设，非可苟焉而已。自二症混，而治法乖矣。（《研经言》）

喘者息促，气急不能平卧也。外感邪入而为喘，属肺受风寒，其来暴，其脉实，其人强壮，数日之间，忽然壅气，喘咳不得平卧者是也。如近日哮病居多，乃肺金一经受病，药宜甘梗汤加减，此属实喘也。若内伤，无外邪中入，乃肺肾受病作喘，其来渐，其脉虚，其人倦怠，或因病后，或因咳久而喘促渐甚，不得平卧者是也。如近日大富羸病，乃肾元亏损，肾气不纳而上出于肺，肺为门户而主气，肾气上冲，肺不能主，出多入少，又肺叶胀大，不能收敛，卧则叶向脊上，阻塞气道之路，喘咳更甚矣。此属虚喘也，治宜大补肺肾之原。

第内伤之喘，有阴虚、阳虚之异：如面赤，口渴，大便秘，属阴虚；如面㿠白，口不渴，大便泄，手足冷，属阳虚。阴虚者，六味地黄汤加减，如麦冬、沙参、苡仁、玉竹、阿胶、童便之属，皆为合法；阳虚者，八味地黄汤加减，如人参、紫河车、枸杞子、菟丝子、杜仲、鹿角胶之属，皆为合法也。然阴虚作喘而补阴是矣，第阴中有阳，服六味汤多剂不应，则又加人参、枸杞子、菟丝子、杜仲、河车之属，取阴阳互根之义也；阳虚作喘而补阳是矣，第阳中有阴，服八味汤多剂不应，则又加沙参、麦冬、玉竹、童便之属，取阴阳相济之义也。

治病贵乎贯通，闻一知十，神而明之，存乎其人矣。

阴阳互根、相济之义，发喘症未发之蕴。（《杂症会心录》）

《内经》云诸喘皆属于上，又谓诸逆冲上，皆属于火。盖火之有余，水之不足也；阳之有余，阴之不足也。凡诸逆冲之火，皆下焦相火，出于肾、肝者也。肾水虚衰，相火偏盛，壮火食气，销铄肺金，乌得而不喘气耶？须用六味地黄丸料，加麦冬、五味子，大剂煎饮，以壮水之主，则水升火降而喘自定。盖缘阴水虚，故有火，有火则有痰，有痰则咳嗽，咳嗽甚则喘也。

有一等似火而非火，似喘而非喘者，其人平日若久病，但觉气喘，非气喘也，乃气不归元也。视其外症，四肢厥逆，面赤而烦躁恶热，似火非火也，乃命门真元之火，离其宫而不归。察其脉，两寸浮大而数，两尺微而无力，或似有而无为辨耳！不知者以其有火也，少用凉药以清之，以其喘急难禁也；佐以四磨汤之类以宽之，下咽之后，似觉稍快，少顷依然。岂知宽一分更耗一分，甚有见其稍快，误认药力且到，倍进寒凉快气之剂，立见其弊矣。何也？盖阴虚至喘，去死不远，幸几希一线牵带在命门之根。易治者以助元接真，温补下元之剂，俾反本归元，或可全生，然亦不可峻骤也。且先以八味丸，煎人参生脉散送下，觉气若稍定；然后以十全大补汤，加补骨脂、牛膝等，以镇坠之于下；又以八味丸，日夜遇饥则吞服方可。然犹未也，须远房帏，绝色欲，经年积月，方可保全；不守此禁，终亦必亡而已。聪明男子，当自治未病，毋踏此危机。（《履霜集》）

人身难治之病有百证，喘病其最也。喘病无不本之于肺，然随所伤而互关，渐以造于其极，惟兼三阴之证者为最剧。三阴者，少阴肾、太阴脾、厥阴肝也；而二阴又以少阴肾为最剧。经云：肾病者善胀，尻以代踵，脊以代头。此喘病兼肾病之形也。又云：劳风发在肺下，巨阳引精三日，中年者五日，不精者七日，当咳出青黄浓浊之痰如弹子大者，不出者伤肺，伤肺者死也。此喘病兼肾病之情也。故有此证者，首重在节欲，收摄肾气，不使上攻可也；其次则太阴脾、厥阴肝之兼证亦重，勿以饮食忿怒之故，重伤肝、脾可也。若君艺之喘证，得之于髫幼，非有忿欲之伤，止是形寒饮冷伤其肺耳！然从幼惯生疮疖，疮疖之后复生牙痛，脾中之湿热素多，胃中之壮火素盛，是肺经所以受伤之原，又不止于形寒饮冷也。脾之湿热，胃之壮火，交煽而互蒸，结为浊痰，溢入上窍，久久不散，透开肺膜，结为窠囊，清气入之，浑然不觉，浊气入之，顷刻与浊痰狼狈相依。合为党援，窒塞关隘，不容呼吸出入，而呼吸正气转触其痰，齁齁有声，头重耳响，胸背骨间有如刀刺，涎涕交作，鼻頞酸辛，若伤风状。正《内经》所谓心肺有病，而呼吸为之不利也。必俟肺中所受之浊气解散下行，从前后二阴而去，然后肺中之浓痰略之始得易出，而渐可相安；及夫浊气复上，则棠囊之痰复动，窒塞仍前复举，乃至寒之亦发，热之亦发，伤酒伤食亦发，动怒动气亦发。所以然者，总由动其浊气耳！浊气本居下体，不易犯入清道，每随火势而上腾。

所谓火动则气升者，浊气升也。肾火动，则寒气升；脾火动，则湿气升；肝火动，则风气升也：故以治火为先也。然浊气既随火而升，亦可随火而降。乃凝神入气以静调之，火降而气不降者何耶？则以浊气虽居于下，而肺中之窠囊，实其新造之区，可以侨寓其中，转使清气逼处不安，亦若为乱者然。如寇贼依山傍险，蟠据一方，此方之民，势必扰乱而从寇也。故虽以治火为先，然治火而不治痰，无益也；治痰而不治窠囊之痰，虽治与不治等也。治痰之法：曰驱，曰导，曰化，曰涌，曰理脾，曰降火，曰行气。前人之法，不为不详。至于窠囊之痰，如蜂子之穴于房中，如莲子之嵌于蓬内，生长则易，剥落则难。由其外窄中宽，任行驱、导、涤、涌之药，徒伤他脏，此实闭拒而不纳耳！究而言之，岂但窠囊之中痰不易除，即肺叶之外，膜原之间，顽痰交结多年，如树之有萝，如屋之有游，如石之有苔，附托相安，仓卒有难于铲伐者。古今之为医者夥矣，从无有为此渺论者。仆生平治此症最多，皆以活法而奏全绩。盖肺中浊痰为祟，若牛渚怪物，莫逃吾燃犀之焰者，因是旷观病机，异哉！肺金以脾土为母，而肺中之浊痰，亦以脾中之湿为母。脾性本喜燥恶湿，迨夫湿热久锢，遂至化刚为柔，居间用事。饮食入胃，既以精华输我周身，又以败浊填彼窍隧，始尚交相为养，最后挹彼注此，颟为外邪示岂弟，致使凭城凭社辈，得以久遂其奸，如附近流寇之地，益以巨家大族，暗为输导，其滋蔓难图也。有由然矣！治法必静以驭气，使三阴之火不上升，以默杜外援，又必严以驭脾，使太阴之权有独伸而不假敌忾，我实彼虚，我坚彼瑕，批瑕捣虚，迅不掩耳，不崇朝而扫清秽浊，乃广服大药，以安和五脏，培养肺气，肺金之气一清，则周身之气翕然从之下降，前此上升浊邪，允绝其源，百年之间，常保清明在躬矣。此盖行所当然。不得不然之法，夫岂涂饰听闻之赘词耶！君艺敦请颛治，果获全瘳，益见仆言非谬矣。

胡卣臣先生曰：岐黄论道以后，从不见有此精细快彻之谭，应是医门灵宝。又曰：君艺童年锢疾，非所易瘳，今疾愈而且得子矣。先议后药，功不伟耶！（《寓意草》）

喘之为病，有风寒，有暑湿，有痰壅，有气郁，有水气上泛，有火邪上冲，致喘者不一端，要不越表里、寒热、虚实之分。先哲有言，治病以辨症为急，而辨喘症为尤急。盖见庸工治喘，拘守偏见，不能随症施治也。兹姑举其一。

壬辰秋，余至天津，适张汉卿观察病气喘甚剧，终夜不得卧，绵延已月余。邀余复诊，脉虚细数，审是夏季伏暑未清，阴虚火升为患。用润气汤加石膏，一剂，喘嗽平，能安睡矣；后承是意加减，两旬余而愈。当初治时，有闻方中用石膏，传为大谬者。愚思症起六月，暑邪内伏，非石膏不解，何谬之有？彼以石膏为谬者，殆患喘而不敢用石膏者也，否则辨证不明，误用石膏治寒喘，未得其法者也。夫仲景续命汤、越婢汤等方，俱加石膏以为因势利导之捷诀。李士材治烦暑致喘，用白虎汤。古人治火邪上冲，喘不得息者，罔不藉石膏以为功。盖暑喘用石膏，犹之寒喘用干姜，虚喘用人参，实喘用苏子，不遇其症则已，既遇其症，必用无疑。俗流信口雌黄，原不足辨，所不能不辨者，此等喘症最顽，愈未几时，倏焉又发，投剂稍差，贻误非小。

丙申冬，刘伟斋大令之令郎，病喘甚剧，数日一发，发则头痛身热，转侧呻吟，苦不可堪。余切其脉，右部虚数，左更微不可辨，按久又似有数疾情状，知是阴虚阳盛。与以冬地三黄汤，喘势渐平；继减三黄，进以参、芪，调养而痊。

丁酉夏，因劳复发。他医以头痛、身热为外感，而用温疏；以形瘦脉微为中虚，而与补益，病势又剧。余仍前清养法治之，旬余而愈。可见喘系宿疾，多由气质之偏，不得以寻常脉证相例，总恃临证者随时论病，随病论治，阴阳、虚实辨得清耳！（《诊余举隅录》）

张玉环感寒咳嗽，变为哮喘，口张不闭，言语不续，吟呻有声，外闻邻里。投以二陈、枳、桔，毫不稍减，延余救之。诊其右手，寸关俱见浮紧，重取带滑，断为新寒外束，旧痰内搏，闭结清道，鼓动肺金。当以三拗汤宣发外邪、涌吐痰涎为要。若畏首畏尾，漫投肤浅之药，则风寒闭固，顽痰何由解释？况经曰辛甘发散为阳，麻黄是辛甘之物也，禀天地轻清之气，轻可去实，清可利肺，肺道通而痰行，痰气行而哮喘愈矣。乃煎前方与服，果终剂而汗出津津，一日夜约吐痰斗许，哮喘遂平。二年因不忌口，复起前症而殁。（《清代名医医话精华·李修之》）

邻村刁某，年二十余，自孟冬得喘症。迁延百余日，喘益加剧，屡次延医服药，分毫无效。其脉浮而无力，数近六至，知其肺为风袭，故作喘。病久阴虚，肝肾不能纳气，故其喘浸剧也。即其脉而论，此时肺中之风邪犹然存在，欲以散风之药祛之，又恐脉数阴虚益耗其阴分。于是用麻黄三钱，而佐以生山药二两。临睡时煎服，夜间得微汗，喘愈强半。为脉象虚数，不敢连用发表之剂，俾继用生山药末八钱煮粥，少调白糖，当点心用，日两次。若服之觉闷，可用粥送鸡内金末五分。如此服药约半月，喘又见轻。再诊其脉，不若从前之数，仍投以从前汤药方，又得微汗，喘又稍轻，又服山药粥月余全愈。（《医话拾零》）

宁人郑姓子，甫七岁，患哮吼症，脉形俱实，结喉两旁青筋突起如笔管，喉中作牛马声。此系果饵杂进，痰浊壅塞。始用苏子降气汤加减，服六七剂，不效。余思病重药轻，遂以苏梗八钱易本方之苏子，余药分量加重，连服三剂，青筋隐而不露，脉亦和软，鸣声不作矣。凡治病，虽用药不误，而分量不足，药不及病，往往不效。（《一得集》）

谢阿丰，忘其年，住乡，内人之侄也。据云襁褓时衣服寒暖失宜，遂患哮症，经年累月，屡发屡止。其叔庆南，曾供职于上海邮务总局，闻平湖严子和针灸有名，乃致书于其父，嘱其陪往医治。其父求愈心切，乃欣然从之，灸治数次罔效。后有人教用两头尖一撮，淡竹根一握，乘其发作，亟煎服之。果然一服便瘥，叹为神奇不止。无如根深蒂固，成为窠囊，初服虽效，继服如故。于是始信用汤剂疗法，投瓜蒌薤白汤合雪羹汤，加宣肺豁痰等药与之。隔数月，丰侄因事来舍，面述上药服后，病愈强半，继又发作，连服数剂，遂不复发。余闻其言，益信古人成方，用得其当，其灵验有如斯者。虽然，用古人成方，谈何容易。要在审证确，察脉精，取舍抉择，药在人用，譬如用兵，要在运筹帷幄，随机策应。若徒知剿袭，不知变通，真如赵括徒读父书，有何效验之足述哉？前方之所以效者，全在瓜蒌、薤白辛滑通阳以治标，雪羹凉润蠲化以治本；其余如紫菀、旋覆、三子之类，不过藉以佐使，而成为节制有用之师，和衷共济之力，战则必胜之意耳。（《勉斋医话》）

前余诊治王立群嗣母病喘，询其状，确系肾家之虚喘，而非肺家之实喘。阅前方，系专科女医蔡小香君所开，用咸温重镇，甚合肾气不纳治法。惟思服药何以反甚？既以形瘦尺脉带数也，乃悟其故。因即原方于其蛤蚧、杜仲等之咸温者，易以阿胶、元参之咸寒；于其苏子之温降者，易以白前之寒降；惟旋覆、赭石二味未之易。亦即其理以对勘之，即其法以变用之。（《景景医话》）

赵某衰年喘咳痰红，舌焦咽燥，背寒，耳鸣，颊赤，脉左弦疾，右浮洪而尺搏指。按脉症，系冬阳不潜，金为火烁。背觉寒者，非真寒也。以父子悬壶，忽而桂、附，忽而知、柏，忽而葶苈逐水，忽而款冬泄肺，致嗽血益加，身动即喘，坐则张口抬肩，卧则体侧喘剧，因侧卧则肺系缓而痰益壅也。思桂、附既辛热助火，知、柏亦苦寒化燥，非水焉用葶苈，泄热何藉款冬。细察吸气颇促，治宜摄纳，但热蒸腻痰，气冲咽痛，急则治标，理先清降。用川百合、贝母、杏仁、麦冬、沙参、牡蛎、阿胶，加生地、竹茹、丹皮、元参、羚羊角早服，牡蛎、阿胶，加生地、竹茹、丹皮、元参、羚羊角午服，以清上中浮游之火；用熟地、五味、茯神、秋石、龟板、牛膝、青铅晚服，以镇纳下焦散越之气。脉症渐平。（《清代名医医话精华·林羲桐》）

高妇，年三十余，平素肝阳极旺而质瘦弱，患痰火气逆，每日吐痰一两碗，喉间咯咯有声，面赤烦躁，舌胎中心赤陷无苔，脉弦细虚数。乃感受风邪，少阳木火偏旺，风得火而愈横，风火相煽，肺金受制，阳明所生之津液被火灼而成痰，旋去旋生，是以吐之不尽，痰吐多而肾液亦伤，故内热。《素问》云：大颧发赤者，其热内连肾也。痰随气以升降，治当用釜底抽薪法，先以清火降气为主，火降气降而痰自瘥矣。方书治心肝之火以苦寒，治肺肾之火以咸寒，古有成法。方用咸苦寒降法：丹皮、山栀、青黛、竹茹、竹沥、杏仁、黄连、黄芩、羚羊角、石决明、川贝母、旋覆花、海浮石，加指迷茯苓丸三钱。连服三剂，气平热退，痰喘俱瘥，安卧如常，后用清肺降火化痰之药，如沙参、麦冬、石斛、竹茹、青黛、山栀、牡蛎、鳖甲、阿胶、川贝母、海石、茯苓、仙半夏、橘红、首乌、雪羹等出入为方，调理数剂而愈。（《清代名医医话精华·许珊林》）

郭姓，年四十许，素有痰饮，每值严寒，病必举发，喘咳不卧，十余年来大为所苦。甲申冬因感寒而病复作，背上觉冷者如掌大，喉间作水鸡声，寸口脉浮而紧。与小青龙汤二剂即安。至春乃灸肺俞、大椎、中脘等穴，以后不复发矣。凡饮邪深伏脏腑之俞，逢寒病发，非用灸法，不能除根。惜人多不信，致延终生之疾，可慨矣！（《清代名医医话精华·许珊林》）

三、肺痿 肺胀

肺痿一症，《金匮》治法非不彰明，奈混在肺痈一门，精意难解。然论脉条中，谓脉数虚者为肺痿，数实者为肺痈，虚实之辨，可谓详悉。医家能细心会悟，决不以肺痿之虚症，而误作肺痈之实热矣。

夫肺为五脏之华盖，其位至高，其质至清，内主乎气，中主乎音，外司皮毛。人生血气充足于内，水火五脏具根，斯娇脏无畏火之炎，金水有相生之用，肺气安得受克而萎弱不振者乎？无如先天之禀既亏，复又房劳不慎，戕贼真元，根本摇动，致肾水亏而相火炽，上熏肺金，金被火刑，观其症则咳嗽失血矣，寒热往来矣，盗汗侧眠矣，音哑咽痛矣，上呕而下泄矣。切其脉或浮大空数，或弦细而涩数矣。病势至此，形体消削，咯血瘀脓，色如桃花，或如米粥，此病剧而变肺痿之恶症，竟为百死一生之危候，医家难救，其奈之何哉？虽然，病固难救，而必欲立法以救之，则责在补肾水以镇阴火，生津液以润肺燥，更宜参、芪、河车之属，填实下元，补真气以通肺之小管，以复肺之清肃，所谓补其肺者益其气，补其肾者益其精，庶可起垂危于万一也。

夫人身之气，禀命于肺，肺气清肃则周身之气莫不服从而顺行，肺气壅浊则周身之气易致横逆而犯上。彼肺痿之形象，与肺痈似是而实非：肺痿发在病虚之后，肺痈发在无病之初也；肺痿咳白血而吐涎沫，肺痈则咳臭脓而胸胁痛也；肺痿人肌瘦而神倦，肺痈人体实而强壮也；肺痿病久，始洒寒而潮热，肺痈初发，则毛耸而恶风也；肺痿脉苋数而无神，肺痈脉浮数而有力也。种种症脉，不同如是，是肺痿为虚，误以肺痈治之，是为虚虚；肺痈为实，误以肺痿治之，是为实实。实实虚虚，损不足而益有余，如此而死者，医杀之耳！

余也察色按脉，分别虚实，审病情之吉凶，求此中之顺逆。大约从外因而成肺痈者，急宜调治，虽肺伤而尚可补救；从内因而成肺痿者，多方培补，奈肺枯而百法难疗。庸手不知仲景肺痿之论，虚实混治，两症欠明，惟用金银花清热解毒，甘桔汤极力开提，咳喘痰鸣，危在旦夕。病家情急，遍阅方书，始知肺痿之症以告医；医家蒙昧，学浅才疏，又误认痿躄之候而着想，指鹿为马，伤人性命，莫此为甚也。呜呼！以坚刚之体，忽变衰靡之象，无非木火炎于上，君火灼于中，肾气不相顾，土气不相救，而阴液内耗，白血外溢，肺脏之真气尽泄，金能保其全乎？自今以后，后学能知病之原，察病之情，熟读仲景《金匮》方论，讲究甘草干姜等汤，悉心化裁，神明运用，于肺痿一症，思过半矣。

阐发脉因症治之理，已属最上一乘。又想见作此论时，真有毕歌墨舞之乐。（《杂症会心录》）

《内经》肺热叶焦之痿，痿虽见于外，而肺叶既焦，岂非肺质先痿于内乎？《金匮》与肺痈并列之肺痿，肺已痿于内而肢体未露痿象。证虽不同，其实同为《难经》一损损于肺之内也。《金匮》论肺痿甚详，而与肺痈并列者，以其见证相似，故比类而辨之，俾后人易于分别，非谓肺痿为外证也。孰知后人竟不悟其为上损哉！惟《理虚元鉴》知阴虚统于肺，然未知痿证之即为上损，而粗工犹诋清金保肺之不能治损，故特辨之。

注：痿躄之痿，与肺痿、茎痿三证，皆有液虚湿盛之分，临证极宜辨别。大抵液虚者，口干而知味，舌红而无苔；湿盛者，口腻不知味，舌有黄白苔。若苔色疑似，则以此审察，最为扼要。（《重庆堂随笔》）

孙起柏肺胀，服耗气药过多，脉浮大而重按豁然，饮食不入，幸得溺清便坚，与《局方》七气，每剂用人参三钱，肉桂、半夏曲、炙甘草各一钱，生姜四片，四剂霍

然。盖肺胀实证居多，此脉虚大，不当以寻常论也。(《张氏医通》)

一尼肺胀，喘鸣肩息。服下气止嗽药不应，渐至胸腹胀满。脉得气口弦细而涩。此必劳力血上，误饮冷水伤肺，肺气不能收敛所致也。遂与越婢汤减麻黄，加细辛、葶苈，大泻肺气而安。(《张氏医通》)

四、胃脘痛

胃与胞络近，俗谓之心痛，非心痛也。真心痛则旦发夕死，夕发旦死，无药可救者也。盖阳明中土，乃水谷之道路，多气多血，运化精微，通于脾而灌溉四脏，为后天之本，胃不綦重矣哉！无如人生酒色过度，七情乖违，饥饱不节，胃脘因之而痛，有寒热、气血、痰、虫、食滞、内虚之不同。治法虽各别，然总不外虚实、寒热、气血之间，细为之详辨也。

夫痛而虚者，必喜按；痛而实者，必拒按；寒痛者，得温稍定；热痛者，饮冷稍安。中焦寒则气虚不运，或生痰饮者有之，或蓄瘀血者有之，或蛔虫上逆者有之；中焦热则气阻不行，或吐酸味者有之，或吐苦汁者有之，或食停蛔动者有之。如真知其为虚寒痛也，则塞因塞用以补之，真知其为实热痛也，则通因通用以泻之。虚寒而挟食、挟瘀、生痰、生虫者，以温补药中消之逐之；实热而挟食、挟痰、吐蛔、呕酸者，以清凉药中攻之伐之。此治胃脘痛之成法也，倘神明变化，则存乎其人耳！虽然胃间受病，人所易知，肝木凌脾，人亦易晓，若男子肝肾亏，挟虚火而上逆，妇人冲任弱，挟肝阳而上升，多有胃脘作痛之症，医家不察病原，不识病情，非投辛温耗气，即用清凉败血，愈治愈甚，何其庸也。《内经》曰：冲脉起于气街，并少阴之经，挟脐上行，至胸中而散。任脉起于中极，上毛际，循腹里，上关元，至咽喉。可见胃脘之痛，有自下而上，由肾而胃，隐隐示人勿泥中焦为病也。何也？冲、任二脉，与阳明之脉，两相照应，冲任虚则鼓动阳明之火，结聚不散，而筋脉失荣，痛之所由生也。

治法须填补真元，以生津液，导引元阳，以补真气，如此治法，非胆大心小者，安能知此中之奥妙耶？又有肝阴久亏，肝叶枯燥，抵塞胃脘，痛不可耐者，法宜六味饮乙癸同治，参乳汤气血双救。高鼓峰之论，医者亦曾闻之乎？大抵肝主疏泄，郁则木不舒而侮所不胜；肾为胃关，虚则精气耗而累及中土。至于气分有余之痛，延胡、香附有奇验；不足之痛，人参、桂、附有殊功。血分有余之痛，桃仁、瓦楞可立应；不足之痛，当归、熟地亦取效。而敢云通则不痛者，尽病之情哉？丹溪曰：诸痛不宜补气。此惟邪实气滞者当避之，而曰诸痛皆然，吾不信也。

外此有胃脘成痈，疼痛不休，食饮难入者，自必恶寒发热，脉息芤数为别，症不多见，亦不易治也。

议论透辟，一线不乱，一笔不漏。(《杂症会心录》)

凡生冷坚硬难化之物，过食停于胃脘，以致发热气喘，胸口结痛拒按，大便秘结，有五六日十余日不动者，全似结胸，而断不可以大、小陷胸法治也。陷胸是因误下，邪气内陷，与内痰相裹；此乃初起即见结痛，是有形之物阻塞气化，非气化壅结也。

若依陷胸治之，洞肠穿胃，形气俱伤矣。其证两侧头痛，是食阻少阳之生气也；舌苔或白厚，或黄厚，而上覆似黑，是胃脘之血为冷食所逼而停凝也；舌尖起小红粟累累，甚则紫黑，延及两边，心热如焚，口干索水，而不欲咽，是胃阳不能斡运而上越，又挟有死血也；三五日，有饮水无度者，是宿食蒸腐化热也。此时遍身悗热、神识昏迷、胸高气粗，若误作温毒，治以凉解，阳气泄伤，食转不化而洞下矣。亦有肢冷额热、困倦无力、呼吸不续、自汗盗汗者，若误作阴虚，治以滋补，中气愈郁，痞满愈甚，甚者化为肠痈、胃痈，积为肺痈，轻亦传为痢疾矣。此病阳明胃腑形气俱困，太阴肺脏气化大伤；更有先伤他物，未及消化，旋又加以生硬者，其势尤重，是胃之上下脘俱困矣。治之失法，死生反掌，故东垣首竞竞于此也。近时小儿最多此证，或当风乳食，或谷果杂下，其初起身忽大热、面颊尤甚、腹痛夭纠，旋变寒热往来，入夜即热，五更为甚，天明即止，额与手心常热，爪尖时冷，肚腹膨胀，渐见胸高气急，鹜溏不畅，或先水泻。禀赋弱者，不能化热，即致洞下不起；化热者，痰生于内，壅肺迫心，传为惊风。病家、医家以为既经泄泻，不疑有食，起手则发表以虚其中气，继则清热以冰其胃阳，久则或以为慢惊而坠痰，或以为阴虚而养肾，又以为气虚而健脾补肺，亦有与槟榔、木香者。病家畏而不敢服，或服之而不知善其后，杂投攻补，而儿已胸过于头，肚大于箕，不可为矣。此焦楂、桃仁、陈皮、紫菀一二剂之事耳！而众医集议，迁延无策，目睹情形，可笑可慨！（《读医随笔》）

经云：肝为将军之官，而主谋虑。又云：肝所生病，胸满呕逆。脾胃为仓廪之官，主纳水谷之本：其用主降。良由平素谋虑过用，情志不适，郁怒伤肝，肝木横逆。夫肝与胃乃脏腑相对，一胜则一负，肝善升而胃少降，中焦失输化之权，则清阳不升，浊阴上逆，脾不为胃行其津液，胃脘之阳气交阻，窒塞不通，以致胸胁引痛，呕吐涎沫，饮食碍下。盖肝从木化，其吐酸水，乃曲直作酸；土虚木实，生化之源受伤，而水谷之精微日损。此症虚则虚于胃之阴，实则实于肝之阳。肝气上冲，扰动胃中湿浊，是以呕恶吐酸，以呕吐出于胃，而主病之由，在肝胃气受侮，使肝气愈横而无制，胃上口为脘，司纳水谷，肝木肆逆于中，遂致呕吐妨纳，胸腹痞闷，酸水上泛，自觉气从左胁逆上，脘中作痛，所谓痛则不通，明是肝升太过，胃降不及之征。若非亟治，恐肝木鸱张不靖，胃气内戕，即如《金匮》所云胃气无余，朝食暮吐，变为胃反之候。今诊脉象，左寸、关弦涩而急，右关微弦而细。舌苔边紫中白。以脉参症，症属肝气犯胃，夫复何疑？一切酸敛腻滞之品，既碍中州，而过于温燥等味，转恐涸其胃液，皆在禁例。拙拟平肝镇逆，和胃通阳一则。是否如斯，附方请政。

代赭石、橘红、白茯苓、炒竹茹、旋覆花、瓜蒌、左金丸、金铃子、法半夏、炒薤白、生姜、金石斛。（《医学体用》）

胃痛、胁痛，附于肝火之后者，因其治亦专责于肝。肝喜条达，若人含怒不发，则郁而成火；火性上炎，侮其所胜，则胃痛见矣。轻则不饥不纳，重则呕吐黄水，脉必弦，口必苦。治宜解其郁怒，再用泄木、安土、理气方药。如丹皮、桑叶、勾藤、白芍、广皮、炒延胡、半夏、茯苓、通草、当归、川楝子。久病胃虚，可加党参、生甜冬术、炙草、老姜渣之类，可以选用。其胁痛亦由肝经郁火循经而上，治法与胃病相同，惟可用逍遥散疏之。盖治胃痛泄木为主，治胁痛兼可散郁也。或问用越鞠何如？答曰：郁而兼湿兼痰，越鞠为先；郁而血燥，逍遥是务。二方以此而分。若客寒犯胃而痛，爬床滚席，刻不可耐者，脉必沉伏，面色惨淡，当用温散，不可不变也。（《友渔斋医话》）

子坚玉体清和，从来无病，尔因外感之余，益以饥饱内伤，遂至胸隔不快，胃中隐隐作痛，有时得食则已，有时得食反加，大便甚艰，小水不畅，右关之脉乍弦乍迟，不相调适，有似锢疾之象。用药得当，驱之无难，若岁久日增，后来必有大患。大意人身胃中之脉，从头而走于足者也；胃中之气，一从小肠而达于膀胱，一从小肠而达于大肠者也。夫下行之气，浊气也，以失调之故，而令浊气乱于胸中，干其清道，因是窒塞不舒。其始病时，胃中津液为邪火所烁，至今津液未充，火势内蕴，易于上燎，所以得食以压其火则安。然邪火炽则正气消，若食饮稍过，则气不能运转其食，而痛亦增。是火不除则气不复，气不复则胃中清浊混乱，不肯下行，而痛终不免也。病属胃之下脘，而所以然之故，全在胃之中脘。盖中者，上下四傍之枢机，中脘之气旺盛有余，必驱下脘之气入于大小肠，从前后二阴而出，惟其不足，所以反受下脘之浊气而挠指也。夫至人之息以踵，呼之于根，吸之于蒂者也。以浊气上干之故，究竟吸入之气，艰于归根，且以痛之故，而令周身之气凝滞不行，亦非细故也。为订降火、生津、下气、止痛一方，以为常用之药，尚有进者，在先收摄肾气，不使外出，然后浊气这源清，而膀胱得吸引上中二焦之气以下行，想明哲知所务矣。

胡卣臣先生曰：言一病即知其处，既知其处矣，不知其上下正反之因，犹珠玉之光，积而成照，非有意映重渊连赤极也。（《寓意草》）

大学士徐玄扈夫人，患胃脘痛，先以气治，次以食治，继以火治，剂多功少，甚至昏愦，良久复苏。延家君救疗，曰：夫人之恙，非气也，非食也，亦非火也，由劳碌过度，中气受伤，脾阴弱而不化，胃阳衰而不布，阴阳即虚，仓廪壅滞，转输既弱，隧道失运，所以清浊相干，气血相搏而作痛也。若过用消导，则至高之气愈耗；误投苦寒，则胃脘之阳愈伤。为今之计，非补不可。古语虽云痛无补法，此指邪气方面者言也。今病势虽甚，而手按稍止，脉气虽大，而重按稍松，则是脉证俱虚，用补何疑？即以香砂六君子汤，一剂而昏愦定，痛亦止矣。（《清代名医医话精华·李修之》）

风为六淫之首，肝为万病之贼。肝病变幻无穷，故治法亦错杂不一。朱丹溪之开郁调气，叶天士之潜镇清泄，皆为治肝之妙谛。然病因不同，体质互异，胸无城府，因时制宜，最为上乘。方桥刘寿丰先生夫人，性躁多怒，是其素因，己巳孟冬，患肝郁腹痛，诱因嗜食萝菔，生冷伤胃，抑遏中阳，以致胃失通降，将军施威，贯膈犯胃，胃不能御，上移于肺，肺不受邪，发为呕吐。治法用左金丸之苦辛通降，合竹茹、陈皮、枇杷叶，清豁止呕为君；香附、郁金、木香、沉香，辛香行气，开郁降逆为臣；滁菊花、黛蛤散、霍石斛等，养胃生津，清宣息风，叶氏云久痛入络，络血必瘀，复入九香虫之蠕动入络，参三七之和血行瘀，使气行血随，循环往复，均为佐使。翌晨复诊，呕吐已止，腹痛大减。遂将原方嘱其再服，不劳更张，遂获安康。（《勉斋医话》）

金某久患脘痛，按之辘辘有声，便闭溲赤，口渴，苔黄，杳不知饥，绝粒五日，诸药下咽，倾吐无余。孟英察脉沉弱而弦，用海蜇、荸荠各四两，煮汤饮之，径不吐，痛亦大减；继以此汤煎高丽参、黄连、楝实、延胡、栀子、枳实、石斛、竹茹、柿蒂等药，送服当归龙荟丸，旬日而安；继与春泽汤调补收绩。盖其人善饮而嗜瓜果以成疾也。（《回春录》）

吴沄门，年逾花甲，素患脘痛，以为虚寒，辄服温补，久而益剧。孟英诊曰肝火宜清，彼之不信。延至仲夏，形已消瘦，倏然浮肿，胁背刺痛，气逆不眠，心辣如焚，善嗔畏热，大便时泻，饮食下咽即吐。诸医束手，乃恳治于孟英。脉弦软而数。与竹茹、黄连、枇杷叶、知母、栀、楝、旋、赭等药而吐止，饮食虽进，各恙未已。投大剂沙参、生地、龟板、鳖甲、女贞、旱莲、桑叶、丹皮、银花、茅根、茹、贝、知、柏、枇杷叶、菊花等药，出入为方。二三十剂后，周身发疥疮而肿渐消，右耳出黏稠脓水而泻止，此诸经之伏热得以宣泄也。仍以此药令其久服，迨秋始愈，冬间能出门矣。（《回春录》）

文学包日俞，食蟹腹痛，发则厥逆，逾月不已。来邀诊告余，遍尝诸药，始则平胃、二陈，继则桂、姜、理中，一无取效，反增胀痛。余曰：诸痛不一，投治各殊。感寒痛者，绵绵无间；因热痛者，作止不常：二者判若霄壤。尊恙痛势有时，脉带沉数，其为火郁无疑。虽曰食蟹而得，然寒久成热，火郁于中，热极似寒，厥冷于外，此始末传变之道，先哲垂论，昭然可考。奈何执泥虚寒，漫投刚剂，是以火济火，岂不难哉？以四逆散加酒炒黄连，一剂而愈。（《清代名医医话精华·李修之》）

五、伤食伤酒

方书云人迎紧盛伤于寒，气口紧盛伤于食，以是知伤食之脉，专以气口为主也。然诊视之时，有气口脉沉伏者，有气口脉滑大者，又有人迎、气口俱弦数者，纷纷不一，不可以一说拘也。夫人迎、气口脉俱弦数，外症日晡寒热，头亦微痛，全与风寒无异，但神气如故，身无疼痛，可以为别也。脾胃之气，禀于命门，命门凝然不动，下焦为之臣使，宣布其气，行至中焦，入于脾胃，乃能化食。今因饮食郁遏，少阳三焦之气不得宣通，故生寒热诸症。医者不识，呼为寒疾，误人多矣。宜用柴胡化滞汤，通表里而双解之。食重者宜下。若外无寒热表症，但觉胸膈不宽者，痰裹食而不化也，宜用加味二陈汤。又有生冷伤脾者，脉来沉缓无力，审脉之有力无力，而定虚实之治。宜用香砂理中汤。更有胸腹不觉，咳嗽气急，四肢无力，大便不甚通畅，脉沉弦细，按之无力，下焦虽是虚寒，中焦又有浮热，先以养血健脾汤，开其痰食，再以八味地黄丸，实其下焦，方为得法。至若饮食积久，或伤之太过，中气闭塞，以致猝然僵仆，昏不知人，名为食厥。甚则四肢拘挛，状如中痰，亦用加味二陈汤；脉沉细缓者，宜加姜、桂。不可误认痰症，妄用痰剂。（《医学传灯》）

一杨家院子成姓女，年十六岁，初时形寒身热，两手无力，延医服药，迄未得效。其舅略谙医理，按其脉见歇止，曰是病者所大忌，乃嘱莅寓就诊，谓此人外貌虽好，脉数已变，请细察之。余切其脉，果如所言，重按良久，则犹未尽然。揆之诸证，必为痰食中阻，以有形之物阻碍气化，故有时沉伏，宛如歇止。法宜从通降导滞入手，偕来者咸谓脉既如此，攻克之剂，恐非所当，似宜进以补益。余力辟之，曰六腑以通为补，证以舌根垢腻，胸闷便闭，两手酸痛，无一非中脘停滞积痰之症，补之适足增其病耳！付以会皮、半夏、枳壳、青皮、槟榔、莱卜子、全瓜蒌、元明粉同打。一剂而宿垢畅下，并无自汗、肢冷之虚波，翌晨诊之，脉转显达，两手亦能举动，继则疏运互进，原复如常。夫脉见歇止，尚非仅出于痰食病也。即妇人怀孕，亦间见斯脉，皆无防碍。周慎斋脉法，凡杂病、伤寒、老人见歇止者，俱将愈之兆，惟吐而歇止者死。（《诊眼录稿》）

夫酒者大热有毒，气味俱阳，乃无形之物也。若伤之止当发散，汗出则愈矣，其次莫如秘小便，二者乃上下分消其湿。今之酒病者，往往服酒症丸大热之药下之，又有用牵牛、大黄下之者，是无形元气受病，反下有形阴血，乖误甚矣。酒性大热，以伤元气，而复重泻之，况亦损肾水，真阴及有形阴血俱为不足，如此则阴血愈虚，真水愈弱，阳毒之热大旺，反增其阴火，是以元气消耗，折人长命，不然则虚损之病成矣。酒疸下之，久久为黑疸，慎不可犯！以葛花解酲汤主之。（《脾胃论》）

伤酒，恶心呕逆，吐出宿酒，昏冒眩晕，头痛如破，宜冲和汤、半夏茯苓汤，或理中汤加干葛七分，或用末子理中汤和缩脾饮。酒渴，缩脾汤或煎干葛汤调五苓散。久困于酒，遂成酒积，腹痛泄泻，或暴饮有灰酒，亦能致然，并宜酒煮黄连丸。多饮结成酒癖，腹中有块，随气上下，冲和汤加蓬术半钱。酒停胸膈为痰饮者，枳实半夏汤加神、麦蘖各半钱，冲和汤加半夏一钱、茯苓七分。（《秘传证治要诀及类方》）

肥人酗酒之湿热，久作痰涎，淫泆一身，若失跌则左半边瘫软无力，并不疼麻酸楚；又久则右半边亦软，甚则发颤、舌强，而不甚吐、咳，时轻时重。此证唯宜渗湿化痰、养阴健脾，白芥子亦其要品，而麻黄不可用矣。盖使腠理忽开，痰涎四窜，芥子非其敌也。因而变生多证，攻之不可，补之则热灼肺络，必大吐血痰而死。（《王氏医存》）

不能食者，胃中元气虚也，然有虚冷、虚热之异。虚冷者，面黄白，身常怕寒，所食不能克化，懒不欲食，大便溏秘无常，病在上、中二焦，宜用消食丸；若病在下焦，命门乏火化之职，宜用《本事》二神丸。虚热者，面黄中带赤，身常恶热，胸膈饱闷，不欲食，间或吐酸，小便短，大便不通，病在上、下二焦，轻者用资生丸，重者用凝神散；若病在下焦，高鼓峰谓肾乃胃之关，关门不利，升降息矣，关门即气交之中，天之枢也，故肾旺则胃阴足，胃阴足则思食，当急以六味加归、芍养之。若血燥，大肠干枯，有黑粪叠积胃底，则当以熟地五钱，当归、麻仁各三钱，白芍、桃仁各二钱，微微润之。视其形体如常，气血常足，可加大黄二钱助血药，大肠一顺利，胃自开矣。又此证有谷劳一证，其人怠惰嗜卧，肢体烦重，腹满善饥而不能食，食已则发，谷气不行使然也。《金匮翼》用沉香汤。《肘后》云饱食便卧，得谷劳病，令人四肢烦重，默默欲卧，食毕辄甚，用大麦芽一升，川椒一两，并炒干姜三两，捣末，每服方寸匕，日三服。（《医学金针》）

浪华菱屋素闲，年六十岁，形羸不食，其初得之于伤食，诸医治以香砂六君子汤、七味白术散，无效。友松与异功散加汉当归，三十帖而愈。又金田铺某女，不欲谷食，唯食他物，诸治无效。乃与四物汤加人参、白术、橘皮而愈。门人问其故，曰：脾胃血液虚，则枯燥不能食，汉归味甘，能益脾中之血，是以为进食之剂也。经曰：手得血而能摄，足得血而能行，肝得血而能视。据之则肝云云下当补"胃得血而能食"一句。(《先哲医话》)

石顽曰：胃主出纳，脾司运化，故不食皆为中土受病。然胃之土，体阳而用阴；脾之土，体阴而用阳。胃实则痞满气胀，胃虚则饮食不甘，胃热则饥不能食，胃寒则胀满不食，胃津不布则口淡无味，胃中火盛则消渴易饥，有痰则恶心呕涎；脾虚则食后反饱，脾津不藏则口甘畏食，脾夹肝热则吞酸吐酸。此皆中土受病也。至于肾脏阳虚，不能腐熟水谷，又当归重于命门，火为土母故也。(《张氏医通》)

凡人精血之司在命门，水谷之司在脾胃。脾胃者具坤顺之德，而有乾健之运也。故坤德或惭，补土以培其卑监；乾健稍弛，益火以助其转运。迨土强火旺，则出纳自如，转输不息，即能食矣。世俗不悟，每见不能食者，便投香、砂、枳、朴、曲、卜、楂、芽等药，甚至用黄连、山栀，以为开胃良方，害人不少。又有辨于其微者，不饥不思食是脾病。饥不能食是肝病。治者其审之。(《不知医必要》)

一老妇，温病初愈，食新麦蒸饼数日，但觉饥甚。口不绝食，腹仍饥也。每日食米二升，而无大便，惟呼食来也。诊得右关沉弦，此由病后新麦食早，积热于脾，成消食病。用石膏一两，白芍一两，知母、黄芩、生地、胡黄连、胆草各二钱，两剂愈。复用白虎汤数剂。(《王氏医存》)

淮安大商杨秀伦，年七十四，外感停食。医者以年高素封，非补不纳。遂致闻饭气则呕，见人饮食辄叱曰：此等臭物，亏汝等如何吃下。不食不寝者匝月，惟以参汤续命而已。慕名来聘，余诊之曰：此病可治，但我所方，必不服，不服则必死，若徇君等意以立方亦死，不如竟不立也。群问当用何药？余曰：非生大黄不可。众果大骇，有一人曰：姑俟先生定方再商。其意盖谓千里而至，不可不周全情面，俟药成而私弃之可也。余觉其意，煮成亲至病人所强服，旁人皆惶恐无可。止服其半，是夜即气平得寝，并不泻。明日服全一剂，下宿垢少许，身益和。第三宿侵晨，余尚卧室中未起，闻外哗传曰：老太爷在堂中扫地。余披衣起询，告者曰：老太爷久卧思起，欲亲来谢先生。出堂中，因果壳盈积，乃自用帚掠开，以便步履。旋入余卧所久谈，早膳至，病者亲食，自向碗内撮数粒嚼之，且曰：何以不臭？从此饮食渐进，精神如旧。群以为奇，余曰：伤食恶食，人所共知，去宿垢则食自进，老少同法。今之医者，以老人停食不可消，止宜补中气以待其自消。此等乱道，世反奉为金针，误人不知其几也。余之得有声淮扬者，以此。(《清代名医医话精华·徐灵胎》)

吴江谢训导，病头痛、发热、恶寒，初作外感治。或以风治，见热则退热，痛则止疼，或又以气虚治，由是杂治病加剧，人事不省，饮食已绝，家人意其必死。谢曰：吾病惟盛御医未视诊。命子乞余。诊得右关脉沉而涩，重按有力，乃误药所危。此病法当先去宿滞，疏二陈汤加酒制川军八钱。令其子急煎频饮之，至夜分左眼渐动，肝气亦舒，大泻二次，是已有可生之机矣。至半夜时觉腹中肠鸣，左目睁开，又下积垢数升，中有坚块如鸡卵者数枚，以刀剖视皆浊痰裹面食也。既而气舒结散，津液流通，知饥索粥，而遂安矣。众人奇其治，互相诘问。答曰：谢君燕人也，久居于南，饮酒食面，皆能助湿，湿胜伤脾生痰，故脾土一亏，百病交集，有是病服是药，更复奚疑？众皆服膺。凡治病必先审致疾之因、方土之宜也。

　　按此病因湿滞生痰，裹结难消，兼以杂方乱投，脾气亦因伤损，乏健运之权矣。用二陈行滞化痰，继之以导滞下行，所以一鼓而擒之。其旨深蕴，可法可传。（《医经秘旨》）

　　钱小鲁弈秋之徒也，兼善饮，每弈必饮，饮必醉，岁无虚日。辛巳秋浩饮晚归，呕吐、寒热兼作，骨节烦疼。医以时行感冒表散药治之不愈。更医知为酒毒，于寒凉药中用热药为响导，治之亦不愈。卧床二十余日，始请余诊。其脉洪大急促，身腰着席不能动展，左腿痛如刀刺，鼻煤，从病起至是总不大便，此痛疽之候也。归语两门人，王生欣然有得曰：迄今燥金司令，酒客素伤湿热，至此而发，金盛则木衰，是以筋骨疼痛而不能起于床，脏燥而腑亦燥，是津液干枯而大肠失润，其以清金润燥治之可矣。吴生曰：不然。酒毒大发，肠胃如焚，能俟掘井取水乎，是必以大下为急也。余曰：下法果胜，但酒客胃气素为多呕所伤，药入胃中，必致上壅，不能下达，即敷脐导肠等法，无所用之。掘井固难，开渠亦不易，奈何奈何？吾为子辈更开一窦，夫酒者清冽之物，不随浊物下行，惟喜渗入者也。渗入之区，先从胃入胆，胆为清净之腑，同气相交故也，然胆之收摄无几；其次从胃入肠，膀胱渗之，化溺为独多焉。迨至化溺，则所有者酒之余质，其烈性实惟胆独当之。每见善饮者，必慢斟缓酌，以俟腹中之渗，若连飞数觥，有倾囊而出耳！是以酒至酣，虽懦夫有挥拳骂座之胆，虽窭人有千金一掷之胆，虽狷士有钻穴逾墙之胆，甚至凶人有抚剑杀人之胆，以及放浪形骸之流，且有一饮数斛，不顾余生之胆，以小鲁之赤贫，而胆不丧落者，夫非藉赀于酒乎？其受病实有较他人不同者，盖胆之腑原无输泻，胆之热他人可移于脑，浊涕从鼻窍源源而出，亦少杀其势。若小鲁则阳分之阳过旺，阳分之阴甚衰，发鬓全无，直似南方不毛之地，热也极矣，肯受胆之移热乎？幸其头间多汗，脑热暗泄，不为大患，乃胆热既无可宣，又继以酒之热、时之燥，热淫内炽，脉见促急，几何不致极惫耶？故胆之热，汁满而溢出于外，以渐渗于经络，则身目俱黄，为酒疸之病。以其渗而出也，可转驱而纳诸膀胱，从溺道而消也。今独攻环跳之穴，则在胆之本属可无驱矣，且其步履素为此穴所苦也。受伤已久，气离血散，热邪弥满留连，服药纵多，有拒而不纳耳，何能取效？即欲针之，此久伤之穴，有难于抉泻者。设遇良工如古人辈，将何法以处此乎？然吾更有虑焉，有身以后，全赖谷气充养，谷气即元气也。谷入素少之人。又即藉酒为元气，今以病而废饮，何所恃为久世之资耶？吾谛思一法，先搔脑中黄水出臭，次针胆穴之络脑间者数处，务期胆中之热移从脑鼻而出，庶乎环跳穴中结邪渐运，而肠之枯槁渐回。然后以泻胆热之药入酒中，每日仍痛饮一醉，饮法同而酒性异，始得阴行而妙其用。盖其以生平之偏，造为坚垒，必借酒为响导，乃克有济也，岂清金润燥与下夺之法能了其局乎？两生踊跃曰：蒙诲治法，令人心地开朗，请

笔之以志，一堂授之，快录此付渠子，令送商。顾幼疏孝廉求救，小鲁竟阻之，或以言为不然耶！（《寓意草》）

《本事方》许叔微曰：微患饮癖，三十年后，左下有声，胁痛，食减，嘈杂，饮酒半杯即止，|数日必呕酸水数升，暑月止右边有汗，左边绝无。自揣必有癖囊，如水之有科臼，不盈科不行，但清者可行，而浊者停滞，无路以决之，故积至五六日必呕而去。脾土恶湿，而水则流湿，莫若燥脾以去湿，崇土似填科臼。乃悉屏诸药，只以苍术麻油大枣丸，服三月而疾除。自此常服，不呕不痛，胸膈宽利，饮啖如故。为则按仲景用术治水，而不云去湿补脾也；许氏则以术为去湿补脾，而不云其治水，何其妄哉？许氏之病水变，故得术能治也。人云许氏能治其湿痰，余戏之曰：非许自能治其病，而术能治许病也。何则？许氏之所说，以不可见为见，而以不可知为知也。空理惟依古人则不然，有水声、吐水，则为水治之，是可知而知之、可见而见之实事，惟为此谓知见之道也。故有许氏之病者，用术、附以逐其水，其效如神。呜呼！仲景之为方也，信而有征。由是观之，许之病已也，非许之功而术之功也。（《药征》）

六、呕吐

凡胃寒者多为呕吐，而中寒毒者又必吐而兼泻。余在燕都尝治一吴参军者，因见鲜蘑菇肥嫩可爱，令庖人贸而羹之，以致大吐大泻。延彼乡医治之，咸谓速宜解毒，乃以黄连、黑豆、桔梗、甘草、枳实之属连进之，而病益甚，遂至胸腹大胀，气喘，水饮皆不能受，危窘已甚，延救于余。投以人参、白术、甘草、干姜、附子、茯苓之类。彼疑不敢用，曰：腹胀、气急、口干如此，安敢再服此药？乃停一日，而病愈剧，若朝露矣。因而再恳，与药如前，彼且疑且畏，而决别于内阃曰：必若如此，则活我者此也，杀我者亦此也，余之生死在此一举矣。遂不得已含泪吞之，一剂而呕少止，再剂而胀少杀，随大加熟地黄，以兼救其泻亡阳之阴。前后凡二十余剂，复元如故。彼因问曰：余本中毒致病，乡人以解毒而反剧，先生以不解毒而反愈者何也？余曰：毒有不同，岂必如黄连、甘、桔之类乃可解耶？即如蘑菇一物，必产于深坑枯井，或沉寒极阴之处乃有之，此其得阴气之最盛，故肥白最嫩也。公中此阴寒之毒，而复解以黄连之寒，其谓之何？兹用姜、附，非所以解寒毒乎？用人参、熟地，非所以解毒伤元气乎？然则彼所谓解毒者，适所以助毒也；余所谓不解毒者，正所以解毒也。理本甚明，而人弗能辨，凡诸病之误治者，无非皆此类耳！公顿首愀然叹曰：信哉！使非吾丈，几为含冤之魄矣。祈寿诸梓，以为后人之鉴云！（《景岳全书》）

恶心者，胃口作逆，兀兀欲吐欲呕之状，或又不能呕吐，觉难刻过。此曰恶心，而实胃口之病也。其症之因，则有寒，有食，有痰，有宿水，有火邪，有秽气所触，有阴湿伤胃，或伤寒疟痢诸邪之在胃口者，皆能致之。能察其虚实二者，则得其源矣。实邪恶心者，其来速，其去亦速，邪去则止。虚邪恶心者，必得胃气复者方愈。且此症之虚者，十居八九，即有挟食、挟痰之实邪，亦必由脾气不健，不能运化而然。治者，当知实中有虚，勿得妄行攻击，以伤胃气也。（《罗氏会约医镜》）

吐屎一症，古书所未载。大约其标在胃，其本在肾，幽门失开阖之职也。经曰：饮入于胃，游溢精气，上输于脾，脾气散精，上归于肺；食气入胃，散精于肝，淫气于筋；食气入胃，浊气归心，淫精于脉。是清者上升而运行精微，浊者下降而变化糟粕，安得秽浊之物，直透幽门，逆上反从清道出哉？无如肾水虚，则火走腑道，无形之火而冲逆者，其常也；无形之火，挟有形秽物而冲逆者，其变也。喻氏有地气加天之说，得毋与此症隐隐有合，而倒行逆施。于理法之所无，而病情之所有者，其为幽门关锁之地为病，胃气亏于中，而肾气亏于下者耶！不然者，膈噎之吐，未见吐屎也；血瘀之吐，未见吐屎也；血瘀之吐，未见吐屎也；更有吐酸苦汁、痰饮，蛔虫，未见吐屎也。而兹则阴阳错乱，清浊混淆，为医家所不及逆料者，洵为幽门无权，胃液空虚，肾火迫之又迫，而不足以敌直奔之势，从小肠入胃，糟粕随之，已可知矣。治法非救胃则救肾，非正治则逆治。经曰：肾者胃之关。又曰：肾主开阖，开窍于二阴。又曰：清阳出上窍，浊阴出下窍。必待肾阳回而虚火藏，大便通而机关利，清阳升而浊阴降，此理之所必然者。倘认为湿热，不顾斯人元气，治标而不治本，专于攻下，如承气等汤急进，正吕氏所谓矢医，惟知通矢耳，而去生远矣！或者谓诸逆冲上，皆属于火，小肠与心相表里，亦主有火，而滓秽又属火化，可为此症实热之确据。第不知体实、脉实，初病属实火者，亦或有之；若体虚、脉虚，久病而属虚火者，比比皆是。《内经》病机之条，不可泥看也。彼吐屎之症，又安可概以实火治乎？

创论极确，古人复起，不易吾言矣。（《杂症会心录》）

《千金方》治粥食汤药皆吐不停者，灸手间使穴三十壮。穴属手厥阴，在掌后三寸。今人罕知用此法者。治吐汤药，虞天民方最善。用顺流水二盏，煎沸，汤泡伏龙肝，研细搅浑，放澄清，取一盏，人参、苓、白术各一钱，甘草二分，陈皮、藿香、砂仁各五分，炒神曲一钱，陈米一合，加姜、枣同煎至七分，稍冷服，别以陈米煎汤时时咽之。此法治胃虚不能纳食者皆效。又黄退庵治胃阴受戕，纳食即吐者，用人乳同糯米饮缓缓服之，亦应验如神。（《冷庐医话》）

康华之深秋感寒，首即呕吐，继而干呕数声，出黏涎一口。自用发表清里药一帖，汗后不解，至七朝方延予治。予诊右脉小数而弱，左脉差强，寒热往来，胃口微胀，身热无汗，少渴，舌白胎。予以小柴胡汤加枳、桔、蒌仁一帖，恶寒止，余症不减，前方加二苓、泽泻亦不效，去二苓、泽泻，加熟军、青皮、槟榔，服时暂快，药过如旧，亦下稀黑粪，因素无结粪故也，且又不合硝、黄。予意乃善饮之人，胃中素有胶痰，非汤药所能下。初系瓜蒂散症，此时已不可吐，以滚痰丸三四钱，下胶物四遍，遂脉出，呕止，汗出而愈。按呕家有发表、利水、和解、攻下之不同，然攻下系汤剂，此症若泥古法，直待舌胎黄燥，方以硝、黄涤荡，反成九死一生之症矣。此与前案相似，多一呕，彼滞多，此痰多耳！（《医权初编》）

汤伯乾子，年及三旬，患呕吐经年，每食后半日许吐出原物，全不秽腐，大便二三日一行，仍不燥结，渴不喜饮，小便时白时黄。屡用六君子、附子理中、六味丸，皆罔效，日濒于危，逮后延余诊之。其两关、尺弦细而沉，两寸皆涩而大。此肾脏真阳大亏，不能温养脾土之故。遂以崔氏八味丸与之。伯谓附子已经服过二枚，六味亦曾服过，恐八味亦未能克效也。余曰：不然。此证本属肾虚，反以桂、附、白术伐其肾水，转耗真阴；至于六味，虽曰补肾，而阴药性滞，无阳则阴无以生。必于水中补火，斯为合法。服之不终剂而愈。(《清代名医医话精华·张石顽》)

呕哕有气血多少之分，有寒热虚实之异。实而热者，清之泻之，可以即瘳；虚而寒者，温之补之，不能速愈。

壬辰秋，余客天津，张鸿卿观察来速余诊，据云夙病呕吐，延今偶触凉风，即泛冷涎，若将哕逆者然。余切其脉，沉细而迟，知是积寒久郁，非用大热药不足消沉痼之逆冷，不能复耗散之元阳。用四逆汤加味，重剂与之，每剂用附子一两，共服至百数十剂，宿恙始痊。或问：附子禀雄壮之质，用至一两，不嫌多乎？答曰：大寒症，非用斩关夺将之药不治，惟附子通行十二经，无所不至，暖脾胃，通膈噎，疗呃逆，同干姜则热，同人参则补，同白术则除寒湿如神，为退阴回阳必用之味。近世疑而不用，直待阴极阳竭而用已迟矣。古人于伤寒阴证厥逆、直中三阴及中寒夹阴，虽身热而脉细，或虚浮无力者，俱用附子以温理之，或厥冷腹痛脉沉细，甚则唇青囊缩者，急须生附以温散之。东垣治阴盛格阳，面赤目赤，烦渴引饮，脉来七八至，按之即散者，用于姜附子汤加人参。余于此症，附子外又加干姜、吴萸、白术、人参，共服之百余剂而止。可见阴寒固结，非重剂不为功也。(《诊余举隅录》)

金宅少妇，宦门女也，素任性，每多胸胁痛及呕吐等证，随调随愈。后于秋尽时前证复作，而呕吐更甚，病及两日，甚至厥脱不省如垂绝者。再后延予至，见数医环视，金云：汤饮诸药皆不能受，入口即呕，无策可施。一医云惟用独参汤，庶几可望其生耳！余因诊之，见其脉乱数甚，而且烦热躁扰，莫堪名状，意非阳明之火，何以急剧若此？乃问其欲冷水否？彼即点首。遂与以半钟，惟此不吐，且犹有不足之状，乃复与一钟，稍觉安静。余因以太清饮投之，而犹有谓此非伤寒，又值秋尽，能堪此乎？余不与辩及，药下咽即酣睡半日，不复呕矣，然后以滋阴轻清等剂调理而愈。大都呕吐多属胃寒，而复有火证若此者，经曰诸逆冲上，皆属于火，即此是也。自后凡见呕吐，其有声势涌猛、脉见洪数、证多烦热者，皆以此法愈之，是又不可不知也。(《景岳全书》)

家弟曾余，虽列贤书，最留心于医理。弟妇郑氏，乃世传女科中山之女，昆弟俱为时医。戊申夏患呕逆不食者月余，服宽膈理气药二十余剂，几至绝粒，而痞胀异常，邀余诊之。脉得虚大而数，按仲景脉法云：大则为虚，数则为虚。此胃中阳气大虚，而浊阴填塞于膈上也。因取连理汤方，用人参三钱服之，四剂而痞止食进，后与异功散调理，数日而康。(《清代名医医话精华·张石顽》)

杨寿明令堂，年将九旬，素健，忽暴吐，脉滑数有力。治以消导、清凉而愈。是知有病则病当之，不可以年高而遂废消导一法也。但中病则止，不必尽剂耳！(《医权初编》)

详观病案，知系胃阴亏损，胃气上逆，当投以滋胃液、降胃气之品。然病久气虚，又当以补气之药佐之。爰拟方于下，放胆服之，必能止呕吐、通大便。迨至饮食不吐，大便照常，然后再拟他方。方用：生赭石二两，生山药一两，潞党参五钱，天冬八钱，共煎汤两茶杯，分三次温服下；渣煎一杯半，再分两次温服下。一剂煎两次，共分五次服，日尽一剂。三剂后吐必止，便必顺。用此方者，赭石千万不可减轻。若此药服之觉凉者，可加生姜四五片，或初服时加生姜四五片亦可。（《医话拾零》）

铁作店主，因讼罚锾得释。当被拘时，其赘婿远出，其女情亟，遂服阿芙蓉膏，经陈君竹坪救治而愈。愈后情复抑郁，得呕吐之恙。陈君固药善不倦者，因其父再三之求，为延医治之，越七日罔效。陈君乃为之邀余往诊。见前方用旋覆代赭法，是未审呕已经旬，水谷不入，复伤其中气也。诊脉寸大尺伏，乃呕病正脉。且年正轻，体亦实，并无错杂中治之证。惟呕吐不止，浆水不进，进即吐更甚，面赤火升，无汗。时保婴局绅见之，亦以为危。余曰：易治也。用苦辛泄降兼凉散法。缘证属厥阴，肝木以水为母，以火为子，非苦寒辛热并用，不能和解。其面赤、无汗，外卫尚闭；外卫愈闭，内火愈郁；郁甚则火升，而肺胃亦不能降，故用泄卫之品以佐之。药两进而病如失。（《医学求是》）

李某脉洪大搏指，口干烦咳，食后吐水，头目震眩而心悸。此劳力伤阳，阳化内风，上冒清道。风翻则水涌，胃虚则木乘，故呕眩不已。其水停膈间心必悸，津不上朝口必干，气不下降便乃秘。治先和阳降逆。山栀、甘菊花、冬桑叶、茯苓、苏子、杏仁、煅牡蛎、海浮石、淡竹茹、前胡等，三服而症平，其脉较敛。其神倦者，火风逆势已折也。减甘菊、桑叶，加白芍、茯神、瓜蒌、半夏、潞参，和肝胃以清涤痰火，遂愈。（《清代名医医话精华·林羲桐》）

刘塘镇王生，赴太仓试回，呕吐两日夜，形神顿瘁，水米不能入口。众医议进和胃止呕之法，随服随吐，几殆。其戚沈翁求往治。山人见其面容黯惨无人色，六脉细濡垂绝。此由入场心苦受饿，胃气伤而津液耗竭也。非甘酸济阴法不可，急进生脉散二剂而瘳。（《清代名医医话精华·何鸿舫》）

沈某患脘痛呕吐，二便秘涩，诸治不效，请孟英视之。脉弦软，苔黄腻。曰：此饮证也。岂沉湎于酒乎？沈云：素不饮酒，性嗜茶耳！然恐茶寒致病，向以武彝红叶熬浓而饮，谅无害焉。孟英曰：茶虽凉而味清气降，性不停留，惟蒸遏为红，味变甘浊，全失肃清之气，遂为酿疾之媒，较彼曲、蘖，殆一间耳！医者不察，仅知呕吐为寒，姜、萸、沉、附，不特与病相反，抑且更煽风阳。饮藉风腾，但升不降，是以上不能纳，下不得通，宛似关格，然非阴枯阳结之候。以连、楝、栀、芩、旋覆、竹茹、枇杷叶、橘、米、苓、泽、蛤壳、荷茎、生姜衣为方，送服震灵丹。数剂而平，匝月而起。（《回春录》）

七、呃逆

世有呃证，而经论有哕无呃，宁后世言呃，而古时言哕耶？《诗》云：鸾声哕哕。谓声有节奏也。人之发呃，匀匀而来，亦有节奏，故经论之哕，有作呃解。呃之微者，名曰饖①。呃有逆呃，有虚呃，有败呃。逆呃者，膈中有寒，胃气从胸上膈，膈寒，其气停止，止而复出，则呃也，此膈寒气逆而呃。呃之至轻者，辛散温行，数剂可愈。若病伤寒，而三焦不和，胃中留滞，上焦不能如雾之灌溉，中焦不能如沤之腐化，下焦不能如渎之济泌，则上脘、中脘、下脘之胃气，亦因以不和。三焦者，胃外之然也。今三焦火热之气，内不和于胃，外不达于肌，蕴热上冲，发为逆呃。斯时热者清之，寒者温之，正虚邪实者补而导之，不虚但实者泄而通之，平胃、泻心皆可用也。张洁古治逆呃，有丁香辛香暖胃，柿蒂苦涩清凉，是三焦郁滞之呃相宜，而虚呃、败呃不相宜也。虚呃者，人病伤寒，绝其谷气，中胃空虚，复加寒凉、消导；中胃既虚，而三焦火热之气亦失其职，阳明胃土不能合三焦出气以温肌肉，寒气凝滞，正气内虚，则呃矣。参、术、桂、附可以治之，然必能食则可治，不能食则不可治矣。又有泄泻下痢，下焦虚寒，谷入少，而中、上二焦亦虚而寒，以致呃者，亦为虚呃。败呃者，病起于阴，肾脏先虚，不救其虚，反以实治，致胃腑亦虚，于是戊癸②不合，火无生原，发而为呃，是为败呃，百无一生，虽有参、附，亦徒然耳！然虚呃不愈，则转为败呃，医者又不可不知也。（《医学真传》）

　　《伤寒论》湿病篇，湿家下之早，则哕，此丹田有热，胸上有寒。又太阳篇，邪高痛下，故使其呕，小柴胡汤主之。邪者，伤寒之邪也。痛者，热之所郁而激也。又云：伤寒胸中有热，胃中有邪气，腹中痛，欲呕吐，黄连汤主之。《脉经》平呕吐哕篇曰：寒气在上，暖气在下，二气相争，但出不入，其入即呕而不得食，恐怖即死，宽缓即瘥。朱丹溪曰：呃逆有痰闭于上，火起于下，而不得伸越者。大凡人身四维，有寒束之，气行横窍之出入不利，遂从直窍上冲，又或寒厌于上，热郁于下，气上升道狭，不如其常，则升气冲激，此皆作呕哕也。若肠胃秘结，浊气上蒸，肝肾血热，火气上浮，而无寒遏于上者，不过愠愠欲吐，不至冲激也。干呕与哕，证有轻重，而因无异同，前人剖析太过，转乱人意。按右论呕哕，非论吐也。吐之病因，因寒从下上冲而然者，有因中焦胃热肝热而然者，有因外风袭胃者。（《读医随笔》）

　　景岳曰：呃逆症，谓其呃之连声，无不由于气逆。而呃之大要，亦惟三者而已，一曰寒呃，二曰热呃，三曰虚脱之呃。寒呃者，头痛、恶寒、发热、脉紧，外寒可散，宜二陈汤倍加生姜、陈皮主之；腹痛、口中和、手足冷、脉微，内寒可温，以理中汤、四逆汤加丁香、砂仁主之，去其蔽抑之寒，而呃止矣。火呃者，口渴烦躁，三焦之火可清，以黄芩汤加半夏、竹叶石膏汤加姜汁主之；潮热狂乱，腹满便硬，阳明实火可下，以三承气汤主之，火势未甚者，只以安胃饮主之，去其冲上之火，火静则气自平而呃止矣。惟虚脱之呃，或以大病之后，或以虚羸之极，或以虚损误攻而致呃逆者，当察其中虚，速宜补脾，以六君子汤、理中汤加丁香、柿蒂、白豆蔻主之；察其阴虚，速宜补肾，以六味汤、八味汤加紫石英主之，归气饮最妙，虚甚者，必须大剂补元煎加丁香、白豆蔻主之。然实呃者，不难治，惟元气败竭者，乃最危之候也。更有伤寒

---

　　①　饖："饖"讹字。饖，古"饐"字，与"噎"同。
　　②　戊癸：戊属土，代表胃。癸属水，代表肾。

之呃者，仍当于伤寒门阅之。张石顽曰：平人饮热汤及食椒、姜即呃者，此胃中有寒痰死血也。死血用韭汁、童便下越鞠丸。虚人用理中汤加蓬术、桃仁。痰加茯苓、半夏。呃逆皆是寒热错乱，二气相搏使然，故治亦多用寒热相兼之剂，观丁香柿蒂散，可以知其义矣。(《医学从众录》)

石顽曰：呃逆在辨寒热；寒热不辨，用药立毙。凡声之有力而连续者，虽有手足厥逆、大便秘坚，定属火热，下之则愈，万举全。若胃中无实火，何以激搏其声逆上而冲乎？其声低怯而不能上达于咽喉，或时郑声，虽无厥逆，定属虚寒，苟非丁、附，必无生理。若胃中稍有阳气，何致音声馁怯不前也？盖胃中有火则有声，无火则无声，误以柿蒂、芦根辈治之，仓扁不能复图矣。又有始热始寒者，始本热邪，因过用苦寒，寒郁其热，遂至呃逆，急宜连理汤加姜、半主之；五六日大便不通者，削陈酱姜导之；若真阳素虚人，误用苦寒通其大便，必致热去寒起，多成不救。复有饮热饮冷而呃，背微恶寒，目睛微黄，手足微冷，大便溏黑者，属瘀血；若饮热则安，饮冷则呃，虽有背恶寒、手足冷、大便溏等证，此属湿痰，肥人多此。须推瘀血、痰饮例治之。(《张氏医通》)

徐洄溪批呃门，谓仲景治此以旋覆代赭汤为主方。余按病深者，其声哕。《说文》："哕，气牾①也。"《玉篇》："逆气也。"即俗云呃忒也。洄溪误认为"噫"，智者之一失也。又谓病者所最忌，是但知下虚冲逆，吸气不入之呃矣。然实证亦有之，痰阻清阳者宜开，胃火上冲者宜清，肝火怫郁者宜疏，腑气秘塞者宜通。即平人亦有偶患者，但啜②热饮，或取嚏即愈，岂可专借重一旋覆代赭汤哉！(《潜斋医话》)

呃忒一症，平人常有，非病也，由肺胃之气为寒气或冷饮所遏。冷气欲入，热气欲出，互相抵触，故呃呃连声而作也。以热汤大口顿饮之，立已。其久病正虚而呃者，声由丹田而上，其呃低而长，一声之后，良久再作，此大虚将脱也，不治。

同道张君患呃，自投温中散寒之剂不效，招予往诊。其呃急促，连续不断，知发于上焦。问其病由，据述面西北风行急路，口吸寒气，夜半口渴，又饮冷茶，遂呃。予云：此肺气为寒所袭，胃为冷饮所遏，肺胃之气欲出，寒气欲入，互相抵触所致。宜开泄其肺，方用枇杷叶为君，佐以桔梗、香豉、象贝、牛蒡、郁金、前胡等味。略煎进之，呃骤减。越二日，病转甚，又相邀。视其舌尖绛液干，骇甚。视其方，自加五味、细辛、干姜、麻黄等品。盖误投辛温以伤液，五味以闭肺也。因再投原法加入养液之品，坚嘱勿改，未几即瘥。(《留香馆医话》)

东山席士俊者，暑月感冒。邪留上焦，神昏，呃逆。医者以为坏证不治，进以参、附等药，呃益甚。余曰：此热呃也。呃在上焦，令食西瓜。群医大诧。病者闻余言，即欲食。食之呃渐止。进以清降之药，二剂而诸病渐愈。

又有戚沈君伦者，年七十，时邪内陷而呃逆。是时余有扬州之行，乃嘱相好尤君在泾曰：此热呃也，君以枇杷叶、鲜芦根等清降之品饮之，必愈。尤君依余治之，

---

① 牾 (wǔ 五)："忤"的异体字，逆的意思。

② 啜 (chuò 辍)：喝；吃。

亦痊。

盖呃逆本有二因：由于虚寒，逆从脐下而起，其根在肾，为难治；由于热者，逆止在胸臆间，其根在胃，为易治。轻重悬绝。世人谓之冷呃，而概从寒治，无不死者。死之后，则云凡呃热者，俱为绝证。不知无病之人，先冷物，后热物，冷热相争，亦可呃逆，不治自愈。人所共见，何不思也？（《清代名医医话精华·徐灵胎》）

常熟慧日寺伤科刘震扬，始因湿温发疹，其人体丰湿重，医进以牛蒡、山栀、连翘等，已有十余日。邀余诊之，脉来涩滞不扬，舌薄白，神识如蒙，冷汗溱溱不断，身有红疹不多，溲少而赤，呃逆频频，症势甚危。余曰：肥人气滞，湿邪化热，弥漫胸中，如云如雾，充塞募原，神识昏蒙。况呃之一症，又有虚实痰气湿血寒热之分，不可专言是寒。上焦气机阻逆，断不可拘于丁香柿蒂之法。先立一清轻芳香，先开上焦，佐以降逆泄热。进以苏子梗、藿香梗、通草、郁金、沉香屑、杏仁、茯苓、薏仁、佩兰、半夏、橘皮、姜、竹茹，另研苏合香丸汁，频频呷之。服后，神气日清。诊七八次，皆进以芳香苦泄淡渗法，而热退呃平，乃愈。此症若误疑呃逆为虚寒，投以温补，立毙。（《清代名医医话精华·余听鸿》）

包某呃逆呕沫，食后为剧，是肝胃病。据述阴疟愈后，夏秋池浴，兼啖生冷，遂致呕逆，不时寒凛。夫肺主皮毛，水寒外袭，感病在经；胃主通纳，生冷伤阳，气随浊逆。怯寒乃肺卫虚，非在经客邪。仲景以呕涎沫为肝病。肝病必犯阳明胃腑。先用温通泄浊，吴茱萸汤加半夏、椒目；呕逆止，再用旋覆代赭汤而呃平。（《清代名医医话精华·林羲桐》）

潘某冬初寒热自利，烦渴不寐，呕吐浊痰，右脉小数模糊，左关弦而微劲。是协热下利，胃虚木欲乘土，必作哕逆。治先表里清解，仿景岳柴陈煎：柴胡、黄芩、半夏曲、茯苓、陈皮、瓜蒌、枳壳、姜。寒热退，烦渴解而呃果作。此系浊痰不降，木气上升，宜降痰兼镇逆。用苏子、杏仁、橘红、竹茹、茯苓、赭石、石决明、姜汁。一服左关脉平，再服呃逆亦定，惟右关虚，乃商镇补中宫法，所谓胃虚则呃也。用山药、扁豆、薏仁、炙草、半夏、陈皮、茯苓、沉香汁。呃平，但宵分少寐，上脘略闷，则痰沫随气上泛，呃仍间作。治用通摄，佐以运脾，所谓脾能为胃行其津液也。蒌仁、煨姜、薏米、茯神、橘白、砂仁、半夏、莲子。气平呃止，思食。前方去蒌仁，加潞参、山药、枣仁，健饭如初。（《清代名医医话精华·林羲桐》）

黄履吉，截疟后患浮肿，赵某闻其体素虚，切其脉弦细，遂用温补，驯致呃忒不休，气冲碍卧，饮食不进，势濒于危。孟英曰：脉虽弦细而有力，必误服温补矣。肯服吾药，犹可无恐。因与瓜蒌薤白合小陷胸、橘皮竹茹汤，加柿蒂、旋覆、苏子、香附、赤石、紫菀、杷叶为方。四剂而瘳。（《回春录》）

八、嘈杂 噫气

《内经》曰：胃为水谷之海。无物不受，皆因纵性，过食酒、面、水果、生冷、烹饪难化等物，使清痰留饮聚于中宫，而化为嗳气、吞酸之所由也。丹溪曰：嘈杂者，亦属食积有热，痰因火动之谓。嗳气者，胃中有火，膈间有郁之谓。郁火不散，则浊气冲逆于上而为嗳；痰积其下，则火不行而为嘈杂之症见矣。夫嘈杂者，似饥不饥，似痛不痛，有若热辣不宁之状，或兼痞满恶心，渐至胃脘作痛。治宜开烦行气、清痰降火，如朴附二陈汤加姜汁炒山栀可也。痞闷加苍术，如久而不愈，加当归、山药、茯苓、黄连、陈皮、甘草、生地黄、贝母之类，此养血健脾自可。嗳气者，清气下陷，浊气泛上，不得顺行之谓也。又曰：脾胃虚弱，不能健运，积滞蕴蓄，冲逆于上，而嗳发大声者也。如胃有稠痰，膈有郁火，致令发嗳，则嗳不得顺畅，苦气逆而难起也。治法俱宜开郁行气，而兼清痰降火之剂，如二陈汤加朴、附、山楂、炒连治之可也。（《医林绳墨》）

嘈杂一症，其为病也，腹中空空，若无一物，似饥非饥，似辣非辣，似痛非痛，胸膈懊憹，莫可名状，或得食暂止，或食已复嘈，或兼恶心，而渐见胃脘作痛。（《景岳全书》）

嘈杂，是脾虚肝火得以乘聚也。在胃口，芎归芍药汤加山栀仁、沉香；在胸中，芎归芍药汤加紫苏；在中焦，白术为君，陈皮、川连佐之，或白术、山药、白芍、莲子、人参、甘草和之；在下焦，六味丸，切忌燥药。汗、下、吐后，胞膈不宽，而下嘈杂者，八珍汤、川芎宽胸。生地退火，不拘有病无病，但遇嘈杂，即加生地。（《慎斋遗书》）

嘈症属胃，俗云心嘈，非也。其状似饥非饥，似痛非痛，脘中懊憹不安，或兼嗳气痞闷，渐至吞酸停饮，胸前隐痛。丹溪谓皆痰火为患，或食郁有热。华岫云谓脾属阴主血，胃属阳主气。胃易燥，全赖脾阴以和之；脾易湿，必赖胃阳以运之。合冲和之德，为后天生化之源。（《类证治裁》）

噫气，即今所谓嗳气是也。《内经》论噫，专主心、脾二经立论。《准绳》云：噫者，是火土之气郁而不得发，故噫。王注：噫为心之义，象火炎上，随咽焰出。如膈闭痰间，中气不得伸而噫者，亦土气内郁也。仲景云：痞而噫，旋覆代赭汤主之。心下蓄结痞闷，或多作噫败卵气，枳壳散主之（枳壳、白术各五钱，香附一两，槟榔二钱，共为细末，每服二钱，米饮调下，日三服）。丹溪云：胃中有实火，膈上有稠痰，故成噫。用二陈汤加香附、栀子、黄连、苏子、前胡、青黛，或煎或丸服之。（《风劳臌膈四大证治》）

河间刘氏曰：肠胃郁结，谷气内发而不能宣通于肠胃之外，故善噫而或下气也。余谓噫与下气，即属宣通，所以肝胃病往往得噫与下气稍瘥也。虽不能宣通于肠胃之外，而犹得宣通于肠胃之上下也。（《存存斋医话稿》）

《内经》曰：胃为水谷之海，无物不受。若夫湿面鱼腥、水果生冷，以及烹饪调和、黏滑难化等物，恣食无节，朝伤暮损，而成清痰稠饮，滞于中宫。故谓嘈杂、嗳气、吞酸、痞满，甚则为翻胃、膈噎，即此之由也。夫嘈杂之为证也，似饥不饥，似痛不痛，而有懊憹不自宁之状者是也。其证或兼嗳气，或兼痞满，或兼恶心，渐至胃脘作痛，乃痰火为患也。治法以南星、半夏、橘红之类以消其痰；芩、连、栀子、石膏、知母之类以降其火；苍术、白术、芍药之类以健脾行湿，壮其本元。又当忌口节

欲，无有不安者也。(《医学正传》)

哕噫之说，诸家各异。王氏《准绳》援据《内经》，正李东垣、王海藏以哕为干呕，陈无择以哕为咳逆之误，而从成无己、许叔微之说，以哕为呃逆，以噫为嗳气，此可为定论。徐灵胎批《临症指南》噫嗳篇云：噫即呃逆，病者最忌；嗳为饱食气，非病也。何可并为一证？王孟英《潜斋医话》訾[①]之，谓噫不读为如字，乃于介切，饱食息也，以噫嗳名篇，于义实赘。徐氏误作二种，殊失考。况噫有不因饱食而作者，亦病也。仲景立旋覆代赭汤，治病后噫气。徐氏误噫为哕，谓即呃逆。盖此汤原可推广而用，凡呕吐呃逆之属，中虚寒饮为病者，皆可治。余尝以治噫气频年者数人，投之辄愈。益见徐氏之仅泥为饱食气，未当也。是盖宗王氏之说，而其义更融澈矣。(《冷庐医话》)

袁某患噫，声闻于邻。俞某与理中汤，暨旋覆代赭汤皆不效。孟英诊之，尺中虚大，乃诘之曰：尔觉气自少腹上冲乎？病者云：诚然。孟英曰：此病在下焦。用胡桃肉、故纸、韭子、菟丝、小茴、鹿角霜、枸杞、当归、茯苓、覆盆、龙齿、牡蛎。服一剂，其冲气即至喉而止，不作声方噫矣。再剂寂然。多服竟愈。(《回春录》)

九、吐酸　吞酸

或曰：吐酸《素问》明以为热，东垣又言为寒，何也？予曰：吐酸与吞酸不同。吐酸是吐出酸水如醋，平时津液随上升之气郁结而成；郁积之久湿中生热，故从火化遂作酸水，非热而何？其有积之于久，不能自涌而出，伏于肺胃之间，咯不得上，咽不得下。肌表得风寒，则内热愈郁而酸味刺心；肌表温暖腠理开发，或得香热汤丸，津液得行，亦得暂解，非寒而何？《素问》言热者，言其本也；东垣言寒者，言其末也。但东垣不言外得风寒，而作收气立说，欲泻肺金之实。又谓寒药不可治酸，而用安胃汤加减，二陈汤俱犯丁香，且无治热湿郁积之法，为未合经意。予尝治吞酸，用黄连、茱萸各制炒，随时令迭为佐使，苍术、茯苓为主药，汤浸炊饼为小丸吞之，仍教以粗食蔬菜自养，则病易安。(《局方发挥》)

吞酸与吐酸不同，皆因湿热之所生。《素问》以为热，东垣以为寒也。盖言热者，言其末也；言寒者，言其本也。吾又考之，吞酸者，由湿热积聚于胃，停滞饮食，致胃不能传化，如谷肉菜果在器，湿热则易为酸也，以致清气不能上升，浊气不能下降，清浊相干，使气逆于内，蕴蓄而成酸，欲吐复入，是为吞酸也。宜调胃气、清脾湿，用二陈加查、附、苍、朴之类。吐酸者，谓吐出酸水如醋，平时津液随气上升，皆因湿流脾胃，郁积之久，湿中生热，故从火化，遂成酸味，上逆于口，而吐出也。法宜清胃中之湿热，兼以健脾理气可也，用二陈加苍、朴、术、附、姜汁炒黄连治之，无不愈矣。由是观之，湿热之理明矣，本末之事见矣。《素问》、东垣之论，亦可见矣。噫！湿热未成，当从寒治，非本而何？湿热已成，当从热治，非末而何？

---

① 訾(zī)：毁谤非议。

愚按吞酸者，胃口酸水攻激于上，以致咽嗌之间，不及吐出而咽下，酸味刺心，有若吞酸之状也。吐酸者，吐出酸苦之水，皆由胃气不行，脾气不运，饮食痰涎津液俱化为水，郁而少久，以成酸也。治疗之法：吞酸者，温热欲成，当从寒治；吐酸者，湿热已成，当从火治。

治法主意，吞吐者，木郁不能条达，宜当从治，少加降火，此顺其性也。（《医林绳墨》）

《内经》曰：诸呕吐酸，皆属于热。惟李东垣独以为寒，诚一偏之见也。河间《原病式》曰：酸者肝木之味也，由火盛制金，不能平木，则肝木自甚，故为酸也。如饮食热，则易于酸矣。是以肝热则口酸也。或言为寒者，但谓伤生冷硬物，而喜噫醋吞酸，故俗医主于温和脾胃。岂知人之伤于寒也，则为病热。盖寒伤皮毛，则腠理闭密，阳气怫郁而为热证，故伤寒热在表，而以麻黄汤热药发散，使腠理开通，汗泄热退而愈也。凡内伤冷物者，或但阴胜阳而为病寒，或寒热相搏怫郁而为病热，亦有内伤冷物而反病热，得汗泄热退身凉而病愈也。或微而止为中酸，俗谓之醋心，法宜温药散之，亦犹伤寒解表之义。若久吞酸不已，则不宜温，宜以寒药治之，后以凉药调之，结散热去则气和矣。所以中酸不宜食黏滑油腻者，谓能令气郁不通畅，如食物在器复盖，热而自酸。宜餐糙食菜蔬，能令气之通利也。曰寒曰热，于斯明矣，学者详之。（《医学正传》）

酸者肝木之味，由火盛刑金，不能平木，则肝自盛，故为酸也，如饮热则酸矣。或言吐酸为寒者，非也。是以肝热则口酸，心热则口苦，脾热则口甘，肺热则口辛，肾热则口咸，或口淡者胃热也，胃属土，土为万物之母，故胃为一身之本，淡为五味之本。然则吐酸，岂为寒欤？（《顾氏医镜》）

十、黄疸

发黄一症，有内伤阴阳之不同，外感伤寒、时疫之各别。伤寒期十八日而始痊，时疫待阳明解而热退。内伤之阳黄，热湿郁在胃也，而其原本于脾虚；内伤之阴黄，寒湿蓄在胃也，而其原本于肾虚。古人虽分有五疸之名，而要不外于脾肾。盖脾气旺则能散精于肺，通调水道，下输膀胱，何热郁而生湿之有？肾气壮则火能生脾土，而中州运行，何寒蓄而生湿之有？纵实体而受湿热，虽进清利之品在先，亦必培土之味在后，而始收功也。

余尝治阳黄之症，大补脾阴之中，少加茵陈、栀子；治阴黄之症，大补肾元之中，重加参、术、炙芪：莫不应手取效。不然，徒知湿之可利、热之可清，攻伐多进，脾元败而肾元亏，中满之症变，虽长沙复起，亦无如之何矣。

又有疫病发黄，邪热在阳明，脉数发热、口渴引饮、大便秘结、小便赤涩，宜陈皮、扁豆、谷芽、神曲、黑豆、甘草、石斛、麦冬、赤茯苓、何首乌、车前子、鲜黄土之属，解疫毒而救脾胃，俾邪从阳明解而出表为顺也。若其人平日脾胃素虚，虽邪热在阳明，而脉细无力，人倦少神，冷汗自出，大便不实，小便黄赤，急宜参、术、归、地，脾肾两救，庶不致内传厥少，而有虚脱之险也。倘黄未退而瘀血先下，此阴络已伤，土气已坏，虽重进参、术，万无生理者矣。

盖外感之黄，热解而黄自消；内伤之黄，元回而黄始退。且外发体实者，投清凉可愈；内发元亏者，非补益不痊。经曰：中央黄色，入通于脾。如阴黄肾中元亏，胃气不升，中央之地失健运之常，脾之真色尽现于外，欲救其黄，如罗裹雄黄也，不亦难哉！彼黄疸辈，两目如金，久久不退，一以湿热由此而现，一以真色由此而泄，阳明主宗筋，诸脉皆属于目，而上走空窍也。

外此胃脘久痛，变为黄疸，此乃脾胃大亏，非内挟瘀血，即中藏痰饮。虚热者救脾阴为急，虚寒者救胃阳为先，庶不致有胀满之患矣。

阐发疸症，无一遗义。（《杂症会心录》）

疸者，热也。黄疸俱因正气不宣，郁而生黄，有如遏酱相似。其症有五，条分缕析，脉症始得而详明也。一曰湿热发黄，小便如栀，染衣成黄，而面目身体之黄，不待言矣。此因茶酒汤水，聚而不散，郁成壮火，故成此症。但有热多湿少者，有湿多热少者，有湿热全无者，不可以不辨也。热多湿少者，脉来弦数，黄中带亮，宜用茵陈柴苓汤；若渴而饮水者，宜用柴胡芍药汤加茵陈、泽泻，乃得三焦气化行，津液通，渴解而黄退。《金匮》云：疸而渴者难治，虑其津液枯竭，初非不治之症也。湿多热少者，脉来沉细而缓，其色黄而晦，宜用茵陈四苓汤；若大便自利，上气喘急，宜加参、术。不可误用寒凉，伤损脾气。至于湿热全无者，既无血食酒汗之症，又无黄赤小便，但见身黄倦怠，肢体无力，虚阳上泛为黄也，宜用加减八物汤。今医治此，概用五苓套剂，岂能愈乎？

谷疸者，饮食郁结，正气不行，抑而成黄。其症胸膈不宽，四肢无力，身面俱黄，脉来洪滑者，症属于阳，合用二陈消食之剂。但火热郁结，遏生苔衣，干涩难下，今人动用苍、朴燥剂，但治其食，不治其热，疸之一字，置于何所？无怪乎治之不痊也。更有粗工，专用针砂、绿矾等药，不思积滞虽去，津液随亡，大失治疸之体。惟用养血健脾汤，大有殊功。脉沉细缓者，症属于阴，其人四肢清冷，大便时溏，宜用香砂理中汤加炮姜、肉桂之类，不可概以热治也。然谷疸之症，每兼发肿，初起见之无妨，日久气虚，多主危殆。

女劳疸者，身黄加以额黑也。其症脐下满闷，大便时黑，日晡寒热，皆蓄血之所致也。男子勤于房事，血不化精，滞于小腹，故成此症；女子经水未净，交合血滞，亦有此症。脉来弦芤者，宜用加减柴胡汤。若脉来细缓无力，或涩而细者，元气大虚，虽有蓄血，不宜消导，宜用十全、补中，大扶元气，正气盛则邪气自退；若用消导之剂，是促之使亡也。然女劳之血，宜在小腹，若大腹尽满，血散成臌，不治之症也。仲景云：腹满如水者，不治。旨哉言乎！

酒为湿热之最，因酒而成疸者，其人小便必如栀汁，合用茵陈柴苓汤矣。若心中懊侬，热不能食，时欲呕吐者，湿热积于上焦，心有老痰在胃，宜用清热化痰汤。若头面目赤，身热足寒，脉来寸强尺弱，阳气不能下达，宜于前方加大黄下之；如大便带黑，面色黄黑者，其人必有蓄血。盖嗜酒之人，多喜热饮，荡死血脉，积于胃中，隐而未发,亦宜加减柴胡汤,缓缓调治。酒疸之黑,与女劳之黑,相去一间。女劳为肾气所发,酒疸乃荣血腐败之色。柴物汤有半补半消之功,若用大黄峻剂,荣血益趋于败而已。治者明之。

黄汗者,汗如栀汁,染衣成黄,多因汗出浴水,水浸皮肤,壅遏本身,荣卫郁而生黄也。亦有内伤茶酒,湿热走于皮毛,亦令发黄。初起身热、恶寒、头痛、身痛者,可用柴陈汤加苏、葛、桑皮,以微散之;日久津虚,宜用柴胡芍药汤。此症脉多洪大无力,或细缓不匀,不可误用补剂,以其发热不止,必生恶疮留结痈脓也。(《医学传灯》)

《金匮》云:理者,皮肤脏腑之文理也。以此推之,肠胃之膜,其有鳞缝可知。人若脾虚不为胃消水谷,则水谷之停于胃者久,久则瘀而为热,其气从腠理中溢出,食气溢则皮色黄,水气溢则皮色黑。其有脾本不虚,但因饥暴多食、渴暴多饮,所受倍常,则脾不及消,亦久留于胃而为热,即亦从腠理溢出,此癥瘕、系气①、溢饮等证所由来也。夫腠既有理,则寻常饮食,其气何尝不溢?不溢则何以生卫以肥肌熏肤、充身泽毛,生营以成脉、华色乎?特所溢者是精气非滞气;精气益人,滞气病人耳!人若肺虚,为风湿寒热所袭,则皮肤之理实而闭,腠理中之应溢者,不得通于外,则水谷之气亦久留于胃而为热,滞则溢迟,故色变也。伤寒、温病所致之疸及风疸、湿疸,皆取诸此,虽不自饮食致之,而其为溢之滞,在理则同矣。独是水色虽黑,然留胃之水,亦黄中带黑,不能全黑,以胃为土,土色但黄故也。惟涉及于肾,则黑黄相半。所以然者,肾为胃关,关门不利,则水之流于肾部者,留久其责在膀胱,膀胱亦腠也,亦有理也。不挟热者,水溢为饮,《巢源》云痰在胸膈、饮在膀胱者此也。其挟热者,则气与水蒸而为疸。《金匮》诊疸,于谷疸、酒疸但言黄,而于女劳疸必言额上黑。以女劳则肾虚而利水迟,水即久留而气溢,且胃中之水,乘肾虚而流疾,肾故不及利也。推之风水、正水、石水为病之义,亦当如是。黄疸久之皆变为黑疸者,胃实滞多则乘肾,肾以得水谷之精气少,则益易乘也。知腠理之为病,而推之奇病中有饭粒出疮孔、蛔虫在皮中者,皆不足为奇矣。

又《金匮》之例,于风湿搏于水谷而成疸者,称黄疸,与谷疸、酒疸、女劳疸、黑疸为五。其与伤寒同法,不必搏于水谷者,则但称黄。论中诸黄疸云云,以此别之。疸为劳热,食劳、女劳之有疸,犹食劳、女劳之有复也。(《研经言》)

先哲云:水火即人身熟腐水谷之气,得其平谓之水火,失其宜谓之湿热。湿热相搏,气不得达而生黄,是固然矣。然王海藏云:伤寒病遇太阳、太阴司天,若下之太过,往往变成阴黄。一则寒水太过,水来犯土;一则土气不及,水来侵之。用茵陈汤,次第加姜、附、茱萸治之。夫伤寒热病而有阴黄,则杂病黄疸亦有阴黄矣。故身冷畏寒,阴黄也;湿胜脾虚,阴黄也;二便清利,阴黄也;脉沉而微,阴黄也。凡遇此等,非温补不愈。设以黄色为土邪有余,而过行诛伐,饮食益减,胃气必亏,由脾传肾,变为黑疸而不可治,良可悲矣!(《叶选医衡》)

---

① 系气:本文作者指出:"结而无定形,久不愈,愈而复发曰注,亦作疰,亦曰系气。"

常州杨蕉隐参军振藩，能诗善画，兼谙医学，传一治黄疸病方，用活鲫鱼数枚，剪取其尾，贴脐之四围（当脐勿贴），须臾黄水自脐出，鱼尾渐干，更易贴之。常有病黄疸甚剧，他人以手熨其身，手亦染黄色，用此治之，自朝至夕，贴鱼尾数次，水流尽即愈。曾目击其效。又言有草名并蒂珊瑚，叶似桂，高不及尺，每颗冬间结子二枚，色红如南天竺子，取子煎服，亦治黄病甚效。（《冷庐医话》）

虎墩大使王尔玉，年将四十，患酒疸，饮食减少，形容瘦削，六脉沉小，彼云本系六阴脉。予谓无论本脉病脉，皆当以补脾胃为主，而兼以清痰、理气、导湿热为治。但此药功缓，彼因上司远调河工，复延一医，纯用寒凉退疸之药。至家予往视，自谓黄已退，病已愈。予见形容羸瘦，精神短少，脾胃更伤矣。未旬日，果一中而卒。（《医权初编》）

先严百泉公，为秦邮赵双湖先生之入室弟子，医学精深，宅心仁厚。曾传治疸验方一则，凡湿郁发黄、湿邪弥漫三焦、胸脘闷塞难堪者，用加减宣清导浊汤治之。无不奏效。云方用赤苓、猪苓、杏仁、苡仁、茵陈、滑石、寒水石。庚戌仲冬，丹徒李雨孙患黄疸病，其见症与上述相同，延医与药无效，乃乞余诊治。余即用前方加川贝、郁金、通草、泽泻等味，以渗湿邪，兼利气分。服不过数帖，胸次已舒，小水畅利，黄亦尽退，旋身体强健如初。爰述此方，以补方书治法所未及，而为海内患斯病者之一助。（《清代名医医话精华·魏筱泉》）

黄之为色，血与水和杂而然也。人身血管、液管，相副而行，不相淆乱者，各有管以束之也。血分湿热熏蒸，肌理缓纵，脉管遂弛而不密，血遂渗出，与液相杂，映于肤，泄于汗，而莫不黄。故治之法，或汗或下，必以苦寒清燥，佐入行瘀之品，为摄血分之湿热而宣泄之也。湿热去则脉管复坚，血液各返其道，而清浊分矣。阴黄者，以其本体内寒也，虚阳外菀，与湿相搏，肌肉腠理之间，仍自湿热，非黄能成寒也。阳黄色深厚者，热盛则津液蒸腐，化为黄黏之汁，与血相映，故色厚也。阴黄色暗澹者，无根之热，不能蒸腐津液，尽化稠黏，而水多于血，故色澹也。夫血之所以旁渗者，以血既为湿所停凝，而前行有滞气，又为热所逼迫，而横挤有力，加以肌理松弛，而血因之旁渗矣。畜血发黄，亦此理也。《内经》谓瘅成为消中，湿热菀久而化燥火也。亦有消成为瘅者，燥火得凉润滋清之剂，已杀其势，未净其根，余焰内灼，转为湿热也。

黑疸，乃女劳疸、谷疸、酒疸日久而成，是肾虚燥而脾湿热之所致也。肾恶燥而脾恶湿，肾燥必急需他脏之水精以分润之，适值脾湿有余，遂直吸收之，而不觉并其湿热之毒，而亦吸入矣。脾肾浊气，淫溢经脉，逐日饮食之新精，以皆为浊气所变乱，全无清气抱注，周身血管不得吐故纳新，遂发为晦暗之黑色矣。第微有辨焉。其肾水不甚虚，而脾胃自虚，浊气下溜者，病在中焦，为易治也。其色黑而浮润，肾水虚甚，吸收脾之浊气，如油入面，深不可拔，病在下焦，其色黑而沉滞。治中焦者，清胃疏肝，滋肾利水，即小柴胡茵陈五苓是也。阴黄者，黄连、枳实、诸理中汤主之。治下焦者，滋肾补肺，不得清胃，更不得利水，滋肾丸、大补阴丸加参、芪可也，必待肺气已充，肾阴已复，始从清胃、利水。若阴黄者，茵陈四逆主之，总须兼用化血之品

一二味，如桃仁、红花、茜草、丹参之类，为其已坏之血，不能复还原质，必须化之，而后无碍于新血之流行也。（《读医随笔》）

石某阳黄，乃湿从热化，瘀热在里，蒸动胆液，泄而为黄，明如橘子。今目黄，面色亮，头眩，胸痞，不渴，肢倦少力，手足心热，大肠结，遇劳则甚，脉右大左虚濡，虽系湿甚生热，然平人脉大为劳，且疸久不愈，乃劳力伤气之候。用补中参渗湿法：潞参、薏米、茯苓、於术各钱半，鸡内金、茵陈、针砂各二钱，山栀、甘菊、丹皮各一钱，炙草五分。数服眩痞除，食颇加，去甘菊、山栀，加黄芪、白芍、莲子，又数服，黄渐退。（《清代名医医话精华·林羲桐》）

前营游击温公，夏月自浦口来松，途中冒暑。到署后请医调治，初用清暑利湿不效，改用参、术、归、地，转增脘痛，自后朝暮更医，愈言误补留邪，治难有效，遂延余诊。余见其身病发黄，总是胃腑结聚不行所致。用连理汤辛开苦降法，授方不服。遂就诊于青浦医家，方用茵陈五苓散等，服之亦不效，遂以绝症为辞。归至署中，计无复出，始委命以听余焉。予仍用前法，服参些少，是夜即得安寝，改用理中汤调理半月而愈。（《清代名医医话精华·徐玉台》）

吴静山夫人，时邪后遂发黄肿，日嗜干茶无度。苏太诸医皆用气血并补，久而不愈，延余诊之。脉两手俱洪数之甚，询得腹中攻痛无常，夜则身热如烙。此由阴液不充，瘀滞干黏所致。宿血不去，则肢体浮肿；新血不生，则肌肉消瘦。一切补脾刚药，未可施于此症。考仲景治黄有猪膏发煎润燥之法，爰仿其义，专用滋肾之品，调养肾肝而愈。（《清代名医医话精华·徐玉台》）

阴阳黄疸，虽云难分，然细心辨之，最易分别。阴黄色淡黄而泛青，脉细，肢倦，口淡舌白，小溲虽黄，而色不甚赤；阳黄如橘子色，脉实，身重，舌底稍绛，苔腻黄厚，面黄溲赤。虽诸疸皆从湿热始，久则皆变为寒湿；阴寒亦热去湿存，阳微之意也。惟女劳疸治法，看法俱异耳！又有肝气郁则脾土受制，肝火与脾湿为热为疸，又非茵陈、姜、附、栀子、大黄可治，此又在调理法中矣。余同窗邹端生，患黄疸日久，孟河诸前辈始从湿热治之，进以黄柏、茵陈、四苓之类，不效。余适有事至孟河，诊之脉细，色淡黄而青，舌白口淡，进以姜、附、茵陈五苓合香燥之品，数剂而愈。此余未习医之时也。后有茶室夥，黄疸三年，亦以前法服三十剂而愈。有肝郁黄疸，忽然呕吐发热，遍体酸痛，热退则面目俱黄，此宜从疏肝理气、利湿健脾自愈，又不可用温热也。又有脾虚气弱，面目淡黄，用参苓白术等，服十余剂自愈。（《清代名医医话精华·余听鸿》）

十一、泄泻

天地之间，动静云为者，无非气也；人身之内，转运升降者，亦气也。天地之气不和，则山川为之崩竭；人身之气不调，则肠胃失其转输。外则风寒暑湿之交侵，内则饮食劳倦之不节，肠胃因之而变，此泄泻之由也。致病之端匪一，治疗之法自殊。经云：春伤于风，夏生飧泄。春者木令，风为木气，其伤人也，必土脏受之。又风为阳邪，其性急速，故其泄必完谷不化，洞泄而有声，风之化也，古之所谓洞风是也。宜先以风药发散升举之，次用参、芪、白术、茯苓、大枣、甘草、肉桂等药，以制肝实脾。芍药、甘草乃始终必用之剂。伤风作泻，必暴注，大孔作痛，火性急速，失于传送也；口多渴，小便多赤或不利，身多发热，泻后则无气以动，热伤气也。清暑，用十味香薷饮、清暑益气汤。内虚之人，中气不足，用六和汤；不止，用黄连理中汤，或加减桂苓甘露饮。肾泄者，《难经》所谓大瘕泄也。好色而加之饮食不节者，多能致此。其泄多于五更或天明、上午，溏而弗甚，累年弗瘳，服补脾胃药多不应，此其候也。夫脾胃受纳水谷，必藉肾间真阳之气熏蒸鼓动，然后能腐熟而消化之。肾脏一虚，阳火不应，此火乃先天之真气，丹溪所谓人非此火不能有生者也。治宜益火之原，当以四神丸加人参、沉香，甚者加熟附、茴香、川椒。（《先醒斋医学广笔记》）

泄泻者，胃与大肠之病也。此因饮食不调，脾胃不能运化，小水并于大肠，故令作泻。脉来沉滑，腹中作痛，宜用胃苓汤加减，以其积滞在胃，气不宣通，稀粪旁流故也。若久泻不止，脉沉细缓，按之无力者，是为脾虚，宜用健脾丸、参苓白术散之类，甚则用八味地黄丸，补命门火以生脾土，此不易之法也。但泄泻之病，虚寒者固有，而虚热者亦多。如下多亡阴，津液不足，脉来细数无力，甘温毫不可投，宜用脾肾双补汤。此外又有数症，条分缕析，治之方不误耳！

积泻者，腹痛而泻，泻后痛减，泻去稍宽。偶然而起者，谓之食泻，法当消食分利；若不时举发，定因脾土虚弱，不能运化，以致食停作泻，初起必先消食，方可用补用温。世人概言脾泻，骤用温补者非也。大约脉实有力，宜用胃苓汤；脉细无力，宜用半消半补。脉之有力为实，无力为虚。

痰泻者，或多或少，或泻或不泻。中焦有痰，饮食入胃，裹结不化，所以作泻。脉滑有热者，宜用枳朴柴陈汤；脉来弦细无力，宜用香砂六君子汤。

火泻者，腹中痛一阵泻一阵，后去如汤，后重如滞。此因湿在肠胃之中，火在肠胃之外。宜用清热柴苓汤。甚则完谷不化者，火性急速，不及传化故也。

冷泻者，鼻吸风寒之气，口食生冷之物，皆能作泻。此暴病也。宜用香砂理中汤。若久泻之后，脉细皮寒，病涉大虚，宜于前方更加桂、附。若加之以不食，危笃难医。至于完谷不化，初起犹为胃寒，治之可愈；久则胃气已绝，断主于死。

湿泻者，腹中不痛，所泻皆水，_{辨证精详。}或遍身发肿。身热脉数者，病属于阳，分别阴阳不紊。初起宜用分消饮，久以柴苓汤主之；若肢冷脉细，元气大虚，宜用消肿健脾汤，金匮肾气丸亦宜服也。

又有肺燥作泻者，人所不知。秋伤于燥，内热咳嗽，肺中之火无处可宣，传于大肠，故令作泻。宜用清金润燥汤，润肺兼润其肠，则泄泻自止。若误认脾虚，而用温补，非徒无益，又害其肺也。治者详之。

又有脱泻者，水谷皆下，日有百次，不但糟粕泻尽，并肠中所蓄之黄水，俱已竭尽而无余。所以平人时泄黄水，即是脾坏之候，皆主于死，不易治也。（《医学传灯》）

泄泻湿热居多。洞泄者，如沟渠决水，一往无留，湿兼热也；火泻，腹痛即欲如厕，或完谷不化所谓邪火不杀谷，热兼湿也。多由挟暑伤食，夜卧大腹受寒，火郁于内成者。治法须清热、利水、消导、芳香开脾药，如黄芩、黑栀、焦白芍、茯苓、泽泻、猪苓、楂肉、神曲、陈皮、谷芽、厚朴、砂仁壳之类，随症选用。如热甚完谷不化，当重用黄连。治湿而不利小便，非其治也。然有春伤于风，夏生飧泄，盖谓风主木，木克土也。宜加散风之药，防风、葛根、羌活、柴胡、薄荷之类。惟湿热已靖，久而不愈者，当补脾胃，参苓白术散。更加五更作泻者，为肾虚，四神丸治之。（《友渔斋医话》）

五更泻是肾虚失其闭藏之职也。经曰：肾司开阖，肾开窍于二阴。可见肾不但治小便，而大便之开阖，皆肾操权也。今肾既衰，则命门之火熄而水独治，故令人水泻不止。其泻每在五更，天将明时，必洞泄二三次，以肾旺于亥子五更之时，故特甚也。惟八味丸以补其阳，则肾中之水火既济，而开阖之权得宜，况命门之火旺，则能生土，而脾亦强矣。有用六味丸加沉香、砂仁，以山药末打糊，代蜜为丸，以摄火归源而愈者；有用六味丸加远志、益智，兼调脾肾而愈者；有用六味丸七分，杂二神丸三分，服之而愈者；有用五味子煎汤送四神丸者；有用二神丸加五味子、山茱萸、肉桂、茴香、陈米饮糊为丸服者。亦有属酒积、食积者，盖一日进取之物，至此时皆下大腑而急奔也。但食积之泻，其腹必胀满，泻后则顿减，泻下皆是稀粪；酒积泻下，都是稀沫。或有兼血积者，与肾泻之纯清水液，迥乎不同也。审系何积，即以何积治之。（《张氏医通》）

下焦寒凉泄泻及五更泻者，皆系命门相火虚衰。确能补助相火之药，莫如硫黄，且更莫如生硫黄，为其为石质之药，沉重下达耳！不经水煮火炼，而其热力全也。硫黄无毒，其毒即其热，故可生用。然愚向用硫黄治寒泻症，效者固多，兼有服之泻更甚者，因《本草》原谓其大便润、小便长，岂以其能润大便即可作泻乎？后阅西人药性书，硫黄原列于轻泻药中，乃知其服后间作泻者，无足怪也；且其所谓轻泻者，与中医说所谓大便润者，原相通也。于斯再用硫黄时，于石质药中，择一性温且饶有收涩之力者佐之，即无斯弊。且但热下焦而性不僭上，胜于但知用桂、附者远矣。若于方中再少加辛香之品，引其温暖之力以入奇经，更可治女子血海虚寒不孕。（《医话拾零》）

泄泻，忌湿润、破气、下、苦寒、滑利；宜安胃、补脾、升、利小便。人参、茯苓、莲肉、白术、升麻、车前子、橘红、藿香、木瓜、干葛、炙草、白莱菔、扁豆。

虚寒者，加肉豆蔻、茯苓、补骨脂、吴茱萸；虚热者，去白术，加川黄连，倍芍药、莲肉。

暑湿为病，则小水短赤，或口渴，倍用姜黄连为君，佐以干葛、升麻；由于感风寒者，二术、吴茱萸、砂仁、陈皮、干姜、紫苏主之；若由饮食停滞者，兼消导，山楂、麦芽、神曲、陈皮、肉豆蔻。（《药症忌宜》）

《内经》论泄泻，或言风，或言湿，或言热，或言寒，又言清气在下则生飧泄，要皆以脾土为主。然泻久未有不伤肾者，且肾伤，又有阴阳之异。肾阳伤，人皆知之；肾阴伤，人每忽焉。

辛卯夏，余客济南，奇太守病发热恶寒，头痛身痛，腹满便泄，旬有余日。来延余诊，脉大而缓，舌苔白腻，知是内伤寒湿，并非外感风寒。用理中汤加苍术、附片等味，数服而愈。

丙申夏，余入都，杨艺芳观察病泄泻，日夕十数次，饮食减少，烦躁不安。延余往诊，脉数，尺尤实，知是暑湿为患，惟年逾花甲，以顾正气为要。先合三黄汤、八一散，加白术、陈皮、砂仁为方。二剂，便泄顿止，即改用补益法，不数日而健康如恒，若未病然。

秋初，陶端翼主政之子，年十二，大便溏泄，已经数月，食少气弱，病情颇剧，问治于余。切其脉，濡而缓，知是气血两虚，由虚致寒。用补中益气汤加熟地、牛膝、附子、干姜，数十剂而治愈。

此三症，一为寒，一为热，一则脾伤及肾为阳虚。寒者温之，热者清之，阳虚者补之，治泻常法，所谓人皆知之者也。至人所忽焉不察者，则有养阴一法。

丙申冬，余将出都，有陈姓室，患泄数月，每日必泄五六次，医以为脾土虚寒，用白术以补土，附子以固阳，木香以止泻，便泄如故，而面烧、口燥、足冷、饮食减少、夜寐不安等证迭见，大以上热下寒阳虚重症。余切其脉，两寸微甚，左关尺濡迟少神，右关尺滑数有力，乃知症系阴虚，非阳虚也。用生地炭一两，炒怀药、酸枣仁、丹皮、白芍、牛膝数钱，炙草、砂仁、黄柏数分，人参、煨葛根各一钱为方。一剂泻愈三分之二，脉象俱和；再剂，夜寐安，口燥润；三四剂，饮食甘，面烧平，两足俱温。或问病情奚似？余曰：此症如灯膏然：阳为灯，阴为膏；右关尺为灯，左关尺为膏；脉有力为灯有余，脉无神为膏不足。前用术、附等药，譬如膏若尽而频挑其灯，灯火上炎，膏脂下竭，因见上热下寒之假象，使再燥脾补火，势必膏尽灯灭，阴竭阳亡；余为益阴以称阳，阴复其元，阳得所附，诸症以平，脉象亦起，所谓膏之沃者，灯自光也。渠又问用药法，余曰：治病无成法，随时论症、随症论治而已。如必以古法绳之，此即六味地黄汤、补中益气汤合用之意乎！以六味益阴为君，故重用地黄；以补中益气为佐，故不用黄芪。以方中有人参，故用六味汤而去山茱；以方中有地黄，故用补中汤而去当归。恐真阴不固，加黄柏以坚之；恐清阳下陷，加葛根以升之。盖葛根一味，为泄痢圣药。昔张石顽治虚损症，欲用补中益气方者，往往以葛根代升、柴。缘升、柴劫阴，阴伤者禁用故也。此制方之微权也。（《诊余举隅录》）

定海西门外某，从沪上来，感受暑邪，热毒蕴结，身热如炽，大渴引饮，脉象洪数实大，舌苔黄厚浊腻，泄泻日百余次，粒米不进，症已垂危。就诊于余，余谓暑热毒邪结于阳明，幸而大泻，邪有出路，不然肠腐胃烂，早已死矣。症虽危而无妨，但不可用止截之药。乃遵喻氏通因通用之法，方用黄连五钱，黄芩四钱，生甘草三钱，银花五钱，鲜竹叶一握，鲜荷叶一片，生大黄五钱，元明粉三钱，花粉四钱，作地浆水煎服。一剂而泻大减，次日仅泻数次，热势亦缓。再进原方，减去大黄、元明粉。如此危症，止两剂而热退、泻止，后以糜粥自养，不劳余药而瘳。（《一得集》）

肝者将军之官，女子以此为先天，与男子不同。大病后先天未经复元，肝血内亏，不能涵养肝木，肝性刚强，入营则吐血，入胃则脘痛，上升则头晕。肝经之病，可云甚矣！设使脾土内旺，尚可生金，金来制木，不足虑也。无如此际健运失常，湿从下走，五更溏泄；甚至湿郁于中，腹中雷鸣；湿又郁而为热，其气上行耳内，嘈嘈出脓出汁，今更失其聪矣。脾经之弱，自顾不暇，岂有生金制木之功哉！然肝为刚脏，顺乘中土本属易事，横逆肺经亦不为难，侮金之木，偏遇肺失清肃，木寡于畏。咳嗽数月，时见鼻衄，左脉过弦，右寸上溢于鱼际，甚至少腹有形之气从下而上，或攻于左胁，或逆于右胁，或塞于中，或作呕恶，竟有骤变为厥，缓变为臌之形，岂容渺视？然肝属乎阴，阴中有木火存焉，不左其金，无以为治。但面色萎黄，肢体无力，饮食不多，喜饮热汤，中下之阳气式微，不得不兼顾治之也。至于得后与气则快然如衰者，不外是病，亦不外是治耳！

九香虫、冬术、车前子、白芍、麦冬肉、桑皮、左牡蛎、陈皮、紫菀茸、骨皮、厚杜仲、归身、左金丸。（《过庭录存》）

经云：湿多成五泄。水湿侵脾，固多注下，然因风病泄者，亦习见焉。盖肠有风则飧泄，胃有风则濡泄；肝为风脏，故厥阴病每多作泻。今之俗工，不察病情，以为健脾导湿治泻之要，用药大都香燥。不知肝为刚脏，必甘柔酸敛以和之，燥则劫津，香能耗散，不反增其病乎？《竹楼闲笔》载，宋时有朝贵患痢经年，群医每进升阳理脾之剂，而病转剧。蜀医唐慎微诊之曰：此肠风也。投以育阴之品，不旬而瘳。余每治肠风泄泻，亦以柔肝获效，故特笔之。（《毛对山医话》）

嫡兄星槎先生瀚，少好学，以多病兼玩医学书，久而精能，宰化县，年老罢官，贫不能归，乃悬壶于会城顺德县。县令徐某之子夏月泄泻，服清暑利湿药不效，渐至发热不食，神疲息微。徐年已暮，只此一子，计无所出，延兄求治。兄曰：此由寒药伤脾，阳虚欲脱，宜进温药以救之。因用附子理中汤，徐疑不敢服，兄曰：此生死关头，前药已误，岂可再误？设此药有疏虞，我当任其咎。服药诸症俱轻，连进数剂全愈。徐大喜，倾囊厚赠，复为乞援同寮，因得全家归里。兄著有《制方赘说》行世。（《冷庐医话》）

家君治江右太师傅继庵夫人，久泄不已，脉得微迟。微为阴衰，迟为寒甚，斯脾土虚而真阳衰之候也。盖脾土虚，非补中则土不旺，真阳衰，非温中则寒不释。乃以四君子加姜、桂，服二剂而畏寒如故，泄亦不减，知非土中之阳不旺，乃水中之火不升也。水中之火不升，无以上蒸脾土，故气馁而不健。须助少火之气，方能障土之湿。遂以人参三钱，白术五钱，肉桂一钱，附子一钱，数剂渐愈。后以八味丸调理而安。（《清代名医医话精华·李修之》）

张侍川脾泄经年，汤药遍尝，大肉尽削，小便枯竭，势已危殆。余往诊之，左脉弦细，右脉虚微，此系乾阳不运，坤阴无权，所以脾伤而破䐃肉脱，肺虚而气化失调，俾浊阴不降，内滞肠胃，清阳不发，下乘肝肾，由是三阴受伤，而成久泄之症。况人年四十，升阳之气与降阴之令自此相半。今侍川春秋已逾五旬，不思举其下陷之气，反以渗利为用，则失治本之旨矣。况下久亡阴，未有久泄而肾不虚者。若单补其脾，则力缓不能建功，须得温缓下焦药辅其间，俾丹田火旺则脾土自温，中州健运则充和自布，精微之气，上奉辛金，下输膀胱，泌别清浊，则小水通于前，大便实于后，可指日而愈也。方以人参、黄芪、白术、甘草、广皮、木香、升麻、柴胡、肉果、补骨

脂，数剂小水遂通，大便亦实。后以四神丸加煨木香调理而安。(《清代名医医话精华·李修之》)

舟子刘某，年十四，风餐露宿，日以为常，夏秋之交，食少、乏力、肌黄、腹胀，其母以为虚也，与食桂圆数日，人益困惫，胃口愈闭，腹痛、泄泻，然犹勉力操舟。迨至泄泻无度，魄门不禁，肢冷脉伏，目直神昏，始延余诊。至则其母对余而泣，以为无生理也。余谛审之，舌胎白滑，口不渴饮，人不躁动，确系太阴寒湿，即慰之曰：病虽危险，尚属可救。书附子理中汤与之，用生附子三钱。持方至药铺撮药，而司柜者，谓附子多则不过一钱，从未见生附可用三钱，嘱其再来问余。余曰：我曾用六七钱而应手取效者，三钱尚是中剂，何云多也！嫌多不服，我亦不能相强，且必浓煎方效。其母以病极危笃，姑进一剂，以冀万一。于是申刻服药，至酉戌时腹中作响，渐能开言识人，至亥子时，复大泻一次，腹觉畅甚，起居自如，知饥索食，进锅巴汤半盂，次日问以病状，嘱其原方再服一剂，竟不泻，并不服药。三日即能负物以行，群以为奇。不知古法转危为安者甚多，何奇之有！然是症幸在乡僻穷民，故能速愈；若在富贵之家，延医多人，各执己见，反多阻隔，不能愈矣。(《一得集》)

久泻不止，而用八味地黄汤者，前人言之矣，为其久泻亡阴，而于补阴药中，加以附、桂，水中补火以生脾土；茯苓、泽泻以利小便，且茯苓、山药亦能补脾；萸肉酸收，即白芍治泻之理，而性温济以地黄、丹皮之甘寒，自能补脾阴而奏效也。至于六味地黄汤治泻，从未之闻。童天立十二三岁时，久泻不止，脉浮数，无温补之理。予用六味地黄汤四帖而愈。盖久泻亡阴，而童子纯阳，不必用附、桂而亦能奏效也。(《医权初编》)

上洋邹邑侯子舍，仲夏患泄，精神疲惫，面目青黄，因素不服药，迁延秋季。忽眩晕仆地，四肢抽搐，口歪唇动，遍体冰寒，面黄肚缩，六脉全无。署中幕宾晓通医理，各言己见。或议诸风掉眩，法宜平肝；或论诸寒收引，法应发散。议论异同，不敢投剂，延余决之。余曰：脾为升阳之职，胃为行气之腑，坤土旺则清阳四布，乾健乖而浊阴蔽塞，此自然之理也。今泄泻既久，冲和耗散，所以脾元下脱，脉气上浮，阴阳阻绝，而成天地不交之否，故卒然倒仆，所谓土虚则溃也。况肝脾二经，为相胜之脏，脾虚则肝旺，肝旺则风生，故体冷、面青、歪斜、搐搦相因而致也。若误认风寒之候而用发表，恐以往之阳追之不返。宜急煎大剂人参、附子，庶为治本。合署惊讶，见余议论严确，乃用人参一两，熟地二钱，生姜五片，煎成灌下。一二时手指稍温，至夜半而身暖神苏，能进米饮，后以理中补中调理而安。(《清代名医医话精华·李修之》)

《慎斋遗书》曰：一妇泄泻，两尺无神，此肾燥不合也。医用茯苓、益智仁即发晕，因用肉苁蓉三钱以润之，五味子八分以固之，人参一钱以益其气，归身八分以养其血，白芍、甘草以和其中，炮姜二分以安其肾。二帖效，十帖愈。丸即前方加倍蜜丸。张东扶曰：余因慎斋"肾燥不合"之语，因思精滑一证，理亦同情，盖肾属水，水亏则燥，水燥则无以养肝，木无水养则燥而生火；肾既失其封蛰之职，不合而开，肝遂恣其疏泄之性，因开而泄；愈泄则愈燥，愈燥则愈开。此时徒清火、徒兜涩，无益也。必用润药，润其肾则燥而不合者可以复合，而且肝得所养，火亦不炽，何致疏泄之性一往不返哉？立方之法，润肾为君，而兼用清肺补肝之品。按"肾燥不合"一语，未经人道，似其创然，具有至理。凡物润则坚密无缝，燥则绽裂有痕。肾开窍于二阴，肾耗而燥，其窍开而不合矣。(《存存斋医话稿》)

一人之水谷不化，腹作雷鸣，自五月至六月不愈。诸医以并圣散子、豆蔻丸，虽止一二日，药力尽复作。戴至而笑曰：经云春伤于风，夏必飧泄，有水谷直过而不化。又云水谷不化，热气在下，久风入中。中者，脾胃也。风属甲乙，脾属戊己。甲乙虽克戊，肠中有风，故鸣。经曰：岁木太过，风气流行，脾土受邪，民病飧泄。诊两手脉皆浮数，为病在表也，可汗。直断曰：风随汗出。以火二盆，暗置床下，不令病人见，诒之入室，更服麻黄涌剂，乃闭其户，从外锁之，汗出如洗，待一时开户减火，须臾而汗止，泄亦止。风非汗不出，故宜汗之而愈。若脾虚泄泻，又不可以此类而论也。(《痰火点雪》)

于某，五泄无不由湿，寓居斥卤，水味咸浊，便泻三年不止。凡运脾和湿、温肾补土及升提疏利固涩诸法，毫不一效。今夏诊，右脉寸微关滑，乃湿中伏热，大小腑清浊不分，火性急速，水谷倾注无余，脾失输精，肺苦燥渴，气不化液，肾不司关，所下污液，自觉热甚，或痛泄，或不痛亦泄，日夕数行，口干溺少，时想凉润。略用守补，即嫌胀满，可知气坠全是腑症，若清浊分则泄泻渐已。煎方：茯苓、猪苓、车前、山栀、神曲、薏苡、大腹皮、乌梅、黄连，午前服。丸方：益智仁煨、补骨脂、南烛子、诃子、茴香、茯苓、山药、广皮、砂仁、半夏曲、杜仲、首乌、莲子、蒸饼为丸，晚服，至秋渐愈。(《清代名医医话精华·林羲桐》)

潘某，色苍嗜饮，助湿酿热，濡泻经年。脉寸关实大。岂温补升提所得效！细询平昔吞酸，去秋连发腿疡，明系湿邪蕴热流注经络所致。治者不察，当夏令主火，仍以四神丸加炮姜、乌梅，补中汤加吴萸、肉果，愈服愈剧，致头晕口燥，气壅里迫，溺涩肛痛，皆火性急速据据。必清理湿热之邪，乃为按脉切理。仍当戒饮，毋谓六旬外久泻延虚也。四苓散加薏仁、车前子、麦冬、山栀、灯心。二服已效，加神曲、砂仁壳、枳椇子，以理酒伤而泻稀，加黄芩、白芍而脉敛。后用参苓白术散加减而痊。(《清代名医医话精华·林羲桐》)

一男子，病泄十余年，豆蔻、阿胶、诃子、龙骨、乌梅、枯矾皆用之矣，中脘脐下三里，岁岁灸之，皮肉皱槁，神昏，足肿，泄如泔水，日夜无度。戴人诊其两手，脉沉且微，曰：生也。病人忽曰：羊肝生可食乎？戴人应声曰：羊肝止泄，尤宜服。病人悦而食一小盏许，可以浆粥送之。病人饮粥数口，几半升，续又食羊肝生一盏许，次日泄几七分，如此月余而安。此皆忌口太过之罪也。戴人常曰：胃为水谷之海，不可虚怯，虚怯则百邪皆入矣。或思荤茹，虽与病相反，亦令少食，图引浆粥，此权变之道也。若专以淡粥责之，则病人不悦而食减，久则病增损命，世俗误人矣。(《儒门事亲》)

方氏女久患泄泻，脘痛，间兼齿痛，汛事不调，极其畏热，治不能愈。上年初夏，所亲崔映溪为延孟英诊之。体丰脉不甚显，而隐隐然弦且滑焉。曰：此肝强痰盛耳！

然病根深锢，不可再行妄补。渠母云：溏泄十余年，本元虚极，广服培补，尚无寸效，再攻其病，岂不可虞？孟英曰：非然也。今之医者，每以漫无著落之虚字，括尽天下一切之病，动手辄补，举国如狂，目击心伤可胜浩叹！且所谓虚者，不外乎阴与阳也。今肌肉不瘦，冬不知寒，是阴虚乎？抑阳虚乎！只因久泻，遂不察其脉证，而佥疑为虚寒之病矣。须知痰之为病，最顽且幻；益以风阳，性尤善变。治必先去其病，而后补其虚，不为晚也。否则养痈为患，不但徒费参药耳！母不之信，遍访医疗，千方一律，无非补药。至今秋颈下起一痰核，黄某敷之始平，更以大剂温补，连投百日，忽吐泻胶痰斗余而亡。予按此痰饮滋漫，木土相仇，久则我不敌彼，而溃败决裂。设早从孟英之言，断不遽死于今日也。（《回春录》）

十二、便秘

大便不通之症，不过阴结、阳结二者而已。阳结者，或以饮食之火起于脾，或以酒色之火炽于肾，或以时令之火蓄于脏，凡因暴病及年壮气实之人，乃有此症，此则宜清宜泄也。若阴结者，既无火症，又喜热恶冷，其必下焦阳虚则阳气不行，阳气不行则不能传送，或以下焦阴虚则精血枯燥，精血枯燥则肠脏干枯。故治之者，阳虚阴结则益其火，须用右归饮、八味地黄汤之属；阴虚阴结者则壮其水，宜用左归饮、六味地黄汤之属。均加洗淡肉苁蓉三二钱，多效。又有大便本无结燥，或连日或旬日欲解不解，解下只些须而不能通畅，及其已解，仍非干硬，此总由七情、劳倦、色欲，以致阳气内亏，不能化行，亦阴结之类也。当服理中、归脾、右归、八味地黄等汤。凡虚弱之人，虽旬日、十余日不大便，不必以为意，倘病家、医家性急欲速，遽用大黄等药通之，多致误事。（《不知医必要》）

便秘一症，有寒下者，如承气汤、更衣丸之类是也；有温下者，如备急丸、温脾汤之类是也。然有精血亏虚，无力行送，则景岳济川煎一方，确为斯症之良剂。余治一妇，素禀虚弱，年届不惑，生产一儿，恶露稀少，未几即止，大便艰难，努力推送，始得解下，按其脉沉而弱。以脉症论之，所谓产后恶露稀少，未几即止，然腹无胀痛之候，决非瘀积为患，推其大便秘结，良由阴液不足而然。譬如江河水涸，搁舟碍行，济以人力推引，亦不能顺流而驶。若疑便结而用药通之，要知通利之药，类皆破气导滞，克伐本元。此症之纯虚无他，凭其脉症可信矣。理宜养血以润肠，则便自顺，灌水以浮舟，则舟自行。宗景岳济川煎加减，用全归一两，大熟地一两，淡苁蓉、枸杞子、怀牛膝、福泽泻各三钱，火麻仁二钱，炙草一钱。服两剂，大便通适自如。后疏大补元煎一方，嘱服十剂，经月而康。（《勉斋医话》）

病有上下悬殊者，用药殊难。陆养愚医案有足以为法者，录之。陆前川素患肠风便燥，冬天喜食铜盆柿，致胃脘当心而痛。医以温中行气之药疗其心痛，痛未减而肠红如注；以寒凉润燥之药疗其血，便未通而心痛如刺。陆诊其脉，上部沉弱而迟，下部洪滑而数。曰：此所谓胃中积冷，肠中热也，用润字丸三钱，以沉香衣其外，浓煎姜汤送下二钱，半日许，又送一钱。平日服寒凉药一过胃脘，必痛如割，今两次丸药，胸膈不作痛，至夜半大便行极坚而不甚痛，血减平日十之六七，少顷，又便一次，微痛而血亦少，便亦不坚，清晨又解溏便一次，微见血，而竟不痛矣。惟心口之痛尚未舒，因为合脏连丸，亦用沉香为衣，姜汤送下，以清下焦之热而润其燥；又用附子理中料为散，以温其中，饴糖拌吞之，以取恋膈，不使速下。不终剂而两症之相阻者并瘥。此上温下清之治法也。卢绍庵曰：丸者，缓也，达下而后溶化，不犯中宫之寒。散者，散也，过咽膈即销溶，不犯魄门之热。妙处在于用沉香、饴糖。（《冷庐医话》）

伤寒疟痢之后，患秘结者，皆由攻下、表散失宜所致。究其由，则皆血燥为病。至若风秘一证，其病本由燥火生风，医者昧于风字，动用风药，死者已矣，存者幸鉴之！雄按：凡内风为病，不论何证，皆忌风药。医不知风有内、外之殊，以致动手便错。（《柳洲医话》）

大便不通，有风秘、痰秘、热秘、冷秘、实秘、虚秘之分。风痰实热，可用润肠丸、控涎丹、四顺清凉饮等方；若冷而虚，当用四神丸之类。

壬辰七月，余至天津，杨鹤年之室，病大便不通，旬有余日。人见舌苔微黄，唇口微焦，拟用下药，来延余诊。切其脉沉而迟，余曰：沉迟为里寒，寒甚则水冻冰凝，投以大剂热药，犹恐不及，若之何下之乎？人曰：时当夏秋，似非冬月可比，大火炎炎，何至中寒若此？余答曰：舍时从症，古有明文，如谓燥热时必无寒症，则严寒时当无热症，昔仲景制大、小承气汤，何以治冬令伤寒？可知夏热、冬寒者，时之常；而冬不必不热，夏不必不寒者，病之变。至唇舌焦黄，又真寒似热之假象，倘误认为热，投以硝、黄，势将不救。王太仆曰：承气入胃，阴盛似败，其斯之谓欤！用四逆汤、四神丸意，并加当归、半硫丸为方。三剂，便闭依然，主人讶甚，嘱余改方。余曰：坚冰凝结，非用火煎熬至六七昼夜之长，其冻不解。仍前方倍与之，又三剂，夜来腹中忽痛，大便始通。时有识者愕然曰：如此炎热，吾谓热中者必多，不料此症腹中一寒至此。然则君子何待履霜，始知坚冰之至哉！后于热剂外，又佐补剂，调治月余而安。使误认实热，用清下法，寒者必冰结愈坚，虚者即取快一时，来日必复秘愈甚，欲再通之，虽铁石亦难为功，可不慎哉！（《诊余举隅录》）

朱笠莽感寒，屡用发表清里药不愈。脉乍大乍小，数而无力，谵语，舌黄燥，遗尿，大便秘，欲饮滚热茶。时予初习医，因脉虚、热饮，不敢再进寒凉消伐之剂。远延两名医，一与连理汤，一与六君子汤，愈剧。后不服药，止频饮松萝热茶，数日后渐觉清明，自主以承气汤，下胶粪一遍，遂渐愈。是知脉虚者，屡用发表，中气虚也；思热饮者，滞化为痰，中气弱，不能利痰，故借汤之暖以运荡之也；遗尿者，心移热于小肠也。标虽虚而本却实，故现舌胎干黄，仍归攻下而愈也。（《医权初编》）

同道王公峻子，于四月间患感冒，昏热喘胀，便秘腹中雷鸣，服硝、黄不应，始图治于石顽。其脉气口弦滑，而按之则扎；其腹胀满，而按之则濡。此痰湿挟瘀，浊阴固闭之候。与黄龙汤去芒硝，易桂、苓、半夏、木香，下瘀垢甚多。因宿有五更咳嗽，更以小剂异功加细辛调之。大抵腹中奔响之证，虽有内实当下，必无燥结，所以不用芒硝而用木香、苓、半也。用人参者，借以资助胃气，行其药力，则大黄辈得以振破敌之功，非谓虚而兼补也。当知黄龙汤中用参，则硝、黄之力愈锐，用者不可不

慎！（《清代名医医话精华·张石顽》）

余尝治一壮年，素好火酒，适于夏月，醉则露卧，不畏风寒，此其食性脏气，皆有大过人者，因致热结三焦，二便俱闭。余先以大承气汤，用大黄五七钱，如石投水，又用神祐丸及导法，俱不能通，且前后俱闭，危剧益甚。遂仍以大承气汤加生黄二两，芒硝三钱，加牙皂二钱，煎服。黄昏进药，四鼓始通，大便通而后小便渐利。此所谓盘根错节，有非斧斤不可者，即此之类。若优柔不断，鲜不害矣。（《景岳全书》）

丹徒杨云甫，便秘带血，脱肛肿痛，已历年余，时作时止。前医不知为大肠蕴热，而谓为气虚下陷，误进补中益气汤，而脱肛肿痛益甚，乃求治于余。余用黄连解毒汤加槐花、柏叶，肿痛脱肛均愈。再进五仁法，而大便如常。此后遂永不复发。（《清代名医医话精华·魏筱华》）

戴人过曹南省亲，有姨表兄，病大便燥涩，无他证，常不敢饱食，饱则大便极难，结实如针石，或三五日一如圊，目前星飞，鼻中血出，肛门连广肠痛，痛极则发昏。服药则病转剧烈，巴豆、芫花、甘遂之类皆用之，过多则困，泻止则复燥，如此数年。遂畏药性暴急不服，但卧病待尽。戴人过诊，其两手脉息俱滑实有力。以大承气汤下之，继服神功丸、麻仁丸等药，使食菠菱葵菜及猪羊血作羹，百余日充肥，亲知见骇之。呜呼！粗工不知燥分四种：燥于外则皮肤皱揭，燥于中则精血枯涸，燥于上则咽鼻焦干，燥于下则便溺结闭。夫燥之为病，是阳明化也，水寒液少，故如此。然可下之，当择之药之，巴豆可以下寒，甘遂、芫花可以下湿，大黄、朴硝可以下燥。《内经》曰：辛以润之，咸以软之。《周礼》曰：以滑养窍。（《儒门事亲》）

一命妇，年八十四岁，终日续饮蒸酒，腮唇动摇，十五日不大便，六脉沉微，右关略强，清润二日不效。问平昔本脉，曰：六阴也。乃悟右关略强，即热盛也。但舌无苔，非实也。用条参、白芍、麦冬以固本，大黄下其滞，蜂蜜、芝麻润其燥，次日欲解而不得下，使以银耳挖，乘势取下干粪十七丸。连用四君子、六味地黄丸补润之，十余日愈。（《王氏医存》）

《金匮真言论》云：北方黑色，入通于肾，开窍于二阴。故肾阴虚则大小便难，宜以地黄、苁蓉、车前、茯苓之属，补真阴利水道，少佐辛药开腠理、致津液而润其燥，施之于老人尤宜。若大小便燥结之甚，求通不通，登厕用力太过，便仍不通，而气被挣脱，下注肛门，有时泄出清水，而里急后重不可忍者，胸膈间梗梗作恶，干呕有声，渴而索水，饮食不进，呻吟不绝。欲利之，则气已下脱，命在须臾，再下即绝；欲固之，则溺与燥矢膨满腹肠间，恐反增剧；欲升之使气自举，而秽物不为气所结，自然通利，则呕恶不堪。宜如何处？家姑年八十余，尝得此患。余惟用调气利小利之药，虽小获效而不收全功，常慰之令勿急性。后因不能忍，遽索末药利下数行，不以告余，自谓稍快矣。而脉忽数动一止，气息奄奄，颓然床褥，余知真气已泄，若不收摄，恐遂无救。急以生脉药投之数剂，后结脉始退，因合益血润肠丸与服，劝以勿求速效，勿服他药，久之自有奇功。如言调理，两阅月余，而二便通调，四肢康胜如平时矣。向使图目前之快，蔑探本之明，宁免于悔哉！便秘自是老人常事，盖气固而不泄，故能寿考，而一时难堪躁扰而致疾，若求通润之方，非益血而滋肾，呜乎可也！丸方虽

为家姑设，而可以通行天下，故表而出之，以为孝子养亲，仁人安老之一助云！（《笔尘》）

有王姓妇，误服周医药六七剂，即奄奄一息，脉伏气绝，时正酷暑，已备入木。有某名医过而视之曰：面不变色，目睛上反，唇色尚红，其似未至死。乃将薄纸一张，盖其口鼻，并不鼓动，按其脉息，亦不跳跃，惟手足尚温，后再按其上太冲、太溪，其脉尚存，于是解衣坦胸，按其脘中，石硬如板，重力按之，见病人眉间皮肉微动，似有痛苦之状。该医心中大喜，似有所得。曰：斯人有救矣。即取笔索纸，书大黄一两，厚朴三钱，枳实三钱，莱菔子一两，芒硝三钱，瓜蒌皮一两。嘱病家先煎枳、朴、莱、蒌，后纳大黄，滤汁，再纳芒硝，滤清，将病人牙关撬开，渐渐灌入。闻此病人自服药之后，腹部大痛，竟下燥屎三十余枚而愈。噫！此病固怪，而此治亦奇，非此医之良者，决不识此病，亦决不用此药。是则斯人之命，亦云幸矣。彼不学无术之周医，岂能望其项背哉！（《怪病奇治》）

太仓沙头镇陈厚卿，为人简朴笃实，足不出户，身体肥胖。是年秋，觉神疲肢倦，胃纳渐减，平昔可食饭三碗，逐然减至碗许。延医治之，进以胃苓汤、平胃散、香砂枳术之类。后邀支塘邵聿修先生，以为胸痹，进薤白、瓜蒌等，不效。后又延直塘任雨人先生，进以参苓白术等，亦无效。四十余日未得更衣，二十余日未食，脉见歇止。雨人曰：病人脉见结代，五日内当危。举家惊惶。吾友胡少田，即厚卿妹丈也。邀余诊之。余见病人毫无所苦，惟脉三息一止、四息一止，而不食不便。余曰：人之欲死，其身中阳气必有一条去路，或气促大汗，或下痢不休，或神昏陷塌。今病人一无所苦，五日之危，余实不解。便之结燥，以鄙见论之，系服燥药淡渗之品太多，肠胃枯涩；二十余日未食，四十余日未便，无谷气以生血脉，血脉干涩，不能流利，故脉见代结也，未必竟为死症。余立一方，以附子理中合建中法，通阳布阴，滑利肠胃。党参五钱，於术四钱，炙草一钱，干姜八分，附子四分，桂枝五分，当归四钱，白芍三钱，淡苁蓉五钱，枸杞子四钱，饴糖五钱，红枣五枚，鹿角霜五钱。旁人见方哗然曰：此方非食三碗饭者，不能服此药；且四十余日未大便，火气热结，再服桂、姜、附，是益其燥也。余曰：因其不能食，自然要服补药；因其不得大便，自然要服热药。如能食饭，本不要服补药；能大便，本不要服热药。药所以治病也，岂有能食能便之人，而妄服药者乎？人皆以余为妄言。余曰：余在此候其服药，如有差失，自任其咎，与他人何涉？众始不言。照方服后，稍能食稀粥。傍人曰：昨方太险，宜略改轻。余诺之。将原方桂枝易肉桂，鹿角霜易毛角片，党参换老山高丽参。众人阅方曰：不但不改轻，且反改重，七言八语。余甚厌之，曰：延医治病，其权在医，旁人何得多言掣肘！又服两剂，再送半硫丸二钱，已觉腹痛，大便稀水淋漓，三日夜，共下僵硬燥屎四十余节，每节三寸。以参附汤助之大便之后，服归脾汤而愈。（《清代名医医话精华·余听鸿》）

常熟西门虹桥叶姓妇，正月间血崩，经蔡润甫先生服以参、芪等补剂，血崩止。余二月间到琴，邀余诊之。胸腹不舒，胃呆纳减。余以异功散加香、砂、香附等进之，胸膈已舒，胃气亦苏，饮食如常矣。有四十余日未得更衣，是日肛中猝然大痛如刀刺，三日呼号不绝，精神困顿。有某医生谓生脏毒肛痈之类，恐大肠内溃，后邀余诊。余曰：燥屎下迫，肛小而不得出。即进枸杞子、苁蓉、当归、麻仁、柏子仁、党参、陈酒、白蜜之类，大剂饮之。明晨出燥屎三枚，痛势稍减。后两日肛中大痛，汗冷肢厥，势更危险。他医以为肛中溃裂，余曰如肛中溃裂，何以不下脓血？经曰：清阳出上窍，浊阴出下窍。此乃清气与浊气团聚于下，直肠填实，燥屎迫于肛门不得出也。当升其清气，使清阳之气上升，则肠中之气可以舒展，而津液可以下布。蜜煎胆汁虽润，亦不能使上焦津液布于下焦。进以大剂补中益气汤加苁蓉、杞子，煎浓汁两碗，服之又下巨粪如臂，并燥矢甚多，肛中痛已霍然。后服参苓白术散十余剂而愈。（《清代名医医话精华·余听鸿》）

琴川东周墅顾姓，年三十余，素性好饮纵欲，肾虚则龙火上燔，呕血盈盆，津液大伤。他医以凉药遏之。后年余，大便秘结，匝月不解，食入即呕，或早食晚吐。又经他医投以辛香温燥，呕吐更甚，就余寓诊。余曰：大吐血后，津液已伤，经辛香温燥，更伤其液，肝少血养，木气上犯则呕，肠胃干涩，津不能下降，则腑道不通，故而便坚阴结也。即进进退黄连汤，加苁蓉、枸杞、归身、白芍、沙苑、菟丝、柏子仁、麻仁、牛膝、肉桂、姜、枣等温润之品，服四五剂，即能更衣，其呕亦瘥。再加鹿角霜、龟板胶，又服二十余剂乃瘥。至今已八年矣，或有时发，服甘温滋润药数剂即愈。此症如专以香燥辛温耗烁津液，关格断难复起。汪讱庵曰：关格之病，治以辛温香燥，虽取快于一时，久之必至于死。为医者当如何慎之！（《清代名医医话精华·余听鸿》）

十三、噎膈

噎膈之症，定州杨素园大令黎照所论，最为详核，见于王孟英《古今医案按选》中，备录于此。此证昔与反胃混同立论，其实反胃乃纳而复出，与噎膈之毫不能纳者迥异。即噎与膈亦有辨，噎则原能纳谷，而喉中梗塞，膈则全不纳谷也。至为病之源，昔人分为忧、气、恚、食、寒，又有饮膈、热膈，痰膈、虫膈，其说甚纷。叶天士则以为阴液下竭，阳气上结，食管窄隘使然。说本《内经》，最为有据。徐洄溪以为瘀血、顽痰、逆气阻隔胃气，其已成者，无法可治。其义亦精。然以为阴竭而气结，何以虚劳症阴竭致死，而阳不见其结，以为阴竭而兼忧愁思虑，故阳气结而为噎。则世间患此者，大抵贪饮之流，尚气①之辈，乃绝不知忧者，而忧愁抑郁之人，反不患此。此说之不可通者也。以为瘀血、顽痰、逆气阻隔胃气似矣。然本草中，行瘀、化痰、降气之品，不一而足，何竟无法可治？此又说之不可通者也。余乡有治此者，于赤日缚病人于柱，以物撬其口，抑其舌，即见喉间有物如赘瘤然，正阻食管，以利刃钼②而去之，出血甚多，病者困顿，累日始愈。以其治甚险，故多不敢尝试。又有一无赖，垂老患此，人皆幸其必死，其人恨极，以紫藤梗拘探入喉中，以求速死，呕血数升，

---

① 尚气：自负的意思。
② 钼："锄"的异体字。

所患径愈。此二人虽不可为法，然食管中的系有形之物阻扼其间，而非无故窄隘也明矣。又献县人患此临危，嘱其妻剖喉取物，以去其病。比①死，其妻如所诫，于喉间得一物，非骨非肉，质甚坚韧，刀斧莫能伤，掷之园中树上，经年亦不损坏，一日其子偶至园中，见一物黏缀草间，栩栩②摇动，审视，则其父喉中物也，异而伫③目半日许，物竟消化，遂采其草藏之，有病噎者煎草与饮，三啜辄愈。遂以治噎擅名，如是者十余年，后其草不生始止。是世间原有专治此证之药矣。余臆度之，此症当由肝过于升，肺不能降。（王孟英云：片言断定卓识，真不可及。）血之随气而升者，留积不去，历久遂成有形之物。此与失血之证同源异脉。其来也暴，故脱然而出为吐血；其来也缓，故流连不出为噎膈。汤液入胃，已过病所，必不能去有形之物，故不效。其专治此症之药，必其性专入咽喉，而力能化瘀解结者也。昔金溪一书贾患此，向余乞方，余茫无以应，思韭叶上露，善治噤口痢，或可旁通其意。其人亦自知医，闻之甚悦，遂煎千金苇茎汤，加入韭露一半，时时小啜之，数日竟愈。王孟英云：方妙！（《冷庐医话》）

噎膈症其因有三：一曰忧思气结；二曰含怒不舒；三曰好酒伤胃。夫忧思不解，则心气结，心系通咽，结则郁火上凌清道，痰涎缠扰，初则咽物不利，久则噎症成矣，即张鸡峰所谓神思间病也。治法先宜开解病人，后用舒心气、清郁火、消痰涎、利咽喉之药，早治多愈；重则粪如羊矢，则无救矣。凡人怒必有火，喧嚷呵咤，怒火即泄，当时平复，亦无所伤；其有含怒不发，肝气久郁成火，轻则胃痛，肝火凌胃，重则胃伤，失通降之权，阳明以通为补，以降为顺，病则不通不降，食物入胃，逗留不化，膈病成矣。治法先宜开解病人，后用舒肝、通腑、消痰、利气之药，轻则易治，重则难愈。好酒之人，日事沉湎，谷食少而胃失养，胃虚欠运，渐生湿热，上蒸会厌，中滞胃脘，多成噎膈。盖噎在上而膈在中，噎未必即膈，膈则必并噎，噎轻而膈重也。治法先宜劝其节饮，即以扶胃利湿、清火、消痰之药治之，早治十愈八九。翻胃者，朝食暮吐，暮食朝吐，多由劳心劳力、忧愁不解、饥饱不调、日久胃伤而成。治法补胃为君，并通腑、降气之药，亦可十愈八九。噎膈症至后食物下幽门胃之下口，入大肠无几，并有燥火煅炼，故大便每如羊粪者，病已八九分，治疗为难。更有肾病，阻隔幽门肾为胃之关，纳食不下者，用六味、八味等汤治之，不可不知。（《友渔斋医话》）

愚按膈症，病在上焦，而其源实在下焦。饮食下咽，至膈不能直下，随即吐出，乃贲门为病，血液干枯，胃口收小，初病浆粥尚可入，病久饮食俱难下。盖血液枯槁，津液不润，凝结顽痰而阻塞胃脘者有之；气结不行，血滞成瘀，而阻塞胃脘者有之。第贲门之槁，顽痰之聚，瘀血之阻者，由忧思过度则气结，气结则施化不行，酒色过度则伤阴，阴伤则精血耗竭，运守失职，而脾中之生意枯，五液无主，而胃中之津液涸，缘虚阳上泛，挟冲任二脉直上阳明，贲门终日为火燔燎，迫之又迫，不槁不已，是以隔塞不通，食不得入矣。虽然，膈之食不得入为有火，与反胃之食久复出为无火，

迥乎不同，而膈症之火，其根实发乎肾。若肾中水亏，不能摄伏阳光，而虚火不藏者，治宜壮水之主，从阴引阳，而焰光自敛；若肾中火亏，不能生化元气，而龙火不归者，治宜益火之源，补阳生阴，而真气上升。如是则血液有生动之机，贲门有滋养之润，胃司受纳，血脾司传化矣。夫酒色操心之辈，多有此症，为虚为实，不辨自明。

若刘氏下以咸寒之味，损胃尤烈。严氏分有五膈之名，惑人失从。不若养血益气，以通肠胃，补阴助阳，以救本原，则大便润而小便通，下既宣通，必无直犯清道、上冲贲门之患也。奈何学浅庸工，泥于气结不下行，阻碍道路之故，妄投辛香破气、化痰清火之药，谓病生于郁结，而骤开之，或得效于顷刻，终必至于干枯委顿而毙者，不可胜数也。张鸡峰云：病在神思间，谓养其神，清其思，而后津液归聚于胃中，庶能稍延岁月。病膈者，其可不达观而返观内照耶？

余阅历数十载，见年少者无此患，年老者有此症，其为气血之亏，水火之弱，上焦之枯，肠胃之燥，已明效大验。治此者，不急急求脾肾根本而补救之，反而从事于开关诡异之法，以为捷径也，以为得计也，以为理是也。噫！医亦愚矣哉！

膈之因，本于阴阳之虚，自当补救根本。泥于气结，投以破气，去病远矣。主此论以治膈，不有春回寒谷哉？（《杂症会心录》）

病有五膈者，胸中气结，津液不通，饮食不下，羸瘦，短气，名忧膈；中脘实满，噫则醋心，饮食不消，大便不利，名曰思膈；胸胁逆满，噎塞不通，呕则筋急，恶闻食臭，名曰怒膈；五心烦热，口舌生疮，四肢倦重，身常发热，胸痹引背，不能多食，名曰喜膈；心腹胀满，咳嗽，气逆，腹下若冷，雷鸣绕脐，痛不能食，名曰恐膈。此皆五情失度，动气伤神，致阴阳不和，结于胸膈之间，病在膻中之下，故名五膈。若在咽嗌，即名五噎。治之，五病同法。（《三因极一病证方论》）

膈食证，水饮可下，食物难入。高鼓峰专主阳明，用左归饮去茯苓，加生地、当归，以养胃阴。此法从《薛氏医案》胸满不食，以六味汤加此二味得来也。去茯苓者，恐其旁流入坎，不如专顾阳明之速效也。用此方俾胃阴上济，则贲门宽展，而饮食进；胃阴下达，则幽门阑门滋润，而二便通。十余剂可效。如若不愈，《人镜经》专主《内经》三阳结谓之膈一语，以三一承气汤节次下之，令陈莝去则新物纳，此峻剂也。然此证多死，即勉治之，亦不过尽人事而已。又有朝食暮吐，名反胃，为中焦虚寒，下焦无火，宜吴茱萸汤、附子理中汤加茯苓、半夏、川椒之类，或以真武汤、八味丸间服。然《金匮》有大半夏汤，主降冲脉之逆，为膈证、反胃初起之神方。（《医学金针》）

明·蒋仪用《药镜·拾遗赋》注云：噎膈翻胃，从来医者、病者群相畏惧，以为不治之证。余得此剂，十投九效，不啻如饥荒之粟，隆冬之裘也。乃作歌以志之曰：谁人识得石打穿，绿叶深纹锯齿边，阔不盈寸长更倍，圆茎枝抱起相连，秋发黄花细瓣五，结实扁子针刺攒，宿根生本三尺许，子发春苗随弟肩，味苦辛平入肺脏，穿肠穿胃能攻坚，采撷花叶捣汁用，蔗浆白酒佐使全，噎膈饮之痰立化，津咽平复功最先。按石打穿本草罕见，至《本草纲目拾遗》始载其功用，然世人识之者鲜，即或识之，亦必信而肯服。余谓噎症初起，莫如《医学心悟》之启膈散，又秘传噎膈膏，程杏轩

《医述》以为效如神丹。人乳、牛乳、芦根汁、人参汁、龙眼肉汁、蔗汁、梨汁，七味等分，惟姜汁少许，隔汤炖成膏，微下炼蜜，徐徐频服。至顾松园之治膈再造丹，谓能挽回垂绝之症。见今书门。有此数方，何事更求僻药乎？（《冷庐医话》）

饮食之后，气忽阻塞，如有物梗者，名曰噎；心下格拒，饥不能食，或食到喉间，不能下咽者，名曰膈；如食下良久复出，或隔宿吐出，名曰反胃：症有寒热虚实之分。

己丑夏，同邑张姓室，病噎膈症，据云患已三年，初起数旬一发，今则五日一发、三日一发，饮食减少，大便燥结，较前尤剧。余诊之，脉虚濡细涩，右关独滑数，其时天气甚热，病者犹穿夹衣，畏寒不已，知是胃脘热滞，清不升，浊不降，中宫失健运之司。治以开关利膈汤加石膏、枳实。一剂，舒快异常。二剂，夜半，腹中忽痛，便泄一次。复诊，脉象右关已平，余部亦起，去石膏、枳实，参用旋覆代赭汤，后又加四君子汤，调补而愈。

丁酉秋七月，应试金陵，柯受丹观察嘱为汪君鹤清治一反胃症，据云前病外症，愈已半年，后渐神倦体疲，食入即吐。余见其鼻有红紫色斑如豆大，切其脉六部滑数，尺尤有力，知是肠胃宿火未清，浊邪因之上乘，非通下窍不可。初进承气汤去川朴加滋清药，呕吐即平；继进地冬汤加味，月余而症悉愈。此热者清之，实者泻之之一证也。

壬辰冬，余客天津，苏州庞某患反胃月余，清涎时泛，食入即吐，神疲体倦，羸不堪。人以吐为肝风，迭进平肝之味，不效。延余往诊，脉象迟弱，知是胃中无阳、命门火衰所致。以附子理中汤加肉桂、丁香，数十剂而病愈。

甲午冬，余旋里同邑毛君寿恺，病噎膈二年，食少胸闷，痿惫殊甚。余切其脉细缓无神，知是虚寒痼疾，非重剂温补不可。用四逆汤、理中汤等方加味，症稍平。十数剂后，渠寄书问余，意欲速效。余答云：治病如行路，路有千里，仅走数里，即期速到，恐医药中无长房缩地法也。嗣后附、姜热药，俱增至一两与八钱，据云服至年余，病始痊愈。此寒者热之，虚者补之之一证也。

或见后证药热，迥异前证药寒，问其所以异？余曰：太阳之人，芩、连、知、柏可常用，虽冬月亦如之；太阴之人，参、附、姜、桂不绝口，虽暑月亦如此：此气质不同也。然有时苦寒太过，素畏热者转而畏寒；辛热太过，素畏寒者转而畏热：此又气质之变易也。总之，或寒或热，随证论定。见为热，治以寒，事宜急，缘火性至速，迟恐不及也；见为寒，治以热，事从缓，缘火有功候，九转丹成，非十二分功候不办也。故余遇热症用寒药，轻者一二剂即疗，重者不过数十剂，并须加壮水药以制之；至遇寒症用热药，轻者亦易疗，重者必须数十剂，甚至百余剂，累月经年服温补药者。无他，水之性缓，而用可急，而用转缓，比如以水洗物，可以一洗即净，以火煮物，不能一煮即熟，其热然也。且清火后，必归本于扶脾，补火后，必急顾其真阴。又有以火济水，以水济火，次第布施之道焉，非漫汉可以从事耳！（《诊余举隅录》）

孙东宿治藏少庚，年五十，每饮食胸膈不顺利，觉喉管中梗梗宛转难下，大便燥结，内热，肌肉渐瘦。医与五香连翘汤、五膈丁香散诸治膈之剂，尝试不效。孙至，观其色苍黑，目中炯炯不耗，惟气促骨立。孙知其有机心人也。其脉左弦大，右滑大。

孙谓之曰：据脉乃谋而不决，气郁成火，脾志不舒，致成痰涎，因而血少便燥，内热肌消。张鸡峰有言：膈乃神思间病。即是推之，子当减思虑、断色欲、薄滋味、绝妄想，俾神思清净，然后服药有效。不然，世无大丹，而草木石何足恃哉？子既远来，予敢不以肝胆相照，兹酌一方颇妥，归即制服。其方用桂附滑石六两，炙甘草、白芥子各一两，萝卜子、射干、连翘各一两半，辰砂五钱，以竹茹四两煎汤，打馒头为丸绿豆大，每食后及夜用灯心汤送下一钱五分，一日三服。终剂而病如失。（《奇症汇》）

过饮滚酒，多成膈症，人皆知之，而所以然之理不达也。盖膈有二种：一者上脘之艰于纳，一者下脘之艰于出耳！因人之胃中，全是一团冲和之气，所以上脘清阳居多，不觉其热，下脘浊阴居多，不觉其寒；即时令大热，而胃之气不变为热，时令大寒，而胃中味气不变为寒。气味冲和，故但能容物不能化物，必藉脾中之阳气入胃，而运化之机始显，此身中自然之造化也。面蘖之性，极能升腾，日饮沸酒不辄，势必将下脘之气转升于中、上二脘，而幽门之口闭而不通者有之；且滚酒从喉而入，已将上脘炮灼，渐有腐肉之象，而生气不存，窄隘有加，止能咽末，不能纳谷者有之。此其所以多成膈证也。若夫药热之性，其伤人也必僭，以火曰炎上也；寒药之性，其伤人也必滥，以水曰润下也。不僭、不滥，而独伤中焦冲和之气者，必无之理也。设果服附子能成膈患，去年劝勿饮热酒时何不蚤言？而治钱州尊失血，大剂倍用，又何自戾耶？赤土不容朱砂，巧于用僭，此方之不我毂者，岂偶哉！（《寓意草》）

李思萱室人有孕，冬日感寒，至春而发。初不觉也，连食鸡面、鸡子，遂成夹食伤寒，一月才愈，又伤食物，吐泻交作。前后七十日，共反五次，遂成膈症，滴饮不入。延诊时其脉上涌而乱，重按全无，呕喘连绵不绝，声细如虫鸣，久久方大呕一声。余曰：病者胃中全无水谷，已翻空向外，此不可救之症也。思萱必求良治，以免余憾。余筹划良久，因曰：万不得已，必多用人参，但才入胃中，即从肠出，有日费斗金，不勾西风一浪之譬奈何？渠曰：尽在十日之内，尚可勉备。余曰：足矣。乃煎人参汤，调赤石脂末以坠安其翻出之胃。病者气若稍回，少顷大便，气即脱去。凡三日，服过人参五两，赤石脂末一斤，俱从大便泻出，得食仍呕，但不呕药耳！因思必以药之渣滓，如粥粟之类与服，方可望其少停胃中，顷之传下，又可望其少停肠中。于是以人参、陈橘皮二味，剪如芥子大，和粟米同煎作粥，与服半盏，不呕，良久又与半盏。如是再三日，始得胃舍稍安，但大肠之空尚未填实，复以赤石脂末为丸，每用人参汤吞两许，如是再三日，大便亦稀，此三日参、橘粥内，已加入陈仓米，每进一盏，日进十余次，人事遂大安矣，仍用四君子汤丸调理。通共去人参九两全愈。然此亦因其脂尚未堕，有一线生气可续，故为此法以续其生耳！不然者，用参虽多，安能回元气于无何有之乡哉？后生一子小甚，缘母疾百日失荫之故。

叶氏妇亦伤寒将发，误食鸡面、鸡子，大热喘胀。余怜其贫甚，病正传阳明胃经，日间与彼双表去邪，夜间即以酒大黄、玄明粉，连下三次，大便凡十六行，胎仍不动，次早即轻安，薄粥将养，数日全愈。此盖乘其一日骤病，元气太旺，尽驱宿物以免缠绵也。设泥有孕，而用四物药和合下之，则滞药反为食积树党矣。（《寓意草》）

蒋某色苍形瘦，是体质本属木火，食入脘阻呕沫。经言三阳结谓之膈。夫三阳皆行津液，而肾实五液之主。有年肾水衰，三阳热结，腐浊不行，势必上犯，此格拒之由。香岩先生所谓阻结于上，阴衰于下也。通阳不用辛热，存阴勿以滋腻。一则瘦人虑虚其阴，一则浊沫可导而下。半夏、竹茹、蒌霜、熟地炭、杞子炭、牛膝炭、茯苓、薤白、姜汁。数服渐受粥饮，兼服牛乳，数月不吐。（《清代名医医话精华·林羲桐》）

噎隔一病，古人论之甚详，尚有似隔非隔之症，犹未言及。梅文彩令堂，年四旬，病经数日，初时不能吃饭，后并米饮俱不能咽，强之即吐，隔症无疑，然每日尚可啖干面果数枚。思古人论隔症，不去"胃脘枯槁"四字，又称阳气结于上，阴液衰于下。今既不能饭，何独能食面？且饮汤即吐，干食反安，理殊不解。与逍遥散，数服不应。考《张氏医通》有饮鹅血法，行之又不验。更医多方图治，亦不效。因劝勿药，两载后可食面汤并精猪肉。今十余年，肌肉不瘦，起居如常，亦奇证也。（《清代名医医话精华·程观泉》）

鲍宫詹未第时，游毗陵幕，抱疴半载，百治不痊，因买舟回里，延余治之。望色颊赤面青，诊脉虚弦细急。自述数日来通宵不寐，闻声即惊，畏见亲友，胸膈嘈痛，食粥一盂，且呕其半，粪如羊矢，色绿而坚，平时作文颇敏，今则只字难书，得无已成膈证耶？予曰：君质本弱，甚多抑郁，心脾受伤，脾不能为胃行其津液，故食阻，二肠无所禀受，故便干。若在高年，即虑成隔，今方少壮，犹无可虑。方仿逍遥、归脾出入，服至数十剂，病尚未减，众忧之。予曰：内伤日久，原无速效，况病关情志，当内观静养，未可徒恃药力。续得弄璋之喜。予曰：喜能胜忧，病可却矣。半月后，果渐痊，乃劝往僧斋静养。共服煎药百剂，丸药数斤，乃瘳。（《清代名医医话精华·程观泉》）

庚午余治琴川孝廉邵君蔓如，生平嗜饮过度，且有便血症，便血甚多，始则饮食渐少，继则四肢痿软，后即饮食不得入，手不能举，足不能行，邀余诊之。询其颠末，每日只能饮人乳一杯，米粉粥一钟。看前医之方，皆服芳香温燥。诊脉弦涩而空，舌津燥。余曰：此乃血不养肝，津液干涩，食管不利。夫格症皆属津枯，刚燥之剂亦在所禁；痿属血少，不能荣养筋络，多服燥烈芳香，胃汁枯，津液伤。痿症已成，格亦难免。即进以养血润燥之品，服五六剂，格症渐开。余思草木柔润之剂，难生气血，亦不能入络。因其好酒，便血太多，后起此症，即进以血肉有情之品：虎骨、鹿骨、龟板等胶、牛筋、蹄筋、鹿筋、羊胫骨、鸡翅及苁蓉、鱼线胶、枸杞、归身、巴戟、猪脊筋，大队滋补重剂。服十余剂，关格大开，渐能饮食，手足痛势已舒，手略能举，步稍能移。后即将此方加羊肾、海参、淡菜共十七味，约四五斤，浓煎收膏。服四五料，步履如常，饮食亦复，手亦能握管矣。古人云：精不足者，补之以味，其言洵不诬也。（《清代名医医话精华·余听鸿》）

十四、积聚

人有五积六聚，有疝，有症，有瘕，同腹中有形之病，而异名者甚多矣，是何因而得之？积聚者，宿食、痰、瘀血以成块者也。癥瘕者，脏腑虚弱，饮食不消化而结聚也。疝者，湿热凝滞于肝经令然也。是皆古人之论，而非无是理。然痰、瘀血、宿食，则利下可以治，已利下而不愈，则似难为痰、瘀、食。予按是皆一气凝滞结聚而令然也。故《难经》曰：气之所聚，名曰聚；气之所积，名曰积。是之谓也。故气之所不平者，则邪之所以相集也。虽言相集，然积聚之地，其邪相依托而已，非其物成病。故气不和，则虽攻其块不消，见其不消者，为痰、瘀、食治，则至害人命。故恬淡虚无，而理心者，无有此患焉。故饮酒人有积者少矣，其气不凝滞故也。是以虚女不出闺门者，而患积聚，则百药不治，嫁则自消和矣，其气舒故也。是以相集者标，而其气为本可知也。不治本而治标，非真治也。故节思虑养性情者，何积之有？然顽愚妇女辈，可以行？故酒以忘忧，或假丝竹以荡之，如此而不愈者，药不可不以治之。欲治之者，以术、苓、半夏、厚朴、生姜、枳壳、橘皮、木香、槟榔等药，下气行气，解胸腹痞塞郁气结聚；或有热者和解之，甚者小通利之；食托之为害，则消化之剂伴治之：自愈也。又疝之症，有久而吐泻者，惟此症与诸积不同，客寒内沉，故邪正争而使吐下也。其吐水者，以术、苓、生姜；吐食者，以附、吴、半夏。下利者，以姜、附、术、苓；腹痛者，桂、甘、芍、附。或寒客之深者，以温下之药少下之，则病虽深痼，无不治矣。五积之症，猥以峻下之剂，则反至生他变。世医往往有用下剂者，真救缢而引其足也，可不戒哉！惟女人血块虽可攻之，然有气和自消者，则不攻亦可也。诸积虽行气之剂可以治，一忧一虑复正发如初也。故欲断病，本先断思虑可也。使之能节思虑者，非医之所能；其不能节者，无如之何！（《疝症积聚编》）

血之所积，因名曰积，积久而后发也。气之所聚，因名曰聚，聚散不常之意也。症者，坚也，坚则难破。瘕者，假也，假血成形。痃者，左右或有一条，筋脉拘急，大者如臂，小者如指，如弦之状，故名曰痃，因气而成也。癖者，隐在两胁之间，时痛时止，故名曰癖，痰与气结也。名色虽多，而痞块二字，可以该之。欲知治痞块之法，详察五积，其理自明。肝积居于左胁，大如覆杯，名曰肥气；久不愈，令人发呃，痎疟连岁不已。心积居于脐下，上至心下，其大如臂，名曰伏梁；久不愈，令人烦心。肺积居于右胁，大如覆杯，名曰息贲；久不愈，令人洒淅寒热，喘咳成痈。脾积在胃脘右侧，腹大如盘，名曰痞气；久不愈，令人四肢不收，发为黄疸。斯四积者，从何而生焉？盖因饮食不消，着于气怒，痰行过其处，必裹一层，血流过其处，必裹一层，痰血共裹之，则不能不成块矣。但上部气多血少，不致活而成痞，治以化痰为主，而活血兼之，宜用消积二陈汤。若痛无形质，不时而发者，非痃即癖，宜用柴胡疏肝散。至于肾积居于脐下，在女子多因血滞不行，男子多因食积所成，按之不移，方为积病。因于血者，宜用加味柴物汤；因于食者，宜用二陈消食之剂。至若活而成痞，千金保命丹，大有殊功。秦越人云：肾积居于脐下，上下无时，有若江豚拜浪，名曰奔豚；久不愈，令人喘急，骨痿，少气。据此看来，又有积散不常之意，不可以积名也。此因下焦虚寒，寒气从腰而入，自后冲前，所以小腹作痛，宜用桂枝独活汤，温经散邪为主，不用大补。《内经》云：凡治积块，衰其大半而止。块去须大补，若必欲攻之无余，多致积散成臌。至于脾气大虚，神思倦怠者，当以大补元气为主，正气盛则邪气自退，此不易之法也。内热不受补者，脉来弦数者，极为危笃难医。虽然积块固属实

症，倘按之无形，多因七情气滞，肠中汁沫与气相搏，故作痛也，亦用加减柴物汤。（《医学传灯》）

肺藏气而性收敛，气病则积聚而不散。而肝气之积聚，较多于肺。肺气积聚，则痞塞于心胸，肝气积聚，则滞结于脐腹。盖气在上焦，则宜降；而既降于下，则又宜升。升者，肝之所司，以肝木主升，生气旺则气升，生气不足，故气陷而下郁者。而肝气之下郁，总由太阴之弱，以气秉金令，但能降而不能升。降而不至于下陷者，恃肝木之善达；肝木之善达者，脾土之左旋也。气盛于肺、胃，而虚于肝、脾，故肺气可泄，而肝气不可泄。气积胸膈右肋，宣泄肺胃以降之；气积脐腹左胁，宜补肝脾以升之？此化积调气之法也。（《四圣心源》）

《内经》无贲豚症，只有伏梁症二，伏梁即贲豚也。《难经》始分五积之名，以心积名曰伏梁，肾积名曰贲豚。谓肾为水脏，豚为水畜，脐下乃肾位，故名贲豚。又其气跳动，状如豚之上贲也。是二症，一系内痈，一系风根，皆素有之实症，经云不可急攻，东垣制五积丸，攻补寒热兼施，治之甚当。又仲景书云：烧针令其汗，针处被寒，核起而赤者，必发贲豚。气从少腹上冲心者，灸其核上各一壮，与桂枝加桂汤更加桂，此系即出之虚证，仲景借前贲豚之名以名之也。盖其人肾气本虚，不当大发其汗，而烧针令其汗出，则强发可知。胃阳一虚，不能蔽护肾阳，故肾阳发动上奔。若治之少缓，顷刻亡阳而死矣。故以桂枝汤三倍其桂，招之内入；白芍敛之下行，以安其肾；甘草助胃阳而蔽肾阳。纯为治里之剂，而非复解表之桂枝汤矣。按仲景所用虽皆云桂枝，然其中实有当用肉桂者，不可不察此方是也。此症最少，初时当推麻黄附子细辛汤义治之，方不有误。前症最多，前症而兼感寒者亦复不少。小腹虽然跳动，乃素有积气郁而不伸所致，终不能越关而上，当以感寒之药，兼降气疏通之品治之。医人若少经历，而谓仲景方法，原为治伤寒而设，不可移易，重用肉桂，岂不益其内焰，津液干枯而死乎？仲景遗其多而反言其少者，为实症易治，虚症难防，恐蹈虚虚之弊，则有顷刻亡阳、驷马难追之患也。（《医权初编》）

脾胃主运化，喜疏通而恶郁结，故作乐侑食，有自来也。盖力作之人，每食必饱，乘饱即用力，用力则气闭，气闭则不能运化，故饮食停滞，且气与食停，则血亦为之阻滞矣，久化为虫，为痰饮。是知此病，结气、死血、停痰、积饮、宿滞、虫，皆有也？故发则有胃痛、嗳气、吐蛔、吞酸、呕痰，与死血、气走注攻痛诸症。并妇女多郁，郁则气结，故亦患此症。且此两种人多不知饥饱，不饥见食，或美膳，必强食，又好饮冷，冷则冰伏。至于疾发，不思食，又以为虚，痰饮郁火作傽，又以为饿，为血少。强食、妄补，积聚有加无已。医人遇此两种人，须知多有此症。其治脾胃之法，前已论之矣。（《医权初编》）

夫感寒、时疫，皆毒火骤然归胃，故用硝、黄下之。若火根不清，少进饮食，复变为火，故不厌其频下。火清之后，精气暴复，不日如初矣。为其元气素足，被外邪骤困未久，易致振发故也。然而再下之剂，必小且缓矣。至于积聚之症，乃元气素伤，其病与正气混为一家。譬如小人已窃其权，若欲骤去，必反遭其害。且郁积之火，无感寒、时疫之炽，故有补泻、寒热夹杂之治法，渐渐消磨，久积自去。若急欲求功，

以硝、黄屡下之，则中气愈亏，不能复振，聚而不运，积聚愈坚，变为中满而死矣。（《医权初编》）

治积之法，理气为先，气既升降，津液流畅，积聚何由而生？丹溪乃谓气无形，而不能作块成聚，只以消痰破血为主，误矣。大地间有形之物，每自无中生，何止积聚也。戴复庵以一味大七气汤，治一切积聚，知此道欤！肝积肥气，用前汤煎熟待冷，欲以铁气烧通红，以药淋之，乘热服。肺积息贲，用前汤加桑白皮、半夏、杏仁各半钱。心积伏梁，用前汤加石菖蒲、半夏各半钱。脾之积痞气，用前汤下红圆子。肾之积奔豚，用前汤倍桂，加茴香、炒楝子肉各半钱。（《医暇卮言》）

今世之谈医者，皆云贱霸而贵王，殊不知王道不当，流而为迂，用霸得当，正所以全王也，非霸也，权也。试问孔子夹谷之会，而以司马随之，权乎？霸乎？医明此义，方可称为王道，不然，乃宋襄之愚，安得谓之王乎？缪姓胃患积聚，六七载矣，发则数月方愈，系膏粱善饮之人，积滞半化胶痰，不必言矣。旧岁疾发，数月不愈。一医以为久病无实，惟执"补正而邪自去"一语，所投皆温补之剂。予往视，见其形肉已瘦，信乎当补，然脉重按滑数，舌厚黄胎，二便不通，此症当以参汤下滚痰丸。但久服温补，取先补后泻之义，两日陆续单进滚痰丸四钱，止泻两遍，遂觉胃快。前医复至，潜予大伤元气，速进补剂，遂补而痊。医家病家，盛传予过，予置不辨。试问从前数月皆补，何不愈乎？何以知予泻后不善补乎？今岁复发，彼医仍补数月。予往视，脉仍滑数有力，舌黄且黑，然大肉已尽，较上岁更惫矣。予不觉为之泪下，虽欲仍进滚痰丸，不能救矣。噫，可慨也夫！（《医权初编》）

丁妻，五十余岁，素有胃疾，忽然厥倒，上腹饱胀，二便不通，脉沉迟有力。予用消伐药，多加槟榔，则气下坠，阴孔挺出，小便愈闭；槟榔换桔梗，则下焦少宽，而大腹饱胀如鼓。以槟榔丸合滚痰丸四钱，再以汤药催之，下积滞五六遍，则脉有时数大矣，为其痞结少开，伏火少出也。然久积之症，非一朝所能去，正气亦非一朝所能复。若再用克伐，则正气愈亏，滞愈难去，将必变为中满而后已。当用半补半消，或屡补屡下，殿以纯补之剂，日久自然全愈。丁姓逞才妄议，见予继用补泻兼施，谓理相矛盾。予置不辨，辞去，后更他医，用药阿其所好，至今一载未起。附此以见积聚之症，而有阴孔挺出，二便不通，腹胀如鼓之奇者。（《医权初编》）

真定王君用，年一十九岁，病积，脐左连胁如覆杯，腹胀如鼓，多青络脉，喘不能卧，时值暑雨，加之自利完谷，日晡潮热，夜有盗汗，以危急来求。予往视之，脉得浮数，按之有力，谓病家曰：凡治积非有毒之剂攻之则不可，今脉虚弱如此，岂敢以常法治之！遂投分渗益胃之剂，数服而清便自调；杂以升降阴阳、进食和气，而腹大减，胃气稍平；间以削之，不月余良愈。先师尝曰：洁古老人有云，养正积自除，犹之满坐皆君子，纵有一小人，自无容地而出。今令真气实，胃气强，积自消矣。洁古之言，岂欺我哉！《内经》云：大积大聚，衰其大半而止。满实中有积气，大毒之剂泻不可过，况虚中有积者乎？此亦治积之一端也。邪正虚实，宜精审焉。（《卫生宝鉴》）

十五、水肿

所谓水气者，非必有形之水也，或外中于风寒，或内伤于饮食，或七情所感，脏气虚实自相乘侮，皆是也。夫五脏皆有中寒，而入心最急，古人论之矣。亦有脾阳不足，下焦寒盛，自然心气下陷，肾气上凌，非关风寒外入者，此为内虚，其势较缓，而其本益深。又有饮食寒冷及难化之物，坐卧不动，困遏中气，自损脾阳，遂致水饮泛滥膈上，心气不得上升，卒然心大动，怔忡，嘈杂，呕吐大作，阴风内起，二便频泄不禁，昏厥不省人事，或无端自觉悽怆不乐，或忽然气闷，逼迫无赖，呼号求救，大喘大汗，脑痛如裂，皆心火不扬，为水所扑之验也。《内经》逆夏气则秋为痎疟，冬至重病，是心虚畏水之义也。《金匮》牡疟，徐氏正如此说。《脉经》三部动摇，各各不同，得病以仲夏，桃花落而死。此心气受伤，至次年心气当旺之时，有遇缺难过之虑也。大抵风挟寒自外入者，其气猛而急；湿挟寒自下犯者，其气沉而锐。史载之尝谓人之病寒水犯心者，虽治愈，亦不永年。此人世之大病，亟宜讲明者也。若诊脉见动而应指无力，其人惨淡萎顿者，凶之兆也。兹将史氏所说，条列如后：

水邪攻心气，用桂与姜壮心气以胜之。其病狂言，身热，骨节疼痛，面赤，眼如拔，而脑如脱。

心脉搏坚而长，当病舌卷而不能言。凡脉之搏，以有所犯，而鬼气胜之则搏。心脉之搏，肾邪犯之也。舌卷不能言者，舌固应心，而舌本又少阴脉之所散也。治之之法，不独凉其心，而且暖行其肾。凉字作泻字说，泻即攻也。

心脉大滑，而肾脉搏沉，以汗为心液，今心脉大滑，则水犯之而动，故汗。

心脉搏滑急，为心疝；小急不鼓，为瘕。故曰诊得心脉而急，病名心疝，少腹当有形。此心气不足，血为寒邪所犯也。凡脉之滑而搏者，皆津液壅结之故也。

元气虚弱，肾气不足，膀胱气虚，冲任脉虚，丈夫㿉疝，妇人癥闭，其脉六脉皆动，细数而轻弦，肾脉小击而沉，膀胱涩而短。此二节皆寒湿久结，心气渐为所抑者也。

元气虚乏，肾水极寒，发为寒战，冷汗自出，六脉微细而沉。

寒邪犯心，则肾脉必击而沉，心下大动不安，甚则仆倒，宜先暖其肾，后保其心。

湿气、寒气之胜，同犯于心，心气上行，不得小便。

肾水之胜，凌犯于心。经言心气上行，痛留眉顶间，甚则延及脑，头痛，脑户间痛。宜暖其肾。

寒邪犯心，血气内变，伤损于中，因而下注赤白。此病世之罕有，盖伤犯人之极也。其证发热如火，头身俱痛，色如紫草，汁如胶涎，如茶脚。不急治之，杀人反掌。毒痢伤人不一，惟水邪犯心最重。凡人初患痢，先发寒热，头痛，即是寒邪犯心。此专就痢疾辨之，即所谓下利身热者也。

按右列诸证，有缓有急，有轻有重，其脉有微细，有弦紧，有搏大滑动，大抵邪浅犯于心气运行之部，而内感于心者，其始邪在气分，则脉弦滑，日久邪入血分，则脉细紧矣。若大邪直中心之本经，而内犯于脏，其乘心虚而侵之者，脉多细涩；其心

气实而强遏之者，脉多搏大滑动也。备胪诸证，而不及悲伤不乐者，悲伤不乐，寒燥之轻邪也。(《读医随笔》)

肿胀名目甚多，不胜繁引，简言之，虚实寒热而已，然言之虽易，而治之綦难，故予于此症不敢自夸，当慊怀嘱令病者广求医治，博采方药，使有相当裨益，而予心亦快然自慰也。惟丙子夏月所治一症，颇有记述之价值，故特记述如后。陆家埠某庵有妙尼者，患肿胀重症。其师因钟爱甚切，求医问卜，遍延禳祷，病日以重。会吾乡有鲁某者，与其师有瓜葛之亲，前往探问。其师正念及姚北胜堰桥之神庙额名"天王殿"，信为有辟邪降福之能，乃设法至该处，伴居数日，病如故，其师大骇。鲁某告以延予一决，以定去留斫针。予至睹状，不禁为之咋舌，盖其症面浮而肿，腹大如鼓，腿大如斗，足部亦肿大异常，兼之热度甚高，神识昏瞀，大便秘结，小溲点滴不通。予思此症，在《内经》名之曰五实，其言曰：脉盛、皮热、腹胀、前后不通、闷瞀，此谓五实。五实者死。又曰：身汗得后利，则实者活。由是观之，此症虽险恶，但治之得法，尚有一线生机；若委之不治，彼必告归，告归则必致不起。医为济人之术，安可袖手旁观而不救乎？遂毅然决然勉许可治，如无效，然后归，亦未为迟。彼听予言出于至诚，请处方。用连翘、黑山栀、川连、生竹茹、川贝、瓜蒌皮等药。次日复诊，左臂及腰腹腿腨部发现红肿，不能转动，动则剧痛，叫号不休。其师不解，颇有愠色。予告以此乃病之机转，尚不痛不叫，则真无办法矣。于前方中酌加秦艽、桑枝、萆薢。一面嘱其设法购买西瓜数个（其时适当旧历六月上旬，市上西瓜尚未出售，乃设法向出处购之），如口渴时，任其恣意啖食。又嘱其购买冬瓜一个，炖汤淡食。据云自此以后，小溲倾泻直注，畅行无阻，大便亦同时俱下，病减大半，红肿处变为水泡，痛亦逐渐缓解。乃酌拟一方，清风热以消胀缓痛，生津液而养胃止渴。嘱服多剂，迨最后视之，形容完全改变，前后判若两人矣。(《勉斋医话》)

下部肿，与防己茯苓汤；上部肿，与茯苓补心汤：并奏效。妇人肿，多属血分，防己能入血分，故多效；若属气分者，茯苓、泽泻为主。若男妇阴虚为肿者，六味地黄丸加附子、防己、苍术效。又肿病元气实者，大承气汤为丸用之效。(《先哲医话》)

内为胀，外为肿。其症有气，有血，有虫，有单腹，不独水之一症也。而一症中，又有阴阳、虚实、新久之殊。治法总以健脾为主，余随症之所因，按症施治可矣。

丙申秋，余客都门，有罗某患水肿半年，转重转剧。余治之，用五皮饮加白术等味补益而愈。

丁酉夏，余客天津，吕鹤孙别驾患水肿症，初从腹起，继则头面四肢皆肿。余切其脉，浮举缓大，沉按细弱，知是脾虚湿侵。用黄芪建中汤、理中汤、五皮饮、五苓散加减治之而愈。

此皆阴水为患，故治从乎阳。若系阳水为患，又治从乎阴。

甲午，余客都门，正月初，叶茂如中翰邀余往，为温姓治一水肿症。据云向有痰饮，时发时愈，去年秋冬之交，痰饮又发，初起咳嗽气喘，继而头面四肢浮肿，缠绵三阅月，愈治愈剧。今则胸闷腹胀，饮食不进，饮水即吐，溺涩便结，烦躁不寐，已十余日，诸医束手，以为不治，奄奄一息，将待毙矣。切其脉，细涩沉数，舌苔微腻而黄。余思此症外象虽危，并非败象，不过正虚邪盛，治少专方耳！合加味肾气丸、舟车丸、五皮饮、麦门冬汤法，以意去取，配成一方。明日，主人贻余一纸书曰：昨晚服药后，至今晨，病已愈十之三四，并约再诊。余视之，病势果轻，仍用前方加减，又服三剂，病情大减。或问其故，余曰：此症不外脾土一脏。脾土之用，可借西医之说明之，西医言近胃处，有甜肉一条，甜肉汁入胃，饮食自化。夫甜肉即脾，脾本甘所生也，甜肉汁即脾中精汁。盖脾脉至舌本，以生津液，便是精汁也。凡人饮食入胃，全赖脾中精汁入胃为之运化。此汁苟亏，阴不济阳，阳气上蒸，痰饮发矣。今人一见痰饮，使用白术、半夏等药以燥土，土中精汁被药劫干，生气全无，堤防失职，肿胀成矣；又用猪苓、泽泻等药以导水，贼水未除，真水已竭。其始不过脾土阴伤；未几土不生金，金不能制木，木克土矣；又未几金不生水，水不能制火，火刑金矣：脾肺肾三脏俱病，危症所以丛生。徐以益脾土之阴为君，以养肺金为臣，以滋肾水为佐，更以通调二便为使，是即朱丹溪治肿胀之意，又即《内经》洁净府去菀陈莝之意。盖治水之法，如治河然，既补虚以厚其堤，复泻实以导其流，水自安澜，无虞泛溢矣。后承是方，随症轻重缓急治之，月余而痊。惟此等重症，痊后当加意调补，务使起居如昔，饮食胜常，方为复元。否则正气未充，旧恙易泛，发一次，重一次，虽有神丹，恐难为力，慎之戒之！（《诊余举隅录》）

海宁许珊林观察燫，精医理，官平度州时，幕友杜某之戚王某，山阴人，夏秋间忽患肿胀，自顶至踵，大倍常时，气喘声嘶，大小便不通，危在旦夕。因求观察诊之，令用生黄芪四两，糯米一酒钟，煎一大碗，用小匙逐渐呷服。服至盏许，气喘稍平，即于一时间服尽，移时小便大通，溺器更易三次，肿亦随消，惟脚面消不及半。自后仍服此方，黄芪自四两至一两，随服随减，佐以祛湿平胃之品，两月复元，独脚面有钱大一块不消。恐次年复发，力劝其归。届期果患前症，延绍城医士诊治，痛诋前方，以为不死乃是大幸。遂用除湿猛剂，十数服而气绝。次日将及盖棺，其妻见死者两目微动，呼集众人环视，连动数次，一试用芪米汤灌救，灌至满口不能下，少顷眼忽一睁，汤俱下咽，从此便出声矣。服黄芪至数斤，盖脚面之肿全消而愈。观察之弟辛木部曹楣，谓此方治验多人，先是嫂吴氏，患子死腹中，浑身肿胀，气喘身直，危在顷刻。余兄遍检名人医案，得此方遵服，便通肿消，旋即生产。因系夏日，孩尸已烂成十数块，逐渐而下，一无苦楚。后在平度有姬顾姓，患肿胀脱胎，此方数服而愈。继又治愈数人，王某更在后矣。盖黄芪实表，表虚则水聚皮里膜外而成肿胀，得黄芪以开通隧道，水被祛逐，胀自消矣。（《冷庐医话》）

新篁沈某，来寓就诊，气粗色白，腹如釜，囊如汁，腿如注，脉形沉弱不振，正属气虚下陷之痾，而用牛膝、车前等味，可愈服而气愈陷矣。清阳不能上升，浊阴焉得下降？因用调中益气汤，去木香，加附子。甫两剂，肿去其半。后仍以此方加减，调理半月而病除。（《清代名医医话精华·张希白》）

松江徐君令郎十四岁，风邪入肺化火，咳逆多痰，往来寒热。医进辛温疏解，不效；继因足肿，从湿热治，大投黄连等剂，亦属无功。渐渐头面肢体皆肿，阴囊极大，其色光亮，小溲全无，身热咳呛，有进无退。叠用分利之剂，医见无效，皆辞难治，因延余医。于思经云肺热如火燎，又云上焦不治，水溢高原。可知是症其热在肺，肺热则失其下降之令，不能通调水道，下输膀胱，水因聚于皮肤。用麦冬在专清肺气，琥珀、淡竹叶、通草下达膀胱，加白粳米以培其母，两剂遂愈。(《清代名医医话精华·张希白》)

朱女，十四，上下俱肿，半年来病日加重，不思纳食，寐着谵语，咳呛，脉数。此气虚兼滞，须补养、疏通、安神。党参二钱，龙眼肉七枚，枣仁二钱，茯神一钱五分，砂仁壳一钱，远志一钱，大苏梗一钱，橘皮一钱，杏仁二钱五分去皮尖，桑皮一钱五分蜜水炒。

四服眼鼻分明，腙细大半，夜眠安静，能纳，神气通畅。将前方增减药味分两，作丸料。彼父以此女为不起，访予诊治，一决生死，今得如此速效，感激无尽。盖肿胀虽列一门，其实殊途。肿易治而胀难治，缘胀关脏腑，肿则重在水，轻在气，若能别其虚实，辨明所兼，应手取效，亦非难也。欲辨肿胀，但看头足俱浮，大腹不甚坚紧者为肿；独大腹坚紧如鼓，青筋累累为单胀最重；或头面朝肿，两脚晚肿，惟腹无时不然者，始为胀兼肿也。将肿胀缕析于此，以俾学者之豁目焉。(《友渔斋医话》)

沈，二十，疟后面浮脚肿，脉来沉涩。用上下分消法。苏叶、羌活、防风、茯苓、泽泻、苡仁、橘皮、香附、砂仁壳、姜皮、西河柳。

易漏，故频饮频尿，所有精气随水下注，从膀胱而出，如米泔者精液也，如酒醇者精气也。如此日夜发热，岂止尪羸，体质薄弱，鲜不免者。前方虽效，然非大补肾阴，终归复萌。乃去石膏、黄连，又服三十剂，肌肉渐复，目明如旧。(《友渔斋医话》)

沈氏，四二，三疟住后足肿，旋及大腹胸胁，纳食大减，气急，脉细。此分明脾肾两虚，脾虚则不能制水，肾寒则膀胱亦不能化，失渗泄之能，以成泛滥之势。治法莫稳于四明加减肾气丸，并补中益气汤，分早晚而进。但此法久服方有效，又奈汤丸中药品，有力者方能办，今田家妇，粒米不缺为幸，焉能办此？坐忍其毙，又非仁人之用心。因推敲一方，以欲退其肿，必在利水；欲其利水，必先利气。而不知单利其气，仍如无云而致雨，岂可得耶？然则何如？须按《内经》气化能出之法，在温而利之也。

椒目一钱，丁香十只，老姜皮七分，橘皮一钱二分，苏梗八分，通草七分，大腹皮二钱，泽泻一钱五分，车前子一钱，茯苓皮二钱。

五帖，皮肤发痒，纳增；又五帖，皮肤皱揭，顿觉宽松。前方应效虽速，所谓急则治标，非万全之法，改用培土利气暖肾，以冀全愈。前方去通草、车前子，加党参二钱，生冬术二钱。十服，病去其半。又用异功散加黄芪、苡仁、丁香、椒目、泽泻、老姜皮、大苏梗。十余剂，而饮食起居如常。(《友渔斋医话》)

常熟县南街面店某童，年十六七，冬日坠入河中，贫无衣换，着湿衣在灶前烘之，湿热之气侵入肌肉，面浮足肿，腹胀色黄，已有三年。友怜其苦，领向余诊。余以济生肾气汤法：熟地一两，萸肉二钱，丹皮二钱，淮药三钱，泽泻二钱，茯苓三钱，牛膝钱半，车前二钱，附子一钱，肉桂一钱。余给以肉桂一支，重五钱。时正酷暑，人言附、桂恐不相宜；又云胀病忌补，熟地当去。余曰：此方断不可改。服六剂，小便甚多，猝然神昏疲倦。人恐其虚脱。余曰：不妨。服六剂，有熟地六两，一时小便太多，正气下陷，未必即脱。待其安寐，至明午始苏，而肿热全消。后服参苓白术散十余剂而愈。（《清代名医医话精华·余听鸿》）

沈氏胎前腹满，产后面目肢体浮肿，咳频溺少。此肺气不降，水溢高原也。或劝用肾气汤，予力阻不可。一服而小水点滴全无，胀益甚。脉虚濡欲绝。用五皮饮参茯苓导水汤，去白术、木瓜、槟榔、腹皮，加杏仁、苏梗、瓜蒌、冬瓜皮、制半夏，数服肿消腹渐宽矣。后用茯苓、半夏、生术、砂仁、薏仁、陈皮、苏子、木香、厚朴，水泛丸服，二料遂平。按肺为水之上源，主气。此症水阻气分，以肺不能通调水道，下输膀胱，故溢则水流而为胀。其症年余无汗，得苏、杏微汗而肿消，得五皮行水而便利，兼仿《内经》开鬼门、洁净府遗法也。（《清代名医医话精华·林羲桐》）

王某阴疟，服劫药疟止，面色晦黑。决其后必病胀。不信。予曰：劫痰暂效，邪原未净，一也；今卯月中旬，木火司令，一逢辰上，湿痰内动，脾阳失运，必变中满，二也；毒品易犯食忌，三也；面黑无泽，肾水侮土，小便不利，四也。后果如言。视其目窠微肿，如新卧起伏，知其裹水。先用实脾利水之剂，再用金匮肾气丸料煎汤，数十服肿胀悉退。药乍止，时交未月，湿土已旺，渐胀，小溲不利，又服前丸，两月全愈。（《清代名医医话精华·林羲桐》）

十六、鼓胀

鼓胀者，中空似鼓，腹皮绷急是也。其症单腹作肿，四肢身面无气，多得之农夫辈，湿热为患，脾土受伤，与中满病在气分之遍身肿，在水分之皮肤亮，而根发于肾者，迥乎不同也。夫鼓胀现在脾胃，乃水谷出入之道路，较他脏之病为稍轻，虚中夹实，较中满之治为稍导。故此症专以救脾阴为主，盖脾阴足则万邪息，脾土健而湿热消，仍宜戒盐食淡，恐助湿而生胀，是以全活者，十中有六七耳！经云：诸腹胀大，皆属于热；诸湿肿满，皆属于脾。《脉经》云：腹胀脉浮大，是出厄也。可见鼓症之脉洪大，皆由湿热积于内，阴血虚而阳气存，脾胃生火，故脉象如是，岂非不足中而属有余之症乎？舟车、禹功等汤，非为此种病而设乎？

若产后脉数大者，则不然，盖产后阴血骤亏，孤阳上越，症则发热，脉则数大，最为危险之候。何也？阳浮而阴涸，营卫之气疾速，致手太阴之脉反现数大之假象，且胎下之后，内脏空虚，脉细弱者，于法之所宜，是虚症而得虚脉也，脉数大者，于法所不合，是虚症而得实脉也，景岳云：阴阳俱亏，气血败乱，脉必急数，愈数者愈虚，愈虚者愈数。治产后者，可不法景岳乎？倘产后而得血鼓之症，洪大亦凶，数大更危，正经所谓阳络伤则血外溢，阴络伤则血内溢之旨，而实象之脉，万不可见也。

彼农夫辈湿热内结成鼓，与产后血结而成鼓者，以脉合症，又不啻天渊之隔矣。呜呼！持脉有道，虚静为保，得之于手，应之于心，庶指下了然，否则四诊且不识为何象，而欲求其鼓病利于洪大，产后不利于数大者，吾见其茫然指下，而舌辨哓哓，假以为善诊而已矣！

或分或合，确有至理，非同浮论。(《杂症会心录》)

鼓症者，其大腹逢逢，如鼓之谓也。有气，有血，有水，有食积，有痞，有虫，各有寒热、虚实之分。肿胀之别，因其气者，其人善怒，肝旺脾衰；致肿气不宣，流为是症者，必兼咳嗽。治宜先用轻剂，如桑皮、杏仁、通草之类，即徐之才十剂中所谓轻可去实也；继用泄木化气之品，如桑叶、黑栀、夏枯草、广皮、砂仁壳、大苏梗之类。其因气虚腹满者，当补中益气，加五皮化气之品，其因血者，必血已离经，瘀滞脏腑，以成是症，或血痢涩早，邪不得泄，亦成此患，治宜逐瘀，如桃仁、归尾、红花、楂肉、枳实、鸡内金、大黄，再加气药；其因水者，一因土虚不能制水，一因肾脏虚寒，不能化气，致水泛滥者，治当补土温肾，加利水化气之药。有实水肿，腿踝按之则陷如泥，目下浮起如新卧起状，兼头面浮肿者，先开鬼门，用风药散之；继用五皮饮加苡仁、砂壳、泽泻、车前子之类利之，谓之洁净府。此症最为易治。其气、血、水三症之中，如带食积，各宜加消积之品；其痞而胀者，当用消痞丸，随其因而加减之；其虫积为鼓，当用槟榔、雷丸、芜荑、使君子，或加大黄、枳实等药治之。凡肿易治，胀难治；肿因有邪，胀从脏腑而发。若凡上下不肿，惟大腹青筋累累，脐突，单腹胀尤为难治。

凡疟疾愈后，切忌骤补，往往为患不测。盖邪半入于里，初愈者邪未尽泄，十有四五，善调者素食淡荤，待其胃气复原，正强而留邪自去。尝见一人，疟愈后服人参汤，竟成痿症；一人疟后食煨扁豆，即成鼓胀：皆致不起，可不慎哉！(《友渔斋医话》)

其证有二：因虚寒所致者，金匮肾气丸主之；湿热所致者，用鸡矢白炒沉香色，研筛细末一升，盛瓷饼内，浸好酒二斤，密封煮三炷香，定清，随意顿温服之。或用真黄牛肉一斤，以河水煮极烂，加皮硝一两，随意食之。二三日其肿自消，至重者再一服，则愈矣。百日之内，忌酸、盐、生冷、面食、荤腥油腻、黏硬之物。

雄按：牛肉、皮硝，消补并用之妙法也。杨素园大令尝云：昔年治一肿证，始用温补而右半身之病已愈，继用芒硝三钱而左始消。与此暗合。

气虚中满，用米铺中破巴斗，去竹边，将柳条连糠垢炙灰。每日送服一汤瓢。服三具即安。

气鼓，用陈年大麦须，水煎汤服，泄气即消。

又方陈香圆四两去瓤，人中白三两，共为细末，每服一钱，开水空心服，忌盐百日，甚效。

石菖蒲一斤为末，每二钱，白汤下。

活乌背鲭鱼一尾，愈大愈佳，再用独核肥皂①一个去子，同前鱼捣烂，围贴脐上。脐虽平而有纹影者，其气自入。轻者贴一二日，重者贴三五日才应。气蛊下泄，水蛊、血蛊下泻即愈。

---

① 肥皂：指皂荚。

水肿，以草屋上陈年稻草，煎汤倾盆内，先熏，俟温，沃其腹，小便随下黄水。二三次即愈，不复发。

又隔年西瓜一个，生芽满腹者佳，将瓜切去盖。用大蒜数十个去衣，装入瓜内，仍盖好，盐泥封固。掘土深一尺，将瓜埋于土内，离土二三寸，上用炭火烧一昼夜。取出去火气，以大蒜与病人食完即愈。绿豆煎汤洗浴，并治黄疸甚效。

又西瓜一个，开盖挖去子瓤。加鸡内金不落水者四具，车前子四两，入瓜内盖好。瓜外遍涂烂泥，放瓦上炙存性，去泥研末。每服一钱，少加黄糖拌之，开水调服。

又干丝瓜一条，去皮剪碎，入巴豆十四粒同炒，以巴豆黄色为度，去巴豆，用丝瓜与陈仓米同炒（米如丝瓜之多），候米黄色，去丝瓜，研米为末，水法丸如桐子大。每百丸，开水下。此元时杭州名医宋会之方也。宋言巴豆逐水，丝瓜象人之脉络，去而不用。藉其气以行之，米则养胃以辅正，培土而胜水也。

又有食积停痰而肿者，以蟾蜍一只，纳胡椒一钱于其口内，外包洗净猪肚一具，缝好煮烂丸服。（《愿体医话》）

喻嘉言曰：从来肿胀，遍身头面俱肿，尚易治；若只单单腹胀，则难治。遍身俱肿胀者，五脏六腑各有见证，故泻肝、泻脾、泻膀胱、泻大小肠，间有取效之时。单单腹胀久窒，而清者不升，浊者不降，互相结聚，牢不可破，实因脾胃之衰微所致，而泻脾之药，安敢漫用乎？且肿胀之可泻者，但可施之于壮盛及田野之流，岂膏粱老弱所能受？设为肿病，为大满大实，必从乎泻。则久病后肿与产后肿，将亦泻之耶？后人不察，概从攻泻，其始非不遽消，其后攻之不消矣，其后再攻之如铁石矣。不知者见之，方谓何物邪气若此之盛；自明者观之，不过为猛药所攻，即此身之元气，转与身为难，有如驱良民为盗贼之比。明乎此，则有培养一法，补益元气是也；则有招纳一法，宣布五阳是也；则有解散一法，开鬼门洁净府是也。三法是不言泻，而泻在其中矣。（《张氏医通》）

余幼抱脾眚[1]，饮食下辄作胀满，思之未得其原。尝读东垣论云：气聚于脾中不得散，故时作胀满。诚中病情矣，但未解治之之方也。后读《医学拾遗》治痞论云：热既在上，则内中寒凝，而气不下行，故当用热药以温中焦，而下行其热，使热得降也。又产后论云：非由血能抢心，乃荣卫不充，中焦不治，气失所依，而上奔于心耳！夫气聚则行，寒则凝；行则病散，凝则疾生。邪气乘虚，不在瘀血之有无，故干姜为产后要药，辛热故也。但当温暖正气，以致和平，则百疾无由生也。以此互观，则东垣气聚脾中之旨，昭昭明矣！（《上池杂说》）

赵以德云：松江一男子，年三十余，胸腹胀大，发烦躁渴，面赤，不得卧而足冷，余以其人素饮酒，必酒后入内，夺于所用，精气溢下，邪气因从之上逆，逆则阴气在上，是生膜胀（浊气在上，清气在下，则生膜胀）。其上焦之阳，因下逆之邪所迫，壅塞于上，故发烦躁。此因邪从下上而盛于上者也。于是用吴茱萸、附子、人参辈，以退阴逆水邪，冷饮之，以解上焦之浮热。入咽觉胸中顿爽，少时腹中气转如牛吼，泄

---

① 眚（shěng 省）：疾苦。

气七次，明日其证愈矣。

《范氏方》云：凡腹胀经久，忽泻数升，昼夜不止，服药不效，乃为气脱，宜用益智仁煎浓汤服之立愈。（《灵兰要览》）

《九灵山房集》云：钟女病腹胀如鼓，四肢骨立，医或以为孕、为虫、为瘵也。项彦章诊其脉告曰：此气薄血室。钟曰：服芎、归辈积岁月，非血药乎？彦章曰：失于顺气也。夫气道也，血水也。气有一息之不运，则血有一息之不行矣。经曰气血同出而异名，故治血必先顺其气，俾经隧得通，而后血可行（气为血帅，气行而血亦行，专治其血无益矣）。乃以苏合香丸投之，三日而腰作痛。彦章曰：血欲行矣。急治芒硝、大黄峻逐之，下污血累累如瓜者数十枚，应手而愈。彦章所以知钟女之病者，以脉弦滑而且数，弦者气结，滑者血聚实邪也，故气行而大下之瘳。（《灵兰要览》）

昔于庚辰岁，海宁万家渡金姓，娶妻十载未孕，忽月事过期，长安医者谓之孕，遂以熟阿胶、地、苓、术之类补安，延至十月尚不见产，腹日大，妇日病，乃至十五月，人不起床，食不过喉，腹大异常，偶一腹痛，即肠鸣如踏水车之响，门外俱闻其声，危急之甚，斯时喆因朱敷文、吴大成兄相请在彼，邀往诊之，其人已奄奄一息，诸医袖手待毙，有曰鬼胎，曰经阻。予诊之，六脉滑大无伦，按之坚实，乃曰：非孕也，此痰鼓也，由思多伤脾，脾不为胃行其津液而化痰，初误为孕，服滋腻寒凉之药，致痰不行，积久而成斯症，若不攻之，必无生理。随用二陈汤加南星、厚朴、槟榔、三棱、莪术、桂、姜，二三剂即下行。病家恐致痢，急复请视，脉稍和，所下者赭色成块，挑开内白色。予曰：此血裹痰也。即于前方加大黄、礞石，又数剂，日下二三十行，腹渐消而进糜粥矣。十日后，转用姜桂六君子汤、枳实理中丸，煎丸并进，而病人起矣，众皆敬眼。彼时若再姑息不攻，安得不胀死？所以药贵得当，何妨破格用之，以救此垂危之人。因存是案，以备后人之用。（《评注产科心法》）

文学顾若雨，鼓胀喘满，昼夜不得寝食者二十余日。吾吴名医，用大黄三下不除，技穷辞去；更一医先与发散，次用消克破气，二十余剂，少腹至心下遂坚满如石，腰胁若胕中皆疼痛如折，亦无措指而退。彼戚王墨公邀余往诊，脉得弦大而革，按之渐小，举指复大，询其二便，则大便八九日不通，小便虽少而清白如常，此因克削太过，中气受伤，浊阴乘虚僭据清阳之位而然。以其浊气上通，不便行益气之剂，先与生料六味丸，加肉桂三钱，沉香三分，下黑锡丹二钱，导其浊阴。是夜即胀减六七，胸中觉饥，侵晨便进糜粥，但腰胯疼软，如失两肾之状。再剂胸腹全宽，少腹反觉微硬，不时攻动，此大便欲行，津液耗竭，不能即去故也。诊其脉仅存一丝，改用独参汤加当归、枳壳，大便略去结块，腰痛稍可，少腹遂和。又与六味地黄，仍加肉桂、沉香，调理而安。（《清代名医医话精华·张石顽》）

参戎王丽堂夫人，信佛长斋，性躁多怒，腹胀累年，历用汤丸，全无奏效。余治时腹大脐突，青筋环现，两胁更甚，喘满难卧。此系怒气伤肝，坤宫受制之证。前医徒知平肝之法，未明补肝之用，所以甲胆气衰，冲和暗损，清阳不升，浊阴不降，雍滞中州，胀势更增。殊不知肝木自甚，肝亦自伤，不但中土虚衰已也。治当调脾之中，兼以疏肝之品，使木气条达，不郁地中，而坤土自能发育耳！疏方用白苍术各钱半，白芍、广皮、香附、茯苓各一钱，肉桂、木香、生姜皮各五分。服后顿觉腹响胀宽，喘平安卧。后加人参调理而全瘥。（《清代名医医话精华·李修之》）

宁国李云门太守，患少腹大，肢体尽肿，两胁刺痛，吐瘀多至盈碗。凡理气行水之药，均遍尝不效，群医以此病难治，皆相率辞去。其幕僚赵君与予善，因荐予往诊。余思昔贤论肿胀之因，有气血寒热痰湿虫积之不同。若肿胀腹大，而又胁痛吐瘀者，其为血臌无疑。余即用归尾、桃、红、乳、没、旋覆、郁金之属，以通络消瘀。服两帖，瘀止痛平。仍以前法增损，再服十余帖，而肿胀尽消。夫医者临症，能辨明病因，则施治自可获效；如辨因不确，则药不中病，未见有能治愈者，如李太守血臌之类是也。（《清代名医医话精华·魏筱泉》）

卢不远治来熙庵廉宪乃侄，身体丰硕，伤寒已二十八日，人事不省，不能言语，手足扬掷，腹胀如鼓而热烙手，目赤气粗，齿槁舌黑。参、附、石膏、硝、黄、芩、连，无不遍服，诸名公已言旋矣。诊之，脉浊鼓指。用大黄一两，佐以血药。一剂，下黑臭血一二斗，少苏；四剂治清。夫治病用药，譬之饮酒。沧海之量，与之泪滴，则喉唇转燥矣。顾若大躯体，病邪其深，不十倍其药，何能克效哉？（《张氏医通》）

常熟魏府之媳，因丧夫悒郁，腹大如鼓，腰平，背满，脐突，四肢瘦削，卧则不易转侧。……余见其面色清而脉弦涩。余曰：弦属木强，涩为气滞，面色青黯，肢瘦腹大，此乃木乘土位，中阳不运，故腹胀硬而肢不胀也。中虚单腹胀症，虽诸医束手，症尚可挽。以枳、朴、槟榔等味，治木强脾弱中虚之症，如诛罚无罪，岂不愤事！恐正气难支，急于理气疏肝、温中扶土抑木，进以香砂六君汤，加干姜、附子、刺蒺藜、桂枝、白芍、红枣、檀香等。服五六剂，仍然。然终以此方为主，加减出入，加杜仲、益智、陈皮等。服四五十剂，腹胀渐松，肢肉渐复；服药百余剂而愈。再服禹余粮丸十余两、金匮肾气丸三四十两，腹中坚硬俱消，其病乃痊。今已十五年，其健如昔。吾师曰：胀病当先分脏胀腑胀、虚胀实胀、有水无水等因，寒凉温熟、攻补消利，方有把握。若一见胀症，专用枳、朴、查、曲、五皮等味，无故攻伐，反伤正气，每致误事耳！（《清代名医医话精华·余听鸿》）

常熟东门外老虎灶一小童十岁，先因肾囊作胀，常熟俗名鸡肚臌，觅单方服之，延四十日后，肢瘦，腹胀，脐突而高，作喘，肾囊胀亮，茎肿转累，如螺如索，小便六七日未通，奄奄一息。余诊之，思如此危症，难于下手。急进济生肾气汤大剂，附、桂各一钱，倍车前、苓、泻。服两剂，小便渐通，一日数滴而已；后服之五六剂，小便渐畅，茎亦直而不转矣。再以原方减轻，服二十剂，腹胀亦消，惟形瘦不堪。后以参苓白术散，调理而愈。将近十岁之童，前后服桂、附各两余。所谓小儿纯阳一语，亦不可拘执也。（《清代名医医话精华·余听鸿》）

陈某五旬以上，病单腹胀，食后作饱，得气泄略宽。明系胃病，服谬药浸至胁满、跗冷。脉来沉濡，左关微弦。症由腑气久衰，疏泄失职，气分延虚，渐干水分，致嗌干口燥，小水不清，化源乏力矣。通阳佐以益肾：通阳则传送速，益肾则气化行，腹胀自宽。沙苑子、韭子、怀牛膝各一钱五分，益智仁、橘白、砂仁壳各一钱，茯苓三钱，杞子、大腹皮各二钱，枳壳一钱二分。十服胀宽口润，便爽跗温，右脉渐起，惟两尺虚不受按，加补骨脂、核桃肉，去腹皮、枳壳。食宜淡，戒腥腻难化及一切壅气食物。再以猪肚纳卵蒜其中，扎定淡煮食之，腑气通则纳食不壅。服之甚通畅，胀去七八矣。又加沉香、牡蛎，十数服愈。（《清代名医医话精华·林羲桐》）

高若舟偶患腹胀，医投温运，渐至有形如瘕，时欲冲逆，吐酸，益信为虚寒之疾，温补之药备尝，饮食日减，其瘕日增，肌肉渐消，卧榻半载。甲辰春，迓孟英诊。脉沉软而弦滑，大解不畅，小溲浑短，苔色黄腻。乃肝郁气结，郁则生热，补则凝痰。与楝、萸、连、元胡、乌药、旋、枳、鸡金、鳖甲、茹、橘、茯、芩、夏等药。服之证虽递减，时发寒热，四肢酸痛，或疑为疟。孟英曰：此气机宣达，郁热外泄，病之出路，岂可截乎？参以秦艽、柴胡、豆卷、羚羊、蚕砂、桑枝之类，迎而导之。人皆疑久病元虚，药过凉散，而若舟坚信不疑，孟英识定不惑。寒热渐息，攻冲亦止，按其腹尚坚硬，时以龙荟、滚痰丸缓导之，饮食递加，渐次向愈。（《回春录》）

十七、淋浊

《灵》《素》《本草》有五癃、癃闭之名，而仲景以下诸书并无之。考杨上善《太素》注：癃，淋也。因知淋、癃乃一声之转。《毛诗·皇矣》与尔临冲，《韩诗》作与尔隆冲，是其证。所以通淋于癃者，以癃训罢[1]。《汉书》云：臣有疲癃之病。注：癃，罢病也。而《素问》说癃者，一日数十溲，则膀胱之胞罢疲矣，故得假借取义。近世不知此义，歧而二之。徐灵胎《轨范》以癃、闭、利、淋四字为目，又自注云：绝不便为癃。于此叹识字之难。依字当作痳。《说文》痳，疝痛。是痳之名，取义于腹痛，故仲景亦以少腹弦急，痛引脐中为正。后世以其病状淋沥不宣，遂借淋字为之。详泉所撰《证原》中。（《研经言》）

浊有赤、白之分，并有便浊、精浊之异。赤浊者热胜于湿，白浊者湿胜于热，便浊色似米泔水，精浊便后如胶黏之有丝。此病较淋症颇轻。若淋之为病，古人别为劳、膏、石、气、血五种。膏淋则溺出如膏；劳淋每从劳后而得，石淋则溺如砂石，痛不易出；气淋则气滞不通，脐下闷痛；血淋则瘀血停蓄，茎中刺痛。此皆为热结膀胱所致。治之者，当辨人有强弱，病有新久，用药庶不至误。又云溺出带赤色为赤浊，鲜红色不痛者为尿血，血来而痛者为血淋。精浊则是因相火妄动，久而痛涩俱去，均宜用宁心、固肾等药方合。（《不知医必要》）

气淋者，肾虚膀胱热，气胀所为也。膀胱与肾为表里，膀胱热，热气流入于胞，热则生实，令胞内气胀则小腹满，肾虚不能制其小便，故成淋。其状，膀胱小腹皆满，尿涩常有余沥是也。亦曰气癃。诊其少阴脉数者，男子则气淋。（《诸病源候论》）

小儿淋证，与成人迥不相侔，治之较易。揆厥原因，或因风寒袭入，或因湿热下移，乘入膀胱，以致水道涩滞，欲出不出，淋漓不断，甚至窒塞其间，令其作痛。然必辨其为寒、为热、为石、为血，分别施治。总不外宣通水道，则治小儿诸淋无余事

---

[1] 罢（pí 皮）：通"疲"。

矣。(《儿科萃精》)

小便不通，有寒热、痰湿、气血、虚实之分。惟淋症则多属于热，寒者绝少，盖热甚生湿，故水液浑浊而为淋也。

庚寅冬，余至济南，有徐某来延余诊。据云小腹胀满，溺涩不通，日夜涓滴，色赤而浑，病经五年，屡治小效，今夏忽重，入冬尤剧，溺后茎痛，下气上逆，喘急不堪。余切其脉，诸部濡数，惟左关尺数大，按之有力，知病久气血虽亏，膀胱湿热仍盛。遂用人参、芪、术以益气，地黄、黄柏以养阴，制军、甘草以清热，滑石、木通以利湿，僵蚕以化秽，青皮以行气，牛膝以下引，葛根以上升，标本兼顾，随症减增，数十剂而病愈。

壬辰夏季，余寓都门，有刘某患浊，日夜淋漓不尽，前茎有筋胀痛，后连肛门，已十余日。余诊之，脉象滑数，知是浊邪正盛。治以涤瑕荡秽之峻剂，下紫黑脓血无数，半月而愈。

可知淋浊治法，初起即与荡涤，其病易疗，如后症是已。惟恐治不如法，邪气留恋，势必频年不愈，如前症然。或问前症治法，余曰：此为复方，方中有阳有阴，有温有清，有补有泻，有升有降，一阖一辟，理最元妙。征之古方，殆东垣清燥汤意乎！在东垣制此汤，所以治体虚挟暑与一切湿热症，非为淋症设也。然淋至数年，正气已虚，入夏病加，暑邪自盛，溺浑茎痛，湿热尤多，按之清燥汤，治法颇活，余即师其意用之，病果应手而效。惟效后，宜戒酒、少劳方妙，否则食复、劳复，甚易事耳，慎之！(《诊余举隅录》)

内阁文湛持，夏月热淋，医用香薷饮、益元散，五日不应，淋涩转甚，反加心烦不寐。乃弟文产可相邀往诊，见其唇赤齿燥，多汗喘促，不时引饮，脉见左手微细，右手虚数，知为热伤元气之候。遂疏生脉散方，频进代茶。至夜稍安，明日复苦溲便涩数，然其脉已向和，仍用前方，不时煎服，调理五日而痊。(《清代名医医话精华·张石顽》)

顾次香患血淋，两月余矣，每溲便必先凛寒，形瘦食减，自服滋肾养营之剂不效。医以为若不通利州都，则湿热从何而去，因用生地、草薢、木通、石韦、车前等味，病反增剧，最后索治于余。诊其脉沉细而弱，两尺为甚，望其色则黧晦无光，不鲜不紫。余曰：此膀胱虚寒、阳不化阴之候，用金匮肾气丸，每服三钱，以党参、当归、血余炭、制丹参作汤送下，连进数剂而痊。丹溪谓诸淋皆忌补，此说余不敢深信。(《清代名医医话精华·张希白》)

李寅斋患血淋，二年不愈，每发十余日，小水艰涩难出，窍痛不可言，将发必先面热、牙痛，后则血淋；前数日饮汤喜温，再二日喜热，又二日非冷如冰者不可，燥渴之甚，令速汲井水，连饮二三碗，犹以为未足；未发时大便燥结，四五日一行，已发则泻而不实。脉左寸短弱，关弦大，右寸下半指与关皆滑大，两尺俱洪大。据此，中焦有痰，肝经有瘀血也。治当去瘀生新、提清降浊。用四物汤加杜牛膝补新血，滑石、桃仁消瘀，枳实、贝母以化痰，山栀降火，柴胡提清气。二十帖而诸症渐减，再以滑石、黄柏、知母各一两，琥珀、小茴香、桂心各一钱半，元明粉三钱，海金沙、

没药各五钱，茅根汁熬膏为丸，每服一钱，空心及晚茅根汤送下，而愈。(《奇症汇》)

所问妇人血淋之症，因日久损其脾胃，饮食不化，大便滑泄，且血淋又兼砂淋，洵为难治之症。今拟一方：

生山药一斤轧细末，每用八钱，加生车前了二钱同煮作粥，送服三七细末、生鸡内金细末各五分，每日两次，当点心用之，日久可愈。

方中之意，用生山药、车前煮粥以治泄泻。而车前又善治淋疼，又送服三七以治血淋，内金以消砂淋，且鸡内金又善消食，与山药并用，又为健补脾胃之妙品也。惟内金生用则力大，而稍有破气之副作用，若气分过虚时，宜先用生者轧细，焙熟用之。若服药数日而血淋不见轻者，可用毕澄茄细末一分，加西药哥拜拔油一分同服。又此症大便不止，血淋亦无从愈，若服山药、车前粥而泻不止，可将熟鸡子黄二三枚捻碎，调在粥中，再煮一两开服之。(《医话拾零》)

朱道人，年六十余，患淋，遍服利水药不效。予思年高气弱，不能运化，兼以暑热故尔。遂以补中益气汤，加牛膝、车前、赤苓、泽泻等，一服，随出瘀血半碗。先时人己皆不知其为血淋也，及见出血，道士张伯传以为予药所致，归罪于予。予云用补药下血，此系佳兆。彼以为不然，令道人回家调治，恐死累己。未半月，康强如故而至矣。(《医权初编》)

大史沈韩倬，患膏淋，小溲频数，昼夜百余次，昼则滴沥不通，时欲如解，痛如火烧。药虽频进，而所解倍常，溲中如脂如涕者甚多。服消胀、清热、利水药半月余，其势转剧，面色痿黄，饮食难进。延石顽诊之，脉得弦细而数，两尺按之益坚，而右关涩大少力。此肾水素亏，加以劳心思虑，肝木乘脾所致。法当先实中上，使能堤水，则阴火不致下溜，清阳得以上升，气化通而疼涩瘳矣。或云：邪火亢极，反用参、芪补之，得无助长之患乎？曷知阴火乘虚下陷，非开提清阳不应。譬诸水注，塞其上孔，倾之，涓滴不出，所谓病在下取之上。若用清热利水，则气愈陷，精愈脱，而溺愈不通矣。遂疏补中益气方，用人参三钱，服二剂痛虽稍减，而病者求其速效，或进四苓散加知母、门冬、沙参、花粉，甫一服，彻夜痛楚倍甚，于是专服补中益气兼六味丸，用紫河车熬膏代蜜调理，补中原方服至五十剂，参尽斤余而安。(《张氏医通》)

杭州赵芸阁泰，勤求医理，洞烛病机。其戚有为医误治，服利湿药以致危殆者二人，赵皆拯治获痊。其一患淋症，小便涩痛异常，服五苓、八正等益剧。赵询知小便浓浊，曰：败精留塞隧道，非湿热也。用虎杖散入两头尖、韭根等与之，小便得通而愈。其一膝以下肿，医用五苓，肿更甚。赵以其肿处甚冷，而面色㿠白，知是阳虚，令服金匮肾气丸而愈。夫南方湿病居多，此二症尤多挟湿者，兹独不宜于利湿药。可知治病不当执一，非学识之精者，焉能无误哉！(《冷庐医话》)

壬午小春既望，夜将半，顾容斋先生命舆邀诊，至则所诊者乃金陵吕秋樵孝廉也。秋翁患淋沥，医云湿热下注，方有生地八钱，畏未敢服，因自服五苓去桂加制军之方，小溲点滴不通，至晚胀急愈甚，坐立不安，不得已绕屋而行，足不停趾，因延予治。诊其脉，尺大寸小，濡涩不调。用胆草、苓皮、猪苓、车前、苡、斛、黄柏、生草；佐以桂枝、羌活、防风、柴胡、杏仁、陈皮；以姜皮、枇杷叶为引。诘朝秋翁乘舆自来，小便通调，淋浊亦止。易以渗湿达木之方，调理而安。夫淋浊癃闭等证，举世皆用利湿之法，而不思达木，岂知利湿之品，其性趋下，有愈利而风愈闭者。经云，肾司二便，其职在肝。若不达其风木之郁，脾气之陷，下窍焉得通调，湿火何能两解乎？故余用渗湿之品，而佐柴、桂以达木；下陷已结之火，用胆草、黄柏、生草梢等以清之；再得杏、陈利其肺胃升降之气。有不霍然而愈者乎？（《医学求是》）

周少愚，湿热淋痛，脉象弦细而数。夫弦为风木之象，郁而生火则数；木火郁于湿土，湿被木火蒸淫而为热；木生风火，不得上升，下注而泄于小便，则成淋浊。其下注者，风之力也；痛甚者，火之郁也。方用术、苓等以理脾；亦用柴、桂等升木；其下陷之火，用丹皮、栀、柏以清之。两剂痛定，而余沥未清，前方去丹皮，减柴、桂，病如失。世于湿热证，每每畏用桂枝，以为辛热。不知桂枝乃木之枝干，其性入足厥阴肝经，故肝木之下郁者，必得此以疏通之而上行，不若肉桂辛热，能入下焦，专治寒凝气滞血凝等症。两桂相较，其用迥然不同。故有湿郁木火之证，非桂枝不为功。至于风邪伤卫，发热无汗，又用之以和营泄卫。若遇阳明燥甚，内有木火为患，及湿郁火升者，误用之又为害不浅，所宜明辨也。（《医学求是》）

陈某，色苍体长，木火之质，阴分易亏，五旬外纳宠，月前因浊成淋，溺数而欠，著枕仍然遗泄，延至血水滴沥而痛，是为血淋。精室既伤，心火犹炽。诊两尺左弦右数，宜腰膝痿软，足心如烙也。夫不痛为溺血，痛为血淋。虽肾虚挟火，然导赤、分清，如方凿圆柄；五苓、八正，亦抱薪救焚。急用生料六味作汤，可济燃眉。熟地六钱，生地三钱，怀山药炒二钱半，茯苓三钱，丹皮、泽泻各一钱，生莲子不去心一两，莲须、麦冬各二钱，五味子五分。数服痛止淋减，汤丸兼进而安。（《清代名医医话精华·林羲桐》）

十八、癃闭

小便不通分虚实，虚则三焦失其职，屡经利水不相合。此宜金匮肾气丸，治其三焦决渎官；象牙生煎服亦安。实者人素强，或好食热物，肺热不能通水道，以致膀胱成热结，宜用猪苓、泽泻、栀、滑石；用后仍不效，须向膀胱寻外窍，经说毫毛是其应，<small>经曰：三焦膀胱者，腠理毫毛其应。是三焦主腠理，膀胱主毫毛。膀胱有出窍而无入窍，济泌别汁，而渗入膀胱者也。毫毛是其外窍。比如水注塞其上窍，则水不能出矣。如人不虚，利小水而仍不通者，宜发其汗，外窍通而内窍亦通，此所谓开鬼门也。</small>改从发汗最为妙。又有动其胞中血，虚寒实热随症别，虚寒便温补，热则清热而养血，因症施方不可执。（《南病别鉴》）

治小便不利，其法甚多。有肺气虚，不能通调水道下输膀胱，服补中益气汤而愈者；有脾胃蕴热，熏烁肺金失降下之令，用黄芩、知母、栀子、木通，火降而气化者；有肾命火衰，不能生土，水无所制，小便不利而成肿满，服金匮肾气而愈者；东垣治王善夫小便不通，腹坚如石，腿裂出水，是无阴则阳无以化，内关外格之症，死在旦夕，制滋肾丸而起之者：皆利水之大法。若不务求气化，徒事木通、车前，末矣！予治后坞张薪传病时疫，太阳邪热传入膀胱腑，小便不利，急胀欲死，用五苓一剂，不逾时床下成流，邪热遂解。仲景五苓，太阳膀胱腑之下药也，但欲医家用之对症耳！

二便闭涩，常有之病。大便闭虽一月两月，愈者甚多，可以缓治。小便不利，俗称前闭，点滴不通，服药不应者，总在三四日死。惟鲍康侯兄子至五日死，其情状不堪言矣。凡治此早宜加意，人言七口而死者，我末之见。

小便不通而致死者，皆由"利水"二字误之，医能求之气化，则得之矣。

客曰：气化有据乎？予指案头砚示之曰：一砚池受水无几，以盖复之，近池处次日有上蒸之水，非气化乎？砚无水呵其腹，墨可研，非气生水乎？

以筒吸水，闭其上口，则水不泄，放之则水泄，此即小便不利，开提肺气之义。（《散记续编》）

小便不通，治以吐法何也？曰：取其气化而已。经曰：三焦者，决渎之官，水道出焉。膀胱者，州都之官，津液藏焉，气化则能出矣。故上、中、下三焦之气，有一不化，则不得如决渎之水而出矣，岂独下焦膀胱气塞而已！上焦肺者，主行荣卫，通调水道，下输膀胱，而肾又上连肺，岂非小便从上焦之气化者乎？仲景谓：胃气行则小便宜通。《内经》谓：脾病则九窍不通。小便不利者，其病一也。由是三焦所伤之邪不一，气之变化无穷，故当随处治邪行水，大要在乎阴阳无相偏负，然后气得以化。若方盛衰论曰：至阴虚天气绝，至阳盛地气不足。夫肾肝在下，地道也；心肺在上，天道也；脾胃居中，气交之分也？故天之阳绝，而不下交于地者，尚且白露不下，况人同乎天，其上之阳不下交于阴，则下之阴虚，在上之阳盛不务其德而乘之，致肾气之不化，必泻其阳而举之，则阴可得而平也。若此条所叙之症，皆用吐法，盖因气道闭塞，升降不前者而用耳！其他众法，何尝舍之而独施是哉！先生尝曰：吾以吐法通小便，譬如滴水之器，开其上窍则下窍水自出焉。

一妇年五十，患小便涩，治以八正散等剂，小肠胀急不通，身如芒刺。余以所感霖淫雨湿，邪尚在表，因用苍术为君，附子佐之发表，一服即汗，小便随通。一人年八旬，小便短涩，分利太过，致涓滴不出。盖饮食过伤，其胃气陷于下焦，用补中益气汤，一服即通。（《推求师意》）

余家有仆妇患小便不通之症，时师药以九节汤，腹渐满而终不通，几殆矣。有草泽医人，以白萝卜子炒香，白汤吞下数钱，小便立通。此余亲见之者。（《折肱漫录》）

此难于大小便，溺赤。臣意饮以火齐汤，一饮即前后溲，再饮病已，溺如故。

意之言曰："脉大而躁，大者膀胱气也，躁者中有热而溺赤。"又切其太阴之口："湿然，风气也。"予尝以白蝴蝶花根煎汤饮，见效。考意火齐汤，用附子、肉桂、大戟、大黄、汉防己、车前子、防风，此岂可常用，意何恃为绝技也哉？（《华佗神医秘传》）

肾主水，膀胱为之腑。水潴于膀胱，而泄于小肠，实相通也。然小肠独应于心者何哉？盖阴不可以无阳，水不可以无火，水火既济，上下相交，则荣卫流行，水窦开阖，故不失其司尔！惟夫心肾不济，阴阳不调，使内外关格，而水道涩，传送失度，而水道滑，热则不通，冷则不禁。其热甚者，小便闭而绝无；其热微者，小便难而仅有。肾与膀胱俱虚，客热乘之，则水不能制火，火挟热而行涩焉，是以数起而有余沥。

肾与膀胱俱冷，内气不充，故胞中自滑，所出多而色白焉，是以遇夜阴盛愈多矣。吾常便涩而难通者，又当调适其气，而兼治火邪，用归、芍、茯苓、泽泻、升麻、甘草、青皮、山栀、木通、黄芩、黄连之属。其冷则不禁者，用盐炒益智、炙甘草为末，升麻灯心汤调服。白带、白浊久而不愈者，补中益气汤加肉桂、青皮。

愚按小便不利者，小水不能令利也。盖小腹急疾，小便急痛，来而不多，去而频数，或尿管作痛，或便门作闭，或溺有余沥，或溺后作疼，有浊无浊，若似淋沥癃闭之状。但淋沥癃闭自膀胱所出，行止作痛，有不能通泰之理；此症由小水不利，但阴茎便门或胀或痛，或急滞而不能令利也，与淋闭大不相同。治宜清湿热、行肝气、泄小肠、利膀胱，用升麻、柴胡、黄连、黄柏、青皮、木通、山栀、灯草之类。

治法主意，古方虚寒而用五苓散，虚热而用四苓散，意在此矣。(《医林绳墨》)

常熟大河镇李姓妇，孀居有年，年四十余，素体丰肥。前为争产事，以致成讼，郁怒伤肝，后即少腹膨胀，左侧更甚，小便三日不通。某医进以五苓、导赤等法，俱无效，就余寓诊。余曰：此乃肝气郁结，气滞不化。厥阴之脉，绕于阴器，系于廷孔。专于利水无益，疏肝理气，自然可通。立方用川楝子三钱，青皮二钱，广木香五分，香附二钱，郁金二钱，橘皮钱半，官桂五分，葱管三尺，浓煎，送下通关丸三钱。一剂即通。明日来寓，更方而去。(《清代名医医话精华·余听鸿》)

常熟西乡大市桥宗福湖，小便不通。延医治之，不外五苓、导赤、通草、滑石之类，无效。已十三日未能小便，少腹高硬作痛，汗出，气促，少腹按之石硬。余进通关法，加地黄，重用肉桂，一剂而通，溲仍未畅，少腹两傍仍硬，脐下中间三指关已软。余曰：此阳气未得运化也。进以济生肾气汤大剂，少腹以葱、姜水熏洗，三日溲畅如前。(《清代名医医话精华·余听鸿》)

邓氏，阴虚阳搏谓之崩，崩久成漏，冲、任经虚可知。据述五月间因悲思血下成块，以后红白相间，当仲冬后淋沥未止，服药不效。近又少腹重坠，两拗制痛如束，小便至夜点滴不通。或以为气阻窒痛，用茜草、归须、桃仁等通络不应；又以为血虚滑脱，用蒲黄、石脂、石英等镇摄，淋痛更剧。脉沉弦。予谓此症乃漏久而膀胱气陷也，通络则漏亡益渗，镇摄则胞门益坠，法宜温而升之，固以涩之，于理为近。用升麻六分，菟丝饼、赤苓各三钱，延胡、当归俱醋炒各二钱，阿胶、棕炭各一钱半，茴香、补骨脂俱酒炒各一钱，沙苑子二钱。一服得溺而掣痛止，数服淋漏俱除。(《清代名医医话精华·林羲桐》)

杭垣万安桥天和烟店伙，年近七旬，平日体极健壮，身躯丰伟。戊子冬患小便不通，半载有余，久而愈闭，点滴难出，气常下注，胀急欲死，延余诊治。两寸、关脉俱极虚大，两尺细涩不调。余曰：此症乃中虚清阳下陷，初则不过如癃闭，医者以熟地、桂、附漫补，则清阳愈陷，下窍填塞，遂至胞系了戾，膀胱之下口与溺管不相顺接，故溺难出，病名转胞。治之极易，何以半年之久，无有识此病者，真属可笑！与补中益气汤，黄芪重用至一两，加木通三钱，肉桂三分。两剂而便稍通，四剂其病如失。后以补中益气全方，不加利水之药。更嘱其每日淡食猪脬数枚，取以胞补胞，同类相感，而安其从前之扰乱。半月后胃强体健。渠以为神奇，其实亦是按症施治，何

奇之有！（《清代名医医话精华·许珊林》）

十九、小便失禁

徽友黄元古，年六十余，因丧明①畜妾，而患小便淋涩，春间因颠仆，昏愦遗尿，此后遂不时遗溺，或发或止，至一阳后其证大剧，昼日溺涩不通，非坐于热汤，则涓滴不出，交睫便遗之不禁，因求治于石顽。其脉或时虚大，或时细数，而左关尺必显弦象。此肾气大亏，而为下脱之兆也。乃与地黄饮子，数服溺涩稍可，遗亦少间，后与八味丸去丹皮、泽泻，加鹿茸、五味、巴戟、远志，调理而痊。（《张氏医通》）

吴兴闵少江，年高体丰，患胞痹一十三年，历治罔效。一日偶述其证于张涵高，涵高曰：此病隐曲难明，非请正于石顽张子，不能测识也。少江素参交知，因是延余，倍陈所患，凡遇劳心嗔恚或饮食失宜，则小便频数，滴沥涩痛不已，至夜略得交睫，溺即渗漉而遗，觉则阻滞如前。十三年来服人参、鹿茸、紫河车无异，然皆平箕无碍，独犯牡丹、白术即胀痛不禁，五犯五剧，究竟此属何疾？余曰：病名胞痹，惟见之于《内经》，其他方书不载，是以医不加察，并未闻其病名。此皆高粱积热于上，作强伤精于下，湿热乘虚结聚于膀胱之内胞也。《素问》云，胞痹者，小腹膀胱按之内痛，若沃以汤，涩于小便，上为清涕。详此节经文，则知膀胱虚滞，不能上吸肺气；肺气不清，不能下通水道，所以涩滞。不以得汤热之助，则小便涩涩微通，其气循经蒸发，肺气暂开，则清涕得以上泄也。因举肾沥汤方服之，其效颇捷。但原其不得宁寝，寝则遗溺，知肝虚火扰而致，魂梦不宁，疏泄失职。所以服牡丹疏肝之药则胀者，不胜其气之窜以击动阴火也。服白术补脾之药亦胀者，不胜其味之浊，以壅滞湿热也。服人参、鹿茸、河车温补之药平稳无碍者，虚能受热，但补而不功于治也。更拟加减桑螵蛸散及羊肾汤泛丸服，庶有合于病情。然八秩年高，犹恃体丰，不远房室，药虽中窾，难保前证不复也。（《张氏医通》）

陕客亢某，年壮色苍，体丰善啖，患胞痹十余年。诸省名医，俱药之不应，亦未有识其病名者。癸丑夏泊吴求治，其脉软大，而涩涩不调，不时蹲踞于地，以手揉其茎囊，则溲从谷道点滴而渗，必以热汤沃之，始得稍通，寐则有时而遗。其最苦者中有结块，如橘核之状，外裹红丝，内包黄水，杂于脂腻之中，与向所治高参议田孟先无异。此因恣饮不禁，酒湿乘虚袭入髓窍，故有是患。因令坚戒烟草、火酒、湿面、椒、蒜、糟、醋、鸡、豕、炙煿等味。与半夏、茯苓、猪苓、泽泻、萆薢、犀角、竹茹作汤。四剂不应，省其故，以西北人惯食等味，不能戒口，所以不效。乃令其坚守勿犯，方与调治。仍用前药四剂，势减二三次，与肾沥汤加萆薢数服，水道遂通，溲亦不痛，但觉食不甘美。后以补中益气加车前、木通调之而安。此与高参议田孟先证虽同而治稍异。高则因远游恣乐妓馆致病，故用肾沥汤加减八味丸收功；田因阴虚多火，故用肾沥汤、生脉散合六味丸收功。若萆薢分清渗水伤精之味，咸为切禁。此则

---

① 丧明：死了儿子。

肥盛多湿，故先与清胃豁痰之药，然后理肾调脾为治，不得不异耳！（《张氏医通》）

御前侍卫金汉光，年逾花甲，初夏误饮新酒致病，前有淋沥涩痛，后有四痔肿突。此阴虚热陷膀胱也，先与导赤散，次进补中益气，势渐向安，惟庭孔涩痛未除。或令服益元散，三服遂致遗溺不能自主，投剂不应。直至新秋，脉渐奕弱，因采肾沥之义，以羯羊肾制补骨脂，羊脬制菟丝子浓煎，桑根皮汁制螵蛸。甫进三日，得终夜安寝，涓滴靡遗矣。（《张氏医通》）

小便不禁或频数，古方多以为寒，而用温涩之药。殊不知属热者，盖膀胱火邪妄动，水不得宁，故不能禁而频数而来也。故年老人多频数者，是膀胱血少，阳火偏旺也。治法当补膀胱阴血，泻火邪为主，而佐以收涩之剂，如牡蛎、山茱萸、五味子之类，不可用温药也。病本属热，故宜泻火。因水不足，故火动而致小便多；小便既多，水益虚矣。故宜补血泻火，治其本也；收之、涩之，治其标也。

愚按经云：膀胱不约为遗溺，小便不禁，常常出而不觉也。人之溲溺，赖心、肾二气之所传送。盖心与小肠为表里，肾与膀胱为表里。若心肾气亏，传送失度，故有此症。治宜温暖下元，清心寡欲。又有产蓐不顾，致伤膀胱，若内虚寒者，秘元丹、韭子丸之类；若内虚湿热者，六味地黄丸，或加五味、杜仲、补骨脂。年老者八味丸。产蓐收生不谨，损破尿胞者，参术补胞汤加猪、羊胞煎之。窃谓肝主小便，若肝经血虚，用四物、山栀。若小便涩滞，或茎中作痛，属肝经湿热，用龙胆泻肝汤。若小便频数，或劳而益甚，属脾气虚弱，用补中益气汤加山药、五味子。若小便无度，或淋沥不禁，乃阴挺痿痹也，用六味地黄丸。若小便涩滞，或补而益甚，乃膀胱热结也，用五淋散。其脾肺燥不能化生者，黄芩清肺饮。膀胱阴虚阳无所生者，滋肾丸；膀胱阳虚阴无所化者，六味丸。若阴萎思色精不出，茎道涩痛如淋，用加减八味丸料加车前、牛膝。若老人精竭复耗，大小便牵痛如淋，亦用前药；不应，急加附子，多有生者。（《明医杂著》）

娄署慕友李君，患小便数而多，且有时不禁，色白体羸，邀余诊之。按其脉大无神，阳虚也，升少降多，法宜补火。授六味、六黄汤去泽泻，加桂、附。明日署中有宗姓者，亦患是症，脉虚数，色亦淡白。余谓气为水毋，水不能蓄，以气不能固也。为投补中益气，各服数剂，症皆霍然。（《清代名医医话精华·张希白》）

二十、消渴

善食形瘦曰消，善饮口燥曰渴，《宣明论》列消渴于燥病，盖此症有燥无湿也。《易》云火就燥，风自火出，《内经》云其传为风消，正如暑月南风，赤地千里。病由阴虚火炽，热极生风者，乃劳证之末传，或由膏粱石药积热所发者，亦无异乎误药以成劳。析而言之，饮不解渴曰上消，即《内经》之膈消，《难经》之上损，以肺居膈上，而金受火刑，故成渴病；食不充饥曰中消，亦曰消中，《伤寒论》谓之除中，以胃位中枢而土为火烁，故成消病，胃阳发越则为除中；小溲如膏曰下消，即强中证，亦谓之肾消，以肾处下极，而精被火灼，故成枯病。统名之曰三消者，谓其饥肉消瘦也。

万物得水则丰腴，得火则干瘪。善饮善食而干瘦，岂非火燔其液，风耗其津乎?

注:上消，宜用小剂频服，以清火救肺，白虎加人参汤主之。善饮而小溲少者，热能消烁其水也，加花粉、麦冬以滋液。小溲多者，水液不能渗泄于外也，加葛根以升清。小溲有而不利者，恐变水肿，桂苓甘露饮清上以开下，俾火降湿行。治中消，宜直清胃热，体实者三黄丸或调胃承气汤，体虚者黄连猪肚丸。治下消，宜泻火救阴，知柏八味丸或大补阴丸。除中证乃阴竭而胃阳外越也，主死。

刊:饮多溲多，其常也，不可谓之病，必其肌渐瘦削，始为消渴。雄自幼至今，非酷暑不饮茶汤，惟侵晨必以涫糜为早馔，而昼夜小溲五六行，既清且长，较一日之所饮奚止倍出哉? 体气虚寒则固然，设泥移寒之说，何以至今无恙乎? 三复《医碥》，服其卓见。(《重庆堂随笔》)

消症分上、中、下三种:上属心肺，中属肠胃，下属肝肾。大抵消症多因水火偏胜为患，治法不外乎滋清并施。欲别其上、中、下，先视其外象。上消则舌下赤裂，大渴引饮，是心移热于肺而成，古法用人参白虎汤为主。中消则善食而瘦，自汗，大便硬，是大肠移热于胃而成，古用调胃承气汤为主。下消则烦躁引饮，小便如膏，多属肝肾亏损，古用六味、八味加减。至于饮一溲二，多致难治。孙真人云:消渴之人愈后，多有发大痈而卒。此无他，明系精液气血耗尽之故也。凡消渴症，溺于干土，必有如盐汁然;溺于盆中，必起沫如酒醷:精液消耗，从此而去。更有平时纳只数合，一旦兼数日而食，此腹中有虫积，当用攻虫法下出之，即愈。(《友渔斋医话》)

消渴一症，责在于下，肾水亏虚，则龙火无所留恋，而游行于中上，在胃则善食易饥，在肺则口渴喜饮，亦有渴而不善食者，亦有善食而不渴者，亦有渴而亦善食者，火空则发是也。若火灼在下，耳轮焦而面黑，身半以下肌肉尽削，小便所出白浊如膏，较之上、中二消为尤甚。亦有上、中二消，而及于下消者，勿泥看也。治法壮水生津，制火保元，而尤倦倦于救脾胃。盖水壮则火熄，土旺则精生，真火归原，在上则肺不渴矣，在中则胃不饥矣，在下则肉不消矣。倘补阴之法不应，正治之法不效，不得不从反佐之法，益火之源，以消阴翳，而投八味，救脾胃之药，亦不可缺也，但白术宜慎用耳。

张景岳专以救肾为主，而进八味丸，谓枯禾得雨，生气归巅，必须肾中元气熏蒸，津液生而精血旺，三消之症，方可渐愈。不然徒用白虎之方，暂解一时，多服寒凉，反能助火，真火自焚，五脏灼枯，肌肉受敌，络脉不通，荣气不从，逆于肉理，疽发而病不救矣。若其人壮实，脉洪有力，人参白虎亦未尝不可投，但在临症者，神明变化耳!

培养元气，俾熏蒸以生津液精血，愈三消之法，莫善于此，与古法用寒凉者，奚啻霄壤之隔。若实火在胃，第患口渴，即进茶汤，亦可解免，以此思消症岂白虎所能治者哉! (《杂症会心录》)

经曰:二阳结，为之消。二阳者，阳明也。手阳明大肠主津液，消则目黄、口干，乃津液不足也。足阳明胃主血，热则消谷易饥，血中伏火，乃血不足也。结者，结而不润，燥热而渴，皆真水消耗所致。宜分三消而治之。上消者，肺也，多饮水而少食，小便如常。治宜以肺胃为急，麦冬、花粉、生甘草、生地、干葛、人参之类，然必由心有事，以致虚火上攻，以茯神安心，竹叶清火。能食而渴为实热，人参石膏汤；不能食而渴为虚热，白术散。中消者，胃也，善食易饥，自汗，大便硬，小便数黄赤。治宜甘辛降火，地连丸或猪肚丸。下消者，肾也。人之有肾，犹木之有根。因色欲过度，肾水虚衰，足膝痿弱，面黑，形瘦，耳焦，小便频数，稠浊如膏，较诸病为重。治宜壮水之主，则渴饮不思，六味丸。若元阳衰败，宜兼益火之原，八味丸或加减八味丸，盖无阳无以生阴也。

《医贯》曰：治消之法，无分上、中、下，总是下焦命门火不归元，游于肺则为上消，游于胃则为中消，先治肾为急，其间摄养失宜，水火偏胜，惟六味、八味、加减八味丸，逐症而服，降其心火，滋其肾水，则渴自止。渴病愈，多发脑疽、背痈，宜预先服忍冬膏，黄酒下，可免。

赵氏曰：人有服地黄酒，而渴仍不止者，何也？盖心、肺位近，宜制小其剂；肾、肝位远，宜制大其剂。如上消、中消，可以前丸缓治；若下消已极，大渴大燥，须加减八味丸料一斤，内有肉桂一两，如煎五六碗，恣意冰冷服之，熟眠，而渴病如失。亦在乎平人之变通耳！

有一等渴，饮一二口即厌者，此中气寒，寒水泛上，迫其浮火于口舌之间，故上焦一段欲得水救，若到中焦，以见水自然恶之。治法：如面红烦躁者，理中汤送八味丸。

三消脉多洪数无力，洪数是虚火，无力是气血不足。宜滋养不宜燥剂，俱宜服茯菟丸，禁半夏及发汗，更戒厚味酒面、房事等项。（《履霜集》）

《内经》曰：二阳结，谓之消。东垣曰：二阳者，阳明也。手阳明大肠主津液，若热则目黄、口渴，乃津液不足也；足阳明胃主血，若热则消谷善饥，血中伏火，乃血不足也。结，谓热结也。虽有三消之分，其原皆本于胃。土者，万物所归，无所不有。凡煎炒炙煿，过饮醇酒，助其胃火，耗竭津液，传于气分，则为上消；传于血分，则为下消。若房事搏节，阴气未损者，燥热只在胃经，但见消谷善饮而已。上消其病在肺，舌上赤裂，大渴引饮，此因胃火先传于肺，心复继之。经云：心移热于肺，传为膈消。举其最重者而言，其实先由胃火而起也。中消其病在胃，善食而饥，自汗时出，大便坚硬，小便频数，亦有口干饮水者，较之上消、下消为少耳。今医治此，俱用甘露饮子，非不有理，但滋阴养血，落后一层，而清热生津，尤为急着，柴胡芍药汤，良不易也。仲景治《伤寒论》云：口渴者，风发也，以饮食消息止之。见得口中作渴，不但胃火所使，而肝胆风热亦复乘之，徒求药石，不能速愈，须以饮食之中，甘蔗、梨汁频频食之，庶可免死，此亦治消渴之妙法也。此言历练有准，非虚伪浮夸之谈。下消其病在肾，耳轮焦枯，小便如膏，其中伏有此理，人所不知。盖小便如膏，似属肾虚，凉药治之无益，不知肾消一症，不但胃热下流，而心之阳火，亦因下趋于肾，宜用当归六黄汤，或六味地黄汤，加犀角以治心火，其消乃愈。向使见其遗精，不敢用凉，岂不误乎？《总录》云：未传能食者，必发脑疽背疮，为其邪火太盛也。不能食者，必传中满鼓胀，以其治之太过，上热未除，中寒复生也。岐伯曰：脉实病久可治，脉弦小病久不可治。盖洪数之脉，邪火有余，津液犹未枯竭；若脉细无力者，津液既绝，胃气亦亡，故不可治。不得已而药之，宜于柴芍汤中，加入人参，甚则八味地黄丸，或可起死。（《医学传灯》）

按消渴之证，虽由火热，然亦有属虚寒者。如《内经》所云心移寒于肺为肺消，饮一溲二，死不治之证是也。盖饮入于胃，游溢精气，上输于脾，脾气散精，上归于肺。其肺所受之津液，俱赖心火以熏蒸之，故能上及耳！设心火既衰，则上下不交，阴阳失偶，津液何由熏蒸上达哉？故肺燥则求救于水，究无火以熏蒸，则愈饮愈渴，上饮半升，下行十合。譬之釜底有火，则釜中水沸，自然暖气升腾，其盖有汗，若火灭水寒，则气不上行，釜盖自无以润，此理之必然也。今之医者，不达其故，谓内为热所伤，外为寒所隔，其亦不思之甚矣。其心火者，君火也，虽不可以妄动，而亦不可消灭。今《内经》言移寒于肺，明是火衰之候，与下文心移热于肺为膈消，火甚铄金之病，二证迥然各别，何得一概作为热治之乎？若果然，则能消水矣，何反饮一溲二乎？昔人以八味治渴，正为此证。倘不明阴阳虚实，概用寒凉之剂，未免增其病耳，故辨及之。（《叶选医衡》）

古今诸家言消渴者不一，要当以《金匮》为正。《金匮》首列厥阴病一条，是渴而不消；次列脾约症一条，是消而不渴；次列肾气症一条，是消渴并作。其旨以饮、溲相较，而分为三，最为简当，犹霍乱之分但吐、但泻、吐泻并作为三也。其言饮一溲一者，乃较其出入之多寡以出诊法也。推详其意，似有可以饮多溲少、饮少溲多、饮溲相当为三者，亦即就前三者而引申之也。其兼及能食便难者，乃旁参他症以为出治地也，并非三消必定如是。后人误会其旨，所以说歧而义转未备。泉尝即《金匮》以推诸家之言，知所谓能饮不能饮，及溲如麸片、如油，及溲数不数者，皆当作诊法观，不必致辨。总之，但渴者，有燥、湿两种，五苓、白虎是也；但消者，有虚、实两种，脾约、肾沥是也；消渴并作者，有寒、热两种，黄连、肾气是也。其方备见唐人书中，但不以兼证测之，不确也，故诸家云云。（《研经言》）

治消渴证每用凉药，然观孙文垣治消渴，小便色清而长，其味甘，脉细数，以肾气丸加桂心、五味子、鹿角胶、益智仁，服之而愈。陆养思治消渴，喜热饮而恶凉，大便秘，小便极多，夜尤甚，脉浮按数大而虚，沉按更无力，以八味丸加益智仁，煎人参胶糊丸，服之而愈。其法本于《金匮》，由火虚不能化水，故饮一斗，小便亦一斗。凡见渴而水不消，小便多者，即当合参脉证，以此法治之。（《冷庐医话》）

病阳明之燥热而消渴者，白虎汤主之。此外因之渴也。胃气弱而津液不生者，人参汤主之。此内因之渴也。有脾不能为胃行其津液，肺不能通调水道，而为消渴者，人但知以凉润之药治渴，不知脾喜燥而肺恶寒。试观泄泻者必渴，此因水津不能上输，而惟下泄故尔。以燥脾之药治之，水液上升，即不渴矣。故以凉润治渴，人皆知之，以燥热治渴，人所不知也。（《侣山堂类辩》）

邬，五九，初夏入山买竹，逾月方回，历夏秋肌肉消铄，肥体忽成瘦躯，兼之两足痹痛，行步艰难，数延医治，或以为虚，或视为湿，服药数十，两目昏花，视小如大，势日沉重。彼有邻人为柵工者，言予能治，即求诊治。六脉洪实带弦，因其向肥忽瘦，意非消症乎？即问能饮若几？小便几？答曰：入山买竹，天气初热，烦渴喜饮，至今仍咽喉干燥，时时啜茶方妙，少顷即欲小便。复问："小溲着干土上有沙起否？曰：未试，惟解坑内见泡沫高起数寸。予曰：君半年来肌肉日削，从此而去，古人以饮一溲二，名曰上消，由于亢阳，非大寒之剂，不足与焉！

石膏一两　川连一钱　黄芩一钱五分　黄柏一钱五分　知母一钱五分　熟地四钱　生地三钱　天冬二钱　麦冬二钱　龟板二钱　白芍一钱五分　甘草四分

服四剂，燥渴、小便泡沫稍减，目清大半。因问余曰：从前服药数十，病日有加，今只服四剂，何效如是之速？予曰：君阳体阳脉，入山阳时，经营劳顿，又喜火酒，五内之火俱动，燥渴作矣。凡饮食入胃，熟腐水谷，游行精气，上输于肺，水精四布，下归膀胱，通调水道，小便出焉。其间升降洒陈，原有一番工夫。今脏腑有火，如燥土沃水，易漏不滋。即大其制，修丸常服。将及一年，足痹亦痊。邹之得生，皆出栉工之赐也。（《友渔斋医话》）

太学赵雪访，消中善食，日进膏粱数次，不能敌其饥势，中夜必进一饮，食过即昏昏嗜卧，或时作酸作甜，或时梦交精泄，或时经日不饮，或时引饮不彻。自言省试劳心所致，询其先前所服之药，屡用安神补心、滋阴清火，俱不应。延至夏秋，其证愈剧，始求治于石顽。察其声音浊而多滞，其形虽肥盛色苍，而肥肉绵软，其脉六部皆洪滑而数，惟右关特甚，其两尺亦洪滑，而按之少神。此肾气不充，痰湿挟阴火泛溢于中之象。遂与加味导痰加兰香，数服其势大减；次以六君子合左金，枳实汤泛丸服；后以六味丸去地黄，加鳔胶、蒺藜，平调两月而康。（《张氏医通》）

朔客白小楼，中消善食，脾约便艰。察其形瘦而质坚，诊其脉数而有力。时喜饮冷气酒，此酒之湿热内蕴为患。遂以调胃承气三下，破其蕴热，次与滋肾丸数服，涤其余火而安。又治粤客李之藩上消引饮，时当三伏，初时自汗发热，烦渴引饮，渐至溲便频数，饮即气喘，饮过即渴。察谋脉象，惟右寸浮数动滑，知为热伤肺气之候。因以小剂白虎加人参，三服其热顿减；次与生脉散，调理数日而痊。（《张氏医通》）

李左，年约四十左右，善食易饥，面目虚浮，足跗浮肿，症延日久，来所求治。诊其脉弦而滑，许为可治，用酸苦泄热法。生白芍三钱，川连八分，乌梅肉一钱，佩兰叶二钱，怀山药三钱，炙草八分，银花三钱，黄芩八分，山栀三钱，宣木瓜、稽豆衣各二钱。复诊诸症减半，烦热较退，惟寐中时有盗汗，脉至弦缓，似觉邪火一撤，而空虚若谷也。遂于前方去佩兰、黄芩，加白术、芪皮、淮麦，叠进数剂，盗汗亦止。后以党参、於术、炙草及阿胶、生地、归身等，壮水潜阳，补土制木，至二十余剂，方始停诊。查此症古法用调胃承气或三黄丸之类，然水不济火，孤阳偏亢，腹无胀滞之形，何可妄施攻下？经曰：善食面瘦，谓之食休，彼不揣其本而齐其末者，乌足以语此哉！（《勉斋医话》）

薛廉夫子，强中下消，饮一溲二，因新娶继室，真阴灼烁，虚阳用事，阳强不倒，恣肆益甚，乃至气息不能相续，精滑不能自收，背曲肩随，腰胯疼软，足膝痿弱，寸步艰难，糜粥到口即厌，惟喜膏粱方物。其脉或时数大少力，或时弦细数疾。此阴阳离决，中空不能主持，而随虚火辄内辄外也，峻与八味肾气保元，独参调补经年，更

与六味地黄久服而瘳。(《张氏医通》)

消渴有三：上消属肺，中消属胃，下消属肾。然有似消而实非消者，不可不辨。侄媳郑氏，经停六月，忽患消渴，家人以为妇人之病，有关经产，请专科治之。乃专科不问皂白，妄作疟治，罔效。余诊其脉，左关尺颇涩，右三部重按至骨，却不能应指，心窃疑之，以为消症脉候，未必如此；若断为经停而用通利，因有鉴于伊娌妊娠，其脉象有类于是。凭诸脉，脉有时而不足凭；凭诸证，恐亦难必其效。辗转思维，别无良策，望、问之余，侄媳并详述前医作疟治之非，据云起居动作，勉可支撑，所虑者，夜间口渴，非有斗水，不能填其欲壑耳，言下颇有悚自危惧之意。予连诊四次，仿丁氏肺肾兼治，沙参、麦冬、石斛、肾气丸。复诊，用酸敛止渴。三诊，用白术散加葛根，及肝火上炎、柔金被克之例，无不用过，均乏应效。正思改弦易辙，乃忽患鼻衄，盖倒经也。当此之时，病机已露，谁不能用平肝通瘀之剂哉？讵病者因此失彼，遂仓皇改就他医，用大剂石膏、知母、元参等药，冀希渴止，反致中阳替陵，胃纳索然。延至年底，偶与其姑口角，肝郁之极，心中疼热，气自上冲，所幸经水适至，肝郁尚有疏泄之机。余至斯，不觉恍然大悟也。夫厥阴内寄相火，其脉贯膈挟胃，前之消渴，今之脘痛，正坐此故。宗仲师乌梅丸法，制小其剂，接服而瘳。(《勉斋医话》)

朱某渴饮消水，日夜无度，自夏阅冬。视所服方，寒热互进，毫不一效。今饮一泄一，渴则饥嘈，明系肾阴竭于下，虚阳灼于上。脉转沉迟，沉为脏阴受病，迟则热极反有寒象也。思壮火销铄肾阴，肾液既涸，必引水自救，症成下消，急滋化源，迟则难挽。仿《易简》地黄饮子加减：生地、熟地、人参、麦冬、石斛、花粉、阿胶、甘草，服之效。又令服六味丸加猪脊髓、龟胶、女贞、杞子、五味子，去泽泻、茯苓，得安。(《清代名医医话精华·林羲桐》)

二十一、肝气　肝火

肝气之病，近时甚多，妇女为尤甚。即十余岁之童女，往往左胁下痞积、胀满、呕逆，此先天之肝血不足也。治以疏伐则剧，治以滋养则平，比比而然。况乎天癸久转、生育频多之妇人，其血愈亏，肝愈旺，上犯胃脘，下侵于足，甚至纳食即吐，两足挛痛，致发痉厥，此肝气久痛，必入于络，因血少不能流通，其气必滞，非养血和络、补水滋木，焉能疗治？世人概以谓东方常实，有泻无补，遂皆以肝无补法论治。殊不知肝气之痛，大半属于水亏木炽，所以逍遥散为治肝之始方，并无泻伐之品。其中归、芍补肝，白术、甘草补中，加以柴胡、煨姜为疏通之用。气平即继以八珍汤调养之，则自然所发渐轻。若随俗附和，任意用枳壳、香附、青皮、郁金等破气之药，元气日益消耗，阳衰则阴竭，祸不踵矣。景岳《质疑录》云肝无补法者，以肝气之不可补，非谓肝血之不可补。补肝血莫如滋肾水，肾者水之母也，母旺则子强，是以当滋化源，此千古之良法也。夫将军之官，其性刚劲，木火同居，风乘火势，火助风威，母赞其胜，此言其气实有余也。若求其本，则乙癸同源，滋阴养血，尤为急矣。(《客尘医话》)

东垣专重脾胃，有十二经脾胃病之说，纵横博辨，自成一家。但自乾嘉之交，至于今日，天下男妇多患肝气病，随人赋禀之阴阳寒热，各有所受，其症变幻百出，医家率无把握。余即谓脾胃病之变相，而要不能以东垣法治之者也。夫脾胃为后天根本，人皆藉以生养，岂能为他经作祟，其病皆肝为之耳！肝为五脏之长而属木，一有病则先克脾胃之土，脾胃受克，无所生施，而诸经之病蜂起矣。约略数之，则有如胸腹胀满、左胁牵痛、上连头顶眉棱等处，易惊易怒，烦躁不寐，寒热往来，晡后渐热，喘促，燥渴，干咳痰嗽，吞酸呕吐，小便淋闭，大便或硬或溏而泻，吐血，遗精，腰膝酸痛，皮毛洒淅，肌肤枯瘦，筋骨拘挛各症，分属十二经，而一一皆系肝气之所变也。余著有《肝气论》一帙，似较之东垣《脾胃论》更为确当。(《鬻塘医话》)

肝气者，妇女之本病。妇女以血为主，血足则盈而木气盛，血亏则热而木气亢，木盛、木亢皆易生怒，故肝气以妇女为易动焉。然怒气泄则肝血必大伤，怒气郁则肝血又暗损，怒者，血之贼也。其结气在本位者，为左胁痛；移邪于肺者，右胁亦痛；气上逆者，头痛、目痛、胃脘痛；气旁散而下注者，手足筋脉拘挛、腹痛、小腹痛、瘰疬、乳岩、阴肿、阴痒、阴挺诸症。其变病也不一，随症而治之。(《笔花医镜》)

肝经血多气少，而病曰肝气。气者，火也。经云：火生于土，祸发必克。肝经属木，木郁则火炽。惟其郁而为火，故能遍扰诸经，而四体百骸，皆受其病。盖肝气上炎而心火生；木克土而胃火生；木强反制金而肺火生；肝肾同源，肾有相火，君火不明，则相火失位，而肾火亦生。《内经》所谓诸病皆属于火，丹溪所谓气有余便是火者此也。但火亦不止一端，果系有余之火，则知、柏、丹、栀，甚至芦荟、龙胆草，皆可用之；如属虚火，则当以补为泻，甚或用桂、附热剂，引火归原，而火症自愈也。(《鬻塘医话》)

肝火亦作头晕，不尽属之气虚也。经云：诸风掉眩，皆属于肝。肝之脉上络巅顶。余尝以一气汤加左金，治此甚效。(《柳洲医话》)

飞畴治一妇，平昔虚火易于上升，因有怒气不得越，致中满食减，作酸嗳气，头面手足时冷时热，少腹不时酸痛，经不行者半载余，其脉模糊，快而无力，服诸破气、降气、行血药不效。不知此蕴怒伤肝，肝火乘虚而克脾土，脾受克则胸中之大气不布，随肝火散漫肢体。当知气从湿腾，湿由火燥，惟太阳当空，则阴霾之气自散，真火令行，则郁蒸之气自伏；又釜底得火则能腐熟水谷，水谷运则脾胃有权，大气得归而诸证可愈矣。因用生料八味倍桂、附，十日而头面手足之冷热除；间用异功而中宽食进。如是出入调理，两月经行而愈。(《张氏医通》)

风从火生，火未必从风生也，然火遇风则猛。故治肝风，必佐和阳；治肝火亦宜加息风也。肝火之为病，两目赤痛、聤耳出脓、头疼、口苦而渴、胁痛、胃痛、呕吐、咳嗽，或吐血、颈生瘰疬。药用大黄、龙胆草、芦荟、夏枯草、黄连。以上五味，泻肝实火，余当择其清柔之品，如桑叶、丹皮、羚羊角之类治之。(《友渔斋医话》)

吴晴椒夫人得异疾，忽于梳头后，胸乳间便发紫斑，心中殊觉不适；约一二时，斑退心定。病已十余日矣，邀余往诊。……脉皆沉象，按之两关则左弦数而右滑数。予曰：此乃脾气而兼夹肝气。左沉弦而数者，脾气郁而肝阴亏也；右沉滑而数者，脾气郁而湿热不宣也。脾主健运，肝主调达，今多抑遏不畅，故土受木制，湿热相郁，而脾失宣化之功。梳头时两手齐举，而脾气得以上升，湿热乘机，而亦随之升泄，故心殊不适，而外发斑点；梳头后两手下垂，则脾家湿邪仍流于下，故病象顿除，而其实病之巢穴犹未破也。疏运其肝脾，调畅其郁结，热透湿化，则病自退矣。予进以补阴益气汤，以熟地柔肝，山药健脾，柴胡、升麻醒脾解郁，陈皮、炙草、归身调和中土。数剂而愈。病后更服数剂，遂永不复发。（《仿寓意草》）

顾某，因忿怒争气起见，忽然直立不能卧。予诊之曰：此肝叶倒竖也，用小温胆汤加龙胆草，金器同煎，另以猪胆一个，悬之炉上，针一小孔，令胆汁滴入炉锅，候胆汁滴入大半，则药亦煎成。如法一服，病果全愈。或问肝叶倒侧，何专治胆，不用肝经药耶？余曰：胆为甲木，肝为乙木，胆附肝叶之下。凡有肝气上逆，胆火未有不随之而上者，故平肝不及，不如泻胆；胆气平，则肝火自熄也。（《仿寓意草》）

二十二、眩晕

眩运一症，有虚运、火运、痰运之不同，治失其要，鲜不误人。医家能审脉辨症，细心体会，斯病无遁情，而药投有验矣。

曷言乎虚运也？如纵欲无节而伤阴，脱血过多而伤阴，痈脓大溃而伤阴，崩淋产后而伤阴，金石破伤失血痛极而伤阴，老年精衰劳倦日积而伤阴，大醉之后湿热相乘而伤阴。其症面赤耳热，口干不渴，烦躁不寐，寒热往来，大便秘而小便赤。其脉或弦细而数，或弦大而数，或细涩而数，无非精血受亏，阴虚为病，盖蒂固则真水闭藏，根摇则上虚眩仆，此阴虚之运也。如劳倦费神而伤阳，呕吐过甚而伤阳，泄泻无度而伤阳，大汗如雨而伤阳，悲哀痛楚大呼大叫而伤阳。其症面色青惨，神倦气乏，畏寒厥冷，身面浮气，大便泄而小便清。其脉或沉细而微，或弦细而迟，或浮大而空，无非元阳被耗，气虚为病，盖禀厚则真火归藏，脏亏则气逆上奔，此阳虚之运也。治阴虚者，用六味归芍汤，加人参之类，壮水之主，以生精血；治阳亏者，用八味养血汤，加人参之类，益火之源，以生元气。所谓滋苗者，必灌其根也。

曷言乎火运也？如房劳则火起于肾，暴怒则火起于肝，思虑则火起于脾，两耳磬鸣，两目昏黑，上重下轻，眩仆卒倒，脉象细弱，无非动乱劳扰，虚火为用，盖火藏则清明内持，动扰则掉摇散乱，此虚火之运也。若实火眩运者，其人必强健，其症必暴发，其渴必引饮，其脉必洪数，其呕酸苦水之味运稍定，其饮食寒冷之物运稍缓，其大便燥结解后运稍止，无非风火相搏，实热为害，盖有余则上盛而火炎，壅塞则火炽而旋转，此实火之运也。治虚火者，宜六味汤、逍遥散之属，滋阴以制火，舒肝以养脾；治实火者，宜三黄汤、竹叶石膏汤之属，清降以抑火，辛凉以泻热。所谓虚火可补，实火可泻也。

曷言乎痰运也？如水沸之泛则痰起于肾，风火生涎则痰起于肝，湿饮不行则痰起于脾，头重眼花、脑转眩冒、倦怠嗜卧、食饮不甘、脉象缓滑，无非疲劳过度，虚痰为虚，盖清升则浊阴下走，气滞则津液不行，此虚痰之运也。若实痰眩运者，其症实而脉实，其积热在阳明，其阻塞在经络，其郁遏在肠间，无非风火结聚，积痰生灾，盖液凝则浊阴泛上，饮停则火逆上升，此实痰之运也。治虚痰者，宜六味、八味、归脾之属，补脾肾之原，治痰之本；治实痰者，宜二陈汤加芩、连、滚痰丸之属，逐肠胃之热，治痰之标：所谓实实虚虚，补不足而损有余也。

大抵虚运者，十之六七，兼痰、火者，十之二三。即伤寒眩运，虽有表散之法，亦多因汗、吐、下后，虚其上焦元气所致。且今人气禀薄弱，酒色不谨，肝肾亏而内伤剧，致眩运大作。望其容，则精神昏倦也；闻其声，则语言低微也；察其症，则自汗喘促也；切其脉，则悬悬如丝也。当此之时，须执一定之见，毋惑多歧之臆说，惟投参、芪、术、附重剂，多进庶可转危为安。倘病家畏骤补而生疑，医家见骤补而妄驳，旁人因骤补而物议，以虚症为实火，以参、芪为砒毒，点滴不尝，卒中之变，至危脱之象现，虽有智者，亦无如之何矣，岂不惜哉！

大呼大应，发明脉因症治之理，条分缕折，而又结出望闻问切之情，法精辞畅，气象沉雄，直逼西汉大家。（《杂症会心录》）

《内经》曰：诸风掉眩，皆属肝木。又曰：岁木太过，风气流行，脾土受邪，民病飧泄食减，甚则忽忽善怒，眩冒巅疾。虽为气化之所使然，未必不由气体之虚衰耳！其为气虚肥白之人，湿痰滞于上，阴火起于下，是以痰挟虚火，上冲头目，正气不能胜敌，故忽然眼黑生花，若坐舟车而旋运也，甚而至于卒倒无所知者有之，丹溪所谓无痰不能作眩者，正谓此也。若夫黑瘦之人，躯体薄弱，真水亏欠，或劳役过度，相火上炎，亦有时时眩运，何湿痰之有哉？大抵人肥白而作眩者，治宜清痰降火为先，而兼补气之药；人黑瘦而作眩者，治宜滋阴降火为要，而带抑肝之剂。抑考《内经》有曰：风胜则地动。风木太过之岁，亦有因其气化而为外感风邪而眩者，治法宜祛风顺气，伐肝降火，为良策焉。外有因呕血而眩冒者，胸中有死血迷闭心窍而然，是宜行血清心自安。医者宜各类推而治之，无有不痊者也。（《医学正传》）

《内经》云：诸风掉眩，皆属于肝。掉，摇也；眩，昏乱旋转也。皆由金衰不能制木，木旺生风，风动火炽，风火皆属阳而主动，相搏则为旋转。《内经》又云上虚则眩，是正气虚而木邪干之也。又云肾虚则头重高摇，髓海不足则脑转耳鸣，皆言不足为病。仲景论眩以痰饮为先，丹溪宗河间之说，亦谓无痰不眩，无火不晕，皆言有余为病。前圣后贤，何其相反如是？余少读景岳之书，专主补虚一说，遵之不效，再搜求古训，然后知景岳于虚实二字，认得死煞，即于风火二字，不能洞悉其所以然也。盖风非外来之风，指厥阴风木而言，与少阳相火同居。厥阴气逆，则风生而火发，故河间以风火立论也。风生必挟木势而克土，土病则聚液而成痰，故仲景以痰饮立论，丹溪以痰火立论也。究之肾为肝母，肾主藏精，精虚则脑海空而头重，故《内经》以肾虚及髓海不足论也。其言虚者，言其病根；其言实者，言其病象：理本一贯。但河间诸公，一于清火、驱风、豁痰，犹未知风、火、痰之所由作也。余惟于寸口脉滑，按之益坚者为上实，遵丹溪以酒大黄治之；如寸口脉大，按之即散者为上虚，以一味鹿茸酒治之；寸口脉微者，以补中益气汤，或黄芪、白术煎膏入半夏末治之；然欲荣其上，必灌其根，如正元散及六味丸、八味丸，皆峻补肾中水火之妙剂，乙癸同源，治肾即所以治肝，治肝即所以息风，息风即所以降火，降火即所以治痰。神而明之，存乎其人，难以笔楮传也。如钩藤、玉竹、菊花、天麻柔润息风之品，无不可于各方中出入加减，以收捷效也。（《医学从众录》）

眩晕一症，乃肝胆风阳上冒，非外风也。火盛者，用羚羊、山栀、连翘、花粉、元参、鲜生地、丹皮、桑叶，以清泄上焦络热，此先从胆治也。痰多必理阳明，消痰如竹沥、姜汁、菖蒲、橘红、二陈汤之类。中虚必用人参、外台茯苓饮是也。下虚必从肝治，补肾滋肝，育阴潜阳，镇摄之治是也。至于天麻、钩藤、菊花之属，皆系息风之品，随症加入可也。（《医学举要》）

眩者，头晕也，眼有黑花，如立舟车之上，而旋转者是也。刘河间专主于火，谓肝木自病。经云：诸风掉眩，皆属于肝。肝风动而火上炎也。故丹溪尝言无火不生痰，痰随火上，故曰无痰不作眩。夫眩，病也。痰，非病也。痰非人身素有之物。痰者，身之津液也。气滞、血凝，则津液化而为痰，是痰因病而生者也。若云无痰不作眩，似以痰为眩病之本矣。岂知眩晕之来也，有气虚而眩，有血虚而眩，有肾虚而眩。气虚者，阳气衰乏，则清阳不上升。经云：上气不足，头为之苦倾是也。血虚者，吐衄、崩漏、产后血脱，则虚火上炎，眼生黑花。经云：肝虚则目𥉡𥉡无所见是也。肾虚者，房欲过度，则肾气不归元而逆奔于上。经云：狗蒙招尤[①]目瞑，上实下虚，过在足少阴、巨阳。又云：髓海不足，目为之眩是也。风火之眩晕属外感，三虚之眩晕本内伤。其云痰而作眩者，必内外合邪而后痰聚而为害，非竟主乎痰而可以为眩也。若一纯攻痰，而不大补气血，壮水滋阴，以救其本，病未有不毙者也。（《质疑录》）

倪松亭云：无痰不作眩晕，丹溪之言也。予观《针经》有云，脑为髓之海，髓海有余，则轻健有力，不足则脑转耳鸣，眩冒胫软。要之，是证实由房劳过度，精气走泄，脑髓空虚所致。或经劳动，则火气上炎，或肾水虚，则木摇风动，所以卒然头旋目暗，身将倒仆之状。治当大补其肾，以六味地黄汤为主。古人云，滋苗者，必固其根，此治本之法也。若夫丹溪所言无痰不作眩晕者，乃因外邪所触，则气不顺，遂生痰涎，积于胸中，兀兀欲吐不吐之状，心神烦躁，头目昏花，如转运之意，非真眩晕也。法当消痰，以二陈汤为主。（《医家四要》）

《内经》论头眩，多属于木，以木能生风，风主运动，故时目旋而头眩也。其症有阴阳、虚实之分。

乙未春，余寓上海，有程姓闺媛，早起必头眩欲呕，甚至呕吐酸水，饮食不进。患已多年，医药罔效，曾请治于西人，饮以药水，似效又不甚效，来延余诊。脉象左部弦数，知是肝阴不足。与以益阴汤加味，投剂辄效。

丙申冬，余至天津，陈特夫大令室，病经二年，转重转剧，头晕目干，胸胁攻痛，心中荡漾，不自主持，来延余诊。脉象洪数，知是肝阳有余。用羚羊清血汤法出入加减，调治而愈。

乙未冬，余客上海，钱君昕伯病偏中风，盲瞀足痿，神疲，食减，医治两月，忽

---

①　狗蒙招尤：头晕目眩的意思。

患头眩甚重，卧不能转，稍动即旋，来延余诊。脉左三部虚细，右关尺数大，左象为阴虚，右象为阳盛。遂用羚芍地黄汤以益其阴，参连和中汤以治其阳。二剂，头眩若失，起坐自如。

此三症也，或为不足，或为有余，或为不足中又有余邪未净，要皆风木为患，治法故大同小异。然更有太阳漏汗不止而头眩、阳明风病善食而头眩、汗吐下后气虚而头眩、素因怯弱血少而头眩、火载痰上而头眩、正气虚脱而头眩、妇人经水适来而头眩、久病真元耗脱而头眩，寒热虚实，各自不同，未可以一法尽矣。（《诊余举隅录》）

《北梦琐言》云：有少年，苦眩晕眼花，常见一镜子。赵卿诊之曰：来晨以鱼鲙奉候。及期延于内，从容久饥，候客退，方得交接。俄而台上施一瓯芥醋，更无他味。少年饥甚，闻芥醋香，迳啜之，逡巡再啜，遂觉胸中豁然，眼花得见。卿云：君吃鱼鲙太多，故权诳而愈其疾。

古名医治病，必详其原，随病化裁，出奇制胜，以冀必效。近世稍有微名，一切书籍置之高阁，自以为得轩岐真传，若是者，误人匪浅，午夜扪心，能无愧乎？余虽昏耄，仍不敢掉以轻心，若应一诊，归必记病源，参稽古籍，所以慎之也。（《灵兰要览》）

朔客梁姓者，初至吴会，相邀石顽往诊。时当夏月，裸坐盘餐，倍于常人，而形伟气壮，热汗淋漓于头项间。时诊不言所以，切其六脉沉实，不似有病之脉，惟两寸略显微数之象，但切其左，则以右掌抵额，切其右则易左掌抵额，知其肥盛多湿，而夏暑久在舟中时，火鼓激其痰而为眩晕也。询之果然。因与导痰汤加黄柏、泽泻、茅术、厚朴，二服而安。（《张氏医通》）

别驾吴蛟水公祖夫人，患痞眩呕逆，向因下体畏寒，肢肘麻瞀，久服八味、参附不彻。六脉弦滑，而按之则濡。此中焦素蕴痰湿，阳气不能用于四末之象，得桂、附辛热之力，有时虽可暂开，究非真阳之虚，且有地黄之滞，所以痞晕漫无止期。遂疏《局方》七气汤加沉香，一服豁然，再剂神爽食进而安。（《张氏医通》）

金衢严桑观察，过于劳顿，虚阳上冒，更挟痰火，上阻清空，下流足膝，年逾古稀，体质偏阳，头晕脚弱，患此数年，退归静养，医治罔效。召余治之，脉浮滑数大，溢上鱼际，正脉法所云高年之脉也。余曰：高年亢阳为患甚多，徐洄溪云凡年高福厚之人，必有独盛之处，症似不足，其实有余也。夫头面诸窍，乃清空之地，六阳经脉之所会聚，上窍皆奇，尤为阳中之阳。厥阴风火内旋，蒸腾津液，如云雾之上升，清阳不利，则为眩晕；且痰之为物，随气升降，无处不到，气有余即是火。其冲于上也，则为眩晕；流于下也，则成痿痹；入于肢节，则如瘫痪；藏于包络，则为痫厥。阴不足而阳有余，所谓上实下虚是也。治以清痰火为先，次息肝风，终以养血潜阳，徐图奏效。方用鲜橄榄数斤，敲碎煮汁，人乳蒸西洋参、川贝母、钗石斛、桑椹子、白蒺藜、麦冬、山栀皮、竹沥，少佐姜汁，同熬膏，入生矾末，每清晨用开水冲服三四钱，服之颇安。再诊改用茯神、人乳蒸西洋参、石斛、山栀皮、桑椹子、蒺藜、生牡蛎、甜杏仁、川贝母、麦冬、石菖蒲、竹沥、姜汁等，调理两月，渐能步履，而头晕终不能瘥，总须慎阴为是。（《一得集》）

司业董方南夫人，体虽不盛，而恒有眩晕之疾。诊其六脉皆带微弦，而气口尤甚。盖缘性多郁怒，怒则饮食不思，恒服消导之味，则中土愈困，饮食皆化为痰，痰从火化而为眩晕矣。岂平常肥盛多湿之痰可比例乎？为疏六君子方，水泛为丸，服之以培中土。中土健运，当无敷化不及；留结为痰，而成眩晕之虑。所谓治病必求其本也。(《张氏医通》)

详观所述病案，谓脉象滑动，且得之服六味地黄丸之余，其为热痰郁于中焦，以致胃气上逆，冲气上冲，浸成上盛下虚之症无疑。为其上盛下虚，所以时时有荡漾之病也。法当利痰、清火、降胃、敛冲，处一小剂，久久服之，气化归根，荡漾自愈。拟方于下：

清半夏三钱、柏子仁三钱、生赭石三钱轧末、生杭芍三钱、生芡实一两、生姜三片、磨生铁锈浓水煎药。

方中之意，用半夏、赭石以利痰、坠痰，即以降胃、安冲。用芡实以固下焦气化，使药之降者、坠者有所底止，且以收敛冲气，而不使再上冲也。用芍药以清肝火、利小便，即以开痰之去路。用柏子仁以养肝血、滋肾水，即以调半夏之辛燥。用生姜以透窍络、通神明，即以为治痰药之佐使。至用铁锈水煎药者，诚以诸风眩晕，皆属于肝，荡漾即眩晕也。此中必有肝风萌动，以助胃气冲气之上升不已。律以金能制木之理，可借铁锈之金气以镇肝木，更推以铁能重坠，引肝中所寄龙雷之火下降也。况铁锈为铁与养气化合而成，最善补养人之血分，强健人之精神，即久久服之，于脏腑亦无不宜也。(《医话拾零》)

褚氏，高年头晕，冬初因怒猝发，先怔忡而眩仆，汗多如洗，夜不能寐，左寸关脉涌大无伦。此胆气郁勃，煽动君火，虚阳化风，上冒巅顶所致。用丹皮、山栀各钱半、甘菊、白芍俱炒各三钱、钩藤、茯神各三钱、柏子仁、枣仁生研各八分、桑叶二钱、浮小麦二两、南枣四枚。二服悸眩平，汗止熟寐矣。随用熟地、潞参、五味、茯神、麦冬、莲子、白芍，服尽全愈。凡营液虚，胆火上升蒙窍，须丹、栀、钩藤、桑叶以泄热，炒菊、芍以息风和阳，再加茯神、枣仁、柏子仁、小麦以安神凉心，风静汗止，必收敛营液为宜。(《清代名医医话精华·林羲桐》)

王雪山令媳，患心悸眩晕，广服补剂，初若甚效，继乃日剧，时时出汗，肢冷息微，气逆欲脱，灌以参汤，稍有把握。延逾半载，大费不赀，延孟英诊视。脉沉弦且滑，舌绛而有黄腻之苔，口苦溲热，汛事仍行。病属痰热轇轕，误补则气机壅塞。与大剂清热涤痰药，加当归龙荟丸，服之渐以向安。仲夏即受孕，次年二月生一子。惜其娠后停药，去痰未尽，娩后复患悸晕不眠，气短不饥。或作产后血虚治不效，仍请孟英视之。脉极滑数。曰：病根未刈也。与蠲痰清气法，果应。(《回春录》)

二十三、中风

中风者，人间第一大病也，而《金匮》论之甚简，吾初亦怪仲景之太率略矣。细考其义，乃知察脉、审证、施治之法，已提纲挈领而无遗也。后世论中风者，分中经、中腑、中脏，而口眼㖞斜，溢涎吐沫，偏枯不遂，四肢拘急，痿软瘫痪，呼吸喘促，统列为中风之证，而不辨其阴阳虚实也。大秦艽汤、排风汤、八风汤、续命汤诸方，统列为治中风之方，而亦不辨其阴阳虚实也。河间以为火，东垣以为气虚，丹溪以为湿热生痰，未有辨别阴虚、阴虚者；所立之方，终未有出小续命之范围者也。王节斋始畅发阴虚之论，叶天士始重讲阴虚之治，一洗前人惯用辛燥之习，而又遗阳虚一层矣。后静读《金匮》，脉迟而紧，是阳虚之寒证也，其下系以口眼㖞斜、四肢拘急、口吐涎沫诸证；脉迟而缓，是阴虚之热证也，其下系以心气不足、胸满短气、缓纵不收之证黄连泻心汤治心气不足吐血者。义与此同。前人所称邪盛为真中风者，其所指之证，即皆在阳虚挟寒之条者也；所称正虚为类中风者，其所指之证，即皆在阴虚生燥之条者也。故知阴虚、阳虚，为中风两大关键，而真之与类，正无庸琐琐也。何者？二证之本，皆由正气大虚，转运之权无以自主，而猝为时令升降敛散之气所变乱，以失其常度也。阳虚者，遇寒冷之令，其阳气不胜天气之敛抑，故多病于秋冬；阴虚者，遇温热之令，其阴气不胜天气之发越，故多病于春夏。挟寒者，气内结，多现外感之象，世遂以为真中矣；挟温者，气外泄，多现内虚之象，世遂以为类中矣；治之之法，虚有微甚，即药有重轻，不待言也。所尤当辨者，阳虚有阴盛，有阴不盛；阴虚有阳盛，有阳不盛。阴盛者为寒冷，治之以重热；阴不盛为寒燥，治之以温润。阳盛者为燥热，治之以凉润；阳不盛为虚燥，亦治之以温润也。大抵阳虚之治，药取其气，气重在辛；阴虚之治，药取其味，味重在酸：而总须重佐之以活血。何者？阳虚血必凝，非此无以拨其机；阴虚血必滞，非此无以通其道也。或曰：气既虚矣，而复活其血，不速之脱乎？曰：固其气则不脱矣。且活血者，正以疏其机关，为气之脱者，辟归之之路也。西医谓病此者，脑中有水，或有死血。殊不知水者，阳衰而水凌也；死血者，阴虚而血沸也：皆中气暴乱，激之以至脑也。上古之世，所谓真中，必感异风，猝伤脑气，以致仆倒，稍延即内变五脏而不治矣。其证不数见，故仲景不论也。华佗《中藏经》、巢氏《病源候论》中有灸法，宜并考之。（《读医随笔》）

经云：诸暴强直，皆属于风。又曰：邪之所凑，其气必虚。《金匮》云：正气引邪，㖞僻不遂。盖肝主筋脉，脾主四肢，二者血虚，无以荣养筋络，外风引动内风，所以猝然肢体废弛，遍身筋络拘急，神识不清，缘肝阳挟动外风，乘隙袭凑空窍，痰热无从宣泄，以致痰沫上壅，不能语言，即经所谓邪风之至，疾如风雨。盖邪中阳络，阳明之脉夹口环唇，以致口面㖞斜，痰涎壅塞窍络，气不往来，语言塞涩，所以见症如斯也。诊得脉象左三部弦急而长，右寸关郁滑不调。以脉参症，症属血虚，内火招风，风中肝脾之经，正不敌邪，甚为棘手，势虑抽掣痉厥之变。姑拟息风宣窍，涤痰通络一则，冀其转机。附方候政！

羚羊片、真滁菊、橘络、蝎尾、陈胆星、淡竹沥、法半夏、煨明天麻、冬桑叶、鲜石菖根捣汁、白茯苓、纯钩、圣济大活络丹。

此法治猝中风痰、宣窍通络之要剂也。用羚羊、胆星、桑、菊为君者，以羚角性灵，有息外风而靖肝阳之功；南星制以牛胆，为涤痰宣窍之主宰；桑得箕星之精，菊具四气轻清之品，为散隧络之虚风，而能清火。佐以竹沥、菖蒲二味为臣者，盖竹沥通络豁痰，善开舌窍；得菖蒲用鲜捣汁者，为斩关夺门之将。橘络、法半夏为祛太阴湿热生痰、和中之妙品；茯苓保守脏气，为渗湿热之淡味；得蝎尾色青属肝，为祛风而通舌窍，正舌散之古剂也。使以天麻、钩藤，轻可去实，为宣发清阳之用。复加大沽络丹者，有安内攘外之主帅，搜风涤痰开窍，则上来诸症，可一鼓而除矣。(《医学体用》)

内风之症，即景岳所云非风也。如阴中之水虚，则病在精血；阴中之火虚，则病在神气。盖阳衰则气去，故神志为之昏乱，非火虚乎？阴亏则形坏，故肢体为之废弛，非水虚乎？今以形离神坏之症，乃不求之水火之原，而犹以风治，鲜不危矣。试以天道言之，其象亦然。凡旱则多燥，燥则多风，是以风木之火从乎燥，燥则阴虚之候也。故凡治内风者，专宜培补真阴以救根本，使阴气复则风燥自除矣。然外感者，非曰绝无虚症，气虚则虚也；内伤者，非曰绝无实证，有滞则实也。治虚者，当察其在阴在阳而直取之；治实者，当察其因痰因气而暂开之。此于内伤外感及虚实攻补之间，最宜察其有无微甚而酌其治也。甚至有元气素虚，卒然仆倒，上无痰，下失禁，瞑目昏沉，此厥绝之证，尤与风邪无涉，使非大剂参附，或七年之艾，破格挽回，又安望其复元气于将绝之顷哉？叶天士曰：凡中风证，有肢体纵缓不收者，皆是阳明气虚，当用人参为首药，而附子、黄芪、炙草之类主之；若短缩拘挛，则以逐邪为急。(《医学举要》)

《内经》曰：人之气，以天地之疾风名之。故中风者，非外来风邪，乃本气病也。凡人年逾四旬，气衰者多有此疾，壮岁之际无有也。若肥盛则间有之，亦形盛气衰。如此治法，和脏腑，通经络，便是治风。然轻重有三：中血脉则口眼㖞邪，亦有贼风袭虚伤之者也；中腑则肢废；中脏则性命危急。此三者治各不同。如中血脉，外有六经之形证，则从小续命汤加减，及疏风汤治之。中腑，内有便溺之阻隔，宜三化汤，或《局方》中麻仁丸通利。外无六经之形证，内无便溺之阻隔，宜养血通气，人秦艽汤、羌活愈风汤治之。中脏痰涎昏冒，宜至宝丹之类镇坠。若中血脉、中腑之病，初不宜用龙、麝、牛黄。为麝香入脾治肉，牛黄入肝治筋，龙脑入肾治骨，恐引风深入骨髓，如油入面，莫之能出。又不可一概用大戟、芫花、甘遂泻大便。损其阴血，真气愈虚。(《医学发明》)

人病中风偏枯，其脉数，而面干黑黯，手足不遂，语言蹇涩，治之奈何？在上则吐之，在中则泻之，在下则补之，在外则发之，在内则温之、按之、熨之也。吐谓出其涎也，泻谓通其塞也，补谓益其不足也，发谓发其汗也，温谓驱其湿也，按谓散其气也，熨谓助其阳也。治之各合其宜，安可一揆？在求其本。脉浮则发之，脉滑则吐之，脉伏而涩则泻之，脉紧则温之，脉迟则熨之，脉闭则按之。要察其可否，故不可一揆而治者也。(《中藏经》)

偏风一症，名曰类中。类中者，有类于风，而实非风也。譬如树木一边叶枯，则不能灌溉而欣欣向荣。人身之四末，亦犹是也。经曰：虚邪偏客于身半，其入深者，内居营卫，营卫衰则真气去，邪气独留，发为偏枯。可见《内经》谓邪为虚邪，而非外袭之风也明矣。盖肝肾精亏，经脉失荣，血不运行，气不贯通，气血两虚，不仁不用，是以脉中脉外，皆少生动之机，或左或右，无非气血之败。善医者补肾生肝，掌得血而能握，足得血而能步矣；填实下元，肾气回而经脉通，上达舌本，语不蹇涩矣；益气生精，筋脉得血滋养，而营卫之气不失常度，口无歪斜矣；培补脾土，为胃行其津液，灌溉四脏，口涎收摄矣。

夫肝邪之为害，实由肝血之亏虚，血虚则燥，气生而木从金化，风必随之，血虚则火性烈，而津为热灼，痰自生焉。治此者，当养血以除燥，则真阴复而假风自灭；补水以制火，则肾气充而虚痰自化；补阳以生阴，则元阳回而水泛自消。风痰之药不可用，断断如也。设也误认内生之风为外入之风，而竟以外风之药进之，则枯者益枯；误认内生之痰，非津化为痰，而竟以攻痰之药进之，则亏者愈亏。诚如是也，则一边之废，已离恃其无虞，而耗气败血，势必龙火无制，从命门丹田之间直冲髓海。斯时五绝见而人事昏，大汗出而元神散，群医皆曰此复中也，不可救也，药之误也，真可畏也，噫！晚矣。

透发《内经》营卫衰真气去之旨，足以昭示来兹。(《杂症会心录》)

今之患中风偏瘫等病者，百无一愈，十死其九，非其症俱不治，皆医者误之也。凡古圣定病之名，必指其实，名曰中风，则其病属风可知。既为风病，则主病之方必以治风为本，故仲景侯氏黑散、风引汤、防己地黄汤及唐人大小续命等方，皆多用风药，而因症增减。皆以风入经络，则内风与外风相煽，以致痰火一时壅塞，惟宜先驱其风，继清痰火，而后调其气血，则经脉可以渐通，今人一见中风等症，即用人参、熟地、附子、肉桂等纯补温热之品，将风火痰气尽行补住，轻者变重，重者即死，或有元气未伤，而感邪浅者，亦必迁延时日，以成偏枯永废之人。此非医者误之耶？

或云邪之所凑，其气必虚，故补正即所以驱邪，此大谬也。惟其正虚而邪凑，尤当急驱其邪，以卫其正，若更补其邪气，则正气益不能支矣。即使正气全虚，不能托邪于外，亦宜于驱风药中，少加扶正之品，以助驱邪之力，从未有纯用温补者，譬之盗贼入室，定当先驱盗贼，而后固其墙垣，未有盗贼未去，而先固其墙垣者。或云补药托邪，犹之增家人以御盗也，是又不然。盖服纯补之药，断无专补正不补邪之理，非若家人之专于御盗贼也，是不但不驱盗，并助盗矣。

况治病之法，凡久病属虚，骤病属实。所谓虚者，谓正虚也；所谓实者，谓邪实也。中风乃急暴之症，其为实邪无疑，天下未有行动如常，忽然大虚而昏仆者，岂可不以实邪治之哉？其中或有属阴虚属阳虚，感热感寒之别，则于治风方中，随所现之症加减之。汉唐诸法俱在，可取而观也。故凡中风之类，苟无中脏之绝症，未有不可治者。余友人患此症者，遵余法治病，一二十年而今尚无恙者甚多，惟服热补者，无一存者。(《医学源流论》)

猝中之病，火升痰升，喘促不止，皆气逆之为患也。西医但谓之血冲脑，而不及于气之一字者，以血为有形，剖验可见，气乃无质，非剖验可见。当其有生之时，血随气升，上冲入脑，迨生气既绝，而血为死血，可知调经论之所谓气血并走于上则为大厥一条，尤为至理名言。所以治此者，不顺其气，则血亦无下降之理，而痰即无平定之时，肝阳无潜藏之法。且也其气能降，即调经论之所谓气反则生；气不能降，即调经论之所谓不反则死。然则定其横逆，调其升降，可不以顺气为当务之急乎？惟是顺气之药，亦正无多，而顺气之理，亦非一法。如上条所述潜阳镇逆、摄纳肝肾，以及化痰开泄数者，固无一非顺气之要诀。至如二陈、温胆之属，亦可为消痰降逆辅佐之品。又有所谓匀气散及乌药顺气散等方，选药虽未尽纯粹，而能知气逆之宜顺，是亦此病当务之急。若世俗之止知有苏子降气汤者，则其方名为降气，而药用当归、苏子之辛温，沉香、厚朴之苦燥，以治寒饮之气喘奔促则可，以疗肝阳之痰热上涌则不可。而或者更误读东垣气衰之论，欲引补中益气之成法，以施之于气升痰升之病，则为害有不可胜言者矣。(《中风斠诠》)

此症大端，由其人肾水素亏，劳心过度。水亏则木燥生风，心劳则血耗，风火相煽，一时卒倒，不省人事，口眼歪斜，言语不清者，为类中风。治宜滋肾平肝，养血息风，参消痰之品。亦有寒中，须佐温热，如地黄饮子一方加减，若用开窍豁痰，散风清火，每成脱症不治。更有兼症，随其病而治之。其半身不遂，四肢不仁，亦属类中分歧。一切方药，须于各种医书查阅，予只论其源头，方概不录。(《友渔斋医话》)

中风最宜辨闭脱二症。闭症口噤目张，两手握固，痰气壅塞，语言蹇涩，宜用开窍通络、清火豁痰之剂，如稀涎散、至宝丹之类。脱症口张目合、手撒遗尿、身僵神昏，宜用大补之剂，如参附汤、地黄饮子之类。然闭症亦有目合、遗尿、身僵、神昏者，惟当察其口噤、手拳、面赤、气粗、脉大以为别。脱症亦有痰鸣、不语者，惟当辨其脉虚大以为别。至于闭症气塞，亦有六脉俱绝者，不得以其无脉，而遂谓是脱症也。(《冷庐医话》)

中风方药，古人书中《千金》《外台》为独多，大率皆温中解表之剂，固为外感之风寒立法者也。今者血冲脑经之理，既昭然若揭，则古方虽多，必不能复适于用。据新发明之学理，以正古人之误，既不能为古人曲为讳饰，亦不能为古方曲为说解，惟是就新治验而言用药之理法，则闭者宜开，脱者宜固，气火之升宜于抑降，肝阳之扰宜于清泄，痰涎之塞宜于涤化，阴液之耗宜于滋填，凡此种种，无一非古人已有之成法。即谓汉唐诸方，多属温中散表，而细读《千金》《外台》两书，已觉清热、开痰、凉润、潜镇各法，亦无一不具于各方之中，但所用诸药，多以清凉潜降之药并列于温燥辛热队中，几令人莫明其用意之所在。此则风气为之，相沿成例，一若欲治此病，非杂以辛温升散，必不可以立方者，不得不谓古人之奇癖。然如《千金》之竹沥饮子、生地黄煎等方，纯是清凉世界，已是内热生风之专剂。又如《千金》之紫石散方即《金匮》附方之风引汤、五石汤等，重用石药，镇摄气火，又明明为浮阳上越者立法，又岂得谓古人竟不知有肝火肝风内因之病？特以古书中似此清凉镇摄之方，本不若温燥升散之众，而《千金》《外台》二书，又以杂厕于温散本队之中，则读者亦多忽略阅过，不复注意，且古人又不肯明言此为镇定内风之法，而浅者读之，亦不能识其精义，或又杂以温药表药，同列于一方之中，尤令人意乱神迷，瞠目咋舌，莫名其妙。此则披沙拣金，非大有学力，大有见识者，不易猝办。苟不为之揭出而申明之，恐学者亦未必能自得师，善于运用，则古人精蕴，仍在若明若昧之天。国学不昌，其弊亦正坐此。寿颐所读前人著作，恒病其每有一书，无不自制方药，以为标榜，然清澈者少，庞杂者多，甚者每以古人成方，少少增损，即别标一汤饮之名目。试为考其实际，仍是寄人篱下，不能自成一方，徒令阅者目眩心迷，难于记忆。盖亦医界著述家之通病，似此多而无用，徒覆酱瓿，殊觉可嗤！说尽医书标榜习气。窃谓伊古成方，本已诸法咸备，更何必妄费精神，叠床架屋，重累不已。爰为选择旧方，分类编次，而申言其制方要旨，颜曰平议，不欲别立新方，等于自炫，以见学理虽似新有发明，而治法仍不外乎古人所固有。庶乎古之精义，不致泯没无传，而后之学者，亦不敢师心自用，蔑视往哲，是则寿颐阐扬国粹，申旧学以励新知之微意也。惟于方中之议论药物，其精切或不合处，均为阐明驳正，意在辨别良窳，为初学醒目之计，庶乎示之南针，易分泾渭。自知僭妄，所不敢辞，明哲见此，尚其谅之。(《中风斠诠》)

王节斋云，凡中风偏枯麻木痹之痰，必用南星、半夏。立斋云：先用前药清其痰，即用六君子之类扶胃气，痰自不生，若概用风药，耗其阳气，而绝阴血之源，适足以成其风益其病耳！(《折肱漫录》)

卒中之初，有决不可吐者，有决不可进辛剂，即姜汤亦禁用者，不可不知。

今人治五脏气绝，口开，手撒，眼合，遗尿，鼻声如鼾，昔人所不治者，以大剂参、芪浓汤灌之，多有得生者。可世无不可医之证，而昔人徒认此证为有余，不知其不足，见投之以顺气疏风之药，往往长逝（顺气疏风而妄损元真，岂可不明辨以悟人哉！），遂目为气绝不治之候也。则其他之为虚症，而为医所误，或幸而获痊，或不幸而毙者，可胜计哉！

每见时师初用八味顺气散，多不得效（八味顺气散为治痰多实证之方，涉虚者是抱薪救火。今人不辨虚实，以为治风主剂，遗误非浅，今特正之！），已而用二陈、四物加胆星、天麻之类，自谓稳当之极，可以久而奏功，而亦竟无一效。何也？盖妄以南星、半夏为化痰之药，当归、川芎为生血之剂，而泥于成方，变通无法故也。正不知通血脉、助真元，非大剂人参不可，而有痰者，惟宜竹沥，少加姜汁佐之，不宜轻用燥剂。至于归、地甘黏，能滞脾气，使脾精不运，何以能愈瘫缓？岂若人参出阳入阴，少则留而多则宣无所不达哉！其能通血脉，虽明载本草，人谁信之？

里中一老医，右手足废，不起于床者二年矣。人传其不起，过数日，遇诸途，讯之，曰：吾之病几危矣！始服顺气行痰之药，了无应验，薄暮神志辄昏，度不可支，令家人煎进十全大补汤，即觉清明，遂日服之，浃数月，能扶策而起，无何，又能拾策而步矣。经云：邪之所凑，其气必虚。吾治其虚，不理其邪，而邪自去，吾所以获全也。余曰：有是哉！使进顺气疏风之药不辍者，墓木拱矣。然此犹拘于成方，不能因病而变通，随时而消息，故奏功稍迟。吾早为之，当不止是也。姑书之以俟明者采焉。此老始亦服顺气疏风，病延载余，继因病久年老气虚，试服补剂而有效，遂日进一帖，沉疴若失，遂保其身。然亦不幸之幸，执方治病，病必殆是也。(《灵兰要览》)

口眼歪斜之病，按仲景云：络脉空虚，贼邪不泻，或左或右，邪气反缓，正气即急，正气引邪，㖞僻不遂；及前贤针灸膏摩之法，俱云左歪治右，右歪治左。以余所见，凡手废在左者，则口眼歪于右；废在右者，则口眼歪于左。大法散邪养血，往往获愈，若纯施补，则留连转剧。而景岳乃云以药治者，左右皆宜从补；以艾治者，当

从其急处而灸之。余常谓景岳之学，得于推测者，此类是也。(《医学读书记》)

或曰：半身不遂既然无风，如何口眼歪斜？余曰：古人立歪斜之名，总是临症不细心审查之故。口眼歪斜，并非歪斜，因受病之半脸无气，无气则半脸缩小。一眼无气力，不能圆睁，小眼角下抽；口半边无气力，不能开，嘴角上抽，上下相凑。乍看似歪斜，其实并非左右之歪斜。尝治此症，凡病左半身不遂者，歪斜多半在右；病右半身不遂者，歪斜多半在左。此理令人不解，又无书籍可考。何者？人左半身经络，上头面，从右行；右半身经络，上头面，从左行：有左右交互之义。余亦不敢为定论，以待高明细心审查再补。

又曰：口眼歪斜，尽属半脸无气乎？余曰，前论指兼半身不遂而言，若壮盛人无半身不遂，忽然口眼歪斜，乃受风邪阻滞经络之症。经络为风邪阻滞，气必不上达，气不上达头面，亦能病口眼歪斜，用通经络散风之剂，一药而愈，又非治半身不遂方之所能为也。(《医林改错》)

或曰：元气既亏之后，未得半身不遂以前，有虚症可查乎？余生平治之最多，知之最悉。每治此症，愈后问及未病以前之形状，有云偶尔一阵头晕者，有头无故一阵发沉者，有耳内无故一阵风响者，有耳内无故一阵蝉鸣者，有下眼皮长跳动者，有一只眼渐渐小者，有无故一阵眼睛发直者，有眼前长见旋风者，有长向鼻中攒冷气者，有上嘴唇一阵跳动者，有上下嘴唇相凑发紧者，有睡卧口流涎沫者，有平素聪明忽然无记性者，有忽然说话话少头无尾语无伦次者，有无故一阵气喘者，有一手长战者，有两手长战者，有手无名指每日有一时屈而不伸者，有手大指无故自动者，有胳膊无故发麻者，有腿无故发麻者，有肌肉无故跳动者，有手指甲缝有一阵阵出冷气者，有脚指甲缝有一阵阵出冷气者，有两腿膝缝出冷气者，有脚孤拐骨一阵发软向外棱倒者，有腿无故抽筋者，有脚指无故抽筋者，有行走两腿如拌蒜者，有心口一阵气堵者，有心口一阵发空气不接者，有心口一阵发忙者，有头项无故一阵发直者，有睡卧自觉身子沉者，皆是元气渐亏之症。因不痛不痒，无寒无热，无碍饮食起居，人最易于疏忽。(《医林改错》)

予四十七岁，忽患小指麻软，时作时止，每夏愈而冬甚。素闻指麻，当防中风，固讲求预防之法。有言宜祛风化痰者，其说大谬。有言宜顺气活血者，谓气行则痰自消，血活则风自灭，其言近是。及读《薛氏医案》，治蒋州判中满吐痰，头晕指麻。先生云：中满者，脾气亏损也；痰盛者，脾气不能运也；头晕者，脾气不能升也；指麻者，脾气不能周也。遂以补中益气汤加茯苓、半夏以补脾土，用八味地黄丸以补土母而愈。后惑于《乾坤生意方》云：凡人手指麻软，三年后有中风之疾，可服搜风、天麻二丸以预防之。乃朝饵暮服，以致大便不禁，饮食不进而殁。夫预防之理，当养气血、节饮食、戒七情、远帏幕可也。若服前丸以预防，适所以招风取中也。予读之快然，遂确守先生之法，盖于今十有三年矣。(《折肱漫录》)

五脏皆能致病，而风厥之病何以独重肝邪，且又急暴之若此也。盖人所赖以生者，惟在胃气。以胃为水谷生人之本，故经曰人无胃气则死，脉无胃气亦死。肝邪即胃气之贼，一胜则一负，不相并立，故非风强直掉眩，皆肝邪风木之化也；其四肢不用，痰涎壅盛，皆胃败脾虚之候。虽东方之实，岂果肝气之有余耶？正以五阳俱败，肝失所养，则肝从邪化，故曰肝邪。

"阴阳类论"以肝脏为最下者，谓其木能乘土，肝能克胃也。然肝邪之发，必由脾胃之亏；使脾胃不虚，则肝木虽强，决无乘脾之患，亦无克胃之虞。肾水不虚，则木得滋荣，自无肝邪之发，何有强直之虞。所谓胃气者，即五脏六腑阳和之气，非独指阳明胃气为言也。所谓肾水者，五脏六腑之精津血液，非独指少阴肾水为言也。真阳败者，真脏见；真阴败者，亦真脏见。凡见真脏者，是胃气不致乎于手太阴，而真脏之气独见，即肝邪也，即无胃气也。见则必死，此非风、类风症之大本欤！（《中风大法》）

肝风卒倒，每多气脱。人之生死，由于气，气聚则生，气散则死。多以酒色过度、七情内伤，先损脏腑真阴。此受病之本，或年力衰残，劳伤耗散，以损一时之元气，忽尔仆倒，卒然昏愦，此非元气暴脱之候乎？汗出如淋，营卫气脱也；遗溺遗屎，肾命气脱也；口开鼻鼾，阳明经气之脱也；口角流涎，太阴脏气之脱也；四肢瘫软，肝脾之气脱也；昏愦无言，心肾之气脱也。似此形神俱败，元气已脱，若无痰气壅塞，必当参附急救元阳，随以甘杞、归、地补接真阴，使精化为气，即向生之气也。舍此他求，从无实济矣！（《中风大法》）

痰在周身，为病莫测。如瘫痪、痿痹、半身不遂，皆伏痰留饮为邪，不去其痰，病何由愈？然经络之痰，无非津液。使营卫调和，则津液自化，何痰饮之有？惟元气亏损，神机化衰，而水中无气，津凝液败，皆化为痰也。可见气化则痰涎可为津液，气不化则津液尽为痰涎。岂津液之外，别有可化为痰涎者耶？若痰在经络，非攻不去，则必并元津而尽去之，安有独攻其痰而元津可无损者？津液既伤，元气并竭，则随去随化，而痰必愈甚。此治痰者，痰终不尽，所尽者惟元气耳！矧有本无痰气而妄攻之，其害可胜言哉！治痰之药如滚痰丸、清气化痰丸、搜风顺气丸，必元气无伤，果有实痰留滞，乃可暂用分消。若病及无虚而但知治标，未有不日败者。饮亦如之。（《中风大法》）

非风口眼歪斜，半身不遂，手足拘挛，肢体掉摇，总皆病由乎筋骨也。夫肝主筋而藏血，肾主骨而藏精；精血亏损，不能滋养百骸，则筋缓骨弱，痿废风瘫。如树木枝枯，必津液不能到，人之偏废亦犹是也。经曰：足得血而能步，掌得血而能握。故治风先治血，血行风自灭。润燥必须养精，精充则燥自能除。而肝邪类中血虚非风，实由燥气乘之，木从金化必生风，当养血气以除挛急，益精神以强痿废，则真阴复而血气充，不必治风而假风自熄、虚燥自除，若反风燥，则风能胜湿，燥必愈甚也。

偏枯痿弱，本由阴虚，然血气本不相离，阴中有气，阴中复有血，血非气化不行，气非血泽不化。故血中无气，则病为缓纵废弛；气中无血，则病抽搐偏枯。且气主动，无气则不能动，不能动则不能举矣；血主静，无血则不能静，不能静则不能润矣。筋缓当责无气，筋急当责无血。无血宜四物汤、大营煎，无气宜四君汤、十全大补汤。（《中风大法》）

非风而有兼证者，通经报使之法，不可偏废。盖脉络不通，皆由血气，血气兼证各有所因。因于风者必闭遏，因于寒者必凝涩，因于热者必干涸，因于湿者必壅滞，因于虚者必不运行，及一切血凝气滞挟痰挟饮并皆阻塞经络，而佐使之法，各各不同。风闭者散而通之，如麻、桂、羌、独、辛、芷之类；寒凝者热而通之，如葱、椒、桂、附、姜、拨之类；热燥者凉而通之，如芩、连、知、柏、栀、羚之属；湿滞者燥而通之，如苍、朴、滑、薢、苓、茵之属；血滞者活而通之，如芎、归、桃、膝、丹、红之属；气滞者化而通之，如附、香、乌、蔻、壳、实之属；痰滞者豁而通之，如星、黄、竺、蒌、贝之属；饮停者导而通之，如遂、戟、苓、芫、二丑之属；气血虚而不运者补而通之，如参、芪、归、地、术、杞之属。凡此通经之法，参、芪补元气，而气虚甚者，非佐姜、附不能追散失之元阳；归、地补精血，而阴虚极者，非桂、附不能复无根之生气。寒邪在经，客强主弱者，非桂、附之勇则血脉不行，而寒邪终不能去；痰湿在中土，寒水泛者，非姜、附之暖则脾肾不健，而痰湿终不能除。大抵实者可用寒凉，虚者必宜温暖。但附子刚勇而热，阴虚水亏者固非所宜，多热多燥者尤为切禁。若无燥热，但涉阳虚，非附子不能奏捷。古人云附子与火酒同性，其义可知。（《中风大法》）

中风，有偏枯，有风痱，有风懿，有风痹。治法以气与血为本，外邪为标。

乙未夏，柳君某青，自镇江至上海，中途劳乏，汗出遇风，卒中于阴，右偏臂胻无力举持，舌筋亦短而謇于言。前医投以清疏药，不合，杨省臣太守代邀余诊。切其脉，右缓无力，知是肥人气虚，外卫不固。以独活汤、千金附子散、黄芪建中汤等方，出入加减，调治而愈。

丁酉春，余客天津，吴桥王检予大令患偏中风，以车速余往诊。右偏面肿，口㖞言蹇，手不任持，足不任步，膝胫畏冷入骨，食不甘，寐不安，烦躁尤甚，切其脉，左盛右微，望其苔，右厚左薄，谂是劳倦内伤、风寒外感所致。用黄芪附子建中汤、防风散、桑菊煎出入加减为方，两旬余而愈。

此皆阳虚，以阳药效者也。然又有阴虚，当以阴药效者。

庚寅春，余至天津，刘稼民观察病中风两日，来延余诊。食不进，语不出，神昏气粗，两目上视，手足右尚能动，左已不举，切其脉，滑大而数，知是阴虚阳盛，木火挟痰火，两相鼓煽所致。治以清火豁痰、平肝息风之剂。明日复诊，神识清，已起坐，仍前方，佐以益阴补气法。月余，饮食如恒，渐能步履，大可望愈。后余以事他适，路隔较远，其家另延他医，专任温燥药，绵延两月，阴气销亡，小便频数，夜更无度。此时急救其逆，征之古方，当用六味丸加五味子，而他医畏用地黄，不敢与服，病竟不起。噫！人之死生有定数，药之宜忌所当知。

地黄一味，有生用者，有焙干用者，有以法制熟用者。本经主治，实多散血、凉血、补血之功，故云久服轻身不老，并尊之为药中上品。世俗不察，以生地为滑肠，熟地为泥膈，视为砒毒，亦谬甚矣！夫用生地而滑肠，乃胃弱气虚之故；用熟地而泥膈，乃痰多气窒之由：此皆不明虚实使然。古方导赤散，以生地黄与木通同用，泻丙丁之火；琼玉膏、固本丸、集灵膏，以干地黄与人参、二冬并用，治血劳喘嗽唾血；六味丸、八味丸、四物汤，均以熟地黄为君，盖熟地能填骨髓、长肌肉、生精血、补五脏内伤不足，于病后胫股酸痛、坐而欲起、目眣眣如无所见等症，功用非浅小矣。乃后人又泥张石顽之说，谓地黄性禀阴柔，如乡愿然，似是实非，似利实害，虽病至阴虚火旺、五劳七伤，亦不敢用。岂知石顽之说，犹言生地防滑肠，熟地防泥膈，欲人明辨用之，非屏地黄于无用之地也。王好古曰：生地黄治心热，益肾水，其脉洪实者宜之，若脉虚者宜熟地黄。如此明辨其义，则地黄一味，无往不受其益矣。（《诊余举隅录》）

运使王公叙揆，自长芦罢官归里，每向余言手足麻木而痰多。余谓公体本丰腴，又善饮啖，痰流经脉，宜撙节为妙。一日忽昏厥，遗尿，口噤，手拳，痰声如锯，皆属危证。医者进参、附、熟地等药，煎成未服。余诊其脉，洪大有力，面赤气粗，此乃痰火充实，诸窍皆闭，服参、附立毙矣。以小续命汤去桂、附，加生军一钱，为末，假称他药纳之，恐旁人之疑骇也。戚党莫不诖然，太夫人素信余，力主服余药。三剂有声，五剂面能言，然后以消痰养血之药调之，一月后步履如初。（《清代名医医话精华·徐灵胎》）

分镇符公祖恭人，形体壮盛，五旬手指麻木，已历三载。甲辰秋，偶感恚怒，忽失声仆地，痰潮如锯，眼合遗尿，六脉洪大。适予往茸城，飞骑促归。缘符公素谙医理，自谓无救，议用小续命汤，俟余决之。予曰：是方乃辛温群聚，利于祛邪，妨于养正。其故有三：盖北人气实，南人气虚，虽今古通论，然北人居南日久，服习水土，气禀更移，肤腠亦疏，故卑下之乡，柔脆之气，每乘虚来犯，致阴阳颠倒，荣卫解散，而气虚卒中，此南北之辨者一。况中风要旨，又在剖别闭脱。夫闭者，邪塞道路，正气壅塞，闭拒不通；脱者邪胜，五内心气飞越，脱绝不续。二证攸分，相悬霄壤，故小续命汤原为角弓反张、牙关紧急闭证而设，若用于眼合遗尿之脱证，是既伤其阴，复耗其阳。此闭脱之辨者二。又风为阳中阴气，内应于肝；肝为阴中之阳脏，外合于风。恚怒太过，火起肝胆，内火外风猖狂扰乱，必挟势而乘脾土，故痰涎汹涌，责脾不统摄、肾不归藏。滋根固蒂，尚恐不及，若徒事发散，是为虚虚。此真似之辨者三。《灵枢》所谓虚邪偏客于身半，其入深者，内居营卫，消衰则真气去，邪气犹留，发为偏枯。端合是证，当法河间、东垣用药，保全脾肾两脏，庶可回春。乃以六君子加黄芪、白芍、桂枝、钩藤、竹沥、姜汁。服二剂，恶证俱减，脉已收敛，但声哑如呆，此肾水衰耗，心苗舌槁，至更余后，火气下行，肾精上朝，方能出音。遂改用地黄引子，服至十五剂，大便始通，坚黑如铁，虽有声出，状似燕语。乃朝用补中益气汤加麦冬、五味以培脾，夕用地黄汤加肉苁蓉、当归以滋肾。调理百日，语言如旧，步履如初，但右手不能如前耳，然亦幸赖余之辨也。（《清代名医医话精华·李修之》）

叔子静，素无疾。一日，余集亲友小酌，叔亦在座，吃饭至第二碗仅半，头忽垂，箸亦落。同坐问曰：醉耶？不应。又问：骨哽耶？亦不应。细视之，目闭而口流涎，群起扶之别座，则颈已歪，脉已绝，痰声起，不知人矣。亟取至宝丹灌之，始不受，再灌而咽下。少顷，开目，问扶者曰：此何地也？因告之故。曰：我欲归。扶之坐舆内以归。处以祛风、消痰、安神之品。明日已能起，惟软弱无力耳，以后亦不复发。此总名卒中，亦有食厥，亦有痰厥，亦有气厥，病因不同，如药不预备，则一时闭塞，周时而死。如更以参、附等药助火助痰，则无一生者。及其死也，则以为病本不治，非温补之误，举世皆然也、(《清代名医医话精华·徐灵胎》)

武林云栖梅家坞孙某，形体肥硕，平素喜啖肥甘，年近六旬，患偏枯症，左手不能展动，足亦如之，将及一载，时或神昏气急，人便不通，头目眩晕，如发炒状。邀余诊之，脉右三部滑大而数，左三部俱涩小，尺部微如蛛丝。余曰：右脉滑大，因痰食积滞，以致气道不能流通；左脉涩小，乃高年气血两虚，无以荣养经络、濡润筋骨也。左不升则右不降，其气血归并一边，而为偏枯之疾；时或神昏气急，大便秘结者，实由痰随气涌，肺气不克下降耳。法当去积化痰，从左引右，从右引左，从阴引阳，从阳引阴，俾气血流转，周身无滞。方用丹参、归、芍、柴胡、升麻，助其气血升于左；莱菔子、槟榔、木香、半夏、枳实，消其痰食降于右。服三剂而手足举，大便解，饮食亦进，眩晕不作矣。继用参、苓、归、芍、半夏、陈皮、丹参、升麻、柴胡、麻仁、桑枝等以调之。嘱其午前进食，午后减食，忌油腻厚味，以养胃中清静之气，乃不助浊阴以碍气也。服四五剂，居然下楼晋接，步履如常矣。后用参、芪、归、芍等大补气血，佐以消痰活络之品，三十剂以善将来，半载之疾，脱然而愈，快哉！

一徽州客，年五十许，忽一日右半身如瘫痪，卧床不能转动，筋脉不拘急，亦无痛苦。召余诊之，右脉沉细如丝，虚软无力，左脉和缓无病，细审毫无风象，体肥肌丰，又非痰火，乃气血两虚，归并一偏之病也。仿王清任补阳还五汤法，用黄芪四两，当归五钱，赤芍二钱，干地龙、川芎各一钱，续断、忍冬藤各三钱，红花一钱，丹参三钱。服三剂，而右脉渐大，手足略能展动，八剂而起居如常矣，方信归并之说为不谬。后以归、芍、参、芪、苓、草、丹参、桂枝、木瓜、红花、川芎、牛膝、续断、狗脊等养血补气，舒筋活络，嘱其浸酒常服。(《一行集》)

杨君冬月办公夜半，猝倒榻下，不省人事，身热痰壅，口喎舌强，四肢不收，脉左虚涩，右浮滑。先用姜汁热挑与之，痰顿豁，暂用疏风化痰药，宣通经隧，神识渐清，右体稍能转侧，但左体不遂，语言模糊。症属真阴素虚，以河间地黄饮子去桂、附、巴戟，加杞子、牛膝、酒蒸木瓜、何首乌，数十服诸症渐退，稍能步履。惟左手不随，前方加桂枝、姜黄，数剂左腋时时微汗，不一月左手如常。按此症乃风自火出，火自阴亏，水不涵木，肝风内煽，痰火上乘，堵塞清窍，是以猝倒无知也。口喎者，胃脉夹口环唇，塞则筋急，热则筋弛，或左急右缓，或右急左缓。舌强者，舌本心苗，肾脉系舌本，心火盛，肾水衰，故舌强。肝主筋，胃主四肢，肝胃血虚，则筋不荣而成痿软也。左脉涩则水亏，右脉滑则痰盛，此偏枯之象已具。但非暂进豁痰，则经隧不开，汤液难下；用地黄饮子减去阳药，正以五志过极而生火，法当滋阴而风火自熄。河间谓中风瘫痪，非肝木之风，亦非外中于风，乃心火暴盛，肾水虚衰，不能制之，而热气怫郁，心神昏冒，猝倒无知也。亦有因五志过极而猝中者，皆为热甚俗云风者，言末而忘其本也。制地黄饮子，原主补肾之真阴。但阴虚有二：有阴中之水虚，有阴中之火虚。火虚者桂、附、巴戟可全用，水虚者非所宜也。(《清代名医医话精华·林羲桐》)

族某左体麻木，胫骨刺痛，腰膝痿软，能饮多痰，脉左大右濡。此阴虚生热而挟湿痰也。用薛氏六味地黄丸作汤剂，君茯苓，加生术、薏仁、牛膝、黄柏酒炒，十数服诸证悉退，步履如初。丹溪以麻为气虚，木为湿痰败血。其胫骨刺痛者，肾虚挟火也；腰膝痿软，肾将惫矣。法当戒饮，以六味汤滋化源，而君茯苓，佐术、苡，用牛膝、黄柏以泄湿热、利腰膝，不犯先哲类中禁用风燥之例。（《清代名医医话精华·林羲桐》）

新场镇闵钦斋，年五十外，形体清瘦，多火少痰，冬月忽患偏枯在左，医惟以补气消痰为事，反增咽燥喉痹等症。病家谓本原既竭，故用补剂不效，予聊问消息。余谓其脉其症，纯是一团火气，需用河间治火之法。方用二地、二冬、知、柏等甘寒苦寒相间。投二剂，顿觉神情清爽。病者方忆未病前数日，左肩胛犹如火烧，始信治火之说为不谬也。继服虎潜丸而全愈。（《清代名医医话精华·徐玉台》）

二十四、痓　厥

愚按拘挛属肝，肝主身之筋也。古书有风寒、湿热、血虚之不同，然总不外亡血，筋无荣养，则尽之矣。盖阴血受伤则血燥；血燥则筋失所滋，为拘为挛，势所必至，又何待风寒、湿热相袭，而后谓之拘挛耶？且精血不亏，虽有邪干，亦决无筋脉拘急之病，而病至坚强，其枯可知。治此者，必先以气血为主，若有微邪，亦不必治邪，气血复而血脉行，邪自不能留，何足虑哉！《内经》曰：阳气者，精则养神，柔则养筋。又曰：足受血而能步，掌受血而能握，指受血而能摄。此之谓也。

挛主血虚，一洗风寒、湿热之妄见。（《杂症会心录》）

瘛者，筋脉拘急也；疭者，筋脉弛纵也：俗谓之搐。小儿吐泻之后，脾胃亏损，津液耗散，故筋急而搐，为慢惊也。俗不知风乃虚象，因名误实，反投牛黄、抱龙等祛风药致夭枉者，不知其几。大抵发汗后、失血后、产后、痈疽溃后，气血津液过伤，不能养筋而然，与筋惕、肉瞤、颤振相类，分气血缓急，兼补养为治，庶有生理。若妄加灼艾，或饮以发表之剂，死不旋踵矣。（《张氏医通》）

《玉篇》痓，充至切，恶也；痉，渠并切，风强病。二字义别。《素问》气厥、五常政等篇，及《伤寒》旧本痉皆作痓；许叔微《百证歌》，以为名异实同，而字仍作痓，不改。成无己注伤寒，则直云痓字误，亦不改。今本作痉，传写者之故。近代但知痉，无有能知痓者。泉案作痓为是。古人列病，恒重乎证。痓乃痉之总号，痉乃痓之一端。观仲景云：病身热足寒，头项强急，恶寒，时头热面赤，目脉赤，独头摇，卒口噤，背反张者，痓病也。明此数者，皆为恶候，故知当作痓。若痉字则因劲而起，专指口噤、背反张言，不足以赅余恶。是痓者证名，痉者病名。人体强直，有似劲象，故谓之劲；去力加疒即为痉，可逆溯而得也。《巢源》亦作痓，故得与痫冒混称。痫固小儿之恶候，冒亦产家之恶候，病不同而恶则同，此其所以混称之欤！《说文》疒部无痓字，厂部有厔字，云硋止也。然则邪气硋止不去，乃见恶候，痓即厔之讹。（《研经言》）

温证首尾皆有拘挛、瘛疭、痓痉之病。初起时邪困三焦，经络滞塞，或夹风湿，表里困郁，太阳经气不行，常有此证，一经汗下，经气一通，诸证自平。或屡经汗下后，或病初愈后，或其人肝阴本虚，风火内炽，或夹余邪，亦有此证，治法又当以养荣血为先，祛邪次之。若因循失治，恐成废人矣。汗下之法，增损双解，或加芄、羌、威灵、牛膝以引经，或加二妙以化湿，惟麻黄断不可用，盖辛温发汗，恐竭真阴，此温病之所以异于伤寒也。末路治法，养荣清邪，清燥养荣汤、柴胡清燥汤，对证选用，俱可加姜、蝉、犀、羚、忍冬藤、钩藤、木瓜、牛膝之类。至筋惕肉瞤一证，不但温证最剧，即杂证亦然。筋所以惕者，无血荣也；肉所以瞤者，无气调也。气血既败，人岂能生？更有热邪失下，以致真阴枯竭，证现舌黑、神昏、直视、遗尿、呃逆、肢冷，在无邪尚属败证，况炎枭未灭，而一身有限之气血，尽为邪耗，纵有良工，其如病之不治何！然而医为仁术，岂忍坐视？据证论情，惟以生脉合六味地黄，加犀、羚、牛黄、金汁之类，大作汤液，日进数斗，或可希侥幸于万一也。(《温证指归》)

肝属木，木生风。所谓肝风者，乃本脏自生，非外来之邪。其为病也则不一，如头痛、耳聋、目肿、手足麻木、筋跳肉瞤、眩晕、胁痛、吐食等症。若误用风药疏散，非止无效，反助其暴。治法当遵丹溪和阳_{风必挟火息风}，药用丹皮、桑叶、黑栀、白芍、稽豆皮、枣仁、茯神、麦冬、天冬、生地、盐水炒橘红、炒牛膝、羚羊角、勾藤、白蒺藜、甘草诸味，可以选用。盖肝为刚脏，宜以柔药胜之，若用香燥，非其治也。寒木亦能生风，又当佐以桂心、老姜。欲辨肝风者，脉弦而涣，口苦无味。其患之来，只在顷刻风行迅速，认症的确，取效亦如反掌。惟愈后必须服养血、滋肝、泄木丸料，庶不复作也。(《友渔斋医话》)

肝为风木之脏，相火内寄，体阴用阳。其性刚，主动，主升，全赖肾水以涵之，血液以濡之，肺金清肃下降之令以平之，中宫敦阜之土气以培之。遂其条达之性，自无风燥之患；倘精液有亏，肝阴不足，血燥生热，风阳上升，窍络阻塞，头目不清，眩晕跌仆，甚则痪痪痉厥矣。是宜缓肝之急以息风，滋肾之液以驱热，如虎潜丸、侯氏黑散、地黄饮子、滋肾丸、复脉等方加减。若思虑烦劳，风阳内扰，则荣热心悸，惊怖不寐，胁下动跃，治以酸枣仁汤、补心丹加减，清荣热而敛心神。若因动怒郁勃，风火痰交炽，则宜二陈、龙荟。甚至木旺克土，呕逆不食，法用泄肝安胃。生地、阿胶、牡蛎、二冬、山茱、桑叶、丹皮、麻仁、茯苓、归、芍、菊花、竹沥、姜汁之类，择而用之可也。(《医脉摘要》)

五厥①五绝②之证，诸《急救良方》与《洗冤录》等书，治法俱详。皆系气闭，然五厥乃内有所阻而闭其气，五绝乃外有所遏而闭其气。若其身尚温，未经三泄者，犹可回生。治五厥当用八珍汤为主，加宣通经络之药；治五绝当以宣通经络为主，加活血养气之药。三泄者，汗出、粪下、尿撒也。乘其未泄，速以法固之，勿令其泄。再速将药为细末，加姜汤灌之，无姜用酒或新热童便，或新热人尿，或新热乳汁，皆可灌，亦可和药。

---

① 五厥：概指五脏厥证。
② 五绝：指缢死、压死、溺死、魇死、产死。

又跌打气闭，身温，未三泄者，亦当用人尿童便灌之，若得气回，方书有治法。又服白砂糖水，胜于山羊血。

凡外科急救，各有必效成方，宜予修合，乃能临时应手。（《王氏医存》）

杭州周光远，集王孟英医案，编为《回春录》。其第一案即光远自病，阳气欲脱症也。其言曰：甲申夏，余于登厕时，忽然体冷汗出、气怯神疲。孟英视之曰：阳气欲脱也。卒不及得药，适有三年女佩姜一块，约重四五钱，急煎而灌之即安。后用培补药，率以参、芪、术、草为主，盖气分偏虚也。

士谔按：孟英此时年岁甚轻，未必研读《伤寒》，而用药暗合仲景之法。盖仲景于通脉四逆汤症，见手足厥逆、脉微欲绝，即重用干姜；于当归四逆汤症，见手足厥寒、脉细欲绝，即重用大枣；且治阳明内结之便厥、咽中干、烦躁、吐逆、两胫拘急，与甘草干姜汤，厥愈足温，重与芍药甘草汤，尔乃胫伸。邹润庵曰：甘草干姜汤、芍药甘草汤，一和脾，一和肝；和脾者，安中宫阳气之怫乱，和肝者，通本脏阴气之凝结。虽系干姜、芍药之力，然此重彼轻，则又可见中央之病，中央药主之，干姜、芍药力虽大，然保泰定功，不能不归于甘草也。夫阳结为厥，阴结为拘，干姜能破阳，芍药能破阴，破阳破阴，能愈拘愈厥。不渴，必遗屎、小便数，所以然者，上虚不能制下也。一变而为理中汤，治上吐下利，是由中以兼制上下矣；再变而为桂枝人参汤，治外热内寒，表里不解，是由中以兼制内外矣；又一变而为四逆汤，治下利清谷，是由中以制下矣；再变而为通脉四逆汤，治下利面赤，内寒外热，是由中及下兼及内外矣。甘草干姜汤，制上中以及下，能扩充以至外。今于登厕之时，忽然体冷汗出，气急神疲，非干姜之大辛大温，何能挽危亡于顷刻？曰卒不及得药，曰适有三年女佩姜，以此见孟英之仓卒遇变，适合古法矣。（《回春录》）

阴阳虚脱，有外因、内因之分，有偏胜、偏绝之别。如邪中于阴，手足厥冷，脉微欲绝，此阴盛而生阳之气欲绝内而阳欲脱于外也，急宜参、附、姜、桂以救之；如发汗不解，身反大热，此阳盛而阴绝于内也；如阳明病，发热汗多者，急下之，宜大承气汤，此阳盛于内而阴液外脱也。此外因之阴阳偏胜而偏绝也。若夫内因之阴阳，阳生于阴，阴生于阳。阳生于阴者，阳气生于阴精也；阴生于阳者，阴精之生于阳化也。阳化者，阳气化水谷之精微，而生此精也。阴阳和合，交相生化，是为平人。如孤阳不生，独阴不长，此阴阳之生机欲绝于内也。《难经》曰：脱阳者见鬼，脱阴者目盲。盖阳脱者，从下而脱于上；阴脱者，从上而脱于下。故脱阴而目盲者，尚有余命之苟延；脱阳而见鬼者，不计日而死矣。夫阳脱之患，多有本于阴虚。如年老之人，足膝寒冷，此元阳之气渐衰，而欲绝于下，宜用参附、半硫之类，以助生阳。如或因脾胃虚而谷精不生，或入房甚而肾精日损，或忧恐而藏精渐消，或烦劳而精神日耗，以致阴气日衰，而阳将外脱矣。故治未病者，见阴精有亏，乃阳脱之渐，预培养其阴焉。若待阳气外脱，用桂、附而欲其引火归原，不知阴精者，阳气之生原也，其原已绝，又安所归乎？故阳脱而用桂、附救之者，外因之脱也；治内因而用桂、附者，助阳气之衰于下也。若阴虚而阳脱者，非桂、附可救。故曰阴阳虚脱，有外因、内因之分，有偏胜、偏绝之别。（《侣山堂类辩》）

骤风暴热，云物飞杨，晨晦暮晴，夜炎昼冷。应寒不寒，当雨不雨，水竭土寒，时岁大旱，草木枯悴，江河乏润，此天地之阳厥也。暴壅塞，忽喘促，四肢不收，二腑不利，耳聋目盲，咽干口焦，唇舌生疮，鼻流清涕，颊赤，心烦，头昏脑重，双睛似火，一身如烧，素不能者乍能，素不欲者乍欲，登高歌笑，弃衣奔走，狂言妄语，不辨亲疏，发躁无度，饮水不休，胸膈膨胀，腹与胁满闷，背疽肉烂，烦溃消中，食不入胃，水不穿肠，骤肿暴满，叫呼昏冒，不省人事，疼痛不知去处，此人之阳厥也。阳厥之脉，举按有力者生，绝者死。（《华佗神医秘传》）

飞霜走雹，朝昏暮霭，云雨飘摇，风露寒冷，当热不热，未寒而寒，时气霖霪，泉生田野，山摧地裂，土坏河溢，日晦月昏，此天地之阴厥也。暴哑卒寒，一身拘急，四肢拳挛，唇青面黑，目直口噤，心腹满痛，头颌摇鼓，腰脚沉重，语言謇涩，上吐下泻，左右不仁，大小便结，吞吐酸渌，悲忧惨戚，喜怒无常者，此人之阴厥也。阴厥之脉，举指弱，按指大者生，举按俱绝者死。一身悉冷，额汗自出者亦死。朋厥之病，过三日不治。（《华佗神医秘传》）

阳气上而不下曰否，阴气下而不上亦曰否；阳气下而不上曰格，阴气上而不下亦曰格。否格者，谓阴阳不相从也。阳奔于上，则燔脾、肺，生其疽也，其色黄赤，皆起于阳极也；阴走于下，则冰肾、肝，生其厥也，其色青黑，皆发于阴极也：皆由阴阳否格不通而生焉。阳燔则治以水，阴厥则助以火，乃阴阳相济之道也。（《华佗神医秘传》）

族孙诗卿妇，患肝风证，周身筋脉拘挛，其脉因手腕挛曲作劲，不可得而诊，神志不昏，此肝风不直上巅脑而横窜筋脉者。余用阿胶、鸡子黄、生地、制首乌、麦冬、甘草、女贞子、茯神、牡蛎、白芍、木瓜、钩藤、络石藤、天仙藤、丝瓜络等出入为治，八剂愈。病人自述：病发时身体如入罗网，内外筋脉牵绊拘紧，痛苦异常；服药后，辄觉渐渐宽松。迨后不时举发，觉面上肌肉蠕动，即手足筋脉抽紧，疼痛难伸，只用鸡子黄两枚，煎汤代水，溶入阿胶二钱服下，当即痛缓，筋脉放宽，不服他药，旋发旋轻，两月后竟不复发。按阿胶鸡子黄法，本仲圣黄连阿胶汤。《伤寒论》曰：少阴病得之二三日以上，心中烦，不得卧，黄连阿胶汤主之。以热入至阴，用咸苦直走阴分，一面泄热，一面护阴，阴充热去，阳不亢而心烦除，阳交阴而卧可得也。第彼以热邪，故兼苦寒清之。此则液涸筋燥，单取阿胶、鸡子黄二味，血肉有情，质重味厚，以育阴息风、增液润筋，不图效验若斯，古云药用当而通神，信哉！吴鞠通先生目鸡子黄为定风珠，立有大定风珠、小定风珠二方，允推卓识。古方用鸡子黄俱入药搅匀，亦有囫囵同煎者。余用是物，每令先煎代水，取其不腥浊。鸡子黄一经煎过，色淡质枯而无味，盖其汁与味尽行煎出故也。（《存存斋医话稿》）

厥有寒厥、热厥、痿厥、痹厥、煎厥、薄厥、风厥、暴厥、骨厥、肝厥之分，或表或里，或气或血，或虚或实，辨清施治，危者可安。特恐操心乘之，必多贻误。

壬辰八月，天津有某姓子，病经月余，厥逆时作，而且两腮肿胀，饮食不进，来速余诊。脉象虚浮细数，知是阴虚生热，热甚生风，并感时气所致。以滋养兼清化法治之，两服后，肿消厥止；又用滋补法调理之，未及两旬，眠食俱安而愈。惟病愈后，两目有时昏暗。余云：此系真阴不足，非调养半年，不能如常。朱丹溪所谓阴虚难疗是也。主人以为迂阔，误听人言，求神可速效，设坛于家，专服乱方，又八阅月而殒。呜呼甚哉！邪说之足以惑众也。如神仙可召而来，丹药可求而得，则汉武诸人，虽至今存可矣。而不然者，书符弄鬼，直妖孽耳！驱而逐之，亦不为过。而人顾信此，以殒其身，命乎，非命乎？（《诊余举隅录》）

西门谢继昌妇，结缡未满一年，病伏邪淹缠半载。遍请各地名医，时轻时重，危在旦夕，病骨支离，忽而遍体浮肿，气逆喘急，神情模糊，风动痉厥，口喷血沫，两手脉伏，目不能视。先生用潜阳扶土法，一剂而神识清，浮肿退。复诊两目仍不见物。先生曰：经云气脱者目不明，又曰目得血而能视，此气阴并亏之故也。小溲现虽通利，然水不涵木，肝阳妄动，火极则风生，风阳飞舞，痰涎血沫随喘而起。若秋金之气下降，可以制震东之木，而三焦决渎之水，皆归州都，化溺而出。但病久大虚，还防虚脱。再拟益气养阴、和中潜阳之法。方用人参须一钱，白芍三钱，广郁金二钱，淮小麦三钱，煅石决明一两，炒秫米三钱，土炒於术二钱，辰茯神四钱，炒西洋参钱半，珍珠母一两，另上濂珠三分，玳瑁三分，研末调下，病势顿轻。后生骨槽风，两足痿躄。先生按症调理，数月而愈。（《医验随笔》）

汪石山治一人卒厥，暴死不知人，先前因微寒数发热，面色痿黄，六脉沉弦而细。知为中气久郁所致，与人参七气汤一服，药未熟而暴绝。汪令一人紧抱，以口接其气，徐以热姜汤灌之，禁止喧闹移动，移动则气绝不返矣。有顷果苏，温养半月而安。不特此证为然，凡中风、中气、中暑、中寒暴绝，俱不得妄动以断其气。《内经》明言气复返则生。若不谙而扰乱其气，不得复返，致夭枉者多矣。（《张氏医通》）

宁郡月湖陆姓子，夏随群儿下河捕鱼，右足心涌泉穴被触出血盈斗，日久自膝至跗，其冷如冰，筋脉挛急，是足既废，已行动需杖。其戚友为余邻，商治于余。余曰：足废两载有余，何能为也？然细思起病之由，因于血出过多，而筋脉失养，其穴乃肾经所属，又为寒湿乘之，遂以阳和汤去白芥子，加附子、薏苡、牛膝、木瓜、当归，姑令试之。嘱其守服四十剂，不必更方，亦未敢云必效也。乃服十五剂而足温，三十剂而筋舒，步履渐如常矣。盖阳和汤原为治阴疽之方，此则藉以通经养血，而复加舒筋逐湿之品，风疾顿瘳。凡天下事，总须据理推测，不可拘泥如是。（《一得集》）

老友朱锦芳之孙，名阿乖者，年十七，患暑温夹食，投以芳香疏化，病转剧，腹撑胀而痛，一夕昏厥三次，四肢凉至节，翌晨邀予诊。伊家以曾行房，决为夹阴，出方二皆附、桂温剂，问其曾服未，云未服。予为定其方如下：泻叶、枳实、全瓜蒌、川朴、藿香、青蒿、桔梗、半夏、新会，促其急煎，服后宿垢大下，病若失，再剂愈矣。此病倘无确见，鲜有不误于病象，而惑于病家之言者！予之抱定宗旨，以夹阴病痛在少腹及腰，不在当脐大腹也；即痛矣，不当撑胀，且更无昏厥之理；兼之按其腹硬，下有矢气。其为食厥何疑？食厥四肢亦冷。此等似是而非之处，最当细究。（《留香馆医话》）

其症卒倒无知，口不能言，四肢厥逆不能举，状似中风，因饮食过度醉饱之后，或感风寒，或着气恼，以致气血郁滞，饮食无以运化，填塞胸中，阴阳痞膈，升降不通。若误作中风、中气，而以驱风、行气之药治之，其死可立而待。胃气已受伤，不堪再为行散也。凡遇此等卒暴之病，必须审问曾否醉饱过度？有此，加以气口脉紧盛，且作食滞治之。先煎盐汤探吐其食，挟痰者瓜蒂散吐之。醒后，察审如挟有风寒之症，以藿香正气散解之；如挟气滞者，以八味顺气散调之。若别无他症，只用平胃散加白术、半夏、曲蘗之类调理。（《医碥》）

中食之证，往往状似中风，非详问病因，必难奏效。《明医杂著》有案可法，录之。一壮年人忽得暴疾如中风，口不能言，目不识人，四肢不举，急投苏合香丸不效。余偶过闻之，因询其由，曰：适方陪客，饮食后忽得此证，遂教以煎生姜淡盐汤，多饮探吐之，吐出饮食数碗，后服白术、陈皮、半夏、麦芽汤而愈。（《冷庐医话》）

昔治张绍庭景羲女，骤然昏厥，至三时之久，绍庭见昏厥，即来延余。余适出诊松江，又延叶晋叔君，叶亦适他出，绍庭惶急万状，知余三钟返，在寓守候。余归，即同往。犹未醒也，面青，脉伏，四肢逆冷，但知其体肥有痰，月经先期而至，先患肿胀，是肝厥耳！为寒为热，不得而知之，余甚踌躇。其时牙犹紧闭，姑用箸强开之，略露一缝，窥见舌边尖碎烂，乃知为心肝两经血分之热。病亟不及详列脉案，因嘱先以紫雪开之；俟其稍醒，以犀角、羚角磨竹沥等频灌之，半时即醒；乃继之以方药，而列脉案如右。

初病肿胀，胀属肝，肿属脾；木强土弱，木强则生火，土弱则聚湿，湿为火烁，则凝而为痰；火热盛而动风，则手足抽搦；肝阳为痰湿所遏，郁而暴发，挟痰以上升则发厥，上蒙清窍则神昏。今窍已开，神识已清，但两手脉皆沉伏不见，名曰伏匿脉，乃热深厥深之候，慎防再厥再昏。此际痰火未平，亟宜清降。舌尖碎，心热也；舌边碎，肝热也。由肝及心，心肝皆属血，宜清血分之热。肝主疏泄，故经期反先时而至，但用辛凉以清血，勿嫌其性寒阻经也。药为青黛拌生石决明二两，竹卷心三钱，大丹参三钱，西赤芍五钱，粉丹皮二钱，水炒竹茹三钱，后下嫩钩钩一钱五分，冲入鲜竹沥二两、白莱菔汁一杯、枳实汁一匙。连三剂而大愈，厥未再发。又调理肝脾，并肿胀亦尽消。当时颇有以两脉伏、经来，訾余用凉者。乃绍庭信余深，不之疑。因录出以告时医之温病经至，而狃于用温通者；热深厥深致脉伏，而误认为虚寒欲脱者。（《景景医话》）

金坛庠友张逢甫内人，方食时触暴怒，忽仆地，气遂绝。延一医视之，用皂角灰吹鼻中不嚏，用汤药灌之不受，延至午夜，谓必不治，医告去。逢甫急叩庄一生，一生过视之，六脉尚全，而独气口沉伏，细寻之滑甚，曰此肝木之气逆冲入胃，胃中素有痰，致痰夹食闭胃口，气不得行而暴绝也，但历时久，汤药不入矣，急宜吐之可活，所谓木郁则达之也。亟令覆其身，垂首向床下，以鹅翎蘸桐油，启齿探入喉中，展捎引吐，出痰与食，才一口气便稍通，再探吐至两三口，便觉油臭，以手推翎，但不能言。一生曰：无妨矣，知其体怯，不宜多吐，急煎枳橘推荡之药灌之，尽剂而苏。后以平肝和胃药，调理数剂复故。此因暴怒，怒则气上逆，痰因气壅，故现斯证耳，所谓尸厥也。治厥往往有误，予故表其证以示后来云！（《先醒斋医学广笔记》）

百岁坊朱姓妪，因口角动怒，猝然昏绝不语，脉伏肢冷，呼吸不通。余即用炒盐汤，用鸡羽探吐，一哭即醒，醒则大哭不止。此郁极则发之也，如天地郁极，则雷霆奋发之义。余见肝厥、气厥、食厥等症，唯有吐为最速耳！所以吐之一法，不可弃而不用也。（《清代名医医话精华·余听鸿》）

吾幼时在孟河天宝堂药铺，曹焕树先生之门下习业。其弟鲁峰素有咯血症，是年十月，忽起寒热，头痛身疼，治以桂枝、葛根汗之，寒热已尽，渐能饮食；停一日，忽然面红，汗出如珠，神静，脉浮而无力，即请马培之先生诊之，服药依然。至晚汗出更甚，莫可为计。至二更，余看《医宗金鉴》少阴戴阳一条，即谓焕树先生曰：鲁峰叔之病，与戴阳相合，急宜引火归原。焕树恍然悟曰：此阳脱症也，非温纳不可，因其素昔吐血，最惧阳药，故畏缩而不敢专用，倘一差失，杀吾弟矣。余曰：阳无阴不敛，当阴阳并顾，与其不治而死，不如含药而亡。即以熟地四两，党参四两，黄芪四两，附子三钱，肉桂三钱，煎汁，加以童便三两，分三服。先进一服，静待半时，无所变，再服亦然。三服已尽，汗仍不收，面赤不退，不寐不烦不胀。后治法已乱，曰：既能受补而无他变者，恐病重药轻故也。再浓煎高丽参二两服之，又不胀；再以紫河车一具，东洋参二两，煎浓汁服之。约一时许，汗收，面红渐退而安寐，至明日始醒，宛如无恙。（《清代名医医话精华·余听鸿》）

常熟星桥石姓妪，晨食油条一支，麻团一枚，猝然脘中绞痛，肢厥脉伏，汗冷神昏。余诊之曰：食阻贲门，不得入胃，阴阳之气阻隔不通，清阳不能上升，浊阴不能下降，故挥霍撩乱，窒塞于中。宜用吐法，以通其阳。生莱菔子三钱，藜芦一钱，橘红一钱，炒盐五分，煎之，饮后以鸡羽探喉吐之，再以炒盐汤饮之。吐二三次，痛止肢温，厥回汗收，惟恶心一夜，干呕不已。余曰：多呕胃气上逆，不能下降。以乌梅丸三钱，煎化服之，即平。后服橘半六君子三四剂而愈。夫初食之厥，以吐为近路，其阳可通；若以枳实、槟榔等消食攻下，其气更秘，危矣。（《清代名医医话精华·余听鸿》）

余姻亲蒋伯渠之侄女，年二十，秋间病寒热。市医为之表散，二剂而愈。隔二日，天将明时，忽来叩门而速予往。余至则病者神识昏迷，已如尸寝。据云三更时一觉烦闷，便目闭神昏气绝，片刻则醒，醒片刻又绝，半夜已气绝五次。诊其脉六部俱无，面色一团黑滞，舌苔秽浊而厚。此本伏邪因受感而见寒热，一为表散便解，其伏邪犹未动也，然是即药浅也，为今夜发病之兆也。其秽浊有形之邪，伏藏既久，蓄势必紧，如地雷火发，势之暴烈，难以言喻，故一发则上犯心肺，五脏皆邪气弥满，焉得不神昏窍闭如尸寝乎！但邪在胸膈，难用下夺之法，令急刺其四末，透风泄邪；另用黄连等极苦极辛之剂，以清降上焦，俾浊邪下行，神气稍清，然后再按法正治。刺后即连灌煎药两剂，果神气稍转。明日复诊，脉仍未出，病仍如旧。乃仿达原饮方，用川厚朴三钱，苍术三钱，草果仁打碎后一钱，枳壳二钱，川黄连一钱五分，黄芩二钱，大黄五钱，芒硝四钱，木香一钱。水煎与服，周时始得大解，粪如烂酱，臭恶不堪，人事始清，但下后恶寒战栗，床帐动摇，举家忙乱。予初闻之，亦颇惊骇，以下后复作寒战，古人谓为犯忌，在下后三戒之内。继而自悟曰：此病与伤寒大承气症有别。承气症邪热燥粪结于肠胃，一下则热清结解，不当再见表症，若再见寒热，非认病不真，下之不当，即正虚而成坏症，故下后忌此也；此病乃伏邪为患，秽浊污垢之气蓄之既久，非独脏腑间邪气积满，即经络中邪气亦皆充斥，脏腑窒塞之时，气机壅闭，经络之邪无可发泄，故病虽极重，而无寒热、头痛症也。今大便一行，腑气稍通，经络之邪始得外发。此刻既有大寒，寒后定有大热，热后定有人汗通身，外邪皆可因之解散，实此症之幸事也。大热大汗，汗直至足，果如所言。是日即未服药。第四日复诊，脉则浮弱而数，不甚受按，面上黑滞未退，肢体软弱，心烦腹痛，溺仍未清，舌苔仍垢腻，舌本深紫，此邪气尚重也。原方加大腹皮三钱与服，至三更行大便甚多，仍臭恶不可近。第五日复诊，各症俱减，面色稍转，脉反实大数而有力，舌苔厚腐浮起，知其积滞已动，乘势利导，不难扫除尽净也。原方减去芒硝二钱，再与服一剂。服讫连行大便两次，几有半桶，舌苔退尽，脉来弱小，人事安妥，亦能稍食薄粥，前此数日，粒米未能入口也。但神虚体弱，终日欲寝，恶闻响声，知邪去正虚，为制健脾利气之方，加以饮食调理，月余始能起床，两月始能健旺。其受病之深，发病之重，不多见也。若非体壮年轻，何可望其生全哉！（《清代名医医话精华·姚龙光》）

二十五、郁证

五郁者，五行之郁也。赵养葵曰：东方生木，木者，生生之气，即火气也。火附木中，木郁则火亦郁，火郁则土郁，土郁则金郁，金郁则水郁，五行相因，自然之理。余用逍遥散一方，治木郁而诸郁皆愈。古方逍遥散：柴胡、薄荷、当归、白芍、陈皮、甘草、白术、茯神。其加味者，则丹皮、山栀。余以山栀屈曲下行泄水，改用吴萸、炒连，即左金丸。黄连清心火；吴萸气燥，肝气亦燥，同气相求，以平肝木。木平则不生心火，火不刑金而金能制木，不直伐木而佐金以制木，此左金所以得名也。继用六味地黄加柴胡、白芍以滋肾水，俾能生木。逍遥散，风以散之也。地黄饮，雨以润之也。凡寒热往来、恶寒恶热、呕吐、吞酸嘈杂、胸痛胁痛、少腹膨胀、头眩、盗汗、疝气、飧泄等证，皆对证之方。倘一服即愈，少顷复发，或频发而愈甚，此必下寒上热之假证，此汤不可复投，当改用温补之剂。（《医学举要》）

郁病多在中焦，六郁例药，诚得其要。中焦者脾胃也。胃为水谷之海，法天地，生万物，体乾坤，健顺备。中和之气，五脏六腑皆禀之以为主；荣卫天真，皆有谷气以充大。东垣谓：人身之清气、荣气、运气、卫气、春升之气，皆胃气之别称。然岂尽胃气，乃因胃气以资其生。故脾胃居中，心肺在上，肾肝在下，凡有六淫七情、劳役妄动，故上下所属之脏气，致有虚实克胜之变，而过于中者。其中气则常先四脏，一有不平，则中气不得其和而先郁；更因饮食失节、停积痰饮、寒湿不通，而脾胃自受者，所以中焦致郁多也。今药兼升降而用者，苍术，阳明药也，气味雄壮辛烈，强胃健脾，开发水谷气，其功最大。香附子，阴血中快气药也，下气最速，一升一降，以散其郁。抚芎，手足厥阴药也，直达三焦，俾生发之气上至目头，下抵血海，疏通阴阳气血之使也。然此不专开中焦而已，且胃主行气于三阳，脾主行气于三阴，脾胃既有水谷之气从，是三阴三阳各脏腑自受其燥。金之郁者亦必用，胃气可得而通矣；

天真等气之不达者，亦可得而伸矣。况苍术能径入诸经，疏泄阳明之湿。此六郁药之凡例，升降消导，皆自《内经》变而致之，殆于受病未深者设也云云！下郁乃燥之别名，属肺金之化。治郁之法，有中外四气之异。在表者，汗之；在内者，下之；兼风者，散之；热微者，寒以和之；热甚者，泻阳救水，养液润燥，补其已衰之阴；兼湿者，审其温之太过不及，犹土之旱涝也；寒湿之胜，则以苦燥之，以辛温之；不及而燥热者，则以辛温之，以寒调之。大抵须得仲景治法之要，各守其经气而勿违。(《推求师意》)

人之郁病，妇女最多，而又苦最不能解。倘有困卧终日，痴痴不语，人以为呆病之将成也，谁知是思想结于心，中气郁而不舒乎！此等之症，欲全恃药饵，本非治法；然不恃药饵，听其自愈，亦非治法也。大约思想郁症，得喜可解；其次使之大怒则亦可解。喜能解郁人易知，怒能解郁罕知矣，远公阐发实精。盖脾主思，思之太甚则脾气闭塞而不开，必至见食则恶矣；喜则心火发越，火生胃土，而胃气大开，胃气既开而脾气安得不闭乎！怒属肝木，木能克土，怒则气旺，气旺必能冲开脾气矣。脾气一开，易于消食，食消而所用饮馔必能化精以养身，亦何畏于郁乎！故见此等之症，必动之以怒，后引之以喜，而徐以药饵继之，实治法之善也。方用解郁开结汤：

白芍一两，当归五钱，白芥子三钱，白术五钱，生枣仁三钱，甘草五分，神曲二钱，陈皮五分，薄荷一钱，丹皮三钱，玄参三钱，茯神二钱，水煎服。十剂而开结，郁亦尽解也。

此方即逍遥散之变方，最善解郁。凡郁怒而不甚者，服此方无不心旷神怡，正不必动之以怒，引之以喜之多事耳！(《辨证录》)

何西池曰：百病皆生于郁，与凡病皆属火及风为百病之长，三句总只一理。盖郁未有不病火者也，火未有不由郁者也，第郁而不舒，则皆肝木之病矣。此又可为肝病多之一证。(《冷庐医话》)

梅核气乃痰气结于喉中，咽之不下，吐之不出，如茅草常刺作痒。初则吐酸妨碍，久则闭塞不通，即此候也。

痰气结块在喉中如梗状者，梅核气，宜嚼化丸。

《金匮》云：妇人咽中有如炙脔，半夏厚朴汤主之。炙脔，干肉也。咽中贴贴如有炙肉，吐之不出，吞之不下。此病不因肠胃，故不碍饮食、二便；不因表邪，故无骨疼、寒热。乃为积寒所伤，不与血和，血中之气溢而浮于咽中，得水湿之气凝结难移，男子亦间有之。(《喉科集腋》)

《内经》云木郁达之，言当条达也；火郁发之，言当发散也；土郁夺之，言当攻导也；金郁折之，言当制伏也；水郁泄之，言当泄泻也。此五句实治百病之总纲，除水火两端而外，木郁所以治风，土郁所以治食，金郁所以治气。而其治法，又有正治从治、隔一隔二、上取下取之不同，神而明之，变化无方，不可胜用矣。(《碣塘医话》)

石顽曰：郁证多缘于志虑不伸，而气先受病，故越鞠、四七始立也。郁之既久，火邪耗血，岂苍术、香附辈能久服乎？是逍遥、归脾继而设也。然郁证多患于妇人，《内经》所谓二阳之病发心脾，及思想无穷，所愿不得，皆能致病。为证不一，或发热头痛者有之，喘嗽气乏者有之，经闭不调者有之，狂癫失志者有之，火炎失血者有之，骨蒸劳瘵者有之，蛊疰生虫者有之。治法总不离乎逍遥、归脾、左金、降气、乌沉七气等方，但当参究新久虚实选用，加减出入可也。（《张氏医通》）

近郁易愈，远郁难愈。盖初郁为病，其抑阳闭遏处，必有显而易见之脉之证，但用宣通之药即愈矣。若日久未治，又兼他病，医人留心四诊，见为兼郁，则于方中兼用宣通之品，亦可并愈。若但治新证，未知解郁，不独久郁未除，即新病亦不应药。

郁在气非热不成，结在血非寒不凝。

观诸筋脉所系，则知肝木郁定克脾土，土受克则知先受湿。伤脾湿则阴寒聚于下，肝郁则虚热积于上。上热则周身之火上炎，诸虚热证作矣；寒则周身之水下注，诸虚寒证作矣。治虚热用寒凉固非，用温补又因上热而有妨；治虚寒用温平固谬，用峻补亦因上热而不受。盖郁未解而遽温之，必助相火；湿未渗而辄补之，定塞胸隔。相火久浮于上，则热结；凉冷久蓄于下，则寒凝。解郁、渗湿岂可缓乎？

按解肝之郁，宜兼养真阴，以销结热；渗脾之湿，宜兼扶真阳，以化凝寒。（《王氏医存》）

善怒多思之体，情志每不畅遂，怒则气结于肝，思则气并于脾，一染杂症，则气之升降失度，必加呕恶、胸痞、胁胀、烦冤。在本病应用之药，量意加入舒气解郁几味加佩兰、佛手、郁金、沉香、木香、香附之类。徒以见病治病，不求其本，焉能有效？（《医门补要》）

赵养葵《医贯》，徐灵胎砭之是矣。然观其治木郁之法，先用逍遥散，继用六味地黄汤加柴胡、芍药以滋肾水，俾水能生木。此实开高鼓峰滋水清肝饮之法门六味加归身、白芍、柴胡、山栀、大枣，以治肝胃等症。血少者加味逍遥散加生地；再传而魏玉横之治胁痛用一贯煎沙参、麦冬、生地、归身、枸杞、川楝子，口苦燥者加酒连；叶天士之治脘痛，用石决明、阿胶、生地、枸杞子、茯苓、石斛、白粳米等以养胃汁，则又化而裁之。法当详备，学者不可忘所自来也。（《冷庐医话》）

气血冲和，万病不生；一有怫郁，诸病生焉。

气郁：香附子、苍术、川芎。

湿郁：苍术、川芎、白芷。

痰郁：海石、香附、南星、瓜蒌。

热郁：青黛、香附、苍术、川芎、栀。

血郁：桃仁、红花、青黛、川芎、香附。

食郁：香附、针砂（醋炒）、山楂、神曲（炒）。春加芎，夏加苦参，秋、冬加吴茱萸。

戴云：郁者，诸聚而不得发越也，当升者不得升，当降者不得降，当变化者不得变化也。此为传化失常，六郁之病见矣。气郁者胸胁痛，脉沉涩；湿郁者周身走痛，或关节痛遇阴寒则发，脉沉细；痰郁者动则即喘，寸口脉沉滑；热郁者瞀，小便赤，脉沉数；血郁者，四肢无力，能食便红，脉沉；食郁者，嗳酸，腹饱不能食，人迎脉平和，气口脉紧盛者是也。（《金匮钩玄》）

一女子，年十五岁，忽笑怒骂，经巫婆治数日更甚。医用天麻、南星、半夏、防风、桂枝、朱砂、赤金等药，止而复发。诊得六脉沉细略数，望其目赤、唇红，问其二便有热。乃用逍遥散加山栀、丹皮同十枣汤①。一剂证止，三剂全愈。盖思有所郁兼脏燥也。(《王氏医存》)

钱，六二，胸中之气上冲清道，而痛即欲呕吐饮食，此为梅核气，噎症之渐也。近添泄泻，是系新病，理宜分治，推究病情，必是酒客好饮，谷减胃气必虚。盖阳明以降为顺，虚则失其传导之权，更必气性多躁，木火上炎，直冲会厌，以成斯病，然乎否乎？病者首肯，以为虽素知亦不能如是明悉，况初诊乎！即请予处方。

人参八分，代赭石一钱五分，生白芍一钱二分，橘白一钱，半夏一钱，枳实六分，旋覆花一钱，川连七分，乌梅肉六分。

服两剂，喉痛、呕吐止，增减其味，以为丸料，常服可许脱然。切宜节饮戒性，庶得万全。(《友渔斋医话》)

十年夙恙，积因甚多，块垒从乳至腰，计有五六，筋跳肢麻，二便皆闭。病由肝郁，疗治极难。今以十年之积恙，凭片时之口述，三剂汤药，悉与消除，期望未免太殷矣。女子善怀多郁，确是此病病源，倘服舒郁宣气之药，而病者情志不怡，日增烦恼，犹之马路既已拥塞，复以大量之车辆，努力向此路进发，欲求其通，何可得也？更方遵命照门诊例，惟第一须请病者自寻快活，倘迫于环境，不能自乐，日坐愁城中，则服药定然无效，不必劳驾枉顾也。鄙人心热如火，分痛有心，分身乏术，窃意贵地同道，不少高明之士，望以鄙意转述，倘能采及刍荛，撰方从肝郁着手，不啻鄙人亲诊矣。(《士谔医话》)

二十六、癫 狂 痫

癫之言蹎②，蹎仆也。凡物上重下轻则仆，故人病气聚于头顶则患蹎。《素问·脉解》："太阳所谓癫疾者，阳尽在上，而阴气从下，下虚上实，故癫疾也。"与《厥论》"巨阳之厥，发为眴③仆"同义。是明以癫为仆也。癫，经文作巅，故注云顶上曰巅。古字无巅，止作颠，后人加广旁遂作癫。亦或省作瘨，《玉篇》："瘨，小儿瘨病也"是也。且据《玉篇》，知癫痫实一病。《病源》亦云"十岁以上为癫，十岁以下为痫"，然则二字之分，分于年之长少也。《金匮》风引汤下云"治大人癫、小儿痫"，即此意。近世不晓此义，专指古之风邪为癫，而以别于子痫。执今之名，检古之书，无怪乎其谓古方不可治今病矣！(《研经言》)

凡狂痫证，狂走不安静者易治，唯妄言笑语者，即癫也，又名失心风，难治。《素问》论阳痫阴痫为可据。《本事方》茯苓散、宁志膏、狂气圆，皆阴阳通治方也。夜不

---

① 十枣汤：此指甘麦大枣汤。
② 蹎 (diān 颠)：跌倒。
③ 眴：通"眩"。

得眠者，宜《准绳》灵苑辰砂散。又吐唾不止者，宜《局方》养正丹。阳痫者，宜灌水。其证剧者，大桶畜水，乘病人不意，一时可灌沐。其实者，浴瀑水亦佳。是皆降阳气上升故也。（《先哲医话》）

狂者，狂乱而无正定也，狂叫奔走，人难制伏，甚则登高而歌，弃衣而走，逾垣上屋，詈骂不避亲疏。此证虽属有痰，但痰多火多，当以清热为君，化痰为佐，宜用清火化痰汤，大解心胃之热。大便结燥者，可用滚痰丸下之。清热之后，邪热未净者，宜用柴胡芍药汤。如脉来沉细，宜用六君健脾汤。狂病原属实热，脉宜洪大有力，沉细则危，法当禁其饮食，不可与癫症同治也。癫病语言谵妄，喜笑不休，此因抑郁不遂而成。脉宜沉小无力，不宜洪大。治用六君健脾汤。盖此病多由食积生痰，天麻、胆星等药服之无效，气顺痰消。又宜八味地黄丸，大补先天元气，此不易之法也。经云：重阴者癫，重阳者狂。乃辨症不二法门。（《医学传灯》）

凡癫痫及中风、中寒、中暑、中湿、气厥、尸厥，而昏眩倒仆，不省人事者，皆由邪气逆上阳分，而乱于头中也。癫痫者，痰邪逆上也。中风、寒、暑、湿及气厥、尸厥者，亦风、寒、暑、湿等邪气逆上也。邪气逆上，则头中气乱；头中气乱，则脉道闭塞，孔窍不通，故耳不闻声，目不识人，而昏眩无知，仆倒于地也。以其病在头巅，故曰癫疾。治之者，或吐痰，而就高越之；或镇坠痰，而从高抑之；或内消痰邪，使气不逆；或随风、寒、暑、湿之法，用轻剂发散上焦；或针灸头中脉络，而导其气。皆可使头巅脉道流通，孔窍开发，而不致昏眩也。是知癫痫之癫，与厥成癫疾、眩冒癫疾之巅，一疾也。王太仆误分癫为二疾，独孙真人始能一之。今特冠此气乱头巅等经文于癫痫篇首，使人知疾有所归，而治有所据也。（《医学纲目》）

痫病发则仆地，闷乱无知，啮舌吐沫，角弓反张，手足搐搦，或作六畜之声。古有猪、羊、牛、马、鸡痫之分，以应五脏，亦可不必。风痰鼓其窍道，其气自变。譬之弄笛者，六孔闭塞不同，而宫商各别也。脉来洪数者，症属于阳，宜用舒中二陈汤，后以清痫二陈汤加减调治；脉细无力者，症属于阴，治之难愈，宜用六君健脾汤，八味地黄丸亦所必用也。此病痰伏心包，全要胃气清虚，方能健运，日用饮食，只宜少进，肥甘厚味，不宜屡尝。按肥甘血肉均含毒质，无病人食之，每生脾胃痼疾，而况痫症，尤要胃气清虚，庶免增痰助虐之虞。为医者必预言之也。（《医学传灯》）

石顽曰：痫证往往生于郁闷之人，多缘病后本虚，或复感六淫，气虚痰积之故。盖以肾水本虚不能制火，火气上乘，痰壅脏腑，经脉闭遏，故卒然倒仆，手足搐捻，口目牵掣，乃是热盛生风之候。斯时阴阳相薄，气不得越，故进作诸声，证状非一，古人虽分五痫，治法要以补肾为本、豁痰为标，随经见证用药。但其脉急实及虚散者不治，细缓者虽久剧可治。（《张氏医通》）

五痫分五脏见证。钱仲阳曰：反折上窜，其声如犬，证属肝也；目瞪吐舌，其声如羊，证属心也；目直腹痛，其声如牛，证属脾也；惊跳反折手纵，其声如鸡，证属肺也；肢体如尸，口吐涎沫，其声如猪，证属肾也。一说有马痫而无犬痫。马痫者，但走不得眠，其状如马者是也。有人患此，医用皂荚丸而愈。又按薛立斋曰：痫证当滋肾以生肝血，则风自熄而痰自消。治分虚实天渊，不可不辨。（《医学举要》）

方桥刘寿铭之子，年十六岁，上海某商店学生。戊辰十月十九日，因巡捕跄入该店，暴受惊吓，郁郁不乐。店主嘱伊旋里休养，又搭乘轮船，因房舱不敷，加之天时暴冷，衣衾单薄，感冒风邪。廿三日抵家后，延吴某诊治，吴谓冬温，症非轻藐，勉拟银翘散加萝菔汁，毫无进退。延至次晚，目赤烦躁，谵语遗尿，举家皇皇，金谓发狂伤寒矣，乃促予诊之。时目赤已退，唇上焦枯，亦非实火。审其两拳紧握，恶寒踡卧，有似少阴见证。但目瞪上露，胸中窒塞，懊恼之象，莫可言喻，其为少阳枢机不利，游行之火挟痰涎上涌无疑也。拟小柴胡汤合小陷胸汤加减。复诊：人事清爽，症情无妨，惟懊恼之象尚在。即于前方除小陷胸，以栀子豉汤加茯神、远志、莲心、姜汁、竹沥、胆星、郁金、绛通等，服两帖而除。三诊：脉浮转软，较前之沉细或浮细，大不相侔矣，佳征也。而面颊泛红，嘈杂欲食，此系肝胆虚阳未靖所致。投温胆汤加桑、丹、黑栀、橹豆衣之属，又两帖而安。（《勉斋医话》）

凌敬叔一病半年，请先生诊视，脉弦大，苔黄腻，两目失神多瞬，彻夜不寐，饮食不进者久矣，语无伦次，亲友疑有癫病也。先生曰：此痰火扰乱神明，且积滞未清，非用大黄、元明粉不可。家人畏不敢进，以久病恐虚脱。先生坚持此议，嘱服之。一剂，下结粪，言稍有序。明日再将原方加减，又下燥粪，略兼溏薄，惟舌苔干黄厚揩，拟芳香化浊不应。先生曰：此气阴虚而不能化也。用人参须、西洋参、羚羊角、珠粉等。数剂后，舌苔渐化，再服数剂而苔化尽，得进饮食，病大转机。适其爱妾病亡，先生代为耽忧，恐此病再生波折，用种种劝解，始得病无变迁，常服益气养营之方，调理而愈。（《医验随笔》）

吾邑沈吟梅州判炳荣，熟精医理。官直隶时，曾治一妇，年二十八，因丧夫而得癫疾，时发笑声。用六味地黄汤加犀角一钱，服二剂即瘥。盖笑主心，心生火，心郁则火愈炽而上升，故以此药交心肾，使火熄而病自已也。（《冷庐医话》）

江文聘兄子，年二十，素能代筹家务，婚娶之夜，忽然目瞪手战，不知所之。医用温补之剂，次日加甚，唇口干裂，有时狂叫，药食皆不能进。医至，脉不能持。予曰：此本热症，误服热药，助其病势，是以狂也。此病始于思虑，继以辛苦，加以惊恐，五志之火齐发。经所谓诸禁鼓栗，如丧神守，皆属于火者是也。用生地五钱，丹皮、麦冬、茯神各二钱，枣仁、炒栀各一钱，黄连、木通、甘草各五分，辰砂、琥珀各三分，共为一剂。药不能进，用绳索捆起，然后灌入。次日稍定，减去黄连；战复作，加入再进一剂，安卧而定。续用清润之药，一月多与梨食，始大便。重择吉日成婚。（《许氏幼科七种》）

痫疯最为难治之证，因其根蒂最深，故不易治耳！愚平素对于此证，有单用磨刀水治愈者；有单用熊胆治愈者；有单用芦荟治愈者；有用磁朱丸加赭石治愈者。然如此治法，效者固多，不效者亦恒有之，仍觉对于此证未有把握。后治奉天王氏妇，年近三旬，得痫疯证，医治年余不愈。浸至每日必发，且病势较重。其证甫发时作狂笑，继则肢体抽掣，错不知人。脉象滑石，关前尤甚。知其痰火充盛，上并于心，神不守舍，故作狂笑；痰火上并不已，迫激脑筋，失其所司，故肢体抽掣，失其知觉也。先投以拙拟荡痰汤，间日一剂。三剂后，病势稍轻，遂改用丸药：硫化铅、生赭石、芒硝各二两，朱砂、青黛、白矾各一两，黄丹五钱，共为细末；复用生怀山药四两为细末，焙熟，调和诸药中，炼蜜为丸二钱重。当空心时，开水送服一丸，日两次，服至百丸全愈。

奉天刘姓学生，素患痫疯。愚曾用羚羊角加清火、埋痰、镇肝之药治愈。隔二年，证又反复，再投以原方不效。亦与以此丸，服尽六十丸全愈。

沈阳县乡间童子，年七八岁，夜间睡时骚扰不安，似有抽掣之状，此亦痫疯也。亦治以此丸，服至四十丸全愈。

此丸不但治痫疯，又善治神经之病。奉天赵某，年五十许，数年头迷心乱，精神恍惚，不由自主，屡次医治不愈。亦治以此丸，惟方中白矾改为硼砂，仍用一两，亦服至百丸全愈。因此丸屡用皆效，遂名此丸为愈痫丸。而以硼砂易白矾者，名为息神丸。

附：制硫化铅法，用真黑铅、硫黄细末各一斤。先将铅入铁锅中熔化，即将硫黄末四五两撒在铅上，黄即发焰，急用铁铲拌炒，所熔之铅即结成砂子。其有未尽结者，又须将硫黄末接续撒其上，勿令火熄，仍不住拌熔化之铅，尽结成砂子为度。待晾冷，所结砂子色若铅灰，入药钵细研为粉。去其研之成饼者，所余之粉用芒硝半斤，分三次冲水，将其粉煮过三次，然后入药。(《医话拾零》)

张某少年怀抱不遂，渐次神明恍惚，言语失伦，面赤眼斜，弃衣裂帐。曾服草药，吐泻痰火略定。今交午火升，独言独笑，半昧半明，左脉弦长。自属肝胆火逆，直犯膻中，神明遂为痰涎所蔽。经谓肝者谋虑所出，胆者决断所出。凡肝胆谋虑不决，屈何所伸，怒何所泄？木火炽煽，君主无权，从此厥逆不寐，重阳必狂。前已服牛黄清心丸，今拟平肝胆之火，涤心包之痰。暂服煎剂，期于清降火逆，扫荡黏涎；后服丸方，缓收其效。煎方：龙胆草、山栀、郁金汁、贝母、连翘、茯神、天竺黄、知母、石菖蒲汁、橘红，金器同煎。五六服狂态大敛，谈及前辙，深知愧赧，一切如常，诊脉左右已匀，沉按有力。再疏丸方：胆南星、川贝各二钱，山栀五钱，郁金、龙齿各三钱，牛黄八分，羚羊角二钱，茯神五钱，生地一两，用淡竹沥为丸，朱砂为衣。开水下一料，遂不复发。(《清代名医医话精华·林羲桐》)

张氏恍惚狂妄，视夫若仇，持械弃衣，莫之敢近。脉滑而弦。用独圣散吐之，去黏涎宿沫颇多，捶胸言痛，诊脉稍平，然常独言独笑。知其痰沫去而心舍虚，神魂未复也，用瓜蒌仁、贝母、橘红、胆星、菖蒲汁、郁金汁、姜汁、枳壳、茯苓，一剂胸痛定。乃仿龙齿清魂散，用煅龙齿、茯神、铁粉、牡蛎、乳香、远志、枣仁、当归，二服如常。(《清代名医医话精华·林羲桐》)

山阴沈某，年四十许，偶一烦劳，则痫病即发，神不自主，谵言妄语，不省人事，或语鬼神，其状非一。诊之两寸、尺空大无伦，两关弦紧，舌中心陷有裂纹。余谓病属虚症，神不守舍，神虚则惊，非有鬼祟，神气浮越，故妄见妄言。随与桂枝龙牡汤加龙眼肉膏，嘱其守服三十剂。服二十剂，而病已不复发矣。按此症与前陈姓案乃一虚一实之对症，总须审症的确，指下分明，庶所投辄效。病症万端，治不执一，要不外乎虚、实、寒、热四字。桂枝龙牡汤有旋转乾坤之妙用，非熟读《金匮》者不知也。

（《清代名医医话精华·许珊林》）

宁波西郊陈姓子，年十七，患痫症三四载矣。初则数月病作，后乃渐近，甚至一日数发，口角流涎，乃求余治。脉右三部洪滑流利，左关弦而搏指，左寸上溢鱼际。余谓症属痰火充斥，上蒙胞络，闭塞神明之府，故昏厥卒倒，不省人事。先以牛黄清心丸，用竹沥一杯，入生姜汁二三滴化服；复以鲜石菖蒲、郁金、胆南星、羚羊角、桑叶、钩藤、橘红等宣络道而清疏之；继则用宁神安魂，佐以金石，堵其痰火复入之路。每清晨以橄榄膏入矾末少许，用开水冲服四钱。服月余，而病不复作矣。（《清代名医医话精华·许珊林》）

二十七、惊悸 健忘

常于欲寐未寐之际，霎然举身振跃者，世皆为谓血不养筋，而实非也，乃津不濡脉之候也。人身气脉一动，周身百脉涌应，其中必有津以濡之，故能自然无碍也。若有一脉竟塞不通，则气亦竟不至其处，亦遂寂然不动矣。无如脉终不能不通，气终不能不至。脉中津汁耗燥，一有不濡之处，或略有痰丝以格之，则气之既动而窒，窒而复动，一控送之间，而百脉为之撼跃矣。其动之所发无定处，或起四肢，或起胸中，随其气之所触而起也。此象偶然一见，不足为病。若欲治之，惟甘凉生津而已。凡小儿寐中，多作此象，俗谓骨气撑长之兆，实即痰格其气也。若大人逐日方寐，即见惊掣，是为痰盛，是津虚之燥痰也。生津为主，而祛痰佐之；津盛则痰有所载，而滑利易出也。若血液亏虚，不能养筋者，当见肢节拘急不便，或举身振振欲擗然。此风热所伤与发汗太过之所致，所谓筋惕肉瞤也。是故心津虚燥之人，往往神明散越，欲寐之际，心中无故惊惕，四肢微有瘈疭，甚至累累不已，令人不能成寐者，其势虽微，病根反深。若骤因风热与过汗者，宜甘酸以养之，经谓"心苦缓，急食酸以收之"是也。若久病与无病而然者，更宜大剂甘寒酸温之药，生津补血以溉之，所谓"津液相成，神乃自生"也。又有水饮冲心而发者，必辛散淡渗，兼滑润之剂，载痰上下分出以涤之，此又所谓"心中憺憺大动，恐如人将捕之者"，是心阳为水邪遏抑，而神不自安也。（《读医随笔》）

怔忡，心血少也。其源起于肾水不足，不能上升，以致心火不能下降。大剂归脾汤，去木香，加麦冬、五味、枸杞、白芍，吞都气丸。如怔忡而实，挟包络一种有余之火，兼痰者，则加生地、黄连、川贝之类以清之。

怔忡证，虽缘心血不足，然亦有胃络不能上通者，有脾脉不能入心者，有宗气虚而虚里穴动者，有水气凌心者，有奔豚上乘者。治法略同，惟水气与奔豚有别耳！（《医家心法》）

健忘，安神之外，犹可论否？曰：方论虽言怵惕思虑所伤，忧欲过损，惊恐伤心，心伤则健忘也。予尝思之，人生气禀不同，得气之清，则心之知觉者灵；得气之浊，则心之知觉者昏。心之灵者无有限量，虽千百世已往之事，一过目则终生记之而不忘；心之昏者，虽无所伤，而目前事亦不能记矣。刘河间谓水清明、火昏浊，故上善若水，下愚若火，此禀质使然。设禀清浊混者，则不能耐事烦扰，烦扰则失其灵而健忘。盖血与气，人之神也。经曰：静则神藏，躁则消亡。静乃水之体，躁乃火之用，故性静则心存于中，动则心忘于外，动不已则忘不已，忘不已则存于中者几希！故语后便忘，不俟终日。所以老人多忘，盖由役役扰扰、纷纭交错，气血之阴于斯将竭，求其清明有所守，而不为事物所乱者，百无一人焉。由是言之，药固有安心养血之功，不若平心易气，养其在己而已。设使因痰健忘，乃一时之病，亦非独痰也。凡心有所寄与火热伤乱其心，皆健忘也。《灵枢》谓盛恐伤志，志喜忘。《内经》谓血并于下，气并于上，乱而喜忘。可不各从所由以治之哉！（《推求师意》）

健者建也，如建立其事，随即遗忘也。此症皆因情思不乐，思想无穷，神不自守，心不自安，致使血气耗散，痰涎迷惑，遇事遗忘。又有老人而多忘者，此则老人气血衰弱，神思昏迷，精神不守，志意颓败，谓之健忘。又有心气不能专主，脾气不能善思，随事可应，不能善记，谓之遗忘。或者痴愚之人，痰迷心窍，遇事不记，或记而即忘，亦谓之健忘。如或聪明之人，非不能善记，或多记而后忘，此因心事多端，游心千里之外，心不专主，随记随忘。大抵健忘之症，固非一端，而所得之病，皆本于心也。

愚按健忘之症，遇事而应答不周者，然其心事有不定也，宜当补养心脾，而善能可记，用之天王补心丸。有问事不知首尾，作事忽略而不记者，此因痰迷心窍也，宜当清痰理气。而问对可答，用之牛黄清心丸。若老人虚人，而遇事多忘者，宜以补养心血，用之养心汤、定志丸。若痴若愚，健忘而不知事体者，宜以开导其痰，用之苓连二陈汤。大率健忘之症，皆由心脾之所得也。盖脾主思，心主应；多思则伤脾，多应则伤心；思、应太过，则心脾不守。如心不守而无所主，脾不守而无所纳，主、纳皆无，事不决矣。健忘之症，自此而出。治者当因其所发而遂明之，则治之无不验也。

治法主意，补养心脾，而善能可记；开达心孔，而不能遗忘。（《医林绳墨》）

肾，水脏也；心，火脏也。心肾二经，为仇敌矣，似不可牵连而合治之也。不知心肾相克而实相须，肾无心之火则水寒，心无肾之水则火炽；心必得肾水以滋润，肾必得心火以温暖。如人惊惕不安，梦遗精泄，皆心肾不交之故。人以惊惕为心之病，我以为肾之病；人以梦泄为肾之病，我以为心之病：非颠倒也，实有至理焉。人果细心思之，自然明白。方用熟地、白术各五两，山萸、人参、茯神、枣仁炒、麦冬、柏子仁各三两，远志、菖蒲、五味子各一两，山药三钱，芡实五钱。蜜丸，每早晚温水送下五钱。

此方之妙，治肾之药少于治心之味。盖心君宁静，肾气自安，何至心动？此治肾正所以治心，治心即所以治肾也。所谓心肾相依。（《傅青主男女科》）

老僧怕庵，心悸善恐，遍服补养心血之药不应，天王补心丹服过数斤，惊恐转增，面目四肢微有浮肿之状。乃求治于石顽，察其形肥白不坚，诊其脉濡弱而滑，此气虚痰饮浸渍于膈上也。遂以导痰汤，稍加参、桂通其阳气，数服悸恐悉除，更以六君子加桂，水泛作丸，调补中气而安。（《张氏医通》）

藩司掾魏某，患怔忡、惊悸、不寐，两月有余，施医局友作虚症治，愈治愈剧。

乃就余诊,脉浮滑鼓指,目黄,舌胎白腻。余谓阳明不阖,痰火上冲,湿热内蕴之候也。与半夏秫米汤加橘皮、竹茹、川连、茯神、枣仁、山栀、杏仁、泽泻、滑石,作甘澜水煎,炊以苇薪,二剂能寐,而怔忡、惊悸悉减;复以清痰、降火、化湿之剂,目黄渐退,胃亦渐旺,诸恙悉痊矣。患此症者甚多,若作虚治,是抱薪而救焚也。(《一得集》)

卫德新之妻,旅宿楼上,夜值盗劫人烧舍,惊坠床下。自后每闻有响,则惊倒不知。诸医作心病治之,皆无效。戴人见而断之曰:惊者,为阳从外入也;恐者,为阴从内出也。惊者,为自不知也;恐者,为自知也。足少阳胆经属肝木,胆者敢也,惊怕则伤胆矣。乃命侍女执其两手,按于高椅上坐,当面前下置一小几。戴人云:娘子当视此一木。猛击之,其妇人大惊。戴曰:我以木击几,何必惊乎?伺少停,击之惊少缓。又须臾,连击三五次,又杖击门,又遣人击背后之窗,徐徐惊走。卫叹曰:是何治法?戴人曰:惊者平之,平者常也。常见必无惊,是夜使人击其门窗,自昏暮达曙,熟卧不闻矣。惊者,神上越也,从下击几,使之下视,所以收神也。十二日后,虽闻雷亦不惊。(《痰火点雪》)

林学院历官海南地方,有一子甚聪敏,喜食海蛤,每食必设,至十八年,忽面色顿青,形体消瘦,夜多惊悸,皆谓痨瘵,百疗不瘳,遂召杜诊之。杜曰:非病。何以知之?盖虽病削面青,精神不减。问秀才平日好食何物?曰:多食海南中味。杜曰:但多服生津液药,病当自愈。如是经两月,颜色渐红润,夜亦无惊。学士延杜问曰:愿闻此病所以。杜曰:《素问》云盐发渴,乃胜血之证,今既去盐,用生津液之药,人且少壮,血液易生,面色渐红润,此病去乃安矣。众医以痨瘵,非其治也。(《痰火点雪》)

石顽治太史张弘遽精气下脱,虚火上逆,怔忡,失血证。诊其右关气口独显弦象,左尺稍嫌微数,余皆微细搏指,明系阴火内伏之象。诊后,乃尊唯一详述病情云:自去冬劳心太过,精气滑脱,加以怵惕恐惧,怔忡,惊悸不宁。都门之医,峻用人参、桂、附,至岁底稍可,交春复剧如前,遂乞假归吴。吴门诸医,咸效用参、附导火归源、固敛精气之药,略无一验。转觉委顿异常,稍稍用心,则心系牵引掣痛,痛连脊骨对心处,或时痛引膺胁,或时巅顶如掀,或时臂、股、手足指甲皆隐隐作痛;怔忡之状如碓杵,如牵绳,如簸物,如绷绢,如以竹击空、控引头中,如失脑髓之状,梦中常自作文,觉时成篇可记,达旦倦息睡去,便欲失精,精去则神魂如飞越之状。观其气色鲜泽,言谈迭迭,总属真元下脱、虚阳上扰之候。细推脉证,始先虽属阳气虚脱,而过饵辛温峻补之剂,致阳暴亢而反耗真阴。当此急宜转关以救垂绝之阴,庶可挽回前过。为疏二方,煎用保元合四君,丸用六味合生脉,服及两月后,诸证稍平,但倦怠力微,因自检方书,得补中益气汤为夏月当用之剂,于中加入桂、附二味,一啜即喉痛声喑。复邀诊候,见其面颜精采,而声音忽喑,莫解其故,询之乃尊,知为升、柴、桂、附升动虚阳所致。即以前方倍生脉服之,半月后,声音渐复,日渐向安,但起居调摄,殊费周折,衣被过暖,便咽干痰结,稍凉则背微畏寒,或啜热饮,则周身大汗,怔忡,走精。此皆宿昔过用桂、附,余热内伏而寻出路也。适有石门董载臣,谓其伏火未清，非芩、连不能解散，时值嘉平，不敢轻用苦寒。仲春载臣复至，坐俟进药，可保万全。服数剂，形神爽朗，是后坚心服之。至初夏，反觉精神散乱，气不收摄，乃尽出从前所服之方，就正于予。予谓桂、附阳药，火毒之性，力能上升，得渗以濡之，故可久伏下焦，与龙潜水底不异。若究其源，惟滋肾丸一方，为之正治，但既经芩、连折之于上，岂堪复受知、柏侵伐于下乎？从头打算，自春徂复，不离苦寒，苦先入心，必从火化，何敢兼用肉桂引动虚阳，发其潜伏之性哉！端本澄源，仍不出六味合生脉，经岁常服，不特壮水制阳，兼得金水相生之妙用，何惮桂、附之余毒不化耶！（《张氏医通》）

学士卢抱经，为侍读时，每寤心必惊惕。医用安神补血之剂，数年不效。时值乾隆戊寅，予至燕京，与公同寓，初寅之日，公即问予曰：此症何故使然？予视其脉，独左关弦数。予曰：《内经》云卧而惊者属肝，卧则血归于肝。今血不静、血不归肝，故惊悸于卧也。《三因》用羌活胜湿汤加柴胡，治卧而多惊悸多魇溲者，为风寒在少阳厥阴也，非风药行经不可。今切肝脉弦数，此风热内侵肝脏，正经所谓血不静、血不归肝故也。当用加味逍遥散凉血舒肝，更加防风以祛其风，使风散热解，血自归经矣。公从之，服数剂而愈。（《奇症汇》）

汪石山治一女，年十五，病心悸，常若有人捕之状，欲避而无所，其母抱之于怀，数婢护之于内，犹恐恐然不能安卧。医者以为病心，用安神丸、镇心丸不效。汪诊之，脉皆细弱而缓，曰：此胆病也，用温胆汤，服之而安。或问：人因心恐，遂觉皮肤寒而起栗何故？予曰：恐则气下，气下则阳气内入，故若此；恐定气还，便即如故。

又问：前症亦因恐而病，盖恐则气下，而何故反用温胆汤降其气乎？予曰：此乃少阳胆疾，非因恐而病，实因病而恐也。盖胆以温为候，虚则寒，寒则气滞，滞则生痰，痰生胆腑则神不归舍，故令人心恐不寐。汪切庵云：此汤橘皮、半夏、生姜辛温导痰，即以之温胆；枳实破滞；茯苓除饮；甘草和中；竹茹开胃土之郁，清肺金之燥。凉肺金，即所以平甲木也。胆为甲木，如是则不寒不燥，而胆常温矣。（《奇症汇》）

二十八、失眠

不寐一症，责在营卫之偏胜，阴阳之离合。医家于卫气不得入阴之旨，而细心体会之，则治内虚不寐也，亦何难之有哉？夫卫气昼行于阳二十五度而主寤，夜行于阴二十五度而主寐。平人夜卧之时，呵欠先之者，以阳引而升，阴引而降，阴阳升降，然后渐入睡乡矣。若肝肾阴亏之辈，阳浮于上，营卫不交，神明之地扰乱不宁，万虑纷纭却之不去，由是上则两颧赤，中则胃脘胀，下则小便数，而坐以待旦，欲求其目瞑也得乎？又尝见初睡之时，忽然跳跃似惊而醒，医以为心虚胆怯而始有此，孰知有大谬不然者。何也？缘阳升而阴降，阴阳交合，有造化自然之妙。奈营弱卫强，初入之时，契合浅而脱离快，升者复升，降者复降，形体之间，自不觉如有所坠，而斯时复寤矣。明乎此，则治阴虚不寐者，必须壮水之主，以镇阳光，盖水壮则火熄，心静则神藏，乙癸同源，而藏魂之脏，亦无相火妄动之患。倘其人本体阳虚，虚阳浮越而不寐，又宜归脾、八味之属，阴阳相济，益火之源，盖阳生则阴长，逆治则火藏而心神自安其位耳。

至于外感时疫而不寐者，乃邪气耗扰；内伤停滞而不寐者，乃胃中之乖戾；更有喘咳不休、诸痛不止、疟痢不愈而不寐者，无非本症之累及：但治其受困之由，而无有不酣睡者矣。虽然，治外因者，投药易治；内因者，投药难效。先君子于阴不维阳、达旦不寐一症，专用纯甘之味，加入犀角、羚羊角、龟板、虎睛、琥珀、龙齿、珍珠之属，以物之灵，而引人之灵，两相感召，神有凭依，诚法中之善者也。彼逍遥散之舒肝，补心丹之安神，温胆汤之化痰，未为不善，是在用之者为何如耳！

头头是道，言言入理，步步有法，至哉！

余夜梦同一道者谈医，于不寐症，犹记几句云：火熄则气平，心静则神敛，营卫交而心肾通，万虑消而魂魄藏，心依于息，息依于心，高枕安卧矣。醒时思之，觉卫气不得交于阴之旨，确乎不易也。（《杂症会心录》）

不寐有三：有痰在心经，神不归舍，而不寐者，用温胆汤加酸枣仁、竹沥、姜汁。有病后虚弱而不寐者，六君汤加黄芪、酸枣仁。有血少而不寐者，归脾汤。

又：不寐者，胆虚寒也，炒枣仁研末，竹叶汤下；多睡者，胆实热也，生酸枣仁研末，姜茶汤下。（《医学传心录》）

人有昼夜不能寐，心甚躁烦，此心肾不交也。盖日不能寐者，乃肾不交于心；夜不能寐者，乃心不交于肾也。今日夜俱不寐，乃心肾两不相交耳！夫心肾之所以不交者，心过于热，而肾过于寒也。心原属火，过于热则火炎于上而不能下交于肾；肾原属水，过于寒则水沉于下而不能上交于心矣。然则治法，使心之热者不热，肾之寒者不寒，两相引而自两相合也。方用上下两济丹：

人参五钱，熟地一两，白术五钱，山茱萸三钱，肉桂五分，黄连五分，水煎服。一剂即寐。

盖黄连凉心，肉桂温肾，二物同用，原能交心肾于顷刻。然无补药以辅之，未免热者有太燥之虞，而寒者有过凉之惧。得熟地、人参、白术、山萸以相益，则交接之时，既无刻削之苦，自有欢愉之庆。然非多用之则势单力薄，不足以投其所好，而餍其所取，恐暂效而不能久效耳。

此症用芡莲丹亦佳。

人参、茯苓、玄参、熟地、生地、莲子心、山药、芡实各三钱，甘草一钱，水煎服。四剂安。（《辨证录》）

眠者，常睡熟也；不得眠者，虽睡不熟，且安静不烦也。卧者，欲睡着而复醒也；不得卧者，欲安卧而烦闷不能安也。二者皆由汗、吐、下而生。胃虚则不得眠，心虚则不得卧。汗、吐、下后不得眠，栀豉主之。日烦夜静，姜附主之。

不眠：少阴病，心烦不得眠，宜黄连阿胶汤。大热错语不服，宜黄连解毒汤。下利而渴不眠，宜猪苓汤利其水。吐、下后，虚烦不得眠，酸枣仁汤导其热。

下后不眠同前。

不卧：身热，目疼，不卧，有汗，宜桂枝柴胡汤；无汗，宜麻黄加白虎。误服青龙，汗多亡阳，先与防风、白术、牡蛎散收其汗；次用小建中养其心血。风温误汗不卧者死。热病余热入心包络不卧，宜知母麻黄汤小汗之；次用小柴胡乌梅栀子汤，散心经之热；差后阴未复不卧，宜栀子乌梅汤。（《丹溪手镜》）

梦者，神与魂魄病也。心藏神，中虚不过径寸，而神明居焉。故心者，神明之舍，而神即精气之所化成。《灵枢经》曰：两精相薄，谓之神；随神往来，谓之魂；并精出入，谓之魄。是神、魂、魄三者，固非判然不相属者也。自人心多欲，神明外驰，因而气散于内，血随气行，荣卫纷乱，魂魄不安，于是乎百疾作，疾作者，神离故也。故太上贵养神，其次才养形。凡欲神之存乎舍也，而百疾不作也。若夫梦者，亦神不安之一验耳！凡人形接则为事，神遇则为梦。神役乎物，则魂魄因而不安；魂魄不安则飞扬妄行，合目而多梦。又况七情扰之，六淫感之，心气一虚，随感而应。谚云：日之所接，夜之所梦，洵有然也。<small>宜别离散、益气安神汤。</small>若古之真人，其寝不梦，非神存之故哉？梦而魇，则更甚者。或由心实，则梦惊忧奇怪之事而魇；<small>宜静神丹。</small>或由心虚，则梦恍惚幽昧之事而魇；<small>宜清心补血汤。</small>甚有精神衰弱，当其睡卧，魂魄外游，竟为鬼邪侵迫而魇者，此名鬼魇。<small>宜雄朱散。</small>另详邪祟条中，甚矣。梦非细故也，其如太上之养神而可哉！（《杂病源流犀烛》）

《九灵山房集》云：浙省平章左答纳失理在帅阃时，病无睡，睡则心悸神慑，如处孤垒，而四面受敌，达旦目眵眵无所见，耳聩聩无所闻，虽坚卧密室，睫未尝交也。即选医之良者，处剂累月勿瘳，后召元膺翁诊视。翁切其脉，左关之阳浮而虚；察其色，少阳之支溢于目眦。即告之曰：此得之胆虚而风上，独治其心而不祛其胆之风，非法也。因投药方乌梅汤、抱龙丸，日再服，遂熟睡。

一方，治多疑不得眠如狂，用温胆汤加酸枣仁一两，炒研煎。

从来不寐之证，前人皆以心肾不交治也，投剂无效。窃思阴阳违和，二气亦不交，椿田每用制半夏、夏枯草各五钱，取阴阳相配之义，浓煎长流水，竟覆杯而卧。治病切勿执着，拘泥古方。妙在随症用药，变通化裁，精思过人，是为良工。（《灵兰要览》）

江春圃纯粹医案，亦有以黄连、肉桂治不寐症者。丁俊文每日晡后发热微渴，心胸间怔忡如筑，至晚辄生懊侬，欲骂欲哭，尽夜不能寐，诸药不效，延至一载有余。汪诊其脉，左寸浮洪，两尺沉细，知属阴亏阳盛，仿《灵枢》秫米半夏汤，如法煎成。外用肉桂三钱，另煎待冷；黄连三钱，另煎，乘热同和入内，徐徐温服，自未至戌尽剂，是夜即得酣睡，次日已牌方醒，随用天王补心丹加肉桂、枸杞、鹿胶、龟胶等味制丸，调理全愈。

偶从杭城沈雨溥书坊，购得《医学秘旨》一册，有治不睡方案云：余尝治一人患不睡，心肾兼补之药，遍尝不效，诊其脉，知为阴阳违和，二气不交，以半夏三钱，夏枯草三钱，浓煎服之，即得安睡，仍投补心等药而愈。盖半夏得阴而生，夏枯草得至阳而长，是阴阳配合之妙也。书系钞本，题曰西溪居士著，不知何许人，识以俟考。（《冷庐医话》）

韩飞霞谓黄连、肉桂能交心肾于顷刻。震泽毛慎夫茂才元勋，尝用之而奏效。某年四十余，因子女四人痧痘连绵，辛勤百日，交小暑后，忽然不寐，交睡则惊恐非常，如坠如脱，吁呼不宁，时悲时笑。毛诊之，谓由卫气行于阳，不得入于阴，乃心肾不交之症，用北沙参、生地、麦冬、当归、远志、炙草、白芍、茯神、川连二分，肉桂一分，以甘澜水<small>长流水扬之万遍为甘澜水</small>，先煮秫米一两，去渣，将汤煎药，服之全愈。毛居黎里镇，读书三十年，中岁行道，名著一时。（《冷庐医话》）

越河圩王益之长媳，秋初患痢，治愈后而夜不成寐。近处名手，遍请诊治，而病转危笃。闻吾名，托人敦恳再三。余往诊时，目不交睫者已近三月，口不能食已有月余，家人勉以鸡肚浓汤劝进，强咽数口，反觉胀闷。所最难堪者，抽搐、惊恐两事，一经大抽大搐，震动跳跃，则气绝僵卧，静待片刻便苏。日夜抽厥共二十余次，其惊恐则如在刀剑丛中，即数人挟持拥护，亦不能稍壮，头眩运不能坐起，二便俱通，身无寒热，但面色通赤，肌未消瘦，心中烦热、多汗，腹胁胀闷，经水久闭。其舌本深紫无苔，而光亮如镜。其脉则左寸关弦小而沉，右寸关濡弱，两尺部滑大满指，重按有力。视前所服药，惟治痢用木香槟榔之类，余皆滋阴平肝、养血敛神之剂，数医一辙，约服七八十帖，故病势当此极耳？病者有小叔王寿禄，亦学中人。予因与之论病曰：令嫂痢症，本肝经血痢，服木香槟榔等气分之药，邪在血分者反深藏不现，故痢止而不能寐矣。人寐则魂藏于肝，肝有伏邪，是魂之舍为邪所居，魂无窟宅之所，阴阳不能相抱，以致夜不成寐，与心脾血虚、神魂飘荡之不寐症，迥不相侔。此时若为清理血分，使邪外散，数剂便愈。乃医者反用辛凉补涩之剂，而血为之凝，痰为之滞，肝胆之气拥塞不通。肝主筋，筋挛则抽搐大作。肝、心两脏，木火相连，肝邪上逆，则心窍闭而气绝僵卧。胆府清净，则气壮心安；胆为邪踞，则气馁心怯，而惊恐特甚。木来克土，而痰又滞脾，故腹胁胀大，饮食不思，得鸡肚汤反而不适。肝脾拥滞，升降失职，肾水不能上潮，致心阳独亢于上，故面赤烦热，心如火烧。方书云：舌光如镜，胃阴将亡。但亡阴之舌色，必嫩红而滑。此色之深紫，血之瘀也；其亮如镜，痰之光也。非热非虚，故肌肤未消，脉亦不数。且尺部滑大有力，显是有形之痰血，伏积于下焦肝胆之部。今二便尚通，脉未大坏，胃气尚存，犹可为也。王寿翁以予言为是。因立方用柴胡、滑石各五钱，桃仁四钱，大贝母<small>醋炒</small>、五灵脂、半夏、盐煮水姜黄各三钱，枳壳、桑白皮、陈皮、丹皮、茜根、山栀仁各二钱，生甘草一钱，为煎剂；另制当归龙荟丸八钱，分两次服。煎剂日服一帖。两日乃大便畅行，每日两次，所下痰积瘀甚多，经水亦通，夜能安寐更许，抽搐止，惊恐愈，人渐向安。煎方服十帖，脉亦大起，尺部渐平。此冬月下旬事也。病家因丧事延缓，至今正复诊，人已虚甚，脉尚未静。为用甘温补益之药为君，以利气清邪为佐。服数帖后周身发疮，饮食渐加，精神渐旺。令仍以前方调理，似可无虞矣。（《清代名医医话精华·姚龙光》）

人有每卧则魂飞扬，觉身在床而魂离体矣。惊悸多魇，通夕不寐，人皆以为心病也，谁知是肝经受邪乎！盖肝气一虚，邪气袭之，肝藏魂，肝受邪，魂无依，是以魂飞扬而若离体也。法用珍珠母为君，龙齿佐之。珍珠母入肝为第一，龙齿与肝同类。龙齿、虎睛，今人例以为镇心之药，讵知龙齿安魂，虎睛定魄。东方苍龙木也，属肝而藏魂；西方白虎金也，属肺而藏魄。龙能变化，故魂游而不定；虎能专静，故魄止

而有守。是以治魄不宁宜虎睛，治魂飞扬宜龙齿，药各有当也。(《傅青主男女科》)

定庠生金彩眉，其夫人丙戌秋病霍乱卒，渠亦患湿热症。是年定海之霍乱，经余治愈者甚多。及彩眉之遇余也，则在仲冬时矣。盖渠自秋间患湿温之后，失于清解，留邪在络，且丧偶悲郁，再有烟癖，耗伤精血，烦躁不寐，目不交睫者匝月，日间坐卧不安，百感交集，欲食而不能食，欲卧而不能卧，饮食或宜或不宜，神识似痴，脉之空大，指下极乱。余曰：此正《金匮》所云百合病也，再兼痰火上冲。遂与百合地黄汤，加清痰降火之药。两剂稍能寐，而神志仍似痴呆，乃专清其痰火，而加宁神定志之品，出入加减，至丁亥春始痊。(《一得集》)

二十九、遗精

遗精一症，古人谓有梦心病，无梦肾病。又云有梦而遗者轻，无梦而遗者重。然亦不能尽拘。如青年男子，身体壮盛，久不行房，精蓄过多，无梦施泄，此乃满则溢之理，非病也。反之有梦而遗，在古人固谓之为心病，而属轻症者矣，第据予所见，亦不尽然。郑巷邻近有鲍某者，家居以务农为业，人颇诚朴。丙子春，据云患一病，甚奇异，或延巫禳祷（俗谓之打醮），或避居神庙，或数人伴卧，意欲藉此以驱逐病魔（乡人之于迷信类多若此）。后因迄无应效，延予往诊。为处宁神清火之方以归。临行时渠等恐如此奇疾，不能出门就诊，深以为虑。予答以途中如遇不测，予当完全负责。越数日，渠果来诊。详询病之起因，由遗精而起，且寐中精神恍惚，必有素相熟识之妇人，纠扰床头，因之阴茎勃起，比及醒觉，已云雨巫山矣。告以此诊必有效，毋恐。其方用炙龟板、生白芍、天门冬、青龙齿、炙远志、夜交藤、左牡蛎、砂仁、黄柏等药。方中重用黄柏直清相火以治标，龟板、白芍、远志、龙、蛎等，养阴宁神以顾本。火清则施泄无权，而封藏自固；神宁则心君泰然，而淫梦不扰矣。

由上述观之，吾人之于医学，固宜博览群书，而临证之际，尤宜敏思颖悟，深造理致，所谓学于古而不为古人所囿，趋于时而不为时流所撼。愿吾同仁，幸注意之！(《勉斋医话》)

遗精分有梦无梦两种：有梦是相火太旺，其遗也属肾热，为轻；无梦是气体虚损，其遗也属精滑，为重。有梦而遗，宜用清心丸：生地、丹参、牡蛎、麦冬、北五味子、龙骨、远志治之。无梦而遗，乃虚寒精滑，宜用十全大补丸加金狗脊、锁阳、龙骨、牡蛎、虎鹿鞭等治之。另有一种膀胱积热，宜用茵陈、苍术、白芷、萆薢、车前子等先清去其湿，然后投以龙骨、牡蛎之类以建之。再有一种花柳毒气，积于膀胱，亦能遗，必先除清其毒，始可以龙骨、牡蛎建止之，否则不能愈也。(《医学心传》)

精虽藏于肾，而实主于心。心之所藏者神，神安则气定；气为水母，气定则水澄，而精自藏于命门。其或思虑过度，则火水不交，快情恣欲，则精元失守。所以心动者神驰，神驰则气走，精逐而流也。且心主血，心血空虚，则邪火上壅，而淆其灵舍，于是神昏志荡，天精摇摇，淫梦交作，而精以泄。其甚者，不待梦而时泄。此时以降火之法治之，而火不可降，即以龙骨、牡蛎涩精之品施之，亦属随止随发。殊不知神不归舍，斯精不归元，故肾病当治其心，宜以养气安神为主，以润燥滋血之品为先。君火既安，相火自能从令，神清气爽，而精安有不固者哉？

人身之精，融化于周身，如树中胶汁，本无形质，至因情动摇，遂各成形质而出。其所出者，已为精之死物矣。是不独精出于肾然也，他如贪心动则津出，哀心动则泪出，愧心动则汗出，皆为精所施化。多出则能伤精，但与遗精者相较，则感有浅深，质有厚薄，伤有轻重耳！（《理虚元鉴》）

夫精者，血之粹者也。经曰：阴平阳秘，精神乃治；阴阳离决，精气乃绝。以肾水虚衰，心火妄动，至水不得宁，由是不约而妄遗矣。迨溯其所自，因则有四。何也？有梦交而遗者，以火动水沸，神驰精泄，此君不务德，乱命所致，法当君以养心宁神，佐以益肾而敛窍也；有下元虚弱，精神荡溢而遗者，此肾衰不摄，玉关无约，而精乃妄泄，法当君以补肾，佐以涩精也；有年壮气盛，久节房事，致经络壅滞而遗者，此久旷精满而溢，惟得泄而自平也；有情动于中，所愿不遂而遗者，惟通其情而自止，即勿药可也。四者之中，惟梦遗最酷，盖劳神而复脱其精，痰火之机，多肇于此，可例视乎？

圣谓营气之粹者，化而为精，聚于命门精血之府也。经曰：男子二八而阳精升，约满一升二合，养而充之，可得三升，损而丧之，不及一升。谓精为峻者，精非血不化也；谓精为宝者，精非气不养也。故血盛则精长，气聚则精盈，譬则海水之潮，亦由天地间之阳气鼓舞，所以气、血、精三者，同源而异流，殊途而同归者也。期嗣真诠亦曰，精即血成。试以精置盘中，以盐点之，一宿即化而为血，岂非反本还元之义与！愚谓血之为精，犹朱砂之取汞也，法置砂入鼎中，以火迫之，其汞乃出。夫妇交媾，必动淫火，而精乃泄。故丹家以汞铅譬之精血，正此义矣。然精固营之粹者也，而肾中一点真水，则胎于无极，生于太极，有形有质，难成易亏，男女均有此物。所以男女过欲，皆能致水亏而成阴虚火动之症，其义可见矣。所谓二八而精满者，无乃饮食厚味之液，所变之浊，阴澄秘者，复藉肺气输归于肾，若酒之挽水然，必藉本醇之气味，乃能充盈。故富贵之人，虽纵淫酒色，未尝一一而成痰火之病，盖以日食荤浓之味，故输化之精亦多，虽频泄亦未即竭。若夫天一之真精，则父母先天所成，为人身之至宝，可频而妄泄乎？倘无厚味精液之助，犹酒之真醇，可频费而妄耗乎？若藜藿如膏粱之纵欲，其有不病者亦鲜矣。况梦遗一证，于纵欲劳神，遂致坎离不交，水火未济，劳神夺精，心不御神，肾不摄精，心神荡溢，由是一梦而遗，其酷于诸遗者以此。法宜泻南方、补北方、益真火、壮真水，庶得病情之奥。（《痰火点雪》）

梦遗之病，最能使人之肾经虚弱。此病若不革除，虽日服补肾药无益也。至若龙骨、牡蛎、萸肉、金樱诸固涩之品，虽服之亦恒有效，而究无确实把握。此乃脑筋轻动妄行之病，惟西药臭剥、抱水诸品，虽为麻醉脑筋之药，而少用之实可以安靖脑筋。若再与龙骨、牡蛎诸药同用，则奏效不难矣。愚素有常用之方，爰录于下：

煅龙骨一两，煅牡蛎一两，净萸肉二两，共为细末，再加西药臭剂十四瓦，炼蜜为百丸。每临睡时服七丸，服至二月，病可永愈。（《医话拾零》）

在心肾不交之初，或梦泄、滑精、体倦、骨痿、健忘、怔忡；或心脾少血，肝胆动焰，上冒下厥。种种诸症，但未至伤肺络成蒸热者，可用养心丸，或归脾丸主之。其养心丸内以石莲、肉桂，交心肾于顷刻；归脾丸内以龙眼、木香，甘温辛热之品，直达心脾，主补中而生血，引经文主明下安之义，以补火为治。故凡火未至于乘金，补火亦是生土之妙用，而何虑乎温热之不可从治也哉？若夫阴剧阳亢，本火乘时，心火肆炎上之令，相火举燎原之焰，肺失降下之权，肾鲜长流之用，以致肺有伏逆之火，膈有胶固之痰，皆畏非时之感，胸多壅塞之邪，气高而喘，咳嗽频仍，天突火燃，喉中作痒，咯咽不能，嗽久失气，气不纳于丹田，真水无以制火，于是湿挟热而痰滞中焦，火载血而厥逆清窍，伏火射其肺系，则能坐而不能卧，膈痰滞乎胃络，则能左而不能右。斯时急宜清金保肺，以宣清肃之令；平肝缓火，以安君臣之位；培土调中，以奠生金之母；滋阴补肾，以遏阳光之焰。一以中和为治，补其虚，载其陷，镇其浮，定其乱，解其争，制其过，润其燥，疏其淹滞，收其耗散，庶有济也。若执补火之说，用辛热之品，与彼寒凉伤中者，异病而同治，岂不殆哉！（《理虚元鉴》）

虚损而兼遗泄者，如实漏卮，最难调治也。或缘君火之摇，或缘相火之盛，或缘玉门之不固，或缘心肾之不交，又或气不摄精，而滑脱不禁。或元阳衰惫，而关开乱流。急须反观内养，而以药饵调剂，必使痛断根株，然后本病可得瘳也。

君火不清，神摇于上，精摇于下：火甚者，宜先以二阴煎之类，清去心火；火不甚者，宜先以柏子养心丸、天王补心丹之类，收养心气：然后用药固之。相火易动，肝肾多热，而易于疏泄者，惟经验猪肚丸为最，或用固精丸之类，然须察其火之微甚：宜清者，亦当先清其火。玉门不固者，宜苓术菟丝丸，或水陆二仙丹、金锁正元丹、金锁思仙丹之类。心肾不交者，宜坎离交济丹。气不摄精者，宜秘元煎，或举元煎、寿脾煎，或十全大补汤。元阳不足者，宜右归丸、八味丸、家韭子丸，或固肾丸之类。（《虚损启微》）

梦遗之症，其因不同，治亦罕效。此病患之者甚多，非必尽因于色欲过度以致滑泄，大半起于心肾不交。凡人用心太过，则火亢而上，火亢则水不升，而心肾不交矣。士子读书过劳，功名心急者，多有此病。其心一散，则火降水升既济，而病将自愈。凡病起于心，大都非药石之所能疗。先大夫少年极苦此病，盖用功过苦、名心太急所致。每临场则愈频，阳事少着物即遗，苦无可奈，将床席俱穿一大孔以卧，使其无着。是科发解，武林居停，邀其亲戚女客饮喜酒，相率观解元公书室，则床席有大孔，皆莫解其故，以为笑谈。一自发解后，梦泄便希，及登第后则愈希矣。予少年亦苦此，迨登第后顿希，渐老愈减，于是益信此病关乎心，不可独责于肾，而心病非药石所能疗，故治遗少良方也。（《折肱漫录》）

遗泄之病，一曰梦遗，则肝为之也，肝能构象一切，与醒时交媾无异，君火相火其毕至焉；一曰自遗，则肾为之也，俗谓之心肾不交，究之心不任咎也，当谓之水火不交。水火者肾中之水火，火乃相火之火，非君火之火也。梦遗之际，君火尚有权；自遗则君火无权矣。君火无权而相火僭其权，相火僭君火之权，自与肾水不相合，并与心不合，水不济火，火炽逼精而自遗矣。俗谓用心太过则有遗症，不可谓之用心，直可谓之用肝太过而已矣。肝主疏泄，遗泄者疏泄之极也。偶尔自遗尚无甚关系，肝气宁静、眠睡稳熟，则自不发。若常常患此，则气血两伤，脾肺不能统，肝肾不能潜，相火孤壮，肾水不足以制之，则将有自焚之象，此痨瘵之所由成也。自遗治法，第一不可徒涩也，涩药多滞气，气滞而血不行，反生他症，惟有养肺扶脾以益气，畅肝滋水以生血，则庶几其有济乎！此等病症，全视乎人之自卫，自卫亦多端矣，而皆为普通知识，所有不能历历而数之，若夫专恃医家乞灵草木以挽回之，盖亦不可必得之数矣。(《靖盦说医》)

梦而遗者，相火之强也，宜用龙胆泻肝汤，送下五倍子丸二钱。经云：厥气客于阴器，则梦接内。盖肝主疏泄，相火鼓之，则肾虽有闭藏之权，亦拱手授之矣。不梦而遗者，心肾之虚也，以六味丸为主，煎补中益气汤送下，以升提之；或用心过度，心不能主令，而相火用事者，亦前丸为主，而兼用归脾汤；有命门火衰，元精脱陷，玉关不闭者，急用八味丸以壮阳气，使之涵乎阴精而不泄。此赵氏之法，本其师薛氏，实中庸之道也。至于景岳秘元煎、固阴煎、苓术菟丝煎，皆见症治症之方，闽中多有此陋习。(《医学从众录》)

此即遗精痿症也。其初起于酒色不节，精血日竭，水火俱衰，肝风、脾湿、肾虚生寒，三气合聚而为肾痹。宗筋不能束骨节利机关，足难步履，腰背难以俯仰，坐卧难支。总因倾尽真元，而筋骨日瘁也。法宜清气安神，以养心脾之血；润燥滋血，以归肝肾之阴。(《理虚元鉴》)

肾阴虚则精不藏，肝阳强则气易泄，故遗精惟肾、肝为多。然亦有不在肝、肾，而在心、肺、脾、胃之不足者，又未可执一论。

庚寅冬，余至济南，有黄姓某，五十余岁，精关不固，先遗后滑，病经一年，神疲气弱，痿顿不堪，频服六味丸不效，来延余诊。脉象两尺细数，寸关虚大，知是阳气下陷，不能摄精，以补中益气汤加麦冬、五味，固摄而愈。

乙未，余寓上海，宁波沈某，二十余岁，形瘦色赤，咳嗽吐红，黎明梦遗，患已两年，医药不应，问治于余。余诊之，六脉滑致，左尺尤盛，知是阴虚有火。用六味丸去山萸，加元参、黄柏、车前。十剂，火平；又十剂，阴复；仍前法进以参、芪调养而愈。

此二症也，前系脾阳虚，后系肝阴虚，皆不足症也，然一阴一阳，判若霄壤。如当升补而反滋阴，元气愈陷；如当滋清而反补涩，相火愈强。不辨所因，谬然施治，病必加剧。又况郁滞积热与一切痰火为病，每致不梦而遗，尤非聚精、固精等丸，所能奏效乎！总恃临诊者，有辨虚实、审阴阳之权耳。(《诊余举隅录》)

一人因肄业劳心太过，患梦遗症已三四年矣。不数日一发，发过则虚火上炎，头面烘热，手足逆冷，终夜不寐，补心肾及涩精药投之罔愈。余疏一丸方，以黄柏清相火为君，佐以地黄、枸杞、萸肉、天冬补肾，麦冬清心，莲须、五味涩精，鳔胶填精，车前利湿热之水，使相火安宁。不终剂而愈。病者初时恐黄柏太寒，不欲用也。余谓尊症之所以久而未愈者，正未用此药耳！经曰：肾欲坚，急食苦以坚之。黄柏是也。肾得坚则心经虽有火而精自固，何梦遗之有哉？向徒用补益收涩，而未及此，故难取效。(《何氏虚劳心传》)

老吴市陆少云，遗精三四日一次，已有三年。养阴、固摄，俱罔效。余诊之，脉细肢倦，神疲形寒。曰：初起之遗，在相火不静；日久之遗，在气虚不固。而龙骨、牡蛎之固摄，但能固其精，未能固其气。治其病，当固其气于无形之中。进以韭菜子二钱，杞子二钱，菟丝子三钱，党参三钱，於术二钱，鹿角霜五钱，桑螵蛸三钱，黄芪三钱，仙灵脾钱半，巴戟肉二钱，炙草一钱，红枣五枚，煨姜两片。服三剂，觉身体轻健，四肢渐温，骨气亦旺；服十剂，则遗精已止矣。（《清代名医医话精华·余听鸿》）

幼侄宵读神劳即梦泄，夜热易饥，左关脉搏。按丹溪云：主闭藏者肾，司疏泄者肝，二脏皆有相火，而其系上属宁心。心君火也，感物而动；君火动则相火随之，虽不交会，精亦暗流矣。又切庵谓肾之阴虚则精不藏，肝之阳强则气不固，故梦而精脱也。先用六味汤加减：熟地、山药、茯神、丹皮、远志、潞参、麦冬、芡实、莲心、石斛，数服而效；后加龙骨、白芍、五味，炼蜜为丸，服愈。此补肝肾参养心之剂，君火安则神魂敛，而龙雷不撼矣。（《清代名医医话精华·林羲桐》）

三十、阳痿

是证多由肾经亏损，命门火衰，精气虚冷者，十居七八。此外又有忧思太过，抑损心脾，则病及阳明，水谷气血之海有所亏伤而致者。经曰：二阳之病，发于心脾。即此之谓。又有大惊卒恐，能令人遗尿，即伤肾之验。经曰：恐惧伤精，骨酸痿厥，精时自下也。又有肝肾湿热，以致宗筋弛纵者，亦为阳痿。治宜清火坚肾，然必有火证、火脉，内外相等者，方是其证。而此仅有之耳，须当细辨。（《罗氏会约医镜》）

少年人阳痿，有因志意不遂而致者，宜其郁抑则阳气舒，而痿立起，勿概作阳虚补火。又有膏粱富贵人，暑月阳事痿顿，此属湿热，不可不知。（《顾氏医镜》）

《素问·痿论》曰：治痿独取阳明，阳明主润宗筋；宗筋主束骨而利机关也。王太仆注：宗筋，谓阴毛中横骨上下之竖筋也，上络胸腹，下贯髋尻。又经于背腹上头项，则宗筋不可以外肾言也。《厥论》曰：前阴者，宗筋之所聚。前阴，外肾也，为宗筋之所聚，则宗筋亦可以外肾言也。《痿论》又曰：思想无穷，所愿不得，意淫于外，入房太甚，宗筋弛纵及为白淫。玩绎此节经义，上有入房太甚句，下有及为白淫句，则中有宗筋弛纵句，竟作阳痿解可也。此节"宗筋"两字，竟作外肾解可也。夫阳明胃府，位镇中宫，上合于鼻，下合外肾。验之于霉疮，毒蕴阳明，或上发而鼻坏，或下注而茎糜；验之于马，其鼻黑者茎亦黑，鼻白者茎亦白。阳明与外肾关属，不更信而有征哉！是则治阳痿，当遵《素问》治痿独取阳明之旨，弗徒沾沾于补肾壮阳焉可已！（《存存斋医话稿》）

有人以阳痿症问余曰：此病确系火衰乎？鹿茸可服乎？余曰：此病谓之火衰固亦有近似处，然专服补阳补火之品，则非徒无益，而且有害。问曰：何也？余曰：生殖器为海绵体，非血壮不得举，其举也血力尽灌注于此，君火相火皆运筹帷幄者也。其次胜于千里者则血也，血之热力足，则生殖器无痿理也。譬如凡机器之行，火力最要，而水力万不可少。此即可以悟阴阳相需、二者不可缺一之理，是则治痿症不可不大补阴血也，专补阳火无济也。若服鹿茸则非以龟板胶合服不可，且鹿不过五之一，龟则可以五之三也。(《靖盦说医》)

一贵胄①，三十岁，阳痿，大便或泄或止。医用八味加鹿茸、故纸、韭子、枸杞子、巴戟天等药不效，且遗精。诊其六脉沉细，右关濡弱，左关、两尺俱有力。问得酒色过度，湿热伤其脾、肾，故右关濡弱而阳痿，便滑；用药增其湿热，故左关、两尺俱有力而遗精也。用四君子加杜仲、牡蛎、泽泻、山药、麦冬、知母，十剂诸证俱已。原方去知母，加黄芪、白芍为丸，而愈。(《王氏医存》)

三十一、虚劳

虚劳之症，大症也。固由真阴亏损、虚火烁金而然，而其始大半由于外感。感邪在肺则作咳嗽，治失其宜则咳不已，久咳则伤肺金，金伤不能生水则肾水日枯，肾火日炽，上灼于肺，再复嗜色欲、受外邪，以竭其水，而虚劳成矣。间有本元不足，思虑太过而心血耗、心火旺、肾水干、肺金痿者，其受病不同，及其成功一也。此等症多见吐血、痰涌、发热、梦遗、经闭，以及肺痿、肺疽、咽痛音哑、侧卧、传尸、鬼疰诸疾。唯在屏弃一切，不近女色，调饮食，慎风寒，息嗔怒，静养二三年，服药可，不服药亦可，自然生机徐转，复其天和，非旦夕所能效也。然既有症，必有治，列方备择，仍在其人之能自养耳！

咳嗽初起，用止嗽散加苏梗以散之；如或不已，变生虚热者，佐以田鱼丸；若病势渐深，更佐以月华丸；若吐血，先用四生丸，继用生地黄汤、逍遥散之类；元气虚，五味异功散；如气血虚而发热，八珍汤、人参养荣汤均可；咽痛用百药煎散；音哑用通音煎；如遗精用秘精丸；经闭用泽兰汤；至五脏虚损，则补天大造丸。用药之法，不过如斯而已。此症什存一二，其能存者，皆自养之功，非药力也。(《医医偶录》)

虚劳证治，自《金匮》而下，方书汗牛充栋，一切滋阴降火，补肾、补心、补肝、补脾、补肺之说，各各不同。较之《金匮》，洵加详尽，而按方施治，每无定效。盖虚劳一症，未有不始于营卫不和，而渐至上损下损者，亦未有不终于营卫不通，而甚至过胃过脾者。夫营为水谷之精气，卫为水谷之悍气，卫气行阳二十五度，营气行阴二十五度，日夜流行不息，充周脏腑，何劳之有？惟其不和，则营之在内者不能为阴之守，而有亡血、失精等证；卫之在外者不能为阳之固，而有盗汗、烦热等证。不和则有偏胜，营属阴而易偏于弱，卫为阳而易偏于强，偏强偏弱，热必相失而不通。营不通于卫，而弱者益弱；卫不通于营，而强者益强。弱者益弱，非脱出于外，即匿伏于内；强者益强，非蒸灼于上，即煎熬于下。脏腑之阴津，且有立尽之势，而气急、声哑、骨痿等证，所必至也。惟长沙早见及此，于将成未成之际，不离桂枝建中为加减，渐和其营卫，而不嫌其缓；于既成之后，不离大黄䗪虫为加减，急通其营卫，而不嫌

---

① 胄（zhòu 宙）：指帝王或贵族的后裔。原本作"胃"，系形近之误，故改。

其峻。后人不解此旨，设出补肾、补心、补肝、补脾、补肺等汤，千蹊万径，徒眩耳目。岂知营卫不和不通，纵有仙丹，亦不能舍营卫而运行脏腑。有心斯道者，可不知通和营卫为治劳第一义耶！

按劳之为病，形与精多不足之证也。《内经》云："形不足者温之以气，精不足者补之以味。"仲景大、小建中等汤，气温而平，味甘而厚，正《内经》补形、补精之旨。今人置而不用，何其愦愦耶！（《医源》）

虚损之起，或久遇劳碌，损伤阳气，遂发热，渐至咳嗽；或伤风失治，或治之不当，亦成此症；或伤寒汗下失宜，久之遂成寒热之症；或饥饿伤脾，饱食伤胃，治之不妥，亦成此症。是皆阳气虚弱，倒入于内，便化而为火，而发热也。须用保元或四君加黄芪，再加干葛以开肌，紫苏以开皮毛，病未多日者，服十五六剂，则自然汗来。譬如夏天郁蒸一二日或三四日，遂大雨方凉，阴阳和而后雨泽降也。又如秋冬阳气降入地中，则井水温暖，至春夏阳升，则天地和暖，万物生化，井中水冷彻骨矣，何内热之有？损病初发，十数日间，未经寒凉药，可用火郁汤、升阳散火汤及补中益气汤；若久之，则火郁汤不宜用矣，保元、四君继之。此为第二关。盖元气已虚，只助阳气，不宜散火，误以当归、地黄补血，并黄柏、知母苦寒有形重味，反伤无形阳气，阳气愈弱，愈不升发，阳绝则阴亦随之而绝，损病之死，职此故也。

损病六脉俱数，声哑，口中生疮，昼夜发热无间，经云数则脾气虚，此真阴虚也。此第三关矣。则前保元、四君等剂，皆投之不应，须用四君加黄芪、山药、莲肉、白芍、五味子、麦冬，煎去头煎不用，止服第二煎、第三煎，此为养脾阴秘法也。服十余日，发热渐退，口疮渐好，方用丸剂。如参苓白术散，亦去头煎，晒干为末，陈米锅焦打糊为丸如绿豆大。每日服二钱，或上午一钱。百沸汤下。盖煮去头煎，则燥气尽，遂成甘淡之味，淡养胃气，微甘养脾阴。师师相授之语，毋轻忽焉！（《慎柔五书》）

虚损之由，不论酒色、劳倦、七情、饮食，皆能致此。而惟阴阳之辨为最要。阴虚者，其病则为发热、躁烦、目红、面赤、唇干、舌燥、咽痛、口疮、吐血、衄血、便血、尿血、大便燥结、小水痛涩等证；阳虚者，其病则为怯寒、憔悴、气短、神疲、头运、目眩、呕恶、食少、腹痛、飧泄、二便不禁等证。至若咳嗽、吐痰、遗精、盗汗、气喘、声喑、筋骨疼痛、心神恍惚、肌肉渐削、梦与鬼交、妇人月闭等症，则又无论阴阳，而凡病至甚者，皆其所必至。然肾为五脏之本，水为天一之源，则凡虚损者，实为肾水之亏十居八九。盖肾水亏则肝失所滋，而血燥生；肾水亏则水不归源，而脾痰起；肾水亏则心肾不交，而神色败；肾水亏则盗伤肺气，而咳嗽频；肾水亏则孤阳无主，而虚火炽。节斋先生云：人若色欲过度，伤损精血，必生阴虚火动之病。丹溪先生云：凡患虚者，多阴虚也。古人岂欺我哉！（《虚损启微》）

今之所谓虚劳，古之所谓蒸也；古之所谓虚劳，今之所谓脱力也。《金匮》必列虚劳者，以见伤寒自有因脱力得者也，俗称脱力伤寒本此，知此而《金匮》虚劳诸方能用之矣。俗称脱力，不专指疲劳言，凡五劳皆在其中。脱力有成痼疾者，有在一时者，有着一处者，苟因劳伤气血不复，皆得称为虚劳。人但泥于弱症损症之不起者为虚劳，而不知彼特其一端也。若一时一处之虚劳，则或待治而后愈，或不治而自愈，无甚足异。第既有虚劳之因，风寒随而入之，《金匮》本为风寒尽其变，故浑言之曰虚劳，不复分别其为何劳。推而准之，伤寒劳复，乃虚劳之在一时者，亦不分别其若者为躁作之劳，若者为房室之劳也。依义本当列此篇末，编《伤寒论》者，欲其便览，移置如此耳！他如《脉经》云：病人一臂不随，时复转移在一臂者，此为微劳，营卫气不周故也，久久自愈。乃虚劳之着一处者，亦不分别其为何劳，亦以有本病可列故也。此经又有劳疟，《千金》《外台》有劳嗽、劳聋，凡在一时及着一处者皆仿此。读古人书，须辨其名，以究其指，医亦如之。诚能知此，何至以建中汤等方，误投之蒸病也哉？（《研经言》）

经云：男子之痨，起于伤精；精不足则气失资化，气不足则血失所荣，血不足则气无所附。盖肾为真水，肾气竭，而微阴不能与胃气上升，以接清阳之气，则元气下陷，相火大旺，火旺则真阴愈烁，遂发躁热。火冲上焦，发热、咳嗽、喘急、吐痰、吐血、肺痿、肺痈等症；火结下焦，发热、淋浊、结烁、遗精、盗汗、腹疼等症。然其症必各见于一经，如现有精浊，兼之胫酸、腰背拘急，则其邪在肾也。现有喘咳嗽血、鼻塞声重，知其邪在肺也。现有咯血、多汗，加之惕惊、口舌生疮，知其邪在心也。现有梦遗，加之胁痛、多怒、颈强，知其邪在肝也。现有泄泻，加之腹疼、痞块、饮食无味，知其邪在脾也。大抵阴虚多，阳虚少，要随症调理。世之治者，往往用四物补阴，黄柏、知母降火。不知阴虚者，乃肾中之真阴虚也，非四物阴血之理也；火者，龙雷之火也，非寒凉所能降也。况血药常滞，必至减食，血药常润，必至滑肠；黄柏苦寒，尤能减食，知母甘寒，尤能滑肠，二味俱泻肾中实火。丹溪云：实火可泻，虚火可补。痨症之火，虚乎实乎？泻之可乎？即有知补者，而用药颇多疑难，以保肺则妨脾、保脾则妨肺也。须知燥热而甚，能食而不泻者，润而补脾，亦不可缺也。若虚羸而甚，食少肠滑，虽多喘咳，惟当补脾，而清润宜戒。故古人治痨，补肾兼补脾。盖水为天一之元，土为万物之母，二脏安和，诸经各治，所谓土旺而金生，水旺而火熄，诚不易之论也。经云：受补者可治，不受补者不可治，故丹溪专主滋阴，其痨方用参者，十之八九；葛可久神于治痨，其垂著十方，多用人参。自王好古有肺热伤肺之说，后人畏参不用，束手待毙，良可悲也！然肺经自有热者，肺脉必洪数，按之而实，未合用参；若火来乘金，肺脉虽洪数，按之必软，金气大伤，非参安能保之？亦在乎用药者之认症的确，活变不滞耳！（《履霜集》）

夫痨者，劳也，非一端可尽。或苦心竭其心脾之神志，或酒色竭其肝肾之阴精，或久痢、久疟、伤寒、伤暑诸症治之不当，损其气血，伤其脾胃，五脏干枯而火起，以致发热，则金受克，大肠先结燥，而水之源先涸矣。宜见脉见症，用药果当，无不愈者。若初热未甚，继以治法之非，久之即成蒸病。蒸病者，如甑之蒸，热之极也。然使初病，元气尚强，脉气尚旺，照古方用五蒸汤加减二十三蒸之法，亦无不验。治蒸法服之，病稍退，又当察症清心。参用痨病治方，不可造次。蒸或病十日半月，热极，致骨中血凝，便化为虫。张仲景立祛血之法，不使凝血，化虫丸、䗪虫丸、百劳丸是也。倘痨之不得其序，不能祛血，血化为虫，是时病人脉气尚充，精神尚充，犹可救也。如声哑、喉痛、寒热大作、脉细而数、不思饮食、精神视听俱不能支，皆属不治。又有火郁、痰凝、气滞、咳嗽、发热、气喘，葛先生保和汤，保真汤，次序用之。火散、痰开、热退，总归八珍汤调理。又有吐红、咳嗽，脉虽数，有神，不致于蒸极作虫者。脉洪脉数，虚虚实实，通变在乎心灵矣。

骨蒸由气虚不能化血，血干则火自沸腾，内如针刺，骨热烦疼，或五心俱热，或两肋如火，或子午相应，或昼微恶寒而夜反大热。虽肾经所主，传变不常，蒸上则喘咳、痰血、舌黑、耳鸣、目眩等症；蒸下则梦遗、淋浊、泄泻、腰疼、脚疼等症；蒸中则见腹胀、胁痛、四肢倦怠等症。

不问阴病阳病，日久皆能传变。男子自肾传心、肺、肝、脾，女子自心传肺、肝、脾、肾，五脏复传六腑而死矣。有始终只传一经者，有专著心、肾而不传者，大要以脉为证验。

凡气血劳倦不运，则凝滞疏漏，邪气得以相乘。又饮食劳倦所伤，则上焦不行，下脘不通，热极蒸胸中，而内热生矣。凡颈上有核，肠中有块，或当脐冰冷，或无力言动，皆痰涎结聚、气血凝滞之所致，故以开关启胃为先。盖关脉闭则气血干竭，胃气弱则药无由行，但阳虚不可偏用辛香丁、附之类，阴虚不可用苦寒。古方有开关定胃散，今亦难用，窃其意推之。(《慎柔五书》)

夫痨者，劳也。以劳伤精气血液，遂致阳盛阴亏、火炎痰聚，因其有痰有火，病名酷厉可畏者，故令人讳之曰痰火也。然溯所自来，固非一类。有禀赋素怯，复劳伤心肾，耗夺精血而致者；有外感风寒伤肺，致久咳绝其生化之源而致者；有久病久疟小愈失调，复克真元而致者；有藜藿劳人，伤力吐血，至阴虚使然者；有膏粱逸士，酗酒恣欲，劳伤脾胃而致者；有熏陶渐染者。种种之异，难以枚举，至于成痨则一也。然将成是症，必有预征兆始焉。或颈项结核，或腹胁痃癖，或素有梦遗，或幼多鬾魃，渐而有潮汗、遗精、咳哑、吐衄诸血等候。外症必形容憔悴，肌体尪羸，毛发焦枯，脉必弦涩芤虚。总之脏气偏亏，亢害无制，因而致此极也。所治之法，必审其各脏外症，以征其内亢，乃施驱贼补母之法，庶得肯綮。如肺病传肝，则面白、目枯、口苦、自汗、心烦、惊怖，法当清金补水以益木；肾病传心，则面黑、鼻干、口疮、喜忘、大便或秘或泻，法当折水补木以益火；肝病传脾，则面青、唇黄、舌强、喉哽、吐涎、体瘦、饮食无味，法当伐木补土以益火；心病传肺，则面赤、鼻白、吐痰、咯血、咳嗽、毛枯，法当泻火补土以益水；脾病传肾，则面黄、耳枯、胸满、胻痛、遗精、白浊，法当泻土补金以益水。此五脏亢害承制之证治也。更有骨蒸尸疰，种类亦多，无乃阴虚之极，治法亦必益水清金，滋阴降火。越于是法，岂其然乎？至于传尸一症，则有伏殗瘵等名，其状不一。葛氏已立治矣，所制青蒿煎……为杀虫杜后之剂，然预图早服，庶不贻殃也。倘至颠危沉困之际，则病深虫老，虽仓扁亦望而畏焉！(《痰火点雪》)

古有五劳、七伤、六极之目，皆言虚也，核之则劳、极二端而已。劳是过用其气，极则几于无气，其浅深不同。以《病源》所记言之，五劳中之志劳、心劳、忧劳，是过用其神；其疲劳，是过用其形。七伤则房劳之病，亦劳属也，以其病多，故别出之。

然精为七神之一，是亦过用其神也。约之，特形、神二者尽之矣。若风寒暑湿及一切病之久而不去，甚虚其气者，皆极也。极有气、血、筋、骨、肌、精六症者，谓病于气，其极也不欲言；病于血，其极也无颜色，眉发堕落，喜忘。余极仿此。然约之亦不外形、神也。大抵劳言其始，极言其终，分别截然。近世不知有极，概目为劳，则将以治极者治劳，而劳永无愈期矣。嘻！(《研经言》)

五劳者，一曰肺劳，短气、面浮、鼻不闻香臭；二曰肝劳，面目干黑、口苦、精神不守、恐畏不能独卧、目视不明；三曰心劳，忽忽喜忘、大便苦难或时鸭溏、口内生疮；四曰脾劳，舌本苦直、不得咽唾；五曰肾劳，背难俯仰，小便不利、色赤黄而有余沥，茎内痛、阴囊湿生疮、小腹满急。六极者，一曰气极，令人内虚，五脏不足，邪气多，正气少，不欲言；二曰血极，令人无颜色、眉发落、忽忽喜忘；三曰筋极，令人数转筋、十指爪甲皆痛苦、倦不能久立；四曰骨极，令人瘦削、齿苦痛、手足烦疼、不可以立、不欲行动；五曰肌极，令人羸瘦、无润泽、饮食不生肌肉；六曰精极，令人少气、噏噏然内虚、五脏气不足、毛发落、悲伤、喜忘。七伤者，一曰大饱伤脾，喜噫、欲卧、面黄；二曰大怒逆气伤肝，少气、目暗；三曰强力举重、久坐湿地伤肾，少精、腰背痛、厥逆下冷；四曰形寒寒饮伤肺，少气、咳嗽、鼻塞；五曰忧愁思虑伤心，苦惊、喜忘、喜怒；六曰风雨寒暑伤形，发肤枯夭；七曰恐惧不节伤志，恍惚不乐。又有志劳、思劳、心劳、忧劳、瘦劳，亦名五劳；阴寒、阴痿、里急精寒精少、阴下湿、精清、小便苦数、临事不举，亦曰七伤。种种区别，愈繁愈乱，按图索骥，贻误实多，皆非求本之论也。要之，五脏不可分，轻重不可不辨，气血阴阳水火不可不知，虚症之治，无余蕴矣。若其强作解人，硬派名目，几何而不至杀人于反掌间也哉！(《虚损启微》)

人之不足，由虚而损，由损而劳，由劳而极。损有五：一损肺，皮毛槁落；二损心，血液衰少；三损脾，饮食不为肌肤；四损肝，筋缓不收；五损肾，骨痿不起。劳有五：一劳形，二劳气，三劳思，四劳精，五劳神。极有六：一气极，二血极，三精极，四肌极，五筋极，六骨极。又有七伤：过饱伤脾，盛怒伤肝，忧思伤心，强力伤肾，寒冷伤肺，风雨暑伤形，哀乐恐惧伤神。凡患此者，修德为上，制药次之；治心为上，治身次之。(《褐塘医话》)

四损者，大劳、大欲、大病、久病也。四不足者，气、血、阴、阳也。四损由人事，四不足由天秉，然四不足，亦由四损而来。如四损、四不足之人，复感温邪，正虚邪实，极难施治，攻邪则正伤，养正则邪锢，故补泻兼施，惟在临证审明虚实。如全局属实，内中有一二虚象可疑之处，即当吃紧照顾其虚；如全局俱虚，有一处独见实证，更当谛视斡旋其实：此治病之权衡也。若夫表之而头痛、身痛更甚，下之而痞满倍增，凉之而烦渴愈加，此所谓大虚有盛候也，急宜补之无疑。尤当察之以脉，如脉浮候盛大者，当审其何部无力，即是真虚处，他部诸浮盛脉，皆作假有余看，从而施治，万无一失。以上四损、四不足，当以补泻兼施为善。又视明损之来由，邪之轻重，如人参败毒散、人参白虎汤、黄龙汤、竹叶石膏汤，皆补泻兼施之法也。至于四不足亦由四损而来：气不足者，少气不足以息，感邪虽重，反无胀满之形，凡遇此证，纵要去邪，必以养气为主，人参败毒散最妙；血不足者，面黄色晦，唇口淡白，虽宜攻利，必以养血为先，四物汤合神解散；阳不足者，肢冷体寒，泄泻夜甚，口鼻气冷，受邪虽重，反无身热、胎刺、烦渴，一遇此证，不可攻利，必先温补，待其虚回，实证全现，然后以治实之法治之；阴不足者，五液干枯，肌肤甲错，受邪虽重，纵其攻利，必先养阴，待其气化津回，邪多不治自退，设有未退，酌用清利，不可早攻，愈伤阴津为戒。总之，应补应攻，存乎其人临证斟酌耳！（《温证指归》）

五脏六腑，化生气血；气血旺盛，营养脏腑。虚劳内伤，不出气血两途。治气血者，莫重于脾肾。水为天一之元，气之根在肾；土为万物之母，血之统在脾。气血旺盛，二脏健康，他脏纵有不足，气血足供挹注，全体相生，诸病自已。人苟劳心纵欲，初起殊不自知，迨乃至愈劳愈虚，胃中水谷所入，一日所生之精血，不足以供一日之用。于是营血渐耗，真气日亏，头眩耳鸣，心烦神倦，口燥咽干，食少短气，腰酸足软，种种俱见；甚则咳呛失音，吐血，盗汗，而生命危矣。孙思邈云"补脾不如补肾"，许叔微谓"补肾不如补脾"，盖两先哲深知两脏为人生之根本，有相资之功能。其说似相反，其旨实相成也。救肾者必本于阴血，血主濡之，主下降，虚则上升，当敛而降之；救脾者必本于阳气，气主煦之，主上升，虚则下陷，当举而升之。近人治虚劳，不是以四物汤加知母、黄柏，就是以大造丸用龟板、黄柏，一派阴寒腥浊性味，将置脾胃生长之气于何地？不是在补养气血，而是在败坏气血。因立两法以救其弊。（《医醇賸义》）

劳病每兼失血，治法不可执一。俞惺斋论之最详，且辩仲淳三法之流弊，亦皆中肯。末云血溢上窍，属阳盛阴虚有升无降者十居八九，若谓服苦寒药必死，则《金匮》之泻心汤不几为罪之魁哉？尤为阐发至当。盖劳则火升，血因火溢，是其常也；其气不摄血，阳虚阴必走者，是其变也。不知其常，焉能知变？惟守经者能达权，苟不知常，侈谈其变，是为乱道。《内经》云：阴平阳秘，精神乃治。此为治虚之要旨，后人援引大易扶阳抑阴之说以欺世，甚以鳌山走马灯为喻，世皆惑之。香岩先生常辨之曰：灯之动固由于火，而火之明本于油，若油干则火亦灭矣。可见阳脱者，亦阴先竭而阳无依也。刊章虚谷云：扶阳抑阴之言，可以论治世，不可论治病也。

注：医贵识病。病识得真，则硝、黄、麻、桂皆是对病良药；病识不真，则参、芪、归、地皆是杀人毒药。如丹溪先生善用知、柏，后人多议其非。若识病既真，辨其当用者而用之，知、柏亦有起死回生之力。阴虚火炽之劳，世岂无其证乎？最可笑者，黄履素执其已赋之偏，欲概万人之体，著《折肱漫录》，极诋寒凉，专崇温燥。夫子曰好仁不好学，其此公之谓哉！

刊：女子阴类，以血为主，故阴足而经行，血当外露者也；男子阳类，以气为主，故阴足而精通，血不外露者也。苟无所伤，终身可以不露；露即病也，不过大小轻重之间耳！（《重庆堂随笔》）

虚损之脉，凡甚急、甚数、甚细、甚弱、甚涩、甚滑、甚短、甚长、甚浮、甚沉、甚疏、甚紧、甚洪、甚实者，皆是其候，然阴阳之辨，则全以迟数二字，为损症之大关键。虽其迟数中，又有浮、沉、大、小之不同，要以阴虚脉数、阳虚脉迟，不可易也。大凡数脉不及六至者，可治也；六至以上者，难治也；若数甚而再加弦紧细小，则百无一生矣。然脉数至极，多有兼滑，但见其滑愈甚者，其死愈近，以决短期，万无或爽也。

迟不甚迟，而脉中有神者，治之甚易，可数剂取效也；迟败之极，而微弱无神者，死在顷刻，虽大进温补，无能为力也。

阴虚脉数，阳虚脉迟，是固然矣。及病至危笃，亦有数之至而渐缓者，以阴脱尽而阳亦日亡也。又有迟之甚而转数者，以阳败极而阴亦渐散也。此不得视为佳兆，正死期之日促耳！

阴阳虽为对待，然世人劳损，毕竟阴虚脉数者居多，阳虚脉迟者恒少，所以但见脉数，便须认定阴虚，断不容混。惟知愈虚则愈数，愈数则愈虚，而弱症思过半矣。

脉弦者，虚损最忌，又最多也。《脉经》谓之中虚，崔真人谓之土败。以余观之，亦当先辨迟数。盖凡迟缓而弦者，其为中虚土败，不待言耳；若数中兼弦，则以水枯木燥，愈燥愈弦，愈弦愈燥，并不关中土之事。即使木气燥极，亦致凌脾，究竟补水为主，而快脾等剂断不可用。毫厘之失，何啻千里之差！

世人右尺虚者极多，粗工不察，动云补火，不知火上浮则右尺必虚，不定属肾寒也，若不加详审，而遽投温热，鲜不致误矣。（《虚损启微》）

凡虚损病久，脉虽和缓，未可决其必疗。盖久病之人，元气虚弱。脉气和缓者，假气也。遇七八月间，服补剂，病得渐减，此生机也。或延至十一月，一阳初动，阳气渐升，内气空虚，无以助升发之机，则变憎寒壮热，服补剂十余帖，寒热渐退，犹可延挨，调理至二三月，不变则生矣。否则不治。缘春夏木旺，脾肺久病气衰，不能敌时令也。（《医家秘奥》）

不论阴阳虚损，日久皆能传变。有谓男子自肾传心、肺、肝、脾，女子自心传肺、肝、脾、肾者，此其说不可信也。《难经》云：损脉为病，一损损于皮毛，皮聚毛落；二损损于血脉，血脉虚少，不能荣于五脏六腑；三损损于肌肉，肌肉消瘦，饮食不为肌肤；四损损于筋，筋缓不能自收持；五损损于骨，骨痿不能起床。反此者，至脉之病也。从上下者，骨痿不能起于床者死；从下上者，皮聚毛落者死。观此上损、下损之说，其义极精。盖凡思虑、劳倦、外感等症则伤阳，伤于阳者，病必自上而下也；色欲、醉饱、内伤等症则伤阴，伤于阴者，病必自下而上也。自上而下者，先伤乎气，故一损于肺，而病在声息肤腠；二损于心，而病在血脉颜色；三损于胃，而病在饮食不调；四损于肝，而病为瘈疭疼痛；五损于肾，而病为骨痿、二便不禁。此先伤乎阳，后及乎阴；阳竭于下，则孤阴无以独存，而不可为也。自下而上者，先伤乎精，故一损于肾，而病为泉源干涸；二损于肝，而病为血动筋枯；三损于脾。而病为痰涎壅盛；四损于心，而病为神魂失守；五损于肺，而病为短气喘呼。此先伤乎阴，后及乎阳；阴竭于上，则孤阳无以独存，而不可为也。然二者之损，又皆以脾胃为生死之大关。盖脾胃者，土也，万物之本也。若上过乎此，则传肝、传肾，不可治矣；下过乎此，则传心、传肺，不可治矣。故曰心肺损而神衰，肝肾损而形敝，脾胃损而饮食不归血气。夫迨其传变已深，而希望回生，不亦晚乎！所养君子者，亦在乎防微杜渐而已。

（《虚损启微》）

天下有奇证，即在常病之中，令人不可捉摸者。族弟成室太早，先吐血，继咳嗽，二年始得诊之，脉数而涩，以温补脾肾，兼理肺气治之，即愈。半年回家，又接考试，病复发，又半年，始得诊之，身热，时时汗出，咳嗽气急，自言少腹有气上涌，当其涌时，鼻出不及，从口冲出，其势汹涌，不可吸止，日夜数发，逼迫难堪，诊脉浮弦而数，此有风湿在表也。先以芳香宣理脾肺，佐以固肾。一剂，得冷汗续续半日，诸证顿瘳。继以温固肝肾之剂调理之，气病仍复时发，发时或兼咳，或不兼咳，脉象必数疾而不洪大，及愈，即平调如常人，但身体日渐疲软。中间疑其风邪从脐入，疑其寒从足心入，用药温补下元，更佐以外治，莫不暂效而旋发，再用即无功。所更奇者，教令静坐，吸气稍长，用意深纳，旋即身大寒热如疟状。初尚以为药力能振动阳气而化疟也，及次日，不寒热矣，身体轻爽倍常，方大喜间，不半月，又冲发如故，再教纳气，又发寒热如前，殊莫解吸气深纳之何以遂致寒热也。小便赤涩，大便艰秘，口味初强渐弱，自秋及冬，经余手治，皆用温润镇固之法。间或别延他医，指为阴虚，稍用凉润，即水泻而气陷不续。又疑有虫，药中佐入百部、雷丸。又思寒邪深伏下焦，宜用温下，以大黄、牵牛入温补剂中，得下，亦于病无增损也。其后渐觉喉痛如破，又如肿塞，不能下食，视之，略无红肿之事，但小舌坠下，脉象亦渐细涩少神，知其肾气不能上朝，督脉萧索，无能为矣。腊月回家，迁延三月，身痿不能起于床矣，终莫得救挽之术也。冲气虽损病常证，亦未有似汹涌莫过者。详述之，以俟高明者之指示焉！（《读医随笔》）

虚损既成，百脉空虚，精血枯涸，使非大投补剂，何以望生？若有不能服诸补之药者，此为虚不受补也。不治。

劳损吐血失血后，嗽痰不止，而极多极浊者，此其精血饮食皆化为痰。经曰：白血出者死，即其类也，不治。

嗽而下泄、上喘者死，或嗽而肛门生瘘者，亦不治。

左右为阴阳之道路。其有不得左右眠，而认边难转者，此其阴阳之气有所偏竭也，不治。

嗽而左不得眠肝胀，右不得眠肺胀，皆为死症。

虚损原无外邪，所以病虽至困，终不愦乱。其有别无邪热而忽谵妄失伦者，此神去之兆，心脏败也，必死。

劳嗽喑哑，声不能出，或喘急气促者，肺脏败也，必死。

嗽而声哑，喉痛不能药食者，不治。

劳损肌肉脱尽者，脾脏败也，必死。

虚损多有筋骨疼痛，若痛至极不可忍者，此血竭不能荣筋，肝脏败也，必死。

劳损既久，再及大便，泄泻不能禁止者，肾脏败也，必死。（《虚损启微》）

论曰：夫劳瘵一证，为人之大患。凡受此病者，传变不一，积年染疰，甚至灭门，可胜叹哉！大抵合而言之曰传尸；别而言之曰骨蒸；淹滞复连，尸疰、劳疰、虫疰、毒疰、热疰、冷疰、食疰是也。夫疰者注也，自上注下，病源无异，是之谓疰。又其变则有二十二种，或三十六种，或九十九种，又有所谓五尸者，曰蛊尸、遁尸、寒尸、丧尸、尸注也。其名不同，传变尤不一，感此疾而获安者，十无一二也。大抵五脏所传，皆令人憎寒发热，其证各异。有如传之于肝，则面白目枯，口苦自汗，心烦惊怪；传之于心，则面黑鼻干，口疮喜忘，大便或秘或泄；传之于脾，则面青唇黄，舌强喉喑，吐涎体瘦，饮食无味；传之于肺，则面赤鼻白，吐痰咯血，喘嗽毛枯；传之于肾，则面黄耳枯，胸满胻痛，白浊遗沥。（《济生方》）

　　瘵之为病，咳嗽吐血，后反无血可吐，内热形瘦，失音气急，语言不续，危如反掌。其人患此症者，体素弱，过用心或好色，必善怒，三者兼之，必成瘵病。何也？用心血耗，好色精亏，善怒肝旺；肝旺则脾胃先伤，纳食欠运，大便或燥结，或溏泄，饮食不化精微，而成痰涎；母虚子弱，不任风寒，稍受感冒，咳嗽见矣。心火不降，肾水不交于心，兼之肝火上炎，血焉得不吐？内热焉得不作？及后无血可吐，败症尽见，临崖勒马，悔已晚矣。其症始起，饮溲溺，更能静养，远色戒性，脱然亦不为难。若惟仗草根树皮，不能守戒，百无一痊也。更有尸蛀，俗称百日瘵，室女为多。其患干咳，不吐血亦无痰，入暮身热，晨起不觉，饮食渐减。初起面色矫红，绝似无病，未及半年，多已殒命。治此病，《千金方》有此药，然此症甚少，未曾修试，虽卢扁复生，亦无所施其技。设有瘵虫，谓之心疾，皆非我所知也。凡男子欲事未必损人，欲念最损人，隔墙钗钏，隙穴髻鬟，少年常有，衽席不施，而烁为枯腊者矣。惟瘵一症，无论男女，患咳嗽夜热者，宜于补土养金中，加银胡、青蒿、地骨皮、鳖甲、知母等药多效。（《友渔斋医话》）

　　虚劳发热，皆因内伤七情而成。人之饮食起居，一失其节，皆能成伤，不止房劳一端为内伤也。凡伤久则荣卫不和而发热，热变蒸，蒸类不一。凡骨脉皮肉、五脏六腑皆能作蒸。其源多因醉饱后入房，及忧思劳役，或病饮食失调，既大喜、大怒、大痛、大泪，严寒、酷暑、房劳不能调摄，邪气入内而成注。注之为言住也，外邪深入，连滞停住而不能去也。注不治则内变蒸，蒸失治则咳嗽、吐痰、咳血，而病危矣。故夜热、内热、虚热，为虚劳之初病；骨蒸、内热、潮热，则虚劳之本病也。宜及时调治，毋使滋蔓。治法以清金、养荣、疏邪、润燥为主，则热自退矣。（《理虚元鉴》）

　　薛氏曰：热劳乃壮火食气，虚火煎熬真阴之所致也。王太仆云：如大寒而甚，热之不热，是无火也；热来复去，昼见夜伏，夜发昼止，是无火也：当治其心。如大热而甚，寒之不寒，是无水也；热动复止，倏忽往来，时动时止，是无水也：当勘其肾。心虚则生热，肾虚则生寒，肾虚则寒动于中，心虚则热收于内。窃谓前证，若肝脾血虚，用四物、参、术；肝脾郁怒，小柴胡合四物汤；脾胃气虚，补中益气汤；肝脾血虚，加味逍遥散；肝经风热，加味小柴胡汤；心经血虚，天王补心丹；肺经气虚，人参补肺汤；肝经血虚，加味四物汤。大抵午前热属气分，用清心莲子饮；午后热属血分，用四物汤、参、术、牡丹皮。热从左边起，肝火也，实则四物汤、龙胆、山栀；虚则四物、参、术、黄芪。热从脐下起，阴火也，四物、参、术、黄柏、知母酒拌炒黑、五味子、麦门冬、肉桂；如不应，急用加减八味丸。不时而热，或无定处，或从脚心起，此无根虚火也，用加减八味丸及十全大补汤加麦冬、五味子主之。（《济阴纲目》）

薛氏曰：虚劳有内外真寒，有内外真热，有内真热而外假寒，有内真寒而外假热者。若饮食难化，大便不实，肠鸣腹痛，饮食畏寒，手足逆冷，面黄，呕吐，畏见风寒，此内外真寒之证也，宜用附子理中汤以回阳，八味地黄丸以壮火。若饮食如常，大便坚实，胸腹痞胀，饮食喜冷，手足烦热，面赤，呕吐，不畏风寒，此内外真热之证也，宜用黄连解毒汤以消阳，六味地黄丸以壮水。若饮食如常，大便坚实，胸腹痞胀，饮食喜寒，手足逆冷，面黄，呕吐，畏见风寒，此内真热而外假寒也，亦用解毒汤、六味丸。若饮食少思，大便不实，吞酸嗳气，胸腹痞满，手足逆冷，面赤，呕吐，畏见风寒，此内真寒而外假热也，亦用附子理中汤与八味丸。当求其属而治之。经曰：益火之源，以消阴翳；壮水之主，以制阳光。使不知真水火之不足，泛以寒热药治之，则旧疾未去，新病复生矣。夫所谓属者，犹主也，谓心肾也。求其属也者，言水火不足而求之于心肾也。火之源者，阳气之根，即心是也；水之主者，阴气之根，即肾是也。非谓火为心源为肝，水为肾主为肺也。（《济阴纲目》）

圣谓人身生生之本，根于金、水二脏。一水既亏，则五火随炽，上炎烁金，伤其化源，则生生之机已息，而痨瘵之证成焉。何也？夫真水既亏，则阳自偏胜，以阳从阳，物从其类，气得火而行健，故阳急阴缓，气疾血徐，不相偕逐，所以错经妄行，越出上窍，而为咳唾等候。然血失既多，则阴虚阳胜，阳既偏胜，则自侵阴分亢害，所谓阴虚生内热，故其潮汗、遗精证，皆胎于此矣。诸证既见，则日消其阴，火专其令，上而烁金为咳，下而涸水为遗，金既绝其生化之源，则水为涸流之纪矣，于是精神日浅，肌肉日消，毛皮日槁，因而致此极也。当此之际，犹鱼游辙水，即沛挽天潢，亦何济哉？必神于治者，乃可冀其万一耳！虽然，病固水亏，不察其所亏之由以治，安得投其隙乎？如始于风寒，时未即发，致火郁久咳，伤其肺金，是谓母令子虚，法当君以清金，佐以滋水，使以降火，所谓补母益子，伐邪制亢之意也。又如久病久疟，真气已亏，复以劳欲损其心肾，是谓以虚益虚，法当君以益气，佐以滋水，使以养血，所谓无伐天和之意也。又如过力伤筋，动而生阳，肝不纳血，血骤妄行，致阴虚之极者，法当君以养血，佐以降火调气，使以消瘀，所谓攻守兼备之法也。致于膏粱逸士，酣酒恣欲，致脾肾两亏，水涸火炎，金衰木旺，母子俱病，法当君以补水养血，佐以清金益土，使以降火平肝，所谓治病必求其本也。若夫前论所谓五脏相传之证，固为亢害承制，所必然者，而其所载之候，未必一一全具，但医当素蕴胸中，惟以面色主之以亢，他证但见一二，便作受亢之脏主张，法当君以益己，佐以补母，使以伐邪，则自中其彀矣。倘不察其微，而概以制亢，恣意伐邪，猛浪投剂，虚虚之祸，咎将安归？（《痰火点雪》）

患虚劳者，若待其已成而后治之，病虽愈，亦是不经风浪、不堪辛苦的人，在富贵者犹有生理，贫者终难保也。是当于未成之先，审其现何机兆①，中何病根？尔时即以要言一二语指示之，令其善为调摄，随用汤液十数剂，或用丸剂膏剂二三斤，以断其根。岂非先事之善策哉？（《理虚元鉴》）

---

①　机兆：关键预兆。

虚劳之证，扶脾保肺，多不可缺。然脾性喜温喜燥，而温燥之剂，不利于保肺；肺性喜凉喜润，而凉润之剂不利于扶脾。两者并列而论，脾有生肺之机，肺无扶脾之力，故曰土旺而生金，勿拘拘于保肺。泻火之亢，以全阴气；壮水之主，以制阳光。法当并行。然泻火之剂，多寒而损阳气；壮水之剂，多平而养阴血。两者并列而论，苦寒过投，将有败胃之忧；甘平恒用，却无伤中之害，故曰水盛而火自熄，勿汲汲乎寒凉。(《张氏医通》)

举世皆以参、芪、归、地等为补虚，仲景独以大黄、蟅虫等补虚，苟非神圣，不能行是法也。夫五劳七伤，多缘劳动不节，气血凝滞，郁积生热，致伤其阴，世俗所称干血劳是也。所以仲景乘其元气未漓，先用大黄、蟅虫、水蛭、虻虫、蛴螬等蠕动啖血之物，佐以干漆、生地、桃杏仁行去其血，略兼甘草、芍药以缓中补虚，黄芩以开通热郁，酒服以行药势，待干血行尽，然后纯行缓中补虚收功。其投陈大夫百劳丸一方，亦以大黄、蟅虫、水蛭、虻虫为主，于中除去干漆、蛴螬、桃杏仁，而加当归、乳香、没药以散血结，即用人参以缓中补虚，兼助药力以攻干血，栀子以开通热郁，服用劳水者，取其行而不滞也。仲景按证用药，不虑其峻，授人方术，已略为降等，犹恐误施，故方下注云：治一切劳瘵积滞疾，不经药坏者宜服。可见慎重之至也。(《张氏医通》)

虚劳病，惟于初起时，急急早灸膏肓等穴为上策。外此则绝房室、息妄想、戒恼怒、慎起居、节饮食，以助火攻之不逮。一或稍迟，脉旋增数，虽有良工，勿克为已。葛可久曰：瘵证最为难治，当治于微病之初，莫治于已病之后。深有旨也。至夫药饵，则贵专而少，不贵泛而多，万不可漫听名流，积月穷年，不撤润肺滋阴之药。润肺滋阴之药，擅名固美，酿祸极深。不可不知！不可不慎！

初起灼艾，固为上策，然惟瘵证为宜。设属真阴虚损，滋阴之药在所必用，汪缵功论之详矣，又未可再以艾火劫其阴也。《理虚元鉴》一书，尤不可不读。(《言医》)

男病莫重于瘵，为其根本伤也。先天根本肾也，后天根本脾也；肾乃藏元气者也，脾乃养形体者也。治宜分阴阳，滋肾补脾，以久取效。但世多劳心好色，以致阴虚火动。人见阴虚火动，往往专事清润。不知瘵症多死于泄泻，泄泻多由于寒凉，以至著至确者也。伤在根本，治在枝叶，宁有当乎？故特辨之。(《履霜集》)

女人虚劳，有得之郁抑伤阴者，有得之蓐劳者，有得之崩带者。其郁抑伤阴，虽以调肝为急，终是金能克木；蓐劳、崩带，虽以补肾为急，终是金能生水。此阴虚成劳，总不离乎清金以为治也。蓐劳非即是劳嗽，蓐劳重，然后伤肺而劳嗽以成。治当以归脾、养荣，兼清金主之。别有气极一种，短气不能言者，却不在阳虚例，乃肺病也。此症虽陈皮，亦在所忌。(《理虚元鉴》)

肺劳咳嗽，最为难治之症。愚向治此症，惟用生怀山药条切片者，皆经水泡，不如用条，轧细过罗，每用两许，煮作茶汤，调以糖，令适口，以之送服川贝细末。每日两次，当点心服之。若其脾胃消化不良或服后微觉满闷者，可将黄色生鸡内金，轧成细末，每用二三分与川贝同送服。若觉热时，可嚼服天冬。此方曾治愈肺痨作喘者若干人，且能令人健壮。(《医话拾零》)

治劳三禁：一禁燥烈，二禁苦寒，三禁伐气是也。盖虚劳之痰，由火逆而水泛，非二陈、平胃、缩砂等所开之痰。虚劳之火，因阴虚而火动，非知、柏、芩、连、栀子等所清之火。虚劳之气，由肺薄而气窒，非青、枳、香、蔻、苏子等所豁之气。乃至饮食听禁，亦同药饵。有因胃弱而用椒、胡、茴、桂之类者，其害等于二陈；有因烦渴而啖生冷鲜果之物者，其害同于知、柏；有因气滞而好辛辣快利之品者，其害甚于青、枳。此三禁不可不知也。（《理虚元鉴》）

一家中如父母慈，兄弟友，夫妇挚而有别，童仆勤而不欺。此四者在人而不在己，在本家而不在医师，故曰难也。夫治劳之浅者，百日收功；稍深者，期年为限；更深者，积三岁以为期。其日逾久，则恩勤易怠；其效难期，则厌弃滋生。苟非金石之坚，难免啧室之怨，一著失手，满盘脱空。虽非医师之过，而为医者，亦不可不知也。（《理虚元鉴》）

凡得劳心、嗜欲、七情、饮食、纵酒、饥饱过度，此内伤也。初不自觉，久则成患，以致身热、头痛、恶寒；或因微热，脱换衣服，腠理不密，易感风寒，症类伤寒，实非伤寒。医不明此，骤用麻黄、紫苏、荆芥大发其汗，热未退，乃以寒凉泻火之剂，下陷清气，浊气转升，故食下腹满，又大下之，故中愈不足，以致汗多亡阳，下多亡阴，阴阳耗散，死不旋踵，实医杀之耳！（《慎柔五书》）

予谓虚损一症，由疲劳伤气，或纵欲伤精所致者，尚居其次；而由感受六淫客邪，为医者误治，锢闭其邪，如油入面，逐层推进，甚至深入脏腑、深入骨髓，若此类者，吾见之屡矣。岭南吴师朗于虚损之外，别出外损，盖原其虚损由外因而造成者也。予秉此意旨以治虚损，自维十载以还，苟病者能平心静气，谨慎调护，完成者十之七八。第方案繁多，难以毕举，简言之如：

一为东虹桥叶某，至予处求治，云自初至今（指诊时而言），已年余矣。诊其脉，乃缓弱无神，面色黯淡，自感疲劳，稍事动作则疲劳更甚，且时有咳嗽、畏寒等证。予用大豆卷、川桂枝、前胡、光杏仁、怀山药、茯苓、苡仁、麦芽；后以归脾汤调补而愈。

一为族某，其证与东虹桥叶某相似，惟面色黯淡较叶某为甚，胃亦不思，且有脘痞停滞等证。用大豆卷、炒於术、缩砂仁、鸡金、檀香拌炒谷芽，以及宣木瓜、焦白芍、佛手片等出入为方，调理而瘳。

要之，予治虚劳，论大纲，分阴虚、阳虚以为治者固多，第用此以完成者，十之七八。学者疑吾言乎？盖试举《金匮要略》而玩索之，方知予言之不谬矣。（《勉斋医话》）

人生二十曰弱，弱者，血气未充之谓。当血气未充时，劳乏以致疾，怯损成矣。

己丑，内亲蒋丙炎，时十九岁，四月中，害目赤方愈，五月初，即应试澄江，比返，又病暑温，时而治愈，时而劳复，如是者数旬。其家疑医药无功，祷于神，服仙方，月余，病益剧，速余往视。脉细如丝而数，忽寒忽热，咳嗽喘促，口吐清涎，间有红丝，自汗，腹痛，室中略行数武，汗喘即甚，痿顿不堪。其家问病可治否？余答曰：怯损已成，姑念年少，试设法以挽回之。用十全大补汤、生脉散、香砂六君丸等方出入加减治之。数旬后，忽壮热不退，知是感冒外邪所致。另用紫苏煎汤冲饮，得微汗，热即退。又数旬，忽腹痛下痢，知是正气得理，邪无所容，故另加川连数分，因势利导之，痛痢即止。又数旬，因怒火上升，忽于午前，面赤神昏，两足逆冷，知是命火上泛，非引火归原不可，另以金匮肾气丸一两，分作三服，交巳刻，先用开水送下，并用火炉烘足，浮火即平。是症也，共治百数十日，症虽屡变，所药不变，随时随症，略加数味而已，居然逐次奏功，终收全效。使所见不确，施治不专，有不因循贻误者乎？迨病愈后，里中有老者见之，惊为异，踵余门，求治数十年老病。余曰：某病所以能挽回，固由医药功，亦由年华富。盖年未弱冠谓之少，年将花甲谓之芰。少如春初草，勾萌甫达，常存生长之机；芰如秋后林，枝叶虽繁，隐寓衰残之象也。惟事亦不必以常理拘耳！尝见世之人，老而强，每胜于少而弱，是知人定亦许胜天。齐邱子曰：松柏之所以能凌霜者，藏正气也；美玉之所以能犯火者，蓄之精也。惟人亦然，子能藏气蓄精，即却病延年之道矣。书一调补方与之。老者乃欣然而去。（《诊余举隅录》）

人生五十始衰，过此以往，全赖随时节养，设或勤劳太过，则衰甚矣。

癸巳夏季，应试入都，贵人司寇来延余诊。据云去冬即有小恙，至春其恙大发，医药迭进，转重转剧，延今数月，食不甘，寐不安，面烧齿浮，溺涩便涩，心悸汗出，肢弱体疲，耳不足于听，目不足以视，语不足以音，一切精神尤为惝恍。余切其脉，浮举似弦，沉按又微，知是血气大亏、风阳不潜所致。先用济阳息风之剂，加补益以佐之，五官稍可用，四肢较有力矣；再用补气养血之剂，频增减以治之，心神虽不足，眠、食可如常矣，余症亦就痊矣。原此症由来，因平日劳心太过，精气受戕，迨病起初，又治失其宜，所以衰羸至此。前于虚人感冒症，特申扶正祛邪、标本兼顾之说，盖欲主治者，遇此等虚弱证情，为之早筹全局也。至论病后摄养，要药有二，大法有三。所谓二者何？一曰鹿茸，二曰人参。盖非茸不能补督脉之精，非参不能补五脏之气。所谓三者何？一曰益，二曰复，三曰恒。益者益其正气，复者复其元精，恒者恒久而后奏功。窃见今人，有病后失于调理，终身羸弱不堪者，是气之伤也；有病未复元，即起劳役，时愈时坏，后竟无可挽回者，是精之夺也；有病愈后，急需调养，听人讹说，谓补药不宜多服，因循自误者，是功败于垂成也。惟有明理人，知精与气为吾身至宝，既亏损于前，思补救于后，当病后元气未复，除药饵外，起居必慎，饮食必调，虽累月累年，不忍或劳，非自逸也。盖养气蓄精，犹欲出其身以有为，不敢轻于尝试也，则圣贤存心养性之功也。（《诊余举隅录》）

一人患阴虚内热，咳嗽有痰。余朝用回生丸，以补肾培其根本；午间、临卧用加味清宁膏以清肺，理其痰嗽。有时脾气不佳，间服资生丸；有时内热或甚，间用保阴煎加减。喜其遵守饮食宜忌及养生却病之法，年余虚热渐退渐除，三年膏丸汤液未尝一日间断，竟得全愈。又诊治患前症，皆用上法，全愈多人，数年淹淹不死者，亦多人。或见吐血，则用仲淳方加减治之；或寒热如疟，则用逍遥散加减治之。大抵此症伤损未重，内热未甚，初起加谨调治服药，毋使有间，慎勿躁急求功，自然悠久无疆。此越人发明虚损一症，优入圣域，虽无方可考，然其论治损之法，如云损其肺者，益其气。愚谓参、芪固为补气之正药，然有肺火炽盛日久，必致肺气索然，又当用润燥清金之品，清肺热即所以救肺气，亦为益气之本也。凡用药须活泼地，如珠走盘，越人所以不立方者，意在斯矣。损其心者，调其荣卫。心者血之原，荣卫发动之始，古方如归脾汤，乃调荣卫之法也。损其脾者，调其饮食，适其寒温。如春夏食凉食冷，秋冬食温食热，及衣服起居，各当其时是也，然亦不可执定。损其肝者，缓其中。经谓"肝苦急，急食甘以缓之"。逍遥散中，用甘草缓其中之谓也。损其肾者，益其精。凡黏腻滋湿之物，皆益精之品，经所谓"精不足者，补之以味也"。此治损之妙法，无有过于是者矣。（《何氏虚劳心传》）

颜汝于女，病虚羸寒热，腹痛里急，自汗喘嗽者三月余。屡更医药不愈，忽然吐血数口，前医转邀石顽，同往诊候。其气口虚涩不调，左皆弦微，而尺微尤甚。令与黄芪建中加当归、细辛。前医曰：虚劳失血，曷不用滋阴降火，反行辛燥乎？余曰：不然。虚劳之成，未必皆本虚也，大抵多由误药所致。今病欲成劳，乘其根蒂未固，急以辛温之药，提出阳分，庶几挽回前失，若仍用阴药，则阴愈亢而血愈逆上矣。从古治劳，莫若《金匮》诸法。如虚劳里急诸不足，用黄芪建中，原有所祖。即腹痛悸衄，亦不出此。更兼内补建中之制，加当归以和营血，细辛以利肺气，毋虑辛燥伤血也。遂与数帖血止，次以桂枝人参汤，数服腹痛、寒热顿除，后用六味丸以枣仁易萸肉，或时间进保元、异功、当归补血之类，随证调理而安。余治虚劳，尝屏绝一切虚劳之药，使病气不致陷入阴分，深得《金匮》之力也。（《张氏医通》）

张，二六，形寒夜热，盗汗气短，咳呛脉虚数而弦，绵延四载。叹从前医治，不遇明眼，此积劳成损，急宜补土生金，兼治营血。

党参、蒸冬术、茯苓、苡仁、黄芪、熟地、五味子、橘皮、归身、炙草、大枣、浮小麦。

四服知，又十剂，四年沉疴全愈。此等虚症，若药料不道地，不能成功，所以业斯道者，药物岂可不讲哉？设遇穷乡僻壤之人，尤宜指点某家药材妥当，莫轻其价，方为合法。前方药品，乃贫家之人参也。黄芪产陕西为上，余方多劣，但辨糯体无渣，味甘，金井玉栏者为佳耳！白术台州、宁国、江西诸处俱产，野生最上。台之种术，亦自功效，惟欲蒸透。防、党验法同黄芪。（《友渔斋医话》）

沈，二六，阴平阳秘，水火既济，自然无病。今则反之，上热下寒，故所见咽痛音低、咳嗽涎痰，此属上热；足冷、便泄、溲血，此属下寒。脉来浮数无根，损疾成痨，诚为重候。幸胃气尚可，试投一方以补救之。

麦冬二钱，元参一钱，茅草根二钱，以上三味轻清上焦之热，党参一钱五分，蒸冬术一钱五分，茯神一钱五分，山药一钱五分，以上四味补土生金，广皮八分，牛膝一钱五分，以上二味理气达下，使痰涎下行。

两服便实，胃纳稍增，夜嗽未宁。前方加五味子十粒，早上服；补肾水，暖命门，引火归原，加减金匮肾气丸。

熟地三两，萸肉一两，山药一两，茯苓一两，丹皮一两，泽泻一两，牛膝一两，桂心四钱，破故纸一钱。（《友渔斋医话》）

妹积年羸怯，经当断不断，热从腿膝上蒸。今岁厥阴风木司天，又值温候，地气湿蒸，连朝寒热，烦渴，寤不成寐，悸，咳，善惊。总由阴亏心火燔灼，兼乘木火司令，气泄不主内守，阳维奇脉不振纲维。越人云：阳维为病苦寒热。今藩卫欲空，足寒骨热，所固然已。先培元气，退寒热，待津液上朝，冀烦渴渐平。用潞参、茯神、麦冬、白芍、丹皮、龟板、熟地、柏子仁、红枣、蔗汁，三服寒热大减，烦渴渐止，但觉寒起足胫。原方去麦冬、龟板，加首乌、杞子、牛膝壮其奇脉，二服不寒但热。原方又去首乌、杞子、柏子仁，加莲子、龙眼肉，数十服遂安。(《清代名医医话精华·林羲桐》)

《薛氏医案》每以补中益气汤与地黄丸并用为治，虽卢不远之贤，亦或效尤，其实非用药之法也。如果清阳下陷而当升举者，则地黄丸之阴凝滞腻，非所宜也；设属真阴不足，当用滋填者，则升柴之耗散，不可投也。自相矛盾，纪律毫无，然上下分治，原有矩矱。有屠敬思素属阴亏，久患痰嗽，动即气逆，夜不能眠，频服滋潜，纳食渐减，稍沾厚味，呕腐吞酸。孟英视脉左弦而微数，右则软滑兼弦，水常泛滥，土失堤防，肝木过升，肺金少降。良由久投滋腻，湿浊内燔，无益于下焦，反碍乎中运，左强右弱，升降不调。以苁蓉、黄柏、当归、芍药、熟地、丹皮、茯苓、楝实、砂仁，研为末，藕粉为丸，早服，温肾水以清肝；以党参、白术、枳实、菖蒲、半夏、茯苓、橘皮、黄连、蒺藜，生晒研末，竹沥为丸，午服，培中土而消痰；暮吞威喜丸，肃上元以化浊。三焦分治，各恙皆安。悉用丸剂者，避汤药之助痰湿耳！(《回春录》)

包山吴姓者，年五十三，向为富家司会计，精力倦怠，不思饮食，举动须人扶掖。山人视其舌光滑无津，脉沉而濡，两尺似有若无，曰：此思虑过度，精气耗竭，下元水火俱困，将有喘脱之虞，非用都气法加人参不可。病者曰：胃气久困，遽用附子、熟地黄无妨乎？山人曰：肾为胃关，治其上而不治其下，真火将灭，土亦何由而生？其戚扶病者出，山人阴嘱其速归，证垂殆而心犹豫，必至不治。遂力劝服之，照方以西党参代参，进两剂，知粥味，日可二三碗。复诊始用人参益以干紫河车，不数日胃气大开，每食不能无鱼肉矣。(《清代名医医话精华·何鸿舫》)

三十二、血证

血也者，总统于心，藏受于肝，生化于脾，宣布于肺，施泄于肾，为七窍之灵，为四肢之用，为筋骨之柔和，为肌肉之丰盛。滋养五脏，而神魂得以安充；实皮肤，而颜色得以润调；和营卫，而津液得以运行，二阴得以通畅。凡形质所在，无非以血为用，是一身百骸表里之属，惟赖此血，以为生人立命之根者也。

夫血属阴精，本纯静而不动，必随气以转动，而血亦运行而不息，如日月之丽天而无所阻碍，如江河之行地而无所壅塞。所谓气如橐籥，血如波澜，营行脉中，卫行肺外，阴阳和而水火藏，安有阳络受伤，血从外溢之理哉？奈何膏粱之人，暴怒而伤肝阴，忧思而伤心脾，酒热而伤肠胃，阴血无不受亏，惟色欲过度，损伤肾气者为最剧。当此之时，真阳失守于阴分而无根，虚火浮泛于上，致营行迟而卫行疾，营血为卫气所迫，而上逆肺窍，脏伤而血妄动，咳血、咯血、唾血之候见矣。即胃火炽盛而血大吐，及阳明之本病，固不待言。至若怒气上逆而呕血者，肝木之邪乘胃也；欲火上炎而呕血者，火发原泉，阴邪之乘胃也。由此观之，凡五志之火，皆能及胃而奔迫上冲，直出咽窍，腑伤而血妄溢，或暴吐而色鲜，或暴脱而色黯矣。

盖血出喉窍，逆行气道，病虽在上而根在下，病虽在肺而源在肾。故赵氏谓咳嗽咯唾之血，皆少阴之火上奔，以子母相顾，金水相生，呼吸相应者，而尽属肾病也。若血出咽窍，虽属多气多血之海，较脏血上溢，而杀人之烈者为稍轻，然气血由此而亏，营气由此而耗，谷气由此而减，其能免虚虚之祸乎？

是以医家当审病情轻重：凡偶有所伤，而根本未摇者，轻而易治；内有所损，而症剧脉数者，重而难疗。如肝肾阴虚，或为咯血，或为咳血，或为唾血，而脉静芤大或细弱微弦，惟用甘醇补阴，培养络脉，使营气渐回，而阴火归根。如血久咳逆，阴亏已甚，而脉急浮大或弦细紧数，虽投壮水益阴，培补肺肾，奈真元已败，而脏损无救。如咯血过多，骤伤真阴，龙火不归宅窟，斯时脉则微细无神，症则自汗喘促，声则语言低微，此危急虚脱之险症，大进参、地、鹿茸、附子、童便之属，回元气于无何有之乡，救真阳于将断绝之时，所谓引火归原，逆者从治，或冀回生于万一也。如阳明积热，吐血成块，有火证火脉可据，治宜清火而血自安，犀角地黄汤主之。如怒动肝火，载血上逆，从胃而吐者，治宜平肝而血自安，加味逍遥散主之。如劳伤心脾，血走空窍，从胃而吐出者，治宜救本而血自安，归脾汤主之。如饮酒过多，脾胃受伤，而血从胃出者，葛花解酲汤主之。如欲念妄动，肾火冲逆于胃，而血从胃出者，治宜壮水而血自安，六味地黄汤主之。如阳虚阴走，胃中脉瘀，阴分受亏者，宜补精以化气，正元饮主之；阳分受亏者，宜补气以生精，八味生脉汤主之。又尝见暴吐失血，来如涌泉，垂危于顷刻者，速以补气为主，盖有形之血不能骤生，无形之气所宜急固，但使气不尽脱，则命犹可保，血渐可生，须用人参二两为末，加飞罗面钱许调服，此正血脱益气，阳生阴长之法也。大抵上逆之血，宜补水以制火，而寒凉不可轻投；宜补阳以生阴，而反治多有奇效。且土为万物之母，有生化精血之能；胃为五脏之本，有灌溉一身之力。古人有言一切血症，须以四君胃药收功，盖深知阴血生于阳气，而脾土健运，则中焦取汁变化为赤。司命者，其可不倦于东垣《脾胃论》而加之意哉！

失血之人，非有大损于脏腑，则血不易以至，断未有真阴足而血妄动者，亦未有元气充而血不摄者，惟深明阴阳之理，议论自突过前贤。（《杂症会心录》）

夫血者，气之配也。人之一身，五脏六腑，四体百骸，靡不藉其营养也。然附以行，气畅则畅，气逆则逆，有夫妇随唱之义。一或阴亏阳胜，偏而为火，气得火而行健，譬则男女偕行，男得附而迈往，女必迷途而暂伫矣。所以火载血上，错经妄行，越出上窍而为吐衄咳唾等候。第始焉之作，正气未虚，犹水溢于都，故当洁理其源，亦必溢土以御；不尔，而任其流，则涓涓之势，其可遏乎？非江海之源，宁不竭乎？况失血既久，则真阴已亏，相火自炽，必见潮汐、遗滑等证。当此之际，法当君以益阳，佐以滋阴养血，使以清金素源，令阳生阴长、源竭流清，庶无后虑矣。然所谓益阳者，参、芪、独参汤之类是也；所谓滋阴养血者，四物、知、柏、玄参之属是也；

所谓清金者，栀、芩、沙参、二冬等味是也；所谓理气者，陈皮、香附是也；所谓兜涩者，棕榈、茜根、大小蓟是也；所谓洁源者，丹皮、郁金、犀角、藕汁，或童便一物是也。要之，痰火失血，皆由阴火上炎所致。然谓之阴火者，龙雷之火也。不可以水伏，不可以直折，岂苦寒之可遏耶？倘恣用苦寒以伤其脾，则饮食日减，肌肉日消。节斋云服寒者，百无一生，服溲溺者，百无一死之论，正此谓也。

圣按失血之证，其类非一。有阳乘阴者，谓血热而妄行也；有阴乘阳者，以阳虚而阴无所附，妄溢而不循经也。有血越清道而出于鼻者，有血溢浊道而出于口者。呕血者，出于肝；吐血者，出于胃；衄血者，出于肺。耳出血曰衈，肤腠出血曰血汗，口鼻并出曰脑衄，九窍俱出曰大衄。由固不一，总之火病俱多，倘不溯其源而以治，宁毋岐路亡羊之失乎？（《痰火点雪》）

血症生死之辨，以大肉不消者，其病轻；大肉渐消者，其病重；若大肉脱尽者，万无生理。倘虚热已退，红症已止，痰嗽皆除，而大肉未消，或既消而脾胃犹强，药食滋补，大肉渐渐长起，则犹可治；设使仍前不长者，断然不可治，即使饮食自健，亦不过迁延时日而已。每见患怯之人，起居如常，正当进膳之时，执匕箸而去者，即此症也。凡患此症者，如心性开朗，善自调养，又当境遇顺适，则为可治；若心性系滞，或善怒多郁，处逆境而冤抑难堪，处顺境而酒色眷恋，又不恪信医药，死何疑焉！（《理虚元鉴》）

血症不可妄润也，血症不可强止也。妄润与强止则凝而为瘀而已矣。成瘀之后，行瘀则伤气，不行瘀则损新。其若之何？治血症之法，万绪千头，以脉象为主，要未可以空谈也。（《靖盫说医》）

（一）衄血

鼻衄一症，与吐血不同。吐血者，阴分久亏，龙雷之火犯肺，日受熏灼，金气大伤，其来也由渐，其病也最深，故血从口出，而不从鼻出。鼻衄之症，其平日肺气未伤，只因一时肝火蕴结，骤犯肺穴，火性炎上，逼血上行，故血从鼻出，而不从口出。每见近来医家，因方书犀角地黄汤条下，有统治吐血、衄血之语，一遇鼻衄，即以犀角地黄汤治之，究竟百无一效。此其弊在拘执古方，不明经络。盖犀角地黄多心肾之药，用以治肝肺，宜其格不相入矣。予自制豢龙汤一方，专治鼻衄，无不应手而效。此实数十年历历有验者，可知医道当自出手眼，辨证察经，不可徒执古方，拘而不化也。（《医醇賸义》）

亏弱之体，太历辛苦，或病后未曾复元，气血不充。肺主气，脾统血，肺虚气不外护，脾虚血失中守，若阴络一伤，逼血上溢清道而出。以补肺益脾饮①，二帖自已。（《医门补要》）

西塘伍姓，年二十余，体壮力强，初夏鼻衄如涌，势殊危笃。三日来芩、连、知、柏鲜不备尝。余诊时见其面白息微，脉形虚弱，身冷如冰，鼻中犹涓涓不绝。余以为

① 补肺益脾饮：方由党参、玉竹、山药、白术、百合、黄芪、怀牛膝、当归、大枣组成。

此气虚不能摄血，定非火症。若不急进温补，恐去生不远，正古人所谓有形之血不能即生，无形之气所当急固者也。用黄芪二两，党参、炙草各五钱，熟附三钱，煎浓汁频服之，衄遂止；继以四君子加归、芍，服数剂而安。(《清代名医医话精华·张希白》)

王某初春鼻衄，口干恶热，由努力伤络，血凝气聚。脐左板硬如掌，脘痞不容侧卧，脉左大右小。肝乘络伤，应地气上腾，直犯清道。先进缓肝降逆，候衄止再商理瘀。黑山栀、郁金、蒌仁、白芍、阿胶、当归、麦冬、丹皮、炙草。一啜甚适，三服衄止，脉左敛，原方去芍、胶、归、草，加牡蛎、降香、牛膝、归须、桃仁。二服便下瘀黑，脘腹俱宽。盖血以下行为顺，上行为逆，故降逆佐甘缓，理瘀佐软坚。(《清代名医医话精华·林羲桐》)

新埭吴秀成患鼻衄，旬余矣，遍求方药无效。时余初游善地，尚未著名，以许衡如荐就诊于余。余曰：是非错经妄行，乃阴虚格阳之重候也。宜益火之源，以消阴翳，庶几有济。用六味地黄汤加肉桂、怀膝，服两剂而衄止。(《清代名医医话精华·张希白》)

许辛木部曹之室人，自幼患鼻衄，于归后，无岁不发，甚者耳目口鼻俱溢出，至淡黄色始止。凡外治、内治之法，无不历试。每发必先额上发热，鼻中气亦甚热。近二十年来，每觉鼻热，辛木以喻嘉言清燥救肺汤投之，二三剂后，即觉鼻中热退衄止；或投之少迟，亦不过略见微红。盖此方最清肺胃之热，惟人参改用西洋参，或加鲜生地，势已定，则用干地黄。喻氏此方自言不用一苦药，恐苦从火化也。此方妙处，医者不可妄加也。(《冷庐医话》)

一膏粱过饮致衄，医曰诸见血为热，以清凉饮子投之即止，越数日其疾复作；又曰药不胜病故也，遂投黄连解毒汤，或止或作。易数医，皆用苦寒之剂，向后饮食起居渐不及初，肌寒而躁，言语无声，口气秽臭，其衄之余波未绝。或曰诸见血为热，热而寒，正理也，今不愈而反害之，何耶？盖医惟知见血为热，而以苦寒攻之，不知苦寒专泻脾土，脾土为人之本，火病而泻其土，火未除而土已病，病则胃虚，虚则营气不能滋荣百脉，元气不循天度，气随阴化，故声不扬而肌寒也。惟当甘温大补脾土，斯可向安矣。(《张氏医通》)

经曰：中焦受气取汁，变化而赤，谓之血。此知血生于中焦，而主于心，故五脏各有守经之血，而六腑则无之。其散于脉内者，随冲、任、督三经，遍行经络。其散在脉外者，周流于肌腠皮毛之间。凡吐血、衄血、牙龈齿缝出血，皆散在经络之血，涌而上决者也。近人谓巨口吐红及牙龈齿缝出血者，谓之胃血。此说大谬。盖胃为外腑，职司出纳，为水谷蓄泄之要区，其中并无一丝一点之血。即牙宣出血一症，不过胃火炽盛，肉不附骨，故血热而上涌。其牙不宣而出血者，乃阴虚阳亢，龙雷之火冲激胃经所致。湖州钱左，患齿缝出血，牙并不宣，多则血流盈盏，昼夜十余次，面红目赤，烦扰不安。为制苍玉潜龙汤，连服十余剂而愈。(《医醇賸义》)

人有齿缝出血者，其血之来，如一线之标，此乃肾火之沸腾也。夫齿属肾，肾热而齿亦热，肾虚而齿亦虚，肾欲出血，而齿即出血矣。虽然，齿若坚固，则肾即欲出血，无隙可乘，似乎必须治齿，然而徒治齿无益，仍须治肾。盖肾为本，而齿为末也。夫肾火乃龙雷之火，直奔于咽喉，血宜从口出矣，何以入于齿邪？盖肾火走任督之路而上趋，于唇齿无可出之路，乘齿缝有隙而出之。龙雷之火，其性最急，而齿缝隙细小，不足以畅其所出，故激而标出如线也。方用六味地黄汤加麦冬、五味、骨碎补治之。熟地一两，山药四钱，山茱萸四钱，丹皮五钱，泽泻三钱，茯苓三钱，麦冬五钱，五味子一钱，骨碎补一钱，水煎服。一剂而血即止也，连服四剂，永不再发。六味地黄汤大补肾中之真水，水足而火自下降，火降而血不妄行矣。又虑徒补肾水而水不易生，用麦冬、五味子以补其肺，从肾之化源而补之也，补肺而水尤易生；加入骨碎补，透骨以补其漏，则血欲不止而不可得矣。(《辨证奇闻》)

血从齿缝中或齿龈中出者，曰齿衄，又谓牙宣。有风壅，有肾虚，有胃火。风壅者，或齿龈微肿，或牵引作痛，消风散加犀角、连翘，外擦青盐、藁本末。肾虚者，口不臭，齿浮动，齿缝中点滴而出。若隐隐作痛者，虚风袭入肾经，肾主骨，齿乃骨之余也，宜盐汤下小安肾丸；不痛，肾虚而有火也，六味丸加骨碎补，外用青盐炒香附末擦之。胃热者，牙痛而龈间出血如涌，齿不动摇，其人必好饮，或多啖炙煿所致，口臭不可近，宜清胃散，甚者服调胃承气汤。(《张氏医通》)

肌衄即《内经》之血汗，古无验方，近人方案有极验者，录以备用。毛连可《便易经验集》云：一人左臂毛窍如针孔，骤溅出血，积有一面盆许，昼夜常流，面白无气。余用炒山甲片研细粉，罨之以帕，扎住，即止，随服补血汤数剂而愈。后治一老农肾囊上有一针孔流血，盈至脚盆，诸药不效，自谓必死。余投以前法，立时痊愈，真神方也。顾晓澜《吴门治验录》云：余同事杨君，脑后发际忽出血不止，众皆骇然。余知其为肌衄也，令用一味黄芩，渍水涂之立愈，后竟未发。又见有胸前、背心两证，亦以前法治之立效。此方余友范董书所传，治鼻梁血出者，移治他处亦效。而《准绳》未见及此，可见著书之难也。(《冷庐医话》)

《九灵山房集》云：湖心寺僧履者，一日偶搔腘青圈，曲脚也中疥，忽自血出，汩汩如涌泉肌衄者，《内经》名之血汗是也。《集验方》用黄芩渍水擦之，屡试良方也，竟日不止。疡医治疗勿效。邀吕元膺往视，履时已困极，无气可语，及持其脉，惟尺部如蛛丝，他部皆无。即告之曰：夫脉，气血之先也。今血妄溢，故荣气暴衰，然两尺尚可按，惟当益营以泻其阴火。乃作四神汤加荆芥穗、防风，不间晨夜并进，明日脉渐出，更服十全大补汤一剂遂痊。(《灵兰要览》)

(二) 吐血

吐血者，其血撞口而出，血出无声。呕血者，血出有声，重则其声如蛙，轻则呃逆，气不畅遂而已。同是血出口中，治与吐血无异。但吐无声而呕有声，证既小异，而治法若不加详，安能丝丝入彀？以轻重论，则吐轻而呕重，吐则其气尚顺，呕则其气更逆也。以脏腑论，吐血其病在于胃，呕血其病在于肝。何以言之？盖肝木之气主于疏泄脾土，而少阳春生之气又寄在胃中，以升清降浊，为荣卫之转枢，故《伤寒论》少阳为病，有干呕、呕吐不止之病，是少阳转输不利，清气遏而不升，浊气逆而不降也。《金匮》呕涎沫、头痛、胸满者，吴茱萸汤主之。取吴萸降肝之浊气，肝气降而呕自止，是肝木失其疏泄之常，横肆侮土，故成呕逆，主用吴茱萸降肝之浊气，肝气不逆，则呕止矣。由此观之，可知凡呕皆属肝胆，而血又肝之所司，今见呕血之证，断以调肝为主。诸家皆言呕血出于肝，而木详其理，吾故旁引《金匮》《伤寒》以证明之。但《金匮》《伤寒》之呕，乃杂病之呕，属于气分者也。而失血之呕，则专主血分，治法自有不同耳！（《血证论》）

《千金方》曰吐血有三种：有内衄，有肺疽，有伤胃。内衄者，出血如鼻衄，但不从鼻孔出，是从近心肺间津液出还流入胃中，或如豆羹汁，或如切皱血，凝停胃中，因即满闷便吐，或去数斗至一石是也。予初不一信，以为人之吐血，安有如此之多？近年以来，始遇一症，原因不明，突然上吐下泻，血色紫黯，约有数斗，绝类霍乱。家人张皇万分，邻里睹状骇极。其戚城中叶某，介绍予诊之。相偕由郑巷站乘车前往，逾十余分钟而至。至则吐泻已止（此吐泻指血而言），但察其脉，尚觉沉小微弱，绝无实大弦牢，或豁然而空之象。予思脉象如此，决无不测之虑。乃以益气养血之轻剂予之，以其无虚脱现状也。

按前人论血症，谓呕吐胃也；咳、唾、衄肺也；痰带血脾也；咯血丝肾也；溺血小肠、膀胱也；下血大肠也；牙宣胃与肾虚火上炎也。血从汗孔出者，谓之肌衄，从舌出者，谓之舌衄，心与脾也；从委中出者，谓之腘血，肾与膀胱也。上述一症，其血上吐下泻，类似霍乱，其由胃肠而来者，已无疑义，然究属罕见，予亦不过仅遇耳。志此以示病变无常，并以证《千金》记载之确凿也。（《勉斋医话》）

阴阳虚吐血有二：阴中之火虚，则肾中寒冷，龙雷无可安之宅穴，不得已而游行于上，故血亦随火而妄行。八味丸中桂、附二味，纯阳之火，加于六味纯阴水中，使肾宫温暖，如冬日一阳来复于水土之下，龙雷之火自然归就于原宅，不用寒凉而火自降，不必止血而血自安。阴中之水虚，则肾水干枯而火炎者，去附、桂，纯用六味丸。以补水制火，血亦自安，不必去火。俱水为主。

夫人之吐血，多起于咳嗽；咳嗽血者，肺病也。方家以止嗽药，治肺兼治血，而不效何也？肾脉入肺，二脏相连，病则俱病，而其根在肾。肾中有水有火，水干火然，阴火刑金，故咳嗽。嗽中有痰唾带血而出者，肾水逐相火炎上之血也。惟六味丸独补肾水，性不寒凉，不损脾胃，久服则水升火降而愈；又须人参救肺补脾药收功。

《医贯》曰：吐衄非阴虚则阳虚。今人一见血症，以为阴虚者，血虚也，舍四物何法乎？火动者，热也，非芩、连、栀、柏何药乎？咳嗽者，火也，非紫菀、百部、知母何物乎？谁知阴虚之病，大抵上热下寒者，始而以寒凉进之，上焦非不爽快，医者病者，无不谓道在是矣；稍久则食减，又以食不化，加神曲、山楂；再久而热愈盛，痰咳愈多，烦躁愈甚，又以药力欠到，寒凉倍增，而滑泻、腹胀之症作矣，乃以枳壳、大腹皮、宽中之药、快气之品进之，不危何待？是故咳嗽吐血，时时发热，未必成瘵也；服四物、黄柏之类不已，则瘵成矣。胃满膨胀，悒悒不快，未必成胀也；服山楂、神曲之药不已，则胀成矣。面浮时肿，小便秘涩，未必成噎也；服渗利之药不已，则噎成矣。成则不可服药，乃至于危，乃曰病犯条款，虽对症之药，无可奈何，岂不愚

哉！（《履霜集》）

吐血一症，缪氏云治有三诀。宜行血不宜止血：血不循经络者，气逆上壅也，行血则使循经络，不止自止；若用硬止之剂，血必凝，血凝则发热恶食，病日痼矣。宜补肝不宜伐肝：肝主藏血，吐者，肝失其职也，养肝则肝气平而血有所归；若使伐肝，则肝愈虚，血愈不止矣。宜降气不宜降火：气有余便是火，气降则火降，火降则气不上升，血随气行，无溢出上窍之患矣；若使先降火，必用寒凉之剂，反伤胃气，胃气伤则脾不能统，血愈不归经矣。吐血入水，浮者肺血，沉者肝血，半沉半浮者心血，色赤如太阳之红者肾血。肺血宜保肺，不宜泻肺；肝血宜养肝，不宜伐肝；心血宜补心，不宜泻心；肾血宜滋肾，不宜凉肾。若使久吐不止，血已大虚，当用温补以健脾胃，使脾和则能裹血也；若暴吐不止，急用大剂参、术，以急固元阳，血脱益气，阳生阴长之理也。如一味以生地、芩、连、知、柏、黑栀寒凉阴腻之属清其火，则脾伤作泻，发热咳嗽，势必至于不救矣。（《客尘医话》）

人身之有血道，犹水之行于河道也。河道之水自行之，血道之血，则有气并之以行也。气血并行，周流而不息，则人乃无病。气或虚矣，或滞矣，无率血之命令，而血无所适从必觅一空隙开口之处，横决泛滥，而必求其所以行之之道以针刺皮则出血，以刀研刑更甚，可知血遇口即行之道，于是乎有吐血之症。吐血者，肺不足以摄之，脾不足以统之，肝不足以藏之，窜入胃经，由胃吐出。水性就下，血性只求其行而已，故由上而吐之，血亦不计其顺逆也。血前之症曰咳嗽者，肺金之燥也，血不从肺之命令，肺焉得而不燥？血不安其位，金不得水之滋润，金水隔阂乃成燥症。曰背胀者，背为血海，血既不安，与气背道而驰，背焉得而不胀？日夜不眠者，肝不藏血，即不藏魂，夜眠焉得而稳？有此三症，血无不吐者矣。既吐之后，百病从集，几乎五脏六腑无一不病焉者，然须察其病之发于某家也。如发于肺，则理其肺，如发于脾，则理其脾，发于此二家犹有可以施治之方；如其发于肝肾也，则两尺脉摇摇如悬旌，根本不牢，枝叶焉能长久？如此者，虽有善者，亦无如之何也矣！（《靖盦说医》）

往往有人患呕血甚多，医者遂认为弱症，误也。此先伤于怒，怒气伤肝，肝脏原有血积于中，后伤于寒，寒入于胃，故呕吐。呕吐伤气，气带血而暴厥耳！是不可与怯症之血同论。当于治呕药中，如楂肉先行其瘀，止其吐；后再徐调其他症，自可万全也。（《理虚元鉴》）

方书治吐血有用苦寒者，有戒用苦寒者，观顾晓澜治案，可以得其要矣。治案云：徐氏妇吐血倾盆，数日不止，目闭神昏，面赤肢软，息粗难卧，危如累卵，脉左沉右洪，重按幸尚有根。此郁火久蒸肺胃，复缘暑热外逼，伤及阳络，致血海不止，危在顷刻。诸药皆苦寒，是以投之即吐。借用八汁饮意，冀其甘寒可以入胃清上，血止再商治法。用甘蔗汁、藕汁、芦根汁各一酒杯，白果汁二匙，白萝卜汁半酒杯，梨汁一酒杯，西瓜汁一酒杯生冲，鲜荷叶汁三匙，七汁和匀，隔水炖热，冲入瓜汁，不住口缓缓灌之。服后夜间得寐，血止神清，神倦懒言，奄奄一息，脉虽稍平，右愈浮大无力，此血去过多，将有虚脱之患。经云血脱者益其气，当遵用之。人参七分秋石水拌，黄芪七分黄芩水炙黑，归身一钱炒黑，怀山药钱半，茯苓三钱，大麦冬钱半去心，蒸北五味七粒，和入甘蔗汁、梨汁、藕汁。服后食进神健而痊。门人问：血冒一证，诸方皆以苦寒折之，今以甘寒得效，何也？曰：丹溪云虚火宜补。此由孀居多年，忧思郁积，心脾久伤，复缘暑热外蒸，胃血大溢，苦寒到口即吐，其为虚火可知，故得甘寒而止；若果实热上逆，仲景曾有用大黄法；或血脱益气，东垣原有独参汤法：不能执一也。观此知实火吐血，原当用苦寒，然除实火之外，则概不宜用苦寒矣。今人吐血挟虚者多，而医者动手辄用苦寒，宜乎得愈者少也。吐血戒用苦寒，更有治案可法。吴孚先治何氏女患吐血咳嗽，食减便溏，六脉兼实，左部尤甚。医用四物汤加黄芩、知母。吴曰：归、芎辛窜，吐血在所不宜；芩、知苦寒伤脾，在所禁用。乃与米仁、玉竹、白芍、枸杞、麦冬、沙参、川断、建莲、百合。二十剂，脉稍缓，五十剂而瘳。此方治阴虚咳嗽吐血最良，然必收效于数十剂后，谓非王道无近功乎！（《冷庐医话》）

　　吐血有用独参汤或归脾汤者，古人所谓血脱益气是也；有用镇阴煎或附子理中汤者，古人所谓引火归原是也；有用童便、秋石合六味地黄汤者，古人所谓滋阴潜阳是也；有脉滑数，体壮实，盈盏成盆，狂吐不已，用仲景大黄黄连泻心汤之苦泄通下者，近世所谓诱导疗法是也。予自问世以来，对于血症，用上述诸法，治效者甚夥。故教授诸生，辄以探索古书，研究古人成方相勖勉。盖予心戆直，略有所得，不甘藏拙，而相习既久，亦颇靡然风从焉。

　　一日，予在诊察所，诸生环聚侍诊，有两人患吐血之症前来求诊。其一用苏子、枇杷叶、降香、牛膝、仙鹤草、茜根炭、藕节炭、薏苡仁等药。其二用鲜茅根、鲜竹茹、侧柏叶、藕节炭、黑山扼、女贞子、旱莲草、山茶花等药。处方毕，挥之去，诸生不解，告之曰：古人成方，乃规矩准绳，康庄大道，由之而莫能外，然必殚精竭虑，研究有得，与证相符，斯用之有效。今兹所治，详察症侯，未见针对，故另辟途径，出撰此方耳。又如作文，古文家辄喜引证典要以自重，而时文家但求鬯[1]达以适用，意者予亦趋向时宜者乎？诸生相顾笑曰：夫子真妙趣横生，循循善诱者也。（《勉斋医话》）

　　俗说吐血服不得参，此说刘、朱尝言之，普天遵信之。一见血症，便云是火。固不可谓此症必无火，然不可谓此症必皆是火。如担夫出力之人，或纵酒受热之辈，初起自当稍稍清之，稍久血去多，便已成虚，而不得复谓之火矣。若当室娇儿，深闺弱质，未有不由于虚者。不待吐血后，血枯气竭，然后成虚，在未吐血之先，原因虚而后吐。盖气耗则血出，气固则血止，血必从肺窍出。肺主气，肺气虚不能摄血，血乃走漏，冲口而出。且气虚不能吹嘘人经络，血亦渗泄，聚于脾，升于肺，咳咯而出。故不独失血之后，当补气生血以复其固有，在血未止之时，急宜重剂人参以固其气，气固则血自固。所谓血脱者必益气。又所谓有形之血，不能骤生；无形之气，所宜急固也。此古人正治之法也。今人治此症，必曰有火，吾见其日用花粉、黑参之类以凉之，而血不止也。又曰是肺火，吾见其日用麦冬、贝母之类以润之，而血不止也。又曰是阴火，吾见其日用龟板、鳖甲、知母、黄柏之类以滋之，而血不止也。又曰气逆

----

① 鬯（chàng 唱）：通"畅"。

上行，吾见其日用旋覆、桑皮、郁金、苏子之类以降之，而血不止也。又曰宜去污生新，吾见其日用丹参、藕汁及童便之类以荡涤之，而血不止也。又曰宜保肺清金，吾见其日用百合、薏苡、紫菀、枇杷叶之类以保之清之，而血不止也。更有谓宜急于止血者，动以茜根、大小蓟之类以止之，而血愈不止也。且有用犀角、黄连大寒以水伏之，而元气愈亏，血愈不止也。何也？总未得补气固血之法也。故人谓吐血不可用参，余谓吐血必须用参；人谓要用参，须待血止，余谓不用参，血必不止，直待血吐尽而后自止。夫待吐尽而后议补用参，晚矣！血已竭而难生，气已空而难复，遂令咳嗽吐痰，发热气喘，而损症成矣，无可救矣！此不用参之害也。故余谓参不可不用，而尤不可不早用。余实本于古先圣贤之良法，而非故与今人相反，创为不经之说，以误人命，以造己孽也。（《医验录》）

有不从劳嗽，而吐血先之者，心火、肝木之为病主也。然又有煎厥、薄厥之分。煎厥者，从阴虚火动，煎灼既久，血络渐伤，旋至吐血，其势较缓；薄厥者，薄乃雷风相薄之薄，心热为火，火热为风，风火相薄，厥逆上冲，血遂菀乱涌出，其势较急。煎厥单动于心火，不得风助，故无势而缓；薄厥兼动于肝火，火得风助，故有势而急。大抵性急多盛怒者，往往成薄厥。且是症也，又当防其瘀血渗入肺系，郁而不散，以至积阳为热，积阴为痊，喘嗽交加，病日以深而成劳嗽也。大凡治吐血，宜以清金保肺为主，金令既肃，肝木得其平，而火自不敢肆。至于骨蒸之久，煎灼真阴，火炎伤肺，亦宜急化其源，庶乎水得所养，而火渐熄，不至为劳嗽之渐也。（《理虚元鉴》）

昔时治吐血者，皆言犀角地黄汤。近世医家亦多悟此症，不宜以寒凉遏之，治法稍稍异矣。有言此病只须服六味丸者，予亦尝闻之。至立斋兼用益气汤，则先生之独见，而时师不敢措手者也。人谓此症系血热妄行，但知求端于阴血，而不知阴阳互为其根，非两截不相关者。先生透明此理，故每兼用六味丸及益气汤以取效。此症毕竟大吐者危于咳血者，世医皆言痰中咳血甚于吐血，未必其然。大都火甚，咳频而血多者，方是危症。若咳稀而血少，此偶伤于热，或伤于酒而热，但遵立斋法，汤丸并进，久当自愈，不必视为重病而介介①也。（《折肱漫录》）

汪石山治一中年人，面色苍白，平素内外过劳，或为食伤，则咯硬痰而带血丝，因服寒凉清肺消痰药，至五十余剂，声渐不清而至于哑，夜卧不寐，醒来口苦舌干，而常白胎，或时喉中梗痛，或胸膈痛，或嗳气，夜食难化，或手靠物，久则麻木，常畏寒，不怕热，前有癫疝，后有内痔，遇劳即发。初诊，左脉沉弱而缓，右脉浮软无力；继后三五日一诊，或时心肺二部浮虚，按不应指，或时脾脉轻按格指，重按不足，又时或数或缓，或浮或沉，或大或小，变动无常。夫脉无常，血气虚而随火用事也，譬之虚伪之人，朝更夕改，全无定准。以脉参证，其虚无疑。盖劳则气耗而伤肺，肺伤则声哑；又劳则伤脾，脾伤则食亦积；前疝后痔，遇劳则发者，皆因劳耗其气，气虚下陷，不能升降故也。则脾喜温恶寒，而肺亦恶寒，故曰：形寒饮冷则伤肺，以既伤之脾肺，复伤于药之寒凉，则声安得不哑？舌安得不胎？胎者，仲景谓之胃中有寒，

---

① 介介：心有所不安。

丹田有热也；夜不寐者，由子盗母气，心虚而神不安也；痰中血丝者，由脾伤不能固血也；胸痛嗳气者，气虚不能健运，食郁于中而嗳气，或滞于上则胸痛。遂以参、芪各四钱，麦冬、当归、贝母各一钱，远志、枣仁、丹皮、茯神各八分，菖蒲、甘草各五分。有食则加山楂、麦芽。随病出入，服年余而渐愈。此病属于燥热，故白术尚不敢用，况他燥剂乎！（《张氏医通》）

　　常熟谢荫庭。辛卯六月间，忽大吐血，每日约有碗余，半月不止。某医进以犀角地黄汤，加羚羊角、川斛、生地、山栀大凉之剂，罔效。半月以来，已有气随血脱之状，饮以井水亦不止。是夕三鼓邀余诊之。脉来沉细，目瞑声低，肢冷汗冷，面红烦躁，欲寐不能寐。余曰：事急矣！气随血脱，阳随阴脱，速以引阳入阴，引气纳脱。先将陈酒十斤煮热，浸其两足两时许；再以生附子钱半，元寸五厘，蓖麻子肉七粒，捣如泥，贴左脚心涌泉穴。立方以中生地一两，元参四钱，麦冬四钱，蒲黄炭二钱，阿胶四钱，生龟板一两，石斛六钱，生牡蛎一两，生石决一两，怀牛膝二钱，茜草炭二钱，煎好，再以鲜柏叶、鲜荷叶捣烂绞汁，入童便一茶杯，或秋石一钱化水同冲，一气尽服之，血即止。后服沙参、麦冬、梨、藕、石斛甘凉养胃，数剂而愈。其友问余曰：前医进犀角、羚羊角、生地、石斛等，可谓寒矣，何以半月不能止血，今方服之即止，何也？余曰：实火宜凉，虚火宜补。此乃肝阳挟龙雷之火上腾，况吐血已多，阳随阴脱，下焦之阳不安其位。方书云：在上者当导之使下，陈酒、附子是也；咸可下引，介可潜阳，童便、阿胶、龟板、牡蛎、石决是也；甘凉泄热存阴，生地、麦冬、元参、石斛是也；清血络，引血归经而止血，鲜柏叶、荷叶汁是也。若专服寒凉，是沸油中泼水，激之使怒，岂能望其潜降乎！（《清代名医医话精华·余听鸿》）

　　眭某初夏吐红，深秋未止，或主燥火刑金，或主龙雷亢逆。诊脉右寸短涩，左关沉弦，应主郁虑不舒，由气分伤及血络。自述每午后喉间气窒不利，则嗽作血腥。夫阳主开，阴主阖。午后属阳中之阴，主敛而气隧阻闭，非郁虑内因不至此。用桔梗、贝母、木香、瓜蒌、茯神、当归、白芍、降香末，服二剂脘舒血止。去木香、降香，加郁金、熟地，二服脉平。又服归脾汤去芪、术，加熟地、贝母、白芍、莲子，愈。（《清代名医医话精华·林羲桐》）

　　顾秋芳患吐血十余年矣，病起于伤酒过度，血热妄行，而杂药乱投，肌瘦痰盛，恶寒心悸，神识如痴。自疑虚寒，妄将性热之药，杂凑四十余味，亦无君臣佐使，犹恐欠热，乃用生姜捣汁煎服，畏寒益甚，虽在重帏，尤嫌微风，心虚胆怯，常怕屋坍压死，人众杂处，又厌喧烦。丁亥秋延余诊之，痰喘气逆，脉虚大而数，一息七八至，盖从前所服大辛大热之药，助火内炽，火盛克金，肺脏已极，所谓热极反现寒象也。症已危极，勉拟甘寒育阴法。用鲜芦根、甜水梨、荸荠、鲜生地、麦冬，各绞汁半钟，冲入人乳一钟，每日徐徐缓饮。此盖处方于无可处之地也。服之颇安。（《清代名医医话精华·许珊林》）

　　（三）咳血

　　立斋论劳嗽见血之症，有劳伤元气，内火妄动而伤肺者；有劳伤肾水，阴火上炎而伤肺者；有因多服天门冬、生地黄，寒药损伤脾胃，不能生肺气而不愈者，有因误用黄柏、知母之类，损伤阳气，不能生阴精而不愈者。凡此皆脾肺亏损而肾水不足，以致虚火上炎真脏为患也。须用益气补脾土而生肺金，六味丸滋肾水而生阴精，否则不救。(《折肱漫录》)

此症大约皆从郁火伤肺，肺金受邪，不能生水，水火不相济，则阴火亢阳，而为痰血凝结，火载上逆，乃煎厥之渐也。多因志节拘滞，预事而忧，或郁怒伤肝，或忧愤伤心，不能发泄而成。若不早治，肺金受伤之至，火盛血逆，成块成片，夹痰而出，有时无痰而出，轻则见于清晨，甚则时时频见，或拂郁愤怒，则随触随见，即煎厥也。不急治，则为薄厥，而病笃矣。(《理虚元鉴》)

肯堂云：其血或一点之小，或一丝之细，语其势若无可畏，而病根反深，此血非由胃出，乃肺脏中来。肺本多气而少血，是以出者亦少，今因火逼而随痰以出，则肺虑其枯，而无以主一身气化矣，其害不滋大乎？治法于除痰中加入止血药，如贝母、瓜蒌仁、茯苓、麦冬、元参、竹茹、苏子、薏米之类以治痰；犀角、阿胶、柏叶、黑栀之类以止血；黄芩、黄连之类以降火；调花蕊石末四五分，徐徐服之。又法用竹沥一碗，入阿胶二两，溶开，将石膏煅过一两，蛤粉一两，青黛半两，好墨一两，共为尘末，调和丸如黍米大，每服一钱，香茗茶送下，其效甚速。(《评琴书屋医略》)

劳嗽吐血之症，其难于脾肺之交，不必遍论五脏，但取其要处言之。夫虚症总由相火上炎，伤其肺金，而相火寄于肝肾，故余于清金之外，再加白芍酸敛以收之，丹皮辛润以抑之，二物能制木之过，又能滋木之枯，此治金之交也。至于木得火势而上乘于金，金失降下之令，已不能浚水之源；木强土受其克，水寡于畏，亦乘风木之势而上乘，淆混于胸膈而为痰涎，壅塞胶固稠腻不可开，以碍清肃之化。此因木土不交，水又乘之而肆虐。粗工每以陈、半、香、朴治痰之标，殊不知此乃水乘木火而上泛为痰，比之杂症二陈所主之痰，天渊不同。余但于清金剂中，加牛膝、车前、泽泻，以导水下行，土自安位。金水平调，天地清肃矣。此谓水土之交，及水土之变也。(《理虚元鉴》)

姚氏，二四，旧冬起咳嗽，延至二月复吐红痰而臭，脉来细数异常，自汗。屡次更医，皆谓阴虚，投四物、六味之类；后一医以为肺痈，令往专科诊治。病家有亲，知予能治难病，相邀诊治。观其脉症，若为阴虚必燥，焉得有汗；内痈胁上必痛，脉必洪大，今皆无有。以予观之，属肺受外邪；此脏最娇，久嗽必伤其膜，红痰因此而出；更土生金，子夺母气，臭痰属脾虚，试观世间腥秽浊物，土掩一宿，其气立解。治法必须从标及本，先用疏散肺邪。

杏仁　薄荷　防风　橘红　桔梗　桑皮　连翘　甘草

两服咳嗽大减，改用培土生金法，稍佐利肺，六君子加苡仁、扁豆、山药、杏仁、前胡。四服痰少而腥气无矣，嗽全愈。原方去后五品，加麦冬、归、地，调补复元。(《友渔斋医活》)

凤浦冯君惠庭，人瘦而长，咳嗽继以吐血，医与温胃劫痰药，血益甚。延予治，脉得左坚右弱。予曰：贵恙乃肝肾阴虚而生内热，熏蒸脉络，致血不得宁静。前贤谓瘦人之病，虑虚其阴。今服燥药，即犯虚虚之戒。阴愈亏阳愈炽矣，故血益甚。愚见主先治肝方，用复脉汤去桂、姜（参用丽参），加白芍二钱，生牡蛎块五钱。次日诊仍用前方，加田三七末四分冲服，另用淡菜、黑豆、冬虫草煎猪精肉汤作饭菜。再诊脉缓血止，惟咳痰难出，转用醒胃汁以涤痰饮一法，麦门冬汤加钗斛二钱（与丽参同先煎），五六帖诸恙俱安。继用归脾去木香，加陈皮、白芍、五味、麦冬、杞子为小丸，常服痰咳渐除，身体日健。（《评琴书屋医略》）

　　羊城宋君勉之，知医，素喜清凉，涉稍温补不敢服。久患咳血，所服药饵，无非清降，以致年余反复不已，近服犀角地黄汤，纳谷渐减。因邀余相参，诊右脉空大无神。余曰：《金匮》云男子脉大为劳，谓阳气虚，未能收敛也。即据君述症，咳频则汗泄，显是气失统摄、络血上泛之征。倘依然见血投凉，见嗽治肺，胃口从兹败坏矣。愚见主急固脏真，正合仲景师元气伤当进甘药例，能守此法，胃土自安，肺金自宁，吐血痰咳亦自止。方拟黄芪四钱，人参、麦冬、白芍各一钱，五味、炙草各七分，杞子、南枣肉各二钱，勉之见信，连服四帖，血止，胃渐进。此后从余言，自用归脾汤加减，调养而获愈。（《评琴书屋医略》）

　　柯霭宁患吐血后，咳嗽连声，气喘吐沫，日晡潮热。服四物、知母、黄柏、苏子、贝母、百部、丹皮之属，病势转剧，乞余治之。六脉尫软，两尺浮数，知为阴枯髓竭，阳孤气浮，肺金之气不能归纳丹田，壮火之势得以游行清道，所以娇脏受伤，喘嗽乃发。理应用六味丸加五味、沉香，导火归源，但因脾气不实，乃先以人参、白术、黄芪、山萸、山药各钱半，石斛、丹皮、茯苓各一钱，五味子二十一粒，肉桂五分。服数十帖，大便始实，改用前方，调养月余，咳嗽亦愈。（《清代名医医话精华·李修之》）

　　陈，四三，咳嗽吐血，或稠或稀，时觉左腹气升，卧着尤甚，形淡畏风，脉软微数。前医先用杏仁、薄荷疏降肺气，其咳更频；或以燥火刑金，投洋参、麦冬之类，并纳大减。延予诊治，此土虚不能生金，金虚不能制木，致肝气上逆，胃受木侮，传导失宜，饮食不化精微，而成痰涎，一派浊气熏蒸，凝行上腾，肺为华盖，焉得不为之病乎？所以疏散则愈耗其金，凉润则虚其母。治法必滋化源，平其所胜，方可奏效。

　　党参三钱本应用人参，因价极贵姑以代之，於术二钱，茯苓一钱五分，炙草四分，橘皮一钱，半夏一钱五分，牛膝一钱五分，通草七分，丹皮一钱五分，桑叶一钱。

　　十帖病去大半，继进人参生脉散三服，仍用前方去桑、丹，加肉桂、黄芪、苡仁而全愈。按此症治之不当，必致肌肉日削，痰涎日多，不消数月，危境立至。所以详论病情，俾业斯道者，得其涯涘焉！《友渔斋医话》）

　　钱湘吟于冬月血溢上窍，势若涌泉，急遣人来邀。其脉数大而弦。余曰：此症朱丹溪所谓阳盛阴虚，有升无降者也。用大生地、炒苏子、炙龟板、焦山栀、连翘、茜草根、炮姜、杏仁、藕节、童便。连进三剂止，惟渐加咳嗽。湘吟颇有忧色。余慰之曰：阴分本亏，血又大去，是虚火上炎，娇脏受炽，而嗽作也。阴复则嗽自止。用熟地、沙参、麦冬、怀膝、川贝、云苓、龟板、花粉、白芍等味，服数帖而嗽亦除。越月北上，途中不便煎剂，遂以此方加减合丸。（《清代名医医话精华·张希白》）

牙行陶震涵子，劳伤咳嗽，失血势如泉涌，服生地汁、墨汁不止。余及门周子，用热童便二升而止，邀石顽诊之。脉得弦大而虚，自汗喘乏，至夜则烦扰不宁，与当归补血汤四帖而热除，时觉左胁刺痛，按之辘辘有声。此少年喜酒负气，尝与人斗犯所致。与泽术麋衔汤加生藕汁调服，大便即下累累紫黑血块，数日乃尽。后与四乌鲗骨一蘆茹为末，分四服，入黄牝鸡腹中者啖，留药蜜丸，尽剂而血不复来矣。(《张氏医通》)

陈曙仓室人，咳嗽吐痰有血，夜热头眩，胸膈不舒，脚膝无力。医用滋阴降火药已半年，饮食渐少，精神渐羸。诊其脉，两寸关沉数有力，两尺涩弱而反微浮，曰：此上盛下虚之症。上盛者，心肺间有留热瘀血也；下虚者，肝肾之气不足也。用人参固本丸，令空腹时服之；日中用贝母、苏子、山楂、丹皮、桃仁、红花、小蓟，以茅根煎汤代水煎药。服三十帖，痰清血止。后以清气养营汤茯苓、白芍、归身、川芎、木香、白豆蔻、陈皮、黄连与固本丸间服，三月后病瘥而受孕。此上清下补之治法也。(《冷庐医话》)

一人病失血，岁二三发，其后所出渐多，咳嗽发热，食减肌削，屡至平康，不以为意。夏秋间偶发寒热如疟状，每夜达曙，微汗始解，嗣后寒热稍减，病转下痢。医谓其虚也，进以参、术，胸膈迷闷，喉音窒塞。服茯苓、山药，预收红铅末，下黑血数升，胸喉顿舒，面容亦转，以为得竹破竹之法也。加用桂、附二剂，于是下痢昼夜十数行，饮食难进，神识不清，病转增剧。嘉言诊之，脾脉大而空，肾脉小而乱，肺脉沉而伏，病者问此为何症也？曰此症患在亡阴，况所用峻热之药，如权臣悍师，不至犯上。无等不已，行期在立冬后三日，以今计之，不过信宿，无以方为也。何以言之？经云暴病非阳，久病非阴，则数年失血，其为阳盛阴虚无疑。况食减而血不止，渐至肌削，而血日槁，虚者益虚，盛者益盛，势必阴火大炽，上炎而伤肺金，咳嗽生痰，清肃下行之令尽壅。由是肾水无母气以生，不足荫养百骸，柴栅瘦损，每申酉时洒淅恶寒，转而热，至天明微汗始退。政如夏日炎蒸，非雨不解。身中之象，明明有春夏而无秋冬。用药之法，不亟使金寒水冷，以杀其势，一往不返矣。乃因下利误用参、术补剂，不知肺热已久，止有从皮毛透出一路，今补而不宣，势必移于大肠，所谓肺热于内，传为肠澼是也。至用红铅末下黑血者，盖阳明之血，随清气行者，久已呕出；其阴分之血，随浊气行至胸中，为募原所闭，久瘀膈间，得经水阴分下出之血，引之而走下窍，声应气求之妙也。久积顿宽而色稍转，言笑稍适者，得攻之力，非得补之力也。乃平日预蓄之药，必为方士所惑，见为其阳大虚，放胆加用桂、附，燥热以尽劫其阴，惜此时未得止之。今则两尺脉乱，火燔而泉竭，脾胃脉浮，下多亡阴，阳无所附，肺脉沉伏，金气缩敛不行，神识不清，而魄已先丧矣。昔医云：乱世混浊，有同火化。夫以火济火，董、曹秉权用事，汉数焉能不终矣？(《何氏虚劳心传》)

(四) 便血

每见先天不足之人，得肠红便血之症，不肯自认为劳怯，且以为轻病而不治，久久至气血尽而不治者甚多。不知虚弱之人，饥饱劳役，风、寒、暑、湿乘虚而入，兼之酒色太过，湿滞中州，元气下陷，客风邪火，流入肠胃，气滞血凝，腐败溃乱，而成土崩河决之势。若不速治，将成大患。治法如何？曰：不过散其风、燥其湿、宽其肠、行其气、活其瘀、止其血、升其陷而已。散风用炒黑防风、荆芥为主。此二味，生用则能散风于上部，炒用则散风于二肠，荆芥尤为要药。宽肠行气以炒枳壳为主；止血以炒黑蒲黄、醋炒地榆为主；行瘀以紫菀为主，兼有调血归经之妙；升陷以升麻、柴胡为主；燥湿以白术、泽泻、茯苓为主。风散、湿除、气行、瘀消，元阳生发则病自愈。能节劳戒气，贬酒却色，善自调摄，且知起居服食禁忌，自不复发。更兼以调和气血、补助先天之剂投之，与虚劳血症收功之法同治，终生可以无患。（《理虚元鉴》）

钱塘张调梅先生，年四十余，下血有年。丁亥九月，在吴山太岁庙斗坛召诊，神气委顿，诊其脉弦细芤迟，正仲景所云革脉也，男子则亡血失精，妇人为半产漏下。余曰：察脉审症，当主腹痛、亡血。曰：然。余曰：此症乃木强土弱，盖肝主藏血，脾主统血，今肝木之疏泄太过，则血不内藏而下泄矣。伊云下血数年，一日数行，气若注下，后重难忍，逾时便又溏泄，腰尻酸疼，少腹胀急，行动气逆，坐卧竖足方快，形如伛偻。余曰：此奇脉为病也。小腹两旁名曰少腹，乃冲脉之所循行；督脉行于背脊，其一道络于腰尻，挟脊贯臀，入腘中；而带脉又横束于腰间。夫冲脉为病，逆气里急；督脉为病，腰溶溶若坐在水中。又督脉虚则脊不能挺，尻以代踵，脊以代头，诸病形状如绘。凡奇经之脉，皆丽于肝肾。方用归、芍、川断、山药、枸杞、鹿角胶、熟地、龟板、牡蛎、寄生、小茴、木香、防风，煎送《济生》乌梅丸三钱。数剂血止，后重亦减，乃去木香、防风、乌梅丸，加血肉之品，以峻固奇经，或为汤，或为膏，多方图治，诸恙渐安。惟肾气从小腹上冲，如贲豚状。后灸中脘、关元、石门，调理两月而愈。凡奇经亏损，必多用血肉有情，乃克有效。《内经》云精不足者，补之以味是也。至于灸法，则尤宜三致意焉。（《一得集》）

石顽治吴兴韩晋度春捷锦旋，患腹痛、泄泻、下血，或用香连丸，遂饮食难进，少腹急结，虽小便癃闭，而不喜汤饮，面色痿黄，昼夜去血五十余度。邀余诊之，气口脉得沉细而紧，询其所下之血，瘀晦如苋汁。与理中加肉桂二钱，一剂溺通，小腹即宽；再剂血减、食进；四剂泄泻止三四次，去后微有白脓。与补中益气加炮姜，四剂而康。（《张氏医通》）

陈彦质患肠风下血，近三十年，体肥身健，零星去血，旋亦生长，不为害也。旧冬忽然下血数斗，盖谋虑忧郁，过伤肝脾，肝主血，脾统血，血无主统，放出之暴耳！彼时即宜大补急固，延至春月，则木旺土衰，脾气益加下溜矣。肝木之风与肠风交煽，血尽而下尘水，水尽而去肠垢，垢尽而吸取胃中所纳之食，汩汩下行，总不停留变化，直出如前，以致肛门脱出三五寸，无气可收，每以热汤浴之，睁叫托入，顷之去后，其肛复脱。一昼夜下痢二十余行，苦不可言，面色浮肿，夭然不泽，唇焦口干，鼻孔黑煤，种种不治，所共睹矣。仆诊其脉，察其证，因为借箸筹之，得五可治焉。若果阴血脱尽，则目盲无所视，今双眸尚炯，是所脱者下焦之阴，而上焦之阴犹存也，一也。若果阳气脱尽，当魄汗淋漓，目前无非鬼像，今出汗不过偶有，而见鬼亦止二次，是所脱者脾中之阳，而他藏之阳犹存也，二也。胃中尚能容谷些少，未显呕吐哕逆之证，则其连脏腑，未至交绝，三也。夜间虽艰于睡，然交睫时亦多，更不见有发热之时，四也。脉已虚软无力，而激之间亦鼓指，是禀受原丰，不易摧朽，五也。但脾脏大伤，兼以失治旷日，其气去绝不远耳！经云：阳气者若天与日，失其所则折寿而不彰。今阳气陷入阴中，大便热气从肛门泄出，如火之烙，不但失所已也。所以犹存一线生意者，以他脏中未易动摇，如辅车唇齿，相为倚藉，供其绝之耳！夫他脏何可恃也，生死大关，全于脾中之阳气复与不复定之。阳气微复，则食饮微化，便泄微止，肛门微收；阳气全复，则食饮全化，便泄全止，肛门全收矣。然阴阳两竭之余，偏驳之药既不可用，所藉者必参、术之无陂，复气之中，即寓生血，始克有济。但人参力未易辨，况才入胃，即从肠出，不得不广服以继之，此则存乎自裁耳！于是以人参汤调赤石脂末，服之稍安；次以人参、白术、赤石脂、禹余粮为丸，服之全愈。其后李萍槎先生之病，视此尚轻数倍，乃见石脂、余粮之药，骇而不用，奈之何哉！奈之何哉！（《寓意草》）

《金匮要略》论大便血下，分粪前为近血，粪后为远血。此以血来有迟早而分远近，未尝主于心肺、肾肝之所出为远近也。丹溪乃言血在粪后者，出于心肺，心肺在上，故血来迟；血在粪前者，出于肾肝，肾肝在下，故血来早。夫心主血，肺则主乎气矣；肝藏血，肾则藏乎精矣。大便所下之血，本于湿热之气，伤于大肠而为病。此血总属大肠经来，故人有终年患之，而不见其形瘘体惫者。此湿热之邪，而非四脏所伤之血。若四脏有伤，而频下无度，必心肺损而色败，肾肝损而形瘘，而可以云无患乎！故以便下之血，以先后分远近则可，以便下之血分心肺与肾肝则凿矣！（《质疑录》）

便血，俗名肠红，血从大便出也。或在粪前，或在粪后，但粪从肠内出，血从肠外出。肠外出者，从肛门之宗眼出也。此胞中血海之血，不从冲脉而上行外达，反渗漏于下，用力大便，血随出矣。此病初起，人多不觉；及至觉时，而身体如常，亦玩忽不治。即或治之，无非凉血清火，暂止复发。数年之后，身体疲倦，恣投药饵，总不除根，遂成终生之痼疾矣。痼疾虽成，不致殒命。其治法总宜温补，不宜凉泻；温暖则血循经脉，补益则气能统血。初便血时，治得其宜，亦可全愈；若因循时日，久则不能愈矣。（《医学真传》）

夏某，便红遇劳辄甚，初服苦参子，以龙眼肉裹，开水送下十粒效，后屡试不验。予按东垣论脾为生化之源，心统诸经之血，思虑烦劳，致心脾不司统摄。宜用归脾丸，或暂服加味归脾汤，其血自止。如言而瘳。（《清代名医医话精华·林羲桐》）

淮安程春谷，素有肠红证。一日更衣，忽下血斗余，晕倒不知人。急灌以人参一两，附子五钱而苏。遂日服人参五钱，附子三钱，而杂以他药。参附偶间断，则手足如冰，语言无力。医者亦守而不变，仅能支持，急棹来招。至则自述其全赖参附以得生之故。诊其六脉，极洪大而时伏，面赤有油光，舌红而不润，目不交睫者旬余矣。余曰：病可立愈，但我方君可不视也。春谷曰：我以命托君，止求效耳，方何必视。余用茅草根四两作汤，兼清凉平淡之药数品，与参附正相反。声戚友俱骇，春谷弟风衣，明理见道之士也，谓其诸郎曰：尔父千里招徐君，信之至；徐君慨然力保无虞，任之至，安得有误耶？服一剂，是夕稍得寐，二剂手足温，三剂起坐不眩。然后示之以方，春谷骇叹。诸人请申其说。余曰：血脱扶阳，乃一时急救之法，脱血乃亡阴也，阳气既复，即当补阴，而更益其阳，则阴血愈亏，更有阳亢之病。其四肢冷者，《内经》所谓热深厥亦深也；不得卧者，《内经》所谓阳胜则不得入于阴，阴虚故目不瞑也。白茅根交春透发，能引阳气达于四肢，又能养血清火，用之使平日所服参附之力皆达于外，自能手足温而卧矣。于是始相折服。凡治血脱证俱同此。（《清代名医医话精华·徐灵胎》）

常熟旱北门李姓妇，始以泄泻鲜红血，顾姓医进以白头翁汤，服后洞泻不止，纯血无度，邀余诊之。脉沉欲绝，冷汗淋漓，舌灰润，色如烟煤，肢冷畏热，欲饮不能饮。言语或蒙或清。余曰：下痢纯血，议白头翁汤，亦未尝不是。然厥阴下痢纯血，身必发热；太阴湿聚下痢纯血，身必发寒。太阴为至阴湿土，非温燥不宜，兼之淡以渗湿为是。拟胃苓汤加楂炭、炒黑干姜，一剂，尚未回阳，而神识稍清。再进白术二钱，猪苓二钱，赤苓二钱，炒薏仁四钱，楂炭三钱，泽泻二钱，桂枝一钱，炮姜五分，藿香一钱，蔻仁五分，荷叶蒂三枚，姜、枣，服之泄泻已止，痢血亦停，渐渐肢温汗收，神识亦清。后将原方更改，服二三剂而愈。（《清代名医医话精华·余听鸿》）

戊申元旦，陈秋槎大便骤下黑血数升，继即大吐鲜红之血，而汗出、神昏、肢冷、搐搦、躁乱、妄言，速孟英至。察其脉左手如无，右弦软按之数。以六十八岁之年，佥虑其脱，参汤煎就，将欲灌之，孟英急止勿服。曰：高年阴分久亏。肝血大去，而风阳陡动，殆由忿怒，兼服热药所至耳！其夫人云：日来颇有郁怒，热药则未服也，惟冬间久服姜枣汤，且饮都中药烧酒一瓶耳。孟英曰：是矣。以西洋参、犀角、生地、银花、绿豆、栀子、元参、茯苓、羚羊、茅根为剂，冲入热童溲灌之；外以烧铁淬醋，令吸其气，龙、牡研末扑汗，生附生捣贴涌泉穴，引纳浮阳。两服血止，左脉渐起，又加以龟板、鳖甲。服三帖，神气始清，各恙渐息，稍能啜粥，乃去犀、羚，加麦冬、天冬、女贞、旱莲投之，眠食日安。半月后始解黑燥矢，两旬外，便溺之色皆正。与滋补药调痊。（《回春录》）

三十三、痛证

人之一身，自顶至踵，俱有痛病。其始也，或因于风，或因于塞，或因于水，或因于气，病各不同，而其为气凝血滞则一也。气能捍卫，则外感何由而入？营能流灌，则内病何自而生？不通则痛，理固宜然。（《医醇賸义》）

诸痛为实，痛随利减。世皆以"利"为下之者，非也。假令痛在表者，实也；痛在里者，实也；痛在血气者，亦实也。在表者，汗之则痛愈；在里者，下之则痛愈；在血气者，散之、行之则痛愈。岂可以"利"字只作下之乎？但将"利"字训作"通"字，或训作"导"字，则可矣。是以诸痛为实，痛随利减：汗而通导之，利也；下而通导之，亦利也；散气、行血，皆通导而利之也。故经曰：诸痛为实，痛随利减。

又曰：通则不痛，痛则不通。此之谓也。(《此事难知》)

经曰：诸痛为实，痛随利减。又曰：通则不痛。世皆以"利"为下之者，非也。假令痛在表者，汗之则痛愈；痛在里者，下之则痛愈；痛在血脉者，散之、行之则痛愈。岂可以"利"字作下之者乎？但将"利"字训作"通"字，或作"导"字则可矣。是以诸痛为实，痛随利减，假汗而通导之则利也，下而通导之亦利也，散气行血皆通导而利之也，故曰痛随利减。(《古今医统大全》)

痛无补法，自古记之。然立斋治唐仪部腹痛，面色黄中见青，左关弦长，右关弦紧，用益气汤加半夏、木香而愈。治李仪部腹痛，面色黄中见青兼赤，肝脉弦紧，用益气汤加山栀而愈。盖木本克土，土衰则木愈胜而乘之，故脾病多受肝累。然察色须审，黄乃脾色，青乃肝色；黄中见青乃为木乘土，兼赤则是木土又生火矣。故用山栀以清之。益气汤本不宜于治痛，加木香、半夏等药，则补而不壅矣。此先生妙手，非他人所及。(《折肱漫录》)

诸痛无补，言气逆滞也。然壮者，气行则愈；怯者，着而成病。其气虚乏之人，诸邪易于留着，着则逆，逆则痛，疏利之中，不可无补养之品。从事攻击，则正愈虚，邪愈着，而痛无休止也。所以脾胃亡液，焦燥如割，宜用地黄养阴等以润之；脉阳涩阴弦，腹中急痛，当用小建中汤；肝血不足，两胁胀满，筋急不得太息，四肢厥冷，心腹引痛，目不明了，爪甲枯，面青，宜补肝汤；肾虚羸怯之人，房劳过度，胸膈间多隐隐痛，此肾虚不能约气，气虚不能生血之故，往往凝滞而作痛，宜用破故纸、萸肉、枸杞等温肾，归、芍等养血。至于头痛，有气虚，有血虚，有肾虚，皆不可无补也。(《客尘医话》)

寒痛悠悠不止，喜热恶寒，痛下延。热痛紧急作辍，喜凉恶热，痛延上。虚痛隐隐不甚，喜冷以物拄按，二便自利。实痛满闷，瘅渴，内实不大便。郁气痛如针刺，攻走上下。酒积痛泄黄沫，口渴身热。蓄血痛口作血腥，饮水则呃，一点痛不行移。痰饮痛去来无定，发厥，时眩晕，吐白涎及下白积。虫积痛面白斑，目无精彩，唇红，食即痛，痛后能食，口吐清水，腹有青筋。食积痛手不可按，不能食，痛甚欲大便，痛随利减。(《医阶辩证》)

或问：先哲谓诸痛为实，诸痒为虚。丹溪亦曰：诸痛不可用参、芪，盖补其气，气旺不通而痛愈甚。然则凡病痛者，例不可用参、芪等药乎？曰：以上所论诸痛，特指其气实者为言耳，如暴伤风寒，在表作痛，或因七情九气怫郁，不得宣通而作痛者，固不可用补气药也。若夫劳役伤形，致身体解㑊而作痛者，或大便后及大泻痢后气血虚弱，身体疼痛及四肢麻痹而痛，或妇人产后气血俱虚，致身体百节疼痛等病，其可不用参、芪等补气药乎？学者毋执一也。(《医学正传》)

(一) 头痛

凡头痛有久暂表里之异，以脉验症，以症合脉，得其源而治之，定奏速效而不难矣。暂病者，必因外感，此风寒外袭于经也，治宜发表，最忌清凉。久病者，必看元气，此三阳之火炽于内也，治宜清降，最忌升散。此治邪之法也。夫病何以久也？或表虚者，微感则发；或阳旺者，微热则发；或水亏者，虚火乘之则发；或阳虚于上，而阴寒胜之则发。此等病症，当重元气。而治本之药十之六七，治标之品亦带一二，自必手到病除，不得少误。然亦有暂病而虚、久病而实者。虚者，痛处必冷而喜热；实者，痛处必热而不寒，其证显然。并验平日之体以及平日所服之约而细辨之，自可得其源矣。(《罗氏会约医镜》)

头痛属太阳者，自脑后上至巅顶，其痛连项；属阳明者，上连目珠，痛在额前；属少阳者，上至两角，痛在头角。以太阳经行身之后，阳明经行身之前，少阳经行身之侧。厥阴之脉会于巅顶，故头痛在巅顶；太阴、少阴二经虽不上头，然痰与气逆壅于膈，头上气不得畅而亦痛。其辨之法，六经各有见症，如太阳项强、腰脊痛，阳明胃家实，少阳口苦、咽干、目眩之类是也。高士宗《医学真传》言头痛之症，只及太阳、少阳、厥阴，疏矣！(《冷庐医话》)

夫但知三阳之脉上循于头而为头痛，不知厥阴与督脉会于巅，而少阴之骨髓通于脑也。止知风寒火热在头而为头痛，又不知足六经之证上逆于头而为厥头痛也。足六经之气，能厥逆于头而为头痛，又当知寒邪入脑，亦能传于厥阴、少阴，而为阴证也。真头痛者，头痛甚，脑尽痛，手足寒至节，死不治。(《侣山堂类辩》)

面为阳明部分，而阳维脉起于诸阳之会，皆在于面，故面痛多属于火。惟火有虚火，有实火。实者可清，虚者不可清。

乙未，余客上海，有张姓妾，小产后，两眼中间常有一星作痛，病已经年。问之诸医，莫名所以然。余切其脉细弱而迟，知是平素血亏，小产后血尤亏，血亏则气亏，气亏即火亏。遂合当归补血汤、胶艾汤，加吴萸、牛膝、肉桂为方，温补而愈。考《内经》察色篇，以两眼之间属心。经又云：心之合脉也。又云：诸脉皆属于目。西医亦云：心体跳动不休，周身血脉应之而动。可知脉为心血贯注之所，目又为血脉交会之所。今两眼间作痛，其为心中血虚无疑。何则？经云：诸痛皆属于心。又云：诸痛皆属于热。又云：心主血，心恶热。夫热，阳也；血，阴也。阴非阳不生，阳非阴不守。阴耗则阳气独胜，无所依附，势必循脉上浮，凑于两眼之间，安得不痛？余以补血为君，补气为臣，补火为佐，引热下行为使，病果应手而效。在麻衣相法，指两眼中间为山根，吾将以山根痛名之，附于眉棱痛、眼眶痛之后云！(《诊余举隅录》)

阳明头痛，自汗发热，白芷；少阳头痛，脉弦，往来寒热，柴胡；太阳头痛，恶风恶寒，川芎；太阴头痛，痰实体重腹痛，半夏；少阴头痛，手三阴三阳经不流行而足寒，逆为寒厥头痛，细辛；厥阴头痛，项痛，脉微浮缓，欲入太阳，其疾痊矣，然而亦当川芎；气虚头痛，黄芪；血虚头痛，当归；诸气血俱虚头痛，黄芪、当归。伤寒头痛，无汗，麻黄汤；有汗，桂枝汤。太阳经所发阳明头痛，白虎汤；少阳头痛，柴胡汤。太阴头痛，脉浮，桂枝汤；脉沉，理中汤。少阴头痛，脉沉，微热，麻黄附子细辛汤。厥阴头痛，外伤本经，桂枝麻黄各半汤。(《此事难知》)

东垣云：高巅之上，惟风可到，故味之薄者，阴中之阳，自地升天者也。所以头痛皆用风药治之，总其大体而言之也。然患痛人血必不活，而风药最能燥血，故有愈治而愈甚者。此其要尤在养血，不可不审也。

一人寒月往返燕京，感受风寒，遂得头痛，数月不愈。一切头风药无所不服，厥痛愈甚，肢体瘦削，扶策踵门求余方药。余思此症明是外邪，缘何解散不效？语不云乎：治风先治血，血活风自灭。本因血虚而风寒入之，今又疏泄不已，乌乎能愈也？又闻之痛则不通，通则不痛，用当归生血活血，用木通通利关窍血脉，以行当归之力。问渠能酒乎？曰：能而且多，近为医戒之不敢饮。因令用斗酒，入二药其中，浸三昼夜，重汤煮熟，乘热饮之至醉，则去枕而卧，卧起其痛如失。所以用酒者，欲二药之性上升于头也。至醉乃卧者，醉则浃肌肤，沦骨髓，药力方到；卧则血有所归，其神安也。有志活人者，推此用之，思过半矣。

火郁于上而痛者，经云火淫所胜，民病头痛。治以寒剂，宜酒芩、石膏之类治之，又不可泥于此法也。

又一方，用当归二钱，川芎二钱，连翘二钱，熟芐二钱。水煎六分，去渣，以龙脑薄荷二钱置碗底，将药乘滚冲下，鼻吸其气，俟温即服，服即安卧，其效甚速。然此亦为血虚者设耳。

头痛六经各有见证，如太阳头痛，上至巅顶，项强，腰脊必痛；阳明痛在额前，必目珠亦痛，便秘，口渴；少阳痛在头角，口苦、咽干、目眩是也；太、少两阴，若有痰气壅塞，清阳不升，头亦为之痛。挟六淫之所干，气血之盛衰，皆能致痛也。（《灵兰要览》）

头痛一症，在伤寒门，有直中、传经之别；而传经中，又有太阳、少阳、阳明、太阴、少阴、厥阴之分。至于杂症，更有偏头风、雷头风、气虚、血虚、痰厥、肾厥、客寒犯脑、邪火上冲、破脑伤风、大头天行之异。所病在头，而所因不尽属于头。

辛卯春，济南有王妪患头痛甚剧，人用荆芥、防风、藁本，是头痛治头之见也，痛势愈酷，日夕呻吟。余切其脉数而弦，知是阴不胜阳，阳亢无制，上凑至巅，迫而为痛。前用风药，犹火焚而复煽之耳！风助火势，火借风威，痛故不可忍。治当滋水熄木，以清下法折之，冬地三黄汤加元参、羚羊角。一剂，大便润，痛即平。又合生料六味丸意，加减治之而愈。后余入都，闻有一人病火冲头痛颇重，延西医治之，用猪脬五，盛冰于中，头顶前后左右各悬其一。彼以为邪火上冲，用寒冰遏之，则火衰而痛可平，不知寒从外逼，火将内攻。症之轻者，不过多延时日，或可无虞，若遇重症，尤恐火气攻心，挽回莫及。在西人以寒治热，较俗工以风助火，已胜一筹，然何用清下法折之。一服即平为愈乎？（《诊余举隅录》）

温病头痛，乃热邪上干清阳，故头痛面必赤，神必烦，舌必红，脉必数。识明证候，急与清化、升降二方，使清气升、浊气降，头痛自止。如热甚口渴，则白虎汤、玉女煎最妙；羌、防、芎、芷，皆非所宜。如兼风寒，面必收束，色必惨暗，舌必白滑，外必恶寒，自当先行散表。审明痛在巅顶属太阳，痛在满头及眉棱骨者属阳明，痛在两角属少阳，兼暑者必在夏月，皆照加引经药可也。惟温病头痛，浑浑不自知其所苦，所以温邪最易昏人神识也；更有素本真阴真阳皆亏，一遇温病，正不胜邪。阳虚头痛，必现面青、肢逆、恶寒，喜见灯火光，旋又畏之，缘有伏邪故耳，治法从权，暂投参茸膏，贫者党参、桂枝借用亦可；阴虚头痛，面必浮红，舌必干紫，口或渴不

饮，恶见灯火光，宜六味地黄，先救肾液，再治温邪可也。(《温证指归》)

头风一症，有偏正之分。偏者主乎少阳，而风湿、火郁为多，前人立法，以柴胡为要药，其补泻之间，不离于此。无如与之阴虚火浮，气升吸短者，则厥脱之萌，由是而来矣。先生则另出心裁，以桑叶、丹皮、山栀、荷叶边，轻清凉泄，使少阻郁遏之邪，亦可倏然而解。倘久则伤及肝阴，参入咸凉柔镇可也。所云正者，病情不一，有气虚、血虚、痰厥、肾厥、阴伤、阳浮、火亢、邪风之不同，按经设治，自古分晰甚明，兹不再述。至于肝阴久耗，由风日旋，厥阳无一息之宁，痛掣之势已极，此时光区区汤散可解，计惟与复脉之纯甘壮水，胶黄之柔婉以息风和阳，俾刚亢之威，一时顿熄。予用之屡效如神，决不以虚谀为助。(《临证指南医案》)

一人素患头风，暑月偶感风寒，复作，绵帕包裹，始觉稍安。余曰：此症《明医杂著》言属郁热，本热而标寒。因内有郁热，毛窍常疏，故风寒易入，外寒束其内热，闭逆而为痛。辛热之药，虽能开通闭逆，散在标之寒邪，然以热济热，病本益深，恶寒愈甚矣。当凉血清火为主，而佐以辛温散表之剂。用清上散，加防风、川芎等药而愈。(《顾氏医镜》)

予婿洪静山，秋间燥邪上扰，清窍为之不利，头痛耳鸣，目赤口苦。彼以微疾，不敢来渎余，先延他医诊治，服清肝息风药不应。乃乞余为调理。余用吴氏治邪燥化火清窍不利之翘荷汤，加菊花、夏枯草、苦丁茶。服二帖，其病即痊。此昔人所谓治病必先岁气。无伐天和者也。(《清代名医医话精华·魏筱泉》)

龚首骧夫人病头风，已数年矣。每发时痛欲死，骨节间格格有声，已坏一目，而痛不止。延余诊之，定一方，用酥炙龟板二钱，麻黄、藁本各一钱，甘草五分，后更为定一方，用何首乌、苡仁、牛膝，令服二剂而愈。(《冷庐医话》)

一妇人，年四十余，病额角上，耳上痛，俗呼为偏头痛。如此五七年，每痛大便燥结如弹丸，两目赤色，眩运昏涩，不能远视。世之所谓头风药、饼子风药、白龙丸、芎犀丸之类，连进数服，其痛虽稍愈，则大便稍秘，两目转昏涩，其头上针灸数千百矣。连年著灸，其两目且将失明，由病而无子。一日问戴人，戴人诊其两手，脉急数而有力，风热之甚也。余识此四五十年矣，遍察病目者，不问男子妇人，患偏正头痛必大便涩滞结硬。此无他，头痛或额角，是三焦相火之经及阳明燥金胜也。燥金胜，乘肝则肝气郁，肝气郁则气血壅，气血壅则上下不通，故燥结于里，寻至失明。治以大承气汤，令河水煎三两，加芒硝一两，煎残顿令温，合作三五服，连服尽，荡涤肠中垢滞结燥，积热下泄如汤，二十余行；次服七宣丸、神功丸以润之，菠菱葵菜猪羊血为羹以滑之。后五七日十日，但遇天道晴明，用大承气汤，夜尽一剂，是痛随利减也。三剂之外，目豁首轻，燥泽结释，得三子而终。(《儒门事亲》)

忠翁孙媳，亦患头痛，嘱余诊之，其脉浮取颇大，而沉按无力，两尺尤甚，左关略兼弦数。余曰：此属肝血内虚，奇经失荣养之司，病虽在上，而根源实在于下。其所以头痛者，督脉上循于巅顶也。药须补下，即《内经》上病治下之法也。用四物加杞子、山药、杜仲、续断、苁蓉、阿胶、鹿角胶、金樱子、石斛、菊花等，数剂而愈。此两症亦一虚一实之对症也。(《一得集》)

赵忠翁，年近八旬，前任镇海教谕，常患头风，发则日夜无度，左颊、上额及巅经络不时抽掣，自觉如放烟火冲状，通夜不能寐，脉虚滑流利，有时弦劲而大。余谓风阳上扰，阳明、少阳之火挟痰而逆冲于上，额旁及耳前后两颊现青络甚多，法当尽刺出血。《灵枢》云：诸络现者，尽泻之。乃刺两颊及眉心出血，复针颊车、地仓、承浆、率谷、百合、迎香等穴，行六阴数。凡针四次，筋不抽掣矣。方用僵蚕、桑叶、麦冬、山栀、石斛、丹皮、竹茹、青黛、丝瓜络、牡蛎、阿胶等品，养血和络，调理数剂而安。次年立春后复发，但不如前之甚也。时值六出①纷飞，不能用针，改用推法，以指代针，推后痛稍缓；雪消天霁，复针率谷、风府。方药如前法，服数剂而又愈。以后每少发，投前方辄效。徐洄溪云：凡经络之病，不用针而徒用药，多不见效。其信然矣！（《一得集》）

嘉定陈妪，年五十七，病头痛数年，额上为甚。额属阳明部分，久痛必虚，须填补阳明，兼鼓舞胃中清阳之气。用玉屏风散加炙草、葛根，二剂全愈。推此而太阳头项痛、少阳头角痛、厥阴头巅痛，皆可按法而治。（《清代名医医话精华·徐玉台》）

（二）胸痛

心痛彻背，背痛彻心，乃阴邪厥逆，而上干胸背经脉之间，牵连痛楚，乱其血气，紊其疆界。此而用气分之药，则转益其痛，势必危殆。仲景用蜀椒、乌头，一派辛辣，以温散其阴邪。然恐胸背既乱之气难安，即于温药队中，取用干姜、赤脂之涩，以填塞厥气攻冲之经隧，俾胸之气自行于胸，背之气自行于背，各不相犯，其患乃除。今人但知有温气、补气、行气、散气诸法，不知有填塞邪气攻冲之窦也。（《张氏医通》）

心痛一症，《灵枢》有肾心痛、胃心痛、脾心痛、肝心痛、肺心痛、真心痛之分，盖五脏之滞，皆为心痛。《金匮》用九痛丸，治九种心痛。后人以饮、食、气、血、寒、热、悸、虫、疰别之，虽祖此义，实未尽《内经》之旨。约而论之，要不越阴阳、虚实。然实而属阳者易瘥，虚而属阴者难愈。

庚寅冬，余至山东，有友朱汉舲患心胸痛，或数日一发，或一日数发，如是者六七年。余切其脉，濡数少神，知是肝脾心痛，既寒且虚。与以温补重剂服之，有小效，无大效，因思症系中空，甘草可满中，并能缓急止痛，仍前方加炙甘草至一两，痛果大愈。但此症由境遇不遂所致，且患已数年，除根不易。其时有谓炙草一味，前方已用五钱，今又加至一两，毋乃太多者。余曰：甘草生用气平，炙用气温，其性能协和诸药，故有国老之称。昔仲景甘草汤、甘草芍药汤、甘草茯苓汤、炙甘草汤，以及麻黄、桂枝、葛根、青龙、理中、四逆、调胃、建中、柴胡、白虎等汤，无不重用甘草。惟遇呕吐、肿满、酒客诸湿症，概禁不用，则以用药治病，有宜忌之分也。世俗治病，不明宜忌，甘草一味，重用不敢，不用不能，凡立一方，但用数分，以为如此，乃两全之计也。不知其计愈巧，其识愈庸。汪讱庵曰：时医用甘草，不过二三分而止，不知始自何人？相习成风，牢不可破，殊属可笑。曷为可笑？盖笑其庸耳！（《诊余举隅

---

① 六出：雪花的别名。

录》）

夫咸谓心痛者，乃胃脘当心而痛，不知有厥心痛也。厥心痛者，四脏之气逆客于心下而为痛也。心痛与背相控，善瘈。如从后触其心，伛偻者，肾心痛也；心痛如似锥针刺其心，心痛甚者，脾心痛也；心痛色苍苍如死状，终日不得太息者，肝心痛也；卧若徙居，心痛间，动作痛益甚，色不变，肺心痛也。胃脘当心而痛者，上支两胁，膈咽不通，食不下。各审其脉证，而随经取之，分别寒、热、虚、实而治之，无有不效者矣。若真心痛者，手足青至节，心痛甚，旦发夕死，夕发旦死。（《侣山堂类辩》）

五脏逆气，上干于心而为痛者，谓之厥心痛。盖肾心痛者，多由阴邪上冲，故善瘈，如从脊后触其心而伛偻；胃心痛者，多由停滞，故胸满腹胀；脾心痛者，多由寒逆中焦，故如以针刺其心而痛甚；肝心痛者，多由木火之郁，病在血分故也，故色苍苍如死状；肺心痛者，多由上焦不清，病在气分，动作则痛益甚。若知其在气则顺之，在血则行之，郁则开之，滞则通之，火多实则或散之清之，寒多虚则或温之补之。若真心痛乃不可治，否则但得其本，则必随手而应。（《顾氏医镜》）

董姬，年四十余，患胸痛，呕逆，喉痹，带下，头痛，病非一端。诊其脉沉细而涩。脉法云：下手脉沉，便知是气。病由情怀不畅，郁怒伤肝，木邪犯上，心脾气结。法当疏气平肝，先用归、芍、香附、橘红、郁金、蔻仁、柴胡、丹皮、鲜橘叶、佛手花、瓦楞子、牡蛎等，以水先煮生铁落，然后煎药，服三剂，诸症俱减八九。后以逍遥散加丹、栀、香附、海螵蛸、牡蛎，服二十剂而愈。（《清代名医医话精华·许珊林》）

一女，年十二岁，患胸痛甚剧，床上翻覆滚号，治以消食行气之药不效，与阿芙蓉膏开水冲少许服始效，后仍不效。余视其肌肉消瘦，面黄有蟹爪纹，询之肛门如痔痛，脉或时弦紧，或时细数而有歇止，却与《金匮》狐惑病证相符。乃依《外台》杀虫方法，用附子、桂心、大黄、鹤虱、雷丸、干姜、甘草各等分，为粗末，每服二三钱，百沸汤入蜜半匙和服。两剂以后，胃口渐开，肌肉渐生，至今六七年是病不复作矣。《《清代名医医话精华·许珊林》）

文学顾六吉，胸中有奇痛，不吐则不安者已历两载。偶为怒触，四十日不进浆粥，三十日不下溲便，面赤如绯，神昏如醉。终事毕备，以为旦夕死矣。余视其脉，举之则濡，按之则滑，是胃中有火，膈上有痰，浸淫不已，侵犯膻中，壅遏心窍，故迷昧乃尔！以沉香、海石、胆星、瓦楞子、牛黄、雄黄、天竺黄、朱砂、冰、麝为细末，姜汁、竹沥和沸汤调进。初进犹吐其半，继进乃全纳矣。随服六君子加星、香、姜、沥，两日而溲便通，三日而糜饮进。调摄百余日，遂复其常。（《脉诀汇辨》）

游以春治一妇，年三十余，忽午前吐酸水，至未时心前作痛，至申痛极晕绝，交戌方醒如故，每日如此，医治期年不愈。游治用二陈下气之剂，不效。熟思其故，忽记《针经》有云未申时气行膀胱，想有瘀血滞于此经使然。遂用归尾、红花各三钱，干漆五钱，煎服，吐止痛定，晕亦不举。次日复进一服，前症俱愈。第三日前方加大黄、桃仁饮之，小便去凝血三四碗而愈。（《奇症汇》）

一人形体单弱，神气衰少，且素耽酒色，时常齿衄。春间偶患右乳旁及肩背作痛异常，手不可近，扪之如火，日夜不眠。医用桃仁、红花、乳、没、灵脂、延胡等药，廿余剂不效。邀余诊治，六脉虚数，肝肾为甚。余断以阴虚火旺之症，当滋阴养血，扶持脾胃，俾阴血渐生，虚火下降，则痛不求其止而止矣。如必以和伤治痛为急，则徒败胃气，克削真元，非所宜也。疏一方付之，用地、芍、杞子、牛膝、麦冬滋阴养血；石斛、甘草扶持脾胃；桑皮、续断、丹皮和调血脉。嘱其十剂方有效，以阴无骤补之法耳！服至八剂后，脉气渐和，精神渐旺，尚未出房室，至此则能步出中堂，但痛处未尽除，然而生机则跃跃矣。惜其欲速太过，惑于群小，弃置余方，复以前药杂进。一月后，胃气果败作呕逆，阴血愈耗发潮热，脾气伤尽作腹胀，再半月死矣。（《何氏虚劳心传》）

董妪，年四十余，患胸痛，呕逆，喉痹，带下，头痛，病非一端，诊其脉沉细而涩。余曰：脉法云：下手脉沉，便知是气。病由情怀不畅，郁怒伤肝，木邪犯土，心脾气结。法当疏气平肝，先用归、芍、香附、橘红、郁金、蔻仁、柴胡、丹皮、鲜橘叶、佛手花、瓦楞子、牡蛎等。以水先煮生铁落，然后煎药，服三剂，诸症俱减八九。后以逍遥散加丹、栀、香附、海螵蛸、牡蛎，服二十余剂而愈。

又徐妪，年近五十，患胸痛，月信虽少，而尚未断，体肥脉弦而虚。余谓此属血虚气郁，与丹参饮而愈。此二症虽同为气郁，而却有肝旺、血虚之分别焉。（《一得集》）

（三）胁痛

今夫古书论胁痛一症，不徒责在肝胆，而他经亦累及之，有寒热虚实之不同，痰积瘀血之各异，支离繁碎，使后学漫无适从，而投剂不验，无怪乎变症多端，伤人性命者多多矣。尝考经旨，谓肝脉挟胃络胆，上贯膈，布胁肋；胆脉贯膈络肝，循胁里，其直者循胸过季胁。是两胁之痛，皆属肝胆为病。内伤者不外气血两端，外感者责在少阳一经而已。

盖肝为将军之官，其性暴怒，非怫意交加，则忧郁莫解，非酒色耗扰，则风寒外袭，痛之所由生也。使其人而虚寒也者，则内脏亏而痛矣；使其人而虚热也者，则隧道塞而痛矣；使其人而实热也者，或邪气入而痛，或郁火发而痛矣。痛在气分者治在气，寒者温之，虚者补之，热者清之，实者泄之，血药不宜用也。使其人而血虚也者，则肝少血养而痛矣；使其人而血热也者，则木火内灼而痛矣；使其人而血分实热也者，或邪在半表半里而痛，或满闷惧按多怒而痛矣。痛在血分者治在血，血虚者以血药补之，血热者以阴药滋之，血实者以苦药通之，气药不宜用也。

更有瘀血内蓄，痰饮内聚及肥气、痞气，皆属有形之积，非益血则邪不退，即令气寒而得此，亦宜补阳在先，补阴在后，阴阳两补，痰瘀除而积聚消，胁痛岂有不愈者哉？虽然，操心者常有此症，房劳者每有此患，人多委之莫救，而药投罔效者何也？医家不明肝肾同源，精髓内空，相火易上之理也。故其用方，一味辛香行气，冀其奏功，不知辛能通窍，香能耗血，肝病不已，复传于肺，而咳嗽喘促，甚至血动，斯时有莫可如何者矣。是以初起确认为肝肾之病，宜乙癸合治，用六味加人乳、河车之属，以人补人，以血补血，俾水生而木荣，母实而子安，正治之法也。倘气因精虚，宜用八味加人参、河车之属，阴中求阳，坎中生火，从治之法也。

或者谓内伤胁痛，逍遥散乃不易之方；外感胁痛，小柴胡为必用之药。有此二者，可以尽病之情乎？而犹未也。诚以法之运用无穷，方之变化无定。通因通用者，治肝邪之有余；塞因塞用者，治肝脏之不足。而其间必以拒按、喜按，探虚实之消息；喜温、喜冷，验寒热之假真；更以脉之大小、迟数、有力无力为辨。是在医者神而明之，勿泥古法而不化也。

且胁痛而及他脏者，亦有之矣。咳唾腥臭者，肺痈也；痛连胃脘、呕吐酸沫者，木凌脾也；痛而寒热、谵语，如见鬼状者，妇人热入血室也。

舍气血而何所补救哉？盖甘可缓中，则木气调达，自然右降而左升；和能平怒，则疏泄令行，渐次气充而血润：胁痛云乎哉？

以韩苏之笔，写轩岐之旨，那得不压倒群英！（《杂症会心录》）

胁痛当辨左右。有谓左为肝火或气，右为脾火或痰与食。丹溪则谓左属瘀血、右属痰。有谓左属肝，右为肝移邪于肺。余观程杏轩治胁痛在右而便闭，仿黄古潭治左胁痛法，用瓜蒌一枚，甘草二钱，红花五分，神效。以瓜蒌滑而润下，能治插胁之痛，甘草缓中濡燥，红花流通血脉，肝柔肺润，其效可必，是肝移邪于肺之说为的也。又观薛立斋治右胁胀痛，喜手按者，谓是肝木克脾土，而脾土不能生肺金，则为脾为肺，固一以贯之矣。（《冷庐医话》）

男子中年之后，思虑过度，右胁下作痛，似块非块，呕逆吐痰，饮食不下，或朝食晚吐，或随食随吐，六脉弦紧，颜色黑瘦，肌体日削。历用逍遥散、六君子汤等类，而不见效；又用半夏泻心汤、归脾汤及大健脾汤、六味丸，亦不效。

此症系思虑伤脾，脾土不运，故有呕逆、吐痰等症，诸病俱见。所用扶土平肝之药，似中窾窍，但右胁作疼，似块非块，恐是气与血凝滞不化，相结而成。宜于补气补血之药，兼用行气行血之品。始则破多于补，后乃补多于破，方得法。最宜叮嘱病人，宽心调养，不可动怒动欲为要。（《琉球百问》）

今人所谓心痛、胃痛、胁痛，无非肝气为患。此有虚实之分，大率实者十之二，虚者十之八。余表兄周士熙，弱冠得肝病胃痛，医用疏肝之药即止。后痛屡发，服其药即止，而病发转甚。成婚后数日，痛又大发，医仍用香附、豆蔻、枳壳等药，遂加剧而卒。盖此症初起，即宜用高鼓峰滋水清肝饮、魏玉横一贯煎之类，稍加疏肝之味，如鳖血炒柴胡、四制香附之类，俾肾水涵濡肝木，肝气得舒，肝火渐熄而痛自平。若专用疏泄，则肝阴愈耗，病安得痊？余尝治钮柜村学博福厘之室人肝痛，脉虚，得食稍缓。用北沙参、石斛、归须、白芍、木瓜、甘草、云苓、鳖血炒柴胡、橘红，二剂痛止；后用逍遥散加参、归、石斛、木瓜，调理而愈。（《冷庐医话》）

夫左胁者，肝之部位也。窃见患痰火者，往往多左胁痛，此盖由性躁暴而多怒，怒伤肝，故作患也。丹溪云：左胁痛，肝火盛，有气实，有死血；右胁痛者，有痰流注。盖右胁者，乃肺之部位也。肝急气实，须用苍术、川芎、青皮、当归之类。痛甚者，肺火盛，以当归龙荟丸，姜汤下，是泻火之要药。死血用桃仁、红花、川芎，加之以辛凉之剂以治之。余治吾儒病痰火者，多见此症，由作文写字，多以左胁伏桌，倦后尽力倚靠，暂不见伤，久则胁痛，乃胸前死血作梗也。于主方①中加红花一钱，其效如神；再于熟药内，掺入童便、韭汁各少许，搅匀温服更效。右胁痛微者，即是痰流注并食积，每用盐煎散、顺气丸、辛温之剂以治之也。又尚论左胁痛、胃脘疼，妇人多有之。盖以忧思忿怒之气，不得条达，故作痛也。治妇人诸疾，必以行气开郁为主，兼以破结散火，庶得机矣。语云：香附、缩砂，女人之至宝；山药、苁蓉，男子之佳珍。此之谓也。（《痰火点雪》）

《九灵山房集》云：昔钟姓者一男子，病胁痛，众医以为痈也，投诸香、姜、桂之属，益甚。项彦章诊其脉，告曰：此肾邪病，法当先温利而后补之。投神保丸，下黑溲，痛止，即令更服神芎丸。或疑其太过，彦章曰：向用神保丸，以肾邪透膜，非全蝎不能导引；然巴豆性热，非得芒硝、大黄荡涤之，后遇热必再作。乃大泄数次，病已。项彦章所以知男子之病，以阳脉弦、阴脉微涩，弦者痛也，涩者肾邪有余也。肾邪上薄于胁不能下，且肾恶燥，热方发之，非得利不愈。经曰痛随利减，殆谓此也。房劳过度，肾虚羸怯之人，胸胁之间，每有隐隐微痛，此肾虚不能约，气虚不能生血之故。气与血犹水也，盛则流畅，少则壅滞，故气血不虚则不滞，既虚则鲜有不滞者，所以作痛。宜用破故纸之类补肾，芎、归之类和血，若作寻常胁痛治，则殆矣。

当辨左右、气血而施治。痛在左，肝火挟气也；痛在右，脾火挟痰食也。治从润肺柔肝，而得捷效，乃肝移邪于肺之明证也。（《灵兰要览》）

刘右，年逾古稀，戊辰腊月，初则伤风咳嗽，继因挫闪，难于转侧，偶成咳嗽，牵动胁肋，其痛更剧。予旋覆花汤加三七、归尾，胁痛立止；乃误将驴胶调补，致胃纳式微，酿成痰饮。余曰：脾为生痰之源，胃为贮痰之器，肺为出痰之窍。脾肺亏虚，为痰为饮；津不上乘，有时口燥；肾阴不足，兼挟肝郁，气火郁阻，有时腹热；足痿不良于行者，以久卧床榻，经络不舒故也。脉右尺带弦，寸、关未起，症情复杂，颇费筹箸。兹拟补脾为主，脾健则痰饮自化，而浊自降，上下拜受其赐，四旁咸蒙其益。予六君汤加牡蛎、泽泻、川贝、杏仁、霍斛。隔数日，伊复函恳往诊，并详述前药服后，纳增气平，经过良好。余曰：服补剂而纳增气平，的系中亏之候。盖脾气上归于肺，中气下根于肾，建其中气，则肺肾出纳有权。效不更方，仍守原意扩充，以党参易吉林参须，冬术易江西术，去牡蛎、泽泻、霍斛，加茯神、益智、冬虫草、广橘白之属。（《勉斋医话》）

一妇向患左胁疼痛，服行气逐血之剂，反加呕吐，甚至勺水难容，脉左沉右洪，明系怒动肝木，来侮脾阴，过投峻药，转伤脾气，致三阴失职，仓廪无由而化，二阳衰惫，传导何由而行？所以下脘不通，食泛上涌，斯理之自然，无庸议也。方以异功散加白芍、肉桂，于土中泻木，并禁与饮食。用黄芪五钱，陈仓米百余粒，陈皮、生姜三片，用伏龙肝水三碗，约煎一半，饥时略进数口。三两日后，方进稀粥，庶胃气

---

① 主方：左胁痛主方，由当归、龙胆草、山栀、黄连、黄芩、大黄、芦荟、木香、黄柏、麝香组成。一方性暴者，加柴胡、川芎、青黛。

和而食自不呕也。依法而行，果获奇效。(《清代名医医话精华·李修之》)

（四）腹痛

《内经》之论腹痛，独引寒淫者居多，以寒邪之闭塞阳气独甚也。但六淫、七情，损伤荣卫，致病多端，岂仅一寒也哉？痛在上焦者，属胃脘；在胃脘下者，属太阴脾经；在中焦当脐者，属少阴肾经；在下焦小腹者，属厥阴肝经及大小肠、膀胱也。其痛也，有因食滞、寒滞、气滞之异，有因虫、因火、因痰、因血之殊。诸如此类，须辨虚实，庶无差误。其痛之可按者头虚，拒按者为实。久痛而缓，及得食稍可，与牵连腰背，无胀无滞，二便清润者，皆虚也。暴痛而急，及胀满畏食，与肠脏中有物有滞，或痛处坚定不移，二便燥赤者，皆实也。微实者调之，大实者攻之。虚者，或气或血，宜微补、峻补，自有权衡，不得以痛无补法，及痛皆实火，而听无稽之谬论也。(《罗氏会约医镜》)

腹者，太阴之宫域，肠胃之郛郭。病满痛者，有入腑、干脏之分，有缓急、轻重之别。如卒暴绞痛，面青肢冷，此邪直干阴分，急宜刺泄其邪。如暴吐下利，此邪伤阳明，名曰霍乱。若发热、头痛，为欲愈也。如厥逆脉脱，急宜理中圆，甚者加附子，晬时①脉还，手足温者生，不复则死，此邪甚而胃气绝也。如腹痛下利而能食者，乃邪入于肠中，利止则愈。此皆直中于内，而有脏腑轻重之分焉。又有邪传五脏，而为腹痛者，始发于皮毛腠理，正气不能御邪，泮衍②于血脉中，而传溜于内，大气入脏，腹痛下淫。此淫传败绝之证，不及二十日而死，虽卢、扁再生，亦不能救。此证多有不究心者，悠悠忽忽，反为病家怨尤。(《侣山堂类辩》)

此症须分虚实、寒热。凡可按为虚，拒按为实；久痛为虚，暴痛为实；得食略可者为虚，胀满畏食者为实；痛徐莫得其处者为虚，痛剧一定不易者为实；无胀无滞者多虚，有物有滞者多实。又云热在上者，必有烦热、焦渴、喜冷等症；热在下者，必有胀、热、秘结等症。三焦痛病，惟因寒滞、气滞、食滞者最多，因虫、因火、因痰、因血者，皆能作痛。但痰痛、虫痛多在中焦；火痛、寒痛三焦俱有；血痛则多在下焦。然血症痛妇人所常有，男子虽有，亦少也。宜辨之。(《不知医必要》)

腹痛一症，有热，有寒，有气，有血，有浊，有虫，有实，有虚，有内停饮食，有外感风寒，有霍乱，有内痈。治苟如法，虽数年宿恙，不难应手奏功。

壬辰冬，余寓天津，苏州严某，每于申时后，子时前，腹中作痛，上乘胸脘，甚至呕吐，静养则痛轻而缓，劳乏则痛重而急。病经十年，医治不效。余切其脉，虚细中见弦数象，知是气血两亏之体，中有酒积未清，故至申、子二时，蠢然欲动。尝见书载祝由科所治腹痛症一则，与此情形颇合。惟彼专去病，故用二陈汤加川连、神曲、葛根、砂仁；而此则病经多年，正气既虚，阴血亦损，法当标本兼顾，因师其方，加参、术、地、芍治之。服至十数剂，病果由重而轻，由轻而痊矣。当此症初愈时，十

---

① 晬时：一周时，即两小时。
② 泮（pàn 判）衍：充溢的意思。

年夙恙，一旦奏功，人闻其异，索方视之，以为效固神奇，药乃平淡，莫名所以然。殊不知治病原无别法，不过对症用药而已。药与症合，木屑尘根，皆生人妙品，岂必灵芝仙草，始足却病以延年？（《诊余举隅录》）

医书言腹痛者，中脘属太阴，脐旁属少阴，小腹属厥阴。此指各经所隶而言，然不可执一而论。凡伤食腹有燥屎者，往往当脐腹痛不可按，或欲以手擦而移动之，则痛似稍缓，凡验伤食，舌苔、舌根色黄而浊。仲景《伤寒论》有云：病人不大便五六日，绕脐痛，烦躁，发作有时。可以为证。（《冷庐医话》）

腹痛发呕吐者，不详其因而治之，则误人不浅鲜。因者何？曰积聚，曰停食，曰蛔虫，曰水饮，曰瘀血，曰肠痈是也。积聚心下痞硬，按之则反胀；停食心下濡，按之如空；蛔虫按之指下有气筑筑然；瘀血多在脐旁及少腹，按其痛处块应手；水饮其痛游走不定，按之则鸣动；肠痈多右腹按之左右异状，且手足痛处则必觉润泽，右足挛急，小便淋沥。余多年潜心辨此六者，无有差忒。（《先哲医话》）

腹痛之病，世医皆谓肝木侮土。又《石室秘箓》傅会其说云：诸痛皆属于肝。动则重用白芍，予每见其鲜效，特为辨之。盖肝有肝病，脾有脾病，有当肝脾同治者，有当肝脾分治者，未可概论也。夫用白芍之症，乃脾土虚，不能乘载肝木，则肝木摇动，而脾土愈虚，腹痛、泄泻所由来也。且木中有火，故用白芍酸寒之药，肝脾兼入，平肝、泻火、安脾，一药而三善俱备。再以甘草补脾缓中，则痛泻自愈矣。或加柴胡、归、术而为逍遥散，或加饴糖、桂枝而为建中汤，皆其推广之义也。若脾胃有积聚之症，受寒、多食而痛发者，法当温散中宫；有郁火者，寒热并用，导火下行，若反用酸寒之药，则气愈闭，滞愈凝，火愈郁矣。且肝气益抑，生生之气不升，积聚何由散乎？其有因怒而胁痛者，乃肝气发动，当以白芍合川芎升敛并用以调其肝，不当单用白芍以抑其肝也。此纯肝家之病，与脾无与。其痢疾而用芍药汤者，乃取其去脾火，且兼木香、槟榔、枳壳之散，三黄之寒，敛少散多，寒多热少，最得制方开阖之理，故效。若单用白芍一味以治初起之实痢，必不应矣。按白芍同补药则补，同泻药则泻，但不可同补药而误施于脾家之实痛耳！其吞酸之症，乃脾胃不能输泄，畜聚变为酸馁，法当调理脾胃，而书反云酸属于肝，何其舍近而求远哉？若谓肝主生生之气，郁而不升，则脾胃之气不振，而有畜聚酸馁之症者，亦当以川芎舒肝，不当以白芍抑肝也。是知治病者，当究其源而穷其理，不可以耳为目，矜奇炫诡也。（《医权初编》）

寒脉，沉紧而迟；热脉，浮洪而数；虚脉，散大无力；实脉，弦洪有力；痰脉，滑数；饮脉，沉弦；积脉，沉弦而伏；聚脉，或伏或弦；虫脉，多沉滑，或乍大乍小；死血脉，沉而涩，或结或促。此脉之常道也，而腹痛之脉，又不可拘。盖暴痛之极者，每多沉、伏、细、涩，实亦似虚；不知气为邪逆，则脉道不行，而沉伏异常，此正邪实之候也。能于沉伏中细察之，而有弦紧之意，此寒邪阻遏阳气，多有是脉。此际因其微细，认为虚脱，妄用补剂，误矣！辨此之法，但当察其形气，见平素之强弱，问其病因及时日之久暂。大都暴病痛急，而脉忽细伏者多实邪；久病痛缓，而脉本微弱者为虚邪。再以前论虚实之法，参而诊之，则万无一失矣。（《罗氏会约医镜》）

少腹正中，为任、冲分野；厥傍，为厥阴肝经分野。其痛满有三：曰燥结，曰热结，曰血结，皆为内有留着，非虚气也。

甲午，都中有胡某，少腹气痛，上冲两胁，日夕呻吟，甚且叫号，并见面赤、汗淋、溺少、便结等症。来延余诊，切其脉，痛极而伏，按之许久，指下隐隐见细数而浮之象。审是阴不济阳，阳气炽张，横逆无制所致。法当微通下药，使浊阴不上干，诸症斯已。用清润汤加羚羊角，一剂，二便通，痛遽平，后承是方加减而愈。时有自命为知医者，进而问曰：热则流通，通则不痛，凡治腹痛，总以温通为宜，今用清利，其偶然乎？答曰：固哉！子之论治病也。夫热则流通一语，是与寒则凝滞对待而言；通则不痛一语，是统言寒热虚实。"通"字当作"和"字解，犹言和则不痛也。今子牵合言之，是诬书之通者而不通矣，其能令病之不通者而通乎？且温通与清利，治法何常之有，子谓治腹痛总以温通为宜，此等识见，真如井底蛙。蛙日处井中，因以为天极小，只有寒气与湿气。殊不知井以外，风、火、燥、暑四气，较寒、湿而倍之，并寒、湿二气，久之亦从火化乎！况乎五志之火、六欲之火、七情之火，人固无在不与火为缘乎！惟寒邪初中，寒食留结，或房劳致损，或力役致伤，与夫病久误治致虚，则不得用清利之剂，又当温而通之，更温而补之。总之，病无定情，治无定法，可温则温，可清则清，可通则通，可补则补，随症论治而已。若执一见以治病，其不误人者几希！（《诊余举隅录》）

妇女有满腹串痛者，有痛在一处不移者，有寒留胃脘作痛者，宜温散中焦；有虫扰腹痛者，宜安其蛔；有肝气闭塞痛者，宜平肝和胃；有气裹水，腹中辘辘有声而痛者，宜导吐痰涎，或行针灸；有血瘀气滞，腹内生癖痛者，宜理气逐瘀，加以针灸数次；有胃汁枯槁痛者，宜甘润胃阴；有中气虚损不运而痛者，宜补中气；有脏气欲绝，痛无止时，服药不应者，不治。（《医门补要》）

邵左，操镘①为业，戊辰八月，因家道颠沛，愤郁之余，遂患腹疾，乃恃力贾勇，工作弗辍。本年春，诊脉弦硬，余用柔肝和营未效，乃雇棹就诊于吴某，用川楝子、元胡、蔻仁、木香、青皮、枳壳，伐肝破气。余固知其矛盾也。又更一医，用阿魏消痞丸，服后便泻数行，杂药乱投，胃口伤残，狰狞爬挖，惨不忍睹。彼遂谓中医之无能，拟延请西医诊之。经西医诊治旬余，仍复尔尔，逼不得已，吞阿片聊止其痛，冀希苟延而已。一日又思余治，予悟治肝妙谛，无有过于《内经》者。《内经》云：肝苦急，急食甘以缓之；肝欲辛，急食辛以散之。于是用小建中汤加茯神、远志、蒺藜、香附、竹茹、陈皮、代代花之属。一剂而胃纳开，再剂而腹痛除。谁料一波未平，一波又起，肝郁之极，复投前药，仍归无效。彼时形瘦骨立，语音轻微，偶闻声响，惕惕不安。用紫石英、炒枣仁、丹参、霞天曲、香附、当归、杞子、桑寄生等。初服甚效，继服如故，徒呼负负，为备后事。嗣因大便不通，服燕医生补丸，攻下积粪，臭秽异常，而捻衣撮空，语言错乱。此元神涣散之候，用独参汤支持，数日而卒。查是症经过，可疑之点甚多。症属血而坚积，瘕属气而散聚。今痛作则有形如镰，痛止则杳无踪迹，其为瘕非症，固无疑义，宜乎前药投矣，然无效果者何？毋乃被阿片所牵

---

① 镘（màn 慢）：瓦刀。

累乎？又一疑问。甚矣！医道之难言也。(《勉斋医话》)

内乡令乔殿史次君，自幼腹痛，诸医作火治、气治、积治，数年不效，后以理中、建中相间而服，亦不效。六脉微弦，面色青黄。余曰：切脉望色，咸属木旺凌脾，故建中用以建中焦之气，俾脾胃治而肝木自和，诚为合法，宜多服为佳。服用数剂，益增胀痛。殿史再延商治，余细思无策，曰：令郎之痛，发必有时，或重于昼，或甚于夜，或饥饿而发，或饱逸而止，皆治法不同。殿史曰：是病方饮食下咽，便作疼痛，若过饥亦痛，交阴分则贴然。余曰：得之矣，向者所用小建中，亦是从本而治，但芍药酸寒，甘饴发满，所以服之无效。但缘过饥而食，食必太饱，致伤脾胃，失其运用之职，故得肝旺凌脾，经所谓源同流异者也。今以六君子汤加山楂、麦芽，助其健运之职而利机关，令无壅滞之患，则痛自愈也。服二剂而痛果止。所以医贵精详，不可草草！(《清代名医医话精华·李修之》)

少年素有痃癖，忽然少腹胀疼。屡次服药，多系开气行气之品，或不效，或效而复发。脉象无力。以愚意见度之，不宜再用开气行气之药。近在奉天有治腹疼二案，详录于下，以备参考。

一为门生张某，少腹素有寒积，因饮食失慎，肠结，大便不下，少腹胀疼，两日饮食不进。用蓖麻油下之，便行三次而疼胀如故。又投以温暖下焦之剂，服后亦不觉热，而疼胀如故。细诊其脉，沉而无力。询之，微觉短气。疑系胸中大气下陷，先用柴胡二钱煎汤试服，疼胀少瘥。遂用生箭芪一两，当归、党参各三钱，升麻、柴胡、桔梗各钱半。煎服一剂，疼胀全消，气息亦顺，惟觉口中发干。又即原方去升麻、党参，加知母三钱。连服数剂全愈。

一为奉天史姓学生，少腹疼痛颇剧，脉左右皆沉而无力。疑为气血凝滞，治以当归、丹参、乳香、没药各三钱，莱菔子二钱。煎服后疼益甚，且觉短气。再诊其脉，愈形沉弱。遂改用升陷汤一剂而愈。此亦大气下陷，迫挤少腹作疼，是以破其气则疼益甚，升举其气则疼自愈也。

若疑因有痃癖作疼，愚曾经验一善化痃癖之法。忆在籍时，有人问下焦虚寒治法，俾日服鹿角胶三钱，取其温而且补也。后月余晤面，言服药甚效，而兼获意外之效：少腹素有积聚甚硬，前竟忘言，因连服鹿角胶已尽消。盖鹿角胶具温补之性，而又善通血脉，林屋山人阳和汤用之以消硬疽，是以有效也。又尝阅喻氏《寓意草》，载有袁聚东痞块危证治验，亦宜参观。(《医话拾零》)

(五) 腰痛

腰痛者，水寒而木郁也。木生于水，水暖木荣发生而不郁塞，所以不痛。肾居脊骨七节中间，正在腰间。水寒不能生木，木陷于水，结寒盘郁，是以痛作。木者，水中之生意。水泉温暖，生意升腾，发于东方，是以木气根黄下萌，正须温养，忽而水结冰凘，根本失荣，生气抑遏，则病腰痛。腰者，水之所在；腹者，土之所居。土湿而木气不达，则痛在于腹；水寒而木气不生，则痛在于腰。然腰虽水位，而木郁作痛之原，则必兼土病。盖土居水火之中，火旺则土燥，水旺则土湿。太阴脾土之湿，水气之所移也。土燥则木达而阳升，土湿则木郁而阳陷。癸水既寒，脾土必湿，湿旺则木郁，肝气必陷，陷而不已，坠于重渊，故腰痛作也。色过而腰痛者，精亡而气泄也。精，阴也，而阴中之气，是谓阳根。纵欲伤精，阳根败泄，变温泉而为寒冷之渊，化火井而成冰雪之窟，此木枯上败之原，疼痛所由来也。缘阴阳生长之理，本自循环，木固生火，而火亦生木。少阴之火升于九天之上者，木之子也；少阳之火降于九地之下者，木之母也。其生于水者，实生于水中之火。水中之阳，四象之根也，《难经》所谓肾间动气，生气之原也。（《四圣心源》）

腰者肾之府，因病致酸痛，其中虚实，不可不辨。所谓实者邪也，虚者本也。如太阳经感寒，腰必酸痛；感湿，腰必重痛，如坐水中。气滞，痛必流走，此杂证之腰痛腰酸也。若温病则不然，热邪深伏，出表则浮越太阳，困里则直逼少阴。设肾不虚，贼邪因何直入？古人所谓邪行如水，惟注者受之，良有以也。此温邪最剧之候，十难全半。若不先救真阴，邪何由化？当与大剂生脉、六味，加化邪之品，预救真阴，以全生命。若不预为筹画，肆行攻伐，则邪正俱亡，肢冷脉微，舌黑胎刺、直视、遗尿等证，势所必至。如感邪极重，腰痛如折，大火燎原，必须急下救阴，或于下法中佐壮水之品，或朝服六味，暮投双解，务于临证酌行，非笔所能罄也。至于病后腰痛，虚不待言，又当以六味地黄加参、茸为主，余可类推。（《温证指归》）

人有露宿于星月之下，感犯寒湿之气，腰痛不能转侧。人以为血凝于少阳胆经也，谁知是邪入于骨髓之内乎！夫腰乃肾室，至阴之宫也；霜露寒湿之气，乃至阴之邪也。以至阴之邪，而入至阴之络，故搐急而作痛。惟是至阴之邪，易入而难散，盖肾宜补而不宜泻，散至阴之邪，必泻至阴之真矣。然而得其法，亦正无难也。泻肾而仍是补肾，始能去至阴之邪。方用转腰汤：

白术一两，杜仲五钱，巴戟天五钱，防己五分，肉桂一钱，苍术三钱，羌活五分，桃仁五粒，水煎服。一剂而痛轻，再剂而痛止也。

此方以白术为君者，利湿而又通其腰脐之气，得杜仲之相佐，则攻中有补，而肾气无亏；且益之巴戟、肉桂以祛其寒，苍术、防己以消其水；更得羌活、桃仁逐其瘀而行其滞，虽泻肾而实补肾也。至阴之邪既去，而至阴之真无伤，故能止痛如神耳！此病用术桂防豨汤亦佳。

白术二两，肉桂三钱，防己一钱，豨莶草五钱，水煎服。十剂见效。（《辨证录》）

村农邵某之妻，患腰痛已历十年之久，卧则不能转侧，坐起须以手托住稍可，偶或步行，状甚伛偻。丙寅夏，余自杭旋里，其邻人姜某，为伊介绍，而乞诊焉。脉之六部滞涩不调，重按略有实象。其人素乏生育，云生女已十岁矣，嗣后遂患腰痛，当初以为痛势较轻，漫不介意，近则下午辄患昏沉，直至天明始退。视其苔，厚腻如积粉。余曰：汝病非虚，乃湿郁也。盖腰为肾府，湿郁伤肾，脏病及腑，腰痛之作，端由此故。又上午乃阳气行令，下午乃阴浊用事，湿热蕴于肾经，肾为至阴之脏，藏志之所在也。今为湿热所蕴，而一派氤氲之邪蒙其神志，虽欲作强，其可得乎？至于处治之法，亦当从根本解决，不可执着"腰痛"二字，横亘于胸而生掣肘。遂与通关滋肾丸三钱，余皆利湿化浊之品。及来转方，云已稍可，仍以原方出入加减，三服后，

苔全部均净，脉亦较起，而昏沉之象无矣。后以通补奇经，调理而愈。(《勉斋医话》)

张令施乃弟，伤寒坏证，两腰偻废，卧床彻夜痛叫。百治不效，求诊于余。其脉亦平顺无患，其痛则比前大减。余曰：病非死证，但恐成废人矣。此证之可以转移处，全在痛如刀刺，尚有邪正互争之象。若全然不痛，则邪正混为一家，相安于无事矣。今痛觉大减，实有可虑，宜速治之。病者曰：此身既废，命安从活，不如速死。余蹙额欲为救全，而无治法。谛思良久，谓热邪深入两腰，血脉久闭，不能复出，只有攻散一法。而邪入既久，正气全虚，攻之必不应。乃以桃仁承气汤，多加肉桂、附子二大剂与服。服后即能强起，再仿前意为丸，服至旬余全安。此非昔人之已试，乃一时之权宜也。然有自来矣，仲景于结胸证有附子泻心汤一法，原是附子与大黄同用。但在上之证气多，故以此法泻心，然则在下之证血多，独不可仿其意，而合桃仁、肉桂以散腰间之血结乎？后江古生乃弟，伤寒两腰偻废痛楚，不劳思索，径用此法二剂而愈。

胡卣臣先生曰：金针虽度，要解铸古熔今，始能下手。(《寓意草》)

三十四、痹证

经曰：风、寒、湿三气杂至，合而为痹也。夫六淫之邪，暑、燥、火为阳，风、寒、湿为阴。阴气迭乘，营卫不通，经脉阻滞，筋、骨、肉三部俱病，而三痹之症作矣。其风气胜者为行痹，风为阴中之阳，中人最速，其性善走，窜入经络，故历节作痛而为行痹；寒气胜者为痛痹，寒为阴中之阴，乘于肌肉筋骨之间，营卫闭塞，筋骨拘挛，不通则痛，故为痛痹；湿气胜者为着痹，着者，重着难移，湿从土化，病在肌肉，不在筋骨，所谓腰间如带五千钱者是也。(《医醇滕义》)

《内经》曰：风寒湿三气，合而为痹。故风气胜者为行痹，寒气胜者为痛痹，湿气胜者为着痹。河间曰：留著不去，四肢麻木拘挛也。经又曰：痛者，寒气多也，有寒故痛也。其不痛木仁者，病久入深，荣卫之行涩，经络时疏，故不痛；皮肤不营，故为不仁。夫所谓不仁者，或周身或四肢唧唧然麻木不知痛痒，如绳扎缚初解之状，古方名为麻痹者是也。丹溪曰：麻是气虚，木是湿痰死血。然则曰麻曰木者，以不仁中而分为二也。虽然亦有气血俱虚，但麻而不木者，亦有虚而感湿；麻木兼作者，又有因虚而风寒湿三气乘之，故周身掣痛兼麻木并作者，古方谓之周痹。治法宜先汗而后补也。医者宜各以类推而治之，不可执一见也。(《医学正传》)

痛痹一症，肝肾为病，筋脉失于荣养，虚火乘于经络，而红肿疼痛；若肿痛不红，得温稍定者，又属虚寒也。初起恶寒发热，类于伤寒，多肿痛于四肢经络之间，或左右移动，或上下游行，或脉大而数，或细而数，或细而迟，或细而涩，或大而空。医家认作风寒湿三气杂至之说，概以外邪为治，病势渐增，阴液渐耗，虚虚之祸，有不可胜言者矣。

盖风自内动，湿热内生者，属阳虚而无火，表之消之，症变中风者居多。即使其人体实，果系外邪侵入，表散不应者，虽进大凉之药，痛止而肿消，亦必用扶脾益血之品，以收后效。

又有服热药太过，胃中蕴热日深，筋脉不利，不能转移，手足肿痛如锥，苦楚异状，以阳明主宗筋，筋热则四肢缓纵，痛历关节而为热痹也。医家不知清热降火，泥于风寒湿三气杂至之说，非表散风寒，则温经利湿，火上添油，愈服愈热。其症口渴面赤，声高叫喊，大便秘结，小便短赤，脉数大有力，或洪大有力，所谓历节白虎风症，痛如虎啮也。治法宜黄芩、黄连、黄柏、石膏、生地、知母、元参之属，清阳明之积热，降有余之实火，然后热解筋舒，而痛方定。此种极少而慎治，不可不知而误治也。

虽然，《内经》有入脏者死，留连筋骨间者痛久，留皮肤间者易已之旨。足见内生之风寒湿三气，鼓舞于经络之中者，恐用攻表耗元之药，而脏气空虚，真阴欲竭；外入之风寒湿三气，鼓舞于经络之中者，恐用攻表耗元之药，而脏气受敌，真阳欲脱。况痹者闭也，乃脉络涩而少宣通之机，气血凝而少流动之势，治法非投壮水益阴，则宜补气生阳，非急急于救肝肾，则倦倦于培补脾土，斯病退而根本不摇也。倘泥于三气杂至，为必不可留之邪，而日从事于攻伐，是体实者安，而体虚者危矣，可不慎欤！

探本之论，与泥于风寒湿三气之说者，有上下床之别。(《杂症会心录》)

腿痛一症，有气血、风湿、寒热、虚实之殊；治法，亦有标本之别。

戊子冬，吾同里友杨怀水，因母患腿膝痛，不能屈伸，稍动，即酸楚难忍。经数医诊治，饮食减而神益疲，邀余往诊。余切其脉，虚数而涩，知是衰年气分不足，偶因劳乏，经络停瘀所致。用补中益气汤、桃红四物汤加减为方。两剂后痛苦失，屈伸自如，饮食增，精神亦振。或问其故，余曰：治病之道，比如行路，由东至西，咫尺间事耳！君子遵道而行，顷刻可到，若令盲者处此，东西迷于所向，虽劳劳终日，卒不能尽其程。无他，明不明之分也。夫人当半百以后，中气就衰，勉力劳役，停瘀致痛，症虽实而气益虚。彼误为痛风者无论矣，其明知血瘀作痛，恣用破耗之剂，而不见效者，亦治其末，未顾其本。犹之以寇治寇，恶者未能去，善者已罹其殃，究非上策。余用补中益气法，以扶其正气，更佐养血行瘀法，以祛其邪滞，正固而邪自去，邪去而正益理。所谓仁至义尽，王者之师，犹有不获安全者，无是理也。(《诊余举隅录》)

大抵湿之为病，易至沉深，渐渍之余，沦肌浃髓。于斯时也，须以术、附、姜、桂，作大剂与之，药力相接，病当渐解，不可以旦暮而责效焉。要之，治湿莫若生附、苍术为快。《直指》

治湿莫如术，然白术性缓，不如苍术之烈。芎䓖亦能逐水，其说见于《左传》。若更挟热，而小便不利，则须用茯苓、防己之类以通之。然亦视其轻重浅深，若所感重，而湿已达于脏腑，必不入食，为呕，为泄，为喘满，为四支重痛，为郑声，为眼直视、睛不能转，为脚肿。若脐下坚硬，为虚汗，非若风寒之易攻，直须以雄、附、姜、桂、橘、术之类，作大剂与服，使药气相接，浸渍攻之，积日持久，乃当渐去。要以生附、苍术为主也。不可以数服不见效用别药。《简易》

其寒多者，为痛，为浮肿，非附子、桂、术不能去也。其风多者，为烦热，为流

注，为拘急，非麻黄、薏苡、乌头辈不能散也。《活人》注（《伤寒广要》）

乌程王姓，患周痹证，遍身疼痛，四肢瘫痪，日夕叫号，饮食大减。自问必死，欲就余一决。家人垂泪送至舟中，余视之曰：此历节也。病在筋节，非煎丸所能愈，须用外治。乃遵古法敷之、拓之、蒸之、熏之，旬日而疼痛稍减，手足可动，乃遣归，月余而病愈。大凡荣卫脏腑之病，服药可至病所，经络筋节俱属有形，煎丸之力，如太轻则不能攻邪，太重则恐伤其正，必用气厚力重之药，敷、拓、蒸、熏之法，深入病所，提邪外出，古人所以独重针灸之法。医者不知，先服风药不验，即用温补，使邪气久留，即不死，亦为废人。在在皆然，岂不冤哉！（《清代名医医话精华·徐灵胎》）

此症于腰、膝、腿、肘、肩膊之间，麻冷酸渐，渐觉走疰，抽掣疼痛，肢节肿大挛瘰，举足不能，甚则手指、足趾节节酸痛。俗名鬼箭风，祷祀求神，养成大病。皆由妄性肆欲、保养失节、感冒所致，六淫荡败、血枯气衰之故。肺主皮，肝主筋，肺肝受伤，血气不运。亦曰白虎风，多发于肘、膝、臀、胴之间。人唤为鹤膝风，惟在节骱间病也。又曰缠肢风，其在肢节间病也。大人称为着痹。宜以定风散、驻车丸、救苦回生丹选之。（《解围元薮》）

子和治一税官，风寒湿痹，腰脚沉重，浮肿，夜则痛甚。两足恶寒，经五六月间，犹绵胫靴；足膝皮肤少有跣露，则冷风袭之，流入经络，其病转剧。走注上下，往来无定，其痛极处，便挛急而肿起，肉色不变，腠理如虫行；每遇风冷，病必转增，饮食减，肌体瘦乏，须人扶稍能行立。所服者，乌、附、姜、桂种种燥热，燔针着灸莫知其数。前后三年不愈。一日予脉之，其两手皆滑有力，先以导水丸、通经散各一服，是夜泻三十余行，痛减半；渐服赤茯苓汤、川芎汤、防风汤。此三方在《宣明论》中，治痹方是也。日三服，煎七八钱，漐漐然汗出。余又作玲珑灶法熏蒸，血热必增剧，诸汗法古方多有之，惟以吐发汗者，世罕知之。故予尝曰：吐法兼汗，良以此夫！（《医学纲目》）

汪良翁，年七十七，患下体沉重，酸痛不能行。己丑十月，召余诊之，其脉六部皆大而空。余谓此乃阳虚寒湿相乘之症，治当固本理虚，不得过于渗利其湿。乃用参、苓、术、草、归、芍、牛膝、木瓜、薏苡、防己等。服数剂，病无进退。一医谓当发汗，投以麻黄、羌活、川芎等，汗大出如雨，其夜合眼即惊，觉心中空空，如无物然；次日又觉身轻，如两腋生翼，欲飞翔状，且常欲跳跃高处。其家惊惶，不知所为，医亦如之。复召余诊，手足乱舞，力大甚有逾垣上屋之势，须两三人掖之始可，诊脉寸关二部俱浮数侵上，两尺尤躁动。余曰：此误汗阳并于上，不急固补，必发癫狂，元气亦因之而即脱。方用人参、附子、炙甘草各三钱，五味子一钱，生白芍、麦冬各八钱，熟地四两，生铁落二两，煎汤代水煎药。服后睡三四小时之久，及醒，脉敛神清，而下体仍重痛。余曰：此病难以痊好，但可望迁延岁月耳！昔徐洄溪以病不愈不死，愈则必死，即此类也。乃检其医论示之，彼方信从。后与调养气血，胃气渐旺，脉亦安和，而下体之病，终不能痊。（《一得集》）

上洋秦齐之，劳欲过度，每于阴雨，左足麻木，有无可形容之状。历访名医，非养血为用，即补气立论，时作时止，终未奏效。戊戌春，病势大发，足不转舒，背心一片麻木不已，延余治之。左脉沉紧，右脉沉涩，此风、寒、湿三气杂至，合而为痹。其风气胜者为行痹，湿气胜者为着痹，寒气胜者为痛痹。着痹者，即麻木之谓也。明系湿邪内著，痰气凝结，郁而不畅，发为着痹。须宣发燥湿之剂，加以引使之品，直至足膝，庶湿痰消而火气周流也。方以黄芪、苍术、桂枝、半夏、羌活、独活、防己、灵仙，数剂，其病如失，终不复发。若以齐之多劳多欲，日服参、芪，壅、瘀隧道，外邪焉能发越，而病安从去？（《清代名医医话精华·李修之》）

德州都谏王介清，丁内艰，特患左胁顽痹，足腿麻木，按摩片时，少堪步履。服清火消痰、补气活血，病势不减。后服满入京，邀参君诊视。见伊肾肝脉虚，断为肾虚不能生肝，肝虚不能荣血，水亏血耗、经隧枯涩之症。先以四物汤加秦艽、石斛、牛膝、葳蕤，不数剂而胁痹顿除。后服肾气丸一料，永不复发。（《清代名医医话精华·李修之》）

痛风者，遍身疼痛，昼减夜甚，痛彻筋骨，有若虎咬之状，故又名为白虎历节风。有痛而不肿者，有肿而且痛者；或头生红点，指肿如槌者，皆由肝经血少火盛，热极生风，非是外来风邪。古今诸书，皆以风湿为言，疑误舛谬，害人不浅。秦邮袁体庵先生出，改正其非，讲明其理，始知痛风由于风热血燥也。所制逍遥散一方，每使病者连服百剂，不终其剂者，日后变为疠风，屡试屡验者也。识者珍焉！按《袁氏心传》，世之刊本，展转抄缮，错谬甚多，惟其中名言阐发，启迪后进匪浅。（《医学传灯》）

此症初起于身肌骨节间，游变抽掣疼痛，昼夜无所休息，手足不能屈伸，坐卧不能转侧；或筋缓无力；或伏床瘫痪。阳气虚则夜静昼极，阴气弱则日轻夜重，病久则衣被不能着体。湿气盛则汤沃稍爽，但浴一次，则病增一分。风气盛则火煏而略缓，离火更凶。病久则加浮肿，或哕呃不食，或疮烂不能收敛。乃由房劳太过，忧思妄想，六欲七情，日损气血，风湿邪毒，伤惫肝液，邪传脾胃，荣卫枯涸，以致精髓败绝；或郁蓄私念不得发泄，激荡气血而成；或勇怒饥饱伤感，疾风迅雨逆塞，充漫四肢经络，为之行痹也。其痛转展不定，又名旋风。治以大定丸、如意通圣散、阳起圣灵丹、神酿丸等药，服之则可。（《解围元薮》）

风寒湿三气合而为痹，祛风祛寒祛湿，人人皆知，不知当有变通者。泗泾戴星杓，年近四十，因烟业赴上洋，一夕忽患腿痛，不便行走。寓中适有素明医理者，谓肾气亏虚，乃类中之渐，必服大造丸可愈。戴以客寓起居不便，遂乘肩舆而归。本镇及郡中之医，皆用温药，并服大造丸。服下掣痛增至十分，两手亦痛，阳事痿缩，遂延余诊。余谓此属热痹，俗名流火是也。舌苔虽白，其底实绛。阳事痿缩，王节斋所云郁火也。遂用三黄石膏、犀角地黄等大剂，半月而起于床，更用虎潜、大补阴丸等，一月后步履如常矣。（《清代名医医话精华·徐玉台》）

常熟大市桥王姓，年二十五六，面色青黄，足肿如柱，胀至腰，腰重不能举，足软不能行，其父背负而至。余问曰：此症起于何时？曰：已一年有余。服药近二百剂，鲜效。脉涩滞不利，下体肿胀，身弱不能行，腰重不能举。余曰：此症虽未见过，揣其情，即黄帝所谓缓风湿痹也。《金匮》云：着痹，湿着而不去，腰重如带五千钱。

《千金》云脚弱病。总名谓之脚气。甚则上冲胸腹，亦能致命。此症服补剂，往往气塞而闭者甚多；服表药而死者，未之有也。断不可因久病而补之。进以活命槟榔饮方：橘叶四钱，杉木片一两，陈酒三两，童便二两，水二碗，煎至一碗，调入槟榔末二钱。服后，将被温覆而卧，遍身汗出如洗，肿退一半；再服一剂，汗后肿即全退，渐能步履。复诊，更《本事》杉木散方加味：杉木片五钱，大腹皮二钱，槟榔二钱，橘皮、橘叶各二钱，防己二钱，附子四分，酒二两，童便二两，服三剂病痊。其父曰：药价极廉，不及百文，四剂即能愈此一年余之重症，神乎技矣！余曰：药贵中病，不论贵贱，在善用之而已。（《清代名医医话精华·余听鸿》）

族妇右臂痛，手不能举，此为肢痹。用舒筋汤：片姜黄、当归、羌活、炙草、姜渣、海桐皮、炙桂枝。四五服为瘳。凡筋得寒则急，得热则纵，缩短为拘，弛长为痿。风寒湿三气杂至，合而成痹。风胜为行痹，寒胜为痛痹，湿胜为着痹。宜宣风逐寒湿兼燥通络。如臂痛服舒筋汤，必腋下漐漐汗出，则邪不滞于筋节而拘急舒矣。如气虚加参、芪；血虚加芍、地；肩背加羌活、狗脊、鹿胶；腰脊加杜仲、独活、沙苑子；臂指加姜黄、桂枝；骨节加油松节、虎、膝；下部加牛膝、薏苡、五加皮、虎胫骨；经络加桑寄生、威灵仙、钩藤；久而不痊，必有湿痰败血壅滞经络，加桂心、胆星、川乌、地龙、红花、桃仁以搜逐之。（《清代名医医话精华·林羲桐》）

张某，五旬外，左臂素患肿痛，因涉江受风，一夜全身麻痹，脉虚濡。此真气虚而风湿为病，乃痹中根萌也。经曰：营虚则不仁，卫虚则不用。营卫失调，邪气乘虚袭入经络，蠲痹汤主之。数服而效。《准绳》云：凡风痹偏枯，未有不因真气不周而病者。治不用黄芪为君，人参、归、芍为臣，桂枝、钩藤、荆沥、竹沥、姜汁为佐，徒杂乌、附、羌活以涸营而耗卫，未之能愈也。严氏蠲痹汤，用黄芪、炙草以实卫，当归、白芍活血以调营，羌、防除湿疏风，姜黄理血中滞气。入手足而驱寒湿，用酒和服，专藉以行药力也。（《清代名医医话精华·林羲桐》）

李某，左臂自肩以下，骨节大痛，经所谓寒胜则痛也。来势甚骤，若游走上下骨骱，即俗谓白虎历节风，痛如虎咬，刻不可忍。此非厉剂不除。投以川乌头、草乌头、油松节，一剂，服后，饮酒以助药势达病所，夜半身麻汗出，平旦而病若失矣。此仿活络丹法。（《清代名医医话精华·林羲桐》）

三十五、痿证

经曰：诸痿起于肺。说者谓肺气空虚，金不伐木，肝火郁结，大筋短缩，小筋弛长，故成痿症。此特可为筋痿言之耳！至于脉痿、肉痿、骨痿，岂得谓之金不伐火、金不伐土、金不伐水乎？是必不然矣。解经者不必过事高深，但求谛当。经又曰：治痿独取阳明。只此一节，便可知肺胃相关，诸痿起于肺，治痿重阳明之故。盖胃为水谷之腑，一身之精神气血，从此而生。其糟粕则下归小肠，其精华则上输于肺，肺受精气，然后泽沛诸脏。兹以所求不得，躁急热中，肺受熏蒸，叶焦成痿，不能散精于他脏，故痿起于肺也。其独取阳明者，因胃为五脏六腑之海，所以滋养一身，又主润

宗筋，宗筋主束骨而利关节也。从此悟彻，则五脏之痿，可以次第区别矣。（《医醇滕义》）

痿症是肺热叶焦，两足软弱而不任地，不酸痛，不红肿，与痹症异也。肺气热则通阳明，阳明主宗筋，束骨利机关，阳明为热所灼，而筋脉弛长，痿病大作，是阳明之热，肺热累及之也。下部属肝肾，根由阴亏而髓空，火逆于肺，肺叶焦枯，金不生水，水益亏而火益炽，筋为热灼，未有不痿躄者也。丹溪有东实西虚、泻南补北之法。壮水之主，以镇阳光，火归窟宅，金不受火刑，而阳明亦无肺热之气乘之，宗筋柔和，机关可利耳。譬之弓逢暑月而力轻，逢寒月而力重，此症之筋痿，亦犹是也。痿手者少，痿足者多。痿而不咳，尚可延缠岁月；痿而咳嗽，虚损将成，死期近矣。

愚更谓痿病之来，确在筋脉之间，肺热叶焦，亦是肺叶之脉络焦枯，不是肺脏焦枯。若是肺脏其叶已焦，火灼之甚，安有足痿在下，而肺金不咳嗽者乎？尚有十年不咳，而其人存者乎？《难经》曰：一损损于皮毛，皮聚而毛落。痿果肺脏叶枯，则身中毛发尽皆败落矣，何今日之痿病，独有不然者邪？

发明肺热叶焦之旨，真超前越后，得未曾有。（《杂症会心录》）

痿症多由湿热，或寒邪流注于腿膝间，或肿或不肿，或酸楚软弱，行步维艰；亦有好色精亏，肝血不能相济，筋失所濡，以成是症者。当戒色欲，再用滋补肝肾兼疏通之药治之。若因受寒，宜温通筋络；湿热，须清利中加威灵仙、牛膝、木瓜等味。半由药治，半须病人留心调养，切忌火酒，庶能速痊。其肺痿一症，名同而路别，肺痿乃心火刑金，久嗽而成者；盖肺为燥金，有复感燥气而成者。治心火刑金，当先和心阳，加黄连亦可，继用养肺之品，如人参、麦冬、五味、燕窝、北沙参之类。若因感燥而成痿者，宜玉女煎、清燥救肺汤之类。肺痿之重者，眉毛脱落，皮肤干枯，肺主皮毛也。治至数月，药须百剂，方能痊可。（《友渔斋医话》）

或曰：风分内外，痿病因热，既得闻命矣。手阳明大肠经，肺之腑也；足阳明胃经，脾之腑也。治痿之法，取阳明经，此引而未发之言，愿明以告我。

予曰：诸痿生于肺热，只此一句，便见治法大意。经曰：东方实，西方虚，泻南方，补北方。此固是就生克言补泻，而大经大法，不外于此。东方木肝也，西方金肺也，南方火心也，北方水肾也。五行之中，惟火有二。肾虽有二，水居其一。阳常有余，阴常不足。故经曰一水不胜二火，理之必然。肺金体燥而居上主气，畏火者也；脾土性湿而居中主四肢，畏木者也。火性炎上，若嗜欲无节，则水失所养，火寡于畏而侮所胜，肺得火邪而热矣，木性刚急，肺受热则金失所养，木寡于畏而侮所胜，脾得木邪而伤矣。肺热则不能管摄一身，脾伤则四肢不能为用，而诸痿之病作。泻南方则肺金清而东方不实，何脾伤之有？补北方则心火降而西方不虚，何肺热之有？故阳明实则宗筋润，能束骨而利机关矣。治痿之法，无出于此。骆隆吉亦曰：风火既炽，当滋肾水。东垣先生取黄柏为君，黄芪等补药之辅佐，以治诸痿，而无一定之方，有兼痰积者，有湿多者，有热多者，有湿热相半者，有挟气者，临病制方，其善于治痿者乎！虽然药中肯綮矣，若将理失宜，圣医不治也。天产作阳，厚味发热，先哲格言，但是患痿之人，若不淡薄食味，吾知其必不能安全也。（《局方发挥》）

痿者，足痛不能行也。凡人壮岁之时，气血未衰，或年及五旬，形体不甚瘦弱者，多因湿热伤脾，不能束骨，未可即以痿论也。盖热伤其血，则大筋为之软短；热伤其筋，则小筋为之弛长：所以机关不利。宜用滋筋养荣汤。脉沉细缓者，宜用独活寄生汤。至于年过五十，形体怯弱者，此属痿症无疑。《内经》曰：肺热叶焦，五脏因而受之，发为痿躄。又谓治痿必主阳明，盖言阳明胃土，为诸筋之宗。肾水不足，不能上制心火，火来刑金，无以平木，肝邪得以克贼脾土，而痿症作矣。治当补肾水之虚，泻心火之亢，使肺金清而肝木有制，脾自不伤也。大凡初起身热，脉来洪数，腿痛甚而难忍者，心火流于下焦，《内经》所谓阴精所降，其人夭①者是也。宜用六味地黄汤，加犀角、牛膝、木瓜、麦冬之类。若脉来细数，痛而不甚者，宜用加味地黄汤。肥甘厚味，辛热烟酒，概不可尝，恐助肺家之火，痛愈甚也。然痿症固属肺热，若阳明气虚，宗筋失养，亦令足痿，宜用加味八物汤。至于先天命门火衰，又宜大造地黄丸之类。不可拘于一法也。(《医学传灯》)

手足不随者，由体虚腠理开，风气伤于脾胃之经络也。足太阴为脾之经，脾与胃合；足阳明为胃之经，胃为水谷之海也。脾候身之肌肉，主为胃消行水谷之气，以养身体四肢。脾气弱，即肌肉虚，受风邪所侵，故不能为胃通行水谷之气，致四肢肌肉无所禀受。而风邪在经络，搏于阳经，气行则迟，机关缓纵，故令身体手足不随也。(《诸病源候论》)

治痿必取阳明，《内经》下一"取"字，大有斟酌。近人多以痿为虚症而用补，或知其多湿热症而用泻。实则痿症虚实皆有，而治法总在乎阳明，故不曰治痿必补阳明，亦不曰治痿必泻阳明，而独曰"取"也。治病不知分经论治，其犹瞽者之摘埴②乎！(《景景医话》)

痿由肺热传入五脏，热蒸则湿郁，气机为之不利，与风病外感、善行数变者不同。乙未，余寓上海，刘君润甫之室，病起夏秋，缠绵数月，偃息在床，起坐无力，手足软弱，不任举持，来延余诊。切其脉，大而滑，知是夏令湿热蕴久不化，气分受伤，致成痿症，与草木在暑日中，热气蒸灼，枝叶皆痿软下垂无异，非得夜来清气涵濡，则生气必不能勃然。遂用清燥汤法，加减治之，月余而症速愈。

丁酉，余客天津，夏初，沣黎阁观察，为其孙缙华病久不愈，来速余诊。据云患已数月，延今，手足心热，盗汗不止，胸胁胀闷，抽搐作痛，两腿酸不任地，痿弱如废。余切其脉，寸关虚缓，尺部滑实，知是上盛下虚之假象，当舍症从脉，作上虚下盛治。用补中益气汤、郁芩五苓汤等方，出入加减治之，两旬余而愈。

论二症治法，即前哲泻南方补北方之意也。然或以泻为补，或以补为泻，或补与泻两相需，用意时有不同，又况兼食积、挟瘀血，痿症常有之。余尝佐以消食、浚血诸法，始能奏效。随症论治，岂可以一法尽乎？(《诊余举隅录》)

孙东宿治一文学，两足不酸不痛，每行动绝不听其所用，或扭于左，而又坠于右；

或扭于右，而又坠左，不能一步步正走。此亦目之稀觏，竟不识为何病。予臆度之，由筋软不能束骨所致，故行动则偏斜扭坠也。夫筋者，肝之所主，肝属木，木纵不收，宜益金制之。用人参、黄芪、白芍以补肺金，苡仁、虎骨、龟板、杜仲以壮筋骨，以铁华粉专制肝木，炼蜜为丸，早晚服之而愈。(《奇症汇》)

琴川小东门王姓，年约十七八，素有滑泄遗精，两足痿软，背驼腰屈，两手扶杖而行，皮枯肉削。彼云：我有湿气，已服三妙汤数十剂，罔效。予曰：瘦人以湿为宝，有湿则肥，无湿则瘦。观其两腿，大肉日削，诊脉两尺细软。《难经》曰：下损于上，一损损于肾，骨痿不能起床。精不足者，补之以味。损其肾者，益其精。如再进苦燥利湿，阴分愈利愈虚，两足不能起矣。进以六味地黄汤加虎骨、龟板、鹿筋、苁蓉，大剂填下滋阴。服十余剂，两足稍健。再将前方加鱼线胶、鹿角霜等，服十余剂。另服虎潜丸，每日五钱，两足肌肉渐充，步履安稳也。(《清代名医医话精华·余听鸿》)

治痿诸法，惟干、湿二字足矣。看痿之干、湿，在肉之削与不削，肌肤之枯润，一目了然。如肉肿而润，筋脉弛纵，痿而无力，其病在湿，当以利湿祛风燥湿；其肉削肌枯，筋脉拘缩，痿而无力，其病在干，当养血润燥舒筋。余治痿症甚多，今忆两条未尝不可为规则也。治翁府船伙钱姓者，至上游，骤然两足痿软无力，不能站立，就诊于余。诊其脉滞涩兼数，按之数甚，口臭不堪，小便短赤，茎中涩痛。问宿妓否？答曰：住宿两宵。可曾受湿否？曰：因醉后在船蓬上露宿半夜，即两足痿弱不能起立。余见其两足微肿，扪之微热。余曰：此酒湿之热内蒸，露湿之寒外袭，化热难出，又房事两宵，气脉皆虚，湿毒流注于经络。即进以萆薢、猪苓、赤苓、泽泻、苡仁、木通、黄柏、牛膝、土茯苓、丹皮、草梢、桑皮等。服三剂，两足渐能起立。后以北沙参、麦冬、石斛、苡仁、甘草、茯苓、萆薢、牛膝、知母、黄柏、桑皮、桑枝等，再服四五剂，步履如常。此治湿热流注之痿也。(《清代名医医话精华·余听鸿》)

郡城徐华封女，病痿，两足不能相去以寸，脊间皮宽肉软，有如斗大。医用杂补气血之剂，不效。予谓饮食如故，病属下焦，芪、术守中，不能达下，四物诚为女科要药，若欲填实精髓，则又不胜任矣。考《内经》筋痿、骨痿，皆属奇经络病。乃用生鹿角、龟板、海参、鱼胶、羊肉等血肉之味，配入熟地、枸杞、牛膝、归、芍，坚服三十余剂全愈。(《清代名医医话精华·徐玉台》)

南汇营兵朱七官，湿热成痿，求治于他县时医，以峻补刚剂，嘱其频服，半月后，厥阳上逆，头眩耳鸣，胸中扰攘不安，格寒于下，两脚如故。自分已无生理，友人顾鸣鹤与朱邻近，延余决生死。余按脉象狂大，谓此症因温补误投，非绝症也。遂用芩、连、知、柏、猪胆汁等大寒之品，一剂即减，投二十余剂而全愈，(《清代名医医话精华·徐玉台》)

前营千总龚振邦，多欲阴亏，夏月病起膝痿弱。余谓当作暑痿治，清暑益气加活血之品。授方不服，转服伤科之药，一旦昏厥，心痛欲死，仍延余诊。脉来气散。生脉散加和中之品，服一剂，果觉少安。渠家信之不笃，遍请他医通同酌治，改用参、地、桂、附，服之转增胀满。又请一医，以和中降气为治，胀满虽稍除，而元气益弱，病者益难支持。改用参、术一剂，而从前心痛欲死之症复作。不得已遂听命于余焉。

余谓此属少阴肾水亏乏，转服伤科之药，则气亦虚矣。参、术、桂、附，适以耗阴，橘、半、枳、砂，适以耗气，俱未中病，故愈治愈剧。壮水之主，以制阳光，乃正治也。用六味合生脉等，坚服五十余剂而愈。（《清代名医医话精华·徐玉台》）

族儿脊骨手足痿纵，此督脉及宗筋病。《内经》治痿独取阳明，以阳明为宗筋之会。阳明虚则宗筋失养，无以束筋骨利机关也。童年坐卧风湿，虚邪袭入，遂致筋脉失司。欲除风湿，须理督脉，兼养宗筋乃效。方用归、芎、参、术、牛膝、鹿胶、茯苓、木瓜、寄生、桑枝、姜黄、威灵仙。十服肢体运动已活，去鹿胶、姜黄、川芎、木瓜、威灵仙，加杜仲、玉竹、杞子、虎胫骨。数十服行立复常。（《清代名医医话精华·林羲桐》）

李某，疟邪失汗误药，湿邪入络，四肢痿废。用除湿理络，手足能运，然值冬寒气血敛涩，少腹偪窄，背脊拘急，胫膝麻木，步履歪倒，知其阴阳维不司约束，浸及任、督俱病也。用杜仲、狗脊强筋骨而利俯仰，五加皮、牛膝益肝肾而治拘挛，当归、白芍以和营，茯苓、萆薢以逐湿，秦艽、独活以治痹，玉竹、桑枝以润风燥理肢节，加桑寄生通经络。煎服十数剂，诸证渐减。将前方参入鹿胶、沙苑子、小茴香以通治奇脉，丸服酒下，获痊。（《清代名医医话精华·林羲桐》）

三十六、汗证

五脏皆有汗，不独心也。汗皆为虚：心虚则头汗，肝虚则脊汗，肾虚则囊汗，肺虚则胸汗，脾虚则手足汗。人弱而专出一处之汗，久而不愈，即此经虚也。幼壮之人，手足多汗者，因肝盛力强，木常疏达脾土而然，非病也；然或食量未大，则脾胃亦受肝克矣。（《王氏医存》）

夫汗者，心之液，非大热过劳而出者，则病也。由则非一，或冲冒风雨湿邪，熏蒸郁遏，致营卫之气不和，是以腠理开张，溅然汗出。此外邪之所为，惟彻其邪，则汗自止。若内伤之汗，非营虚则卫弱也。何则？以阴乘阳分，自然汗出者，曰自汗，法当调营以益卫；以阳乘阴分，睡里汗出者，曰盗汗，法当滋阴以抑阳；若病久而肌脱肉消者，昼则自汗蒸蒸，夜则盗汗袭袭，又属阴阳两虚也，法当气血两益之。大都自汗之脉，则必微而弱；盗汗之脉，则必细而涩。微主阳气衰，细主阴气弱。王氏之论，岂欺我乎？要之，自汗、盗汗，乃亡津夺液之肇端，但见是证，则当惊惕以治，毋以寻常一例视也。

圣曰：所谓汗为心液者，以其心主是液，如脾主涎、肺主涕、肝主泪之类，非心窍之真液也。盖以水谷至清之液，脾气散精，上归于肺，输布一身，五脏六腑、四体百骸，靡不藉其营养，人所不可一日无者。犹水湿于土中，淫则浸渍，燥则干枯，燥湿相得，则滋长万物矣。而其所以为汗者，必藉阳气鼓舞乃生。譬则造酒者，然以曲谷湿盦，置之甑中，注水于釜，迫之以水，则液气升而为酒矣。造酒作汗之理，以此喻之，若符之合节何异乎！夫汗则一也，而复有自汗、盗汗之异，理何致也？所谓阳虚阴必凑之，抑何别耶？以阴乘阳分，是营气不与卫气谐也。阳主动，以动中有静，故觉而汗出，乃曰自汗，法当补阳以养阴。盖补阳者，参、芪是也；养阴者，归、地是也。阴虚阳必乘之，以阳侵阴分，是卫气不与营气和也。阴主静，以静中有动，故寐而汗出，乃曰盗汗，若盗之潜出，觉之即止，法当补阴以抑阳。盖补阴者，四物是也；抑阳者，三黄是也。若夫昼则自汗，而夜盗汗者，固为阴阳两虚，然病至丁此，则医亦掣肘矣。何也？卫气者，昼则行阳，夜则行阴，行阳则寤，行阴则寐。今也寤寐俱汗，是阳动极而阴静反动。总之阴气已败，而微阳亦自浮越矣。时将补其阳，则阴火得补而遂炽；时欲济其阴，则阳微无以生其阴。于斯时也，惟脉大虚缓不数者，则为阴未甚虚，胃气尚存，二法用之，或可冀其万一耳！假使脉来细数无力者，则为阴败阳颓，即仓扁复起，又何施耶？（《痰火点雪》）

方书皆谓自汗属阳虚，盗汗属阴虚。余按何西池《医碥》云：伤寒始无汗，后传阳明即自汗，岂前则表实，后则表虚乎？又云：人寤则气行于阳，寐则气行于阴，若其人表阳虚者，遇寐而气行于里之时，则表更失所护而益疏，即使内火不盛，而阳气团聚于里，与其微火相触发，亦必汗出。是则自汗不第属阳虚，盗汗不第属阴虚矣。（《冷庐医话》）

盗汗为阴虚，自汗为阳虚，然亦有禀质如此，终岁习以为常，此不必治也。若平日并无此症，又非夏秋暑月，而无端盗汗者，宜四物汤加龙骨、牡蛎、浮小麦、北五味之属，以养其阴。无端自汗者，宜四君子汤加北五味、牡蛎，以养其阳，或加玉屏风散亦可。（《医医偶录》）

盗汗者，乘人睡熟而出，意同盗贼之义也。盖本原充实者，睡则神气收敛于内；本元不足者，睡则神气浮越于外，汗亦因之流溢，总之由阴不平而阳不秘耳！夫寤寐皆由卫气为主，昼行于阳，动则为寤；夜行于阴，静则为寐。卫气行里，则表中阳气不致。平人营卫调和，虽毛窍开发，而津液内藏。若肾失闭藏之职，肝行疏泄之令，水虚而火炎，卫强而营弱，内热蒸蒸，气化汗泄，亦毛窍疏豁，有隙可乘也。寤则目张，行阴之气复还于表，而肌腠秘密，汗欲出无由矣。治法宜滋阴以荣内，益气以卫外。薛氏云：肾气虚弱，盗汗发热者，用六味丸；肾气虚乏，盗汗恶寒者，用八味丸；气血俱虚，而盗汗者，用十全大补汤；阳盛阴虚者，用当归六黄汤；伤寒盗汗，责在半表半里，胆有热也，用小柴胡汤。是在医家运用变化之妙，而不得胶乎一定之则也。

寤则目张，行阴之气复还于表数语，尽得盗汗之秘。（《杂症会心录》）

《玉机微义》其议论多精妙处，亦医书之上乘[①]也。腠理虚，为阳虚，为表虚，为卫虚。人身中清阳之气上升达表，所以固皮毛而实腠理，谓之卫气。卫气象天，天包地外，一气之所摄持，犹卫气包护一身，而使内者不出，外者不入，故卫得其养，则阳气自觉常充，汗少泄，风邪自不能中。《内经》云"阳密乃固"，阳密即腠理密矣。此气盖本于胃而主于肺，故胃充即卫充，肺虚即卫虚。益气汤以甘温养胃中生发之元气，以升、柴提下陷之清阳，清阳上升，卫气自实，汗不敛而自固矣。又谓脾气一虚，

---

① 上乘：指高妙的境界或上品。

肺气先绝，汗乃大泄，故先以参、术壮其脾，使土旺金生，则腠理自密，而汗乃戢①。盖养胃助脾，即所以补肺之母而充固卫气，无他法也。若阳气虚甚，而津脱不止者，前汤不能取效，须加熟附子以固其阳，阳回卫气斯复矣。要知畏风多汗，易于感冒等症，总皆阳气不足所致也。(《折肱漫录》)

自汗，有心、肝、脾、肺、肾之分，又有阳虚、阴虚、亡阳、卫不固、外感风湿、内因痰火、阴盛格阳诸症。而世之遇自汗者，概作阳虚治，虽曰古法，未免执一不通。

辛卯春，余客济南，陈巽卿观察自汗不止，来延余诊。脉象虚微，是为阳虚，势将汗脱。以十全大补汤加味，温补收涩而愈。夏，又患自汗，复延余诊。脉象细数，是为阴虚，与前此阳虚迥别。即以洋参石斛汤加味，清理自养而愈。按前后症出自一人，而前为阳虚，后为阴虚，不同如此。然则春秋寒暑，天时犹有常也；南北高下，地宜犹有常也；贫富劳逸，人事犹有常也。即如春夏有时暴寒，秋冬有时忽温；西北有地向阳，东南有地背阴；贫贱有事快心，富贵有事劳力。天、地、人虽错综变化，犹可以常理测也。独至随时论症，随症论治，诚有可意会不可言传者。若胶柱而鼓瑟，毫厘之差，即千里之谬矣。(《诊余举隅录》)

治病须从整个形态上观察，不可偏于局部或一方的推究。古人谓"望而知之谓之神"，即从整个形态上观察有得之谓也。予自研究医学以来，为人治病，详为切诊，详为动问者，十之五六；从整个形态上观察，毅然决然，处置不疑者，亦十之五六。兹举近治二症以示例。

张妇住杭市吴山之麓，情怀郁勃，兼患痰咳，如是者已累年矣。其症时轻时剧，或经医调治而稍可，或听其自然而亦减，初不甚介意也。丁丑春，妇因渠之戚串来杭，渠为伴游西湖名胜，是日天气晴朗，风景宜人，顾而乐之，讵知游艇至三潭印月，忽而风起浪涌，天气骤冷，为之悚然，抵家后复因事以致不乐。医为解表平肝，经过约一周余，表症已除，而咳逆痰喘，夜难安寐，因倦交睫，顿觉盗汗。医者皆听其自述为言，以为平素肝旺，或用养阴涤痰，或用平肝利气，迄未见效，殆予往视，已形瘦骨立矣。遂于生津豁痰剂中，加吉林参须、炙黄芪、浮小麦等补虚以止汗。彼见予方，大为惊讶，谓生平不敢服参、芪，以其能助肝为虐也。予曰：如果肝旺，参、芪诚不可妄投，今统观汝之形态，倦怠至于如此，有旦不保夕之虑，何助肝为虐之足言乎？又方书云：阳虚自汗，阴虚盗汗。然自汗有阴虚者，盗汗亦有阳虚者。今汝之盗汗，乃体功衰弱，不能约制汗腺之分泌，见微知著，随机应变。参、芪无效，予当负责。彼乃信服。

同邑有周某者，性情幽静，且有洁癖，即亲朋宴会，或娱乐热闹场所，亦少见渠之足迹，明窗净几，闲居无事，辄喜摹仿古人书画，或略涉岐黄家言，以为前者可以陶冶性情，后者可以保持卫生，然不肯轻率为人治病，即自家小有感冒轻症，常邀予诊。予以谊关同乡，情亦肯挚，动辄相叙，不啻为渠医药顾问。一日，渠慕诸暨五泄名胜。乃乘兴而往，攀藤援葛，连游数日，兼之舟车往返，不无劳顿，及抵杭，适

①　戢（jí集）：收敛；止息。

有友数辈，来自乡间，情难辞却，乃陪游灵隐、天竺、虎跑及参观钱江大桥工程，以身体素弱之人，其能经此而不为病乎？越日果有头痛、恶风、自汗之象。遣价邀予，予适出诊绍兴，不得已乃自疏方，大约系九味羌活汤之属，服后头痛较差，而自汗不已。及予往诊，见其面色黯淡，卧于床榻，不能起坐，问其故，语音轻微，似属无力以应付者。乃以桂枝汤减轻芍药分量，加别直参三钱，炙黄芪八钱，江西术三钱。连续投之，自汗止而日臻康复云。按此症予重用参、芪，旁有人疑恐补住外邪为虑。予笑曰：此症惟恐补之不力，何补住之有？予为此言，盖从整个形态上观察所得，而自有会心耳！（《勉斋医话》）

壬申状元秦涧泉，三年盗汗，每寝衣被俱湿，饮食起居如常，经数十医不效。时予在都，因来就视。予诊之，六脉如丝，却悠扬无病，惟肝脉中取弦实。予曰：公之脉，六阴脉也，脉无他异，惟左关弦耳，此肝胆有火。仲景云盗汗在半表半里，胆有热也。用小柴胡汤加当归、生地、丹皮、经霜桑叶，不数剂而瘥。（《奇症汇》）

一人食咸，头汗如注，食淡则否。诊之心脉独大而搏指，因问曰：燥欲饮乎？曰：然。每晨起舌必有刺。因悟所以头汗出者，心火太盛，而水不胜之也。味咸属水，而能降火，火与水搏，火盛水微，不能胜之而反外越也。其出于头者，水本润下，而火性炎上，水为火激，反从其化也；食淡则否者，咸味涌泄为阴，淡味渗泄为阳，阳与阳从，不相激射，故得遂其渗泄之性而下行也。（《医学读书记》）

三十七、内痈

古之医者，无分内、外，又学有根柢，故能无病不识。后世内、外科既分，则显然为内症者，内科治之；显然为外症者，外科治之。其有病在腹中，内外未显然者，则各执一说、各拟一方，历试诸药，皆无效验，轻者变重，重者即殒矣。此等症，不特外科当知之，即内科亦不可不辨明真确，知非己责，即勿施治，毋至临危束手，而后委他人也。腹内之痈有数症，有肺痈，有肝痈，有胃脘痈，有小肠痈，有大肠痈，有膀胱痈。惟肺痈咳吐腥痰，人犹易辨，余者或以为痞结，或以为瘀血，或以为寒痰，或以为食积，医药杂投，及至成脓，治已无及。并有不及成脓而死者，病者、医者始终不知何以致死，比比然也。

今先辨明痞结、瘀血、寒痰、食积之状。凡痞结、瘀血，必有所因；且由渐而成寒痰，则痛止无定，又必另现痰症；食积则必有受伤之日，且三五日后大便通即散。惟外症则痛有常所，而迁延益甚。《金匮》云：诸脉浮数，应当发热，而反淅淅恶寒，若有痛处，当发其痈，以手按肿上热者有脓，不热者无脓。此数句乃内痈真谛也。又云：肠痈之为病，身甲错，腹皮急，按之濡如肿状，腹无积聚，身无热是也。若肝痈则胁内隐隐痛，日久亦吐脓血。小肠痈与大肠相似，而位略高。膀胱痈则痛在少腹之下近毛际，着皮即痛，小便亦艰而痛。胃脘痈则有虚、实二种：其实者易消，若成脓必大吐脓血而愈；惟虚症则多不治，先胃中痛胀，久而心下渐高，其坚如石，或有寒热，饮食不进，按之尤痛，形体枯瘦，此乃思虑伤脾之症，不待痈成即死。故凡腹中有一定痛处，恶寒、倦卧、不能食者，皆当审察，防成内痈；甚毋因循求治于不明之人，以至久而脓溃，自伤其生也。（《医学源流论》）

　　陆令仪尊堂，平日持斋，肠胃素枯，天癸已尽之后，经血犹不止，似有崩漏之意。余鉴姜宜人交肠之流弊，急为治之，久已痊可。值今岁秋月，燥金太过，湿浊不生，无人不病咳嗽。而尊堂血虚津枯之体，受伤独猛，胸胁紧胀，上气喘急，卧床不宁，咳动则大痛，痰中带血而腥，食不易入，声不易出，寒热交作。而申酉二时，燥金用事，诸苦倍增。其脉时大时小，时牢时伏，时弦紧。服清肺药，加以勺水沃焦，无俾缓急。诸子傍徨无措，知为危候。余方明告以肺痈将成，高年难任。于是以葶苈大枣泻肺汤，先通其肺气之壅，即觉气稍平，食稍入，痰稍易出，身稍可侧，大有生机。余曰：未也。吾见来势太急，不得已而取快于一时，究竟暂开者易至复闭，迨复闭则前法不可再用。迄今乘其暂开，多方以图，必在六十日后，交冬至节，方是愈期。盖身中之燥，与时令之燥，胶结不解，必是燥金退气，而肺金乃得安宁耳！令仪昆季极恳专力治之。此六十日间，屡危屡安，大率皆用活法斡旋。缘肺病不可用补，而脾虚又不能生肺，肺燥喜于用润，而脾滞又艰运食。今日脾虚之极，食饮不思，则于清肺药中，少加参、术以补脾；明日肺燥之极，热盛咳频，则于清肺药中少加阿胶以润燥。日续一日，扶至立冬之午刻，病者忽然云：内中光景大觉清爽，可得生矣。奇哉！天时之燥去，而肺金之燥遂下传于大肠，五六日不一大便，略一润肠，旋即解散，正以客邪易去耳！至小雪康健，加餐倍于曩昔，胃中空虚已久，势必加餐，复其水谷容受之常，方为全愈也。令仪昆季咸录微功，而余于此证有退思焉。语云：宁医十男子，莫医一妇人。乃今宁医十妇人，不医一男子矣。（《寓意草》）

　　肺痈为病，始萌之时，最易惑人，极难识认。医家误作风寒，见咳治咳，用药不应，及酝酿成脓，倾囊吐出，方知肺内生痈，已为棘手之候，是亦未尝察脉辨症，而竟以人命为草菅者也。盖肺属西方之位，为五脏之华盖，内司呼吸，外充皮毛，其色白，其时秋。肺金独旺于秋者，应其轻清之候也，倘有所克，其病自生。故患肺痈者，或因腠理不密，外邪所乘，而内感于肺；或因烟酒炙煿，内蕴积热，而熏蒸于肺。其症恶寒发热，咳嗽声重，胸膈隐痛，鼻塞项强，气血稽留，日久则鼻流清涕，咳唾脓血，腥秽稠浊，甚则胸胁胀满，呼吸不利。其脉未溃之先，或浮紧而数，或洪大而数；既溃之后，或芤大而数，或弦细而数。实发宜甘桔汤、黑豆汤加减，解毒开提；已成宜百合固金汤加减，滋水清金；溃后宜用六味汤加减，补阴保肺：诚以清肺之热，救肺之气，则肺不致焦腐，其生乃全。盖清一分肺热，则存一分肺气，而清热必须散其火结，涤其壅遏，以分散其势于大肠，令脓血浊沫日渐下移，因势利导，乃为不易之良法也。

　　夫肺为娇脏，属太阴而体燥，必被火热之毒内攻，致脏伤而脓血外泄。医者不知益肺之虚，救肺之燥，生肺之液，反恣胆妄投燥热之药，其能堪此虚虚之祸？况难成易亏之阴，日为脓血剥削，而多气少血之脏，势必熇熇不救。且今日之人，入房太过，肾水素虚，而母病及子，化源益弱，咳嗽增而虚象现，由是肺喘生胀矣，声出音哑矣，潮热口渴矣，食少下泄矣，痰如米粥、肌瘦如柴矣。病势至此，皆由医学无传，用药误治之明验。而救治之法，舍参、芪补气，熟地补血，安能起垂危于万一耶？大抵血热则肉败，营卫不行，必蓄为脓，是以《金匮》以通行营卫为第一义；而脾旺则生金，津液流行，痰嗽渐减，是以《内经》有欲治其子、先健其母之旨。薛氏云：脾土亏损，不能生肺金，肺金不能生肾水，故始成则可救，脓成则多死，苟能补脾肺，滋肾水，庶有生者，若专攻其疮，则脾胃益虚，鲜有不误者矣。夫火热为害，肺气壅塞，须用升提之品，俾清虚之脏，毋致瘀滞而不通，或气血暴丧，辛金受困；更宜补元之法，俾坚刚之体，全赖血液而润枯。后之学者，于《金匮》肺痈论而熟读之，则其治是症也，庶不致误投于初病矣。

肺痈之症，初起难于辨别，既成拘于清热解毒，千人一类。用开提补元，可为万世之良法。(《杂症会心录》)

崇正戊寅之冬，武塘钱仲驭进士，患肺痈，诸药不效。有人教服陈年腌芥菜卤，一服辄效，甚以为奇。后晤友人沈圣思，言其母当年曾患斯症，亦赖斯物以救濒危。又一仆人母亦然。此卤颇有藏之者。天宁寺某僧房惯贮之，询知用腌芥菜卤贮于磁坛，埋地中，其地须有人往来践踏者方有效。埋数年乃用之，愈久愈妙，但饮一二瓯即可效。缪慕台《本草经疏》亦载此方，则云用百年芥菜卤，久窨地中者，饮数匙立效。其义以芥辛温，得盐水久窨之气变为辛寒，辛寒能散痰热，芥菜主通肺气，所以治肺痈有神效也。然不须百年，窨数年即可用矣。《本草经疏》中鱼腥草下，又注单用捣汁，入年久芥菜卤饮之，治肺痈有神效。然可不须也。(《折肱漫录》)

胃痈，胃阳遏抑病也。《圣济总录》云：胃脘痈，由寒气隔阳，热聚胃口，寒热不调，血肉腐坏，气逆于胃。故胃脉沉细，阳气不得上升，人迎热甚，令人寒热如疟，身皮甲错，或咳嗽，或呕脓血，若脉洪数，脓已成也，急用排脓之剂。脉迟紧，属瘀血也，急当议下，否则毒气内攻，肠胃并腐，其害不小，但此症又不比肺痈之可认，苟不呕脓血，未免他误矣。疡家可不知方脉之理乎？据此，则知胃痈之症，端由胃阳之遏，然其所以致遏，实又有因。不但寒也，必其人先有饮食积聚，或好饮醇醪，或喜食煎煿，一种热毒之气累积于中；又或七情之火郁结日久，复感风寒，使热毒之气填塞胃脘，胃中清气下陷，故胃脉沉细，惟为风寒所隔，故人迎紧盛也。若有此二脉，非胃痈而何？然症之成也必以渐，而治之之法，亦不可混施。如初起寒热如疟，咳唾脓血，宜射干汤；后必有风热固结，唇口瞤动者，宜薏苡仁汤；有因积热结聚者，宜清胃散、芍药汤；有胸乳间痛，吐脓血腥臭者，宜牡丹散。宜各因其症，而以药瘳之也。(《杂病源流犀烛》)

大肠痈，因七情、饮食，或经行、产后瘀血留积，以致大肠实火坚热所生病也。经云关元穴属小肠，天枢穴属大肠，丹田穴属三焦。其穴分隐痛者为疽，上肉微起者为痈。是古人之分大小肠痈，只以发现于本部位者名之。而其为病则相似，故古人之书概曰肠痈也。仲景云：肠痈为病，小腹肿而强，按之则痛，小便数似淋，时时汗出，发热而复恶寒，身皮甲错，腹皮急如肿状，甚者腹胀大，转侧有水声；或绕脐生疮，脓从疮出；或有出脐者，惟大便下脓血者自愈。仲景之言，虽统大小肠痈皆然，其中有当分辨者。如小便数似淋，惟小肠痈有之；大便下脓血，则又大肠痈症居多。盖小肠痈竟有脓血从小便中出者，若大肠痈脓血断无出自小便者也。其致病之由，总因湿毒郁积肠内，却又有寒热之分。其腹皮急，按之濡，身不热者，乃阴寒所成。宜牡丹散、内托十宣散加茯苓。其小肠痞坚，按之痛，身发热者，乃结热所成。宜大黄牡丹汤、黄黑散。固不可不辨也。然所谓寒，要是湿邪寒冷之气蕴结；所谓热，亦是湿邪郁热之气淹留耳！而其治之之方，当分先后，或脉迟紧，则脓尚未成，急解毒，使无内攻，兼须止痛宜通肠饮或大黄汤下之；或脉滑数，则脓已成，以下脓为主宜太乙膏；或脉洪数，小腹痛，尿涩，则为脓滞，以宣通为要宜牡丹散；或腹濡痛，时时下脓，则由元虚，当于下脓药中兼补益宜丹皮散；或溃后疼痛过甚，淋沥不已，则为气血大亏，须用峻补宜参芪地黄汤。而其尤要者，凡患大小肠痈，切不可使病人着惊，惊则肠断而死。坐卧转侧，皆宜徐缓，尝少进稀粥，静养调摄，饮食不可过饱，庶可保生。（《杂病源流犀烛》）

三十八、虫证

凡心腹痛而唇红，吐白沫者，或好啖者，多属虫证。（《柳洲医话》）

呕家有寒症、有热症、有肝风症、有虫症，惟虫症为难看。大率六脉太乱者为虫症，得饮食而毫不停留为虫症。（《靖盦说医》）

曹氏云：蛔者九虫之一。因脏腑虚弱及伤甘肥生冷，致蛔不安，动则腹中攻痛，或作或止，口吐涎水，贯心则死。钱仲阳云：吐水不心痛者胃冷也，吐沫心痛者虫痛也，与痫相似，但目不斜，手不搐耳，化虫丸。田氏云：虫痛啼哭，俯仰坐卧不安，自按心痛，时时大叫，面色青黄，唇色兼白，目无精光，口吐涎沫也。若因胃冷即吐，理中汤加炒川椒、乌梅，或送乌梅丸尤妙。若中气虚而虫不安者，但补脾胃自安。冬月吐虫，多是胃气虚寒，白术散加丁香、乌梅。（《张氏医通》）

蛔者依胃为养，赞助化物之需。故古方欲其安而不欲其动，用炮姜理中汤加川椒、乌梅，所谓闻酸则静，见苦则安也。吴绶谓蛔厥却缘多饥，节庵谓妄发厥阴汗，胃冷蛔上，又谓吐蛔虽大热，勿犯寒凉。则蛔厥之用温中也必矣。及阅仲景乌梅丸，乌梅为君，人参、附子、细辛、桂枝、蜀椒、当归为佐，而柏皮之外，又加黄连，乃倍干姜，岂寒因热用、热因寒用法乎？乃余见一妇，烦热、呕酸、脉数、吐蛔，欲投茱制黄连，姜汁炒栀方可。奈医者执用温药，随饮随毙。益信仲景乌梅丸倍黄连，早已开示后学一大法门，而习俗罕究也。又治二妇，食伤胀满不堪，蛔窜十余不止，气口脉有力，竟投枳、朴等温中内消而愈。盖失饥与伤饱，又不可执一者乎！要之，蛔在乎人，宜有不宜无，宜少不宜多。湿热甚，蛔虫滋长，发胃脘痛，吐出则少愈。若胃败吐蛔，色黑且腐，并成族来者，在不治例。（《医彻》）

马贡翁弟媳之恙，初诊其势颇重，发热头重，无汗，面赤足冷，呕吐不休，勺水不得下咽，且吐蛔虫，三日不纳谷矣。询知素不服药，前有脾泄之恙，大便不调者三月。脉象弦细而紧。余用仲景乌梅丸意，寒热之品并用，参入小柴胡汤，加浮萍以泄卫气，不觉方列二十余味。令其先服二煎，恐药吐而不受也。诘旦遣人至寓，谓药入尽吐。余嘱其将乌梅丸咬定齿上，急以前药进。翌日复诊，汗已解而呕吐平，惟寒热未清，少阳经证未罢也。即书小柴胡汤加味与之。越二日复诊，病人云：余无病矣，惟有肌肤作痒耳！改用轻清宣解而安。（《医学求是》）

吐蛔一症，内伤者有热有寒，有虚有实，有风木所化，有湿热所生。小儿最多，胃脘胁痛者亦复不少，必兼呕酸痰水，轻重不一。治法热者清之，寒者温之，虚者补之，风木所化者平之，湿热所生者清利之。法固善矣，第物必先腐而后虫生。纵湿热为害，先暂治标，而后求本；即虚热为灾，宜急治本，而决无标可求。否则虫可杀，而人独不可杀耶！

如时令吐蛔，始得之二三日，壮热如烙，口渴引饮，喜食凉水梨浆，舌胎黄厚，手足冷不过肘，大便秘结，小便赤涩。其人壮实，年富力强，平素无病，脉洪大而数，或细数有力者，乃邪热在胃，虫为热迫，不能自容，上逆而出。宜清热逐疫，邪解热退，而蛔自安，如麦冬、丹皮、贝母、黑豆、甘草、银花、黄泥、黄连、地骨皮之属投之，此治热深厥亦深，胃热有余之吐蛔也。然亦有胃寒之人，二三日吐蛔，在胃而不在厥阴者，即投理中汤治之，勿泥胃热而概用凉药也。如七八日后，身微热，口不渴，不思凉水泥浆，舌胎虽黄厚而润，手足冷过肘膝，出冷汗，小便清，大便利。其人体弱，或平素有病，或属老人，或属幼稚。脉虚大，按之不应指，或细迟，按之全无神者，乃邪传厥阴，胃中寒冷，蛔不能自安。宜温胃补肝肾，余邪始退，蛔虫亦安，理中汤加人参、桂、附、丁香、乌梅之属，或八味汤加人参、菟、枸、芪、术之属投之，此治厥阴虚寒大虚之吐蛔也。

夫内伤吐蛔责在脾，而先责在肾；时令吐蛔治在邪，而先治在正。不知此而遂谓之善医乎？若庸手谓余不明时令一症，而彼竟以时令吐蛔杀人，故愤愤不平，因述内伤、时令吐蛔不同治，备言时令吐蛔有胃病、厥阴病两种，立有一定之治法也。愿诸子熟读是篇，依法救人，庶不错误。倘他日遇时令吐蛔，而仍误投医药，不遵余法，岂非以人命为儿戏耶！

景岳云：凡绝处得生，皆在根本真处得之。读此足与相发明。（《杂症会心录》）

京口都统戴公字鲁望，大解出寸白虫，甚至不解时，三五条自行爬出。予曰：此脾虚生湿，湿热生虫。虫有九种，惟寸白虫居肠胃中，时或自下，乏人筋力，耗人精气。其虫子母相生，渐大而长，亦能杀人。于是以归脾去芪，加苦楝根、使君子肉，又加榧子肉为引。公问榧子肉何为？对曰：能杀虫。问可常吃否？曰：可。服药二帖，虫较减而未尽。公乃买榧子一斤，无事服之，日尽半斤许，次日又服，大便后忽下虫二尺余长，嘴尾相衔，以物挑之，寸寸而断。榧子肉原可治虫，而专用多服，竟除寸白之根，书未所载，可谓奇矣！后有李氏子，虫蚀其肛，有似狐惑症，予代调理外，亦教其专食榧子肉，亦下寸白虫二尺余而愈。然则斯方竟可传矣。（《仿寓意草》）

古方有药只一味者，名曰单方，盖取其力专而效速也，用之往往有奇验。金陵贾[1]莫丽春，避岳来沪，就居城南，与余居近，有子七龄，好食瓜果，因患腹痛，日夜号哭，肌肉尽削。一日有行脚僧过其门，见之曰：此孩腹有虫，今尚可，再延一月即

---

① 贾（gǔ 古）人：商人。

不救。居士肯舍香金五百，当为疗之，莫即首肯。僧于囊中出药草一束，令煎服，是晚泻出白虫升许，腹痛遂止，莫乃以所余草一茎袖来问余，视之粗如笔管，折之则不断，叶疏而色红。余曰：得非本草所谓赤藤者乎？《纲目》谓其能杀虫，而状亦相似，并引《夷坚志》所载：赵子山寸白虫病，医令戒酒，赵不能禁。一日醉归，夜已半，口渴甚，见庑①下瓮水颇清，即连饮数酌而寝。迨晓，见虫出盈席，心腹顿宽。异之，视所饮水乃仆浸赤藤以织草履者也。以古证今，其说皆合。特吴中素无此草，未尝见其苗叶，亦不敢言其必然也。（《毛对山医话》）

庚志云：赵千山寓居天王寺，苦寸白虫为挠。医者戒云是痰，当止酒。而以素所耽嗜，欲罢不能。一夕醉于外舍，归已夜半，口干咽燥，仓卒无汤饮，适廊庑间有瓮水，月色下照，莹然可掬，即酌而饮之，其甘如饴，连尽数盏，乃就寝。迨晓，虫出盈席，觉心腹顿宽，宿疾遂愈。一家惊异，验其所由，盖寺仆日织草履，浸红藤根水也。（《奇症汇》）

蛲虫病，其证腹大，皮肤黄粗，循循戚戚然，得之于寒湿。寒湿之气，菀笃不发，化为虫。此九虫之一，其形极细，胃弱肠虚，则蛲虫乘之，或痒，或从谷道中溢出。仓公以芫花一撮主之。乌梅丸、黄连犀角散亦主之。然虫尽之后，即用六君子加犀角、黄连、乌梅肉丸服，以补脾胃，兼清湿热，庶不再发。若一味攻虫，愈攻愈盛，漫无止期也。（《张氏医通》）

陆氏子患咳失音，医治殆遍，不得效。乌程汪谢城孝廉司铎会稽，因求诊曰：此虫咳证也。为疏杀虫方，分量颇轻，并令服榧果，旬日全愈。失音嗄证，不出"金实无声，金破无声"之两途，此为医林中别开一法门也。（《存存斋医话稿》）

粪怪近时新有之病，良由霉雨之后，日蒸湿腾，桑田粪毒随气而上升，人往采桑，毒由足受，先发下肿，次乃上之，腹大面浮，终见咳嗽，一身尽黄。治之非易，方宜燥湿解毒之中，加入煅皂矾末作丸，每日服之，久可拔根。倘有人合就送人，其功非细。（《留香馆医话》）

三十九、脚气

脚气者，腿足肿痛也。腿足之下，乃肝、脾、肾三阴所主。三阴之脉，起于足之中趾。若当风洗足，或汗出风吹，风邪客之，上动于气，故名脚气。初起不觉，因他病乃成。即如腿足红肿，恶寒发热，脉浮弦数者，素有风湿，又遇奔走劳役，饮食郁结，水谷之气，陷于至阴，故成此症。宜用柴葛二妙汤，散去表邪，再用宽中化滞之剂，自无不痊。大便不通者，法当下之。至于白肿不红者，其候有寒湿、风湿、湿痰之分。寒湿脉细缓，多因坐卧湿地，寒月涉水，湿邪在表，未郁为热，宜用补中汤加桂枝、独活之类；日久寒郁为热，不可以寒湿论也。风湿脉浮弦细，微微带数，风伤气分，未入于荣，所以白而不红，治以发散为主，不宜大凉，当用疏风胜湿汤。若夫

---

① 庑（wǔ 武）：堂周的廊屋。

脉来弦数，白肿不红者，此属湿痰，宜用柴陈四妙之类，不可以湿治也。

又有干脚气者，不肿不红，但骨内酸痛。其候有轻重之殊：轻者痛而不甚，脉浮弦细，微微带数，亦用疏风胜湿汤；重者恶寒发热，脉浮弦急，痛而难忍，亦因水谷之气下陷，宜用柴葛二妙汤，余邪不解，叮用除湿养荣之剂。

外有脚丫出水，虽有湿热所使，亦必有风，当以养血除湿为主，少佐以防风、独活，方为尽致。至若足跟作痛，多属阴虚，用六味丸加苡仁、木瓜、杜仲、五加皮之类，斯得之矣。(《医学传灯》)

脚气之病，多由湿热，因浊邪下先受之也。膏粱者，湿热内生；藜藿者，湿热外浸：治宜分利渗湿固也。若有阴虚之极，不能吸气归元，阳虚之极，不能摄血归经，阴阳偏胜，升降失司，于是阳独浮于上，阴独沉于下，是至暮则肿痛矣。治又宜补阴益气，不可概施分利渗湿，以重伤其阴阳。是在观形察脉，以细求之。(《客尘医话》)

此症自膝至足，或见麻痹，或见冷痛，或见痿弱，或见挛急，或肿或不肿，或渐枯细，或如火热，或有物如指发自踹肠而气上冲心，是皆脚气之正病，而亦有兼病者，宜辨而治之。又云肿者为湿脚气，不肿者为干脚气；肿者当除湿，干者当行气。大抵此症有缓有急。缓者其来渐，初时饮食如故，至二三月久，乃日甚一日；急者其来速，或一二日即危，治之若缓，恐其气上冲心，亦能杀人。寒湿外侵，致成脚气者，十居六七，其症疼痛拘挛，恶寒冻厥，宜以温经除湿为主，故多用麻黄、桂、附、干姜、川乌之属。盖以麻黄、川乌，走而不守，能通行经络；干姜、桂、附辛甘大热，能助阳退阴清湿，湿既除，病无不去。除湿则用苍术、白术、防己、南星；行气利关节则用羌活、独活、木瓜、槟榔；引经则用木通、牛膝；和血则用生地、当归。此皆不可少之药。凡人不论男女老幼，鞋袜湿切须速换，即赤脚亦无碍，不然则染脚气之病，慎之！(《不知医必要》)

肺司皮毛，脾主肌肉。二脏虚损，湿邪留连，化热下注，热甚则皮赤而发热，湿甚则肿胖而恶寒。多在盛夏阳气发扬，湿暑流布，生于虚体安逸之辈，而足胫先肿而后痛，是血伤气，名湿脚气。或先足弯一点红肿，或自足指与足胫先起，而后串肿一腿，或串及两腿胫者，七日可退。若脚气上冲，乃水来凌火，则呕吐不止，喘急不休者，逆也。以当归拈痛汤。(《医门补要》)

论曰：《内经》谓暑胜则地热，风胜则地动，湿胜则地泥，寒胜则地裂。寒暑风湿之气，皆本乎地，人或履之，所以毒亦中于足也。因病从脚起，故谓之脚气；又况五脏流注，脾与肾肝之经络，皆起足指，故有风毒脚气之病。其证或见食呕吐，或腹痛下痢，或便溲不通，或胸中惊悸、不欲见明，或语言错妄，或头痛壮热，或身体冷痛、转筋胫肿、瘇痹缓纵。其状不一，治疗不可缓也。凡小觉病候有异，即须大怖畏，决意急治之。稍缓气上入腹，或肿或不肿，胸中逆满，上气肩息者，死不旋踵，宽者数日必死，不可不急治也。但看心下急，气喘不停，或自汗数出，或乍寒乍热，其脉促短而数，呕吐不止者死，故不可缓也。(《圣济总录》)

《内经》曰：厥逆者，寒湿之起也。《千金方》及董及之谓此即脚气，似矣。脚气有风湿、寒湿之不同。风湿，多挟热也，又有奔豚，亦下焦寒湿证。皆邪气自下部鼓肝肾之虚阳，上冲于心，使真气离根而上浮，最为危极之候。其故由于风寒湿邪，自足心涌泉穴窜入，或自腰脐窜入。其缓者，菀为湿热，化内风而上冲；其急者，是风胜也，不待化热，而即上冲，久延不愈，遂结为肾积之奔豚，所谓猪癫风也，是膀胱气逆也。又有一种，本无外邪，肝肾内冷，阴风鼓动水邪，上掩心肝生阳，迫闷卒厥，神昏不醒，舌强不语，口眼㖞僻，四肢瘘疭拘急者，亦奔豚之类，急证也。宜温宣重镇，如黑锡丹之类主之。其轻者，拟方如下：熟附片、煅龙骨各四钱，乌药、八节菖蒲各三钱，桂枝、牛膝各二钱，木瓜、吴萸各一钱，细辛、沉香各六分，此方宣通心肺清阳，温化肝肾伏阴，即《金匮要略》首条所叙之证治也。《金匮》曰：见肝之病，知肝传脾，即当实脾。脾能伤肾，肾气微弱，则水不行；水不行则心火气盛，则伤肺；肺被伤，则金气不行；金气不行，则肝气盛，则肝自愈。此治肝补脾之要妙也。肝虚则用此法，实则不在用。此谓肝之阴气挟肾之水邪上胜脾阳，治当健脾之阳，制肾之水，水退火升，则肺金清肃之令不行，而肝木生发之令得矣。此专指肝肾虚冷言，故曰肝虚用此方也。后人不识其义，疑误疑衍，亦昧矣。故中风有一种纯寒无阳之证，其根发于里，即寒湿脚气奔豚之类，于东垣、河间、丹溪所称痰火之中风，渺不相涉。历来论中风者，泥于三家，不暇及此矣。喻嘉言《医门法律》中寒篇末，发明许叔微椒附汤方证，其义与此相发，当详玩之。(《读医随笔》)

四十、杂证

余戚茗城沈妪，年七十四，忽头上右偏发中生一角，初起微痛，其后每觉痛则角稍大。阅三年，状如小指，角根之肉微肿，角坚如石，色微黄，角尖有三凹，纹色微黑如犀角。今已七十六岁咸丰八年记。按丹溪治郑经历嗜酒与煎煿，年五十余，额丝竹空穴涌出一角，长短大小如鸡距，稍坚。丹溪谓宜断厚味，先解食毒，针灸以开泄壅滞，未易治也。郑惮烦，召他医，以大黄、朴硝、脑子等冷药罨之，一夕豁开如酱蚶，径三寸，一二日后，血自蚶中溅出，高数尺，而死。此冷药外逼，热郁不得发，宜其发之暴如此。今沈妪食贫茹苦，从不饮酒啖肉，其非食毒可知，不审何气使然？书之以俟识者。

又按南史孙谦末年头生二肉角，各长一寸，此则有肉无骨，其形较异。又按赵云松观察《檐曝杂记》云：梁武帝时，钟离人顾思远，年一百十二岁，肖侯见其头有肉角长寸许见传。后余亦曾见二人：一江兰皋，阳湖人，一徐姓，嘉兴人，头上皆有肉角高寸许，年亦皆九十余，盖寿相也。然二人皆贫苦，皆无子，则亦非吉征。此亦可以相证，附录之。(《冷庐医话》)

诸阳聚于头，则面为阳中之阳，鼻居面中央，而阳明起于额中，一身之血运到面鼻。到面鼻阳部，皆为至清至精之血矣。酒性善行而喜升，大热而有峻急之毒，多酒之人酒气熏蒸面鼻，得酒血为极热，热血得冷为阴气所搏，汗浊凝结，滞而不行，宜其先为紫而后为黑色也。须用融化滞血使之得流，滋生新血可以运化，病乃可愈。予为酒制四物汤，加炒片茯苓、陈皮、生甘草、酒红花，生姜煎，调五灵脂末，饮之。

气弱者加酒黄芪。无有不应者。(《格致余论》)

一胡氏子，年十七八，发脱不留一茎，饮食起居如常，脉微弦而涩，轻重皆同。此厚味成热，湿痰在膈间，复因多食梅酸味，以致湿热之痰，随上升之气至于头，熏蒸发根之血，渐成枯槁，遂一时尽脱。以补血升散之药，用防风通圣散去芒硝，唯大黄三度酒炒，兼四物汤酒制合煎。服两月余，诊其脉，湿热渐解，乃停药。淡味调养，二年发长如初。(《奇症汇》)

年少发早白落，此血热太过也。世俗止知发者血之余，血衰故也，岂知血热而发反不茂。肝者木也，火多水少，木反不荣，火至于顶，炎上之甚也。热病汗后，发多脱落，岂有寒耶?(《儒门事亲》)

予治山左叶氏子，年二十三，患眉发脱落。视其脉，两尺沉迟，症由肾脏受寒。彼云匝月前，泄后口渴，曾饮冷一盏，自此觉眉发渐脱。予曰：《素问》云发之华在肾。又草木子云气之荣以眉，血之荣以发。发者，血之余；血者，水之类也。水之中有相火寄焉，若一接内则此火翕然而下，又即以冷饮加之，则火微水凝，十二经脉滞而不行，于是肾不华而气不荣也。《月令》云仲秋阴气侵盛，阳气日衰，水始涸。是水之涸，地之死也，死则草木渐衰；于仲冬水泉动而一阳生，是水之动，地之生也，生则草木渐长。眉发而欲其复萌，必得阳生而阴可长。用桂、附纯阳之火，加于六味纯阴水中，使肾中温暖，如冬月一阳来复于水土之中，万物皆生。如予言，服之而愈。(《奇症汇》)

观此症，陡有气自脐上冲至胸腔，集于左乳下跳动不休。夫有气陡起于脐上冲者，此奇经八脉中冲脉发出之气也。冲脉之原，上隶于胃，而胃之大络虚里，贯膈络肺出于左乳下为动脉。然无病者其动也微，故不觉其动也。乃因此冲气上冲犯胃，且循虚里之大络贯膈络肺，复出于左乳下与动脉相并，以致动脉因之大动，人即自觉其动而不安矣。当用降冲、敛冲、镇冲、补冲之药以治病源，则左乳下之动脉，自不觉其动矣。爰拟两方于下：

生山药八钱，生牡蛎八钱，生赭石末四钱，清半夏足四钱_{中有矾，须用温水淘净晒干}，柏子仁四钱_{炒捣不去油}，寸麦冬三钱。上药七味，磨取铁锈浓水煎药。

又方：用净黑铅半斤，用铁勺屡次熔化之，取其屡次熔化所余之铅灰若干，研细过罗。再将熔化所余之铅秤之，若余有四两，复用铁熔化之。化之，用硫黄细末两半，撒入勺中，急以铁铲炒拌之。铅经硫黄灼炼，皆成红色，因炒拌结成砂子。晾冷，轧细，过罗，中有轧之成饼者，系未化透之铅，务皆去净。二药各用一两，和以炒熟麦面为丸_{不宜多掺，以仅可作成丸为度}如桐子大。每服六七丸或至十余丸，以后觉药力下行，服不至下坠为度，用生山药末五六钱，煮作稀粥送下，一日再服。以上二方单用、同用皆可。(《医话拾零》)

朱丹溪曰：人有气如火，从脚下起入腹者，此虚极也。火起九泉之下，此病十不救一。治法：以四物加降火药服之，外以附子末，津调贴涌泉，以引火下行。虞天民曰：此证果系劳怯之人，固从阴虚法治之矣；若壮实之人有此，则湿郁成热之候也。予尝冒雨徒行衣湿，得此证，以苍术、黄柏，加防己、牛膝等药，作丸服之而愈，后累治数人，皆效。误作阴虚，即成痿证死矣。窃维临诊以来，每见患寒湿之证，如筋骨疼痛、四肢困软、咳嗽哮喘者，多自言有一股热气，从脐处上冲，绕背入心。或言有热气从脚心上冲少腹，或上冲膑髀，入于脊膂，更有直上脑面者，莫不自以为热，求用凉润滋阴之剂。予概置不顾，只照寒湿本证，再加入羌活、白芷、细辛、藁本、威灵仙、生附子：在脚心者，加牛膝、苡仁，又佐以菖蒲、茜草、郁金、姜黄、降香、三棱、莪术活血之品。即吐血咳喘，证似劳怯者，亦皆酌用此法，无不应手取效。可见此证，总由寒湿满布经络，卫气不能畅达，而错道以入于脉中，或抑遏于皮里膜外夹缝之处，随左升右降之大气而转旋也。其自觉大热者，固由此气之郁久，热性太过，亦因体中寒湿气盛，真阳已减，遂映之而倍觉其热也。其从脐上冲者，脐乃小肠之部，人之饮食，必待入小肠，始能化精气以行脉中，化悍气以行脉外，气管血管，皆由小肠上达心肺，而内通脏腑，外布周身。今寒客于小肠之脉外，玄府闭塞，饮食新化之热气，不能匀布三焦，五经并行，而涌溢于脉中，遂觉热盛于常矣。故其热之起也，多在食远，或天明阳气上升之时，不似阴虚阳亢者，必发于日晡也。胸中多烦闷，四肢多恶寒无力，又不似阴虚阳亢者之烦躁不安，神气浮越也。前贤论此者，丹溪家以为阴虚阳亢，东垣家以为阳虚下陷，未有指为寒湿者，而历数生平所治，又无一不是寒湿，心窃疑之久矣。得虞氏此论，为之一快，累治皆效之语，信不诬也。（《读医随笔》）

疾病之奇，无奇不有，夜行一症，尤不多见也。曾忆数年前，有一男子就诊，自称新婚尚未蜜月，初婚时并无他异，一星期后，觉其妇每至半夜辄起，移时而返，然意为遗尿，不以为奇也。再过数日，不觉疑点丛生，因假寐以窥其行动，一窥之后，殊觉可怖之至。始则离床僵立，状若木鸡，继则缓步而行，犹如行尸，行至室隅小榻旁，以两手掬取包裹，转身蹲伏凳旁，而以包裹置凳面，约一二分钟，更置包裹于原处，而回身缓步返床，视其目则闭，视其面容如死，呼之不应，问之不答，更深夜半，如此色样，不觉毛发耸然，渐行及床，骇极无处可避，只得以被蒙首，听其自然。但闻其返床复睡，一如常人。连察数夜皆然，真使人惶恐不安之至。不知能有治法否？予思此乃夜行症也，其原因不外心肾不交，故不能熟睡而易醒，醒又不能全醒，只醒其半，故能行动而无知觉，因界与自制安神丸一包，嘱其早、晚服，使之安睡，更与取嚏药一瓶，嘱其于夜半起行之前，搐鼻取嚏，使之清醒。此人去后，一星期复来，欣然曰：病已全愈矣。初则内服药与取嚏药并用得效，继则单用内服药亦效，今则药尽而病若失。并谓此病原因，细询其妻，亦已详悉。因妻在母家时，与其幼弟同居一室，而幼弟年幼，每夜必起把尿，数年如一日，故不觉习惯遂成自然。至夫家后，偶见室隅小榻，与在母家幼弟之榻位位置相等，日间存此一念，夜间又不得熟睡，故朦胧中不觉故态复萌耳！此夜行症，即俗语之所谓困昏也。未识心存仁念以济世者，亦曾遇此等症否？（《怪病奇治》）

举阳证，夫足少阴肾经，其直行者上贯肝膈，入肺中，系舌本。肾恶燥，故渴而引饮。经云口燥舌干而渴，尺寸脉俱沉，则知肾受热邪，为阳证也，当下之。

阴证口干舌燥，非热邪侵凌肾经也，乃嗜欲之人耗散精气，真水涸竭，元气阳中脱（坎内阳爻是也）。饮食伤冷，变为枯阴，阳从内消者，或不渴；阳游于外者，必渴而欲饮也。然欲饮则饮汤而不饮水，或有饮水者，纵与不任，若不忍戒，误多饮者，变由是而生矣。此等舌干欲饮冷水，抑而与之汤，及得饮汤胸中快，然其渴即解。若以渴为热，汤能解之乎？不惟不能解其渴，其热从而愈甚矣。以是知为阴证也，夫何疑之有？（《阴证略例》）

四肢为诸阳之本，阳气盛则四肢实，实则四体轻便。若手足颤摇，不能持物者，乃真元虚损也。常服金液丹五两、姜附汤自愈。若灸关元三百壮，则病根永去矣。手足颤摇，终身痼疾。若伤寒初起如是者，多难治，若过汗伤营而致者，宜以重剂扶阳：加以神气昏乱者，亦不治。（《扁鹊心书》）

青筋之症，恶寒发热，状似风寒，但胸腹作痛，遍身发麻，或唇口作麻，即其症也。北方谓之青筋，南方谓之乌沙。此因郁怒伤肝，木邪贼土，触动湿痰，气逆而血亦逆，故令胀痛欲死。脉来洪数者，宜用活血化痰汤；若脉来细缓，四肢厥冷者，宜用香砂理中汤。古方治此，不过清热消食，而疏气活血之药，毫不知用。《内经》云通则不痛，痛则不通。气血不得宣行，后成此病，宣通气血为第一义也。但此血气上攻，多有暴病暴死者，不可不知也。（《医学传灯》）

第二章 儿 科

第一节 总 论

　　幼科古人谓之哑科，以其不能言，而不知病之所在也。此特其一端耳！幼科之病，如变蒸、胎惊之类，与成人者异，不可胜举，非若妇人之与男子异者，止经产数端耳！古人所以另立专科，其说精详明备。自初生以至成童，其病名不啻以百计，其治法立方，种种各别。又妇人之与男子病相同者，治亦相同，若小儿之与成人，即病相同者，治亦迥异。如伤食之症，反有用巴豆、硼砂，其余诸症，多用金石峻厉之药，特分两极少耳，此古人之真传也。后世不敢用，而以草木和平之药治之，往往迁延而死，此医者失传之故。至于调摄之法，病家能知之者，千不得一。盖小儿纯阳之体，最宜清凉，今人非太暖即太饱，而其尤害者，则在于有病之后，而数与之乳。乳之为物，得热则韧如棉絮，况儿有病，则食乳甚稀，乳久不食，则愈充满，一与之吮，则迅疾涌出，较平日之下咽更多；前乳未消，新乳复充，填积胃口，化为顽痰，痰火相结，诸脉皆闭而死矣。譬如常人，平日食饭几何，当病危之时，其食与平时不减，安有不死者哉？然嘱病家云：乳不可食。则群相诟曰：乳犹水也，食之何害？况儿虚如此，全赖乳养，若复禁乳，则饿死矣。不但不肯信，反将医者诟骂，其余之不当食而食，与当食而反不与之食，种种失宜，不可枚举。医者岂能坐守之，使事事合节耶？况明理之医能知调养之法者，亦百不得一。故小儿之所以难治者，非尽不能言之故也。(《医学源流论》)

　　松有千年之固，雪无一时之坚。若植松于腐坏，不期而必蠹；藏雪于阴山，历夏而不消。违其性则坚者脆，顺其理则促者长。物情既尔，人理岂殊？然则调摄之术，又可忽乎？

　　人之胚胎，赖父母精血凝结而成，及至十月胎完，则父母精血一点也用不着，止做得一个胞胎。其中得父母一点神气，日渐长大，其精血恶浊之物，日逐翻出，至十月满足，翻天覆地，囝和去声地一声，脱胎出世。其父母恶浊之气，还不能尽，又去口血、剃胎发，每月变蒸，轮为疹痘；至七八岁，又毁齿更生，然后气体渐清，知虑渐长，别立乾坤，自成造化，渐至十五六岁，再为父母矣。岂非天地一团至真之气所成乎？人不自爱，沦于夭札，不能延年立命，实为可惜！(《友渔斋医话》)

　　古方言小儿始生落草之时，便服朱砂、轻粉、白蜜、黄连水，欲下胎毒。盖今之人比古者，起居摄养，大段不同，其朱砂、轻粉、白蜜、黄连，乃能伤脾败阳之药。

若与服之，后必生患，或吐奶，或粪青，或吐泻，或痰涎、咳嗽，或喘急，或腹胀，或腹中气响，或惊悸。大抵人之所生，犹树木而有根本，则枝叶茂盛，若人之根本壮实，则耐风寒，免使中年之后，服脾胃药，灸丹田、三里穴也。凡下胎毒，只宜用淡豆豉煎浓汁，与儿饮三五口，其毒自卜，又能助养脾元，消化乳食。（《小儿病源方论》）

经言女子二七，男子二八，而后天癸至。夫天癸者，阴气也。小儿之阴气未至，故曰纯阳，原非阳气有余之谓，特知稚阳，而不知稚阳之阳甚微。世医辄称小儿纯阳，恣用苦寒妄攻其极。夫阴既不足，又伐其阳，多致阴阳俱败，脾肾俱伤。节斋云小儿无补肾法，谓男子十六而肾始充满，既满之后，妄用亏损，则可用药补之；若受胎之时，禀之不足，则无可补，禀之既足，何待乎补也？呜呼！此何说耶？夫小儿之阴气未成，即肾虚也；或父母多欲，而所禀水亏，亦肾虚也。阴既不足，而不知补之，阴绝则孤阳亦灭矣。何谓无可补耶？（《顾氏医镜》）

或问：童子好睡，孩提无论已，凡三岁以下，十岁以上之童子，每到晚餐才罢，或竟倒卧，或扶头坐睡，无不如沉醉，何耶？答曰：此脾系急，心系缓也。何谓脾系急？童子纯阳好动，一日之中，无刻停歇，则体劳，脾主运动，故曰脾系急。何谓心系缓？童子天机活泼，心无所用，即入塾课读，亦是口内功夫。十岁之外，有用机记者，即不然也。心主血，不用则血不耗，故曰心系缓。夫农夫粗人，身虽老大，亦多体劳心逸者，伸脚即酣睡可验矣。富贵人心劳体逸者多，故不及农夫粗人之好睡耳！（《友渔斋医话》）

夫乳者，造化主界予产母，养育婴儿者也。凡人与兽类初生，非乳不能存活，造化主知其然也。儿未出世，已令豫备；儿产，下乳亦适。有本母之乳，与儿体质恰合，吮之儿肥健，此益在子者也。乳得儿吮，母之身体转益壮健，精神爽适；或子宫血露太多，得儿吮乳而血止；或素患他病，得儿吮乳而病愈；此益在母者也。中土富贵之家，相习成风，别雇乳母，既恐性质与儿不合，且本母之乳，不令儿吮，易生病症，乳痈乳炎，每由于此。人当思乳哺婴儿，母子两益，幸勿惜乳贻患也。（《妇婴新说》）

观夫阴地草木，以其不历风日，故盛夏柔脆，未秋摇落，而鲜克有立，况于人乎？圣人论食饮有节，起居有常，矧婴儿者其肉脆，其血少，其气弱，乳哺襁褓，庸可忽诸？

养长之道易，养幼之道难。盖婴儿之生，蒙而未明，稚而未壮，胃气未固，肤革未成，苟于此时不能生而乳，乳而哺，辅谷神之有渐，生而襁褓，襁褓而去寒就温，调血气之有伦，曾何异阴地之草木哉？处阴居湿，无风动日暖之气，故枝叶虽茂，盛夏柔脆，未秋摇落，其克有立者鲜矣。圣人者，体神明之道，达性命之理，宜若无待于外养矣。尚且饮食有节，起居有常，又况婴儿，其肉脆，其血少，其气弱，有待于人者为多，其于乳哺襁褓，宜何如哉？（《宋徽宗圣济经》）

是以论乳者，夏不欲热，热则致呕逆；冬不欲寒，寒则致咳痢。母不欲怒，怒则令上气颠狂；母不欲醉，醉则令身热腹满。母方吐下而乳，则致虚羸；母有积热而乳，则变黄不能食；新房而乳，则瘦瘁交胫不能行。

胎之在母，资血以生；子之在母，资乳以成。夏而热乳，是谓重热，重热则偏阳而呕逆；冬而寒乳，是谓重寒，重寒则偏阴而咳痫。怒则毗阳，故其子上气颠狂；醉则发阳，故其子身热腹满。母方吐下则中虚，故能致虚羸；母有积热，是赤黄为热也，故能致变黄不能食；新房则劳伤，故能致瘦瘁交胫不能行。不能行者，骨不成也；肾主骨，劳伤在肾也。是皆母能令子虚，各以类至者如此。（《宋徽宗圣济经》）

前世之书，执小儿气盛之论者，不知阳中之有阴，而专于炎烁。或以谓六岁为儿，而婴孺之病无承据，不知荣卫血气有生皆全也；或以谓小儿脉候多端，也老壮有殊，不知脏腑呼吸有形皆同也。

医者意也，庸可执乎？孙思邈尝谓小儿初生，生气尚盛，但有微恶，则须下无所损，故有执小儿气盛之论者，一于吐利，而不知小儿虽有纯阳，而阳中有阴。孙思邈又谓河北关中土地多寒，儿喜病痓，其儿生三日，多逆灸以防之，故有执河北关中地寒之论者，一于灸烁，而不知所居有南北之异。《小品方》云：凡人年六岁以上为小，十六岁以上为少，三十岁以上为壮，五十岁以上为老。其六岁以下，经所不载，所以乳下婴儿有病难治者，皆为无所承据也。或泥于此者，不知婴儿虽幼，其血荣气卫有生皆全也。知其皆全，则虽六岁以下无所承据，岂得不以理而治乎？小儿脉气弦急则气缠，脉缓则不消乳，紧数则与形相称，虚濡则上虚邪，与老壮之脉不同者。或泥于此者，不知婴儿虽幼，其五脏六腑，呼吸盈虚，有形皆同也。知其皆同，则虽治婴孩，当法老壮。孙思邈曰：小儿与大人不殊，用药有多少为异者此也。（《宋徽宗圣济经》）

诸荤物，皆引经药。儿在胞中，脐之呼吸达于母之口鼻，天地元气得由此入；降生后剪脐，乃以窍其口鼻也，始能呼吸。脐之气达于脉络，曰先天；口鼻之气达于脏腑，曰后天。脉络之隧深，故在胞中气入，存多失少而不饥；脏腑之隧浅，故至生后气入，来少去多而作饿。髫令以前，精窍未开，七情未泄，气足生形；十六岁后，精窍开，情窦泄，自此以后，气但能养身矣。况日渐消耗，使气无加有损乎！婴儿食乳，长则食谷，非乳与谷能长大形体也，借以滋润充溢，遂其生成之性，壮其长养之力也。所食诸荤，肉达于肉，筋达于筋，骨达于骨，皮毛脏腑脂体，各从其类，其性之寒热温平，亦各奏其功。又如穿山甲、蝉蜕、虎骨、鳖甲、龟板、鹿茸、阿胶等类，古方用以引药达于本位。膏粱子弟，贪食荤腻，生痰、生热、作泄、作胀，不可枚举。如多食熊掌，引痰于手足矣；多食羊尾，积热于尻轮矣；多食鹿茸，阳火聚于顶上；多食蹄筋，阴湿淫于脚下；多食龟板，积阴于腹胁；多食鳖甲，侵阳于脊膂。推之诸禽兽肌肉脏腑，皆从其性，各有专到。幼幼者，尚其鉴之！（《王氏医存》）

婴儿筋骨嫩脆，既不能言，一任抱提之人以为苦乐。若使卤莽孟浪者领之，儿之跌撞尚小，其被猛扯顿拉之，伤苦在心，而人不知，有积久成疾者矣。

儿一二岁时，憨嬉跳舞，是其本性，拘坐则伤脊骨，尤损天柱。比及成人，探头弓腰，转成笨伯。近日蒙师，矜言学规，天地元黄，文公家礼，一窍未通，五体皆病。庸师误人，与庸医等，是可叹也！又膏粱之家，婴儿肉食、生冷不忌，爱之乎？抑害之耶？请慎思之！

小儿皮肤嫩薄，为父母者，知御其寒，而夏热皆不知所避。或知避矣，动以羽扇扇之，或已无热，扇风不止，及儿发热为病，未审其因。故古人治伏暑，与治伤寒病略同。

隙间风、檐下风、门风，人皆知畏而避之。每见媪母携儿置此，名曰纳凉，适以中风，切戒切戒！夏月冷地坐卧者，皆人病，置儿冷地，尤非所宜。冬月儿屎尿于襁褓中，终日冰冷，呆妇必到夜时方与解换，甚至皮破肌烂，彼但用灶心黄土敷之而已。（《王氏医存》）

巢氏曰：将养小儿，衣不可大暖，热则汗出，而表虚风邪易入。乳不可大饱，则胃弱而易伤，积滞难化。《千金》论云：夏不去热，乳儿令呕逆；冬不去冷，乳儿令咳痢。葛氏云：乳者，妳也。哺者，食也。乳后不可与食，食后不可与乳。小儿曰芽儿者，犹草初生之芽。脾胃怯弱，乳食易伤，难以消化，初得成积，久则成癖。自我致寇，又何咎焉？张焕曰：小儿周岁，膝骨成乃能行，此乃是定法。若襁褓不令占地气，藏之房帐之中，使之不教见风日，致令筋骨缓弱，过岁不行，诚非爱护之法。譬如草木，生于山林，容易合抱；至若园囿异果奇花，常加培植，秀而不实者有矣。（《婴童类萃》）

儿新生，不可令衣过厚，热令儿伤皮肤肌肉血脉，发杂疮及黄。凡小儿始生，肌肤未成，不可暖衣，暖衣则令筋骨缓弱。宜时见风日，若不见风日，则令肌肤脆软，便易中伤。皆当以故絮衣之，勿用新绵也。天和暖无风之时，令母将儿于日中嬉戏，数令见风日，则血凝气刚，肌肉牢密，堪耐风寒，不致疾病。若常藏在帏帐中，重衣温暖，譬犹阴地之草，不见风日，软脆不堪当风寒也。（《千金翼方》）

世俗有云：若要小儿安，须带三分饥与寒。盖言衣絮弗使过暖，饮食弗令过饱，庶无蕴热停滞之患，是亦保婴之一法也。凡襁褓之儿，内症多痰火，外感多风热，每患口舌肿毒，投以辛凉化毒自安。近有推惊婆子，指为螳螂子，言过一周即不治，每用利刀剔儿两颊以出血块。是惟江浙有之，而吴中为甚，他处未闻有此患也。然孩提之子，肌肤娇薄，即欲微泄风热，以针略刺犹可，切勿用割裂以伤血络，致不能乳食，可不慎欤！（《毛对山医话》）

古谚云：若要小儿安，常带三分饥与寒。此不刊之论也。乃为母者爱之过甚，必然厚其衣被，饱其饮食，以致酿为温热病者，比比皆是。及既病矣，又闭其窗牖，下其帐帷，抱持同眠，意在勿令着风，逼其出汗，不知病之热，衣被之热，人气之热，交蒸并灼，而热愈甚，汗瘔愈不得透，结果痰稠气急，变成急惊，角弓反张而死。于妗氏屡产屡殇，正犯此病，所生女皆长成无病，以其不若男孩之姑息，而听其饥寒也。此亦可以悟其故矣。奈妗氏狃于积习，终于不悟，爱之适以杀之，安得大雄氏广长舌，唤醒天下妇女也哉？（《留香馆医话》）

吴谚有之曰：若要小儿安，常带三分饥与寒。盖言其不可过饱，亦不可过暖也。过暖之害，既已言之，而未尽也。《礼》不云乎，童子之年，不衣裘帛。裘乃皮袍，帛是丝棉，嫌其过暖。前辈于子弟二十岁以前，不得衣皮服，犹此意也。盖以童子纯阳之体，气血充盛，肌肤缜密，不宜过暖，庶几成人以后，自能耐苦任劳，否则见风即避，遇寒辄仆，不几成无用之物哉！夫父母生子，而使为无用之物，必非所愿也，吾故举以告之。过饱之害，其病尤速。小儿贪食，十有八九，在为父母者，能节制之耳！倘一味溺爱，任其恣食无度，而寒热食积之病起矣。及其既病，乃又听不学之幼科，拾洋医之牙慧，矫枉过正，绝其食，并断其乳，竟有饿至数日，哀号求食不得而死者，吾见已多，甚可惨也。（《保婴要言》）

初生婴孩，过暖不可，过寒亦不可，乃吴中风俗。每于儿初生时，即以黄连、大黄苦寒之药，煎汤磨汁灌之，竟有与服至弥月者，以为可以除胎毒。不知克伐生气，强者使弱，弱者成病，病者致死，爱之而适以害之矣。富家则易以西黄。西黄清心肝胆之火，过服亦能致泻，其害与二黄等。是以吴儿体质多弱，脾胃虚而吐泻易者，大率为此耳！譬如花木萌芽之始，即以冰雪培壅，岂能生长耶？此过寒之害也。然亦有襁褓之中，裹以重棉，藉以厚絮，护以皮帐，烘以炭炉者。隆冬收敛之时，常如春夏发生之气，则肌肤松而腠理不密，稍感风寒，便成大病。此过暖之害也。（《保婴要言》）

霞飞坊杨宅，以小儿病，因某夫人之介，来邀诊。余见此儿尪弱不堪，人皆御单夹衣，而彼犹挟纩，询其何病？曰：病在胃。余诊察毕，曰：此孩并无胃病，实因衣过多、食过少，故有此委顿之象耳！若增其饮食，薄其衣服，必日见苗壮也。儿之母骇甚，急摇手曰：先生休矣，弗劳推治。余无法可以喻之，乃亦辞去。翌日，某夫人来询昨日诊治情形，余乃一一详告之，夫人闻言怃然曰：伊家对于小孩，过于重视，然提携捧负，爱之不得其道，前有数孩，除牛乳与烤牛肉以外，不许食他物，且恐他人误投以杂食，每餐后必禁闭小儿于室中，弗令外出，故皆夭殇。余欲救此子之命，故介绍先生为之推治，初不料其有此一举，殊可叹也。

天下事无独有偶，实有出乎意料之外者。继杨氏之后，又有一张女士至余医寓，谓伊有邵姓友人之小儿患病，托其介绍医生，伊以医生甚难介绍，惟曾读余所著之推拿说明书，知推拿不必服药，较为稳妥，故来相邀。余见邵之小儿，并非重症，不过胃中积食，略感暑气而已。其时适值炎夏，而其母不顾小儿受热，紧拥诸怀。余因儿在母怀不便推治，乃请将小孩安卧榻上。推治时，邵夫人犹左右护持之。余问曰：夫人如此掩护，系恐令郎受痛乎？果尔，请勿虑，推拿时毫无痛苦。彼虽唯唯称是，度其心滋不悦。夫父母之爱惜子女，固属情理之常，然爱之不以其道，则爱之适所以害之。内地人民，至今犹有不使小儿种痘者，坐待天花之传染，是无异戕戮其所生。又有力求小儿温暖，昼则厚其衣，夜则厚其褥，以致小儿抵抗力薄，易受外感。更或希冀小儿肥壮，不使其食粥饭，而转饱以肥酥滋腻之品。无论新式旧式之家庭，类此者比比也，转使其陷于病弱，放眼以观上述杨、邵两家之小儿，即其明证。谚云：若要小儿安，常带三分饥与寒。此实阅历之谈，有子女者，所当深思者也。（《黄氏医话》）

盖稚弱感疾，易于滋蔓，推恻隐之心者，要在防微杜渐，故无所不用其至也。彼拘于无治，或欲如田舍儿[①]，任其自然，未免为失病之机；过于救治，或欲不问春夏，荡以驶剂，未免有汤液之伤：是皆一偏之蔽，非治之大体也。

---

① 田舍儿：亦作"田舍子"，旧时对农民的一种蔑称。

稚弱者，血气未刚，肌肤未凝，风邪易以入，沴气易以伤，故感疾易于滋蔓也。惟仁者推恻隐之心，求以治之，故防微杜渐，无所不用其至焉。孙思邈云：人不详南北之殊，便按方而用之，是以多害小儿也。所以田舍小儿，任其自然，皆无得而有夭横，后人因之，拘丁无治，故失病之机。小儿初病，宜明诊候之方，适春夏之宜，审虚实之证，随其所患而治之。苟过于救治，不问春夏，荡以駃剂，故有汤液之伤。凡此皆不得中道，蔽于一偏之过也。是岂知治之大体，在乎知病之机，适时之宜哉！（《宋徽宗圣济经》）

伤寒每以风伤卫，用桂枝汤；寒伤营，用麻黄汤法。小儿肌疏易汗，难任麻、桂辛温表邪。太阳用治，轻则紫苏、防风一二味，身痛则羌活，然不过一剂。伤风症亦肺病为多，前、杏、枳、桔之属，辛胜即是汗药，其葱豉汤，乃通用要方。（《龆塘医话补编》）

夏月小儿腹胀，身暴热，或有汗，或无汗，或时有汗，或时无汗，此症固内伤饮食，然外兼风寒暑湿者强半焉。盖此时小儿或裸体乘凉，或就风熟睡，或暴日嬉戏，或湿地久坐，故此时最多内伤外感之症，即疟痢之源也。幼科不明此理，以为身热单系内滞所致，止以腹胀为凭，动用下药。殊不知内伤之食一去，而外感之邪陷入，重则变为结胸不治；轻则变为痞满，更下之，小儿元气未全，遂变慢惊不治矣；又轻者，邪陷半表而为疟，或深入肠胃而为痢。此皆专门幼科之罪也。良医于此，必细辨外感之有无，方为善治。故喻嘉言以小柴胡治痢，亦此义也。（《医权初编》）

凡小儿之病，本不易察，但其为病之源，多有所因。故凡临证者，必须察父母先天之气，而母气为尤切。如母多火者，子必有火病；母多寒者，子必有寒病；母之脾肾不足者，子亦如之。凡骨软、行迟、齿迟、语迟、囟门开大、疳热脾泄之类，多有由于母气者。虽父母之气俱有所禀，但母气之应在近，父气之应在远，或以一强一弱，而偏得一人之气者，是皆不可不察。至若稍长，而纵口纵欲，或调摄失宜，而自为病者，此又当察其所由，辨而治之。如果先天不足，而培以后天，亦可致寿；虽曰先天俱盛，而或父母多欲，或抚养失宜，则病变百端，虽强亦夭。此中机圆理微，贵在知常知变也。（《景岳全书》）

小儿之病，百倍难于方脉。其疾痛疴痒，不能自言，旁人又不能代言，全恃医家以意揣之。揣之不合，杀人易于反掌，即揣得其当，而小儿纯阳之体，易虚易实，药一过分，变幻百端。此非绝顶聪明，好学深思，心知其意者，未易胜任也。至于护惜之深，姑息之至，则饱暖失宜，果物恣食，畏苦废药，或求速杂投，则又非医家之咎矣。然揣之之法，不过辨其表、里、虚、实、寒、热，其法与方脉无异，其症亦与方脉同。方脉中之病，小儿亦无不有也。故不能儿科者或能治方脉，不能方脉者必不能治儿科。（《医医偶录》）

肝病：哭叫目直，呵欠，顿闷项急。心病：多叫哭惊悸，手足动摇，发热饮水。脾病：困睡泄泻，不思饮食。肺病：闷乱，哽气长出，气喘气急。肾病：目无精光，畏明，体骨重。治疗之法：大抵肝病以疏风理气为先，心病以抑火镇惊为急，脾病当温中消导，肺病宜降气清痰，肾病则补助真元，斯得其治法之大要也。（《婴童百问》）

心主惊，实则叫哭，发热饮水而搐；虚则困卧，悸动不安。肝主风，实则目直大叫，呵欠，项急顿闷；虚则咬牙呵欠，气热则外生风，气温则内生风。脾主困，实则困睡，身热饮水；虚则吐泻生风。肺主喘，实则闷乱喘促，有饮水者，有不饮水者；虚则哽气，长出气。肾主虚，无实也。惟痘疮实则里陷，更当别虚实证。假如肺病，又见肝证，咬牙多呵欠者，易治，肝虚不能胜肺故也；若目直大叫哭，项急顿闷者，难治，盖肺久病虚冷，肝强实而反胜肺也。视病之新久虚实，虚则补母，实则泻子。（《婴童百问》）

小儿气体结实，感受风寒，因而发热，热盛生风，风盛生痰，忽然痉厥，不省人事，此谓急惊。外治用针，用刮，用推，用拿；内治用清，用泻，用消，用开：即能清醒。如阵云四合，雷雨大作，霹雳一声，云开雨止，转瞬晴明，其来也忽，其去也突。故治急惊者，似难而实易。所难治者，厥惟四焉。

一曰慢惊。或因先天肾水不充，或因后天脾土不足，脏腑空虚，腠理不密，风寒易感，时寒时热，谷食少进，大便溏泄，或因断乳太早，杂食伤脾，或痘后、疹后、痧后、疟后、痢后及一切大病久病之后，正气大亏，皆能成慢惊。而又莫速于大吐大泻之后，竟有一日即成慢惊者，不可不知也。治法与急惊正大相反。莫善于庄在田之《福幼编》，惟温惟补，大剂连进，乃可挽回。稍有迟疑，必不可救。而医家病家，皆以为奇闻，此其所以难也。

二曰痧子。痧子一症，轻者避风，不药能愈；重者辛散，亦可透发。体虚者扶正以达邪，火盛者滋阴以助汗。幼科书在，本不难治。自夫人误认痧子之喉痛为喉症，不用辛散，专用寒凉以治其内，珠黄以治其外，使痧毒不能外达于皮毛，则必上攻于咽喉，竟成不治之症而难治矣。

炳按：小儿之病，亦难言也。余十五年前，治朱姓子，半夜来请，小儿五岁，面赤身热，脉数，大汗，舌亦红，有白虎证见象。但余在外房拟方连余一日内七医诊视，六用清凉，问药曾吃过否？曰：拣两方已各吃一帖矣，无效也，而片刻泻七次矣。余乃定人参、附子、炒干姜、於术、炙草、茯苓、煨木香为主药。余回家已四鼓后，是方一剂，热退汗止，泻定而愈。

三曰痘症。近年牛痘盛行，痘科专家，几同绝响。一二种痘之人，大都粗工，下苗以外，茫无所知。适或痘不稳硕及时行天花，急而求方，彼惟以犀、羚、连、芩一派寒凉之品投之，使血凝气滞，痘浆冰搁，塌陷而死。其变甚速，治法始终当以补气血扶阳气为要义，用药以温补少加发散为首务。庄在田《遂生编》实为痘科圣书，非他家所能及也。

四曰脐风。此症因产时受风，有生下即成者，有迟至百日者，七日内最易犯此，尤宜时刻留心。但见眉心有一点黄色，便是脐风，脐上必现青筋，即速施治，不治则黄至鼻端，不治则黄至嘴唇，不治则鸦声撮口，哭不成声，咀乳无力，急治之，犹或十能活一。治法莫妙于《幼科铁镜》之灯火十三燋与《广生编》之四等燋法。治之得法，顷刻可愈。余尝亲手试之，非臆度也。

以上四症治法，皆详见余所辑《保赤要言》中，今复表而出之，欲使病家知四症虽难治，要皆有可治之法，勿视为难而竟不治也。总之，治得其法，则难者易治；治不得法，则易者亦难。难易之别，亦视其治之如何耳！（《市隐庐医学杂著》）

世人以小儿为纯阳也，故重用苦寒。夫苦寒药，儿科之大禁也。丹溪谓产妇用白芍，伐生生之气，不知儿科用苦寒，最伐生生之气也。小儿春令也，东方也，木德也，其味酸甘。酸味人或知之，甘则人多不识。盖弦脉者，木脉也，经谓弦无胃气者死。胃气者，甘味也，木离土则死，再验之木实，则更知其所以然矣。木实惟初春之梅子，酸多甘少，其他皆甘多酸少者也。故调小儿之味，宜甘多酸少，如钱仲阳之六味丸是也。苦寒之所以不可轻用者何？炎上作苦，万物见火而化，苦能渗湿。人，倮虫也，体属湿土。湿淫固为人害，人无湿则死，故湿重者肥，湿少者瘦。小儿之湿，可尽渗哉？在用药者，以为泻火。不知愈泻愈瘦，愈化愈燥，苦先入心，其化以燥也。而且重伐胃汁，直至痉厥而死者有之。小儿之火，惟壮火可减，若少火则所赖以生者，何可恣用苦寒以清之哉？故存阴退热，为第一妙法。存阴退热，莫过六味之酸甘化阴也。惟湿温门中，与辛淡合用，燥火则不可也。余前序温热，虽在大人，凡用苦寒，必多用甘寒监之，惟酒客不禁。（《温病条辨》）

小儿脏腑柔脆，药入不能运化，是以用药宜轻，如外感风寒之邪，解肌疏表之药，每味几分可矣。药味亦不宜多，如药多而重，则药反过病，病必不能愈也。惟痘、瘄二症，则宜重而不宜轻，轻则药力不逮，亦不能愈也。何则？痘、瘄二症，乃先天之火毒尽发于外，是以人生每只一次，非比他病之常有也。观叶氏案当自知之。（《一得集》）

第二节　各　论

一、麻　疹

麻疹之发，本诸肺胃，治之但宜松透，一切风燥寒热之剂，不可入也。余常遇表散过甚，绵延不已者，一以生地、杞子、地骨、麦冬、蒌仁、沙参等味，三四剂必嗽止热退而安。若吕东庄之用桂、附，因其苦寒过剂，故处方如是，非可一切试之也。（《柳洲医话》）

痧疹者，手太阴肺、足阳明胃二经之火热发而为病者也。小儿居多，大人亦时有之，殆时气瘟疫之类与！其证类多咳嗽，多嚏，眼中如泪，多泄泻，多痰，多热，多渴，多烦闷，甚则躁乱，咽痛，唇焦，神昏，是其候也。治法当以清凉发散为主，药用辛寒苦寒以升发之，惟忌酸收，最宜辛散，误施温补，祸不旋踵。辛散如荆芥穗、干葛、西河柳、石膏、麻黄、鼠黏子；清凉如玄参、瓜蒌根、薄荷、竹叶、青黛；甘寒如麦门冬、生甘草、蔗浆；苦寒如黄芩、黄连、黄柏、贝母、连翘：皆应用之药也。量证轻重，制剂大小，中病则已，毋太过焉。（《先醒斋医学广笔记》）

幼年温热诸证，多与痧疹并至。然温热之病，初得即知。至痧疹初得，其毒恒内伏而外无现象，或迟至多日始出；又或不能自出，必俟服托表之药而后能出。若思患预防，宜于治温热之时，少用清表痧疹之药。不然，恐其毒盘结于内，不能发出，其温热之病亦不能愈也。愚临证数十年，治愈温热兼痧疹者不胜计，莫不于治温热药中，时时少加以清表痧疹之品，以防痧疹之毒内蕴而不能透出。故恒有温热之病，经他医治疗旬日不愈，势极危险，后经愚为诊治，遂发出痧疹而愈者。今略登数案于下，以为征实。

奉天马氏幼女，年六七岁，得温病，屡经医治，旬余病势益进，亦遂委之于命，不复治疗。适其族家有幼子得险证，经愚治愈，因转念其女病犹可治，殷勤相求。其脉象数而有力，肌肤热而干涩，卧床上展转不安，其心中似甚烦躁。以为病久阴亏，不堪外感之灼热，或其痧疹之毒伏藏于内，久未透出，是以其病之现状如是也。问其大便，数日一行。遂为疏方：生石膏细末二两，潞党参四钱，玄参、天冬、知母、生怀山药各五钱，连翘、甘草各二钱，蝉退一钱，煎汤两盅，分数次温饮下。连服二剂，大热已退，大便通下，其精神仍似骚扰不安。再诊其脉，较前无力而浮。疑其病已还表，其余热当可汗解，服透表药后周身微汗，透出白痧若干而愈。乃知其从前展转骚扰不安者，因其白痧未发出也。为每剂中皆有透表之品，故其病易还表，而其痧疹之毒复亦易随发汗之药透出也。

又奉天刘某之幼女，年五岁，周身发热，上焦躁渴，下焦滑泻，迁延日久，精神昏愦，危至极点，脉象数而无力，重诊即无。为疏方用生怀山药一两，滑石八钱，连翘、生杭芍、甘草各三钱，蝉退、羚羊角此一味另煎，当水饮之，煎至数次。尚有力。各一钱半，煎汤一盅半，分三次温服下，周身发出白痧，上焦烦渴、下焦滑泻皆愈。

按：此方即滋阴宣解汤加羚羊角也。凡幼年得温热病即滑泻者，尤须防其痧疹之毒内伏不能外出滑泻则身弱，恒无力托痧疹之毒外出。此方既能清热止泻，又能表毒外出，所以一药而愈也。

奉天王某子，年二十八岁，周身发热，出白痧甚密。经医调治失宜，迁延至旬日，病益加剧。医者又欲用大青龙汤加减去石膏，王某疑其性热，不敢用，延愚为之诊治。其周身发热，却非大热，脉数五至，似有力而非洪实，舌苔干黑，言语不真，其心中似怔忡，又似烦躁，自觉难受莫支。其家人谓其未病之时，实劳心过度，后遂得此病。参之脉象病情，知其真阴内亏，外感之实热又相铄耗，故其舌干如斯，心中之怔忡烦躁又如斯也。问其大便，数日未行，似欲便而不能下通。遂疏方用生石膏细末三两，潞党参五钱，生山药五钱，知母、天花粉各八钱，连翘、甘草各二钱，生地黄一两半，蝉退一钱。俾煎汤三盅，分三次温饮下。又嘱其服药之后，再用猪胆汁少调以醋，用灌肠器注射之，以通其大便。病家果皆如所嘱。翌日视之，大便已通下，其灼热、怔忡、烦躁皆愈强半，舌苔未退而干黑稍瘥。又将原方减石膏之半，生地黄改用一两。连服三剂，忽又遍身出疹，大便又通下，其灼热、怔忡、烦躁始全愈。恐其疹出回急，复为开清毒托表之药，俾服数剂以善其后。

按：此证既出痧矣，原不料其后复出疹，而每剂药中皆有透表之品者，实恐其蕴有痧毒未尽发出也。而疹毒之终能发出，实即得力于此。然非临时细细体察，拟方时处处周密，又何能得此意外之功效哉！

又此证非幼科，亦因温而兼疹，故连类及之，且俾人知温而兼疹之证，非独幼科有之，即壮年亦间有之也。（《医话拾零》）

缪仲淳《广笔记》论痧疹曰：痧疹者，手太阴肺、足阳明胃热邪发而为病也。小儿居多，大人亦时有之。殆时气瘟疫之类欤！其证多咳嗽，多嚏，眼中如泪，多泄泻，多痰，多热，多渴，多烦闷，甚则躁乱，咽痛，唇焦，神昏，是其候也。治法当以辛凉发散为主。药用辛寒、甘寒、苦寒以升发之，惟忌酸收，最宜辛散，误施温补，祸不旋踵。辛散如荆芥穗、干葛、西河柳、石膏、麻黄、鼠黏子；清凉如元参、瓜蒌根、薄荷、竹叶、青黛；甘寒如生甘草、麦门冬、蔗浆；苦寒如黄芩、黄连、黄柏、贝母、连翘：皆应用之药也。痧疹不宜依证施治，惟当治本。本者，肺胃邪热也。解邪热则诸证自退。痧疹咳嗽，宜清热透毒。痧疹后咳嗽，用贝母、瓜蒌根、甘草、麦门冬、苦梗、元参、薄荷，以清余热、消痰壅，则自愈；慎勿用五味子等收敛之剂。痧疹多喘，喘者热邪壅于肺也，慎勿用定喘药，惟应大剂竹叶石膏汤，加西河柳两许，元参、薄荷各二钱。如冬天寒甚，痧毒因寒郁于内，不得透出者，加蜜酒炒麻黄，一剂立见。凡热势甚者，即用白虎汤加西河柳，切忌过用升麻，服之必喘。痧疹多泄泻，慎勿止泻，惟用黄连、升麻、干葛、甘草，则泻自止。痧疹不忌泻，泻则阳明邪热得解，是表里分消之义也。痧后泄泻，便脓血，热邪内陷也，忌止涩，惟宜升散，仍用升麻、干葛、白芍、甘草、白扁豆、黄连、滑石，自愈。痧疹后牙疳，用连翘、荆芥、元参、干葛、升麻、黄连、甘草、生地黄，水煎，犀角汁二三十匙调服；外用雄黄、牛粪尖，煅存性，研极细，加真片脑一分，研匀吹之。是证最危，缓则不可救药。痧疹发不出者，西河柳叶风干为细末，水调四钱，神秘方也。砂糖调服，兼治痧疹后痢疾。

案：缪论辛凉发散以治肺胃热邪，自是有识之语，奈何药用升散，干葛、西河柳、麻黄种种辛温，与辛凉一说，自相矛盾。麻黄、葛根不可用，叶香岩言之；西河柳不可用，吴鞠通言之。亦既曰时气瘟疫，辛温诸品，皆在所禁；升散一法，尤非所宜。（《痧喉正义》）

痧麻之邪，由阳明腑上蒸手太阴经，而又为外寒所遏，故初起必见咳嗽、身热等症。用辛平药以治外，滋清药以治内，此大法也。然症有虚实之分，治有标本之别。

戊子春，内亲蒋子重病经两旬，来邀余诊。发热无汗，遍体麻粒，哕逆时作，便泄不已，舌苔灰黑，厚腻而干，脉象虚微，按之欲绝，神昏气弱，呼之不应，势甚可危。余思此症，正气虚极垂脱之时，即有外邪，概从缓治。用高丽参五钱，煎汤先饮，并用十全大补汤去茯苓，加陈皮、煨葛根为方，大剂投之。两剂，体气稍振，能进稀粥，呕哕、便泄已止，惟身热未清，是外邪不能自达也，仍前方加紫苏。或谓既服大补药，不当用疏散药，去而服之，身热如故。余曰：病中止虚，补之则安，固不容散；若中虚又有外邪，补与散实两相需。今人不通此理，当补不补，因而当散不散，所以病多棘手。抑知东垣治阳虚外感，用补中汤加表药；丹溪治阴虚外感，用芎归汤加表药：补中寓散，用意最为元妙乎！仍加紫苏等药四味，另煎冲入饮之。一剂，身热减半，再剂，身热始清，即去紫苏，专服大补药，数十剂而病愈。愈后，头面指甲浑身脱下如蜕，所谓灰黑舌苔，亦落下一大片。

辛卯春，余客山东，周君申云之室，病痧麻症。前医投以清疏药，不受，饮入仍吐出，来延余诊。身热面赤，胸闷便泄，舌绛苔黄，脉滑而数，令按胸脘，内觉硬痛，知是温邪发外，物滞阻中。前药只可疏邪，不能导滞，所以饮药入内，格而不通，阅时复吐出。仍前医方，加消导药一二味与之。一剂，吐泻止，胸闷宽；再剂，身热清，能进粥饮；后又清养之、调补之，满身皮脱而愈。

此二症也，前则由病致虚，后则由滞致病，随时论症，权其因而治之，病自应手而效。乃世俗不察，气既虚而不知补，胸有滞而不知通，何哉？（《诊余举隅录》）

痧子，温热病也，宜辛凉不宜辛温，宜甘寒不宜苦寒，开手至终，无甚变更。不过凉药之进退，视热势之程度而定耳！内实者通其便，液亏者养其液。凡西河柳、防风、荆芥、细辛、麻黄、白芷之类，皆在禁例。石膏亦须慎用，若用之必与薄荷同打。衣被戒暖，窗牖勿闭，乳食禁止。方用银翘散，舌尖绛加鲜地、鲜斛、鲜沙参；舌燥者，藕汁、蔗浆、地栗、芦根、茅根、枇杷叶，皆当用之品，橘络、桔梗尤要。《留香馆医话》）

夫痧之与痘，同一胎毒也，而有腑脏之分焉。其发也有出迟、出速之异，以伏藏之地有远近也。第痧之一证，古人治法，惟以升麻葛根汤为祖剂，芫荽酒之外治而已。其有风寒外束、内毒难出而喘急者，麻杏石甘汤主之。若夫轻泄之证，竟有不必延医，自用樱桃核、粗草纸、棉纱线煎汤，饮之而愈者。即其发也，不过周时而透；透之后，亦仅二三日而愈矣。今之痧也则不然，有二三日而方透者，有四五日而终未透者，或身肢虽达而头面不透，咳声不扬，喘逆气粗，闷伏危殆者。又有一现即回，旋增喘促，狂躁闷乱，谓之隐早者。更有痧虽外达，而焮红紫滞，或目封，或眦赤，谵语神昏，便秘腹痛，或便泄无度，种种热盛毒深之象，以向来痧疹门方治之无济，仿治痘之法，先以紫雪芳透于前，继以犀、羚、芩、连、丹、地、石膏、人中黄大剂清凉解毒，始得转重为轻，易危为安。或有病深药浅，而至于危变者，几同痘疮有顺、险、逆之别。嗟嗟！同一痧也，何今昔之不侔若此耶！揆其所以然，大率迩年来种痘盛行，胎毒未得尽泄，借此痧症，以泄其毒者有之；抑或近来时历之气甚于昔日，以致症之险重者有之。要在临此症者，无执前人之治，因时制宜，因证立方，圆机活泼，勿以痘重痧轻而忽之，庶无愧为司命矣！（《吴医汇讲》）

麻初出之时，有泄泻不止者，其毒火因泻而减，此殊无妨。若麻出尽之后，而泄泻红黄色粪者，乃内有伏热也，与泄泻过甚者，俱宜以加味三苓散与之，一服即愈，切不可用参、术、诃、蔻补涩之剂，以图速止。医家若不识禁忌，未经讲究，一见有泻，遂用补涩，乃曰吾于清解药中，兼用参、术、诃、蔻，等分又轻，何碍于事？一服不见功效，不知改方施治，又曰参、术、诃、蔻等分轻少，故不应耳，于是多加参、术、诃、蔻分两，而再与服，致麻变证，重则腹胀、喘满而不可救，轻则变为休息痢而缠绵不已。然非仅麻出齐之后泻红黄色者，不宜兼用补涩，即麻已收之后，而泄泻红黄色，亦不宜兼用补涩，仍宜以加味三苓散治之。此兼用补涩，况且不可，若专用

补涩者，则杀人不待反掌之久矣。业斯道者，可不慎欤！（《麻疹全书》）

绍兴谓之瘄子，苏州谓之沙子，其实皆风感肺分。叶天士先生云：即属风感肺分，与发疹治法一样耳！当按四时法治之：在冬令发瘄，当用冬温法；夏时用暑风法；秋时用秋燥法；春时用风温法。则当用辛凉法、甘寒法，薄荷、连翘、炒大力子、桔梗、生甘、苦杏仁、麦冬、石膏、知母、玉竹、沙参、细生地、象贝、橘红、金银花、酒黄芩、冬桑叶。或大便作泻，加淡渗法，则生米仁、茯苓，又炒银花最妙；或火盛，则羚羊、犀角、丹皮、焦栀子；或用苇茎汤、白虎汤，夏秋用，冬春断不可用。（《张氏温暑医旨》）

瘄子皆风感肺分，叶天士先生云：既属风感肺分，与发疹治法一样耳！当按四时法治之。在冬令发瘄，当用冬温法；夏时用暑风法；秋时用秋燥法；春时用春温法。则当用辛凉法、甘寒法，薄荷、连翘、炒大力子、桔梗、生甘草、杏仁、麦冬、石膏、知母、玉竹、沙参、细生地、象贝、橘红、金银花、酒黄芩、冬桑叶。或大便作泻加淡渗法，则生米仁、茯苓，又炒银花最妙；或火甚则羚角、犀角、丹皮、焦栀子；或用苇茎汤、白虎汤，夏秋用，冬春断不可用。桂枝白虎、竹叶石膏汤，或又加蔗浆、梨皮，各因其轻重而用之。又有入心营，则犀角地黄汤，加紫雪或至宝丹。大抵初起大便水泻者，不必服药；大便燥结不通，谓之闷瘄，最危。俗法用西河柳，性热，《温病条辨》大忌之也。至棉纱线、樱桃核，不知出于何书，儿科用之可笑也。

道光癸卯间五月考时，考客患瘄，儿科用桂枝，无不血衄。予用辛凉合甘寒，无不即愈，而竟不用西河柳，可见叶法不误人。又若初见怕冷，加荆芥亦可，有寒邪故可用。余每用白蔻壳，以躯壳病，故用壳药去壳寒也。若初起作呕，大力子易于作呕，用之呕更甚。然《内经》在上者因而越之，风痰呕出，瘄疹出透也，何妙如之！若怕其呕，加白蔻仁八分，即不呕。又本草大便泻者，大力子禁用，以大力子能作泻也。然瘄子出泻者，不药可愈，愈泻愈妙。又瘄后水泻，亦不碍，用甘寒复以淡渗，加银花炭最妙。误用温热及参、术必危。最怕吐血。（《清代名医医话精华·张畹香》）

余胞侄乳名文豹，素甚壮实，周岁疹后发热，兼旬不退，咳嗽时以手打口，喉痛可知，后数日昼夜昏睡不醒。因延本地时医，投以清热解表凉药，一剂而热立止，逾时体冷彻骨，热复大作，再投前剂，则无效矣。又延他医，投以芩、连、石斛等药，非惟热不能解，且面色青黄，三阳黑暗，大喘大泻，愈增危笃，医亦束手。余查痘疹诸书，皆云痘系热症，宜用寒凉，其说亦与症不符。姑用救阴固本平补之药，一剂灌之，悉皆吐出。余母顾儿谓余曰：腹中作响，风已动矣；喉如鸡声，痰已塞矣；且吃乳即吐，头摇睛泛，气促神错，两目无光，面无人色，败症现矣。急请前医，皆裹足不至。遍查各书，俱载疹后发热不退，而头摇睛泛，吐泻神昏，乃慢脾风不治之症。然亦不忍坐视不救。细思喉中作响，必系寒痰。盖缘真阳外越，寒生于中，如系实火，则前此芩、连之药，何至反剧？外呈极热，内实真寒，非用大辛大热之品，不能冲开寒痰，故前诸药，皆吐而不受。因取附子、姜、桂，煎汤欲灌，余母曰：此儿现在发热，且唇已开裂出血，何可再用附子？余思《内经》云：假者反之。此症非辛热之品，终不能引火归原，以消寒滞也。虽易去附子，仍改用胡椒一钱，炮姜四片，似觉平淡，以期老母不疑。煎汤灌下，痰声立止，又取伏龙肝冲水灌之，吐亦渐止。少顷，儿忽眼动呵欠，咳嗽时即不以手扪口，又顷连溺，小便稠浊紫黑，疹后邪毒节次尽下，似有起色。因用附子理中汤合六味地黄汤，去泽泻、丹皮，加故纸、枸杞。一剂而败症全除，惟大热未退。仍于前汤内复加枣仁、五味、白芍敛阴之药，一剂而安。此正《类经》所云治风先治血及甘温退大热之义也。其后细审此症，咳嗽喉痛，心火灼肺金也；呕吐泄泻，脾肾虚寒也。用胡椒、姜、桂，所以开涌喉之寒痰也；用灶心土者，补土所以敌木也。木平则风息，土旺则金生，金既得生，火不能克，则向者克肺之邪火，仍返而归心。心为君主之官，邪不能犯。心与小肠相表里，故疹毒传入膀胱，下溺为紫黑色也。聊记简末，以备方家采择，或于活人之术，不无小补云尔！（《福幼编》）

二、水痘

水痘者，色淡浆稀，故曰水痘。色赤者，曰赤豆。将发之时，亦皆发热，由红点而水泡，有红盘，由水泡脓泡而结痂。但水痘则皮薄色娇，赤痘则红润形软，总不似正痘之根窠圆净紧束也。且见点、起发、灌浆、结痂，止于五六日之间，其邪气之轻浅可知。皆由风热郁于肌表而发，小儿肌肉嫩薄，尤多此证，当与大连翘汤解之。亦有夹疹而出者，有夹正痘而出者。若先水痘收后而发正痘，其痘必轻。（《张氏医通》）

人有童年出痘者，有嫁娶后出痘者，有三、四、五十岁出痘者，有终身不出痘者，当分气血有强弱寒热，毒气有窒塞隐伏，不宜以轻重论早迟也。凡未出痘者，病必内有伏热证，以其毒未解也。（《王氏医存》）

痘症有二：一曰血热毒盛，一曰气虚毒盛。气虚者，可以徐补。血热毒盛者，势必亟，一发热便口渴、面赤、气喘、狂躁、谵语，此其证也；一见点即宜凉血解毒，急磨犀角汁多饮之，十可疗四五，稍迟难救矣。又有血热兼气虚者，初发先服凉血解毒之剂，五六朝后可以并力补气助浆，唯初时不早凉血则毒不解，毒不解延至六七朝，势必以参、芪助浆，浆必不来，反滋毒火。又有血热毒盛似气虚者，初热放点，神思昏乱，足冷，痘色自如窠，唯有唇肿、口渴辨其火症。医者反以气虚治，十无一生。孙生东疗郑黄门子，血热毒盛初起，急以犀角地黄汤疗之，不效，至用白芍药八钱，一泄毒解，徐补收功。家弟玄箬，一发热即谵语、唇肿、齿黑，痘欲出不出，医者以为发斑伤寒也，延仲淳、施季泉，不至。予曰：事急矣。以生地八钱，白芍药五钱，黄芩、黄连各二钱，稍加发药。日三剂，势稍定，痘渐次出。医者曰：尔时宜发痘，奈何以凉剂遏之？予曰：解毒即所以发也。未几，季泉至，以予言为然，第减地黄、芍药之半，复于助浆中兼清凉之剂，九十朝浆足，卒伤一目。仲淳曰：使子之言尽行，则目亦可不眇矣。靥后方大便，此真血热症也。（《先醒斋医学广笔记》）

痘疹盛行之时，身发热、耳冷、尻冷、鼻尖冷，两耳后筋现、脸赤唇红、头疼身痛。俨若痘疹，犹恐内伤外感，疑似未明，及身无大热，骨节不痛，又未见痘，不拘轻重，宜用苏解散一服，暖睡微汗，却使毛窍疏通，脏腑邪毒及内伤外感之邪，尽从汗出。若是痘症，出必稀少而易愈；若是伤寒，亦从汗而解矣。一见红点，切不可表汗，恐元气虚弱，痘难起发，反为大害。候看稀密轻重，再行治法。(《痘疹会通》)

试痘者，发热之初，诸痘未见，先于头面胸膈之间，发出几颗，光润肥美红活可观者，乃试痘也。然用手拂摸，若在皮外绝无根脚。遇此不治，二三日后其人必然壮热，遍身一齐涌出，即欲用药，恐难下手，此痘先出先长大，不祥之症。可用针刺破，去其清水，则肌肉松和，气血流畅，即不用药而余痘可次第出也。倘身热不退，痘不见出，乃中气不足，毒气隐伏，故出之不快也；当以调元汤加防风、木香主之。亦有身无大热，报痘又疏，不成脓，不结痂，三五日痘根迹不见者，亦名试痘，不可误作轻看，再过三五日，忽作大热，其痘一齐涌出，此逆证也。速当审治在先，免致变成危急耳！(《痘疹会通》)

或问火有几种？曰：蕴毒之火，其根深，透露之火，其根浅；若浮游之火，一发便散，则无根矣。如五内焦灼，浩饮狂叫，阴窍不通，咽痛无奈，此蕴毒之火也；如皮焦毛枯，遍身浮红，眼肿若桃，脸赤若丹，此透发之火也；至于微渴微烦，斑点稀少，神情不爽，此浮游之火也。治之奈何？蕴蓄者，则达之或提之，使从毛窍中出；或泄之，使从阴窍中出；透发者则散之，或开豁其肌肉，或疏利其皮毛；浮游者，如天地绷缊之气，如山川纷扰之霭，乍起乍灭，即不治之，当自散矣。(《摘星楼治痘全书》)

俗谓痘稀则轻，密则重。此论其常，未可以语变也。有虽稀亦重者，如毒重表实，气血凝滞，但疏疏颗粒，见于皮肤之外，大毒窝伏于内；至起胀之时，忽然低陷，忽变紫黑，喘闷而死。此假稀也，宜速治之。但看其痘无根脚，无色泽，手足如冰，六脉细数，呕逆烦躁，口臭舌焦，犯此一端，即宜预防。有密亦可救者，毒盛而痘密，其毒已尽出于皮肤之外，只看其形色，红活滋润，不焦不陷，调养得度，用药得正，自可生也。但能饮食，二便如常，神情、脉息不改，所谓形病而气不病也。至于密如蚕子，色暗顶陷，形如蛇壳，色白囊空，蚊迹蚤斑，其色现于皮肤之上，其形终未起发，前症虽平，不能救也。有痘在肌肤之内，气血虚弱，无力送出，外见几点，冷汗无神，倦怠不眠，若不竭力扶出，必至绵延多日而不可救。又有将发热，痘出一二粒，或四五粒，两三日后，忽然高起，根脚开阔，晕红带紫，五六日后，似脓非脓，似厣非厣，宜早挑破敷药，投以攻解之品，周身得出正痘，庶可回生，倘过七八朝，则喘急而毙。此为假稀，其害匪小，若真稀则不在此论矣。(《痘学真传》)

治痘之法，始终当以补气血扶阳气为第一要义，用药便以温补中少加发散为第一要着。否则，气不足则痘顶不起，火不足则疫浆不稠，且恐厥逆腹痛，阴寒起而外症作矣。或问曰：痘宜温补，此理甚明，若兼发散，岂不伤气。余曰：多用散药，汗多则伤气；少加发散于温补药之中，则血脉疏通，痘疮易出，无壅滞之患，收解散之功。所以古方补中益气汤内有升麻、柴胡，大补中饮内有麻黄。温中补气，尚用散药，可见古人用心之妙。痘之初出，是断不可去散药，抑又不可重用散药。温补中略加发散，便为得法。(《痘症摘要》)

吴鞠通云：古来治痘明家，不下数十种，可称尽善，意欲后学诸医，博览群书，期于尽善，非执一种遂为善也。如钱仲阳主寒凉，陈文中主温热，二家相反，学者须执两以用中。如遇始终实热，当始终用钱；始终虚寒，当始终用陈。一阴一阳，天道即人道也。人身一小天地，此物此志也。朱丹溪立解毒、和中、安表之说，亦最为扼要。毒不解，如天之亢阳不雨，万物不生矣；中不和，如地之石田为害，耕种无望矣；表不安，如物之皮毛先坏，而骨肉不实矣。故万氏以脾胃为主，此即本和中之说，而解毒、安表，皆游刃有余①也。魏氏以葆元为主，亦从和中、安表而来，而解毒随之。此皆从丹溪脱化。至费氏《救偏琐言》，举各家之偏见，而亦有偏于寒凉、偏于温热者。如后附治验诸条，皆小儿秉性之偏，即不妨以偏治。厥后，胡氏用汗、下两法，下法毒甚尚可用，汗法则断不可从，恐伤表也。翁氏《金镜录》，认证独见真确，所以着手成春。至于翟氏、聂氏，以气血亏盈，解毒化毒，能阐发钱氏之所以用寒凉，陈氏之所以用辛热。叶氏有补翁氏不及之处，治法兼用钱、陈。总之，执两以用中，上看天时，下看地利，再看小儿肥瘦及秉性之强与弱，血气之热与凉，察其山根之色，辨其食指之筋，内外表里，虚实寒凉，皆不可忽，见症确切，而后立方，通变达权，自有妙用，亦时中而已矣。此即由博返约之说，不可执一以自泥也。（《痘症摘要》）

《翼䮫稗编》云：海州刘永有一子，年五岁，出痘遍体，疙瘩大如瓯，凡三四十医皆不识。有老妪年七十余，见之曰：此包痘也，吾所见并此而二，决无他虞。六七日疙瘩悉破，内如榴子，层层灌浆皆满。真从来未睹者，痘书充栋，亦无人道及。可见医理渊深，即痘疹一门，已难测识矣。余按此可以补诸痘书之阙，录之。（《冷庐医话》）

气虚痘疹，或为饮食生冷，调理失宜，至伤脾胃，遂成泄泻；津液下陷，虚火上盛，必发而为渴；元气下陷，虚阳上壅，下气不续，必发而为喘。夫渴与喘，实证也，起于泄泻之后，斯为津液暴亡而渴，阳气暴逆而喘。故治渴则宜钱氏白术散，渴泻不止，则用钱氏异功散；治喘则宜独参汤，不应，亦用钱氏异功散。大便实者，少与生脉散调之。喘渴而泄，陈氏木香散、异功散选用。若至闷乱腹胀，毒气内攻，眼合自语者，此名失志。庸医不察，谬认为实，而与耗气之剂，速其毙也。安有实热而渴，气拥而喘，生于泄泻之后哉？（《张氏医通》）

气虚痘疹，调理得宜，使元气充实，腠理坚固，脾胃强健，二便调适，仍可转祸为祥。若补益太过，浆足之后，重用参、芪，多有腹胀、喘急之患，用枳壳汤。误用五苓、木香散，多有大便秘结之患，用宽中散；便实而渴，用麦门冬汤。过用丁、桂、辛热之剂，则有咽喉肿痛、烦躁闭渴之患，用润燥汤。盖喘急、腹胀、大便秘坚、烦渴、咽痛，皆类实证，然而气虚变实，非真实也，是病浅而用药过深之失也。只宜斟酌，不宜疏通，若误行疏利，则方生之气复虚，而脱证将至矣。（《张氏医通》）

痘之出也，由肾至肝至心至脾至肺，自内及外，自深及浅。古人治法，有用寒凉者，有用温热者，有偏于清下者，有惯于汗下者，有以脾胃为本保元为主者，诸家议论，各自不同。后人随时论症，择而用之可矣。惟恐择之不精，用之不当，势必变症

---

① 游刃有余：形容做事熟练，解决困难轻松利落。

百出，转而为危。

　　丁亥，余同邑张阳生孝廉嗣子，方四岁，痘后患泄泻，日夕数十次，绵延月余，烦躁不安，呛咳殊甚。纳乳又少，症势颇危。余诊之，脉象细而疾，舌苔薄而黄，知是脾肾两虚，余毒未净。以补中益气汤、六味地黄汤合三黄解毒汤，随症加减为方。一剂，便泄愈十之八；再剂，症平。头面手足胸腹毒发如疳，约十数处，盖正气得理，邪向外达也。主人并延外科治之，月余而愈。论痘后泄泻，为元气有亏；烦躁，为余毒未净。以其有毒，而仍用凉解药，必至肠滑不已；以其气虚，而峻用温热药，必至烦躁更加。余遵古复方之义，多方以应之：一益气，一养阴，一解毒，三者备举，诸症以平。如执一不通，安能章收全效耶？（《诊余举隅录》）

　　古人治痘，纷纷不一，有喜行温补者，有乐用清解者，有谓时有变迁，虚实随气运而改者，不知人之气血有虚者，一至出痘，则不可以虚言也。人之所谓虚者，如白为血虚，凡白而皆为之血虚；平扁谓气虚，凡平扁皆谓之气虚。所以处方立论，止言其虚，而不论其实。即子和荡涤，亦不过微示其意，而未畅言其旨。如谓痘随时变迁，何以内外大小诸症，自古不变，独至于痘而有变耶？抑知所谓白者，皆血瘀而色不逞也；平扁者，皆气滞而板实者也；皮薄者，皆根不松而起水泡者也；色嫩者，皆油光之色也。种种皆是实，而何以概谓之虚也？且立论游移，绝无凿凿可据之语；处方朦胧，绝无轻重缓急之用；一味模棱糊涂，以致后人纷纷而莫知所从，因循而茫无所据。今之夭折生命者，未必非古人误之也。

　　或曰：东垣以实脾为主，河间以滋阴为重，薛氏以保元为要，何以皆表表于一时耶？盖上古无痘，自汉而始，未经岐黄之论断，不过由杂症而类推其治法耳！而抑知痘症与杂症绝不相类乎？大抵五成以下之险症，尽付之鬼录，所治者皆五成以上顺症也。至建中之《琐言》出，独能发前人之未发，有高人之识，有异人之胆，痘论自此可定，长夜由此而开，大有功于天下后世者也。不谙者以为偏，而不知痘毒极恶，用补者固为错讹，即用攻者，非此治法，不足以中其病，正所谓大中至正也。费子以偏名者，特因人说法耳！但犹附会前人之说，虚实之论并存，且其治验往往失于不及，而致后日之余毒，以今日而衡治法，非数倍其药，不足以称病。有继建中而起者，亦宜斟酌之。（《痘疹正宗》）

　　痘书以面白娇嫩者为皮薄，属虚；红黑者为皮厚，属实。殊不知白而娇嫩者，有似于薄，其间亦有体健者；红而黑者，有似于厚，其间亦有体弱者：不可概论也。予大亡儿出痘，体甚健，皮白娇嫩，始而腹痛作泻。医以为皮薄，不敢大泻，聊用清凉之药，至六朝即补，参、芪才进，面浆忽停，后面抓破血出。医方悟为实症，然已无救矣。此医曾阅《救偏琐言》，而不能用，何哉？（《医权初编》）

　　次亡儿出痘，体甚弱，犯气虚毒胜。医始以熟军下之，予曰：此儿体弱，当超期用补。医曰：从未有来见起浆之势，而遽补者。又以熟军下之，自是遂努泻不止，至七朝方用参五分，见热势忽起，又以寒药与之，至十一朝而毙。死之时，皮肉抓去，止有脂水而无脓血，其虚可知。此医曾读《痘疹正觉》，何得偏执《救偏琐言》耶？前医不信《救偏琐言》而误补，此医执定《救偏琐言》而误攻，是皆不能用书，而为

书所用之过也。(《医权初编》)

族侄弘仁出痘，余不知其初症若何。至十二朝，忽大泻，日夜百余行，所下皆黏滞之物，如白痢状，头顶大半饱脓，余皆白壳。人皆以为必死，兹后竟未投药而愈。此因正气充足，脏腑不致受伤，反能传送毒邪而出。是知十二朝之变泻，与七八朝之变泻，大不同矣。(《医权初编》)

康圣功孙，五六岁出痘，一医以熟军首下二次，盖赤岸痘医，皆宗《救偏琐言》，首用大黄下者强半。四朝延予视，色淡，形扁，不渴，神安，身微热，腹软微胀，虚症也。恐用温补不信，令换请一医兼视。来医虽云虚症，所开之方，首写生地。予止之，令再请缪平远兼视。平远意与予同，以补中益气汤加减，始终以之，并未涉一凉血之药。灌浆时，犹忽作泻，时朱笠庵至，加以木香、鹿胶，黄芪用至五钱始愈。是知痘症始泻后补者，十中六七；始终有泻无补者，十中二三；始终有补无泻者，百中三四也，岂可概以通套法治之乎？(《医权初编》)

遂阳文庠立天张君，有子三岁，于今春布种神痘，一夕作搐十数次。痘师某者，坐守其家，莫能得定。次早微明，张君来寓叩门，因诉其作搐之由。予念故人之子，往视之。见其昏迷不醒、手足搐掣，各处艾火疤无数。问所服药，一派凉泻。予知其误治，乃以全身灯火醒之，即能开声，因用人参败毒散，令其母子同服，一剂而搐止、痘出。可见理之未明，毫厘千里。盖痘麻初起，全赖阳和升生之气，散发热本为正候。由其不与疏通腠理，毒郁不伸，乃致作搐。此时正宜升散，助其生机，顾乃反用艾火堵截之，用凉药镇坠之，欲其搐止，其可得乎？是幼科惊风之说，皆此辈酿成之祸，于患者何有焉？(《幼幼集成》)

予孙孟溥出痘，起泡灌浆俱如法，惟回浆太早，九朝左臂发一痘毒。医家通用清热解毒之药，不四剂而寒战，而咬牙之症作矣。医家泥于痘毒，不敢用参、术，止用归、芪，而尚欲兼解毒。予谓痘后气血俱虚，复以寒药伤脾，故见斯症。阳气已虚甚，即有归、芪，亦何能济？而况尚兼清解乎！必无幸矣。于是详考立斋《保婴撮要》寒战咬牙门，用十全大补汤，即痘毒尚初发时，只用仙方活命饮一二剂，旋用托里散助其元气，则未成可消，已成可溃，设使气血不充，则不脓不溃，难以收拾。予于是断以己意，服十全汤三剂，而寒战止，再数剂而咬牙定。乃延疡医妙手，外治其毒，内服参、芪、归、术不辍，凡匝月而痊愈。当寒战症作，臂肿方掀，用药颇多疑虑，人参且不敢多用，而况白术。致于桂，更不敢用至三分者。予叹曰：予生平服立斋之书，立斋不误我，岂独误此孩乎？即误宁误于立斋，遂决意用大剂参、术，加桂至五六分，不惟寒战咬牙之症得痊，而臂毒亦旋愈。立斋之治幼科，其妙亦如此。(《折肱漫录》)

初发身热悠悠，乍热乍凉，肌松神倦，面青㿠白，饮食减少，手足时冷时热，呕吐，便溏，痘点方见，隐隐不振，淡红皮薄；三四日陆续不齐，不易长发；五六日不易成浆，少食气馁，伤食易泄；七八日塌陷，灰白不起，自汗微渴，或腹胀，喘喝，泄泻，塌痒，闷乱，咬牙寒战，头温足冷，势所必致，皆缘气虚之故。故治虚痘，初发不宜轻投透表之剂，即参苏饮、人参败毒散等亦不宜用，况升麻汤等纯行升发之药乎！至于黄连、紫草，皆为切禁。惟宜保元汤为主，若气粗、皮燥无润色者，亦当忌之，只以四君子少加桔梗、川芎，补益之中略佐升提之法。俟点子出齐，重用参、芪峻补其气，助其成浆。至八九日间无他凶证，十全大补汤倍桂。塌陷灰白，腹胀泄泻，木香散。塌痒，闷乱，腹胀，渴泻，喘嗽，头温足冷，寒战咬牙者，急进异功散，迟则不救。（《张氏医通》）

三、痄腮

肿腮一症，是疫病，非伤寒也；是清邪中上焦，非风热也。何以辨之？一人病，众人亦病，一村病，村村皆病，气相感召，传染于人，与风寒迥别，为疫病之最轻者。其症初起恶寒发热，脉浮数，耳之前后作肿痛，隐隐有红色。医家不认症，往往误作伤寒施治，牙肿混医。体实者表散亦愈；体虚者不任大表，邪乘虚而内陷，传入厥阴脉络，睾丸肿痛，耳后全消。明者或投温里，或投补水，数剂可退；昧者或用疏肝，或作疝治，一服神昏。遍阅方书，又无是症，始终莫解，此中机关而伤人性命者多多矣。若世俗所谓大头瘟，面腮颐肿如瓜瓠，乃疫病中之最重，岂非为是症之确据哉？

又有时疫坏症，神识昏迷，邪陷厥、少，从耳后发出，名曰遗毒。治法与肿腮不同，而医者非进甘、桔，即用膏、连，邪复内陷，万无生理矣。盖耳之前后，虽属少阳，而厥、少部位亦会于此。经曰：颈项者，肝之俞。又曰：肾开窍于耳。甘、桔、牛蒡之属，非元气亏败，遗毒所宜用之药也。

余于腮肿体实者，用甘桔汤加牛蒡、丹皮、当归之属，一二剂可消；体虚者用甘桔汤加何首乌、玉竹、丹皮、当归之属，二三剂亦愈。如遗毒为害，必须救阴以回津液，补元以生真气，俾邪热之毒，从肿处尽发，庶一线之生气未断也。大抵初发辛凉治标，而辛温不可妄投；变病养阴扶正，而温补亦宜善用。司命者神明变化，辨证用药，而不以此症作伤寒治也，则得之矣。

以疫症为患，而误认伤寒为治，是欲登山而扬帆矣。一经点出，乃开千古迷途，功何伟哉！（《杂症会心录》）

陈瑞之七月间患时疫似疟，初发独热无寒，或连热二三日，或暂可一日半日，发热时烦渴无汗，热止后则汗出如漉，自言房劳后乘凉所致。服过十味香薷、九味羌活、柴胡枳桔等十余剂，烦渴壮热愈甚。因邀石顽诊之，六脉皆洪盛搏指，舌胎焦枯，唇口剥裂，大便五六日不通。病家虽言病起于阴，而实热邪亢极、胃腑剥腐之象。急与凉膈加黄连、石膏、人中黄，得下三次，热势顿减。明晚复发热烦渴，与白虎加人中黄、黄连，热渴俱止。两日后左颊发颐，一晬时即平，而气急神昏。此元气下陷之故，仍与白虎加人参、犀角、连翘。颐复焮发，与犀角、连翘、升麻、甘、桔、鼠黏、马勃，二服，右颐又发一毒，高肿赤亮。另延疡医治其外，调理四十日而瘥。同时患此者颇多，良由时师不明此为湿土之邪，初起失于攻下，概用发散和解，引邪泛滥而发颐毒，多有肿发绵延，以及膺胁肘臂数处，如流注溃腐者，纵用攻下解毒，皆不可救。不可以为发颐小证而忽诸！（《张氏医通》）

定海东山下翁姓子，年十二，丙戌夏患暑热病，内挟秽浊，身热如炽，十余日不解。乃邀余诊，脉极洪大，面色老黄，唇焦舌黑，舌本短缩，牙根、舌心鲜血盈口，渴饮不止，两目直视，不能出声。阅前方系正气散。余曰：症已至此，何能为也？病家再三请方。余思木被火焚，杯水车薪，终归无益。乃拟大剂辛甘咸寒之法，于是以西瓜汁、芦根汁、金汁水、银花露、蔗浆、藕汁各一茶钟，合置一甑；方用生石膏二两，连翘五钱，鲜竹叶一握，黑山栀四钱，细生地一两，犀角一钱磨汁，羚羊角三钱，西洋参、鲜石斛、丹皮各三钱，滑石四钱。嘱其用大罐煎成，去渣，和入诸汁，候冷恣饮。如再口渴，西瓜任食可也。第一日服药尽，又啖西瓜一枚。次日复诊，脉症如故，仍用前法，石膏再加一两。第三日再诊，热仍未退，津液略见濡润，而在旁之颐发赤，肿大如卵而痛甚。余曰：暑毒之邪，结聚于此，内恐烂穿，敷药无济。仍用前法，石膏又加一两，至四两，又加元参、麦冬、生地。至五剂而热方退，更下黑矢数枚，诸恙尽解，胃亦渐动。此症转危为安，全赖病家之坚信不摇，而余得以一尽其技，否则难矣！（《一得集》）

营桥丁发颐，大如马刀，喉赤肿痛，舌黄厚，脉数大，《说疫》所谓疙瘩瘟也。病经十余日，由于失下。普济消毒以人中黄易甘草，加制大黄五钱，不应，加至八钱，大圊血而解。（《清代名医医话精华·张畹香》）

四、烂喉丹痧

王步三论烂喉丹痧，方书未载，虽《金匮》有阳毒之文，叔和著温毒之说，其证形虽与痧喉极合，升麻鳖甲汤、黄连解毒汤主治，是论邪入阴阳二经，以之治痧喉，是教人穿凿执方也。痧喉之发，疫气遍行，一门传染，不数日间相继云亡。呜呼！其惨酷抑何极耶！或者以世俗种痘者多，邪毒未泄致欤？抑亦气运自然之会欤？《吴医汇讲》李、祖二君，论证论治甚详。所谓骤寒则火郁而内溃，过散则火焰而腐增，至理名言，确乎不拔。然亦不外缪氏《笔记》肺胃为本，先散后清之旨云尔！邪气在卫，麻杏甘膏势所必投；毒火侵营，犀角地黄亦所当取。即如眉寿叶氏，宗喻老芳香宣窍解毒之议，治用紫雪丹，其法亦不可缺。顾临证权宜，要在人心化裁之妙，然欤否欤，自有能辨之者。

案：王论《金匮》阳毒治法，强合痧喉，指为穿凿，与余前案相同。其论邪气在卫，宜麻杏石甘。麻黄辛温轻升之品，非痧证所宜。痧喉惨酷，指为痘毒未泄，是证不尽出自小儿，实属一偏之见。临证权宜化裁一语，平日无研究之功，孰宜散，孰宜清，毫无主见，其临证有何权宜？有何化裁哉？（《痧喉正义》）

吴门有精于医者祖鸿范，名世琛，号小帆。论烂喉丹痧，风寒温热酿为疫气，初起恶寒壮热，咽痛烦渴，先须解表，俾邪外达，佐以清散，总以散字为重，所谓火郁发之也。苟漫用寒凉，则外益闭而内火益焰，咽痛愈剧，溃腐日甚，不察未散之误，犹谓寒之未尽，于是愈凉愈遏，以致内陷而毙。此不当寒而寒之祸也。在初病表邪有寒，一汗而透，则外闭之风寒已解，内蕴之热火方张，治宜寒凉泄热，热一尽而病自愈矣。倘仍执辛散，火风愈炽，肿腐愈甚，此不宜散而散之害也。彼言散之宜，此言散之祸；彼言寒之祸，此言寒之宜：要惟于先后次第之间，随机权变，斯各中其窾耳！

案：祖论表邪风寒则宜散表，温热则兼清散，总以散字为重。迨风寒已去，内热方张，正宜苦寒泄火。所谓治法有次第，宜散则散，宜寒则寒，洵瘄喉之良法，亦瘄喉之通论也。（《瘄喉正义》）

邗上有好用大黄者，王聘之，名莘农，土人呼为王大黄。著有《医学一贯》《温病辨正》诸书。其论喉痧一证，患者甚多，无如近来治法，未得其要，以致死者接踵。缘此证系邪气袭胃，合渣滓蕴酿而为热毒之气，由食管上熏咽喉，红紫腐烂，外蒸肌肤而见痧点，其实只一内热实证是也。治宜荡涤，简而且易。奈何以散风托痧之药，误投贻害，死者甚速，一家传染，相继云亡，确为可悯！兹将屡治必效之方，特为录出，以期拯救。惟望医家病家见之，即照此方煎服，攻下浊滞，至舌苔退尽为止。其大黄分两，由二三钱用起，如药轻但下稀水，无益亦无妨，加用自效；或只二三剂即不敢用，不知以舌苔为准，则亦难收全效也。不但喉痧为然，凡一切温病时疫皆宜。病由内发见于外，其气纯热，绝无寒湿，亦无外感之因，最忌发散温燥之品。前人手太阴募原之说，实属差误。病起阳明，直攻胃结，则喉痧暨诸温病，永无死证矣。医关人命，若有虚妄之言，自干天谴，惟祈谅之，共成仁术是幸！大黄二三钱至七八钱不等，风化硝和服，一、二、三钱不等，枳壳一钱五分，黄芩二钱，元参二钱，射干一钱，生甘草一钱。

案：疫邪从口鼻吸入，其偏重于肺者，宜辛凉、辛寒、辛香诸法；迨传入于胃，每挟胃中有形之物熏灼为患，非下夺不可。王君之学，得力于张子和、吴又可，故善用大黄，然亦确有见地，非造言欺世之流也。

案：王论喉痧温疫，毫无寒湿外感，乃用下夺之品，未为无见。大抵喉痧有三因：由外感风寒或风热者，一因也；由内热而发于外者，二因也；又有由外感而引动内热者，三因也。外感以清散主之；由外感而引动内热，以先散其外后撤其内主之；若由内而发，则纯以硝、黄愈之。王氏殆治内发，而以上病取下者耶！然大黄为将军之品，能御乱，亦能作乱，苟不善用之，则生灵涂炭，安可不慎之又慎哉！（《瘄喉正义》）

烂喉发斑痧，近时甚多，在稚年不治者，十有八九。何也？其根由于种痘。近时婴孩禀质既薄，痘师防其发点繁多，下苗甚轻，多者数十颗，少者不过数颗，而先天脏腑之毒，未经尽透，一遇时感传染，乘机而发。治之以寒凉之剂，则必至下陷；治之以透表之剂，则又邪未达而本先拔，蕴伏咽喉，随即溃烂而亡。其危可胜言哉！读《金匮》书，有阳毒之为病，面赤斑斑如锦纹，咽喉痛，吐脓血，五日可治，七日不可治，升麻鳖甲汤主之之文。盖以升麻透厉毒，鳖甲泄热守神，当归和血调营，甘草泻火解毒。即《内经》所云热淫于内，治以咸寒，佐以苦甘之旨。绎其意，实与此症相类。而方内有蜀椒、雄黄，似当加于阴毒方中，或因传写之讹。医者当息心揣度，用古而不泥于古，转机则在于临症活变也。（《客尘医话》）

李云浦云：烂喉痧一症，风热者宜清透，湿热者宜清渗，痰火凝结者宜消降。盖邪达则痧透，痧透则烂自止。若过用寒凉，势必内陷，其害不浅！但其症有可治，有不可治。口中作臭者，谓之回阳，其色或淡黄，此系痰火所致，皆可治也。如烂至小

舌，鼻塞，合眼朦胧，是毒气深伏，元气日虚，色白如粉皮样者，皆不可治也。(《客尘医话》)

烂喉发斑症，半由于元虚，不正时邪易于感染。重者用紫背浮萍、生石膏等药，透毒解热；稍轻者，只宜用大力子、桑叶、杏仁、连翘、桔梗、荆芥、萆薢、花粉轻清之品，清邪化热。不得早用大生地、麦冬等以腻之，亦断不可用黄连、黄芩大苦大寒等品以遏之。此等时症，其势危速，须细心详慎审脉察色，庶几不致误治也。(《客尘医话》)

近日时疫之病，有所谓喉痧者，初起脉俱沉细，三部以两尺为甚，两尺又以左手为甚。其初至数尚清，应指有力，一二日后，渐见躁疾，模糊伏匿，按之即散。旧谓瘟病邪从中道，起于阳明，其脉右大于左。窃谓此乃热浊之毒气，熏蒸肺胃，脉形必是缓长洪大，浑浑不清，为气浊而中焦湿热也。近时病情，乃邪伏少阴，或冬暖不寒，阳气不潜，阴气消散；或膏粱无节，脾胃浊热下流，克伤肾水；或房室无度，阴精下夺，至春阳气欲升，阴精不能载阳上达，故虚阳之已升者，中道而止于咽喉，不能达于大表也。其毒气之未能全升者，下陷于肾中，熏蒸燔灼，阴尽而死，所谓逆冬气则少阴不藏，肾气独沉也。治法尝拟用猪肤汤、麻辛附子汤，二方并用，减麻黄，附子改用生者，并重加党参，以达其毒，毒散，阴可存矣。世每泥于喉症发于肺胃之成法，用苦寒清降以清肺胃，故热毒愈无由达也。张石顽曰：伤寒以尺、寸俱沉为少阴。少阴一经，死证最多，为其邪气深入，正气无由自振也。若夫春夏温病热病，而见沉小微弱短涩者，此伏热之毒滞于少阴，不能撑出阳分，所以身大热而足不热者，皆不救也。惟沉而实，见阳明腑实证者，急以承气下之，不可拘于阳证阴脉例也。凡时行疫疬而见沉脉，均为毒邪内陷，设无下证，万无生理。此论可谓详矣。至谓脉沉无下证必死者，为其不可下也，下之亦必死。然则于万死之中而求一生，宜何道之从？曰：不从下夺，而从上提，重填其阴，以举其阳，庶有几乎！何者？此人金水并虚，木火并实。实者散之，虚者滋之；金复则自上而挈之，水复则自下而托之，如此而不生，可告无罪矣。近有自负明医，专用桂、附、椒、姜、燥阴耗血，谬称托邪外出，引火归原，应手辄毙。其罪与用苦寒清上者等。(《读医随笔》)

吴门西城桥有唐迎川焉，名学吉，号载张。论近来丹痧一证，患者多，患而死者亦多。市医因方书未著，无从措手，或云辛散，或云凉解，或云苦寒泄热，各守专门。未尝探其本原。按仲师《金匮》书，阳毒之为病，面赤斑斑如锦纹，咽喉痛，吐脓血，五日可治，七日不可治，升麻鳖甲汤主之。细绎文义，实与此证相类，何会心者之绝妙耶！惟是升麻鳖甲汤，升麻升透痧毒，鳖甲泄热守神，当归和血调营，甘草泻火解毒，正《内经》热淫于内，治以咸寒，佐以苦甘之旨。而内有蜀椒、雄黄，似应加于阴毒方中，或因传写之讹耳！一转移间，于阳毒阴毒之义，尤为贴切。今之丹痧，当于经义求之，毋谓古人之未及也。

案：唐论《金匮》阳毒，即指为近时喉痧，以升麻鳖甲主之。升麻，升提之品也。阳毒，热毒也。热毒宜苦降，升提非法也。汤内有蜀椒、雄黄，蜀椒辛热，雄黄辛温，施之热毒，以火济火，岂可哉？迎川擅改经文，移置阴毒，谓为贴切。唐氏意在遵经，

殊不知穿凿附会之弊，贻误生灵。孟子曰：尽信书，则不如无书。诚哉是言！（《痧喉正义》）

五、急慢惊风

小儿之疾，并无七情所干，不在肝经则在脾经，不在脾经则在肝经。其疾多在肝、脾二脏，此要诀也。急惊风属肝木风邪有余之症，治宜清凉苦寒泻气化痰。其候或闻木声而惊，或遇禽兽驴马之吼，以致面青口噤，或声嘶啼哭而厥，发过则容色如常，良久复作。其身热面赤，因引口鼻中气热，大便赤黄色，惺惺不睡。盖热盛则生痰，痰盛则生风，偶因惊而发耳。内服镇惊清痰之剂，外用掐揉按穴之法，无有不愈之理。至于慢惊，属脾土中气不足之症，治宜中和，用甘温补中之剂。其候多因饮食不节，损伤脾胃，以泻泄日久，中气太虚，而致发搐，发则无休止，其身冷面黄，不渴，口鼻中气寒，大小便清白，昏睡露睛，目上视，手足瘈疭，筋脉拘挛。盖脾虚则生风，风盛则筋急，俗名天吊风者，即此候也。宜补中为主，仍以掐揉按穴之法，细心运用，可保十全矣。又有吐泻未成慢惊者，急用健脾养胃之剂，外以手法按掐对症经穴，脉络调和，庶不致变慢惊风也。如有他症，穴法详开于后，临期选择焉。（《针灸大成》）

急惊病在腑，慢惊病在脏。急惊多因风热闭塞手足少阳心包络胆而成。小儿心胆气弱，骤见非常之物，或骤听震响，皆致气机不利，气化为痰。其为病也，身热，吐乳，目珠翻上，筋掣身跳。治宜散风清热、安神平肝、消痰开窍。药如薄荷、荆芥、杏仁、茯神、远志、钩藤、黄芩、连翘、丹皮、桑叶、橘红、半夏、南星、天虫、石菖蒲、通草、灯心、竹卷心、甘草、大苏梗等味，随症选用。牛黄清心丸、玉枢丹、琥珀抱龙丸，俱可采施。更推拿尤为要紧。症虽恐人，平复亦易。惟慢惊一症，其初不过寒热，或单热不休，或吐泻并作，治之得当，未必便成慢惊。每见昧者，治此等症，不辨其体气不足，脉象虚弱，概用霸剂，如石膏、黄连、枳实、大黄之类。其初小虚，药后脾胃衰败，遂致角弓反张，危象骈出。呜呼！病家犹以为如此重药而疾不痊，命数当然。而不知不服霸药，尚可挽回，极至木旺土衰，始无及矣。予治小儿此症，先用理表、清热、消导三剂，后即用培脾、平肝，如异功散加桑叶、丹皮，或补中益气加麦冬、生地、白芍，往往得痊。以告天下为父母者，不可不察也。（《友渔斋医话》）

急惊实热，慢惊虚热。急惊骤发，慢惊渐成。急惊生于壮实之体，慢惊因于不足之躯。急惊之热如火烧，必面赤，口渴喜冷饮，声壮气粗，大便或闭结、或洞泄，小便短赤而热，甚至四肢厥冷，面色转青，热极似寒之象也。治宜泻火为急莫妙于夏禹铸之《幼科铁镜》。慢惊之寒是真阳告竭，譬如隆冬冰合，未易解凝，非用附、桂、姜、椒，断难挽救；况虚阳上浮，亦必发热，其热夜盛朝淡，温和而不烙手，面色桃红，或白或青，口鼻中无莽莽之热气，舌必滋润，苔必淡白或微红，口不作渴，即饮亦不多，喜热不喜冷，是谓虚热，甚至有唇裂出血、寒极似火者。治宜引火归原，大剂扶正，庶乎有济莫妙于庄在田之《福幼编》。若误认实热为虚热，而投以温补；误认虚热为实热，而投以寒凉，皆必死之道也。

炳按：此虽陈言，仲说有理。(《市隐庐医学杂著》)

幼科惊症，自喻氏以食、痰、风、惊四字立名，大剖从前之讹，原为确论，然亦有未尽者。近多冬令气暖失藏，入春寒温间杂，小儿吸受其邪，先伤肺经，起自寒热，气粗，久延渐入包络，虽有微汗，而痰多鼻煽，烦躁神昏。病家惶惧，辄云变为惊风。动用香开，妄投金石重镇，以致阴液消亡，热势愈张，正不敌邪，肝风陡动，渐见肢牵目窜，痉闭发厥，必多倾败。若能于病来猖獗之时，先以辛凉开肺，继以甘寒化热，佐以润燥降痰，两候自能平复。此盖温邪陷入、阴液内耗而动肝风，实非惊恐致病也。若误以惊药治之，鲜有不危殆者矣！(《客尘医话》)

小儿仓猝，骤然惊搐，名曰阳痫，从实热治，古人用凉膈散为主方。盖膈上邪热，逼近膻中，络闭则危，故治法以清通膈间无形之热为先，若误认伤寒，殆矣。

乙未夏，余从里门至上海，适李叔伦观察之小公子，两岁患惊风，一日惊五次。闻余至，夜半，速余往诊。指纹青紫，直透辰关，眉眼间绕有纹横，亦系青紫色，气促，神昏，势甚可危，所幸面色沉晦中宝光时露，风火虽炽，真气未漓。遂以芳香利窍法与清凉血分法，次第治之，数服而愈。按惊为七情，内应乎肝，肝病发惊骇，木强火炽，其病动不能静，来最迅速，故治法亦急。如果窍塞神昏，牛黄丸、至宝丹、紫雪丹可用也；如果劫烁血液，犀角地黄汤可用也。方书有镇坠金石之药，有攻风劫痰之药，虽非常用，不可不考。(《诊余举隅录》)

痰火之症，即俗所谓急惊风也。小儿或感风寒，或积乳食，皆能生痰，痰积则化火，或受暑热亦生火；失于清解，则火升而痰亦升，痰火上壅，闭其肺窍，则诸窍皆闭。其症目直，气喘，昏闷不醒，且火甚则肝燥筋急，为搐搦、掣颤、反引、窜视，而八候生焉。总因痰火郁结，肝气内动而成。当其拘挛、弓仰之时，但以手扶，勿可用力抱紧，伤其筋络，致成废疾。初起以通关散开其嚏，得嚏则醒；轻者利火降痰汤，重者清膈煎加石菖蒲、竹茹，或抱龙丸，醒后清热养血汤。(《医医偶录》)

小儿惊搐，多属痰火。其痰火之由，不止一端。盖小儿元气未充，腠理不密，加以纯阳而欲外奋，则腠理愈疏，最易伤风。又睡大人怀中，被覆不密，亦易伤风。又乳易变为痰，为有水乳相合之理。又易伤食，恐小儿啼哭，可食者咸与之，以止其哭；又恐过饥，凡甘脆之物，靡不频劝食之。盖食停则变为痰。伤风所致，乃肺家之痰；乳与食滞所变，乃脾胃之痰。书云：脾为生痰之本，肺为贮痰之标，况二经兼有，则痰之多可见。且小儿不会吐痰，即肺痰有时而出，则下咽于胃；胃痰有时而出，则上浸于肺，互相牵引而不能去，是痰有增无减。既有痰滞久郁之火，加以伤风之火，济以纯阳之火，痰随火升，讵不方寸迷乱，变为惊搐之症乎？医人惟执以惊吓起见，用龙齿平肝，麝香开窍，朱砂宁心。殊不知所迷乱者，乃痰火壅逼心包络之外，痰火一清立愈。若麝香与朱砂同用，反引痰深入心窍，兼以龙齿之涩，痰何得出，反成真痰迷心窍之症矣。纵有惊吓，使无痰火，目可随愈，何能变为斯症？医者当审其痰火在肺在胃，或二经兼有。若有表邪，当以清痰利气，加以前胡、薄荷，或寒热往来，则加柴胡以治之；若表邪已清，或本无表症，则当专清肺胃之痰火。是麝、龙齿、朱砂所治，乃已成痰迷心窍，非骤然惊搐之症也。至日久不愈，形瘦气馁，变为慢惊。盖小儿气血未充，最易变虚，又当温补脾胃，兼以理气化痰消滞治之矣。又有小儿久病，当用温补，又忽新停积滞，家人畏责不敢言，须细心审察，不可因其形瘦气馁，遽投大补；补之不效，又以为虚重补轻，强进不已，立见危殆。然此症多属不治，为其补泻两难；纵治之，亦当辨其积滞之寒热多寡与人之虚弱轻重，斟酌至当而治之也。（《医权初编》）

天钓者，壮热惊悸，眼目翻腾，手足抽掣，或啼或笑，喜怒不常，甚者爪甲皆青，如祟之状。盖由乳母酒肉过度，热毒之气入乳，乳儿，遂使心肺生热，痰郁气滞，加之外挟风邪，致有此耳！治法：解利风热则愈。又有内钓者，腹痛多啼，唇黑囊肿，伛偻反张，眼内有红筋斑血，盖寒气壅结，兼惊风而得之。经云：内钓胸高，时复渐安，眼尾红脉见是也。此乃胎中有风有惊，故有此证。先是内脏抽掣，极痛狂叫，或泄泻缩脚，忍疼啼叫，内证一过，外证抽掣又来，内外交攻，极难调理。却要分作两项下药，内证服聚宝丸、钩藤膏、魏香散，外搐服钩藤饮、保命丹，最要进得乳可以加得。小儿受此病，间有好者。杨氏乳香丸、木香丸皆要药也。（《婴童百问》）

小儿为少阳之体，是以或灼热作有惊骇，其身中之元阳，恒挟气血上冲以扰其脑部，致其脑筋妄行，失其所司而痉证作矣。痉者其颈项硬直也，而或角弓反张，或肢体抽掣，亦皆盖其中矣。此证治标之药中，莫如蜈蚣宜用全的。用治标之药以救其急，即审其病因，兼用治本之药以清其源，则标本并治，后自不反复也。

癸亥季春，愚在奉天，旬日之间，遇幼童温而兼痉者四人。愚皆以白虎汤治其温，以蜈蚣治其痉。其痉之剧者，全蜈蚣用至三条，加白虎汤中同煎服之，分数次饮下，皆随手奏效其详案皆在药物蜈蚣解下，又皆少伍以他药，然其紧要处全在白虎汤与蜈蚣并用。

又：乙丑季夏，愚在籍，有张姓幼子患暑温兼痉。其痉发时，气息皆闭，日数次，灼热又甚剧，精神异常昏愦，延医数人皆诿为不治。子某投以大剂白虎汤，加全蜈蚣三条，俾分三次饮下，亦一剂而愈。

丙寅季春，天津俞姓童子病温兼出疹，周身壮热，渴嗜饮水，疹出三日，似靥非靥，观其神情，恍惚不安，脉象有力，摇摇而动，似将发痉。为开白虎汤加羚羊角钱半另煎兑服，此预防其发痉，所以未用蜈蚣。药未及煎，已抽搐大作。急煎药服下，顿愈。

至痉之因惊骇得者，当以清心、镇肝、安魂、定魄之药与蜈蚣并用，若朱砂、铁锈水、生龙骨、生牡蛎诸药是也。有热者，加羚羊角、青黛；有痰者，加节菖蒲、胆南星；有风者，加全蝎、僵蚕。气闭塞及牙关紧者，先以药吹鼻得嚏，后灌以汤药。（《医话拾零》）

因病后或吐泻，脾胃虚损，遍身冷，口鼻亦冷，手足时瘛疭，昏睡露睛，此午阳也，宜待其未发而治之，调元汤合小建中汤主之。如见上证，虽有神丹，不可治也。或问：吐泻何以生风？而不可治者何也？曰：五行之理，气有余则乘其所胜，不足则所胜乘之。吐泻损脾，脾者土也，风者肝木所生也；脾土不足，则肝木乘之，木胜土也，其病不可治。人身之中，以谷为本，吐多则水谷不入，泻多则水谷不藏；吐则伤气，泄则伤血，水谷已绝，血气又败，如之何不死也？

或问：风从风治，何以所立之方，不用风药，何也？曰：《内经》云：肝苦急，以甘缓之，以酸泄之，以辛散之。又云：脾欲缓，急食甘以缓之。调元汤：参、芪、甘草之甘，甘可以缓肝之急，为治风之圣药也，而又可以补脾；芍药、桂枝苦辛为从，可以建中。二方合而用之，治慢惊风者，此东垣老人之秘传也。

因得惊风，医用利惊之药太多，致伤脾胃，元气益虚，变为慢惊者。此外风未退，中虚又生，风虚相搏，正去邪存，大命随倾。此慢惊风证，尤慎于始也。（《幼科发挥》）

小儿肌肉柔脆，脏腑怯弱，最易致病。多延时日，变症错综，饮食绝而脾虚，泄泻久而肾虚，元气无根，孤阳外越，每至壮热不退，酿成慢惊，即古所称阴痫是也。治法以理中汤为主方，重则十全大补之类。

已巳，余从先严至城南前横镇浩正茶室内，见有一孩置墙根窗格上，先严问儿置此何为？主人曰：儿将死。先严视之曰：不死。设法与治，越时渐苏。先严治病，奇效甚多。尝诏余曰：医者意也。读古人书，当师其意。以意治病，其技乃神。

丁亥十月，余又至此镇西，有潘纪福之子，方三岁，病两旬余，面色痿白，大便时泄，俗所称慢脾风是也。前医与以清润之味，已服过半。余曰：此药幸未服完，若服完，恐不治矣。因师古人治阴痫意，用理中汤加附子、砂仁为方。一服，泄止；再服，纳乳；三服，喜笑如恒，而其病若失。使执惊风之名，概用重坠之药，又或散风、清火、豁痰、破气，遗过将不可胜言矣。（《诊余举隅录》）

杨士瀛曰：慢脾风由慢惊后吐泻损脾，病传已极，总归虚处，惟脾所受，故曰脾风。风无可逐，惊无可疗，但脾间痰涎凝滞，虚热往来。其眼合者，乃脾困气乏神迷也。若见眼合，便是脾风。慢惊眼在半开半合之间。乃知阴气所盛，传入脏间，阳气已亏，脾经属阴，次第入脾，故言慢脾风候也。慢惊其眼半开半合，则当预作慢脾风调理。慢脾风之候，面青，额汗，舌短，头低，眼合不开，睡中摇头吐舌，频呕腥臭，噤口咬牙，手足微搐而不收，或身冷，或身温而四肢冷。其脉沉微，阴气极盛，胃气极虚，十救一二。盖由慢惊风传变，宜黑附汤救之。又生附四君子汤、蝎附散皆可。慢脾风用药，乃不得已也。其危如灯无油，渐见昏灭。钱氏用金液丹与青州白丸子各半，研匀，米饮薄荷汤下一钱或钱半。此截风回阳也。

张云歧曰：小儿头虽热，眼珠青白而足冷，头虽热或腹胀而足冷，头虽热或泄泻而足冷，头虽热或呕吐而足冷，头虽热或渴而足冷。已上五症作搐者，名曰慢脾风。速与补脾益真汤加全蝎一枚，或全蝎观音散。

谭殊圣曰：慢脾风又名虚风，小儿或吐或泻后，面色虚黄，因虚发热，才见摇头斜视，昏困额汗，身亦黏汗，声沉小而焦，即是脾风之症，不必定因急慢惊传次而至。慢脾惟吐与泻、积与痢传入。其症变至速，虚更速也。治必循次平和，无令速愈之理，调脾养胃，不可过剂也。（《幼科释谜》）

木侮土症，即俗所谓慢惊风也。小儿受暑受寒，或伤乳食，皆能作吐作泻，或吐泻交作，久则脾土虚弱，肝木乘之。其泻渐见青色，面部痿白带青，手足微搐无力，神气恹恹不振，而慢脾成矣。初起即宜异功散，吐则加藿香、煨姜。若病已数日，粪见青色，即加木香或肉桂。若手足皆冷，脉息微细，唇舌痿白，此将脱之症，宜急用附子理中汤以温中回阳，尚有可救。诸脏之症皆缓，独脾病之变甚速，竟有吐泻一昼夜而即脱者，甚勿缓视也。(《医医偶录》)

大惊猝恐，真惊也。小儿气血未充，心神怯弱，一遇惊吓，则神魂震怖，举动失常，夜则跳醒，昼则惊惕，治宜安神魂、敛心气，七福饮、秘旨安神丸、安神定志汤皆可。心有蕴热而惊悸者，七味安神丸。神定后气虚者，四君子汤以补其阳；血虚者，六味地黄丸以补其阴。若妄投以朱砂镇惊丸子，耗其心血，则愈发愈甚，肝风乘虚而亢，其势不可复制矣。慎之！(《医医偶录》)

六、解颅　鸡胸龟背

解颅者，脑盖未满，头颅不合，中陷而四角起如古钱之形，此先天不足所致。暑月服六味地黄丸，冬春三月服补天大造丸，俟气血渐充，则自合矣。龟胸者，肺热作胀，胸骨高起，须白虎汤加泻白散，以凉肺气。若喘急者，难治也。龟背者，背骨高突如龟，此先天不足，督脉为病，补天大造丸加金毛狗脊治之。(《医医偶录》)

小儿解颅者，因肾气幼弱，脑髓不实，不能收敛，而颅为之大也，宜急服地黄丸补之。万密斋《幼科发挥》云：一儿头缝四破，皮光而急，两眼甚小。万曰：脑者髓之海也，肾主骨髓，中有伏火，故髓热而头破，额颅大而眼楞小也，宜服地黄丸。其父母不信，至十四岁而死。余族一侄孙，幼时解颅头大，而面甚小，至十六岁竟死。余按龟板治小儿颅不合，加入地黄中煎服，似尤应验。(《冷庐医话》)

仲阳谓解颅，生下而囟不合，肾气不成也，长必少笑。更有目白睛多，眺白身瘦者，多愁少喜也。余见肾虚症。杨氏曰：小儿年大，头缝开解而不合者，肾主髓，脑为髓海，肾气有亏，脑髓不足，所以头颅开而不能合。人乏脑髓，如木无根。凡得此者，不远千日，其间亦有数岁，乃成废人。设有此症，不可束手待毙，宜与钱氏地黄丸，仍用南星微炮为末，米醋调敷于绯帛，烘热贴之，亦良法也。柏子仁散、三辛散等剂傅之尤效。(《婴童百问》)

小儿初生，皆有囟门者，脏气未充，骨髓未完，滋养未备故也。脏腑皆以脾胃为养。儿自生以后，得五谷所滋，则脏气充而骨髓完，所以儿至能食，则囟门合也。囟门者，系于脾胃。《圣济经》言卫囟之天五，五者土也，脾胃属焉。小儿有囟肿者，由脾胃不和，冷热不调，或怒啼饮乳，或喘急咳嗽，致阴阳气逆，上冲而囟肿也。热则肿而软，冷则肿有硬，又有囟陷者，或因泻痢，或小便频数，或曾服清药以利小便，或本怯气弱，或别病缠绵，皆使脏虚而不能上荣于囟，故令囟陷也。此皆小儿恶证，得愈者鲜矣。

治小儿囟肿软，以青黛冷水调傅之，及兼服化毒丹，方已具前。

治小儿囟肿硬及陷，干熟地黄八钱焙称、山茱萸去肉、干山药各四钱，泽泻、牡丹皮去心、白茯苓去皮各三钱。上为末，炼蜜和丸绿豆大，三岁下者三五丸，温水化下，空心兼服钱氏益黄散。

治小儿囟陷，以狗头骨炙黄杵末，鸡子清调傅。(《小儿卫生总微论》)

鸡胸，《准绳》一名龟胸，方书与龟背并隶一门。不知鸡胸发于肺，龟背则肝、脾、肺、肾皆有之，不得混同施治也。肺位最高，外当胸膺之分，凡小儿吮热乳，偶受外风，乳积不化，酿痰生热，停阻胸膈，肺气不宣，互相冲激，胸骨高起，其候必见气粗咳嗽，渐至羸瘦，干热毛焦，唇红面赤，即成气疳。气疳者，肺疳也。又有鸡胸、龟背并发者，其背必驼于脊之第三椎，由痰滞膈间，肺气壅遏，前后攻撑，故胸背之骨凸起。亦有脊突而胸不高者，其症并见气短，头低肩耸，或潮热咳嗽，腰背板强，久则两足软弱，甚至不能站立，此皆肺病。肺居高原，为肾之母，肺气虚乏，不能灌溉经络，上源竭而下元必惫，痿论所谓肺热叶焦为痿躄是也。虽然下枯还宜治上，肺气清肃，金源下润，予受母荫，自然滋长。古方龟胸丸用硝、黄，既失之猛烈；龟背用六味丸、八味丸，萸、地之腻，鹿茸之温，不能清气，反致助热壅气。无怪效者甚少，而其由皆辨症之未能清晰耳！病在上者，祗宜轻清之品，不可杂入滋下之味以壅肺气。非敢云法，聊补前人之未备耳！(《医略存真》)

父母之体素亏，所生之婴孩先天早为不足，若襁褓中失宜，或多病致伤，或早令强坐，则脆嫩筋骨，易于戕损，使背中脊骨痿突，初发如梅，渐高似李，甚则伛偻。亦有风水所召者，极其难效。每见男女，由肾虚腰痛而得者，惟久服益阴煎方见后，保其天年，从未见有全愈者。

附益阴煎方：熟地、巴戟天、破故纸、淡苁蓉、杜仲、杞子、菟丝子、山萸、覆盆子、葡萄肉、鹿角霜。(《医门补要》)

七、五迟 五软 五硬

五迟者，立迟、行迟、齿迟、发迟、语迟是也。盖肾主骨，齿者骨之余，发者肾之荣。若齿久不生，生而不固，发久不生，生则不黑，皆胎弱也。良由父母精血不足，肾气虚弱，不能荣养而然。若长不可立，立而骨软，大不能行，行则筋软，皆肝肾气血不充，筋骨痿弱之故。有肝血虚而筋不荣膝，膝盖不成，手足拳挛者；有胃气虚而髓不温骨，骨不能用，而足胫无力者：并用地黄丸为主。齿迟，加骨碎补、补骨脂；发迟，加龟板、鹿茸、何首乌；立迟，加鹿茸、桂、附；行迟，加牛膝、鹿茸、五加皮。语迟之因不一：有因妊母卒然惊动，邪乘儿心不能言者；有禀父肾气不足而言迟者；有乳母五火遗热，闭塞气道者；有病后津液内亡，会厌干涸者；亦有脾胃虚弱，清气不升而言迟者。邪乘儿心，菖蒲丸；肾气不足，地黄丸加远志；闭塞气道，加味逍遥散；津液内亡，七味白术散；脾胃虚弱，补中益气汤；若病久或五疳所致者，但调补脾胃为主。

五硬者，仰头哽气，手脚心坚，口紧肉硬，此阳气不荣于四末，独阳无阴之候。若腹筋青急者，木乘土位也，六味丸加麦冬、五味；若系风邪，小续命去附子。

五软者，头项手足口肉皆软，胎禀脾肾气弱也。若口软不能啮物，肉软不能辅骨，必用补中益气以补中州；若项软天柱不正，手软持物无力，足软不能立地，皆当六味丸加鹿茸、五味，兼补中益气，二药久服，仍令壮年乳母乳哺，为第一义。(《张氏医通》)

五脏有五声，心声为言。若儿稍长应语而语迟，由在胎时，母卒惊怖，内动儿脏，邪乘于心，心气不和，舌本无力，故语迟也。(《证治准绳》)

肾经之脉络于肺，而系于舌本，行血气，通阴阳，伏行而温于骨髓也。肾禀胎气不足，水不能上升以沃心阳、通涤肺气。经云：肺主声，心为言，舌乃心之苗。心肺失调，致舌本强，故不能发而为言也。治当滋肾、益肺、泻心火，水升火降，阴阳和畅，语言自辨也。

肾气丸　语迟，此方主之。

山药、山茱萸肉、茯苓、熟地、泽泻、丹参、石菖蒲、天门冬、麦冬、牡丹皮，等分为末，天、麦二冬捣，蜜丸，朱砂三钱为衣。每服灯心汤下，日服二三次。(《婴童类萃》)

聂氏云：禀受肾气不足者，即髓不强。盖骨之所络而为髓，髓不足，故不能充于齿，所以齿生迟也。宜用芎蒡、干地黄、山药、当归、芍药、甘草各等分研末，用熟水调服；或时以药末擦齿龈，齿即生也。(《婴童百问》)

五软者，头软、项软、手软、脚软、肌肉软是也。无故不举头，肾疳之病，项脉软而难收，治虽暂瘥，他年必再发。手软则手垂四肢无力，亦懒抬眉，若得声圆，还进饮食，乃慢脾风候也，尚堪医治。肌肉软，则肉少皮宽自离，吃食不长肌肉，可服钱氏橘连丸，莫教泻利频作，却难治疗。脚软者，五岁儿不能行，虚羸脚软细小，不妨荣卫，但服参、芪等药，并服钱氏地黄丸，长大自然肌肉充满。又有口软则虚舌出口，阳盛更须堤防，必须治膈却无妨，唇青气喘则难调治也。(《婴童百问》)

五硬者，仰头取气，难以动摇，气壅作痛，连于胸膈，脚手心冷而硬，此阳气不营于四末也。经曰：脾主四肢。又曰：脾主诸阴。今手足冷而硬者，独阴无阳也，故难治。若肚筋青急者，木乘土位也，急用六君子汤加炮姜、肉桂、柴胡、升麻以复其真气。若系风邪，当参惊风治之。此证从肝、脾二脏受患，当补脾、平肝，仍参急慢惊风门治之。《百问》云：如审系风证，依中风治之，必有回生之理，小续命汤加减。(《证治准绳》)

五硬则仰头取气，难以动摇，气壅疼痛连胸膈间，脚手心如冰冷而硬，此为风症，难治。肚大青筋，急而不宽，用去积之剂，积气消即安。恐面青心腹硬者，此症性命难保。如风症，只依中风治之，必有回生之理，小续命汤加减治之尤良，羌活散等剂皆可用。(《婴童百问》)

八、吐泻

余季子于丁巳正月，生于燕邸，及白露时甫及半周。余见新凉日至，虞裀褥之薄，恐为寒气所侵，每切嘱眷属保护之，而眷属不以为意，及数日后果至吐泻大作。余即用温胃和脾之药，不效；随用理中等剂，亦不效；三日后，加人参三钱及姜、桂、吴萸、肉豆蔻之类，亦不效。至四五日，则随乳随吐，吐其半而泻其半，腹中毫无所留矣。余不得已，乃用人参五六钱，制附子、姜、桂等各一二钱，下咽即吐，一滴不存，而所下之乳则白洁无气，仍犹乳也。斯时也，其形气之危，已万无生理矣。余含泪静坐书室，默测其故，且度其寒气犯胃而吐泻不止，若舍参、姜、桂、附之属，尚何术焉？伎已止此，窘莫甚矣！思之思之，忽于夜半而生意起，谓其胃虚已极，但药味之气略有不投，则胃不能受，随拒而出，矧附子味咸亦能致呕，必其故也。因自度气味，酌其所宜，似必得甘辣可口之药，庶乎胃气可安，尚有生意。乃用胡椒三钱捣碎，加煨姜一两，用水二钟，煎至八分，另盛听用；又用人参二两，亦用水二钟，煎至一钟，另盛听用。用此二者，取其气味之甘辛纯正也，乃用茶匙挑合二者，以配其味，凡用参汤之十，加椒姜汤之一，其味微甘而辣，正得可口之宜。遂温置热汤中，徐徐挑而与之，陆续渐进，经一时许，皆咽而不吐，竟得获效。自后乳药皆安，但泻仍未止也。此自四鼓服起，至午未间，已尽二两之参矣。参尽后，忽尔躁扰呻吟，烦剧之甚，家人皆怨，谓以婴儿娇嫩脏腑，何堪此等热药，是必烧断肚肠也。相与抱泣。余虽疑之，而不为乱，仍宁神熟思之。意此药自四鼓至此，若果药有难堪，何于午前相安，而此时遽变？若此其必数日不食，胃气新复，而仓廪空虚，饥甚则然也。傍有预备之粥，取以示之，则张皇欲得，其状甚急。乃与一小盏，辄鲸吞虎嗜，又望其余，遂复与半碗，犹然不足，又与半碗，遂寂然安卧矣。至次日，复加制附，始得泻止全愈。

呜呼！此儿之重生，固有天命，然原其所致之因，则人之脏气皆系于背，褥薄夜寒，则寒从背俞而入内，干于脏中必深矣。原其所治之法，则用药虽当，而气味不投，无以相入，求效难矣。及其因饥发躁，使非神悟其机，倘妄用清凉一解，则全功尽弃，害可言哉！故余笔此，以见病原之轻重、气味之相关及诊治之活变，有如此关系者。虽然，此特以己之儿，故可信心救疗，如是设以他人之子，有同是病者，于用参数钱之时，见其未效，不知药未及病，必且烦言吠起，谤其误治，改用苦寒，无不即死，而仍归罪于用参者，此时黑白将焉辨之？故再赘其详，用以广人之闻见云！（《景岳全书》）

都阃钱旭阳长郎，年及两周，季夏间以生果伤脾，因致先泻后痢。旭阳善医，知其不过伤于生冷，乃与参、术、姜、桂温脾等药，泻痢不愈，而渐至唇口生疮。乃谋之余曰：此儿明为生冷所伤，今不利温药，将奈之何？余曰：此因泻伤阴，兼之辛辣遽入，而虚火上炎耳！非易以附子，不能使火归原也。因用二剂，而唇口疮痛、咽肿倍甚，外见于头面之间，而病更剧矣。又谋之余曰：用药不投，如此岂真因湿生热耶？余诊之曰：上之脉息，下以所出，皆非真热，本属阳虚。今热之不效，虽属可疑，然究其所归，寒之则死，必无疑也，意在药犹未及耳！旭阳曰：尚有一证似属真寒，今其所用汤饮，必欲极滚极热者，余等不能入口，而彼则安然吞之，即其喉口肿痛如此所不顾也，岂其证乎？余曰：是矣，是矣！遂复增附子一钱五分，及姜、桂、肉果、人参、熟地之属，其泻渐止，泻止而喉口等证，不一日而全收矣。疑似之间，难辨如此，使非有确持之见，万无一生矣。余自经此以来，渐至不惑，后有数儿证治大同者，

俱得保全。忆此不惑之道，其要何居？在知本之所在耳，临证者可无慎哉！（《景岳全书》）

朱姓子年亦四龄，表热便泄，医数更无效，乃邀予诊。望其面㿠白无华，所下青腻，乃断其为湿胜阳虚。为定扶土益阳之剂，佐以芳香疏化。一剂见瘥，泻稍稀。再剂瘥足泻止。续进和中健脾苏胃之方，调之而愈。此病与华姓孙女之病以面色、大便相反，故用药亦相反。（《留香馆医话》）

小儿少阳之体，不堪暑热，恒喜食凉饮冷以解暑，饮食失宜，遂多泄泻，泻多亡阴，益至燥渴多饮；而阴分虚损者，其小溲恒不利，所饮之水亦遂尽归大肠，因之泄泻愈甚。此小儿暑天水泻所以难治也。而所拟之方，若能与证吻合，则治之亦非难事。方用生怀山药一两，滑石八钱，生杭芍六钱，甘草三钱，煎汤一大盅，分三次温饮下。一剂病减，再剂全愈矣。方中之意：山药滋真阴，兼固其气；滑石泻暑热，兼利其水；甘草能和胃，兼能缓大便；芍药能调肝，又善利小便，肝胃调和，其泄泻尤易愈也。此方即拙拟滋阴清燥汤，原治寒温之证，深入阳明之腑，上焦燥热，下焦滑泻。而小儿暑天水泻，其上焦亦必燥热，是以宜。至于由泻变痢，由疟转痢者，治以此方，亦能随手奏效。何者？暑天热痢，最宜用天水散。方中滑石、甘草同用，固河间之天水散也。义可治以芍药甘草汤。方中白芍、甘草同用，即仲景之芍药甘草汤也。且由泻变痢，由疟转痢者，其真阴必然亏损，气化必不固摄，而又重用生山药为之滋阴固气化，是以无论由泄变痢、由疟转痢者，皆宜。若服此药间有不效者，可加白头翁三钱，因白头翁原为治热痢之要药也。（《医话拾零》）

先啼后利，乳多冷气。

凡儿啼，哺以乳则止。乳寒则胃不舒，既入贲门，不能上吐，则为下利。东阳陈叙山小男二龄，得疾下利，常先啼，日以羸困，以问先生。先生曰：其母怀躯，阳气内养，乳中虚冷，儿得母寒故也。治法宜治其母，儿自不时愈。乃与以四物女菀丸（即四物汤），十日即除。按四物汤为妇人要药，有活血通经之功。佗以此法治病，即所云子有病治其母也。凡治儿病，药由母服。方取妇科，法自此始。（《华佗神医秘传》）

《秘旨》云：小儿便如米泔，或溺停少顷，变作泔浊者，此脾胃湿热也。若大便泔白色，或如鱼冻，或带红黄黑者，此湿热积滞也。宜理脾消滞，去湿热，节饮食。若忽然变青，即变蒸也，不必用药。若久不愈，用补脾制肝药。若母因七情，致儿小便如泔，肥儿丸。大便色青，月久不复，或兼泄泻色白，或腹痛者，六君子加木香。仍审乳母饮食、七情主之。（《张氏医通》）

凡小儿病后，或吐后泻后，或脾胃素虚，或误服药饵，或过服克伐之剂，或感受风寒，而致气微神缓，昏睡露睛，手足厥冷，身体或冷或热，或吐或泻，涎鸣气促，口鼻气冷，惊跳瘛疭，搐而无力，乍发乍静，面色淡白；或眉唇青赤，脉象沉迟散缓；或细数无神，此盖举世共诧为慢惊风者是也。殊不知病本于虚，脏腑亏损已极，无风可逐，无惊可疗，全属虚寒败症，不必尽由惊吓而致。盖脾虚不能摄涎，故津液妄泛而似痰；火虚则生寒，口中气冷；木虚故搐而无力。每见世医狃于陋习，辄作惊风施治，致令百无一救。此无他，良由前人立名之不慎以致此耳！若更乞灵于无知妇人，则其死更速。盖斯时一点真气，已届半续半离之际，一经动摇，鲜有不随手而脱者。吁！可哀也。主治之法，急宜温补脾胃为要，如四君子汤、五味异功散，加当归、酸枣仁，东垣黄芪汤。若脾土虚寒甚者，六君子加炮姜、木香；不应者，急加附子。脾肾虚寒之甚，或吐泻不止者，附子理阴煎，或六味回阳饮。若当泄泻不止者，胃关煎。若元气亏损已极，而至昏愦者，急灸百会穴，百会在头顶正中，取之之法，用线量前后发际，及两耳尖，折中乃是穴也；兼服金液丹。凡此贵在辨之于早，而急为温补之，如克有济，倘稍涉迟疑，则必致不救，慎之慎之！宜兼详虚论。（《儿科醒》）

九、疳证

疳者干也，久热伤阴，津液干涸之症，俗名童子痨。其症终因饮食不节，积滞化火，渐或生痞生虫，致成骨蒸，内热销灼其阴。其症腹大青筋，发直毛焦，肌肤枯燥，唇舌绛红，而疳病成矣。此症阴血既槁，势已难回，况又有热未清、积未去乎。善治者，必乘其阴血未槁之时，清其火、消其积、育其阴、调其脾胃，尚克有济。初治宜清热导滞汤；有虫者，唇内起白点，以化虫丸间服；若阴分既虚，则用理阴和中煎；胃口不开，则并用异功散调其胃。俾得阳生阴长，庶几有救。大约此症腹软者，虽虚可治，为其能受补也；腹硬者难治，为其不可消也。（《笔花医镜》）

凡十六岁以上为成人，病则为痨；十六岁以下为小儿，病则为疳。缘所禀之气血虚弱？真元不足，脏腑娇嫩，易于受伤。有因一岁以内，肠胃未坚，乳食杂进，所吮之乳与所食之物，不相融化而成者；有因儿仅岁余，甘肥无节，积滞日久，面黄肌削而成者；有因二三岁后，杂物恣其啖食，食久成积，又因取积太过，反伤胃气而成者；有因大病之后，吐泻疟痢，乳食减少，以致脾胃失养而成者；有因乳母寒热不调，或喜怒房劳之后，即与乳哺而成者。究其病源，莫不由于脾胃。盖胃为水谷之海，水谷之精气为营，悍气为卫，营卫丰盈，灌溉五脏，所以气足则毛孔致密，腠理坚强，血足则颜色鲜妍，皮肤润泽。若病疳之形不魁，乃气不足也；病疳之色不华，又血不足也。而要皆由脾胃之因积化热，因热成疳，消耗气血，煎熬津液。其证初起，不过尿如米泔，午后潮热；历久失治，则转为头皮光急，毛发焦稀，腮缩鼻干，口馋唇白，两眼昏烂，操眉擦鼻，脊耸体黄，斗牙咬甲，焦渴自汗，便白泻酸，肚大青筋，酷嗜瓜果咸炭水泥者，即疳之正候也。若谓治疳必攻其积，然积为虚中之积，恐攻不受攻，而疳危矣；若谓治疳必除其热，然热为虚中之热，恐除未尽除，而疳又危矣。苟能分其所属而善治者，何至有恶食滑泻，乳食不下，牙齿黑烂，头项软倒，四肢厥冷，下痢肿胀，面色如银，肚硬如石，肌肉青黑，肛门如筒，口吐黑血，吐痢蛔虫，种种不治之危候乎？故不厌烦辞而为之解。（《儿科萃精》）

自世有童子劳之说，于是幼年得病，久不复元，便疑为劳。抑知年甫成童，真阳未漓，治苟如法，劳何由成？

　　辛卯秋，应试都门，陈聘臣太史之哲嗣公坦，年十四岁，病已数月，每日清晨醒后出汗，食少气弱。医以童年怯症，迭治不愈，来延余诊。切其脉，濡而数，审是病由内热，有热不除，阴液受耗，故至阳气发动时，阴不济阳，蒸而为汗。用益阴汤加味治之，数剂即愈。或见方中多阴药，因问：昔人云，阳药象阳明君子，其过也人皆见之；阴药类阴柔小人，国祚已危，人犹莫觉其非，何也？答曰：是论药之性，非论以药治病之道也。以药治病，当立无过之地。苟有过焉，悔之何及？今设有一火燥症于此，用阳药则死，用阴药则生。将以阳药为君子乎？抑以阴药为君子乎？总之，病偏阴者，当以阳药治；病偏阳者，当以阴药治。治之无过，即阴药可作君子观；治之有过，即阳药亦与小人类。譬如阳亢之秋，以雨露涵濡者为君子，阴冱之世，以雷霆霹雳者为君子。阳以济阴，阴以济阳，不可偏废也，偏斯害矣。老子曰：积阴不生，积阳不化，阴阳交接，乃能成和。此之谓也。（《诊余举隅录》）

　　脾胃不和，不能食乳，致肌瘦；亦因大病，或吐泻后，脾胃尚弱，不能传化谷气也。有冷者，时时下利，唇口青白；有热者，温壮身热，肌肉微黄。此冷热虚羸也。冷者，木香圆主之，夏月不可服，如有证则少服之；热者，胡黄连圆主之，冬月不可服，如有证则少服之。（《小儿药证直诀》）

第三章 妇产科

第一节 总 论

　　妇人之疾，与男子无异，惟经期胎产之病不同，且多癥瘕之疾。其所以多癥瘕之故，亦以经带胎产之血易于凝滞，故较之男子为多。故古人名妇科谓之带下医，以其病总属于带下也。凡治妇人，必先明冲、任之脉。冲脉起于气街在毛际两旁，并少阴之经，挟脐上行，至胸中而散。任脉起于中极之下脐旁四寸以上毛际，循腹里，上关元。又云：冲、任脉皆起于胞中，上循背里，为经脉之海。此皆血之所从生，而胎之所由系。明于冲、任之故，则本原洞悉，而后其所生之病，千条万绪，可以知其所从起，更参合古人所用之方而神明变化之，则每症必有传受，不概治以男子泛用之药，自能所治辄效矣。至如世俗相传之邪说，如胎前宜凉、产后宜温等论。夫胎前宜凉，理或有之；若产后宜温，则脱血之后，阴气大伤，孤阳独炽，又瘀血未净，结为蕴热，乃反用姜、桂等药，我见时医以此杀人无数。观仲景先生于产后之疾，以石膏、白薇、竹茹等药治之，无不神效。或云产后瘀血，得寒则凝，得热则行，此大谬也。凡瘀血凝结，因热而凝者，得寒降而解；因寒而凝者，得热降而解。如桃仁承气汤，非寒散而何？未闻此汤能凝血也。盖产后瘀血热结为多，热瘀成块，更益以热，则炼成干血，永无解散之日。其重者，阴涸而即死；轻者，成坚痞、褥劳等疾。惟实见其真属寒气所结之瘀，则宜用温散。故凡治病之法，不本于古圣，而反宗后人之邪说，皆足以害人。诸科皆然，不独妇科也。（《医学源流论》）

　　或曰：妇人一门，无非经候、胎产、带下，用药温暖，于理颇通。吾子其无志此乎？

　　予曰：妇人以血为主，血属阴，易于亏欠，非善调摄者不能保全也。余方是否姑用置之，若神仙聚宝丹，则有不能忘言者。其方治血海虚寒，虚热盗汗，理宜补养。琥珀之燥，麝香之散，可以用乎？面色痿黄，肢体浮肿，理宜导湿，乳香、没药，固可治血，可以用乎？胎前产后，虚实不同，逐败养新，攻补难并，积块坚症，赤白崩漏，宜于彼者，必仿于此，而欲以一方通治乎？世人以其贵喜温平，又喜其常服，可以安神去邪，令人有子。殊不知积温成热，香窜散气，服者无不被祸，自非五脏能言，医者终不知觉，及至变生他病，何曾归咎此丹？余侄女形色俱实，以得子之迟，服此药背上发痈，证候甚危。余诊其脉，散大商涩，急以加减四物汤百余帖，补其阴血，幸其质厚，易于收敛。质之薄者，悔将何及！若五积散之治产后余血作痛，则又不能忘言者。以苍术为君，麻黄为臣，厚朴、枳壳为佐，虽有芍药、当归之补血，仅及苍术三分之一。且其方中言妇人血气不调，心腹撮痛，闭而不行，并宜服之。何不思产后之妇，有何寒邪？血气未充，实难发汗，借曰推陈致新，药性温和，岂可借用麻黄之散，附以苍术、枳、朴，虚而又虚，祸不旋踵，率尔用药不思之甚！(《局方发挥》)

妇人之病，多因气生者，何也？

答曰：气以形载，形以气充，惟气与形，两者相得。气和则生，气戾则病。结为积聚，气不舒也；逆为狂厥，气不降也；宜通而塞则为痛，气不达也；宜消而息则为痛，婴之为瘿，留之为瘤，亦气之凝耳。《内经》曰：怒则气上，喜则气缓，悲则气消，恐则气下，寒则气收，热则气泄，劳则气耗，思则气结，惊则气乱。九气不同，故妇人之病，多因气之所生也。(《女科百问》)

女子以肝为先天，肝藏血。少壮时，经水适来适去；忽然生病，其邪必陷入血室。血属阴，搏结邪气莫出，身体必重，令人昏昏默默，不知所苦，延久不退。当于所用方内，加以向导之品如桃仁、胡索、归尾之类，破其血叠，捣其巢穴，不难迎刃而解。孕妇忌用，防其伤胎。老妪天癸已涸，可置勿论。(《医门补要》)

因女子以肝为先天，阴性凝结，易于拂郁，郁则气滞，血亦滞也。木病必妨土，故次重脾胃。从来有胎而病外感，麻、桂、硝、黄等剂，必加四物，是治病保胎第一要法。(《掲塘医话补编》)

血非气不能行也。妇科之病，往往血不足而气有余，有余之气无血配之，是不免驰骤之虞。驰骤而不合，其行度则蹇涩阻滞之弊生焉，于是乎有痛症，于是乎有热症。百病之起，皆由于此；脉象之数之弦，皆生于此。不必其数为热、弦为风也。(《靖盦说医》)

妇女之病，大要不离乎中情郁结。其人本坤阴吝啬之体，心地浅窄，识见拘迁，一有逆意，即牢结胸中，又不能散闷于外，则郁久而成病矣。主治之法，审无外感、内伤别症，惟有养血、疏肝，用四物汤、逍遥散之类加减便合。室女天癸未至，作小儿论；若天癸已至，与妇人病同治矣。妇人所异者，惟经水、乳汁及胎前、产后之属，不得不另详方论，其余各病与男子多同，有病当照方医治。(《不知医必要》)

妇人以血为主，薛立斋良方治妇科，专以肝、脾两经为主，以肝藏血、脾统血故也。立方多用加味归脾汤、补中益气汤，大旨亦颇得法。但妇人善怀而多郁，又性喜褊隘，故肝病尤多。肝经一病，则月事不调，艰于产育，气滞血燥，浸成劳瘵。妇科之症，强半由此，则逍遥散最为要药，随症加减，自无不宜。(《掲塘医话》)

夫妇人虚损成病者，十之八九；壮盛成病者，十之二三。或因虚损而经候不调，或因虚损而经闭不行，或因虚损而吐衄崩带，或因虚损而小胎不稳，或因虚损而产后多疾。大补丸诸虚之总司，妇科之主帅，但要审病虚实，因症投剂耳！

《医贯》云：真其为阳虚也，则用补中益气汤；真其为阴虚中寒也，则用理中汤；真其为阴虚也，则用六味丸；真其为阴虚无火也，则用八味丸。

许鹤年曰：妇人虚劳，惟健脾养血，以治其本；解郁清火，以治其标。久则血生热退，经自行、劳自愈矣。逍遥散一方，健脾养血、解郁清火之良剂，因加减用之可也。

藏公三曰：妇人虚症，莫要于八珍汤，以气血兼补也。但肥人气虚有痰，宜豁痰补气，四君倍加，四物减半；瘦人血虚有火，宜泻火滋阴，四物倍加，四君减半。（《履霜集》）

妇人病，先须调经，经调则无病矣。故调经科居首，而通经止血科次之，保胎救产科又次之，惟大补科居终收功。神而明之，存乎人耳！或谓妇人胎前产后，有三十六症，岂六科所能尽乎？然三十六症，无非六科之变症也，但治其本，百标自愈矣。（《履霜集》）

是书为胎产家便览，既为胎产，必先种子而后有孕，乃始用安胎；胎前保得十月满足，方用临产；产后诸样病情，治法用药，以保母子两全，斯作者之心事毕矣。然胎产之书，前哲注刻均行于世，而书多者太繁，衍简者缺略未备。又有托名翻刻，致失真原，久后流传，以讹传误，难保无危。如薛立斋之良方善矣，而产后发痉一症，用小续命汤，此方为中风而用，其中麻黄、防风、黄芩之类，何堪与产后之人服耶？虽自陈明后续云：前方与服不已，则转用十全大补。予恐前药过喉，虽有十全，已无补于事矣。再丹溪《胎产秘书》一本，乃周衡山刻行善事也，集中云已失作者姓氏，可知借丹溪之名，方中用生化汤，凡一切孕妇，月月可服，此言大误苍生。盖生化汤为产后去瘀生新之意，其中黑姜、桃仁，岂可施于怀孕妇人？安得不胎热血行，立见其小产者乎？再以当归、川芎，用少则养血，用多则行血，故产后为必用之药，于理甚明。故吾知非二公之作，真伪可辨矣。外《达生篇》，临产备用善本，为产家之必要。惜乎胎前产后，俱未备载，得一缺二。今吾书于达生，并胎产前后，方药齐备，将峻险之药削除，取乎稳当，不敢误事，用治胎产无余蕴矣。然病有变化莫测，而运用之妙，存乎其人，临症消息增减可矣。（《评注产科心法》）

世传佛手散一方，即当归、川芎二味，谓专治胎动不安，生胎能安，死胎能下，将产又能催生，妊妇常服，可免半产。余十年前，即疑其理，无如世医莫不信用，即名医如陈修园书中亦盛称之，且间有用之得效者。然余究只敢用以催生，屡施有验，未尝肯用以安胎也。嗣读某名家书，极论世以调经之药安胎之谬，为祸甚烈，乃私幸先得我心矣。近日目睹其祸，爰取而论之。夫安胎本无定药，亦视其妇之体质而已。既孕之后，体质无非血气之寒热、虚实两途，故丹溪谓白术、黄芩为安胎之圣药者，亦举此以明虚寒、实热之两大端耳！然寒亦有实，热亦有虚，总须辨明气血为要。若气寒血实，附子、桂枝可并用，以温气而行血也；气寒血虚，当归、川芎可并用，以行气而补血也。若气热血实，则不免有胀满冲激之虞矣，而可复以芎、归助热而增实乎？气虚血热，更不免腾沸躁扰缓纵不任而下堕矣，而可复以芎、归耗气而温血乎？故气虚血热胎动下漏者，急用甘寒苦寒，助以补气生津，使血定而筋坚，力能兜举，其势渐缓；再看有无凝血，于补气清热剂中，略佐行瘀，便万全矣。盖人之子宫，万筋所细结也。筋热则纵弛，寒则坚强。太寒则筋急，而兜裹不密，气散血漏；太热则筋弛，而兜裹无力，亦气散血漏。今人之体，虚热居多，故孕后脉多洪滑数疾。若太滑或按之即扤者多堕，以其气热而血虚也。余于妇科经产，深佩孙真人之训，颇切讲求，用药不拘成例，总从气、血、寒、热、虚、实六字上著想，而于脉象上定其真假，故病无遁情，治未或误也。古人以桂枝汤为妊娠主方，今人以四物汤为妊娠主方，真古今人识力不相及也。至谓胎产百病，均以四物汤加味，极谬之谈，而百口称述，殊不可解。余见妊妇、产妇外感，致成劳损者，皆此方加味之所致也。（《读医随笔》）

妇人病温，与男子同，所异胎前、产后，以及经水适来、适断。大凡胎前病，古人皆以四物加减用之，谓护胎为要，恐来害妊。如热极用井底泥，蓝布浸冷，覆盖腹上等，皆是保护之意。但亦要看其邪之可解处，用血腻之药不灵，又当审察，不可认板法，然须步步保护胎元，恐正虚邪陷也。

至于产后之法，按方书谓慎用苦寒药，恐伤其已亡之阴也。热亦要辨其邪能从上中解者，稍从症厕之亦无妨，不过勿犯下焦。且属虚体，当如虚怯人病邪而治，总之毋犯实实虚虚之戒。况产后当气血沸腾之候，最多空窦，邪势必乘虚内陷，虚处受邪，为难治也。

如经水适来适断，邪将陷血室，少阳伤寒言之甚详，不必多赘。但热病与正伤寒不同，仲景主小柴胡汤，提出所陷热邪，参、枣扶胃气，以冲脉隶属阳明也，此与虚者为合治。若邪热陷入，与血相结者，当宗陶氏小柴胡汤，去参、枣，加生地、桃仁、楂肉、丹皮、犀角等。若本经血结自甚，必少腹满痛，轻者刺期门，重者小柴胡汤去甘药，加延胡、归尾、桃仁，夹寒加肉桂，心气滞者加香附、陈皮、枳壳等。然热陷血室之证，多有谵语如狂之象，防是阳明里实，当辨之。血结者，身体必重，非若阳明之轻利便捷者，何以去邪？阴主重浊，络脉被阻，侧旁气痹连胸背，皆拘束不遂，故去邪通络，正合其病。往往延久上逆心胞，胸中痛，即陶氏所谓血结胸也。王海藏出一桂枝红花汤，加海蛤、桃仁，原为表里上下一齐尽解之理。若此方大有巧手，故录出以备学者之用。（《蝎塘医话补编》）

妇女患伤寒、温邪、暑湿，最怕夹有经事。其中有应至、不应至之别，又有经前、经后与病中经至之辨，可别病之轻重，可定药之出入。其无力服药无论已。或经至而不告诸医者，或虽告诸医而医属寡陋者，或告诸医而用法不误、药未入口而经先停者。若病中逢应至之经，则妇女每以经调为强盛，即不药可也。所患者非经期而经至，则经有因邪热逼出，即仲景所谓热入血室也。血去则虚，故谵语如狂，热留其室，故寒热如疟，可用小柴胡治之者，犹病之轻者。若予所见，大有性命之忧。予因见一伤寒家，遵又可法而不完全者，遇经至即以又可方，每至不治。因思张石顽先生热从血泄法，大有精理。其法凉血通经为先，于本病则带治之。如治黄河，以淮水之清，引之入海，使邪热与经一同畅解。于是悟圣人位天地、育万物，亦不过一理之通。（《张氏温暑医旨》）

国桢女患风温发疹，经方来而忽止，君用辛凉之剂，而佐以丹皮、丹参等。又见其治周姓女同患风温，经将尽而邪袭入，君亦用辛凉之剂，而佐以元参、生地等。同一热入血室，而君谓一血虚，一有瘀，是以佐使之药异，且病皆属热，是以一不用桃仁、茺蔚，一不用川芎、当归也。（《景景医话》）

第二节 各 论

一、月经病

岐伯曰：女子七岁，肾气盛，齿更发长；二七而天癸至，任脉通，太冲脉盛，月事以时下。天谓天真之气，癸谓壬癸之水，故云天癸也。然冲为血海，任主胞胎，二脉流通，经血渐盈，应时而下，常以三旬一见，以像月盈则亏也。若遇经行，最宜谨慎，否则与产后症相类。若被惊怒劳役，则血气错乱，经脉不行，多致劳瘵等疾。若逆于头面肢体之间，则重痛不宁。若怒气伤肝，则头晕、胁痛、呕吐，而瘰疬痈疡。若经血内渗，则窍穴淋沥无已。凡此六淫外侵，而变症百出，犯时微若秋毫，成患重如山岳，可不畏哉！

愚按：血者，水谷之精气也，和调五脏，洒陈六腑，在男子则化为精，在妇人上为乳汁，下为血海。故虽心主血，肝藏血，亦皆统摄于脾，补脾和胃，血自生矣。凡经行之际，禁用苦寒辛散之药，饮食亦然。诗云：妇人和平，则乐有子。和则阴阳不乖，平则气血不争。故经云平和之气，三旬一见，可不慎欤！（《妇人良方》）

丹溪曰：经水者，阴血也。阴必从阳，故其色红，禀火色也。血为气之配，气热则热，气寒则寒，气升则升，气降则降，气凝则凝，气滞则滞，气清则清，气浊则浊。上应于月，其行有常，名之曰经。为气之配，因气而行。成块者，气之凝也；将行而痛者，气之滞也；来后作痛者，气血俱虚也。色淡者，亦虚也，而有水混之也。错经妄行者，气之乱也。紫者，气之热也；黑者，热之甚也。今人但见其紫者、黑者、作痛者、成块者，率指为风冷，而行温热之剂，则祸不旋踵矣。良由《病源》论月水诸病，皆曰风冷乘之，宜其相习而成俗也。或曰：黑者，北方水色也，紫淡于黑，非冷而何？予曰：经云亢则害，承乃制。热甚者必兼水化，所以热则紫，甚则黑也。况妇人性执而见鄙，嗜欲加倍，脏腑厥阳之火无日不起，非热而何？若曰风冷，必须外得，设或有之，盖千百而一二也。

《准绳》云：冷症外邪初感，入经必痛；或不痛者，久则郁而变热矣。且寒则凝，既行而紫黑，故非寒也。

叶氏曰：血黑属热，丹溪之论善矣。然风寒外乘者，十中常见一二。何以辨之？盖寒主引涩，小腹内必时常冷痛，经行之际，或手足厥冷，唇青面白，尺脉或迟或微或虚，或虽大而必无力；热则脉或洪或数或实，或虽小而必有力。于此审之，可以得其情矣。

李氏曰：心主血，故以色红为正。虽不对期，而色正者易调。其色紫者，风也；黑者，热甚也；淡白者，虚也，或挟痰停水以混之也；如烟尘水，如屋漏水，如豆汁，或带黄混浊模糊者，湿痰也；成块作片，血不变者，气滞也，或风冷乘之也；色变紫黑者，血热也。大概紫者，四物汤加防风、白芷、荆芥；黑者，四物汤加芩、连、香附；淡白者，芎归汤加参、芪、白芍药、香附；有痰者，二陈汤加芎、归；如烟尘者，二陈汤加秦艽、防风、苍术；如豆汁者，四物汤加芩、连；成块者，四物汤加香附、玄胡索、枳壳、陈皮。随症选用。(《济阴纲目》)

妇人经血来时，其色或红或紫，或紫极而黑，或淡白，或黄褐，或淡红，各各不同。红者，正色也；紫者，血热兼风也；黑者，热极也；淡红者，血虚也；淡白者，气虚也；黄褐者，湿痰兼脾虚也。热宜凉，虚宜补，痰宜清，随症定方，临时斟酌。

补按：妇人以血为主，阴配乎阳，故其色红。红者，血之正色也。经行虽有过有不及，然其色正，则易调治。法当以四物为君，加见症之药。血热色紫者，四物加丹皮、栀子；兼风热，加荆、防、白芷、秦艽。黑色热极者，加芩、连、知母、丹皮。淡红而血虚者，加麦冬、枣仁、杜仲、川断。气虚者，加人参、白术、山药、杜仲、香附。色黄褐如屋漏水，属痰饮，宜合二陈，加秦艽、泽泻、牛膝。大约血热则凉，血虚则补，风热则祛风兼养血，停痰聚饮则豁痰行水。以上之症，俱兼养血治之。(《陈素庵妇科补解》)

朱震亨曰：经水，阴血也。阴必从阳，故其色红，禀火色也。血为气配，其成块者，气之凝也；将行而痛，气之滞也；产后作痛，气血俱虚也；色淡，亦虚也；错经妄行，气乱也；紫者，气热也；黑者，热甚也。人但见紫黑痛块，率为风冷，而用温热，必败。夫热甚者必兼水化，所以热则紫，甚而黑也。李梴曰：色紫，风也；黑者，热甚也；淡白，虚也，或挟痰停水混之也；如烟尘水，如屋漏水，如豆汁，或带黄混浊模糊者，湿痰也；成块作片，色不变，气滞也，或风冷乘之也；色紫黑，血热也。大概紫者，四物加白芷、荆、防；黑者，四物加香附、芩、连；淡白者，古芎归汤加参、芪、白芍、香附；有痰，二陈加芎、归；如烟尘，二陈加秦艽、防风、苍术；如豆汁，四物加芩、连；成块，四物加香附、延胡、陈皮、枳壳。通用琥珀调经丸。(《妇科玉尺》)

书有妇两月而经一行者，有三月而经一行者，有一生不行经者，皆由禀赋，无妨生育也。又有怀孕后，逐月行经，亦禀赋然也。按二个月而经一行及一生不行经者，凡病不宜过凉其血及破其血；若孕后逐月行经者，凡病宜清血热，兼固中气。又有倒行经者，每月依期鼻衄，而不下行，多由血热而下有寒湿。(《王氏医存》)

答曰：阳施则别，阳者气也；阴化则搏，阴者血也。二情交畅，血气和调，故令有子也。经云：肝主藏血，故一月谓之血凝，阴气方始凝结，足厥阴肝经养之；肝与胆合，二月为之胚，兆未成器，犹之胚也，足少阳胆经养之；三月阳神为魂，手心主胞络养之。且经者常也，天真之气与之流通，故三旬一见，今既三月不行，所以谓之居经也。(《女科百问》)

经云：七七而天癸竭。有年过五旬，经行不止者，许叔微主血有余，不可止，宜当归散。《产宝》主劳伤过度，喜怒不时。李时珍作败血论。三说不同，当参脉证。

笺正：二七经行，七七经止，言其常也。然赋禀不齐，行止皆无一定之候。柔弱者，年未不惑而先绝；壮实者，年逾大衍而尚行。此随其人之体质而有异，故五十经行，未必皆病。学士谓之有余，固可无庸药饵，然亦本无用药可停经事之法。《产宝》

所言，亦肝络之疏泄太过，是为病之一端，当从崩例主治。独濒湖以为败血，武断之言，不可为训。总之，当止而不止，有余者少，不固者多，崩漏根萌，不容不慎！岂有认作败坏之血，迳投攻破之理？（《沈氏女科辑要笺正》）

（一）月经失调

方氏曰：妇人经病，有月候不调者，有月候不通者；然不调、不通之中，有兼疼痛者，有兼发热者。此分而为四也。然四者若细推之，不调之中，有趱前者，有退后者，有趱前为热，退后为虚也。不通之中，有血滞者，有血枯者，则血滞宜破，血枯宜补也。疼痛之中，有当时作痛者，有经前、经后作痛者，则常时与经前为血积，经后为血虚也。发热之中，有常时发热者，有经行发热者，则常时为血虚有积，经行为血虚有热也。此又分而为八焉。大抵妇人经病，内因忧思忿怒，外因饮冷形寒。盖人之气血周流，忽因忧思忿怒所触，则郁结不行；人之经前、产后，忽遇饮冷形寒，则恶露不尽。此经候不调、不通、作痛、发热之所由也。大抵气行血行，气止血止，故治血病以行气为先，香附之类是也。热则流通，寒则凝结，故治血病以热药为佐，肉桂之类是也。（《济阴纲目》）

医书云：先期为血热，后期为血寒。然有或前或后者，将忽寒忽热乎？大抵气者血之母，气乱则经期亦乱，故调经以理气为先。（《冷庐医话》）

《济生方》曰：经云百病皆生于气，有七气，有九气。喜、怒、忧、思、悲、恐、惊，七气也；益之以寒、热，为九气。气之为病，男子妇人皆有之，惟妇人之气为尤甚。盖人身血随气行，气一滞，则血为气并。或月事不调，心腹作痛；或月事将行，预先作痛；或月事已行，淋沥不断；或作寒热；或为癥瘕；或疼痛连腰胁，或引背膂，上下攻刺；吐逆不食，肌肉消瘦；非特不能受孕，久不治，转为劳瘵者多。是皆气之为病也，故调经养血，莫先以顺气为主。（《女科经纶》）

李氏曰：妇人月水循环，纤疴不作而有子。若兼潮热，腹痛，重则咳嗽，汗，呕或泻。有潮热，则血愈消耗；有汗、咳嗽，则气往上行；泻则津偏于后；痛则积结于中。医人必先去病，而后可以滋血调经。就中潮热、疼痛，尤为妇人常病。盖血滞积入骨髓，便为骨蒸；血滞积瘀，与日生新血相搏，则为疼痛；血枯不能滋养百体，则蒸热于内；血枯胞络火盛，或挟痰气食积寒凝，则为疼痛。凡此诸病，皆因经候不调，必先去其病，而后可以调经也。（《女科精华》）

谨按经云：女子二七而天癸至，冲、任满盛，月事以时下，乃有期候。得其常候者为无病，不可妄投调经之剂。苟或不及期而经先行者，或过期而经后行者，或一月而经再行者，或数月而经一行者，或经闭不行者，或崩者，或漏下者，此皆失其常候，不可不调也。大抵调治之法，热则清之，冷则温之，虚则补之，滞则行之，滑则固之，下陷则举之，对症施治，以平为期。如芩、连、栀、柏，清经之药；丁、桂、姜、附，温暖之药也；参、术、归、茯，补虚之药也；川芎、香附、青皮、元胡，行滞之药也；牡蛎、赤石脂、棕榈炭、侧柏叶，固精之药也；升麻、柴胡、荆芥、白芷，升举之药也。随其症而用之，鲜有不效者矣。

妇人经候不调有三：一曰脾虚，二曰冲、任损伤，三曰脂痰凝塞。治病之工，不可不审。

脾胃虚弱者，经曰：二阳之病，发于心脾，女子经病。夫二阳者，阳之海，血气之母也。惟忧愁思虑则伤心，心气受伤，脾气失养，郁结不通，腐化不行，胃虽能受，而所谓长养灌溉流行者，皆失其令矣。故脾胃虚弱，饮食减少，气日渐耗，血日渐少，斯有血枯、血闭及血少色淡、过期始行、数月一行之病。

冲、任损伤者，经曰：气以煦之，血以濡之。故气行则血行，气止则血止也。女子之性，执拗偏急，忿怒妒忌，以伤肝气。肝为血海冲任之系。冲任失守，血气妄行也。又褚氏曰：女子血未行而强合以动其血，则他日有难名之疾。故女未及二七天癸之期，而男子强与之合；或于月事适未断之时，而男子纵欲不已，冲、任内伤，血海不固。由斯二者，为崩为漏，有一月再行、不及期而行者矣。

脂痰凝塞者，盖妇女之身，内而肠胃开通，无所阻塞，外而经隧流利，无所碍滞，则血气和畅，经水应期。惟彼肥硕者，膏脂充满，元室之户不开，挟痰者痰涎壅滞，血海之波不流。故有过期而经始行，或数月经一行及为浊、为带、为经闭、为无子之病。（《万氏妇人科》）

丹溪云：经水者，阴血也，阴必从阳，故其色红，禀火色也。随气流行于上下三焦之间，气清血亦清，气浊血亦浊。往往有成块者，气之凝也；将行而痛者，气之滞也；来后而痛者，气血俱虚也；色淡者，气虚而有水混之也；错经妄行者，气之乱也；紫者，气之热也；黑者，热之甚也。

今人但见其紫者、黑者、作痛者、成块者，率指为冷风，而行温热之剂，则祸不旋踵矣。良由《病源》论月水诸病，皆由风冷乘之，宜其相习而成俗也。或曰：黑者北方水色也，紫淡于黑，非冷而何？予曰：亢则害，承乃制。热甚者，必兼水化，所以热则紫，甚则黑也。殊不知妇人性执见偏，嗜欲倍加，脏腑阴阳之于风冷为病，外邪初感，入经必痛，紫黑成块，暂用温散，但寒性稍久，便郁成热，岂可专泥为寒耶？且寒则凝泣，热则流通，暴下紫黑，尤非寒症明矣。然脐腹内痛，不特风冷，亦有属气滞者，为气有余便是火也；有属血虚者，为血不足便生热也：又安可用温热乎？

大抵紫黑者，四物汤加芩、连、阿胶；淡白者，芎归汤加参、术、白芍；淡黄者，二陈汤加芎、归；色如烟尘者，二陈汤加秦艽、防风、苍术。（《女科折衷纂要》）

俞女，十九，患月信不调，不时气逆冲胸，迷闷呕吐，甚至神昏发厥，脉大而涩。症似木乘土，因脉不合理，视其面色，并无忧怒之形。缘询病起几时？自述前岁饮井水停经，旋起腹胀，后经通而气冲之病作矣。予既得其情，即处一方，以温经、逐瘀、利气三法并施。

炮姜八分，归尾二钱酒润，艾叶一钱五分，大黄三钱酒润迟入，枳实一钱五分，延胡索一钱五分，香附二钱，橘皮一钱，桃仁二钱，红花一钱。

时适行经之期，服二剂，所下瘀块甚多，胸宽腹和，不知病之去向矣。惟觉形软，诊其脉无涩大之象。三载沉疴，应手取效。下法不可不知。改调补气血方，女母不胜欣悦而返。（《友渔斋医话》）

《大全》云：妇人血风劳症肝热生风故病名血风；曰劳者，病久血虚，月候不行而发热不止也。因气血素虚，经候不调，或外伤风邪，内挟宿冷，致使阴阳不和，经络瘀涩，腹中坚痛，四肢酸疼，月水或断或来，面色痿黄羸瘦。又有产后未满百日，不谨将护，脏腑虚松，百脉枯竭，遂致劳损。久不瘥则变寒热，休作有时，饮食减少，肌肤瘦瘁，遇经水当至，则头目昏眩，胸背拘急，四肢疼痛，身体烦热，足重面浮，或经水不通，故谓之血风劳气也。

按薛氏曰：东垣云喜怒不节，起居不时，有所劳伤，皆损其气；气衰则火旺，火旺则乘其脾土；脾主四肢，故困热懒言，动作喘乏，表热自汗，心烦不安。当病之时，宜安心静坐，存养其气，以甘寒泻其热气，以酸味收其散气，以甘温补其中气。经云：劳者温之，损者益之。《要略》云：平人脉大为劳，以黄芪建中汤主之。此是劳伤元气，乃脾肺气虚，非血风劳也，当从损治。血风劳者，乃肝血虚，风热而成劳也。风劳、冷劳，因虚乘袭，日久变成劳热。气虚者，气不足；热劳者，血不足。至骨蒸劳瘵，大都难治矣。（《女科折衷纂要》）

肝藏血而主疏泄，故阴虚火旺之体，每有水不涵木，木火内炽，血不能藏，失其疏泄之常，而月经先期而至。或因热病而来期骤至者，必须凉肝凉血为要。经初至一日，或有瘀积，可用凉血而动血者，如丹皮之辛以流动之，丹参之下行以畅达之，二药性虽寒凉，决不至凝涩不行。医家辄用桃仁、红花、泽兰等温剂，谓寒凉则血凝滞，不知此盖指苦寒，而味不辛、性不下行者而言。设热病而用温剂以助热，害不胜言。经将净时，则并此二药亦不可用，须白薇、紫草、生地等，凉血而不动血者治之矣。（《景景医话》）

（二）痛经

经来作痛，有胁痛，有腹痛，有遍身痛，有小腹痛，有经前痛，有经后痛，有经未尽痛，有经已尽作痛，有吊阴痛，有小便痛。其形不一，所因亦殊。

壬辰，余寓都门，有王姓妇，经来月迟一月，遍身疼痛，形色不鲜，恶寒喜暖，症情颇重，来延余诊。切其脉虚而迟，知是阴血素亏，复感寒邪所致。用当归、川芎、乌药、白芷、干姜、川椒、陈皮、柴胡、炙草、白术为方。数剂，经来渐早，痛势亦轻；后去川椒，加熟地、白芍，调治而愈。

乙未，上海有李姓妇，每月经水先期而至，淋漓不尽，腹中攻痛不堪。余诊之，脉数，舌绛，知是性躁多气伤肝，而动冲、任之脉。合九味四物汤、滋阴丸意为方。数剂，经来少缓，痛势已平；后仍前方加减，调治而愈。或问经水者，阴血也，妇人以血为主，而中气多郁，郁斯滞，滞斯痛，治法似宜耗气益血。余曰：不然。当随时论症耳！夫气为血配，气热则血热，气寒则血寒，气升则血升，气降则血降，气行则血行，气滞则血滞。果系郁火，气盛于血，不妨用香附散、肝气散与木香、枳壳、槟榔之类，行气开郁。若夫气乱须调，气冷须温，气虚须补，男女一般。阳生则阴自长，气耗则血亦涸耳！岂可专耗其气哉？（《诊余举隅录》）

详观病案，知系血海虚寒，其中气化不宣通也。夫血海者，冲脉也，居脐之两旁，微向下，男女皆有。在女子则上承诸经之血，下应一月之信，有任脉以为之担任，带脉以为之约束，阳维、阴维、阳跷、阴跷为之拥护，督脉为之督摄，《内经》所谓女子二七，太冲脉盛，月事以时下者此也。有时其中气化虚损或兼寒凉，其宣通之力微，遂至凝滞而作疼也。而诸脉之担任、拥护、督摄者，亦遂连带而作疼。斯当温补其气化而宣通之，其疼自止。爰拟方丁下：

全当归一两，生乳香一两，生没药一两，小茴香一两炒熟，鱼鳔胶一两猪脂炸脆，川芎三钱，甘松五钱，此药原香郁，若陈腐者不用亦可。

共为细末。每服二钱五分，用真鹿角胶钱半，煎汤送下。日服二次。（《医话拾零》）

病本肝肾之阴亏，冲、任之脉弱，血海空虚，虚火内发，瘀血阻塞，致肝火挟冲、任二脉而上逆，胸胁胀痛。医投利气，胸胁之痛减，非痛减也，利气而火暂降，在腹而胀痛矣；医又投利气，腹中之痛减，非痛减也，利气而火暂渐，在少腹而胀痛矣；医再投利气而痛减，非痛减也，血室为利气药所耗，血随气下，而月事亦动，变症百出矣。夫肝主藏魂，少腹乃肝之部位，与冲、任及阳明相照应，阴血既行，虚火更炽，复鼓动阳明之火，乘灼胞络，故忽然厥逆，目定神昏，见鬼谵妄。诊其脉不急数，观其症不发热，非外入之疫邪，实神魂之离舍，皆由初治不得其法耳！《伤寒论》曰：妇人中风，发热恶寒，胸胁下满，如结胸状，谵语者，此为热入血室。与此病临经谵语相同，岂非阴血亏而虚火为害哉！第时疫乃外邪，有虚而有实；临经乃内发，有虚而无实。彼外入者，仲景犹谓无犯胃气及上中二焦；况内发者，更属大虚，阴血阳气万万不可耗矣。初病用逍遥散，无后来之变症也；救逆仍用逍遥散，加枣仁、丹参、麦冬、杜仲之属，舒肝木而益阴血也。若误认风痰食滞为治，气血愈耗，不亦犯《内经》厥逆连脏之旨耶？

认定热入血室为主，故头头是道。（《杂症会心录》）

一妇人年二十一，庚午夏六月望日，胸胁胀痛。医用二陈加延胡、川楝、香、砂、黑姜之属，胸胁之痛走入脐上痛矣；又进前药，脐上之痛走入少腹痛矣；仍进前药，少腹痛减，是夜经动不多，人事昏沉，谵语见鬼。延余诊视，其脉右手细弱，左手弦细，全不知人事，舌常伸出，大便不解。本家疑为时疫，医家疑为停食，莫知所从。余曰：此肝肾素虚，血海有瘀未行，致虚火冲逆胞络，而为厥逆之症，与时疫经期适来适断同也。法宜补阴血之剂，重加当归以通血室，加童便以降虚火。两剂，月事大行，大便亦下，神识清爽，霍然愈矣。盖其人前月经期五十日而动，乃半产也，不慎调摄，虚中挟瘀，至此月临经时欲动未动，火逆昏迷，如有邪祟，而庸手不识初药破气耗血之误，反谓为食阻，为风痰，岂不悖哉！岂不可畏哉！（《杂症会心录》）

（三）闭经

妇人壮盛经闭者，此血实气滞，宜专攻也，救产丸主之；虚弱经闭者，此血枯，宜专补也，大补丸主之；半虚半实经闭者，宜攻补兼施之；有积块经闭者，宜养血破积也，通经丸与救产丸主之。王节斋曰：经闭不通，多有脾胃损伤而致者，不可便认作经闭血瘀，轻用通经破血之药通之。须审其脾胃如何？若因饮食劳倦，损伤脾胃，少食恶食，泄泻腹痛，或因误服汗下攻克之药，伤其中气，以致血少而不行者，致宜补养脾胃，脾旺则能生血，而经通矣。丹溪曰：妇人经闭，看因何所致，而用何方以治之，不可执一。《难经》云：损其肺者，益其气；损其心者，益其荣卫；损其脾者，调其饮食，适其寒温；损其肝者，缓其中；损其肾者，益其精。许鹤年曰：脾胃虚弱，不能生血而经闭者，四君子或六君子，加当归、川芎，虚寒者，加砂仁、炮姜；脾胃郁火，销铄其血而经闭者，加味归脾汤；肝脾血燥，自汗盗汗，内耗其血而经闭者，加味逍遥散；脾胃气血虚弱，内热晡而经闭者，八珍汤加童便、丹皮；肺气虚损，不能行血而经闭者，补中益气汤；肾水虚弱，不能生肝木，血虚发热，损伤真阴而经闭者，六味地黄丸。

臧公三曰：经云妇人之痨，起于经闭，因血虚不荣经络故也。盖血虚则发热，发热则心伤，不能养脾，故不嗜食；脾虚则金亏，故咳嗽；金亏则肾水虚衰，木气不荣，益发燥热。或以为血热，用凉药解，不知血热则行，血凉则凝，遂成败症。当养脾胃、滋阴血，血足而热自退，则火不刑金，金不受克，则肾水有资，气血渐充，经脉自通。若用破血之药，反伤脾土，金愈亏，水愈竭，骨蒸痨瘵之症成，而大费调理矣。虽然，又当通其变治之，如服滋补药不效，壮盛者宜服救产丸通之。何也？劳伤经闭，亦有瘀血也，瘀血不去，则新血不生，则经水不行矣。

通经益母丸：益母草上截用八两，香附米三两泔制，桃仁三两去皮尖，晒干麸炒，双仁勿用，红花三两酒炒，当归四两酒洗，白芍四两酒炒，白术四两土炒，白茯苓四两乳拌蒸透，粉甘草三两蜜水拌炒，陈皮三两，丹皮三两去骨，丹参三两酒洗。共为末，炼蜜为丸，丸重三钱，服法同前[1]。（《履霜集》）

凡妇女病损至旬月、半载后，未有不经闭者。此因阴竭，所以血枯，最为危殆，必须渐渐通利，方可回生。若或久久断绝，断难施治。然欲其不枯，无如养营，欲其通之，无如充之，但使雪消则春水自来，血盈则经脉自至耳！若再用桃仁、红花之类，是与榨干汁者无异，非治法也。

血枯经闭，通用乌贼丸。水不制火，夜热盗汗及烦渴、咳嗽者，宜一、二、三、四、五阴等煎，择宜用之。欲念不遂，心脾郁结者，宜逍遥饮。三阴亏弱，无寒无热平藏者，宜小营煎、五福饮，或左归饮、左归丸之类。三阴亏弱，兼阳虚者，宜大营煎、理阴煎及右归饮、右归丸、八味地黄汤丸之类。（《虚损启微》）

经闭而断绝不来，则宜通；经来或先或后，或多或少，适来适断，则宜调。滞久则闭，通则行其滞也；不知则有过不及，调者，使之和，而无过不及也。然有虚有实，有热有寒，有湿痰，宜分别主治。

补按：妇人月经受病，未有不由外感六淫、内伤七情而致者；然外感、内伤，未有不脾胃先病者。热结而致经闭者，上、中、下三焦之火煎烁阴血，津液内枯，金、水二脏无所禀受。始则或先或后，或多或少，久则闭而不行。风寒冷湿客于胞门，伤于冲、任而致经闭者，血得寒则凝。始则气与血搏，新血又与旧血相连，渐坚硬成块，

---

[1] 日用一丸或二丸。

或四五十日一至，或数月一至，来时作痛，胃中痞满，饮食少思，久则闭而不行。湿痰凝而致经闭者，停痰溢饮，脾胃聚湿，呕恶泄泻，久则痰多阻塞经络，初时或下黄浊之水，与血相浑，久则闭而不行。以上三症，始或精神未衰，其症似实；渐且营卫不调，总属不足。宜先用药以调之，调而仍闭则通之。至于血枯经闭，全由七情郁结、脾胃衰弱所致。肌肉黄瘦，昼夜骨蒸，饮食日减。治之大法，惟有补脾生血，清心养志，加行气开结。用药无误，十有一生。非可峻厉克伐之药，恣行通利也。（《陈素庵妇科补解》）

妇人月水不通，有因火盛致经不行者，治当清热凉血，泻其火则经自行。但不得过用寒凉，先伤胃气，复阻经血，细审治之。

补按：经云：月事不来者，胞脉闭也。闭者，劳心太过，心火上升，煎迫肺金，心气不得下通，故经不来也。亦有胃中热结，善饥多渴，津液渐耗，血海枯竭，则经不来。又胞络中有伏火，大便闭，小便浊，热结下焦，因而经水断绝。三者皆由热结经阻。法当清热泻火，滋阴生水。上焦清心火；中焦清胃火；下焦清胞络火。更须平肝木，使相火不炽，不通经而经自通矣。如过用苦寒，热结虽除，瘀血未尽，火退寒生，祸不旋踵。（《陈素庵妇科补解》）

妇女月水不通，大率因风冷寒湿，以致血滞不行。治宜温经散寒，行滞祛瘀，则经自通。然辛热之药，中病即已，不宜过剂，恐血热妄行，有崩败暴下诸症，反伤阴血。

补按：妇人产后或经行时，风寒客于胞门子户，血便凝滞，腹脐疼痛，久则经闭不行。香附、肉桂为调经要药。香附行气开郁，肉桂祛寒逐瘀。体虚者，加当归、川芎、丹参、杜仲、川断、山药、白术、远志等药。气滞久者，加木香、青皮、乌药等。风寒冷湿久者，加炮姜、五灵脂、良姜等药。如尽用姜、桂、乌、附大辛大热，加以红花、桃仁、延胡、蓬莪、三棱峻厉驱逐之剂，未免过伤阴血，血大热则妄行，上为吐衄，下为奔败，不可救药。

妇人胞门子户、冲任二经，僻在下部，稍不小心，风冷寒湿乘虚易袭。非辛温之药岂能使寒邪散，而滞血通而经行。及产后解衣登厕，尤宜谨慎。盖经闭不行，由于热结者少，由于寒结者多。其痰结阻塞血道，致经不行者间有一二。世医遇此，每每用䗪虫、干漆、大黄、桂、附，只求经行，而不知所伤实多也。

前二论谆谆以不得过用苦寒、辛温为戒，而佐以养血调经之药，庶无气不伤，脾胃充实，旧血自去，而新血自生矣。（《陈素庵妇科补解》）

一室女年十七，患瘰病久不愈，天癸未通，发热咳嗽，饮食少思。医欲用巴豆、肉桂之类，先通其经。立斋曰：此症潮热，经候不调者不治，今喜脉不涩，不潮热，尚可治之。盖此症因禀气不足，阴血未充之故，须养气血、益津液，其经自行。惑于速效，仍服前药。立斋云：非其治也。此类慓悍之剂，大助阳火，阴血得之则妄行，脾胃得之则愈虚。经云：女子二七而天癸至。若过期不至，是为非常，必有所因。寇宗奭云：夫人之生，以血气为本，人之病，未有不伤血气者。世有童男室女，积想在心，思虑过当，多致劳损，在男子则神色先败，在女子则月水先闭。何以致然？盖忧愁思虑则伤心，心伤则逆竭，故神色先败，而月水闭也。火既受病，不能营养其子，故不嗜食。脾既虚，则金气亏，故发咳嗽。嗽既作，水气绝，故四肢干。木气不充，故多怒、须发焦、筋骨痿。俟五脏传遍，虽猝不能死，然终死矣。此种虚劳，最难疗治，若能改易心志，用药扶持，可得九死一生。又张氏云：室女经久不行，切不可用苦寒，以血得冷则凝也。若经候微少，渐渐不通，手足骨内烦疼，日渐羸瘦，潮热，其脉微数，此由阴虚血弱，火盛水亏，不可以毒药通经，宜常服柏子仁丸、泽兰汤。(《何氏虚劳心传》)

茸城王公亮令媛，血枯经闭，已年余矣，大肉半脱，饮食减少，日晡寒热，至夜半微汗而解。余诊其脉，两手细数，证属难疗。《素问》曰：二阳之病发心脾，有不得隐曲，女子不月。夫心统各经之血，脾为诸阴之首，二阳为子母之脏，其气恒相通也。病则二脏之气乖涩，荣血无以资生，故地道之不行，由心脾之气不充也。张洁古师弟首重《内经》，一以调荣培土为主，而薛新甫将逍遥、归脾二方为用，使气血旺而经自通。若不培补其源，反以消坚破积、苦寒伤胃、通癸水为捷径法门，殊不知愈攻则愈虚而愈闭矣，生生之源，从此剥削殆尽，直至风消息贲，虽有神丹，难为治矣。不信余言，专行通导，竟至不起。(《清代名医医话精华·李修之》)

沧县李氏妇，年近三旬，月事五月未行，目胀、头疼甚剧。诊其脉近五至，左右皆有力，而左脉又弦硬而长。心中时觉发热，周身亦有热时，知其脑部充血过度，是以目胀、头疼也。盖月事不行，由于血室，而血室为肾之副脏，实借肝气之疏泻以为流通，方书所谓肝行肾之气也。今因月事久瘀，肝气不能由下疏泻而专于上行。矧因心肝积有内热，气火相并，迫心中上输之血液迅速过甚，脑中遂受充血之病。惟重用牛膝，佐以凉泻之品，化血室之瘀血以下应月事，此一举两得之法也。遂为疏方：怀牛膝一两，生杭芍六钱，玄参六钱，龙胆草二钱，丹皮二钱，生桃仁二钱，红花二钱。

一剂目胀头疼皆愈强半，心身之热已轻减。又按其方略为加减，连服数剂，诸病皆愈，月事亦通下。(《医话拾零》)

喻嘉言治杨季登女，经闭年余，发热，少食，肌削，多汗，而成劳怯。医见汗多，误为虚也，投以参、术，其血愈锢。诊时见汗出如蒸笼汽水，谓曰：此证可疗处，全在有汗。盖经血内闭，止有从皮毛间透出一路，以汗即血之液也，设无汗而血不流，则皮毛槁而死矣。宜用极苦之药，敛血入内而下通于冲脉，则热退经行而汗自止，非补药所能效也。于是用龙荟丸，日进三次，月余经血略至，汗热稍轻；姑减前丸，只日进一次，又一月经血大行，淋漓五日，而诸证全瘳矣。(《张氏医通》)

女子二七而天癸至。天癸者，天一所生自然之水也。随气流行，一月一见，其行有常，故名曰经。经至于闭，失其常矣。其病有外因六气而成者，有内伤七情而成者。

乙未，上海有陈姓闺媛，天癸数月不至，迭饮通经之剂，以致形瘦食少，咳嗽吐红，心中烦懊，夜寐不安。冬初，来速余诊。切其脉，滑而疾，盖是年六月酷热异常，人感其气，蕴久不化，其阴消灼，阳气上蒸，血亦随之，有升无降，经由是闭。余用羚膏清血汤，二剂，症减；再用羚地益血汤，二剂，症平。后参调经方意治之，天癸即至。

丙申春，上海有刘姓妇，血闭不行，恶寒发热，五心烦躁，口苦舌干，面色青黄，病情颇重，来延余诊。切其脉缓而大，审是经行时过食生冷所致。以逍遥饮、紫金丸意，合为一方，数剂即愈。

按此二症，一系火邪外感，一系生冷内伤，随症治之，病去而经自来，以是知专事通经无济也。且女子与妇人异，妇人与师尼异，师尼与娼妓异，随人而治，因症而施，庶乎可耳！（《诊余举隅录》）

女子七七而天癸绝，未及其年而经先断者，人以为血枯之极也，谁知是心、肝、脾之气郁乎！使其血而真枯，安能久延于世？人见其经水不行，即妄谓之血枯，其实非血之枯，而经之闭也。且夫经原非血，乃天一之水，出自肾中，至阴之精，而有至阳之气，其为色赤，阴中阳也；古昔圣贤所以立经水之名者，原以阳生阴化，自有常经，以其为癸干之化，故又名天癸。无如世人沿袭而不思其旨，以其色赤似血，而即以血视之，此千古之误，牢不可破者也。倘果是血，则何不即名为血，而必曰水乎？且血岂可使之常出，而乃曰经乎？妇人一有孕，即以此水养胎，则不月矣。一有子，即有此水化乳，亦多不月矣。乳汁之色白，胞衣中之水亦白，而皆可谓之血乎？年四十九而天癸绝，所绝者癸水耳！不然，而何以流行之血，不见其亏也？然则经之早断，当专责之肾水矣，而吾以为心、肝、脾之气郁者，则又何哉？水位之下有土气，土位之下有木气，火位之下有水气，三经有一之或郁，即其气不能入于肾，而肾气亦为之不宣，况三经俱郁，而肾气本虚，其不能盈满化经，闭塞而不以时泄宜也。治法必散其心、肝、脾之郁，而大补其心、肝、脾之气，则肾精充溢，而经水自行矣。方名益经汤。

人参二钱，当归五钱酒洗，生枣仁三钱捣碎，丹皮二钱，沙参三钱，白芍三钱酒炒，柴胡一钱，白术一两土炒，熟地一两，杜仲一钱炒黑，山药五钱。

水煎服。八剂而经通，服至经不再闭，兼可受孕。此方心、肝、脾、肾四经同治药也，妙在补以通之，散以开之。倘徒补则郁不开而生火，徒散则气益衰而耗精，设更用攻坚之剂、辛热之品，殆矣。（《傅青主男女科》）

（四）崩漏

妇人崩中之病，皆因中气虚，不能收敛其血，加以积热在里，迫血妄行，故令经血暴下而成崩中。崩久不止，遂成漏下。叔和《脉决》云：崩中日久为白带，漏下时多，肾水枯也。治有三法，初止血，次清热，后补其虚，未有不痊者也。（《万氏妇人科》）

方氏曰：血属阴也，静则循经荣内，动则错经妄行。盖人之七情过极，则动五志之火，五志之火亢甚，则经血暴下，失期而来，久而不止，谓之崩中，如风动木摇，火燃水沸类也。治崩次第，初用止血以塞其流，中用清热凉血以澄其源，末用补血以还其旧。若止塞其流而不澄其源，则滔天之势不能遏；若止澄其源而不复其旧，则孤子之阳无以立。故本末勿遗，前后不紊，方可言治也。（《济阴纲目》）

崩漏不止，经乱之甚者也。盖非时下血，淋沥不止，谓之漏下；忽然暴下，若山崩然，谓之崩中。由漏而淋，由淋而崩，总因血病。凡崩漏初起，治宜先止血，以塞其流，加减四物汤、十灰丸主之。崩漏初止，又宜清热，以清其源，地黄汤或奇效四物汤主之。崩漏既止，里热已除，更宜补血气以端其本，加减补中益气汤主之。要知崩漏皆由中气虚，不能受敛其血，加以积热在里，迫血妄行，或不时血下，或忽然暴下，为崩为漏。此证初起，宜先止血以塞其流，急则治其标也；血既止矣，如不清源，则滔天之势，必不可遏；热既清矣，如不端本，则散失之阳，无以自持。故治崩漏之法，必守此三者，次第治之，庶不致误。先贤有云：治下血证，须用四君子辈以收功，其旨深矣。（《竭塘医话补编》）

崩乃经脉错乱，实系冲任伤损，不能约束经血而然。治宜大补气血，当用举元益血丹峻补本源，少加清热之药，以治其标，补阴泻阳，而崩自止。若血热妄行，脉实有力，血气臭秽者，方用四物凉膈散，入生韭汁调服。然治血药，切忌纯用寒凉，以血见冷即凝故也。如血崩初起，遽止则有积聚凝滞之忧，不止则有眩晕卒倒之患，必须行中带止，庶无后患，然既止之后，必服八珍汤以收功。（《竭塘医话补编》）

非时下血，淋沥不止，谓之漏下；忽然暴下，若山崩然，谓之崩中。其症有虚实之分。实者易治，虚者难治，虚中有实者尤难治。

丙申冬，余客天津，刘君伟齐之侄妇，月水淋漓不尽，已经数月，并见胸腹胀闷等症。余诊之，脉数，右盛于左，知是温邪内蕴、血不归经所致。用苓栀二物汤、槐榆清血汤加减治之，两旬而愈。愈后，匝月即孕。盖经所谓阴阳和而后万物生也。此实证易治之一证也。

癸巳春，余客都门，水部主政周君涤峰之室，病血崩，每阅五日，必崩一次。崩后第一日，腹中稍宽，后又逐日胀满，至五日必复崩如故；绵延两月，夜寐不安，饮食尤微，面舌唇口并手指俱痿白无色。医投补气摄血之剂，病势加剧，来速余诊。脉象虚微，惟按左尺细数有力。余思此症系温邪袭入血室，血得热而妄行，以致浑身之血不能归经，久则血尽，气亦脱矣。人第知血脱益气，不知气有余即是火。不去其火，但补其气，非惟关门捉贼，抑且助纣为虐，何以望愈？因用桃仁承气汤加味，嘱仅服一剂。服后，泻两次，腹中快甚。病者以其效也，又服一剂，仍泻两次。明日再诊，六脉虚微已甚，改用补气血之剂，并加桂、附，调养而愈。盖此症正气虽虚，阴分深处尚有邪热未净，所谓虚证中有实证也。非用下夺法，邪不得去，正无可扶，先泻后补，实常法耳！然药味太峻，不宜多服，接服二剂，未免过矣。幸速温补，始能复元。不然，转而为危，谁执其咎？且不惟硝、黄峻药，不可或过，即寻常之味，亦以适病为宜。盖虚怯之人，陈皮多用数分，即嫌耗气；甘草多用数分，即嫌满中；藿香多用数分，亦嫌其热；白芍多用数分，亦嫌其寒。而况寒于白芍，热于藿香，满中甚于甘草，耗气甚于陈皮者乎？是不可以不谨！（《诊余举隅录》）

谢氏，天癸当断之年，屡患崩漏，近兼利血白带，头震耳鸣，项麻面赤。症由任、带两亏，火升风煽，致心神浮越，怔悸不安。治以镇阳摄阴，务使阳下交阴，阴上恋阳，震麻暂已；再血海存贮，阴络不伤，下元重振，专在静摄，勿以操持搅动厥阳，则宵寤汗泄渐安矣。熟地、山药、五味、杞子、龟板、龙骨、阿胶、牡蛎、杜仲、龙眼肉。数服甚适，去龙骨、牡蛎、杜仲，加羚羊角、丹皮、白芍、茯神、莲子、芡实、续断等熬膏，即用阿胶收，小麦煎汤和服，渐愈。(《清代名医医话精华·林羲桐》)

包氏，经闭疑胎，血下每谓胎漏，忽然崩注，杂下脂膜甚多，身热，头晕，面赤，心烦，咳呕绿沫，上咳则下漏，呕作则晕频，汤饮不纳。急用煨姜汁止呕，咳逆定，神渐苏。脉虚小而数，沉候如无，两尺空空，显非胎象。良由起居不时，生冷失节，气血阻滞，一时暴下，阴虚阳失依附，变化内风，眩冒呕逆，如风翔浪翻。当知阴虚阳搏，崩漏乃成，血海空乏，虚阳升逆，乃气不摄血之咎，况阴从阳长，宜宗立斋、景岳两先生治法，敛阳以摄阴。用洋参焙、茯神、白芍炒各三钱，炮姜一钱，五味五分，制半夏、焦白术、甘草、续断、杜仲各二钱。二服漏止热退，稍恶寒，阳气尚虚。前方加制川附五分，遂愈。(《清代名医医话精华·林羲桐》)

许氏，中年血脱，延为带浊，必冲、任脉虚。夫冲为血海，任主担受，而冲脉隶于阳明。阳明先衰，胃纳不旺，致血海不固，担任失司，此淋漓根由也。近则食后脘腹不爽，或嗳腐宵胀，必由脾肾阳虚。治法摄阴先在益阳，以崇生气，以纳谷味。且脉来左右缓弱，温通为宜。制附子三分，益智仁煅八分，沙苑子、白芍、归身、制半夏各二钱，破故纸、杞子、乌贼骨、续断，胡桃肉二枚，煨姜、白芍。三服漏止食进，去附子、故纸、半夏，加芡实、杜仲、菟丝子等俱炒，又数服乃固。(《清代名医医话精华·林羲桐》)

一妇人性急，每怒非太阳耳项喉齿胸乳作痛，则胸满吞酸吐泻少食，经行不止，此皆肝火之证。肝自病则外证见，土受克则内证作。若自病见，用四物加白术、茯苓、柴胡、炒栀、炒龙胆；若内证作，用四君子加柴胡、芍药、神曲、吴茱萸、炒过黄连，诸证渐愈。惟月经不止，是血分有热，脾气尚虚，以逍遥散倍用白茯苓、白术、陈皮，又以补中益气加酒炒芍药，兼服而调。(《济阴纲目》)

卫姓妇年四旬外，经来腹痛，淋漓十余日，忽然大崩，有块色紫。或以血热妄行，用生地、川连、黄芩、地榆、丹皮等药，不应；或为气虚不能摄血，用补中益气汤，又不应。余诊之，脉得浮大。肝为风脏，阴不蓄阳，肝风妄动，非温补何以息风？因以人参、生地、阿胶、杞子、杜仲、苁蓉、麦冬、归身、石斛、白芍、肉桂，连服两剂而止。自后即以此方加减，调理半月，面色精神皆能如旧，按崩中症凡属风者有二因，此内风者，而外风乘虚内袭，鼓荡血海，亦有是症。不可不辨！(《清代名医医话精华·张希白》)

大场张公享之内，年逾四旬，丧子恸悲，涌崩如泉，或用四物、胶、艾，或增棕榈、棉灰，毫不可遏。一医颇明义理，谓阳生阴长，无阳则阴不能生，乃用补中益气，以调脾培本，势虽稍缓，然数月以来，仍半月一崩，大如拳块，彻夜不麻木，遍体酸痛，六脉芤虚，时或见涩，此病久生郁、大虚挟寒之象。夫脾喜歌乐而恶忧思，喜温燥而恶寒凉，若投胶、艾止涩之剂，则隧道壅塞，而郁结作矣。若单用升柴提举之法，则元气衰耗，而生发无由也。乃以归脾汤加益智、炮姜，大剂与服，四剂而势稍缓，便能夜寐，胸膈顿宽，饮食增进，调理两月，天癸始正。计前后服过人参十有六斤，若处寒药，去生远矣。(《清代名医医话精华·李修之》)

妇人有年五六十，经断已久，忽又行经者，或下紫黑块，或如红血淋，人或谓是还少之象，谁知是血崩之渐乎！妇人年至七七以外，天癸已竭，又不加炼形之法，如何能精满化经，一如少妇。此非肝之不藏，必脾之不摄，非精故泄而动命门之火？即气因郁而发龙雷之炎，二火交煽，而血乃奔，有似乎行经，而实非经也。此等证非大补肝脾之气血，而血安能骤止，且恐血脱而气亦脱矣。方名安老汤。

人参一两，生黄芪一两，熟地一两，山萸肉五钱蒸，阿胶一钱蛤粉炒，黑芥穗一钱，当归五钱酒洗，白术五钱土炒，甘草一钱，香附五分酒炒，木耳炭一钱。

水煎服，一二剂减，四剂全减，十剂愈。此方补益肝脾之气，气足则自能摄血，尤妙在大补肾水，水足而肝气自舒，肝舒而脾自得养，肝藏之，脾统之，安有泄漏之证？又安有崩淋之虑哉？（《傅青主男女科》）

杭垣林木梳巷高姓妇，年四十七岁，患血崩两月余，淋漓不断，其血初起鲜赤，久则渐淡，若一起坐，骤下如倾，往来寒热，下体如废，床上不能转动，面色㿠白如纸，唇舌皆无血色，常觉目暗脑空。自起病已来，更医数手，服药七十余剂，如水投石，乃延余治。诊其脉两关尺皆浮虚芤大，重按软弱无神，寸口涩涩不调。余曰：妇人七七，天癸将竭，其血较衰于壮年。今病已日久，下崩若倾，所去之血已不啻数斗，所谓奇经血海之血，尽皆下脱。急当大补气血，症虽危险，若照余方服之，不得稍有增减，尚可转危为安。与补血汤合胶艾汤法，更加介类潜阳止血之品。方用黄芪一两，当归四钱，党参、白芍、阿胶、荆芥炭、贯众炭、血余炭各三钱，姜炭一钱五分，陈艾叶七片，杜仲、川断、桑寄生各二钱五分，牡蛎八钱，水煎加童便半茶钟。服二剂而血减，下体稍能转动，乃去寄生、川断、血余，黄芪用六钱，党参、高丽参，加熟地一两，鹿角胶、龙骨各三钱，附子一钱。又二剂血止而能起坐，唇面稍转红活，脉象有根，而白带时下。又服五剂，诸症悉愈。按血脱补气，古法可循，原非难治，而数手久治，迄无一效，岂非可笑？（《一得集》）

二、带下病

丹溪曰：妇人带下，脉宜迟缓虚小，不宜急疾紧大。或因六淫、七情，或因产育、房劳，或因膏粱厚味，或因服燥热之药，致脾胃亏损，渗入膀胱，流为稠物，故云带也。带有青、红、黑、白、黄之殊，皆应五脏之色。中焦之湿热熏蒸，则带为腥腐之气，凡此皆宜壮脾胃、升阳气为主，佐以各经见症之药，俱酌加炒山栀，以解中焦之湿热。若伤心经，则带色红，逍遥散加黄连、山栀；若伤脾经，则带色黄，六君子汤或归脾汤加柴胡、山栀；若伤肝经，则带色青，逍遥散加丹皮、山栀；若伤肺经，则带色白，补中益气汤加白茯苓、山栀；若伤肾经，则带色黑，六味地黄丸；若气血俱虚，八珍汤。许鹤年曰：赤带湿热伤血分。血不足则生热，热逼血而错经妄行，加味四物汤以养血；白带湿热伤气分，气足则生湿，湿滞气而痰积，加味六君子汤以补气；赤白相兼者，气血内虚，加味八珍汤以补气血。臧公三曰：脾气不足，则不能运化津液而生湿；脾血不足，则不能滋润一身而生热。湿热伤其气血，以致阴虚阳弱，荣血

不升，卫气下陷，渗入膀胱为稠物，名之曰带。健脾气则湿消，养脾血则热退，而带有不愈者鲜矣。（《履霜集》）

妇人多忧思郁怒，损伤心脾，肝火时发，血走不归经，此所以多患赤白带也。白带多是脾虚，盖肝气郁则脾受伤，脾伤则湿上之气下陷，是脾精不守，不能输为荣血，而下白滑之物矣，皆由风木郁于地中使然耳！法当开提肝气，补助脾元。宜以补中益气汤加酸枣仁、茯苓、山药、黄柏、苍术、麦冬之类，浓煎，不时饮之；再用六味丸中加牡蛎粉、海螵蛸、杜仲、牛膝，蜜丸，光大如豆，空心饥时吞下五六钱。阴虚火炽，加枸杞子、五味子、黄柏。

白带多属气虚，补气健脾，治法之要领也。带下如浓泔而臭秽特甚者，湿热甚也，且多有湿痰下坠者，宜苍术、白术、黄柏、黄芩、茯苓、车前子为主，佐以升提。带下如鸡子清者，脾肾虚极也，面色必不华，足胫必浮，腰腿必酸，宜五味子、八味丸，间用开脾养心之剂，如归脾汤之类。阴虚有火，宜六味丸中加五味子、菟丝子、车前子、黄柏。叔和云：崩中日久为白带，漏下多时滑水枯。盖言崩久血气虚脱，而白滑之物下不止耳！此症虽有血气寒热之分，要归总属于虚。

赤淋多因于心火、肝火时炽不已，久而阴血渐虚，中气渐损，遂下赤矣。治宜养心为主，兼以和肝缓中、凉血清气。赤带久不止则血虚，宜胶艾四物汤加便煅牡蛎粉、酸枣仁、麦门冬。

标急而元气不甚惫者，先救其标；标急而元气衰剧者，则当本而标之也。（《先醒斋医学广笔记》）

治带下常法：阳虚者，壮其阳；阴亏者，益其阴；体肥痰多者，二陈汤或涤痰饮出入；湿火下注者，平胃散合萆薢分清饮加减；彼累亏积弱，背强腰痛者，用通补奇经；下元不固，滑泄频仍者，用镇摄填补。至若标本虚实叁伍错综，则权衡其轻重缓急而调治之可也。

丁卯秋，余偶至方桥，有鲁某之媳，远来求诊。妇性沉郁，兼之翁姑严厉，更觉悒悒不乐。其证头晕肢倦，上嗳下带，下午微发寒热，日复如是。脉象浮按若无，沉按略似弦滑。即断为气郁于上，湿郁于下，肝木失其条达，湿浊凝聚不行。用银胡、郁金、川楝子疏肝解郁为君；茯苓、小茴香以驱浊淡以渗湿为臣；杜仲、续断、牛膝补腰达下为佐使。两帖后诸症悉除，带犹未止，复于前方减郁金、杜仲、牛膝，加春砂壳、香白芷、蛇床子、菟丝子、椿根皮、川萆薢、薏苡仁之属。又服两帖，脉转缓弱，知系湿浊已化，体疲乏力之征。乃参用补中益气汤加化龙骨、桑螵蛸、威喜丸之属，合通、摄、补三法为方，竟获全功。（《勉斋医话》）

崩症不常见也，带症则百人而百有矣。何也？脾土之气虚也。脾气虚则易受湿，湿则带病见矣。妇女肝病居十之九九，肝既病，则脾不得不病。且也脾系在腰，腰为带脉之所在，带脉之气虚，加以脾气又虚，焉得而不病带哉？病带之人，受孕而带止，受孕而带不止，其胎必坠。故治带之法，不在血分，而实在气分。带症南方之妇女居多数。（《靖盒说医》）

耿壁翁夫人，年四旬，自颇知医。春初患病，历夏徂冬，叠经名手医治，即孟河费、马诸名家，亦皆亲往就诊，服药百余剂，病日加重，冬月下旬已回家待毙矣。后闻吾名而来就治，曰：始只食少体倦，腹胀溺涩，白带时下；现白带如注，小便极难，努挣许久，祇有点滴，浑浊如膏，小腹坠痛，腹不知饥，口不能食，每日早晨神气稍清，至午则疲惫不能动作，医药备尝，百无一应，吾已自知不起，而罪实难受，不如早去为妙，请诊视而示我死期耳！吾见其肌消气弱，目钝无神。诊其脉六部俱微，惟两尺略滑。余曰：病久神伤，因误治而致此。幸脉症相符，非死候也。彼曰：吾不畏死，先生勿诳我。余曰：我非行道者流，不求名，不求利，欲赚尔何为？病本脾虚湿重，故溺涩腹胀，医见小便不利，为用五苓利湿，讵知脾阳不健，湿气拥遏，愈服淡渗之剂，脾阳愈伤，拥遏愈甚，浊气下流，清气亦因之下陷。医虽屡更，药仍一辙，故愈治病愈重也。又或因饮食日渐，肢体倦怠，认为脾虚，用参、术等味，讵知脾湿已重，参、术不能补脾，反来助湿，是脾愈困而湿愈生，腹胀、便秘、恶食愈甚也。今清气下陷，浊气下拥，痰湿下流，故白物淫淫而下，小便艰涩坠痛。中虚而有阻滞，则心肾不交，故不寐、肢冷。先为升清化浊，后为交通心肾。须至木气得令，春温升发之时，方得全愈。用川厚朴、枳壳、陈皮、半夏、牡蛎、苦参、破故纸、升麻、柴胡、柏树东行根、煅白螺蛳壳，煎服。连进六剂，果坠痛减，小便通。为易方常服，又开丸方补心肾，令间日服。至三月果愈。（《清代名医医话精华·姚龙光》）

带浊之病，多由肝火炽盛，上蒸胃而乘肺，肺主气，气弱不能散布为津液，反因火性迫速而下输。膀胱之州都，本从气化，又肝主疏泄，反禀其令而行，遂至淫淫不绝。使但属胃家湿热，无肝火为难，则上为痰而下为泻耳！古今医案于带浊二门独罕存者，亦以未达其旨而施治无验也。至单由湿热而成，一味凉燥，虽药肆工人，亦能办此。

雄按：此诚确凿之论。（《柳洲医话》）

沈云步媳，常有腰疼带下之疾，或时劳动，日晡便有微热。诊其两尺皆弦，而右寸、关虚濡少力。此手足太阴气衰，敷化之令不及也。合用异功散加当归、丹皮调补胃中营气，兼杜仲以壮关节，泽泻以利州都，则腰疼带下受其益矣。（《张氏医通》）

白带与白崩，同为妇人子宫之病，其绵绵而下者为白带，其势倾泻直注者名白崩。余承任浙江中医专校教授兼诊察所等职时，有一老妇，远来求治。询知天癸将绝之年，忽下白物甚多，头晕心悸，偶闻声响，则惕然不安，脉至微弱。余用景岳固阴煎加酸枣仁、金樱子。诸生不解其故，因晓之曰：《内经》云女子二七而天癸至，七七任脉虚，太冲脉衰少，天癸竭。夫天癸当绝之年，忽下白物甚多，此乃脾肾气虚，不能摄守，随下陷而成带浊，盖肾气下夺，不能上交于心，则心亦不能孤立矣。以致头晕、心悸、善惊、健忘等症。脉至微弱，为全身机能衰弱、心脏搏动乏力所致。前方填阴固脱，养心宁神，盖以其症候完全属虚。头晕者，亦即西医之所谓脑贫血也。后该妇因其子患感冒，复求余治，并述及自服余方之后，一剂即见减差，三剂即痊愈云云。（《勉斋医话》）

一妇阴时作痒，痒极难忍，问治于余。余曰：经言肾开窍于二阴，肝脉过阴器；又言前阴者宗筋之所聚，为太阴阳明之合。此因肾、肝、脾胃为湿热郁久，则生虫生痒，用海藏泻肾汤，加知、柏去肾经之湿热，胆草、青黛去肝经之湿热。麦冬、石斛去脾胃之湿热，山栀、车前清热利水。外用蛇床子、苦参煎浓汤浸洗，复以猪肝切条，葱椒油煎，内入阴中，以外引出虫。数日果愈，竟不再发。（《顾氏医镜》）

阴吹一症，古书不多见，惟张长沙《金匮要略》云：胃气下泄，阴吹而正喧，此谷气之实也，发煎导之。夫阴器属厥阴部位，精窍通冲、任之脉，尿窍通小肠之路，气道不从此出，安得有声而喧？盖由肝肾亏于下，肺气亏于上，致阳明胃气不能鼓舞上行而亏于中，下走阴器，直入精窍而出，岂同大肠矢气，经谓浊阴出下窍者可比耶？尝见虚损之辈，久咳经阻，胃气不升，往往多有此患。以言乎肾，则气不摄可知；以言乎肝，则气不平可知；以言乎肺，则气不主可知。是以上咳下吹，气窍相通，阴器隐隐而有声，足见精血之亏，元气之弱，根本摇摇矣。

夫阳明为多气多血之海，与冲、任血海之脉，同气而相应，下为经而上为乳，变化取汁，血气之实也，喧闻户外，胃气之虚也。魏氏云：谷气之实，其实胃中正气之衰。斯言极中长沙之秘旨。如必谓谷气实，而引导浊气从大肠出，纵胃气下泄必由浊道，而不致干乱清道，是错认溺窍为病也。第胃气下泄前阴之膀胱，何异下泄后阴之大肠，而终无补于病情，岂仲景当日之深意哉？且肾和开阖，为生气之原；阴器属肝，主疏泄之令。今胃气下走，岂寻常之药可以奏功，必须培补肝肾以固肺金，生精益血以助真气。若阳分多亏，补中、归脾之属可投；阴分多亏，六味、左归之属可用；阴阳两亏，八味、右归之属可服。耗气败血之药，非其治也。倘不咳而窍有声，较咳而窍有声为轻，逍遥、六味皆合法也。虽然，膀胱有下窍而无上口，胃气何由下泄，其从精窍而来，不待辨而自明。男子从无，妇人常有，无非窍空而妄泄。况谷道后通，而前阴之吹者有之；谷道后秘，而前阴不吹者有之。谷气实，胃气安得下泄？仲景发煎导引之法，其说似属难明矣。即立胃气从溺窍下泄，小便当随气而共出，何吹时惟有声而无溺，则溺窍而来之说更属无据。要之，胃气者，乃水谷之精气，上输于脾，脾气散精，上归于肺，与肾中生气而互根，得毋因其人水谷之真气衰弱，而以脂膏益血之品，从阴引阳，填补冲、任，不使气陷于子宫，直走精门，未可知也。

阴吹一症，人但知气从下泄，而昧于出自何窍，拘泥长沙之文，未有畅发其因者。先生为之条分缕析，可振聋聩，非三折肱良手，安能搜此精义！（《杂症会心录》）

三、妊娠病

非病而有证，故曰孕证，不曰孕病。妇人有孕，外见似病之证，且此妇孕证，异乎彼妇孕证。一妇人也有每孕而见证不变者，有前孕之证与后孕之证不同者。孕证误认为病，胎伤且堕，因之变生大病，频频小产，贻误非小！或有胎才匝月，医者错认为血热结块，径用寒、凉、破血等药，既杀其胎，又伐其血。此妇纵饶不死，尚能经调生子乎？徐灵胎尝著《医学源流论》，二百年来，医者忽忽悠悠，清夜扪心，司命者固如斯耶！（《王氏医存》）

或者以妊娠毋治，有伤胎破血之论。夫岂知邪气暴戾，正气衰微，苟执方无权，纵而勿药，则母将羸弱，子安能保？上古圣人谓重身毒之，有故无殒，衰其大半而止。盖药之性味，本以疗疾，诚能处以中庸，与疾适当，且知半而止之，亦何疑于攻治哉？

谓妊娠有疾者，治之有伤胎破血之虞，岂知权哉？盖攻之于此，非惟治妊娠之病，必有安胎养血之道焉。病去胎安，何伤于治？苟惟执方无权，纵而勿药，则邪气日盛，正气日衰，邪气盛而母殆，母殆而子安能保哉？黄帝问曰：妇人重身，毒之何如？岐伯曰：有故无殒。帝曰：愿闻其故何谓也？岐伯曰：大积大聚，其可犯也，衰其大半而止。岂不以审药之性味，明治疗之方，处以中庸，与疾适当，知半而止之，勿过而余，则何疑于攻治哉？（《宋徽宗圣济经》）

孕妇若有病，所怀腹内之胎，早具人性，故一人生殃，两人有虑，一人服药，两人消受，医药之所系也大矣哉！稍有不慎，一犯胎元，易使陨胎，伤及二命。欲得两可之道，在临症时，应用方药，常宜加安胎数味于内。如当归、白芍、枳壳、苏梗。有热，加黄芩；有寒，加肉桂；胸闷，加川朴、木香；腹胀，加大腹皮；体虚，加白术：无不应手奏效。其余参病酌用，自可保全母子两安。（《医门补要》）

产前有病，以安胎为第一义，人尽知之。不知胎之所以不安者，病为之耳！病不去，则胎不安，虽日用安胎之药无效也。然则欲安胎者，必先审病之所由来，而攻去之，病去胎安，其效甚捷。并非安胎之药，却是安胎之方，竟有碍胎之味，反收安胎之功者。此岂肤浅者所能识哉！即如厚朴、枳壳、半夏，皆为孕妇所忌，然湿满气逆者，舍此不为功。甚至大黄、芒硝、枳实、干姜、桂、附，更非孕妇所宜，然热闭寒滞者，非此不能治。昔黄帝问于岐伯曰：妇人重身，毒之如何？岐伯对曰：有故无殒，亦无殒也。大积大聚，其可犯也，衰其大半而止。有故无殒者，言有病者无损乎胎也。亦无殒者，言于产母亦无损也。羞有病者病能当药，药虽有毒，无损乎胎，亦无损于母。然必大积大聚，乃可投之，又宜得半而止，不宜过剂，以伤其正气也。用药者奈何不师轩岐大法，而依违顾忌，俟病日深，致不可救，以卒殒其胎耶？（《市隐庐医学杂著》）

秦天一曰：胎前大约以凉血、顺气为主，而肝、脾、胃三经，尤为所重。因肝藏血，血以护胎，肝血失荣，胎无以荫；肝主升，肝气横逆，胎易上冲。胎气系于脾，如寄生之托于桑苞，茑与女萝之施于松柏。脾气过虚，胎无所附，堕滑难免矣。至于胃为水谷之海，妊妇全赖水谷之精华，以养身护胎，故胃气如兵家之饷道，不容一刻稍缓也。其余有邪则去邪，有火则治火，阴虚则清滋，阳虚则温补，随机应变，无所执著。安胎之法，不外是矣。（《女科精华》）

保胎药饵，诸书皆载，不必再陈。但饮食一道，殊未之及，兹略言之。饮食宜淡泊，不宜肥浓；宜轻清，不宜重浊；宜甘平，不宜辛热。青蔬白饭，亦能养人，何必厚味？但富贵之人，平日肥甘厌足，抑令崇俭，势所不堪，酌乎其中，胪列如后。

宜食诸物：猪肚肺、鸡、鸭、鲫鱼、淡鳖、海参、白菜、笋少用、麻油、腐皮二味多用、莲子、熟藕、山药、芡实。

诸味总宜洁治，多用清汤，吹去浮油，饮之最佳。但宜白煮，忌用油煎。

此多为膏粱之人言之耳。若藜藿之腹，正宜得肥甘而润之，何须淡泊？但六七个月后，腐皮、麻油二物，最宜多用，不妨日日食之。麻油解毒，腐皮滑胎，且清且补，贫富皆宜，允为上品。约食一二百张为佳，或以麻油拌食更妙。但麻油不宜熬熟。

忌食诸物：椒、姜、煎炒、野味、异味、猪肝、犬、驴、骡、马、自死肉、猪血、甲鱼、蟹、虾蟆、鳝鱼。勿多饮食，勿乱服药。（《达生编》）

门人问曰：夫子引王海藏云，热则耗气血而胎不安，而朱丹溪谓胎前当清热养血为主，以白术、黄芩为安胎之圣药，立论相同。而《金匮》治妊娠，开章即以桂枝汤为首方，且有大热之附子汤，温补之胶艾汤，不啻南辕北辙之异。究竟从仲景乎？从海藏、丹溪乎？曰：海藏、丹溪之论，原从《金匮》常服之当归散得来。《金匮》附子汤、胶艾汤，又与其本篇养胎之白术散同义。须审妇人平日之体气偏阴偏阳、丰厚羸瘦，致病之因寒因热，病形之多寒多热，病情之喜寒喜热，又合之于脉，治之不可执一也。（《女科要旨》）

丹溪曰：胎前当清热养血。孕妇因火逼动胎，逆上作喘急者，急用条芩、香附之类，为末调下（条芩水中沉者为佳）。黄芩乃上中二焦药，能降火下行。天行不息，所以生生而无穷。茺蔚子治血行气，有补阴之妙，命名益母，以其行中有补也。故曰胎前无滞，产后无虚（难产可煎作膏）。条芩、白术乃安胎之圣药。俗以黄芩为寒而不用，反为温热药能养胎。殊不知胎孕宜清热养血，使血循经而不妄行，乃能养胎。怀胎嗜物，乃一脏之虚，如爱酸物，乃肝脏不能养胎而虚。有孕八九个月，必用顺气，须用枳壳、苏梗等。（《女科折衷纂要》）

治胎病，总宜清凉、固气、固血之药。其最忌者，温热、峻补、消克、攻下，发汗、破气、破血，一切毒恶不正之药。即如龟板、鳖甲、穿山甲及奇鱼、怪兽、狗肉、兔肉、煎炒厚味、糟、酒、姜、蒜、胡椒等，均宜禁忌；尤忌芒硝、大黄、半夏、牛膝、刘寄奴、绿豆酒，一切伤胎之物；外忌麝香、冰片、安息香、降香、沉香、迦兰珠藏香，一切破气之物。偶一不慎，孕妇与胎百病丛生，危亡立至矣。以药杀人，咎将谁逭[1]哉？（《王氏医存》）

黄锦芳曰：杜仲、续断二味，举世用以安胎，而不知续断味苦，专入血分，活血消肿，故乳痈、症结、肠风、痔瘘、金疮、跌仆一切血瘀之证，皆可用也。虽稍有涩性，行不至滞，然误施于气弱气陷之妇，则顺流而下，奔迫莫御，而有排山倒海之势，岂区区涩味所能止其万一者乎？杜仲色紫而润，辛甘微温，性专入肝，补气强筋，筋强则骨亦健。凡肾虚肾寒脚弱之病，用之最宜。若气陷气弱之辈，断不可服，以其性最引气下行，而无上升坚固之能也。夫胎堕本忌血行气陷，其服此二味，亦有奏功者。以人身气血贵乎温通；堕胎之因不一，亦有因肾气不温，经血凝滞，而胞胎失荫者。得此二味，则气煦血濡，不滞不漏，而胎自安矣，非为下虚上实之证设也。故胎堕而尺强寸弱者，动则少气者，表虚恶风汗时出者，心下悬饥得食则止者，一身之气尽欲下堕者，皆在禁例。奈何作俑者，既不分辨明晰，流传既久，以妄为常，遂以为安胎圣药，总缘于医理不明，药性不晓，证候不知，见方号为神验，滑脱之妇，亦尔通用，

---

① 逭（huàn 换）：避；逃。

其害可胜言哉！不知杜仲、续断，原或因于跌仆，或下寒挟瘀而胎动者，投之容或有当。苟不知审颐区别，而一概妄用之，则不但不能安胎，反能催胎堕胎，轻则伤及儿命，重则殒其母命。在用杜仲、续断者，尚以为我用补药，何以堕胎？尚在梦梦，可胜叹哉！（《女科精华》）

先哲治妊妇之病，禁用脑、麝、丹皮、桃仁、红花之类，余始守是戒，坚信而不妄施矣。曩余之所亲善一武士妻，既六七产而又孕，其夫请堕胎药，余不敢许，彼强请不止，遂乃教之曰：宜以麝香一钱，分二服。乃如法服之，而妇安然。后又与此药于一妇人，亦复如故，而及期月并易产，子母亦无恙。未数年，其儿俱发痘，甚稀少，今皆壮健。吁！书之难信，往往有如此之类，不可不详察也。（《青囊琐探》）

孕妇用药，每见忌半夏，凡痰呕之症，皆不敢用。殊不知孕妇脾虚有火，易于生痰，六君子汤加竹茹，乃妙药也。今医惟用四物保胎之药，膈愈泥，脾愈虚，胎堕必矣。曾见一医，以娠误认为痞，凡破血攻伐之药靡不毕投，其胎终未堕，卒产一男。是知用半夏所堕之胎，虽不用半夏而亦堕，纵生儿，亦未必永年。况古方胎症，不忌半夏，岂古人反不及今人耶？黄帝问曰：妇人重身，毒之奈何？岐伯曰：有故无殒，故无殒也。帝曰：何谓也？岐伯曰：大积大聚，其可犯也，衰其大半乃止，过者死。是知有病则病受之，虽遇外感、温疫、痘疹、痢、疟、积聚之类，当用则用，但衰其大半乃止。若舍此而反用保胎之药，是助桀为虐矣。如果系阴虚血少，当用四物汤者，其胸膈必无痞满、痰呕之症，一有痞满痰呕，虽系阴虚血少，四物汤亦不可服也。须知用攻得当，即所以保胎；用补不当，即所以逐胎。但要明保胎之理，而不可执保胎之方也。（《医权初编》）

时医用枳壳、香附等耗气药，立敛胎易产方，名非无见也。仿古方士进湖阳公主枳壳瘦胎方义，遂增几味耗气药品，巧立方名，使人信而服之，惑世害人久矣。盖方士因湖阳公主居养而形厚，食膏粱而胎肥，过期难产，特进此方，亦幸中耳！其胎之损元不寿，不责咎也，常人岂可概服乎？夫孕至九个月，胎形全具，一母之气血荫胎两用，正宜服药补之，母弱者药培于他月，若复耗之，则母救已不赡，奚已余血分荫其胎？是以饿损胎元，日渐伶仃瘦弱，无敛胎易产之效，有亏元损寿之害。其孕母血气亦亏损，多至临盆艰涩，娩后血晕发厥，危疾皆由所致，人不知也。《妇人良方》所载无忧散、保气散、神寝散，俱不可服。（《胎产指南》）

（一）妊娠恶阻

恶阻，谓呕吐、恶心、头眩、恶食、择食是也。《千金方》云：凡妇人虚羸，血气不足，肾气又弱，或当风饮冷太过，心下有痰水者，欲有胎，而喜病阻。所谓欲有胎者，其人月水尚来，颜色肌肤如常，但苦沉重愦闷，不欲饮食，又不知其患所在，脉理顺时平和，则是欲有娠也。如此经二月日后，便觉不通，则结胎也。阻病者，患心中愦愦，头重眼眩，四肢沉重，懈惰不欲执作，恶闻食气，欲啖咸酸果实，多卧少起，世谓恶食，其至三四月日已上，皆大剧吐逆，不能自胜举也。此由经血既闭，水渍于脏，脏气不宣通，故心烦愦闷，气逆而呕吐也。血脉不通，经络否涩，则四肢沉重，挟风则头目眩也。觉如此候者，便宜服半夏茯苓汤数剂，后将茯苓丸，痰水消除，便欲食也。既得食力，体强气壮，力足养胎，母便健矣。（《济阴纲目》）

恶阻者，谓有胎气恶心，阻其饮食也。其症：颜色如故，脉息平和，但觉肢体沉重，头目昏眩，恶闻食气，好食酸咸，甚者或作寒热，心中愦闷，呕吐痰水，胸膈烦满，恍惚不能支持。轻者不服药无妨，乃常病也；重者须药调之，恐伤胎气。专主行痰，以二陈汤为主，但半夏有动胎之性，不可轻用。（《万氏妇人科》）

《大全》云：妊娠禀受怯弱，便有阻病，其状颜色如故，脉息和顺，但觉肢体沉重，头目昏眩，择食，恶闻食气，好食咸酸，甚者或作寒热，心中愦闷，呕吐痰水，恍惚不能支持。巢氏谓之恶阻，但证有轻重耳，轻者不服药亦不妨，重者须以药疗之。《千金方》以半夏茯苓汤、茯苓丸专治阻病。然此二药，比来少有服者，以半夏有动胎之性。盖胎初结，虑其易散，不可不慎也！张仲景《伤寒论》有用黄龙汤者，小柴胡汤中去半夏是也，此盖为妊娠而设焉。王子亨则有白术散，《局方》则有人参丁香散，杨振则有人参橘皮汤，齐士明则有醒脾饮，皆不用半夏，用之多效。（《济阴纲目》）

论曰：凡妇人虚羸，血气不足，肾气又弱，或当风饮冷太过，心下有痰水者，欲有胎而喜病阻。所谓欲有胎者，其人月水尚来，颜色肌肤如常，但苦沉重愦闷，不欲食饮，又不知其患所在。脉理顺时平和，则是欲有娠也；如此经二月日后，便觉不通，则结胎也。阻病者，患心中愦愦，头重眼眩，四肢沉重，懈堕不欲执作，恶闻食气，欲啖咸酸果实，多卧少起，世谓恶食；其至三四月日已上，皆大剧吐逆，不能自胜举也。此由经血既闭，水渍于脏，腑气不宣通，故心烦愦闷，气逆而呕吐也。血脉不通，经络否涩，则四肢沉重，挟风则头目眩也。觉如此候者，便宜服半夏茯苓汤，数剂后将茯苓丸，痰水消除，便欲食也。既得食力，体强气盛，力足养胎，母便健矣。古今治阻病方，有十数首，不问虚实冷热长少，殆死者活于此方。（《千金要方》）

一士人，新娶受孕四月，呕吐太甚。诊得两关滑利，两寸俱动，两尺有力，其至疾而不滞。此双身也。用白芍、当归、生地、黄芩、砂仁、白术、潞参、茯苓、柴胡，一剂而安。因乘肩舆被闪，腹痛夜甚，下血。午后诊之，两关数结，两尺结芤。速用归、芍、生地、潞参、阿胶、艾叶、杜仲、续断、黄芩、知母、甘草，嘱先吸洋烟，速服此方。竟延时而烟、药俱未及服，胎坠双男。遂依生化汤加杜仲、续断、童便，十余日愈。（《王氏医存》）

石氏，洒淅恶寒，呕吐绝谷，汤饮不下者四旬余，奄奄沉困，身冷而阳垂绝，诊之脉伏，沉候似无。予断为胎，其家疑未信。予谓此恶阻之重者，胎无疑也。夫胞宫血聚，气不下行，必至浊阴上犯，阻塞阳和，呕逆厥冷，非姜、附无以通阳泄浊。其翁惧热药胎坠。予曰：经云有故无殒，保无忧也。先与热姜汁，继和以米汁，呕吐止。进附子理中汤加制半夏，二剂身温。嗣用异功散加砂仁、煨姜，五服而安。至期产一女。（《清代名医医话精华·林羲桐》）

石顽治太史钱宫声媳，去秋疟久大虚，饮食大减，经水不调，季冬略行一度，今春时发寒热，腹满不食，服宽胀利水药不应，拟进破血通经之剂，邀石顽相商。其脉左寸厥厥动摇，右关与两尺虽微弦，而重按久按却滑实流利，惟右寸、左关虚濡而数，寻之涩涩少力。此阴中伏阳之象，洵为胎脉无疑。良由中气虚乏，不能转运其胎，故尔作胀。前医曰：自结褵迄今，距十二载，从来未曾受孕，病后元气大虚，安有怀娠之理？石顽曰：向之不孕，必有其故，今病后余热留于血室，因而得妊，亦恒有之。细推病机，每粥食到口，辄欲作呕，惟向晚寒热之际，得热饮入胃，其寒热顿减，岂非胃气虚寒，水精不能四布，留积而为涎液，汪洋心下乎？俗名恶阻是也。其腹满便难之虚实，尤须明辨。《金匮》有云：趺阳脉微弦，法当腹满，不满必便难，乃虚寒从下上也。当以温药服之。况大便之后，每加胀急，以里气下通，浊阴乘机上扰，与得下暂时宽快迥殊。其治虽当安胎为主，但浊阴之气非藉辛温不能开导其结。遂疏四君子汤，益入归、芍以收营血之散，稍借肉桂为浊阴之响导，使母气得温中健运之力，胎息无浊阴侵犯之虞。桂不伤胎，庞安常先有明试，余尝屡验之矣。服后寒热渐止，腹胀渐宽，饮食渐进，胎息亦渐形著而运动于脐上。至仲夏，因起居不慎，而胎漏下血，前医犹认石瘕而进破积之方。明谕脉证，左寸动滑，断属乾象，而与扶脾药得安。后产一子，举家称快，设不审而与通经破血，能保子母双全之庆乎。（《张氏医通》）

（二）妊娠时病

嘉善西塘镇倪某妇，怀妊八月，忽患时疫，但热不寒，烦躁殊甚。家弟小山适在彼处，以鲜地黄、黄芩、知母、丹皮等味治之，热少减而烦渴如旧，胎动不安。妇家顾姓，邀山人往诊。脉洪大滑数，病状似与前方颇合，及开窗细视，舌根有微黄色，知是阳明里结证，欲用小承气汤。病妇之舅恐妨妊，不敢服。山人曰：胎系于子宫，疫邪受于膜原，不相涉也。如不放心，宗陶氏黄龙法，以人参五分煎汤，送服青麟丸一钱五分，此万安之策也。药入口，不逾时，即下黑柔粪两次而愈，胞竟无恙。（《清代名医医话精华·何鸿舫》）

贰尹闵介眉甥媳，素禀气虚多痰。怀妊三月，因腊月举襄受寒，遂恶寒不食，呕逆清血，腹痛下坠，脉得弦细如丝，按之欲绝。与生料干姜人参半夏丸，二服不应；更与附子理中加苓、半、肉桂，调理而康。门人问曰：尝闻桂、附、半夏孕妇禁服，而此并行无碍何也？曰：举世皆以黄芩、白术为安胎圣药，桂、附为殒胎峻剂，孰知反有安胎妙用哉！盖子气之安危，系予母气之偏胜。若母气多火，得芩、连则安，得桂、附则危，得芩、半则安，得归、地则危；母气多寒，得桂、附则安，得芩、连则危。务在调其偏胜，适其寒温，世未有母气逆而胎得安者，亦未有母气安而胎反堕者。所以《金匮》有怀妊六七月，胎胀腹痛，恶寒少腹如扇，用附子汤温其脏者。然认证不果，不得妄行是法。一有差误，祸不旋踵。非比芩、术之误，犹可延引时日也。（《张氏医通》）

一妇人年二十有六，妊娠三个月有余，患伤寒已十日，手足冷，身热昏呓瘛疭，大便秘结，口燥气盛，胎动不安，头额汗，众医以白虎证，用生石膏、知母、生芐，多剂未知，危已极，胸膈闷急，腹硬而痛。余谓承气剂可效，投之果愈。（拙轩曰：有故无殒，此之谓也。临危之治疗，不可有犹豫之意，不独治妊娠伤寒，如见他证，亦当如是也。（《先哲医话》）

国学郑墨林夫人，素有便红。怀妊七月，正肺气养胎时，而患冬温咳嗽，咽病如刺，下血如崩，脉较平时反觉小弱而数。此热伤手太阴血分也。与黄连阿胶汤二剂，血止，去黄连，加葳蕤、桔梗、人中黄，四剂而安。(《张氏医通》)

毛姓一妇孕八个月，霜降后患伏暑，黄昏寒热，似疟非疟，无物不呕，是上、中焦症。其阳之不通，以禁用滑石故也。然日用厚朴、藿梗，更多医呕总不除。后予以喻氏进退法，一剂呕止，即告辞。以极于上者，必反于下，一产即为棘手。病家再三嘱治，用安胎清暑法，不弥月而产，产后母子均吉，惟恶露则点滴毫无。予思病经一月，今欲求其血，是迫饥民而征敛也，理当加本求利。于是以丹参八钱，当归三钱，川芎二钱，再加沙苑子一两以代地黄，经血大至。服十剂，恶露已净，黄昏寒热又作，予谓是极于下必反于上也，用薄荷、滑石辛凉解肺而愈。(《清代名医医话精华·张畹香》)

郝媳怀孕九月，患疟三四发后，即呕恶畏食。诊其脉气口涩数不调，左关尺弦数微滑。此中脘有冷物阻滞之候。以小柴胡去黄芩，加炮姜、山楂，四服稍安思食。但性不嗜粥，连食肺、鸭之类，遂疟痢兼并，胎气下坠不安。以补中益气去黄芪，加香、砂、乌梅，五服而产，产后疟痢俱不复作矣。其仆妇产后数日，亦忽下痢脓血，至夜微发寒热，小腹胀痛，与《千金》三物胶艾汤去榴皮，加炮黑山楂，六服而瘳。(《张氏医通》)

常熟寺前街李吉甫先生夫人，妊娠七月，痢下红白。他医治以利湿清热分消，痢更甚，肠滑后重，一日夜百余度。裴菊村前辈诊之，意欲治以补中益气汤，恐升提胎元；欲用温补，又恐胎前忌热。左右踌躇，邀余合诊。脉滑利而少力，腹中气机湿滞已通，舌绛滑无苔，头眩耳鸣，虚热。余曰：治病不在胎前、产后，有病则病当之。《内经》云陷者举之，当用升提；脱者固之，当用酸涩。若再用通套利湿之方，恐胎元滑脱矣。拟补中益气法，重用参、术，轻用升、柴，再以木瓜、肉果、煨姜，升提温涩。服数剂，略稀。余曰：滑脱太甚，非堵截之治不可。即以参附汤调赤石脂末，仍服前方。见其舌红渐渐转白，舌燥转润。余曰：清阳已经上升，而能布津于上矣，痢势渐减。再以五味子、木瓜、干姜等研末，和赤石脂饭糊为丸。每日用附子一钱，高丽参三钱，煎汁送丸四钱。服药三十余剂，每日痢下仍有十余次，胃气亦苏。分娩时，母子俱全，然痢尚有六七次，再服异功、参苓白术等收功。(《清代名医医话精华·余听鸿》)

孙春洲令媳，怀麟九月，忽下红积，色甚晦瘀，日夜百有余次，小溲全无，胸膈烦闷，腹中急痛，腰酸后重，且胎气不和。诸医以为此症升之不可、降之不能，颇难用药，不得已邀余诊治。余谓春洲曰：脉浮舌苔白滑，定属风邪乘入营分，证虽危殆，尚可疗也。用防风炭、炒荆芥、薄荷梗、桔梗、枳壳、当归、楂炭、小生地、荷叶梗。午后煎服，至夜半遍体微汗，腹痛稍缓，痢亦大减。因即原方去薄荷梗、楂炭，连服二剂，痛止痢除，能进稀粥。再以人参、白术、淡芩、生地炭、阿胶等味，调理数日，而起居如故，逾月始举一雄。(《清代名医医话精华·张希白》)

（三）妊娠杂病

窃怪子痫为病，古人谓之风痉，印定后人眼目，牢不可破，害人不浅。即令柔痉所发，原属大虚，并非外风中入。张景岳于此症，议论畅快，辨之甚悉，医人熟读，胸中变化，用之以治子痫也，又何不可哉？夫妇人有孕之后，冲任血养胎元，致肝少血而木火动，摇摇靡定，风象生焉。其症目吊，口噤，角弓反张，流涎，昏迷，时作时止，和内伤之痫象同，而非厥也。俗医以为外入之风，真属聋聩。试问风入皮毛，则当恶寒、发热，何表症未见，而厥少之症叠出？是无孕安然，有胎反病，风果如是耶？症亦无恙耶？真令人不解也。

余审其病情，无非肝肾阴虚，阴虚则血燥，血燥则筋失所滋，强直反张，有似于风，而实非风，即风亦属内动之风，而实非六淫之风也。故胎在母腹，阴血愈耗，虚火愈炽，经脉空而为火所灼，致精不能养神，柔不能养筋，而如厥如癫，神魂失守，复又误投外风之药，变症多端，岂非病者之厄哉？且痫与厥症相似而实非，厥则终朝昏愦，痫则或有醒时；厥则昼夜无声，痫则忽然叫喊；厥回身寒热，痫醒口流涎。其见症之不同如此，而临症安可不细察耶？是以治病之法，有在阴在阳之别，阴虚者养阴，阳虚者养阳，庶阴液足而真气回，木火藏而虚风定，子安母亦无不安矣。然考之古方，有羚羊角散，以为治子痫之圣药，不知亦错认此风为外入之风，而药多不合，惟羚角一味入肝舒筋，枣仁、当归补肝益血，与症相投，奈内有防、独则耗真元，又有薏苡则下生胎，古方其可轻用乎？呜呼！学古不化，则生人反杀人；方书尽信，则去疾者反增疾。真纸上谈兵，托诸空言，不能见诸行事者也。

见得明，说得透。灶下之姬，亦当领会。（《杂症会心录》）

马玄台曰：经云妇人重身，九月而喑者，胞之络脉绝也。无治，当十月复。方论人之受孕，一月肝经养胎，二月胆经养胎，三月心经养胎，四月小肠经养胎，五月脾经养胎，六月胃经养胎，七月肺经养胎，八月大肠经养胎，九月肾经养胎，十月膀胱经养胎。先阴经而后阳经，始于木，终于水，以五行之相生言也。然以理推之，手足十二经之脉，昼夜流行无间，无日无时而不共养胎气也，必无五分经养胎之理。今曰九月而喑，时至九月，儿体已长，胞宫之络脉，系于肾经者，阻绝不通，故间有之。盖肾经之脉，下贯于肾，上系舌本。脉道阻绝，则不能言，故至十月分娩后自能言，不必治。治之当补心肾为宜。"大奇论"以胞精不足者，善言为死，不言为生。此可验九月而喑，非胞精之不足，故十月而复也。

张嶟璜曰：喑谓有言而无声，故经曰不能言。此"不能"二字，非绝然不语之谓。凡人之音，生于喉咙，发于舌本。因胎气肥大，阻肾上行之经。以肾之脉，入肺中，循喉咙，系舌本。喉者肺之部，肺主声音。其人窃窃私语，心虽有言，而人不能听，故曰喑。肺肾子母之脏，故云不必治。若夫全解作不语，则为心病，以心主发声为言也，与子喑了不相干，若子和有降心火之说，玄台有补心肾之言。如果肾之脉络绝，而上干心，则其病不治，岂有产后自复之理乎？故经云胞之络脉绝，此"绝"字当作"阻"字解。

慎斋按：已上四条，序胎前有子喑之证也。妊娠不语，遵《内经》之旨，固无治法。故《大全》而下，后人不敢强立方论，独子和以降心火为治，玄台以补心肾立法，则以胞之络脉，属手、足少阴二经故也。但产后不语，属败血之入心；中风舌喑，属痰涎之滞络。则胎前于喑，亦必有所感，更当详证参治，以补张、马二公之未尽。若子喑用玉烛散，似属无理。（《女科经纶》）

孕妇喜笑怒骂，如见鬼神，非癫狂也，乃脏燥。书有明言，古用十枣汤①：红枣十枚，甘草一两，小麦三两。真乃神验。余常用此方，治男妇室女无端而病，如癫如狂者，随手皆应。乃知古人制方神奇，又知脏燥不仅胎病。惜世人误作癫狂邪祟，致使病者不死于病，而死于药、死于医，可叹也！故先医有言，学医先学认证；认证矣，尤须谨于用药。（《王氏医存》）

一妇人，二十一岁，忽经期至而未行，头晕，肢软，不食，六脉无恙。以四物加紫苏，服之稍安；次二日，忽晕死复苏，日夜数次，见神见鬼，其脉不浮，中取平平，沉取细而有力。以四物加柴胡、黄芩、甘草、麦冬等服渐安。又数日，忽生忽死如昨，六脉俱平，惟右尺较盛，左寸细而有力，恐其是孕而脏燥也。用十枣汤①服之愈。后再诊其脉，果孕。（《王氏医存》）

戴人过东杞，一妇病大便燥结，小便淋涩，半生不娠，惟常服疏导之药，则大便通利，暂废药则结滞。忽得孕，至四五月间，医者禁疏导之药，大便依常为难，陷圊则力努，为之胎坠。凡如此胎坠者三。又孕，已经三四月，弦望前后，溲溺结涩，甘分胎殒，乃访戴人。戴人诊其两手，脉俱滑大。脉虽滑大，以其且妊，不敢陡攻。遂以食疗之，用花碱煮菠菱葵莱，以车前子苗作茹，杂猪羊血作羹，食之半载，居然生子，其妇燥病方愈。戴人曰：余屡见孕妇利脓血下迫，极努损胎，但用前法治之愈者，莫知其数也。为医拘常禁，不能变通，非医也，非学也。识医者鲜，是难说也。（《儒门事亲》）

妊妇有至五个月，肢体倦怠，饮食无味，先两足肿，渐至遍身头面俱肿，人以为湿气使然也，谁知是脾肺气虚乎！夫妊娠虽有按月养胎之分，其实不可拘于月数，总以健脾、补肺为大纲。盖脾统血，肺主气；胎非血不荫，非气不生。脾健则血旺而荫胎，肺清则气旺而生子。苟肺衰则气馁，气馁则不能运气于皮肤矣；肺虚则血少，血少则不能运血于肢体矣。气与血两虚，脾与肺失职，所以饮食难消，精微不化，势必至气血下陷，不能升举，而湿邪即乘其所虚之处，积而成浮肿症，非由脾肺之气血虚而然耶！治法当补其脾之血与肺之气，不必祛湿，而湿自无不去之理。方用加减补中益气汤。人参五钱，生黄芪三钱，柴胡一钱，甘草一分，当归三钱酒洗，炒白术五钱，茯苓一两，升麻三分，陈皮三分。（《女科》）

孕妇成胎之后，两足浮肿，渐至腿膝行步艰难，气促喘闷，面浮，不思饮食，甚至足指出黄水。盖脾主四肢，脾气虚弱，不能制水，肺肾少气血滋养，名曰子气。宜服天仙藤散：天仙藤七分微炒，香附六分制，陈皮五分炒，苏叶四分，甘草三分，乌药

---

① 十枣汤：此均指甘麦大枣汤。

六分，木瓜八分炒，姜皮三分，人参五分，白术一钱，当归一钱五分。如元虚脾胃弱，间服补中益气汤。（《客尘医话》）

予窗友贺立庵方伯，常言其伯父贺岳，精于医，刻有《医经大旨》，曾治一孕妇将坐草，患小便不通，百药不效，愈饮愈饱，束手待毙。贺君诊之曰：此乃脾气虚弱，不能胜胞，故胞下坠压塞膀胱，以致水道不通。大健其脾，则胞举而小便自通矣。以白术二两土炒，加炒砂仁数钱，别加一二辅佐之药，服一剂小便立通，其神如此。予常记此言于怀中。壬寅岁，予内人有妊临月，竟同此症，医药无功，危甚。予以此法告于医者，喜医者虚心，如贺法治之立效，遂举长子寅锡。予若不闻此言，母子均殆矣。（《折肱漫录》）

常熟长田岸某姓妇，妊娠四月，小溲点滴不通。某妇科进以鲜生地、龙胆草、青麟丸等寒凉之品，小溲秘之更甚，已有三日。余诊其脉，沉细而涩，少腹胀痛。余曰：此胞阻也。被寒凉凝滞膀胱，无阳不能化气而出。即将葱二斤，煎水熨洗少腹，略能小便；即进五苓散：桂枝一钱，猪苓、赤苓各二钱，泽泻二钱，白术二钱，研粗末，煎沸滤清饮之。仍不能通畅，而少腹痛势稍减。将前方去桂枝易肉桂一钱，服法依前。服后而小便大畅而愈。（《清代名医医话精华·余听鸿》）

一妇人，四十一岁，妊孕九个月，转胞，小便不出三日矣，下急腿肿，不堪存活，来告急。予往视之，见其形悴，脉之，右涩而左稍和。此饱食而气伤，胎系弱，不能自举而下坠，压着膀胱偏在一边，气急为其所闭，所以水窍不能出也。转胞之病，大率如此。予遂制一方，补血养气，血气既正，胎系自举，则不下坠，方有安之理。遂作人参、当归身尾、白芍药、白术、带白陈皮、炙甘草、半夏、生姜煎汤，浓与四帖，任其叫唤。至次早天明，又与四帖，药渣作一帖，煎令顿饮之，探喉令吐出此药汤，小便立通，皆黑水。后就此方，加大腹皮、枳壳、青葱叶、缩砂仁，二十帖与之，以防产前后之虚。果得就蓐平安，产后亦健。（《医学纲目》）

万翁夫人，怀孕数月，咳嗽胸痹，夜不安寐，食少形羸。予曰：此子嗽也。病由胎火上冲，肺金被制，相傅失职，治节不行。经曰：咳嗽上气，厥在胸中，过在手阳明、太阴。夫嗽则周身百脉震动，久嗽不已，必致动胎。古治子嗽，有紫菀散、百合汤，法犹未善。鄙见惟补肺阿胶汤，内有甘草、兜铃、杏仁、牛蒡清金降火、糯米、阿胶润肺安胎，一方而胎、病两调，至稳至当。服药两日，咳嗽虽减，喘痹未舒。方内加苇茎一味，取其色白中空，轻清宣痹。再服数剂，胸宽喘定。逾月分娩，无恙。（《清代名医医话精华·程观泉》）

一市人，妇瘦夫健。妇每孕必咳唾如痨，百治不愈，比产，不药自愈。计生十一男三女。

医妇女，难于医男子，尤难者，孕证也。当结胎之际，或因妇之禀赋有异，或因天时寒暖非常，或因境遇顺逆不同，乘此给孕，有如常者，有变异者，其证多端，难拘一定。苟不加察，误作常病，轻者药证不应，重则受药害矣。须于临证时，勿论病见何状，但问得平昔经期无差，今及期而经止，或在一期而止，或至二期、三期皆止，又诊得右尺、左寸较强，余脉平平，则知为孕证矣。其状无定，皆非病也，安胎而已。

问有一二脉证相符，若右尺、左寸脉略强者，亦须防其是孕，不可径作病治。总之，见为经止之后，勿论何证，每立方禁用伤胎之药，常用保胎、固气、固血之药，而不用破气、破血之药乃妥。（《王氏医存》）

常熟大东门外万兴祥茶叶铺执事胡少田先生之妻，素不生育，至二十九岁，始有娠。怀孕七月，始则咳嗽，继则下痢，初则不以为意；临产颇难，产下未育，心中恕郁，肝木乘脾，咳嗽下痢更甚，邀余诊之。余曰：虽云新产，年近四旬，气血本弱，况产前咳嗽，本属土不生金，子反盗母气，脾胃反虚，清气下陷，转而为痢。咳、痢已有三月，又兼新产，名曰重虚。若多服益母草等味，再破血伤阴，《内经》所谓损其不足，且有"无虚虚，无盛盛"之戒。余进以十全大补汤，去桂枝，加枸杞、菟丝、杜仲、饴糖等味。众曰：产后忌补，断断不可！余曰：放心服之，如有差失，余任其咎。服后当夜咳、痢均减。明日再进，其姑曰：产后补剂，胜于鸩毒，必致殒命。余谓少田曰：既令堂不信，君可另请妇科开方，暗中仍服补剂，免得妇女多言，使产妇吃惊。同道董明刚曰：此计甚善。余即回城，托明刚依计而行。余回寓使人赠少田人参二枝，曰不服人参，下焦之气不能固摄。少田即煎人参与服。其母知之，执持不可。后将《达生编》与众人阅看，产后并不忌补。其母始信。服后安然无恙。后再服数剂，咳、痢均愈。（《清代名医医话精华·余听鸿》）

（四）不孕证

易思兰治一妇，患浑身倦怠，呵欠口干，经月不食，强之不过数粒而已。有以血虚治之者，有以气弱治之者，有知为火而不知火之源者，用药杂乱，愈治愈病。至冬微瘥，次年余部皆平和，此肺火病也。以栀子仁姜汁浸一宿，炒黑研极细末，充实如常。后因久病不孕，众皆以为血虚，而用参、芪之品，半月胸膈饱胀，饮食顿减，至三月余而经始通，下黑秽不堪，或行或止，不得通利，其苦万状；易服以四乌汤换生地，加陈皮、苏梗、黄芩、山栀、青皮、枳壳十数剂，一月内即有孕。（《张氏医通》）

一友继室夫人，身体肥盛，经候虽调，从未孕育。令仆定方，而施转移化机之药，虽从古医书所未载，然可得言也。盖山之不可葬者五，童断过石独，纵有明师，无所施其剪裁。以故女之不可孕，如方书所志生禀之殊，非人工所能改移者，可不更论。若夫生禀不殊，但为形躯所累，而嗣孕终不乏者，古今来不知凡几。第夫妇之愚，天然凑合之妙，虽圣神有不能传者，所以方书缺焉未备耳！仆试言之：地之体本重厚，然得天气以苞举之，则生机不息，若重阴沍寒之区，天日之光不显，则物生实罕。人之体中肌肉肥盛，乃血之旺，极为美事，但血旺易至气衰，久而弥觉其偏也。夫气与血两相维附，何以偏衰偏旺耶？盖气为主则血流，血为主则气反不流，非真气之衰也，气不流有似于衰耳！所以一切补气之药，皆不可用，而耗气之药，反有可施。缘气得补则愈锢，不若耗之以助其流动之势，久而久之，血仍归其统握之中耳！湖阳公主体肥受孕，然不能产也。进诸御医商之，得明者定一伤胎之方，服数十剂，而临产始得顺利，母子俱无灾害。盖肥满之躯，胎处其中，全无空隙，以故伤胎之药，止能耗其外之血肉，而不能耗其内之真元也。此用药之妙也。仆仿是意而制方，预为受胎之地。夫岂无术而杜撰乎！然而精诚之感，贯于金石，女之宜男者，先平其心，心和则气和，气和则易于流动充满也。其次在节食。仙府清肌，恒存辟谷；宫中细腰，得之忍饥；志壹动气，何事不成耶？而且为齐心积德，以神道之教，补药饵之不逮，有不天人叶应者乎？仆于合浦求珠、蓝田种玉之举，而乐道之。

胡卣臣先生曰：观此一论，不必问方，而已得其意之所存，破尽寻常窠臼矣。奇创奇创！（《寓意草》）

五脏有病，皆能杀人，脾胃又其最者也。故古人有补脾不如补肾，补肾不如补脾之语。但当肾病最急之时而反补脾，脾病最急之时而反补肾，则迂矣。若于久病羸弱，或始因肾虚波及脾虚，而不能生子者，吾意当以补脾为要也。何则？盖精生于脾，藏于肾。肾药每多妨脾，以致饮食愈减，精何由生？且此时无失血之症、芤数之脉，不必滋阴，但当用参、芪、术、草专补脾胃，归、芍脾肝兼补，鹿茸、河车大补气血，菟丝、山药、莲肉、芡实脾肾兼补。且补脾胃者亦补肺，补肝肾者亦补心。佐砂仁以行脾胃之气。若少有虚火，加以麦冬、沙参。凡酸涩咸苦寒凉泥滞，有妨于脾胃者，一切进去，使饮食倍增，气血日旺，精自满足，而能生子矣。即血暴出不止，亦当以独参汤，先固其气，以统其血。其有久虚遗精者，脾肺气旺，自能提摄。古有用补中益气汤者，即此义也，何必拘拘于补肾哉！若脾胃素强，食量颇佳，而不生子者，不在此论。（《医权初编》）

四、产病

夫妇人怀胎大产，十月已满，阴阳气足，儿自折胞而出。此是时至自生，如瓜熟蒂落，栗熟壳开，乃造化自然之妙。小产如摘生瓜，如采生栗，破其皮壳，断其根蒂，非自然者。盖胎脏损伤，胞系腐烂，然后坠胎，岂不重于大产？治法尤宜补养形气、生新血、去瘀血为主。

臧公三曰：丹溪谓产后当大补气血，虽有杂症，以末治之，诚不易之论也。原夫妊妇向以气血养胎，而体固不甚厚，况产后大耗气血，是虚而又虚者也，安得不大补？外此又当通其变而治之。夫胎妊既分，而久积之污血，须该尽脱，若犹未尽，腹中必硬疼；宜用破血，如救产丸之药行之，必要恶露驱尽，方用补剂，乃为正治。（《履霜集》）

妇科之最重者二端，堕胎与难产耳！世之治堕胎者，往往纯用滋补；治难产者，往往专于攻下：二者皆非也。盖半产之故非一端，由于虚滑者，十之一二；由于内热者，十之八九。盖胎惟赖血以养，故得胎之后，经事不行者，因冲任之血皆为胎所吸，无余血下行也。苟血或不足，则胎枯竭而下堕矣。其血所以不足之故，皆由内热火盛，阳旺而阴亏也。故古人养胎之方，专以黄芩为主；又血之生，必由于脾胃，经云荣卫之道，纳谷为宝，故又以白术佐之。乃世之人专以参、芪补气，熟地滞胃，气旺则火盛，胃湿则不运，生化之源衰，而血益少矣。至于产育之事，乃天地化育之常，本无危险之理，险者千不得一。世之遭厄难者，乃人事之未工也。其法在乎产妇，不可令早用力。盖胎必转而后下，早用力则胎先下坠，断难舒转，于是横生、倒产之害生；又用力则胞浆骤下，胎已枯涩，何由能产？此病不但产子之家不知，即收生稳妇亦有不知者。至于用药之法，则交骨不开，胎元不转，种种诸症，各有专方。其外或宜润，或宜降，或宜温，或宜凉，亦当随症施治。其大端以养血为主，盖血足则诸症自退也。至于易产强健之产妇，最多卒死。盖大脱血之后，冲任空虚，经脉娇脆，健妇不以为意，轻举妄动，用力稍重，冲脉断裂，气冒血崩，死在顷刻。尤忌举手上头。如是死者，吾见极多。不知者以为奇异，实理之常。生产之家不可不知也。（《医学源流论》）

产后气血两亏，宜于温补，但初产者，恶血未行，先宜导滞，以防上奔。新产妇人喜中风，产后土虚能停食，产后燥结多血阻，此三者是为实证，宜于清补相兼。如无此三证，气虚者补气，血虚者补血，寒者温之，热者凉之，随其所利而行之，此产后之大法也。予尝用大剂人参、姜、附，救产后虚脱之危证，用芍药以利热燥之留停，又何尝忌人参之补，姜、附之热？而芍药亦未尝酸敛也。（《侣山堂类辩》）

产后百脉皆空，不宜发表，并大寒、大热之剂，伤败气血，再虚其虚。虽有他症，皆以调血为主。若恶露来尽腹痛者，以当归炭、五灵脂、桃仁泥、炮姜；血虚晕脱者，以当归炭、白芍炭、杞子、川断、阿胶珠、淡苁蓉、丹参、香附、太子参、茺蔚子；有风者，加荆芥炭、桔梗、川芎；有寒者，加肉桂；发热口渴舌燥者，加黄芩、麦冬、丹皮；不思食者，加石斛、谷芽、炒苡仁。凡有杂症，临时斟酌，参以妇科书诸法，始无差误矣。（《医门补要》）

妇人之病，莫重于产后。因气血大亏，内而七情，外而六气，稍有感触，即足致病，且多疑似之症，毋徒以逐瘀为事，以致变端百出。读《金匮》书中，有用大黄等峻剂者，非古人之立法不善也，盖以古时禀气之足，或西北地土坚厚，人亦强壮，用之良善。至于吾地，体质柔弱，深闺娇养，岂能受此侵克，此看病之不可泥于古也。时人每谓产后不可补，恐其瘀阻，往往用苏木、红花等行瘀为先务，设或血行不止，立见厥脱，急难措手，可不惧哉！丹溪云：产后以大补气血为主，虽有他症，以末治之。王肯堂云：产后用下药者，百无一生。诚哉是言也！（《客尘医话》）

产后去血过多，防脱血；气短如喘，防气脱；汗多妄言妄见，防神脱。虽有血阴、气阳之分，而精散魄去之促无异。若非厚药急方，浓煎频服，奚能有救？宜服大补生化汤：人参一钱五分，熟地四钱，炙黄芪一钱五分，淡附子三分，五味子十粒，制冬术一钱，麦冬一钱五分，白桃仁八粒，归身三钱，川芎八分，炮姜四分，炙甘草三分。（《客尘医话》）

古人用芩、术安胎，是因子气过热不宁，故用黄芩苦寒以安之；脾为一身之津梁，主内外诸气；而胎息运化之机，全赖脾土，故用白术以助之。然惟形瘦血热，营行过疾，而胎常上逼者宜之。至若形盛气衰，胎常下坠者，非人参举之不安；形盛气实，胎常不运者，非香、砂耗之不安；血虚火旺，腹常急痛者，非芎、归、地、芍养之不安；体肥痰盛，呕逆眩晕，非芩、半豁之不安。此皆治母之偏胜也。妇人坠胎与难产病之最险者也。治坠胎往往用补涩，治难产往往用攻下，皆非正法。盖半产之故，由于虚滑者半，由于内热者半。得胎之后，冲任之血为胎所吸，无余血下行，血苟不足，则胎必枯槁而坠，其本由于内热，火盛阳旺而阴劫血益少矣。治宜养血为先，清热次之，若泥于腻补，反生壅滞之害。至于产育，乃天地生生化育之理，本无危险，皆人之自作也。用力不可太早，早则胎先坠下，舒转不及，胞浆先破，胎已枯涩，遂有横生、倒产之虞。其治亦不外乎养血为主，血生则胎自出，若误用攻下之药，则胎虽已产，冲任大伤，气冒血崩，危在呼吸矣。慎之慎之！（《客尘医话》）

单养贤曰：凡病起于气血之衰，脾胃之弱，至产后而虚又甚焉。故丹溪论产后当大补，已尽医产之旨，若能扩充用药，治产可无过矣。产后气血暴虚，诸证乘虚易袭。如有气不行，毋专耗气；有食不消，毋专消导；有热，不可用芩、连；有寒，不可用桂、附。用寒凉则血块停滞，用辛热则新血崩流。至若虚中外感，见三阳表证，似可汗也，在产后而用麻黄，虑有亡阳之误；见三阴里证，似可下也，在产后而用承气，恐致竭阴之患。耳聋、胁痛，乃肾虚恶露之停，休用柴胡；谵语、汗出，乃元弱似邪之证，毋加宣导。厥由阳气之衰，难分寒热，非大补不能回阳而起弱；痉因阴血之损，毋论刚柔，非滋阴不能活络而舒经。有如乍寒乍热，发作有期，证类疟疾，若以疟论，病甚难瘳；神不守舍，言语无伦，病似邪侵，如以邪论，危亡可待。去血多而大便燥结，苁蓉加于生地，莫投润下之汤；汗出甚而小便短涩，六君倍用参、芪，更加生津之剂。人参生化汤频灌，可救产后之虚危；长生活命丹屡用，能苏绝谷之人。脱肛久泻，多是血虚下陷，补中益气正宜；口噤筋挛，乃因血燥类风，加人参、生地为最。产户入风而痛甚，服宜羌活养荣方；玉门伤冷而不闭，先须床、菟、茱、硫。因气而满闷中虚，生化汤加木香为佐；因食而嗳酸恶食，六君子加神曲为良。苏木、棱、蓬，不能破血；青皮、壳、实，最恶虚中。一切耗气、破血之剂，汗、吐、下之策，可施少壮之人，岂宜胎产之妇？大抵新产之妇，先问恶露如何？块痛未除，不可遽加参、术；腹疼若止，补中益气无疑。至若汗出亡阳，气虚喘促，频用加参生化汤，固是从权；如因大热阴虚，血崩厥晕，速煎生化原方，乃为救急。言虽未能尽证，大略知斯而已。

慎斋按：已上二条，序产后用药之失，而有误治之戒也。（《女科经纶》）

洁古云：治产之病，从厥阴经论之，是祖气生化之源也（厥阴肝木，乃风化之始，故曰化之源，而祖气乃天真之气，非谷气。东方生风，风生虫，人亦倮虫也，故从厥阴风木论之）。厥阴与少阳相为表里，故治法无犯胃气及上、中二焦。有三禁：不可汗，不可下，不可利小便。发汗则伤上焦之阳，通大便则脉数而动脾，利小便则内亡津液，胃中枯燥。制药之法，能不犯此三禁，则荣卫自和，而寒热自止矣。如发渴需白虎（产后发渴，恐属血虚，用白虎宜慎。东垣云：血虚忌白虎），气弱用黄芪，血刺痛而和以当归，腹中疼而加之芍药。大抵产病天行，从增损柴胡，杂症从增损四物，宜详察脉症而治之。（《女科折衷纂要》）

勿乱服汤药，勿过饮酒，临产尤忌。勿妄乱针灸，勿向非常地，勿举重、登高涉险。心有大惊，子必癫疾。勿多卧睡，须时时行步。体虚肾气不足，子必解颅，宜予温补。脾胃不和，荣卫虚怯，子必赢瘦，宜予调理。产室贵乎无风，又不可太暖，太暖则汗出腠理开张，易致中风。（《产鉴》）

亟齐士曰：临产有六字真言，一曰睡，二曰忍痛，三曰慢临盆。又曰：或问临盆服药，有益无损否？曰：安得无损？鼠兔二丸，大耗气而兼损血；回生丹，大破血而兼损气。盖鼠兔例用香窜之药，产时百脉解散，气血亏虚，服此散气药，儿已出而香木消，其损多矣。且令毛窍开张，招风入内，祸不可言。回生丹以大黄、红花为君，其余亦多消导之品，血已耗而又大破之，多致产后发热等病，遗患无穷。都只谓产后失调，谁复归咎于药？按此数方，古人称为神灵奇宝者，尚然如此，其他可知。或又问总无可用之药乎？曰：有。只须加味芎归汤、佛手散二方，用之不尽矣。盖胎时全要血足，血一足如舟之得水，何患不行？二方皆大用芎、归，使宿血顿去，新血骤生。药味随地皆有，且使身体壮健，产后无病，真正有益无损。此皆先贤洞明阴阳之理，制此神方，以利济后世。奈何人只求奇怪之药，不论损益，岂不可叹！（《妇科玉尺》）

产后饮食，各处不同。徽俗才上床，即与肥鸡、干饭。吴俗率与齑粥，甚至有弥月而后茹荤者。此不通可笑。盖徽俗终年食粥，产后胃弱，骤与鸡、饭，殊不相宜。吴中终年食饭，至产后，肠胃空虚，正宜滋味调养，以生气血，转令食齑食粥，习俗移人，牢不可破，说亦不信，谅必有以此伤生者，习焉而不察耳！及至虚弱，发热，咳嗽，此大虚也。血脱益气，急宜用重剂参、芪大补，犹可挽回。却又谓之产劳，且与滋阴降火，以至于死而不悟，良可叹也！

或问：必如何调理而后可？曰：粥时吃粥，饭时吃饭，三日内，只用鸡汤，吹油澄清饮之，未可食鸡。十日内，不可食猪肉，一月内，不可食猪油，以其壅塞经络，恐令血气不通耳！其余有何忌乎？

鸡蛋有去瘀生新之能，食之甚宜，但要煮极熟透，不妨从朝煮至暮。若溏心鸡蛋，乃是生物，凝滞损人，断不可食。鸭蛋不可食。

或问：食物必要去油，取其清耶？曰：然。不但要清，且要淡。盖清淡之味本乎天，能生精神，浊则否矣。曰：何以验之？曰：产妇宜饮淡酒，宜食淡味。若饮醇酒，食咸味，皆令烧干乳汁，此清浊之验也。但不得如吴俗食齑粥，矫枉过正耳！（《达生编》）

产后伤食，因形体劳倦，脾胃俱虚，不思食而强与之，胃虽勉受，脾难转运，食停痞满，嗳腐吞酸。必须健脾助胃，加以轻品消导之药，则食化胀平。断不可用峻剂消之，致伤元气。宜服健脾消食生化汤：归身三钱，川芎一钱，焦白术一钱，焦神曲一钱，焦麦芽一钱，陈皮五分炒，炙甘草四分。如伤肉食，加焦山楂一钱，砂仁四分，或以绢包炒熟麸皮，加芒硝少许，揉熨更稳。（《客尘医话》）

产后诸方，惟《达生编》最稳，余书瑕疵互见，或尔时对证应用之方，非可概施于人人也。但参、术、桂、附、芩、芍等药，如产病果见，为非此药不可，权宜用之；若一概混用，贻误不小。

一妇年十八岁，体肥，首胎。既产恶露不下，大便闭结，且一日夜昏死复苏者数矣。医生用生化汤等方，不应；乃用洗肠丸，即生军、大皂角炭，蜜丸者也。灌下二钱，便利、昏止；速用生化汤、童便等味，恶露续下。后患腹疼、虚寒等证，医之年余始愈，遂不再孕。此盖败血冲心，书所谓死证也。夫以幼年体肥之妇，首产恶露不下，必其平日多痰使然。大便结者，非实热之闭，乃前日劳顿气乏，力难运送，兼以痰逆迷阻故也。观用洗肠丸二钱，即得便利，可思矣。其不危者，幼壮也。其久病不孕者，子宫损也。

近又一幼妇，体瘦，平日白带淹缠失治，及首产，大便闭、恶露不下，医用肥皂、大黄、蜜丸与服，便利、露稍下，而昏迷不已，又八日矣。时值七月，产室疏豁，不知御风，虽连与生化汤，而昏烦不愈，且周身发疹，非疹也，乃败血瘀滞所化也。又数日而危。（《王氏医存》）

产后当服补药，但须加一二暖血行瘀之味。盖血行其气乃复，特不可行之过峻耳！凡产后危证，莫如三冲、三急：三冲者，败血冲肺、冲心、冲胃也；三急者，呕吐、泄泻、多汗也。其用药则有三禁。禁佛手散，以川芎辛散，能发汗走泄也；禁四物汤，以生地寒冷，能作泻而凝血也，白芍酸寒，伐生气也酒炒后，宜用以敛阴；禁小柴胡汤，以黄芩性寒，能阻恶露也。更有三禁：不可汗，不可下，不可利小便。并勿犯胃及上、下焦。虽有杂症，于补气血药中带以治之。（《罗氏会约医镜》）

医家误人，病家自误。若此案者，我见实多。引雷少逸治四明沈某室产后匝月，忽然壮热，汗多、口渴、欲饮。徐洄溪、魏柳洲皆谓产后血脱，孤阳独旺，虽石膏、犀角，对症亦不禁用。而庸手遇产后，不论何症，一以燥热温补，戕其阴而益其火，无不立毙，诚有慨乎其言之也。盖有是症，即用是药，非独产后，即产前亦然。世俗动以保胎为主，岂知胎不安者，乃因邪气内通，故解其邪，勿使伤胎，即为保护。章虚谷云：如伤寒阳明实症，亦当用承气下之，邪去则胎安也。若但事保胎，不辨其邪，妄施其药，或引邪入内，或锢邪不出，则轻病变重，母与胎俱难全矣。（《馤塘医话补编》）

近来诸医，误信产后属寒之说，凡产后，无不用炮姜、熟地、肉桂、人参等药。不知产后血脱，孤阳独旺，虽石膏、竹茹，仲景亦不禁用。而世之庸医，反以辛热之药，戕其阴而益其火，无不立毙。我见甚多，案中绝无此弊，足征学有渊源。惟善用人参，而少用血药，消痰清体之法，尚未见及，则有未到也。（《馤塘医话补编》）

俗说产后服不得参，此极不通之论。不知出自何书，有何引据？而为此语以误人命，遂令家谕户晓，莫不镂心刻骨而信从之。细究之，其说竟出自专门女科。惟其出自专门女科，故人更易听信，见有用参以救产妇者必群力阻之，坐视其死而后已，此真不能为之解也。彼谓产后服不得参者，俗见恐其补住污血不得行耳！抑知气行则血行，气滞则血滞。然气之所以滞者，气虚故也；气之所以行者，气旺故也。故必用参以补气，气旺则气行而污血自行，必无补住不行之理。况产后虚症甚多，要紧处不专在行污，安可单为污血而置性命于不问乎？丹溪云：产后气血大虚，当以大补气血为主，一切杂症，皆以末治之。彼有杂症者，尚以补气血为主。若无杂症而一味是虚，岂反不当用补，而谓服不得参乎？又王肯堂《证治准绳》一书，其产后门中，首一方是独参汤，用参一两，产后眩晕者主之。奈何今人好死，医家既不知用参，病家又乐于不用参，一任产妇发寒发热，出汗作泻，神昏气乱，虚症百出，一息恹恹，犹必不肯用参；最喜专门女科，动加以产后惊风之名，于益母、泽兰通套药中，加以防风、柴胡、钩藤、僵蚕、秦艽、天麻、贝母、胆星之类，使产妇虚而益虚，虽欲不死，不

可得也。可悯尤可恨也！（《医验录》）

或问：妇人产后诸疾，古方多用四物汤加减调治。我丹溪先生独谓芍药酸寒，能伐发生之气，禁而不用，何欤？曰：新产之妇，血气俱虚之甚，如天地不交之否，有降无升，但存秋冬肃杀之令，而春夏生发之气未复，故产后诸证，多不利乎寒凉之药，大宜温热之剂，以助其资始资生之化源也。盖先哲制四物汤方，以川芎、当归之温，佐以芍药、地黄之寒，是以寒温适中，为妇人诸疾之妙剂也。若或用于产后，必取白芍药以酒重复制炒，去其酸寒之毒，但存生血活血之能，故为其不可也。后人传写既久，脱去制炒注文，丹溪虑夫俗医卤莽，不制而用之，特举其为害之由以戒之耳！若能依法制炒为用，何害之有哉？学者其可不知此乎！（《医学正传》）

世俗谓产后三日内，不可用人参，测其意恐瘀血之不行耳。噫！果瘀血之不行，而谓不可用，诚是矣。设有行之不止，以昏眩无知，六脉几绝，手足尽冷，而为血脱阳亡之候，其亦可不用乎？窃恐此际即立煮人参、姜、桂急救之，亦有不及济者矣，安问三日与不三日也。今之病家医家，未经参究，每遇产后，但知有瘀血不行之可虑耳，而不知有血脱阳亡之可危，恒坐视人之死而不救，可悼也！

夫一巨家室，五月而小产，产不逾时，而即血崩不止，六脉虚微，神情昏倦，此血欲脱而阳欲亡之候也。予甚惶怖，急以人参一两，肉桂二三钱，不切而咀，即注炉头沸水急急煮饮，以迫脱耗之元阳。煮未半而室已晕去，更视之则六脉既绝，手足冷而通体涓涓汗矣。予惶怖益甚，忙取二大磁瓯，不待参味煮全，旋以一注参汁少许，急持与饮，复以一又注少许，急持与饮，如此递相持饮，饮尽即脉起神苏，手足温而汗已收矣。既而胸中作满，疑故于参。予谓此非参故，乃汤饮多而不能顿行故也。顷俟腹中有汩汩行下声自平耳！未几果然。然其所以用参之不切而咀，而又以沸水急煮者何也？恐稍缓不及济世耳。其注参汁于大瓯而递相少进者又何也？恐参汁热而骤难下口，转致迟迟耳，非有他也。不如是，则徒有救人之心，而无救人之术，与不救者何以异？甚者！成见之误人也。

临证首宜辨虚实，不必拘日数。伤寒、痘疹及诸杂证，无不皆然。（《言医》）

朱震亨曰：产后不可用芍药，以其酸寒，伐生发之气也。李时珍曰：白芍益脾，能于土中泻木，产后肝血已虚，不可更泻，故禁之。夫酸寒之药，盖不少矣，何独避芍药之为？世医雷同其说，不思之甚矣！诸药皆毒，毒而治毒，毒而不用，何治之有？《金匮要略》曰：产后腹痛，枳实芍药散主之。《千金方》曰：产后虚赢，腹中刺痛，当归建中汤主之。此皆芍药主药而用之于产后也。且也，张仲景芍药甘草汤、芍药甘草附子汤、桂枝加芍药汤，皆以芍药为主，而于血证毫无关涉焉，特治结实而拘挛已。若乃酸寒伐生发之气及泻木之说，此凿空之论，而非疾医之用也。（《药征》）

（一）流产

丹溪云：阳施阴化，胎孕乃成。血气虚损，不足营养，其胎自堕。或劳怒伤情，内火便动，亦能堕胎。推原其本，皆因热火消物，造化自然。《病源》乃谓风冷伤于子脏而堕；此未得病情者也。予见贾氏妇，但有孕，至三月左右必堕。诊其脉，左手大而无力，重取则涩，知其血少也，以其妙年，只补中气，使血自荣。时正初夏，教以浓煎白术汤下黄芩末一钱，服三四十帖，遂得保全其生。因而思之，堕因内热而虚者，于理为多，曰热曰虚，当分轻重。盖孕至三月，正属相火，所以易堕；不然何以黄芩、熟艾、阿胶等为安胎妙药耶？好生之工，幸无轻视。（《济阴纲目》）

妊娠胎动，或饮食起居，或冲任风寒，或跌仆击触，或怒伤肝火，或脾气虚弱。推其因而治之。若因母病而胎动，但治其母；若因胎动而母病，惟当安其胎。轻者转动不安，重者必致伤坠。若面赤舌青，是儿死也；面青舌赤吐沫，是母死也；唇口俱青，两边沫出，是子母俱死也。察而治之。（《产鉴》）

藜藿服劳之妇及淫女私胎，即积劳闪跌而不坏，或觅方下胎及误药下胎，皆不易堕，及膏粱孕妇，稍动即漏，医迟即损，何也？盖彼长于劳苦，少衣少食夫妻，昼奔忙而夜困倦，其心重衣食而淡嗜欲，自有孕以至临盆，无日不在劳苦中也，况今日产子，明日又服劳矣，风且难避，他遑论耶！膏粱之妇，嗜欲太过，气血早亏，而子宫冷滑，安佚筋力，肥腻杂积，稍有不慎，立见腰痛、腹重，迟延移时，即下血而堕矣。是宜月月保胎，尤须固气、固血，兼戒嗜欲、节饮食、慎起居。《达生编》乃其龟鉴也。（《王氏医存》）

惯堕胎者，固是初因闪跌，然必幼时常患泄泻，以至气虚，平常多汗，正气愈虚；及嫁而孕，则气不足以摄胎，稍有不慎，遂觉腰痛，随即下血，又数时而胎堕矣。然此幼妇气虚，亦易受胎，故于堕胎愈后，保其月内无他病者，自此天癸无病，不两三月即又受胎矣。若不亟亟医治，则依旧胎堕。法须于前堕之时，用归、芎、杜仲、续断等味，长服无间，但得此胎不堕，则后孕永无堕矣。（《王氏医存》）

孕妇手不宜高举取物，不宜持重，不宜快走，不宜大哭、大笑、大怒，以及俯仰、疾徐扭身弓腰、上下阶梯、践踏雨后泥苔滑砖、担囊汲水。诸须谨忌！凡此皆闪跌之由也。

怀孕而房事不节，则胎伤漏堕。即妻强夫弱，未及伤胎，产后儿亦难养。（《王氏医存》）

闪跌胎脉，亦沉洪而滑，但加以结促耳！结则腹痛，促则痛甚。亟须安胎，宜四物加黄芩、知母、杜仲、续断、潞参、白术之类，忌用峻剂热性，转能动血也。若脉促而数，必已下血矣，其胎必堕。亟于前药加阿胶、艾叶等止之。书有成方，皆可选用。（《王氏医存》）

妇科小产，其生新化瘀之法，与大产无异，夫人而知之矣。然而小产，第一次三月而产，五月而产，后每孕则三月或五月而必产何也？此子宫瘀血之未净也。第一次产后恶露，未曾行尽积而为瘀，每受孕至其时，胎与瘀相触而坠矣。瘀大则三月触之，瘀小则五月触之。新血与瘀血不相合，则胎不能系，老媪或咎其闪跌，或斥其饮食之不慎，谬矣。此症须于小产之后，极意逐瘀涤荡殆尽，而后此则胎稳而孕固矣。或者不知，妄投补血之剂，瘀积愈牢，而胎坠愈易。吾依吾法行之，竟有惯于小产，而服

吾药方，居然系住者。要之瘀不荡净，虽跌坐①终日，仍不免于坠也。此一定不移之理也。（《靖盦说医》）

魏氏，经止两月，腹痛胀，食减，夜热。医谓经闭，用通利药，血下不止；更医见亦同，用牛膝、红花、炮姜、枳壳，漏益甚，腹加痛胀，色晕腰疼，烦热不寐。予诊之，觉迟脉搏指，两寸独别，胎脉也。但热久攻伐药多，恐损动胎元，且致胞系不固耳。用香附、白芍行气和血以除痛胀，蒲黄、荆芥止血而除晕，杜仲、熟地、阿胶固肾以摄下，茯神、麦冬、枣仁安神以止烦。一服症减而思食，胎如指堕。前方去白芍、阿胶、蒲黄、麦冬，加楂肉、当归、炙草、莲子，数服乃安。（《清代名医医话精华·林羲桐》）

汪心涤兄夫人，体孱多病，怀孕三月，腹痛见血，势欲小产。延余至时，胎已下矣，血来如崩，昏晕汗淋，面白如纸，身冷脉伏。予曰：事急矣，非参附汤莫挽。金谓用参恐阻恶露。予曰：人将死矣，何远虑为！亟煎参附汤，灌之少苏，旋即晕去，随晕随灌，终夕渐定。续用参、术、芪、草、归、地、枸杞，大剂浓煎，与粥饮、肉汁间服，旬日始安。再投归脾汤，数十剂乃愈。（《清代名医医话精华·程观泉》）

定海巡捕魏小隐夫人，年三十余，前曾有孕四月，因腰痛腹疼，误认血积，破血殒胎，年余原医复用前药致殒。丙戌秋停经四月，腰腹如旧疼痛，乃邀余诊，脉弦虚滑数，尺脉躁动不安。余曰：此胎脉也。问几月矣？曰：将及四月。余曰：脉已离经，胎将堕矣。伊备述前因。余曰：前堕两胎，皆在四月，今届其时，瓜弱蒂脆，又欲堕也。曰：腰腹虽痛，血尚未下。余曰：脉象如此，势必漏下。姑用安胎之法，以四物汤加桑寄生、杜仲、川断、胶、艾、砂仁。药未服而血已下，持方来问。余曰：此方正治胎漏，然胎之能保与否，难以预决，而又不得不服。次日下血更多，余复诊之，脉数已减，尺脉稍安。余曰：脉似有根，胎可保矣。渠曰：胎既可保，何以下血反多，腰腹仍痛？余曰：此凭脉不凭症也。昨血未下，余断必下，盖离经之血，自然当下，若止涩之，将来筋血为患，变症百出矣。已离之血，必当尽下，则未离之血自止，但产期须补一两月耳！复于前方加参、芪、白术，又服二剂，而血始止，胎卒不堕。噫嘻！天下之误药而殒胎者，不知凡几，岂非医之造孽耶？（《一得集》）

妇人科以四物汤为通套之药，随症加减治之，称家传而贵妥当，殊不知其不然也。缪妇怀孕两月，值太姑去世，悲泣过度，遂致饮食不进，胎坠痛。予以调脾、理气、消痰之品治之，年幼不遵调摄，又时着气恼，故不效。往母家就医，医惟治以四物汤兼保胎之药，饮食愈减，血渐下，小腹坠痛愈甚。复回延予诊视，脾胃之脉弱极，然胃口壅塞作呕，以香砂六君子汤加枳、桔开提之，二帖思食；减去枳、桔，又二帖，饮食大进，下焦痛止，而血块反下，继下一物，大如鹅卵，内如蛋白状，是知胎已久坏，因胃气痞结，以致下焦气亦不通，故坠痛不下。服此药，得胃气运行，而瘀血死胎有不与之俱下乎？若再服四物保胎等药，予不知其变为何症也！（《医权初编》）

董文敏之孙女，怀孕三月，忽崩涌如泉，胎随而脱，胸腹闷胀昏沉，发热谵语，

---

① 跌坐："结跏趺坐"的略称。即双足交迭而坐。意指静坐而不活动。

面黑流涎，已三日矣。此皆瘀血灌满胞中，上掩心包，故里证毕现，治法须分先后。用肉桂、归尾、泽兰、香附、牛漆、红花、元胡，煎成，调失笑散，去其胞中垢秽，使不上升；继以参、芪、芎、归、肉桂，取其传送，庶或有救。如方修服，神思稍清，遂觉痛证连腰，恍如下坠，将鹅翎探喉中，一呕而胞下，诸苦若失。(《清代名医医话精华·李修之》)

外祖汪星阶公名曜奎，好方书，辑有《续经验方》行世。故先母汪太夫人，窃闻绪论，备知方法，常曰：药性吾不知，但闻之方法有益无害者，默志之，亦足以备缓急。长嫂周氏，怀孕七月，患疟，寒战剧，胎为之坠，时虽七月，而秋寒特甚。胎下，无啼声，面色白，肢冷，气绝。母命勿断其脐，以纸捻蘸香油熏之，并徐挤其暖气送入腹。熏至脐枯而断，搦以指，弗使泄气，乃扎束，而儿早呱然醒矣。(《景景医话》)

李梃曰：心腹痛而下血者，为胎动不安；不痛而下血者，为胎漏：二者所由分也。大抵漏胎由热者，下血必多，内热作渴者，四物加芩、连、白术、益母草。血黑成片，三补丸加香附、白芍。血虚来少，古胶艾汤或合四物汤。气虚，四君子汤加黄芩、阿胶。因劳役感寒，致气虚下血欲坠，芎归补中汤。或下血如月信，以致胞干子母俱损者，用熟地、炒干姜各二钱，为末，米饮服。惟犯房下血者，乃真漏胎也，八物汤加胶、艾救之。(《妇科玉尺》)

妊娠至三月，最易堕胎，其说已详于前。然能调护如法，胎动无有不安者。

某年　月　　日，余与人治一胎动不安、腹痛见红症，有乙以胎动为气虚，重用党参、於术等药。初诊时，余令加入条芩、生地以佐之。服后，痛止胎安，惟血未净。有癸在暗中，以冷语恐主人，谓生地、条芩苦寒不可服。迨复诊时，乙与知癸谋，迎合主人意，专任参、术等味，概置地、芩不用。余曰：芩、地洵属苦寒，然合之参、术，一为两仪膏，一为安胎饮，以寒佐热，以阴济阳，实尽制方之妙。使去芩、地而偏用参、术，是如有昼无夜，有火无水，有春夏而无秋冬，有风日而无雨露，岂造化补偏救弊之道欤？余虽力辩，乙固不从。服药后，腹果大胀，血亦大下。盖参、术等药，补气太过，气有余即是火，火迫血而妄行，西医所谓有炭气无氧气也。胎由是不安而堕。主人因是咎乙。乙谓戊曰：我辈被陈修园书所误。噫！是非古人误今人，直今人诬古人耳！

夫古之医书，汗牛充栋，大抵为补偏救弊设也。如伤寒书重发表，所以救不发表之失；温病书重清里，所以救不清里之失；东垣书重补阳，所以救不补阳之失；丹溪书重滋阴，所以救不滋阴之失。而且重发表者未尝不清里，重清里者未尝不发表，重补阳者未尝不滋阴，重滋阴者未尝不补阳。可合众书为一书，可分一书作众书，默而识之，会而通之，酌而用之，化而裁之，是盖存乎其人。乃俗人只知取巧，读书不竟，取古人一二笼罩语、别致语，执守以论千变万化之病，是犹胶柱而鼓瑟，坐井而观天，不通甚矣！吴尹子曰：遇微言妙行，慎弗执之；执之者，腹心之疾，无药可疗。然则执一不通者，腹心先成痼疾，不暇自疗，而欲疗人之疾焉，乌乎能！(《诊余举隅录》)

一宦女，体肥，初嫁，孕四月，患漏胎医愈，至皖省复漏。诊知未堕，服安胎方数剂愈。夏又大呕，食西瓜稍安，变证多端。然孕已九月，惟脐右一块，并无动静。

自言是病非胎，若不早治，必成痼疾。然心慎之，而口难与辩，秋节其夫旋里，妻独延治，曰：岂有十二月之胎无动静耶？予尤无可辩，而彼坚欲攻化，支吾用药，及十四月，得生男子。

按常见女子气寒白带或痰盛，一切气分杂病愈后，体健而月经始末无病，迫于归，不久怀孕，或多病，或多怒，及十月常不产，必过月乃产，且难也。倘稳婆不善，或保护不周，皆危。盖为女既气分多病，为妇则气仍亏虚，孕后病未全愈，又值初胎，而交骨初掀，百般危殆，皆在气分，而人多不知也。(《王氏医存》)

(二) 难产　异胎

凡将产，最戒曲身侧卧；腹痛时，宜强为站立，若稍缓，便散步行动，或凭几立，庶儿得以舒展寻路。倘曲腰则身难转，侧卧则门遮闭，再转再闭，则子必无力，自至难产。当产时痛如未痛，行立坐卧，令人莫知，痛极转热，百节松活，一刻即产，胞衣随下，何尝有难产乎？

凡生产以气为主，以血为辅，气行则血行，气滞则血滞。富贵之家，惟恐劳动，怠惰自安，所以气滞而血亦滞，胎不转移，以致难产；即如贫家之人，勤动劳苦，生育甚易，非明征乎！

凡产育之时，气以行之，血以濡之，然后子宫滑溜，犹之鱼必得水而后行也。胞浆未下，但只候时，若胞浆破后，一二时辰不生，必其胎元无力，或体素虚弱，或时当中年，或生育烦多，或遇病后气血不足。愈迟则浆必愈干，力必愈乏。此际唯有大补气血，正是催生妙药，多多益善。更须以母鸡煮汤，加粳米作稀粥与食，不得多食肉食。由是气血充畅，精力健旺，不期下而自下矣。倘不知此，而妄用行气重堕之物，多致血亏气陷，反为大害。

生产有迟缓而不下者，举家忧疑，使产妇惊恐忧虑。盖惊则神散，忧则气结，产亦艰难。人当明其时候未至，惟宽心以候之，不必仓皇以自误也。

古者妇人有孕，即居侧室，不共夫寝，以淫欲最所当忌。盖情欲一动，气血随耗，火扰于中，血气沸腾。三月前犯之，则胎动小产，三月后犯之，不惟胞衣厚而难破，而且子夭，而多痘毒疾厄。试观物类，一受胎后，牝牡绝不与交，所以胎产俱易，而人则不能禁绝，以致多有艰难之事。

胎之肥瘦，气通于母，母之所嗜，即胎之所养也。如恣食厚味，不知节减，故致胎肥而难产。常见糟糠之妇，易产可知。冬月天冷，产妇经血得冷则凝，致儿不能下，此害最深。务令下部衣裙宜厚，满房有火，令产妇向火，脐下腿膝间暖则血行，儿易生也。

盛夏天热，不可冲风取凉，以犯外邪。又不宜热甚，致令烦渴血晕。房中宜洒凉水，产妇或可少与凉水，暂以解热，自必易产。(《罗氏会约医镜》)

余往候族兄龙友，坐谈之际，有老妪惶遽来曰：无救矣。余骇问故。龙友曰：我侄妇产二日不下，稳婆已回绝矣。问何在？曰：即在前巷。余曰：试往诊之。龙友大喜，即同往。浆水已涸，疲极不能出声，稳婆犹令用力进下。余曰：无恐，此试胎也。

尚未产，勿强之。扶令安卧，一月后始产，产必顺，且生男。稳婆闻之微哂，作不然之态。且曰：此何人？说此大话。我收生数十年，从未见有如此而可生者。其家亦半信半疑。余乃处以养血安胎之方，一饮而胎气安和，全无产意。越一月，果生一男，而产极易，众以为神。龙友请申其说。曰：凡胎旺而母有风寒劳碌等感动，则胎坠下如欲生之象，安之即愈。不知而以为真产，强之用力，则胎浆破而胎不能安矣。余诊其胎脉甚旺，而月分未足，故知不产；今已摇动其胎，将来产时必易脱，故知易产；左脉甚旺，故知男胎。此极浅近之理，人自不知耳！（《清代名医医话精华·徐灵胎》）

辛卯冬，余至五渠夏宅诊脉，回至舟中。有陆二官，余之仆也，其妻追至舟中云：家中侄媳病重，欲邀余诊。余因有别事，不能逗留，陆二夫妇匆匆回家，余亦返棹，已去里许。余在舟中忖之，看陆二夫妇惊惶失色，必病势危急，若袖手不救，于心何忍！即停舟步行至其家，见其家中聚集多人，病人势已临危。余即问其病情，因孕胎难产，去血过多，气脱矣。余即诊其脉已绝，目瞪直视，牙关紧闭，用火刀撬之，舌缩舌白，面色如纸，肢体俱冷。余即将艾叶灸其小足指外，两炷，稍能伸缩。余曰：未必竟死，此乃气随血脱也，若不急救，三四时气必绝矣。用黄芪四两，当归二两，煅牡蛎四两，炒枣仁三两，煅龙骨一两，炙甘草三钱，炒淮麦三钱，红枣三两，炒白芍六钱，桂枝钱半，桂圆肉二两，茯神二两，党参四两。给其药资一元。将大罐沸，以气熏其鼻，频频灌之，再添水煎，再熏再灌。共服十余碗，肢体渐渐转热，至四更始醒。（《清代名医医话精华·余听鸿》）

姚姓妇，年四十余，生两男两女，最后生者九岁矣。丙戌秋，月信愆期，至冬病不起床半载，以后腹大如抱瓮，肌肉尽消，面色暗惨，床内转侧须人搀扶，有时腹如绞痛，痛过即饥，饥则欲食，而胃口倍强于平昔。延医诊之，或云胎气，或云水气，或云蛊胀，纷纷不一，治亦无效。丁亥春，病更剧，延余诊之。其脉右手浮部滑数，沉部叁伍不调，左三部俱弦强，诊时适当痛后。余曰：痛后之脉，不可凭信，明日再诊，或可定方。然大端总非胎脉，此等奇症，须认明的实，或可一击而去。彼以为然。次早复诊，左脉虽弦而不强，右脉如羹如沸，寻按之细软如丝，无气以动，竟犹欲绝之状。余曰：昨今脉候，大相悬殊，凡治病多先得其要领，可以下手，脉象如此无定，何敢轻治？其夫再三求方。余曰：如是下午再商可也。午后复往诊，而脉象又更，两手频现歇止、时数时缓，因知此脉本无定象。问其痛时腹中动否？痛处有无一定？曰：动处与痛俱无一定，或在脐上，或在脐傍，或左右胁下，动则必痛，不动则不痛。余曰：脉象屡更，且必动而始痛，胃反倍强，肌肉日削，其为怪胎无疑。但怪胎须下，药必有毒，下后生死，余亦难定，然不下必死，下之或可望生。妇云：如能下之，虽死不怨。现全身如巨石，扶持需人，家贫如洗，日食维艰，生不如死。夫妇皆坚请用药，于是邻里共闻。余始疏方用大黄一两，附子五钱，干姜、桂心、川乌、雷丸、鹤虱、桃仁、牛膝、枳实各二钱，巴豆霜四分，麝香一分。共研细末，炼蜜为丸，开水送服五钱。一服腹中大动，痛更剧，而胎未下。令再服三钱，约二时许先下浆水斗余，后出两怪物，形圆且长如鱼，兼有两角，口眼俱备，不知何物，产下尚能跳跃，人尽骇绝。下后用银花六钱，生甘草四钱，生绿豆一钟，煎汤以解其毒，腹痛乃止。后以补养气血，调理脾胃，月余始能起床。金谓此妇庆再生云！

姑苏诚信洋药店，一妇甫二十岁，亦患怪胎，伉俪方年余，汛愆肌削，困惫已极，亦下之而安。方知患此者，断不可以其形虚危而不下也。须知因病致虚，病去而正自复。语云药不瞑眩，厥疾弗瘳，正谓此也。（《一得集》）

一妇怀孕六月，因丧子悲哭动胎。医用黄芩、白术辈安胎药，二服不应；改用枳壳、香附、紫苏、砂仁理气，一服胎遂上通心下，胀闷喘急，口鼻出血。第三日午后来请石顽，薄暮往诊。其脉急疾如狂风骤雨，十余至则不至，顷之复至如前。因谕之曰：此孕本非好胎，安之无益，不若去之，以存母命。因思此胎必感震气所结，震属木，唯伞可制，令以铁斧烈火挠红醋淬，乘热调芒硝末一两灌之。明日复来请云，夜半果下异胎，下后脉息微和，神思恍惚，所去恶露甚多。又与安神调血之剂，数服而安。（《张氏医通》）

（三）产后时病

妊娠伤寒及温热症，最难措手，须辨舌胎。张诞先舌鉴六条，实为名论，治宜宗之。其一云：孕妇初伤于寒，见面赤舌上白滑，即当微汗之，以解其表；如面舌俱白，发热多饮冷水，阳极变阴所致，当用温中之药；若见厥冷烦躁，误以凉剂，则厥逆吐利而死。其二云：面赤舌黄，五六日里症见，当微利之，庶免热邪伤胎之患；若面舌俱黄，此失于发汗，湿热入里所致，当用清利水药。其三云：面舌俱黑，水火相刑，不必问其月数，子母俱死；面赤舌微黑者，还当保胎；如见灰色，乃邪入子宫，其胎必不能固；若面赤者，根本未伤，当急下以救其母。其四云：妊娠伤寒温热，见面舌俱赤，宜随症汗、下，子母无虞；面色皎白而舌赤者，母气素虚，当略用温散法；若面黑舌赤，亦非吉兆；若在临月，则子得生而母当殒。其五云：见面赤舌紫，其人必嗜饮，乃酒毒内传所致，如淡紫戴青，为阴症夹食，难治也，即用枳实、理中、四逆辈，亦难为力；若面赤舌青，母虽无妨，子殒腹内，急宜用芎归汤合平胃散，加朴硝下之，以救其母。其六云：面黑而舌干卷短，或黄黑刺裂，乃里症至急，不下则热邪伤胎，下之危在顷刻，如无循衣撮空直视等证，十中可挽回一二。

妊娠伤寒伤风，首宜固胎顺气，虽见脉紧无汗，不可用麻黄、青龙及一切解表猛剂，以风药性升，皆犯胎气也。章虚谷曰：妊娠伤风，无论时月及月分多少，俱宜严氏紫苏饮加葱白为至稳。（《客尘医话》）

产后感冒时邪，宜温散不宜凉散，人人知之，而亦有不宜于温而宜于凉者，误用温则不得不用大寒矣。归鞠氏侄女，冬月初产无恙，至六日，头痛身热，凛凛畏寒。予用栀豉汤，夜半热退，逾日复热。更医用产后逐瘀成法，遂加烦躁。余谓冬温为病，清之可安。《通评虚实论》曰：乳子而病热，脉悬小者，手足温则生。仍依时邪治例，用白虎汤而愈。凡产后无产症而染他症者，即当以他症治之。而丹溪大补气血之言，却不可拘。仲景云：病解能食，七八日更发热者，此为胃实，大承气汤主之。夫阳明经中，仲景尚再三诫人不可轻下，而产后亡血既多，仍云承气主之，盖既为胃实，自有不得不用之理。举一症而产后之挟实者可类推也。仲景云：产后下利虚极，白头翁加甘草阿胶汤主之。夫既谓虚极，仍用白头翁汤者，上痢中既有渴欲饮水、热而下重之症，则白头翁汤自有不得不用之理；惟其虚极，故加甘草、阿胶以养其正。举一症而产后之挟虚者可类推也。(《清代名医医话精华·徐玉台》)

得胜渡卫姓妇，初产恶露不行，发热疼痛，中挟冬温伏气。医用逐瘀温经套剂，遂至热邪流注左腿，日夜难安，饮多食少，至冬至朝延余诊治。予变产后宜温之说，用凉血加大剂通瘀解毒，四服全愈。(《清代名医医话精华·徐玉台》)

某氏，露产冒暑，烦热汗出，直视不语，脉软数。医谓恶露未行，治宜逐瘀。予曰：直视者，足太阳经血虚筋急，牵引直上也；不语者，暑先入心，手少阴脉系舌本，络舌旁，邪入营分，舌系缩也。烦热则易郁冒，汗多亦虑液亡，失治必变昏痉危病。用生脉散加生地、当归、石斛、连翘、丹皮、木瓜、甘草，藕汁冲服，诸症退，能言。又加减前方，数十服得安。(《清代名医医话精华·林羲桐》)

张姓妇，盛夏生产半月，患暑热症，口渴，目赤，头面身体暑疡栉比，几无孔隙。召余诊之，脉一息七八至，浮沉皆洪滑，为立竹叶石膏汤。妇翁村学究也，执产后宜温之说，见余方用石膏一两，以为孟浪。余知其意，以《金匮》用竹皮大丸之法，曲为详解，并以石膏质重而气清，最能清热，乃彼格不能入，另延他医，迎合疏方，三日而毕命。闻死后有鲜血从口鼻出，不终朝而皮肉腐矣。(《一得集》)

昭文幕友张筱洲之妻，生产正在酷暑，新产两朝，猝然神昏颠倒，言语错乱。余诊之，见喘息气粗，脉洪数极大，汗出如珠，口渴烦躁。余曰：此乃热中于里，逼阴外出而大汗，仲景白虎症也。即将席置地上，令产妇卧于地，用盆置井水于傍，使其安卧片时，神识渐清，气亦渐平，脉亦稍静。即拟仲景白虎合竹皮、竹叶之意，进以石膏、竹茹、竹叶、知母、白薇、鲜石斛、益元散、绿豆衣、丹皮、花粉、青荷叶、西瓜翠衣、甘蔗汁大队寒凉之品。服后至晡，神清热减，仍令其移卧于床，进以稀粥。仍以甘凉之剂调理而愈。(《清代名医医话精华·余听鸿》)

产后类疟，寒热往来，应期而发。此元虚而外邪易侵，不可作泛常疟治。有汗宜用滋荣扶正化邪生化汤；无汗，头痛，加减养胃汤。归身三钱，川芎一钱，人参一钱，炙甘草四分，麦冬一钱五分，陈皮四分炒，炙黄芪八分，藿香三分，荆芥炭六分，生姜四分。河井水煎服。加减养胃汤：当归三钱，川芎一钱二分，藿香梗四分，炙甘草四分，人参一钱，焦白术一钱，茯苓一钱五分，制半夏八分，橘红四分，姜皮二分，酒炒柴胡三分。(《客尘医话》)

吴梅村夫人，产后下痢。昼夜百余次，不能安寐，用攻下通导，而后重转增。延家君治之，断为阴虚阳陷，用六味汤加肉桂，以保衰败之阴；以补中汤加木香，以提下陷之气。盖新产荣卫空虚，阴阳残弱，咸赖孤脏之力生血生气，以复后天资生之本。若既患下痢，则知元阳已虚，又投峻剂，必使真阴愈竭。惟舍通法而用塞法，易寒剂而用温剂，俾脾胃温泽而魄门通畅，仓廪实而传道运行，自然精微变化，清浊调和矣。可见胎前产后，所恃者脾元也，所赖者阳气也，坤厚既旺，乾健自复。丹溪云均以大剂气血为主，虽有杂病，以末治之，诚者是言也。(《清代名医医话精华·李修之》)

夫产后气血内虚，外为风寒湿乘虚而入皮肤经络，则毛孔闭塞，阳气郁结，九窍不利，以致头疼身疼，发热恶寒，若伤于风，重感于寒，则四肢筋脉拘挛，无汗而恶寒。若伤于风，重感于湿，则四肢筋脉软弱，有汗而发热。若风入于脏，则心神不宁，恍惚惊悸，随所伤而为病。开目为阳风，闭目为阴风，产后得此，乃气血极虚之危症也，急以十全大补汤，大补气血，稍佐以祛风之剂。无汗恶寒，加荆芥穗、防风各一钱；有汗发热，加荆芥穗、软防风各五分；痰盛，加半夏一钱；心悸，加白茯苓、远志各一钱。多服求应，忌服食寒凉。

藏公三曰：产后类中风者，固宜专补气血，即真中风者，亦当补气血，微加祛风之药。《内经》云风乃气血之虚象也，纵有外来风邪，亦是乘虚而入，若专治风，是速其危也。（《履霜集》）

产后七日内外，发头痛、恶寒，类太阳症；潮热、自汗、大便不通，类阳明症；往来寒热、口苦、胁痛，类少阳症。皆由气血两虚，阴阳不和，类外感伤寒治者，慎勿轻产而重伤寒，以麻黄、柴胡等汤治之也。盖产妇血脱之后，而重发汗，虚虚之祸，不可胜言。仲景有云：亡血家不可发汗。丹溪云：产后切不可发表。古贤立说，皆具至理。即使真感伤寒，生化汤内芎、姜亦能散邪。且《内经》云：西北之气，散而寒之；东南之气，温而收之。即病同而治亦异。至如产后属虚，无分南北，当于温补中少佐辛散可也。宜祛邪生化汤：归身三钱，川芎一钱五分，炙甘草四分，炮姜四分，羌活四分，桃仁十粒去皮尖，防风三分，葱白七寸。如虚者，加人参五分。（《客尘医话》）

产后头痛、口燥咽干而渴，类少阴症；腹痛、液干大便实，类太阴症；汗出、谵语、便闭、痉厥，类厥阴症。多由劳倦伤脾，运化稽迟，气血枯竭，肠腑燥涸，乃虚证类实，承气诸汤，断不可施。宜养正通幽汤：当归四钱，川芎一钱五分，炙甘草四分，陈皮四分，桃仁十粒去皮尖，肉苁蓉一钱，麻仁一钱。如汗多，加人参一钱，黄芪一钱。口渴，加人参一钱，麦冬一钱五分。腹满液干，加人参一钱，大腹皮一钱。汗出、谵语、便闭，加人参一钱，熟枣仁二钱，柏子仁二钱，茯神二钱，远志肉四分，麦冬一钱五分。（《客尘医话》）

汪石山医案载：王宜人产后因沐浴，发热呕恶，渴欲饮水瓜果，谵语若狂，饮食不进，体丰厚不受补。医用清凉，热增剧。石山诊之，六脉浮大洪数，曰：产后暴损气血，孤阳外浮，内真寒而外假热，宜大补气血，与八珍汤加炮姜八分，热减大半。病人自知素不宜参、芪，不肯再服。过一日复大热如火，复与前剂，潜加参、芪、炮姜，连进二三服，热退身凉而愈。此段病情、脉象，无一可以用温补者，医安得不用清凉？追服清凉而热增剧，始知其当温补，然非如汪之有胆识，亦不能毅然用之；再其脉虽浮大洪数，而按之必无力，与叶思兰所云见前相合。此可于言外得之。（《冷庐医话》）

（四）产后杂病

妇人于生产后，遇有不称意之事，遂致两乳胀满疼痛，乳汁不通，人以为阳明之火热也，谁知是肝气之郁结乎！夫阳明属胃，乃多气多血之府也。乳汁之化，原属阳明，然产后虽云亡血，而阳明之气实未尽衰，何致全无血养，是乳汁之不通，未可尽责之阳明也。盖阳明之血，全赖肝木之血以相通，始能化成乳汁。今产后两乳作痛，是非无乳，明系土与木相结，欲化乳而不得，此非气郁而何？治法宜大舒其肝木之气，使阳明之血活，而乳自通，亦不必专去通乳也。方名通肝生乳汤：

白芍五钱_{醋炒}，当归五钱_{酒洗}，白术五钱_{土炒}，熟地三钱，甘草三分，麦冬五钱_{去心}，通草一钱，柴胡一钱，远志一钱。（《傅青主男女科》）

妇人产后，绝无点滴之乳，人以为乳管之闭也，谁知是气血两涸乎！夫乳乃气血之所化而成也，无血固不能生乳汁，无气亦不能生乳汁，然二者之中，血之化乳，又不若气之化乳为尤速。新产之妇，血已大亏，血且自顾不暇，又何能以化乳，全赖气足而后血乃行耳！今产后数日，而乳不下点滴之汁，其血少气衰可知。气旺则乳汁旺，气衰则乳汁衰，气涸则乳汁涸，必然之势也。人不知大补气血之妙，而一味通乳，岂知无气则乳无以化，无血则乳无以生，不几向饥人而乞食，就窭①子而索金乎！治法宜补气以生血，不必利窍以通乳也。方名生乳丹：

人参一两，生黄芪一两，当归二两_{酒洗}，麦冬五钱_{去心}，木通三分，桔梗三分，七孔猪蹄二个_{去爪壳}。

水煎服，二剂而乳如泉涌矣。此方专补气血以生乳汁，正以乳生于气血也。产后气血涸而无乳，非乳管闭而无乳者可比。丹名生乳，正因乳有由生，不必通之而自下耳！（《傅青主男女科》）

妇人乳汁，乃冲、任气血所化，故下则为经，上则为乳。_{胃中津液入于肺，变赤为白，禀肺金之色也。}有乳迟、乳少者，并有无乳者，由气血之不足也。外有肥胖妇人，痰气壅盛，乳滞不来者。虚者补之，如十全大补汤、八珍汤之类是也。滞者疏之，如瓜蒌仁、天花粉、葵子、木通、漏芦、猪蹄汤之类是也。其有乳汁自出者，属胃气虚，宜补胃以敛之。若未产而乳自出，谓之乳泣，生子多不育。若产妇劳苦，乳汁涌下，此阳气虚而厥也，宜以补气为主，用补中益气汤加附子。（《罗氏会约医镜》）

产后乳自出，乃阳明胃气之不固。当分有火无火而治之。若无火而泄不止，由气虚也，宜八珍汤、十全大补汤。若阳明血热而溢者，宜保阴煎或四君子汤加栀子。若肝经怒火上冲，乳胀而溢者，宜加减一阴煎。若乳多胀痛而溢者，宜温帛熨而散之。若未产而乳自出者，以胎元薄弱、滋溉不全而溢也，谓之乳泣，生子多不育。（《叶天士女科》）

族兄君瑞大媳，产后恶露不下。予始用暖下焦散瘀血药，继而恶露上冲，呕痛不食。予视脉体皆实，问其饭量，可食升米，胃中必有宿滞，气闭不通，以致下焦之气吸而不行，瘀血因之不下矣。遂与槟榔、青皮、枳壳、木香、肉桂、元胡、桃仁等，加以九蒸大黄，二便俱下恶物臭不可闻者而愈。（《医权初编》）

产后恶露不行，胸腹饱胀，温之通之，人人知之，而亦有不宜于温而宜于凉，不宜于通而宜于和者。东门鞠上玉室，初产患此，其脉数大而疾，上兼鼻衄。余用当归二两煎汤，冲热童便与服。稍稍安稳，恶露止有点滴耳！更医用炮姜等温通套剂，遂

---

① 窭（jù 据）：贫寒。

至胸腹增胀，恶露点滴不行。有欲依产后春温治例，大进苦寒之品。余曰：又非稳治。坚用归、地、丹、芍等凉血和血之剂，十余日恶露大行而全愈。凡产后病解能食，七八日发热者，当作别病治；初产后即发热者，则仍作产后治。但各有寒热两途，不可不条分缕析。(《清代名医医话精华·徐玉台》)

丙辰夏，余往临川，寓友人陈韫山处。其夫妇患重病，以余年老，不敢劳远行，即延儿子宏焱往诊。旋归以病状及方治告余，谓产后发热逾旬，少腹微痛，前医用解表及补血之药，而热皆不减。乃询以产后瘀行多少，病者云瘀行甚少，其为停瘀发热可知。当与以枳实芍药散加泽兰、丹参、桃仁、青皮等味，以行瘀清热，兼止其痛。不卜服后果能获效否？余曰：凡产后恶露未净而致发热者，服消瘀药无不立解，此症效可必矣。次日又延复诊，询之果热减痛平。即依此法调治而瘥。(《清代名医医话精华·魏荍泉》)

产后血崩，如紫色有块，是败血未尽，当用原方生化汤，加泽兰叶一钱五分。如血鲜红色大来，或因惊伤心，怒伤肝，劳伤脾，血则不能主，不能藏，不能统，阴络大伤矣，症甚急，当用升举生化汤：人参一钱五分，制白术一钱五分，归身二钱炒焦，炙黄芪一钱，熟地炭三钱，荆芥炭四分，陈皮四分炒，升麻三分蜜炙，白芷三分炒炭，川芎六分盐水炒焦，淡附子三分，炙甘草四分。如汗多加淮小麦四钱焙。(《客尘医话》)

产后血晕，有虚实之各异，实者瘀血之假实，而虚者气血之真虚也。夫血由气化，气行则血行，气滞则血阻，是血随气流转者也。胎下之后，阴血暴行，气分骤亏，失于运动，故将下未下之血，停蓄成瘀，上冲胸腹作痛，斯时头目掉眩，迷乱心神，眼前生花，剧则人事昏愦，牙关不开。外治或烧漆器，或熏醋炭。内治宜生化汤加失笑散。体素阴虚者，加童便；体素阳虚者，加肉桂；体虚甚者，加人参。世俗惑于用参瘀反不行之说，印定后人眼目，不敢轻用，致元气下陷而脱者多矣。此假实之症也。

若去血过多，气孤无偶，察其外症，眼合口张，面白手撒，气出多而入少，手足冷而厥逆，冷汗自出，脉细如丝，或浮大无根，此肾气不纳，而肺气不主，根本摇摇，气虚欲脱之象也。治宜血脱益气、阳生阴长，用人参两许，而以归、地、姜、附佐之，庶可救垂危于欲绝。此真虚之症也。

要之，实中有虚，瘀去而真虚自现；虚中更虚，血枯而真气亦离。切勿信古载牡丹、夺命等方，以散血而损人命也。医家其慎诸！

晕因于血，血之瘀，气之弱也。粗工孰能察此，惟先生言之凿凿。(《杂症会心录》)

产后血晕，因劳倦去血过多，气竭神昏而晕。不可误认为恶血冲心，投散血之剂；不可误认为痰火郁冒，用消降之方。宜服加味生化汤。归身三钱，川芎一钱五分，炮姜四分，桃仁十粒去皮尖，炙草四分，荆芥炭五分。如汗多加人参一钱。(《客尘医话》)

赵姓妇，年十八，生一女，产下即晕绝，汗大出，而目上窜，昏厥不知人事，急召余诊。余曰：此败血冲于胃经也。猝不及药，急令先用醋三斤，置甑内，以铁秤锤一个，用炭火炉内煅通红，置产妇前淬之，令口鼻皆受之。烟气熏入，少顷，汗收，目开，神定。复以童便灌之，方用当归四钱，川芎二钱，桃仁、延胡索、蒲黄、五灵脂各一钱，姜炭八分，炒黑荆芥三钱，百草霜一钱，煎服即愈。不知者以为有起死回生之术，其实古人原有此法，余亦不过效颦而已。病似虽危，治之极易，人人得而为之也。(《一得集》)

方伯袁公长媳，年十九岁产男，脐风不育。满月之日，妇姑相对而泣，忧思劳神，因而发热头痛。一医以外感治之，用九味羌活汤数剂，其烦热愈甚，事急请予治之。予诊其脉虚，详问其症，则云头重困倦而多汗。予曰：此内虚发热，奈何以外感治之！此谓虚虚，其误甚矣。用大补气血之剂，连服二三剂，而烦热渐除，服至十余剂而安。方用人参、黄芪蜜炙、当归身一钱五分，白术炒、白茯苓各二钱，大川芎、白芍酒炒、干姜炒、熟甘草、陈皮去白、童便、香附、升麻蜜炒、柴胡蜜炒各五分，麦冬八分。(《奇效医述》)

郡城张六老室，产后月余，崩中不止，时当暑月。医用和中养血，俱不能止。病已三日夜，视为必死。余诊其脉浮大欲脱，连声索救，神气尚清。急令煎黄芪一两，当归一两，服之顷刻立止。古方当归补血汤，黄芪多于当归五倍，今加当归与黄芪等分者，时当暑月，恐黄芪之过亢也。(《清代名医医话精华·徐玉台》)

产后汗出不止，亡阳之征也。盖汗为心之液，又肾主五液。血去而心肾大亏，必须急补心肾，益荣卫而嘘血归源，则汗自止。宜补阳益阴生化汤以救之。人参一钱五分，熟地三钱炒，炙黄芪二钱，炙甘草四分，归身三钱，川芎一钱，炮姜四分，煅牡蛎二钱，制白术一钱，桃仁六粒去皮尖，浮小麦一撮。如渴，加麦冬一钱五分，五味子十粒。(《客尘医话》)

产后气短似喘，因血既暴去，气必上窜，脾失健运，不能上输于肺，所以呼吸短促，言语不相接续。急服加参生化汤、续气养荣汤。若认为痰火，而妄议散气化痰之方，误事多矣。续气养荣汤：归身四钱，川芎一钱，炙甘草四分，炮姜四分，人参一钱五分，炙黄芪一钱，制白术一钱，熟地炭三钱，陈皮四分炒。如烦渴加麦冬一钱五分，五味子十粒炒。如大便闭，加淡苁蓉二钱。伤食加神曲八分炒，楂炭一钱，砂仁三分。汗多加浮小麦四钱炒。如手足冷加淡附子三分。(《客尘医话》)

产后厥逆，因劳伤脾，孤脏不能注于四旁，故足冷而厥气上行。经云阳气衰于下，则为寒厥是也。宜加参生化汤、滋荣复神汤。加参生化汤：人参一钱，川芎一钱五分，归身四钱，桃仁十粒，炙甘草五分，炮姜五分，橘红四分盐水炒。滋荣复神汤：川芎一钱，白术一钱制，黄芪二钱炙，人参一钱五分，当归三钱，熟地三钱炒，麦冬一钱，炙甘草三钱，五味子十粒，茯神二钱，熟附子四分，陈皮四分炒。如大便不通，加苁蓉一钱五分。(《客尘医话》)

一妇坐草后两日，恶寒发热，以轻剂疏解，遂汗至如雨，越日汗收食进，毫无所苦。医议停药，岂知三日夜，顷刻间腹中缓缓作痛，大便溏泄数次，神志不安，自云热极渴极，苦难言状，脉应细而数。余至已二鼓后，病家急于用药，将欲下咽，索其方，乃去瘀生新，皆产后之通套。余曰：此脱阳也，证属少阴无疑。遂以熟附、炮姜、炙草、炒白芍、人尿、胆汁为剂，服完即睡，醒来热渴顿除。后以四君子去术，加桂枝、归、芍、怀膝、牡蛎，二帖而痊。(《清代名医医话精华·张希白》)

丙午秋夜，邻人来叩门，云昨日午刻，内人生一男，身体颇安，饮食亦不减，忽于今日酉刻，连叫数声，遂发狂怒，大言骂人。因问其恶露有否？曰：甫产颇多，今尚未止。又问其头上有汗否？曰：无。老人思索良久曰：是殆胎前所聚之痰饮未得与瘀齐下耳！彼恳用药，爰以半夏、胆星、橘红、石菖蒲、旋覆、云神，即前辈所谓六神汤授之。明晨其夫来曰：三更服药，睡至黎明始醒，病遂除。（《清代名医医话精华·张希白》）

痉分刚柔，虚者十居六七，而产后之变痉，则无不本于气血大亏者也。当胎下之后，血去过多，阳孤无依，斯时类伤寒三阳症而实大异，类伤寒三阴症而实不同。医家不察脉辨症，始进表汗之剂，继投攻下之药，亡阴亡阳，致气愈虚而血愈耗，筋脉失于荣养，燥极生风，反张强直，口噤拳挛，险症叠出，而命难全矣。夫血液枯涸，大伤冲、任二脉，而督脉在背，亦少柔和，因产后重虚其虚，反有类伤寒太阳发痉之大实症耳！治法责在肝肾，阴阳两救，阴虚者人参六味汤，阳虚者加参生化汤，或十全大补汤，大剂投之，俾真气流转，精血相通，筋脉得以滋润，而恶症始退。《内经》曰：阳气者，精则养神，柔则养筋。产后亡血，而又误汗、误下，亡阴而又亡阳矣。可笑庸手复认作伤寒之症误治，错中之错，杀人之祸，可胜言哉！且伤寒汗下过多，亦变发痉，并宜大补气血为主，则产后之大补气血，更无疑矣。若不因药误，初病即汗出不止而发痉者，乃阳气顿虚，腠理不密，津液妄泄，急用人参养荣汤加附子主之。丹溪曰：产后不论脉症，当以大补气血为主。若产后而变痉症，空虚极矣，舍大补而何所取哉？

痉病多因误汗、误下，虚虚之祸，谁实致之？然则实病或侪伍可疗，虚症须参问医生。（《杂症会心录》）

龚姓妇产后病痉，口歪不语，角弓反张，时或稍愈，而顷之复作。诸医皆用风治。余曰：肝为藏血之乡，风水之司也，肝气为风，肝血为水，水流则风息，而筋脉自舒。古人云治风先治血，信有谓矣。况新产后气衰于表，血耗于里，气衰则腠理疏而外风易袭，血衰则肝木枯而内伤易作，故血不荣筋，则角弓反张，风淫胃脉，则唇口引动。当用滋润之品，内养肝血，直补其虚，少佐驱风之剂，同气相求，使易以入。乃用四物汤去芍药，加羌活、防风、独活、钩藤、酒炒荆芥，两剂而愈。若以风药治表，则风能燥血，辛散阳气，适滋其困矣。（《清代名医医话精华·李修之》）

产后之有寒热，因于感冒风寒者，十之二三；因于气血两虚，气虚则阳衰而外生寒，血虚则阴竭而内生热，寒热交作，虚风自动，而痉厥不止者，十之七八。果系风寒外感，则必头疼脑胀，项背牵强，畏风无汗，食物变味，当于四物汤中量加荆、苏等味，以散寒祛风，不可重剂表散。若系气血两虚，误认为风寒而表散之，未有不汗出心悸不寐，而病日益深者。盖汗为心之液，心为血所生，汗愈出则血愈亏，心无血以养，安得不惊悸不寐乎？此百病之所以丛生也。然则将奈何？曰：恶露未清，腹中结痛，按之有块者，治宜去瘀生新，生化汤、佛手散、加味芎归汤，其主方也。恶露既清，时寒时热，腹中安舒，口和知味，舌苔淡白，脉象沉细，面白如纸，唇无血色，自汗盗汗，头晕耳鸣，心悸不寐，皆属虚象，非大补气血，未易挽回，八珍汤、十全大补汤加龙、蛎、枣、茯，其主方也。总之，瘀未净，则以行瘀为主；瘀已净，则以补血为要。补血之方，必兼补气者，盖气为血之帅，古人谓治风先治血，补血先补气，补血汤之所以重用黄芪也，气行血行而瘀亦行，故虚体之行瘀，亦必先补气血。丹溪谓产后无得令虚，当大补气血为先，虽有杂症，以末治之。知其要矣。(《市隐庐医学杂著》)

夫产后类中风有二：肝经血虚者，其外症遍身手足俱热，面赤渴饮，口鼻中气热，小便黄赤。《内经》云肝主筋而纳血。产后阴血去多，阳火炽盛，筋无血养，以致手足屈伸不止，俗云发搐是也。治宜六味丸料，加益母草煎服，以补肝血。肝经气虚者，其外症遍身四肢俱冷，面黄不渴，口鼻中气寒，小便清白。《内经》云脾为太阴而主四肢。四肢俱冷，由元阳衰弱，无气以温之也。产时去血过多，气无所附，以致阳随阴衰，故四肢冷，亦发搐不止。脾胃虚陷者，补中益气汤；脾胃虚寒者，十全大补汤。

薛立斋曰：产后类中风者，因产时去血过多，则阴精枯竭，火盛金衰，木旺无制而生风，故发搐不止。皆内伤气血，非外感风寒也。当大补气血，宜八珍汤加丹皮，以生阴血，不可用祛风之药。(《履霜集》)

予昔治一女人，难产后，即发热不止，汗甚多，而语甚错，六脉洪大而虚，且有坐卧靡宁，五六昼夜曾不经一合眼，一合眼此身不啻飘飘浮云中，则明是一个气血大亏，以致虚阳亢上的证候。夫何以参、术、归、芪、丹皮、童便及炒黑干姜之类，屡进而屡不验，且不但不验，反增头眩耳鸣、恶心嘈杂、欲呕不得呕数证？则知其非气血大亏，乃痰涎之壅盛矣。遂更一方：半夏三钱，天麻二钱，茯苓、橘红、豆仁、厚朴、黄连、枳实各一钱，竹茹三钱，铁锈水煎服。不二剂而气爽神清，身凉脉静矣。继以人参大补脾丸，日进二服，以培胃中元气。数服后，渐觉饮啖加餐，月余全愈。然则予之所以误认为气血之亏者，执产后之成见于胸中耳！须知学者不可不虚其心而广其识也。

凡病皆有虚实，不可略存成见，非独产后然也。(《言医》)

产后不寐一症，由于气血大亏，阴不维阳者居多也。夫卫气日行于阳则寤，夜行于阴则寐。凡人将睡之时，必阳引而升，阴引而降，阴阳相引，然后呵欠乃作，渐入睡乡矣。今胎下而血骤脱，阳浮于上，不入阴而常留于阳，是以达旦不寐，烦躁，出汗，面赤，口渴等症叠见。而医家之治此者，其法果何在哉？盖壮水则火熄而神安，益阴则血足而心宁，六味归芍汤加童便、人参，无不应手取效。若心肾不交，神志恍惚，补心丹加减，亦为合法。倘血去而孤阳浮越，营卫偏胜，终夜不眠，宜归脾汤或人参养营汤加减，方为尽善。大抵阴虚不寐，阳药不宜轻投；阳虚不寐，阴药岂宜混施？必须察脉辨症，心灵会悟，勿泥呆法者也。

此外血块痛而不寐者，治在血也，血行而痛定，可以安卧矣。兼食滞而不寐者，治在食也，食消而痛止，可以安卧矣。兼时疫而不寐者，治在疫也，疫退而热解，可以安卧矣。兼疟、痢而不寐者，治在疟、痢也，疟、痢止而神敛，可以安卧矣。张景岳云：心藏神，为阳气之宅；卫主气，司阳气之化。凡卫气入阴则静，静则寐，正以阳有所归，故神安而寐也。又心为事扰则神动，神动则不静，是以不寐。故欲救寐者，当养阴中之阳及去静中之动，则得之矣。彼产后阴血亏而阳火动，非纯静之药，无以制其炎炎之势，虽欲高枕而望其酣睡也，不亦难哉！

产后去血必多，治主纯静之药，以镇动阳，阳不浮越，得其所归，则神安而寐。（《杂症会心录》）

凡产妇妄投冷散，致舌黑而枯，或光红无底，皆危症也。有汗出多，或童便用多，而未顾其心肾者，均有之。盖舌乃心之苗、肾之本也。如黑而带润色，尚可挽回，六味汤重用熟地，加人参、炮姜主之。若舌干黑而枯，且渴者，为血液已亡，不可为也。斯时惟有独参汤两许，频频灌之，或可十中救一。若无力用参，亦无益。此症肾气已竭，不便用桂、附刚烈之物以熬煎，惟人参能救气于无何有之乡，且阳能生阴，又生津液，庶望回春。此症初产十日内见者多，不然必是汗多亡阳，下虚亡阴。譬如痢疾见舌枯，或光如红缎而干渴者，皆在不治，即下虚亡阴也。（《评注产科心法》）

产劳，多因产理不顺，疲极筋力，忧劳思虑，又或将养失宜、感冒外邪所致，久之必见咳嗽等症。

某年月日，余诊一妇，产后咳嗽、便溏，脉象细数，声音清朗，无异常人。论其病，不过阴虚内热，而其家以为百日劳，刻期待死。噫！劳症果不可治，前哲以产后气虚咳嗽、骨蒸劳热、自汗盗汗等症，何以有用异功散、六味丸，加麦冬、五味、阿胶、童便诸治法？可知症非无法可治，特恐治不如法耳！治苟如法，劳何由成？

庚寅冬，余寓济南，沈君海帆之室，产后咳嗽，口渴，自汗，食少，体疲，百节烦疼，夜寐不安，绵延数月，大势似劳，来延余诊。切其脉，细数无伦，右关独滑，舌苔腻而微黄，知是阴亏气弱，中有宿火未清。用八珍汤去芎、归、白术，加石膏、黑栀、怀药、丹皮、陈皮为方。一剂，症减；五六剂，症平。再承前方去石膏、黑栀，加黄芪、白术、当归，调治而安。

或曰：产后用八珍，是矣，去芎、归何也？答曰：丹溪治阴虚发热，用四物去芎、归，以芎、归辛温，非阴虚所宜用耳！或又曰：石膏、黑栀，不嫌凉乎？余曰：前哲言治黎明嗽，非石膏散不为功。又言治虚人早起咳嗽，用补中益气汤加黑栀。盖中有宿火，非膏、栀不能清耳！总之病无定情，治无定法。谓产后不当服凉药，则可谓产后不必患热病，则不可谓产后既患热病，不容服凉药，则尤不可以凉治热千古不易之常经，先之以清火养阴，继之以扶脾开胃。庶乎邪去正安，否则白术、黄芪，类能灼阴助火，投之不合，世俗将谓虚不受补矣。夫虚人决无不受补之理，要有不受补之时：时可补则补之，补自有功；时不可补而补之，补反为害。元珠曰：五行六气，水特其一耳！一水既亏，岂能胜五火哉？医不知邪气未除，使用补剂，邪气得补，遂入经络，至死不悟。又曰：劳为热症明矣，尚可补乎？惟无热无积之人，方可补之，必察其胃气及右肾之火果亏，后用补剂可也，所谓时也。（《诊余举隅录》）

殷春台夫人，产后失调，迁延年余，服药罔效。时时畏寒，咳嗽痰清，肢体倦怠，夜不欲寐，口不欲食，精疲不离枕席，时吐白沫，胸中闷塞，经水久闭。诊其脉两寸弦紧搏指，两尺俱微弱。舌本淡紫，苔白厚而干。余曰：此上实下虚之候也。上实者脾中之痰湿拥于上焦，下虚者阴中之真阳虚于下焦。惟下焦真阳不足，不能蒸水上潮，肺气无权，脾湿又将窍隧阻塞，故舌干而白沫时吐。血不能生，气不能利，故经闭而倦怠也。为用丸剂清上，膏剂补下。以白术、炙草、枳壳、橘红、贝母、桑白皮等，水泛丸，食后服之；以肉苁蓉、枸杞、杜仲、鹿角胶、鹿角霜等熬膏，空心服之。一月余颇见安好，忽又延毕医诊视，服滋阴降火，两帖反觉沉困。因仍服吾之丸剂、膏剂，八月余经水始通，诸症皆瘳。（《清代名医医话精华·姚龙光》）

邹氏，冬寒当产艰难，损动元气，嗣以月内便泄，交春寒热往来，痰嗽汗泄，晡时火升，颊红唇燥，食入呕满，小腹痛坠，泻利稀白无度，支离委顿。所服丸剂，一味混补，不顾滋腻，岂胃弱火衰，食已不化，小腹重坠，气更下陷，尚堪滑腻增泻，浸至蓐劳莫挽矣。急用温中运脾，痛利可减，呕满可除。炮姜、小茴、益智仁、茯苓、白术、半夏曲、谷芽、橘白，数剂利止，寒热减，食亦知味。去炮姜、小茴、谷芽、半夏曲、白术、橘白等，加砂仁、熟地、潞参、五味、丹皮、山药、莲子、钗斛，虚阳渐退。并去益智、茯苓，加甜杏仁、茯神、白芍、百合，嗽止，调理而康。（《清代名医医话精华·林羲桐》）

产后呕逆不食。人之胃腑为水谷之海。水谷之精，化而为气血，荣润脏腑。产后空虚，寒邪易乘，入于肠胃，则气逆呕恶而不食也。初宜生化汤加砂仁。治七日后，始用温胃丁香散：归身二钱，白术一钱，干姜三分，丁香二分，人参一钱，陈皮五分，炙甘草四分，半夏曲五分炒，藿香四分。（《客尘医话》）

产后形体劳倦，虽少食亦运化羁迟，胸腹欠舒，故无嗳酸气味，不可即投消导。从伤食而嗳酸，恶心，恶食，饱闷，当于生化汤内佐消导。若血块消尽，宜以参、术为主，消导为佐。若夫因伤诸食，服消食开胃药多，反损胃气，必增虚饱满闷，多不思谷，医者又误认原伤食物未消，不敢用补助胃气之药，多致不救。予治此症，用长生活命丹，活人多矣。

长生活命丹：人参三四钱，水煎，调锅底饭焦末服。（《胎产新书》）

产后泄泻一症，有外因食滞是也，有内因脾肾虚是也。夫胎系于脾，脾中之血为胎所耗，产后脾土失健运之常，复又食物无节，生冷不慎，致中焦不化，而噫气嗳腐，腹中肠鸣，大便下泄矣。体实辈用平胃散加减，在一二剂之间，不可多进也；体虚辈平日脾土薄弱，产后更弱，而夹食不消者，用长生活命汤投之，百试百效。设纯用查、朴、槟、卜之属，耗其真元，其人必死。此治外因者也。

若内因伤在脾肾，最为产后之恶症。盖脾司仓廪，后天根本，生血液以灌溉四脏。如脾中血虚而生火，则暴注下迫，疾走大肠；如脾中气虚而生寒，则运行失职，完谷不化。产后气血内空，食饮入胃，不能变化精微，升清降浊，而时时频泄，未免下多阴亡，泄久阳亡之患矣。至于肾为生气之原，命火能生脾土，为人生立命之根蒂。产后去血过多，则伤肾中之阴气，因血耗则伤肾中之阳。阴虚者，火必刑金，上逆作咳；肺虚热移大肠，下通作泄。医家不知有肾阴亏泄泻之症，一味补土，未见奏功。若误认夹食，更为医中之庸者矣。盖阳虚泄泻，必命火衰微，己土不生，而真气不固，非如阴虚有火者，脉细数、面赤、口渴为异也。况阳虚脉必细迟而微，或空大而虚，面色惨淡，手足冷而浮肿，自有症脉虚寒之真象，医家宜细心体会者也。治脾阴虚而有火者，嘉禾饮为必用之药；脾气虚而无火者，六君子汤为必用之药；肾虚而有火者，六味加人参汤为必用之药，阳虚而无火者，八味加人参汤为必用之药。倘服此而泄泻不止，四神丸用参汤吞下，更为治泄之神丹；再用枯矾、附子、五倍子研末，和面、人唾作饼，贴脐中，无不立验。此治内因者也。

《内经》曰：肾者胃之关。又曰：肾主开阖，开窍于二阴。治脾泄者，亦宜治肾，况肾泄乎？补脾不如补肾之说，亦未之闻乎？

内因外因，分开二门，又处处提出产后与平常泄泻不同，精义不磨。（《杂症会心录》）

产后大便不通，由去血过多，大肠干涸，或血虚火燥，以致秘涩。不可计其日期，及饮食数多，用药通之润之，必待腹满觉胀，自欲去而不能者，乃结在直肠，宜用猪胆导之。若误以为有热，用苦寒之剂通之，反伤中焦元气，或愈加难通，或通而泻不能止，必成败证。若属血虚火燥，用加味逍遥散；气血俱虚，用八珍汤。一产妇大便不通七日矣，饮食如常，腹中如故，用八珍汤加桃仁、杏仁，至二十一日腹满欲去，用猪胆汁润之，先去干粪数块，后皆常粪而安。一产妇大便秘涩，诸药不应，苦不可言，令饮人乳而愈。牛乳亦可，大小便不通者俱宜。陈无择曰：产后不得利，利者百无一生。去血过多，脏燥，大便闭涩，宜用葱涎调腊茶①为丸，复以腊茶下之必通，大黄决不可用。

丹溪治产后秘结不通，膨满气急，坐卧俱难，用大麦蘖炒黄为末，酒下一合，神效。又麻子、苏子粥最为稳当。用紫苏子、火麻子二味各半合，洗净研极细，用水再研，取汁一盏，分二次煮粥啜下。此粥不惟产后可服，大抵老人诸虚风秘，皆宜服之。有一媪年八十四，忽而腹疼、头疼、恶心、不食。召医数人，用补脾及清利头目等，全不入食。此正是老人风秘，脏腑壅滞，聚于胸中，则腹胀恶心，上至于巅，则头痛神不清。令作此粥，两啜而气泄，先下结粪，后渐得通利，不用药而自愈矣。

桃花散：治产后气滞血涩，大小便秘。

桃仁、葵子、滑石、槟榔各等分。

上为细末，每服二钱，空心葱白汤调下。（《产鉴》）

大便不通，在杂症有阳明实热之积，有肠胃瘀血之阻，而在产后，则责在气血之虚也。夫阴血骤脱，气亦骤亏，少阴失开阖之令，大肠少津液之润，是以秘结不解。医家不穷其原，急用硝、黄、巴、牛等药，求其暂通，取快一时，因而重虚其虚，元气更受耗伤，缓则复秘而变胀满，速则亡阴而致虚脱，甚可悯也！夫产后空虚，新血未生，元气未回，幸得后门坚固，旬日未解，亦自无妨，虽有涩滞，当从缓治，宜用生化汤加人乳、肉苁蓉以润枯涸。倘气因耗血，传化失职，宜用八味汤加人参、肉苁蓉以助真气，无不应手取效者也。古人有言，产后大便日久不通，由血少肠燥，参乳汤多服，则血旺气顺，自无便涩之病。真先得我心之同者矣。盖阴血干燥，须俟地道升而天气降，元气衰弱，更待真阳复而真阴生，此自然之道也。不然，徒知推下一法，

---

① 腊茶：茶之陈久者，功用较寻常者为良。

而漫无变计，不亦为古人所讥谓之矢医耶？

通以治塞，印定庸工眼目，得此可唤醒其梦。(《杂症会心录》)

产后水肿，肢体俱浮，皮肤光泽，乃脾虚不能制水，肾虚不能行水。宜实脾饮、香砂六君子汤、金匮肾气丸、济生肾气丸，因症择用。断不可用破滞行水之药。丹溪治产后误服消导药，以致水肿方：人参二钱，白术二钱，归身三钱，木通六分，白芍一钱炒焦，茯苓二钱，泽泻一钱炒，厚朴五分炒，苏叶四分，陈皮五钱，木香四分，大腹皮六分，莱菔子六分炒。又加味五皮饮：五加皮四分，地骨皮六分，大腹皮六分，茯苓皮三钱，生姜皮三分，加人参一钱，归身二钱，白术皮一钱，陈皮四分。(《客尘医话》)

宝应华少臣夫人，产后清浊混淆，大小便易位而出，病名交肠，言大小肠交之谓也。其家以新产体虚，不便出外就诊，特遣人寻方于余。余用五苓散，令每服三钱，温酒调下，使清浊分利，则二便自可如常。后月余致礼来谢矣。(《清代名医医话精华·魏筱泉》)

包氏，严寒坐蓐，肠出不收，身热面赤。思被冷无温，肠必干涩难上，如萆麻子捣涂发顶，法必不验，即冷水溅面，亦虑滋病。令煎芎归汤入净桶，著人扶坐桶上，以旧绢托肠，乘热熏之，肠得热气，自润而升，且托且送，待其将尽，趁手托入。如法而收，再服补剂热退。(《清代名医医话精华·林羲桐》)

第四章　外　　科

第一节　外科病

古者内外合科，如薛立斋、王肯堂其代表也。降及近世，人事日繁，生活竞争，医家亦然。每见时行医门，求诊者辄满坑满谷。医者为适应环境、处置业务计，于是长于外科者，乃侧重外科，反之业内科者亦复如是。此自然之趋向，不得不尔也。然此指业务性质大体言之，若整个医学论，必须统共研究，以求贯彻。盖医学最后目的为治疗，学不彻底，治之必误，吾人于此，宜如何警惕自励乎！余治宋左（名来发），年逾七旬，在马渚开设肉铺，宰割为业，右肩膀患疮，口大如掌，久未收敛，兼之痰浊交阻，咳嗽甚艰，不思饮食，如是者已累月矣。亲族人等，金谓年事已高，纷纷备后事。渠自撄此重疴，亦告生机绝望。惟家中大小事务，悉由渠主张，故其妻嘱侄文明，请予勉为疏方。予视疮口未敛，似乎须外科医治，第外科据云更换数辈，敷贴洗涤，遍试无效。推原其故，皆不悟局部与全身之有关系焉。考吾人血行，周流不息，循环无端。局部出血如过多时，能使全身营养衰减。今患疮口大如掌，久未收敛，又脓液为气血所化，脓液时流，则气血因而耗散；况兼患咳嗽，不思饮食者已累月乎！宜乎外治敷贴洗涤等手术遍试无效也。为疏当归、川芎、黄芪、蒲公英、香白芷、连翘、银花、冬瓜子、川石斛、瓜蒌皮、天花粉、生竹茹、川象贝、白桔梗等出入为方。复诊至八次，服药约三十余剂，始霍然痊可云。

又治郑巷陈茂廉之子，年约二十余岁，业商，患臀部连左腿腨肿硬一条，已延月余之久。其证形体消瘦，口干欲饮，咳嗽痰稠，潮热频仍。此阴血素亏，痰浊交阻，欲化毒而未能之症也。理宜养营托毒而化痰浊，用当归、山甲、银花、川贝、川斛、竹茹、蒌皮、乳香、花粉等药。服七八剂，臀部痈溃；又十余剂，腿腨部亦突起成脓。嘱其善术者施行手术，渐次收口而愈。

按上述二案，皆属外证而以内服药调理，或补托以收成效。吾前者谓整个医学，必须统共研究，以求贯彻，内外合科等语，观此益信而有征矣。（《勉斋医话》）

夫欲善外科，先宜精内科。何则？疮疡虽百端，不能出于阴阳虚实。苟审之而施之治法，则于外科无有间然矣。（《先哲医话集》）

夫医者，人之司命也；脉者，医之大业也。盖医家苟不明脉，则如冥行索途，动致颠覆矣。夫大方脉、妇人、小儿、风科必先诊脉，后对症处药，独疮科之流，多有不诊其脉候，专攻治外，或有症候疑难，别有方脉诊察，于疮科之辈，甘当浅陋之名。

噫，其小哉如是！原夫疮肿之生，皆由阴阳不和，气血凝滞，若不诊候，何以知阴阳勇怯，血气聚散耶？由是观之，则须信疗疮肿于诊候之道不可阙也。历观古今治疗疮肿方书甚多，其间诊候之法，略而未详，比夫诸科，甚有灭裂①。愚虽不才，辄取《黄帝素问》《难经》《灵枢》《甲乙》及叔和、仲景、扁鹊、华佗、《千金》《外台》《圣惠》《总录》古今名医诸家方论之中诊候疮肿之说，简编类次，贯成篇帙，首载诊候入式之法，次论血气色脉参应之源，后明脉之名状所主证候及疮肿逆从之方，庶使为疮肿科者，览者则判然可晓，了无疑滞于胸次，一朝临疾诊候，至此则察逆从、决成败，若黑白之易分耳！（《外科精义》）

夫脉者，陌也，径也，乃血气之径路也。然诊脉之时，出于医学精明，奥于七诊，心灵智变在毫忽间，浮沉迟速之机，表里虚实之际，《脉诀》虽详，疮症少异。余之才菲德薄，喜其文不繁，而一语解开，可为千载之师何也？缘古今名医，累世虽遗秘术传家，及至紧要捷法，竟不传于纸笔，而留之于肘后，何仁于天下也哉？经云：知其要者，一言而终，不知其要，流散无穷是也。大抵七表，浮、芤、滑、实、弦、紧、洪、兼长、大、散、数等脉，皆有余之脉。如疮疡未溃之先现之则吉，已溃之后现之又少不宜。如微、沉、缓、涩、迟、伏、软、弱、结、细等脉，皆是不足之脉，即血气不足也。未溃之先有此不足之脉，乃毒气深陷，已溃之后又却少宜。更参疮之轻重，标本虚实，色脉相应，良为上工也矣。（《外科启玄》）

诸痛皆由气血瘀滞不通而致。凡寒、热、虚、实、脓、瘀、风、气皆能为痛，不可不为之辨！夫色赤焮痛者，热也；色白酸痛者，寒也；不胀不闷，揉按暂安者，虚也；又胀又闷，畏人挨按者，实也；痛如筋牵、鸡啄，恶寒恶热者，脓也；痛如肉拗、气抽，微胀者，瘀也；痛而走注者，风也；痛而刺胀者，气也。诸痛如此，而止痛之法，要在临病制宜。热毒之痛，以寒凉折其热而痛自息；寒邪之痛，以温热和其寒而痛自除；因虚而痛者，补其虚；因实而痛者，泻其实；因燥而痛者，润之；因塞而痛者，通之；因脓血闭郁者，开之；因恶肉浸溃者，化之；因阴阳不和者，调之；因经络秘涩者，利之。随机应变，方为上上治法也。（《外科证治全书》）

痒虽属风，亦各有因。凡初起作痒者，风热相搏，搔甚即痛是也；溃后作痒者，脓沤冒风，突起颗瘰是也；将敛作痒者，因初时肌肉结滞，气血不通，至此气血渐和，助养新肉，痒若虫行是也。他如皮肤瘙痒，由血燥而风生；疥癣延绵，属风淫而虫蚀。证有不同，治有微别，勿视为一类也。（《外科证治全书》）

外疡发痒，其最普通者，皮肤病为独多。如疥癣、游风、湿注、湿臁、黄水疮、血风疮等，其最著者。而溯其原因，则不外乎风燥与湿热二者而已。风性善行，袭入肌肤，则走窜四注，故恒遍体痒瘙，淫淫然如虫虱之游行于肌表。惟风胜则燥，虽搔破血溢，而随破随收，不致化腐，此风淫为病。凡干疥、风癣、瘾疹、痱瘰之类，皆痒甚而必不腐烂者是也。又有髫龄瘰疹冒风，恒发痧疮，痧疮二字，乃吾吴俗之通称，兰溪土语谓之麻风疥。频年累月，不易速愈，此痒之属于风燥者一也。若湿郁生热，流溢肌表，则

---

① 灭裂：草率；轻忽从事。

血浊不清，湿邪留而不去，积湿生热，蕴热生虫，其痒尤烈，而浸淫四窜，黄水频流，最易蚀腐，且多传染，此湿淫为病。凡游风、臁疮、黄水脓窠诸疮，且痒且腐，愈腐而愈痒，此痒之属于湿热者，又其一也。若肿疡则恒无发痒之例，即偶有之，在上部者必兼风化，在下部者必兼湿化。惟疔疮大肿时，毒势未达，脓犹未成，颇有肌里作痒，淫溢四散者。此则疔毒之走散，最为危候，苟非收束其根围，透达其脓毒，惟恐毒陷内攻，为祸甚速，是发痒之最忌者。而脑背疽之漫肿无垠，脓不畅达，有时发痒者，为害亦同也。若溃疡流脓已畅，而四围余肿未消，亦有时微微作痒，此肿势渐化，气血流通之朕兆，是为佳象。亦有腐肉已脱，新肌盎然，皮肉间时作微痒，亦是除旧布新，气血贯注之故，但必以轻微淡远，隐隐流布，方是渐入佳境；抑或既溃之余，始尚相安，而忽尔奇痒难忍，则非外风之侵袭，即是湿热之郁蒸，肿势必随之而更盛，是又当见景生情，随机应变，必不可固执一见，谓溃疡之发痒，定当作欲愈观也。（《疡科纲要》）

外证治法，未溃者疏托之，既溃者补托之。初起者急散之，不使成脓；既溃之后，尤宜赶紧医治，去腐生新，若迁延日久，气血殆尽，精神散而魂魄离。再有药线用久，打成孔窍，脓老成管，所当慎也！（《医论》）

治外证，始起欲其不大，将成欲其不痛。大则伤肌烂肤，腐骨穿筋，难于收口；痛则冲心犯胃，耗血亡津，恶证丛生矣。故始起之时，最重围药，束其根盘，截其余毒，则顶自高而脓易成；继则护心托毒治其内，化腐提脓治其外，自然转危为安。乃始则不能束毒使小，又无护心定痛之方，惟外用五灰、三品，内服附、桂热毒等药，必至腐肠烂肉，更轻用刀针割肉断筋，以致呼号瞀乱，神散魂飞，宛转求死，仁人之所不忍见也。况痈疽用刀太早，最难生肌收口。凡毒药刀针，只宜施于顽肉老皮，余者自有拔头呼脓之法。至于恶肉，自有消腐化水之方，故能使患者绝无痛苦，收功速而精神易复。乃此等良法，一切不问，岂传授之不真，抑或别有他念也。更有骇者，疮疡之证，最重忌口，一切鲜毒，毫不可犯，无书不载。乃近人反令病者专服毒物，以为以毒攻毒。夫解毒尚恐无效，岂可反增其毒？种种谬误，不可殚述。间有患外证之人，若用安稳治法，全不以为妙，用毒药刀针者，血肉淋漓，痛死复活，反以为手段高强，佩服深挚而遍处荐引。因知疾痛生死，皆有定数，非人所能自主，医者与病人以苦楚，亦病者有以召之也。

张鸿按：洄溪有手批《外科正宗》《疡科选粹》二书，绳愆纠谬，学者宜宗。

雄按：秀水召慎庵云先生原引云：批阅之书千余卷，殆不止此二种，惜其后人秘藏，而不传于世也。（《医砭》）

夫疮疽、丹肿、结核、瘰疬，初觉有之，即用内消之法；经久不除，气血渐衰，肌寒肉冷，脓汁清稀，毒不出，疮口不合，成聚肿不赤，结核无脓，外证不明者，并宜托里。脓未成者，使脓早成；脓已溃者，使新肉早生。血气虚者，托里补之；阴阳不和，托里调之。大抵托里之法，使疮无变坏之证。凡为疮医，不可一日无托里之药，然而寒热温凉，烦渴利呕，临证宜审其缓急耳！（《外科精义》）

专治病人腹中症结，或成龟蛇鸟兽之类，各药不效，必须割破小腹，将前物取出。

或脑内生虫，必须劈开头脑，将虫取出，则头风自去。服此能令人麻醉，忽忽不知人事，任人劈破，不知痛痒。方如下：

羊踯躅三钱，茉莉花根一钱，当归一两，菖蒲三分，水煎服一碗。(《华佗神医秘传》)

药用麻沸，脏腑可割，既断既截，不难缝合。按痈疡发结于脏腑之内，虽针药亦无所用之。先生治斯类险症，常先令服麻沸散，即昏罔觉，因剖破腹背，抽割聚积。若在肠胃，则断湔洗，除去疾秽，已而缝合，五六日而创合，月余而平复矣。(《华佗神医秘传》)

一、疮疡

夫疮疡者，乃疮之总名也。疮者伤也，肌肉腐坏痛痒，苦楚伤烂而成，故名曰疮也。疮之一字，所包者广矣。虽有痈疽、疔疖、瘰疬、疥癣、痔毒、痘疹等分，其名亦止大概而言也。又云外科者，外之一字，言疮虽生于肌肤之外，而其根本原集予脏腑之内。经云：营气不从，逆于肉理，乃生诸疮毒是也。当察其疮生于何经部位，则知何经先病为本；次则察其有何苦楚，兼现何经症候则为标。既明其标本，治之亦然。对症主治，内托为本，次则调泻营气。营气者，即胃气也。去其兼现之症为标，使其经络流通，脏腑内无壅滞，非苦寒之剂不能除也。此治疮标本之法神矣，药下于咽，其痛立止，伺必其乳香、没药乎？后学疮科，若不熟玩此等议论，恐临症处方，岂能便自胸中了然哉？(《外科启玄》)

但论部位而名痈疽，虽未分辨虚实，然诸名色，后学亦应知之。即如毒生头顶，而有善瘴、发疽之名；颈项，有落头对口、脑疽之号。鸭蜒固毒夹于腋中，鱼肚缘患生于腿肚；失荣独在项间，夹疽双生喉侧。脚骨号夹棍之疮，溃烂肌肤则为驴眼；足心为涌泉之穴，毒匿脚皮则成牛拣。腹痈指正，箭袋云偏。臭田螺，大拇指之烂名；扁担怪，肩穴中之疖毒。鬓前疽，耳后发，腿曰腿痈，下称跨马，白谓冬瓜；手发背，脚丫疽，偷粪老鼠，又号悬痈，漏称海底。指说蛇头，甲谓甲疽。膝盖肿云鹤膝，肾子疼曰子痈。马刀痈生于脸上，骨槽风患于牙床；井泉疽患登心口，贴骨疽毒踞环跳。臀积毒则曰臀疽，臂上痈乃云臂毒。诸名由部位以推，治法凭白红而别。初起未溃，当观现在之形；已溃烂久，须问始生之色。初发色红，仍施痈药；初生色白，当用疽丹。各症治法，宜辨症而精治焉！(《外科全生集》)

凡疮红者为痈，白者为疽，小者为疖。痈是热症，宜清凉解毒。疽是寒症，乃气血大虚，与痈相反，寒药丝毫不得用，即外敷亦不可。宜服大补气血之剂，或加附子、炮姜、肉桂；引用麻黄五分，冬天有用至一钱者，此味虽夏月亦必用，使之寒毒有路而出。疽者色白，不甚肿，其寒毒深，一故药须热补，或用艾火灸之。痈者色红亮而肿，其热毒外见，故药当清凉，然年老及虚弱人，必服内托药方稳。(《不知医必要》)

痈疽之起，总由血气壅滞所致，如河渠淤塞者然。敬使血气流畅，何痈疽之有？故火毒壅滞，则红肿焮痛而成痈；寒痰壅滞，则白塌木肿而成疽。痈作实热治，疽作虚寒治，一目了然，不俟诊脉可知也。及其壅滞既久，变好血而成脓，创好肌而破口，苦矣哉！当初未作脓之时，亟随痈疽证治消治之，俾其痛止肿平，安然畅适，岂不快欤！每见恃能刀针，不细察病情当用刀针否，漫云泄毒，乃杀人不转睫之徒也。不但病人负痛已甚，又何能堪此痛苦？更有妄施刀针，以致溃烂难敛，七恶蜂起，仁心仁术者，谅不妄为若此也。（《外科证治全书》）

痈疽为患，痛者其常，不痛者其偶。如皮肤之病，暑热之疡，间有不痛者，则本非大证，无害其不作痛也。若夫肿势猖狂，非不坚巨，而反觉顽木不仁，不痛不痒，则苟非大毒可以劫制神经使失知觉，何以致此？所以顽肿木肿之证，其为害必较之大痛者倍蓰而有余。如疔疮之猛厉者，始发黍米之粒，而坚肿随之，顷刻四溢，患者但觉肌肤之呆滞不灵，而无所谓痛也，此惟头面额颅耳前唇颔诸疔有之；迁延不治，曾不崇朝而毒已内攻，胸满恶心，神思昏愦，若非急急大剂清解，势多不救。此顽木不痛之属于急证者一也。又有顽瘤之病，初发坚块，附筋着骨，并不痛痒，为日虽多而形势如故，其在外之肌肉皮色亦如故，甚至有经年累月而不改其常者，在病者且毫不介意，以为相安已久，不复为患，然偶有感触，而形块乃巨，于是有始作一抽之痛者，则大证已成，变动乃速。此惟石疽、乳岩有此奇变，而证已不可为矣。此顽木不痛之属于缓证者，又其一也。此外有皮肤之疡，腐溃日久，时而稍稍收敛，时而渐渐化开，反复频仍，几更寒暑，流水不彻，痛痒俱忘，此则久烂之余，其肌肉之神经已死，而皮肤之颜色黯然，津液干枯，有如槁木，则亦顽梗无知，搔爬不觉，虽似习惯自然，不为大患，然而脂膏已耗，痊愈无期。此惟久溃疮疡，失于调治，致成坏证，在贫苦劳力之人往往有之。又梅疮结毒，治不得法，亦必如此。此皆久腐之余，调理失宜，迁延岁月，气血不流，每令四围未腐，肌肤渐为顽木，则其后虽治之合宜，幸得收敛，而其肌肉亦必痛痒不关，如非已有，抑且皮色斑驳，按之木强，此即局部神经失其功用，不能恢复使然。要皆久败之疮疡，非寻常之轨范也。（《疡科纲要》）

疮闭一症，古书不多见，病者得之，十有九死，是为极危极重之候。宜医家之所当辨者，何古人反未之言耶？及考之各方书，惟王肯堂先生有云：患生疮用干药太早，致遍身肿，宜消风败毒散；若大便不通，升麻和气饮；若大便如常，或自利，当导其气自小便出，宜五皮饮和生料五苓散；若腹肿只在下，宜除湿汤和生料五苓散，加木瓜如泽泻之数。如此治法，亦皆治标而不求其本也。

夫疮之生也，由于风湿热毒中于皮毛，不时而痒，愈痒愈发，愈发愈多。疮虽有大小之不同，必待毒气尽发，方可渐愈，安得有所谓疮闭之候哉？然任其自然而生者，则任其自然而愈，毒气外达，疮无由而闭。奈何今人不知此症之恶，一见疮发，急用水银、硫黄之属熏之擦之，望其即日而瘥。不知毒气正发于皮毛之间，而反用药以禁其所出，则毒不达于皮毛，而内攻肺脏，以肺主皮毛，故毒得以入肺也。

然肺脏中毒，则通身肌肉浮肿，咳嗽喘促，胸满壅塞，不能平卧，痰鸣鼻动，小便短少，是外疮虽没，而内毒更烈。当此之时，虽欲求其出而不可得也，不死何待耶？其通身肌肉浮肿者，以肺气中毒，则不能下行清肃之令，而水妄溢也；其咳嗽喘促者，以肺脏中毒，不得宣通，阻碍气道也；其小便不通者，以肺有毒而不能通调水道，下输膀胱也；其胸满不能平卧者，以毒入于肺，则肺叶生胀也；其痰鸣鼻动者，以疮毒内攻，肺气将绝也。以上恶候，极为危险，治之稍失，鲜不误人。临症者，急速救肺脏，而兼以解毒，加入鲜发之物，以托毒外出，俾疮尽发于肌表，而不使内攻于肺，庶几可保无虞。

倘不知此理，而徒用羌、防之属汗散之也，是人既入井，而又下之石矣。然则羌、防之不可用者何也？以邪之所凑，其气必虚，其人体弱也。若实体而投羌、防，又何害焉？

疮闭方法，又超人一乘矣。神化若此，能无后贤哉！(《杂证会心录》)

疮疡治法，予非专科，然其大意，不可不知。经云：营气逆于肉里，则生痈疽。又云：膏粱之变，足能也生大疔。夫营气逆者，必有郁火，久不得泄，则发为痈疽。如范亚夫不合于项王，至彭城疽发于背是也。膏粱之变，曾见一钱姓者，爱食市脯中之猪首肉，每食百钱无虚日，豕肉已能发风生痰，况其首乎？久之疽发于背而莫救焉。相传一西商在苏州贸易，每食猪首，近邻一人善治背疽，因商挟重赀，料其久必毒发，欲居为奇，直待其归，尚无影响，乃买舟随之，将及渡河，乃问其随人，尔主肉食无厌，更啖何物？答云：每饱肥浓，辄饮浓点松萝茶一碗。其人闻之，太息而返，盖谓松萝能消肉毒故也。

治疮疡莫妙销磨于未成，如梅花点舌丹，药精制虔，可致奇效。更有蒜熨一法，无论一切无名肿毒、疔疮发背，初起者治之立散。用大囊蒜切片，如开元钱厚，置患处，艾绒灸，以不痛至痛，痛至不甚痛为度，大约七壮左右。如发背初起，难辨毒结何处，须将湿纸一张，平贴背上，验何处先燥，即是疮顶，用墨笔点定，去纸而后隔蒜灸之。随处可灸，惟面上忌灸。若灸而不散，毒气亦已归拢，易溃易痊，最便最妙之法也。

更有一方，亦治一切诸疮，未成可散，已成易溃。药用白甘菊、丹皮、赤芍、银花、地丁草、归尾、乳香、没药、连翘、陈皮、细生地、甘草节，水煎服。外用角针煎汤洗。

予治一妇，患三阴疟未解，忽周身发疮，皆大如钱，三三两两，不下百十，而疟顿住。此伏邪走泄为疮，三阴则无疾矣。诸专科疗治，用黄连、黄芩寒凉之药，脓水淋漓更甚，纳食减矣。就予诊治，药用生黄芪、西党参、炒白术、银花、白芷、茯苓皮、广皮、生苡仁、炙草。三服纳增，疮无脓水，去白芷，加生地、归身、黄芪蜜水炒。四服结痂。又四服全愈。(《友渔斋医话》)

治疡之要，未成者必求其消，治之于早，虽有大证，而可以消散于无形，病者不以为功，医者亦可省许多手续，此良医之用心，而亦治医之最上乘也。惟是消肿之法，最为细密，一病有一病之来源，七情六淫三因各异，若不能于病之本探其源而治之，则断无消散之希望，而或者乃仅仅于部位上、形色上求之，抑末矣。如病本外因，则风寒暑湿之浸淫，既各随其感触而成疡患；如病本内因，则气血痰郁之壅滞，亦流注于经隧而发大痈。故凡退肿消毒之大法，以治外感，则有风者疏其风，有热者清其热，有湿、有寒者，理其湿、祛其寒；以治内伤，则气滞者理其气，血瘀者行其血，痰凝饮积者导其痰、涤其饮。正本清源，无一非退消之良剂。此外惟有五志之火、七情之郁，其来以渐，结为坚肿，如乳癖、乳岩、失荣、石疽等证，则由来已久，蒂固根深，虽有养液和荣、软坚流气之良法，而苟非病者摆脱尘缘，破除烦恼，怡情悦性，颐养太和，则痼疾难瘳，必无希冀。而其余诸证，批却导窾，孰不迎刃而解。然必辨之也精，期识之也确，因端竟委，探本穷源，已非庸耳俗目之头痛医头、脚痛治脚之所能望其项背矣。（《疡科纲要》）

夫疮疽之证候不同，寒热虚实皆能为痛，止痛之法，殊非一端。世人皆谓乳、没珍贵之药可住疼痛，殊不知临病制宜，自有方法。盖热毒之痛者，以寒凉之剂折其热，则痛自止也；寒邪之痛，以温热之药熨其寒，则痛自除矣。因风而有痛者，除其风；因湿而痛者，导其湿；燥而痛者，润之；塞而痛者，通之；虚而痛者，补之；实而痛者，泻之；因脓郁而闭者，开之；恶肉侵溃者，引之；阴阳不和者，调之；经络秘涩者，利之。临机应变，方为上医，不可执方而无权也。（《外科精义》）

外疡既溃，脓毒既泄，其势已衰，用药之法，清其余毒，化其余肿而已。其尤要者，则扶持胃气，清养胃阴，使纳谷旺而正气自充，虽有大疡，生新甚速。盖当脓毒未决之先，痛苦备尝，其气已惫，胃纳必呆，一旦决之使溃，痛定体轻，如释重负，果有余毒未尽，仍以清理为先；如其毒焰已衰，必以养胃为主，无论如何大证，但得胃气一调，转机立见，纵其溃烂綦巨，亦可指日收功。但不可惑于俗书，早投蛮补，须知大势乍平，火焰虽息，而余烬未泯，一得补益，则炉中添炭，未有不死灰复燃者。即日脓泄已多，正气须顾，要之精神已馁，厚腻必所不胜，碍胃减食，尤多变幻。彼治伤寒大病善后之法，能知清养和胃者，必是伤寒名家。而治疡科溃后调理之时，能守轻清养胃者，亦是疡医老手。惟脓去痛定之后，余肿渐消，胃气既旺，则鲜猪白肉，在所不禁。以猪为水畜，味本咸寒，亦有清热化毒功用，炖取清汤，可养胃阴，以助津液，血肉有情，竹破竹补，正是疡家应需妙品，不比伤寒初愈，嫌其腻滞，未可遽食也。（《疡科纲要》）

治疡之有丸散，尚矣。《千金》《外台》已开其例，有举莫废，至今沿之。盖取其服法简易，用以治寻常之证，可代煎剂之繁琐耳！然既为普通性质，则泛治百病，必不能丝丝入扣，惟大旨以行气通络、活血解毒为主，要亦不背于理。近今俗尚所通行者，以王氏《外科全生集》之醒消丸、小金丹等为最著，而苏沪市肆之六神丸，尤为赫赫有名，几为妇孺咸知，莫不以为外疡必需之要药。实则王林屋所用之方，已是呆笨不灵，实效甚少。若所谓六神者，则汇集重价之品，一陶同冶，其值兼金，非不宝贵。然试按之性情效力，亦何尝有切合之影响，纵曰珠黄解毒，脑麝宣通，意亦犹是，究竟一金之值，买得几何，少服则力量甚微，多服则可破中人之产，费而不惠，最是可嗤！又寿颐治疡，禀承先师朱氏家学，既以煎剂为之主，本无取于秘制丸散，欺人炫世。惟轻浅之病，授以丸子，亦可有功，则简而易行，尚不失利物济人之志；而大证用作辅佐，又可以助煎剂之不逮，交相为用，自不可少。兹录习用之品，公之同好，固各有其实在之效力，非市上之泛而不切者，所可等视。惟病情既随时而变迁，则服法亦必与为推移，量度轻重，必谓制成丸散，呆守板法，而可以无投不利，则固理之

所必无者也。(《疡科纲要》)

古人用药，因病制宜，治不执方，随病增损。疗积聚，补益可用丸药，以从旧不改方增损。疮疽危要之际，证候多种，安有执方之论？固可临时加减以从其法。只如发背、脑疽，恶丁肿，脓溃前后，虚而痛者，于托里药内加五味子；恍惚不宁，加人参、茯苓；虚而发热者，加地黄、瓜蒌根；往来寒热者并潮热者，加柴胡、地骨皮；渴不止者，加知母、赤小豆；大便不通者，加大黄、芒硝；小便不通者，加木通、灯草；虚烦者，加杞子、天门冬；自利者，加厚朴；四肢厥逆者，加附子、生姜；呕逆者，加丁香、藿香；多痰者，加半夏并陈皮；脓多者，加当归、川芎，甚者加芍药、乳香；肌肉迟生者，加白敛、官桂；有风邪者，加独活、防风；心惊怯者，加丹砂；口目瞤动者，加羌活、细辛。愚虽不才，自幼及老，凡治疮疽，常依此法加减用药，取效如神。后之学者，宜细详焉。(《外科精义》)

手背乃三阳经脉之部，生疮忌用升药助火蚀肌，宜清火燥湿药掺之。膝盖下至足背生疮，皆湿热下注居多，尤忌用升药闭湿生火，须以利水清火药外掺。(《医门补要》)

疮疡必用金银花者，以金银花可以消火毒也。然毒实不同，有阴毒、阳毒之分。其毒之至者，皆火热之极也。金银花最能消火热之毒，而又不耗气血，故消火毒之药，必用金银花也。以金银花可以夺命，不分阴阳皆治之。盖此药为纯补之味，而又善消火毒。无奈世人以其消毒去火，而不肯多用，遂至无功，而且轻变重，而重变死也。若能多用，何不可夺命于须臾，起死于顷刻哉！诚以金银花少用则力单，多用则力厚而功巨也。故疮疡一门，舍此味无第二品也。所以疮疡初起，必用金银花，可以止痛；疮疡溃脓，必用金银花，可以去脓；疮疡收口，必用金银花，可以起陷。然此犹补阳症之疮疡也。若阴症初生，背必如山之重，服金银花而背轻矣；阴症溃脓，心如火焚，必服金银花而心凉矣；阴症收口，疮如刀割，必服金银花而皮痒矣。然此犹阴症，而无大变也。苟痛痒之未知，昏愦之罔察，内可洞其肺肝，外可窥其皮骨，饮之而不欲，食之而不知，惟金银花与同人参大剂治之，亦可以夺命而返魂也。谁谓金银花岂小补之物哉？而世人弃之者，因识其小而忘其大。是以他药可以少用，而金银花必须多用也。知金银花之功力若此，又何患哉？(《洞天奥旨》)

(一) 痈疖

凡阳痈，皆初起即红、肿、疼，疮破后，俟恶水尽、脓欲稠时，用红升丹加制乳香、制没药、四妙散，六七日即能全愈矣。

先慈七十一岁时，夏患搭背，大四寸。予归视时，疮破如蜂窝矣。惊问所由，妻曰：每日在桃林内乘凉，患痱子愈后，忽患此疮。乃悟痱子结聚成毒也。遂手炼红升丹，加前药搽之，盖以洞天鲜草膏，疼楚立止，十七日而愈。因悟今之疡科，谬执《外科正宗》以治疮肿，所谓刻舟求剑，承讹不悟者也。(《王氏医存》)

肝脉挟胃贯膈，又曰是所生病者，为胸满，故胸之痈疽，本由于肝。然此证最难别白，即《内经》所谓内有裹大脓血之证也。吾乡一名医自患此，同道诊之，不知为

痛也，杂进参、附、丁、桂之剂，久之吐出臭脓乃省，已无及矣。（《柳洲医话》）

偶阅孙文垣三吴治验医案，次日有一人来就诊，其病情与孙案一则相仿佛，遂用其方治之，两帖愈。于此见古人对症发药，效如桴鼓。其案曰：倪姓右颊车浮肿而痛，直冲太阳，发寒热，两手寸关俱洪大有力，此阳明经风热交扇所致。以软石膏三钱，白芷、升麻各一钱，葛根二钱，生熟甘草一钱，薄荷、山栀、丹皮、连翘各七分，天花粉、贯众各一钱半，两帖肿痛全消。（《存存斋医话稿》）

黄鸿轩，手臂忽生痛疖，漫肿无头，痛极莫耐。外科医者咸谓热毒所致。揆之平素，淡泊明志，宁静居心，绝无生热致毒之因，究莫识其所起也。尊公我兼，谓昌善议病，盍舍樽俎①而一代庖人乎？昌曰：吾议此证，请先为致贺，后乃言之。疮疡之起，莫不有因。外因者，天行不正之时毒也，起居传染之秽毒也；内因者，醇酒厚味之热毒也，郁怒横决之火毒也。治火毒与治诸毒，原自天渊。盖火与元气，势不两立，以寒凉折之，则元气转漓矣。鸿轩于四者总无其因，不问知为胎毒之余也。丸人禀受天地之气，有清浊之不同，惟纯粹以精之体，其福泽寿算，俱不可限量。然从父母构精而有身，未免夹杂欲火于形骸，所赖者惟在痘疮一举，暗将所藏欲火运出躯外，复其粹精之恒体，如矿金相似，必经红炉锻炼，而渣滓与精莹始分之为两。吾常以此法观出痘者之眸子，七八日后，眼开之时，黑白分明者精金也，赤筋红膜包裹者混金也，至于瞳人模糊，神光不现，则全非金矣。鸿轩幼时出痘太多，元气不能充灌，又为杂证所妨，脏腑中之火毒虽尽，而躯壳内之留滞犹存，所以痘痈之发，必于手足之委中、曲池者，则以零星小毒，无处可容，而潜避于呼吸难到之处耳！今之痛疖，正当委中之穴，其为痘毒何疑？毒伏肘腋之下，原无所害，但粹精主体，微有夹杂，是以宝鉴之纤尘，白璧之微瑕也。日者太和元气，充满周身，将十五年前之余滓，尽欲化为脓血而出，他人见之为毒，吾早已卜其为兴者机矣。岂有畅于四肢，而不发于事业者哉？治法：外用马齿苋熬膏，攻之速破；内用保元汤，托之尽出。仍以痘痈门药为治，即日自当痊愈。必不似疮毒之旷日持久，但不识证，而以治疮毒寒凉泻火诸药投之，适以增楚贻患耳！孰谓外科小恙，可无樽俎折冲之人耶？如法治之，溃出脓水甚多，果不用生肌长肉而自愈。

胡卣臣先生曰：以慧心辨证，竟出恒理。而降衷所以不齐，受衷所以相远之故，尽逗毫端。治火一法，矿金一喻，验目一诀，种种指示，俱足令人心开神爽。（《寓意草》）

人之脾主四肢，肝主筋，肾主骨。下部法地，三阴主之，则腰足是也。苟或劳乏罢极，伤筋骨皮肉，而风寒湿乘间入之，则腿中作疼，发于肌肉者浅，入于筋骨者深。使复加以风药，则愈耗其阴，进以寒凉，则愈伤其气，将至于穿溃而不可支矣。故治此患者，仍补勿泻，仍温勿寒，仍托勿敛，非比上三痛之喜攻喜泻喜消也。如补中益气汤、八珍汤、八味丸，或入木瓜、肉桂、杜仲、牛膝等引经药，气血充裕，筋骨坚强，则易溃易敛也。若沾沾于解毒，则败矣。（《古今医彻》）

---

① 樽（zūn 尊）俎（zǔ 阻）：同"尊俎"。古代盛酒和盛肉的器皿，常用为宴席的代称。

锁喉痈生于结喉之外，红肿绕喉。以时邪风热客于肺胃，循经上逆壅滞而发；又或因心经毒气，兼挟邪风结聚而发。初起外候与火痰相似，根盘松活。易于溃脓者顺，坚硬而难脓者重。（《疡科心得集》）

隐曲处生痈疽，脓水日久溃多。夫脓为血液与肌肉所化而成，血脉已枯，束骨之筋失其滋养，故筋缩不得屈伸。待完口时，外以青葱新艾煎汤，先熏后洗，内进十全大补汤，俾气旺血充，筋得舒润。再加时常以手揉抹患上，或扯之左，或拽之右，或伸之前，或屈之后，不拘手足身体，如此行之无间，约月余则骨节可活，气血可通，筋脉可舒，自必复原归旧。若肌肉烂深，大筋已断，虽然肌生口敛，必有曲无直，或直不得曲，终成废疾。（《医门补要》）

腿足生痈疽，脓水去多，筋无荣养，故易短缩。乘完口时，用二尺长酒杯粗竹子一段，带于身旁，时常放地上，将患足踏其上，推转来去，活动筋脉，约月余，即和活如旧矣。（《医门补要》）

孙姓一乳妪，患发背坚硬高肿，根盘如碗，疮顶白点如粟米甚多。余曰：此症甚险，不可轻视。付以散坚消肿丸药数钱，令每日服五钱。来朝视之，坚块尽消，其症如失，余大异之曰：余存丸药，当仍还余，因修合不易，非吝惜也。出药视之，所存无几，乃伊于一昼夜服十余次，每服必二三十粒，已服完矣。余曰：幸而体壮，否则岂不误事。然凡痈毒坚肿不消，惟此丸无不应验如神，即脓已成，亦不必开刀，自能穿破出毒，溃后收功亦易，诚至宝也！（《一得集》）

（二）疽

疽疮乃虚弱已极，元气熏蒸不到之处，湿滞寒凝，积久而成。已为废肉，不疼，不肿，不红，惟酸而麻木者，因与好肉相连也。辨证处方，王宏绪《活人全生集》尤详。诚疡科之宝筏，医室之神灯，学者当瓣香奉之。（《王氏医存》）

顾色泉云：凡疮毒属阴者，必用热药，如天雄、附子之类，皆生用，庶可起死回生。余问其证。曰：如对口、阴发、伏疽，扪不知痛，疽不起泡，四围如墨黑者，是老人虚弱之症，尤宜用之。窃以为疮之阴阳，一时难辨，疡医遇此，率用寒凉，杀人多矣。热药回生，其功甚巨，稍涉迟疑，生死反掌。（《上池杂说》）

近时有数人病背疽，服前方药饵，未安之前，遍身寒热，或先寒后热，或先热后寒，连日作，或间日作，必先呕痰，然后寒热，寒热后大汗然后止。时医多欲用柴胡、牡蛎止汗之药，又有以为疟疾，欲下恒山饮子。愚力辩云：背疽之后，不可专以为有热，亦有气虚而得之，亦有因怒气并血气凝滞而得之，其所以发寒热者，先感寒邪，脾气不正，痰盛而有此证。若下柴胡必泻肝，母既虚而又泻其子，牡蛎涩气，气血已不荣运，服涩气恒山饮子，发吐痰，大损脾胃。用药如此，可谓误谬，愚但令服家传不换金正气散，祛寒邪，正脾气，痰饮自消，寒热不作，兼服排脓内补散，以木香汤易酒，不欲饮引呕吐故也。服此药三日寒热自退，呕吐不作，汗亦自止。（《集验背疽方》）

顾色泉老医，年六十有五，因盛怒疽发于背，大如盂，四围色黑。召疡医治之，用冷药敷贴，敷已觉凉，约曰七八日后，为用刀去淤肉。顾俟其去，曰四围色黑，乃血滞，更加冷药，非其治也。乃更治热敷药，去旧药敷之，觉甚痒终夜，明日色鲜红，焮肿亦消，惟中起数十孔如蜂房，一日许，又觉恶心作哕，视一人头如两人头。自诊曰：此虚极证也。用参附大剂，进二服，视已正矣。不数日竟愈，终无刀针之苦。噫！用药系人生死，若此证危如累卵，稍一误投，难乎哉！（《上池杂说》）

阊门龚姓腰患一疽，根盘围阔二尺余，前连腹，后接背，不红不肿，不痛不软，按之如木。初延余治，以肉桂、炮姜书于方首。别后另延苏城内外三四名家，众视余方，皆曰酷暑安可用此热剂？以余为非，议用攻托清凉，连治五日，病者神昏、无胃。复延余治，患仍不痛，色如隔宿猪肝，言语不清，饮食不进。余曰：能过今晚再商。是夜即毙。然其至死不痛。不久伊戚亦患此症，延余治。以阳和汤服下，次日觉松；又服疽消小半，才以犀黄丸与阳和汤逐日早晚轮服。第五日全愈。后有发背相若者，照治而愈。（《外科全生集》）

有一贵人，病疽疾未安而渴作，一日饮水数升。愚遂献此方，诸医失笑，云此药若能止渴，我辈当不复业医矣！诸医尽用木瓜、紫苏、乌梅、参、苓、芍药等生津液止渴之药，服多而渴愈甚。数日之后，茫无功效，不得已而用此药服之。三日渴止，因此相信，遂久服之。不唯渴疾不作，气血益壮，饮食加倍，强健过于少壮之年。盖用此药，非愚敢自执鄙见，实有源流。自为童儿时闻先君言，有一士大夫病渴疾，诸医遍用渴药治疗，累载不安。有一名医诲之，使服加减八味丸，不半载而疾痊。因疏其病源云：今医多用醒脾生津止渴之药，误矣！而其疾本起于肾水枯竭，不能上润，是以心火上炎，不能既济，煎熬而生渴。今服八味丸，降其心火，生其肾水，则渴自止矣。复疏其药性云：内真北五味子最为得力，此一味独能生肾水，平补降心气，大有功效。家藏此方，亲用有验，故敢详著之，使有渴疾者信其言，专志服饵而取效，无为庸医所惑，庶广前人制方济患之意。（《集验背疽方》）

论曰：瘭疽者，肉中忽生点子如豆粒，小者如黍粟，剧者如梅李，或赤或黑或青或白，其状不定，有根，不浮肿，痛伤之应心，根深至肌，经久便四面悉肿疱，黯热紫黑色，能烂坏筋骨，若毒散，逐脉入脏杀人。南人名为拓著毒，厚肉处即割去之，亦烧铁烙之，令焦如炭，或灸百壮，或饮葵根汁，或饮蓝青汁。若犀角汁及升麻汁、竹沥黄龙汤等诸单方治，专去其热取差。其病喜著十指，故与代指相似，人不识之，呼作代指。不急治之，亦逐脉上入脏杀人。南方人得之，皆斩去其指，初指头先作黯疱，后始肿赤黑黯，惨痛入心是也。

代指者，先肿焮热痛，色不黯，缘爪甲边结脓，剧者爪皆脱落，此谓之代指病也。但得一物，冷药汁拓渍之佳。若热盛服漏芦汤及拓渍之，傅升麻膏，亦可针去血，不妨洗渍涂膏也。复有恶肉病者，身上忽有肉如赤豆粒，突出便长，推出如牛马乳，上如鸡冠状，不治自长出不止，亦不痛痒。此由春冬时受恶风入肌脉中，变成此疾。治之宜服漏芦汤，外烧铁烙之，日日为之令焦尽，即以升麻膏傅之，积日乃差。（《千金要方》）

王姓媳，颈内瘰疬数个，两腋恶核三个，又大腿患一毒，不作疼痒，百余日后，日渐发大，形几如斗，按之如石，皮现青筋，常作抽痛，经治数人，皆称曰瘤。余曰：瘤系软者，世无石硬之瘤，乃石疽也。问可治否？答曰：初起时皆可消，日久发大，上现筋纹，虽按之如石，其根下已成脓矣。如偶作一抽之痛，乃是有脓之证，上现青筋者，其内已作黄浆，可治。如上现小块，高低如石岩者，不治，三百日后，主发大痛，不溃而死。如现红筋者，其内已痛，血枯不治。倘生斑点，即自溃之证，溃即放血，三日内毙。今患所现青筋，医至患软为半功，溃后脓变浓厚，可冀收功也。外以活商陆捣涂，内服阳和汤，十日则止一抽之痛，十三剂里外作痒，十六剂顶软，十八剂通患全软，其颈项之病块，两腋之恶核，尽行消散，一无形迹；止剩石疽未平，内脓袋下，令服参一钱，因在筋络之处，先以银针刺穿，后以刀阔其口，以纸钉塞入孔内，次日两次流水斗许，大剂滋补托里，删去人参，倍增生芪，连进十剂，相安已极。

适有伊戚，亦行外科道者，令其芪、草换炙。服不三日、四外发肿，内作疼痛。复延余治，余令以照前方服，又服二十余剂，外以阳和膏，随其根盘贴满，独留患孔，加以布捆绑。人问何以既用膏贴，又加布绑？答曰：凡属阴疽，外皮活，内膜生，故开刀伤膜，膜烂则死，所出之脓，在皮里膜外，仅以空弄，又不能以生肌药放入，故内服温补滋阴活血之剂，外贴活血温暖膏药，加之以捆，使其皮膜相连，易于脓尽，且又易于连接生肌。绑后数日，内脓浓厚，加参服两月收功。（《外科全生集》）

一人生附骨疽，脓熟不得泄，溃而入腹，精神昏愦，粥药不食，医皆束手，延余治之。诊其脉细如蛛丝，气息奄奄欲绝，余曰：无伤也。可以铍针刺其腹，脓大泄，然皆清稀，时若蟹吐沫。在法为透膜不治，或讥余。余曰：无伤也，可治。参、芪、附子加厥阴行经之药，大剂饮之，为制八味丸，丸成服之，食大进，日啖饭升余，约数旬而平。余所以知可治者，溃疡之脉洪实者死，微细者生，今脉微细，形病相合，知其受补，故云可治也。所以刺其腹者，脓不泄，必有内攻之患，且按之而知其深，即刺之无苦也，所以信其不透膜，即透膜无损者，无恶候也。所以服八味者，八味丸补肾，肾气壮而上升，则胃口开而纳食，故大进也。泄脓既多，刀圭之药，其何得济？迁延迟久，且有他患，故进开胃之药，使多食粱肉以补之，肌乃速生，此治溃疡之要法也。

古疡医必审经络，明虚实，别脏腑脉候、荣卫气血之源，非今之疡医，仅知敷贴，不明经络脏腑，是庸工也。（《灵兰要览》）

（三）疔

疔疮者，言其疮形如丁盖之状也。古方论疔有十种，华元化论疔有五色，《千金方》说疔有十三种，以致《外台秘要》治法神巧，而其论相同，然无非毒气客于经络及五脏内蕴热毒。初起或如小疮，或如水泡，紫黄青黑无定色，痒痛麻木亦无定候，多生于头面肩臂手足等处，令人烦躁闷乱，或憎寒头痛，或呕吐恶心，或肢体拘急。治宜针刺，挤出恶血，见好血而止，取拔疔散纴入，以膏掩之。其有疮头陷拗，而针刺不痛无血者，则针疮四旁必令血出，药从针孔纴入，内服夺命丹或夺命汤汗之。夫疔毒，险症也，其害最速。生头面耳鼻之间，显而易见；生臂足衣遮之处，隐而难明。

知觉早者，朝医夕愈；迟者，枉死甚多。每每妇女而患暗疔者，初时误作伤寒，至毒陷发肿，神昏牙紧，遂成走黄，多致不救。黄即毒也。疔毒内走攻心，如在将昏之际，亟用回疔散二钱，白汤送服，或以夺命丹五丸为末，葱汁调灌之，少顷大痛，痛则毒化黄水，痛止病愈。

一手、小臂、足、小腿生有红丝，如丝一条延走者，名红丝疔。走至心腹或喉内者，难救治。宜在红丝始末两端，用针刺破出血，以泄其毒，亦以膏贴之，服药如前。此疔皆因大喜大怒，气血逆行所致。急刺出血后，用浮萍草根敷之立愈。

二疔疮用针刺出毒血后，服拔疔散（治红丝疔尤效），紫花地丁、甘菊花各一两，水煎服，二剂而疔毒散，三剂全愈。若已溃烂，亦用此方，但加当归二两，服之立愈。

三刀镰疔形阔如韭叶，长有寸余，肉色紫黑。忌行针刺。用生矾三钱，葱白七根，共捣烂作七块，另以葱汤逐块送下，盖被取汗，再饮葱汤催之，汗出为度。外取烂鸡矢涂患上即愈；迟治、走黄致命。

四人患疔须臾半面肿，不知疔患何处，用葱白七根，蜜一两，同捣敷之神效。（《外科证治全书》）

其患甚险，其害最速。生面目耳鼻之间，显而易见；生肩足衣遮之处，隐而难知。早觉者晨医夕愈，迟知者枉死甚多，即明枪易睹、暗箭难防之意。故妇人而患暗疔，直至发觉，误认伤寒，致毒攻心，走黄不救。黄即毒也。如头面唇鼻肩臂手足等处，生一泡，或紫红，或黄黑者，疔也。初起刺挤恶血，见好血而止，取拔疔散插入，以膏掩之，次日疔毒化脓而愈。凡属疔毒，宜服夺命汤。（《外科全生集》）

芭蕉根汁，治疔走黄甚效。震泽钮某患疔，食猪肉走黄肿甚，其妻向余室人求方。令取芭蕉根捣汁一宫碗灌之，即肿消而痊，次日入市逍遥矣。且不独可治疔，凡热毒甚者，亦能疗之。妹婿周心泉家之姬唐姓，夏患热疔，至秋末已，自头至足，连生不断，令饮汁一茶钟，热毒渐消而愈。（《冷庐医话》）

（四）瘰疬

夫瘰疬之病，其名甚多。《巢氏病源》载之三十六种，《千金》《圣惠》所论瘰疬九漏总论，说有风毒、热毒、气毒之异，瘰疬、结核、寒热之殊。其本皆由恚怒气逆，忧思过甚，风热邪气内搏于肝。盖怒伤肝，肝主筋，故令筋畜结而肿，其候多生于颈腋之间，结聚成核。初如豆粒，后若梅李，累累相连，大小无定。初觉憎寒壮热，咽项强痛，肿结不消者，当便服五香连翘汤或牡蛎大黄汤，疏下三两行，于上贴十香膏、乌犀膏及淋渫肿汤、溃毒汤，时复淋渫。如此救疗，即得消散；若未消散，可服内消丸或皂角丸之类，渐以求差；若肿结深硬，荏苒①月日，不能内消者，久必成脓；若肿高而稍软，其人面色萎黄，皮肤壮热上蒸，脓已成也，可以针决核中，令其溃散，则易愈也。治法如疮法，于疮口中用追毒蚀肉铤子纤之，于上用乌犀十香膏等贴之，及托里之剂和之。经久不差，或愈而复发，或别处自穴脓水透出，流津不止，肌体羸瘦

---

① 荏苒（rěn rǎn 忍染）：犹"渐冉"。时光渐渐过去。

者，变成九瘘。《内经》曰：陷脉为瘘，留连肉腠。即此病也。可用蒜饼子灸之，然后疮口上用紫金散、翠散等，于上纤贴膏药求差。其将护忌慎，治疗用法，无造次①焉！（《外科精义》）

一女十五岁，患瘰疬，身发赤晕，形体倦怠。立斋曰：此肝火血虚所致，用加味逍遥散，赤晕已愈。复用归脾汤、六味丸二方加减分进，而瘰疬渐消。按《外台秘要》云：肝肾虚热则生瘰疬。又病机云：瘰疬不系膏粱丹毒，因忧思郁怒、损伤肝脾所致者居多，而不可轻用散坚追毒之剂，宜补脾、养肝、调经、解郁自愈。（《顾氏医镜》）

宁城西门外陈厚载子，年甫十三，项侧瘰疬如贯珠，面色㿠白，脉沉细而微，先起之疮已溃年余，疮口白陷，稠水淋漓，皮内之核如弹丸，半露皮外，半在肉里，余核坚硬未破。余曰：此症色脉俱属虚寒，急宜温补气血，若不善治，绵延岁月，多成童劳。遂用人参养荣汤加鹿角胶，十余剂疮口渐转红活，其核未消，仍用前方，兼用洞天救苦丹、小金丹，间日轮服。眼至三十余日，其核化脓，以渐流去，未破者亦渐消散，乃用生肌末药，加参须、象皮，用阳和解凝膏盖贴，仍服生肌养血健脾之汤丸，两月而愈，人亦从此强壮，此王洪绪先生法也。世医多用降丹取核，痛不可当，必不能愈，故治疮疡诸症，以不痛为第一妙法，此虚寒症之治法也。瘰疬种数甚多，治法亦各不同，必于平日留心临症，方有把握。（《一得集》）

立斋论瘰疬乃脾经血燥，当清肝火，滋肾水，不宜令外科竟作痰治，多成坏疽。（《折肱漫录》）

（五）流注流痰

夫流注者，流者行也，乃气血之壮，自无停息之机；注者住也，因气血之衰，是有凝滞之患。故行者由其自然，住者由其瘀壅。其形漫肿无头，皮色不变，所发毋论穴道，随处可生。凡得此者，多生于体虚之人，勤劳之辈，不慎调燮，夏秋露卧，纵意取凉，热体当风，图身快爽；或中风邪，发散未尽；或欲后阴虚，外寒所侵；又或恼怒伤肝，郁结伤脾，荣气不从，逆于肉里；又或跌打损伤，瘀血凝滞；或产后恶露未尽，流缩经络。此等种种，皆成斯疾也。既成之后，当分表里、寒热、虚实、邪正、新久而治之。初因风寒相中，表症发散未尽者，人参败毒散散之；房欲之后，体虚寒气外侵者，五积散加附子温之；劳伤郁怒，思虑伤脾而成者，归脾汤加香附、青皮散之；跌扑伤损，瘀血凝滞而成者，复元活血汤逐之；产后恶露未尽，流注经络而成，木香流气饮导之。此皆初起将成之法，一服至三四服皆可；外俱用琥珀膏敷贴，其中亦有可消者十中五六。如服前药不得内消者，法当大养气血，培助脾胃，温暖经络，通行关节，木香流气饮、十全大补汤，俱加熟附子、香附，培助根本。此则未成自消，已成者自溃，已溃者自敛，而终无残败破漏不敛之症。且如有脓，宜急开之。患者又当慎起居，戒七情，远寒就温，俱可保全。若误用寒凉克伐、内消等药，终至不救者多矣。（《外科正宗》）

---

① 造次：鲁莽；轻率。

此症色白肿痛，毒发阴分，盖因痰塞清道，气血虚寒凝结。一曰寒痰，一曰气毒。其初起皮色不异，惟肿惟疼，体虽发热，内未成脓。以二陈汤加阳和丸同煎，数服全消；消后接服小金丹七丸，杜其续发。如皮色稍变，极痛难忍，须服阳和汤以止其痛，消其未成脓之余地，使其已成脓者，渐全不痛而溃，此乃以大疽变小之法。如患顶软，即为穿之，脓多白色，以阳和膏日贴。但此症溃后，定增毒痰流走，患生不一，故初溃之后，五日内，仍服小金丹十丸，以杜后患；接用犀黄丸、阳和汤，每日早晚轮服，使毒痰消尽，不补亦可收功。

倘孩子不能服煎剂者，初起以小金丹化服，至消乃止；成脓者，亦服小金丹，消其余硬之地。使患不痛，即为穿之，俟其毒尽，用保元汤，芪、草宜生忌炙，加入肉桂五分，日服收功。

如孕妇患之，当问胎怀月数。倘将满六个月，犀黄丸有麝香，不可服，当以阳和汤愈之；愈后再服三四剂，以代小金丹，杜其流走。（《外科全生集》）

一女腘间臂臀俱生流注，有溃有未溃，病笃时忽阴中突出如鸡子状，色带青紫，日渐肿大，痛极难忍，小水滴沥，似隔宿茶色，饮食甚少。余曰：此肝火湿热下流所致，用大剂龙胆泻肝汤加连翘、花粉、银花、寒水石，外用黄柏、苦参各半斤，煎汤洗之，以芭蕉根汁、大田螺汁调芦荟末，频频刷之，势不退反渐大，坚守此方，服至十余剂，小水始利，色不黄赤，晨起肿处略减，坐至午后，肿全坠下。此肝经湿热稍退、脾虚下陷之证也，故用人参四钱，黄芪一两，白术二钱，当归、橘红、甘草、升麻各一钱半，薏苡八钱，柴胡二钱，加龙胆草、连翘、花粉各三钱，银花五钱，茯苓、车前各二钱，生地、麦冬各五钱。又服十数剂肿始渐消收入，饮食渐进，流注亦渐愈矣。（《顾氏医镜》）

脾肾两亏，加之劳累过度，损伤筋骨，使腰胯隐痛，恶寒发热，食少形瘦，背脊骨中凸肿如梅，初不在意，渐至背伛颈缩。盖肾衰则骨痿，脾损则肉削，佢①龟背痰已成，愈者甚寡，纵保得命，遂为废人。宜久服补肾汤②。（《医门补要》）

背为阳部，又督脉循行之道。人身气为阳，而血为阴。若阳衰而阴偏盛，脉络因之不畅，每入饮食，所化精微不归正化，而变为痰，留滞经络，走注于背，至漫肿隐痛，最难消散。体壮者，溃脓虽迟，犹可收功；体弱者，十中难保二三。（《医门补要》）

（六）杂证

一船户，年四十余岁，左肘、右膝各患人面疮，两关脉弦，身略肥而无血色。方书谓此属痰，以贝母涂之可愈。今两关弦，则是木盛克土，且肘、膝系关节，是筋溢于肉而痰结之也。用贝母一两，白芍二两，白芥子三钱，甘草节、龙胆草、柴胡各二

---

① 佢（qú渠）：广东方言词。他。

② 补肾汤：方由当归、熟地、菟丝子、杜仲、破故纸、巴戟天、山萸、杞子、山药、淡苁蓉、怀牛膝、葡萄肉组成。

钱，数剂而消。后用四君子加白芍、贝母而愈。(《王氏医存》)

无锡村妇，年三旬，五月望日，下午腹饥，正取面食，将举箸，忽喉疼难食。彼地一医以射干、赤芍、翘、芩、花粉、牛蒡等煎服，服即痰升满口，响若鼾声，痰不出，齿口有痰护。余问始知骤起，况服凉药增险，此阴寒无疑也。但痰塞一口，万难进药，即取鹅羽蘸桐油厘许入喉一卷，痰随羽出，吐有升许。以肉桂、炮姜、生甘草各五分，入碗内，以滚水冲浸，以碗仍炖汤中，用匙取药与咽一口，病者即称好了，连呷三四口，人起说饥，问余要饭吃否? 余曰与粥最宜。(《外科证治全生集》)

失荣一症，经谓先富后贫，先贵后贱，心志屈辱，神气不伸，而忧煎日切，奉养日廉，始有此患也。夫营属阴血，卫属阳气，脉中脉外，乃往来之道路，故百骸得以荣养，经络得以流通，又何至脱营失精，而病从内生哉? 无如禀赋素虚，平日以酒为浆，以妄为常，醉以入房，欲竭其精，以耗散其真，而郁火相凝，隧痰停结，乃成是症。其患多生肩之上下，初起微肿，皮色不变，日久渐大，坚硬如石，推之不移，按之不动，半载一年，方生阴痛，或破烂紫斑，渗流血水，或泛如莲，秽气熏蒸。病势至此，气血衰败，形容瘦削，未有不毙者矣。

盖肝主谋虑，心主血脉，肾主五液。思虑多则伤肝，精神耗则伤心，精液少则伤肾; 肝伤则筋不荣而肿，心伤则血不生而枯，肾伤则液不润而塞。漫肿无头，发在关节，病虽在筋，根实在脏，譬之树木根摇，而枝叶已先萎矣。奈何医家误认流痰痫毒，药进清凉表散，愈耗阴血，是速其危也。不知流痰之发，坚而痛，痛而红，红而肿，肿而溃，在阴则平塌不红不肿不痛，数日立毙; 失荣则坚久隐痛，皮色如故，数载乃亡也。其见症之不同，治法之各异，安可不细辨乎? 初起宜六味归芍汤，久久服之，救其根也。病久隐痛，阴亏者宜左归加生脉汤，补其元也; 阳亏者，宜十全大补汤，培血气也。

虽然，六欲不遂，损伤中气，枯于外而及于内，耗其气而伤其形。如妇人之乳岩，男妇之瘰疬，皆精血亏而真元败，大筋短而小筋挛，其症岂草根木皮所能胜任哉? 若经谓陷脉为瘘，与失荣相肖。但此乃经脉为病，脏气安然，观其所发，皆非关节之处，可以验其轻重矣。

病本难疗，而立论以救之，一片婆心，和盘托出。(《杂症会心录》)

陈载庵坤，居山阴之柯桥，承其父梅峰先生灿之传，虚心临证，屡救危殆，犹复广搜书籍，研究忘倦。咸丰丁巳春，访余于武林，相见恨晚，各出所藏秘籍互钞。载庵之长子幼时喉痛数日，遍身发疱如剥皮状，痛痒难堪，医者不识。载庵焦思无计，忽忆唐笠山《吴医汇讲》中曾载，名曰虏疮，须以蜜煎升麻拭摩，若不即疗，必死。乃即如法治之，蜜随涂随消，二昼夜用蜜数升遂愈。其好学之获效有如此。(《冷庐医话》)

一男子年二十四，得病五年，右膝肿起如别束筋肉，不能行步，其状稍类鹤膝风，而其诊腹右脐下拘急最甚，按之右足挛痛甚，其性急不能堪物。予以为肝癖固结之所为，即与大黄附子加甘草汤，数日癖块发动，病稍缓; 因与四逆散加良姜、牡蛎、小连翘，全愈。此证世医不知，徒为脚疾，用威灵仙、杜仲、牛膝宜矣，不得其治也。

当详其腹候而治之，此即余积年粉骨碎身之所得，殆为医家之新手段矣。（拙轩曰：此治验翁极得意手段，读者宜究心焉。）（《先哲医话》）

初起膝盖骨内作痛，如风气一样，久则日肿日粗，而大腿日细者是也。因形似鹤膝，故名。专治之法，取新鲜白芷，用酒煎至成膏，收贮磁瓶。每日取膏二钱，陈酒送服；再取二三钱涂患，至消乃止。否则用阳和汤日服，外以白芥子为粉，白酒酿调涂亦消。（《外科全生集》）

鹤膝风症，前贤以为足三阴亏损，风、寒、湿三气袭于经隧所致。师师相授者，辄曰治宜辛温开发腠理、宣通经络，一若辛温外，别无他法。然使患此症者，皆为三气杂成，自宜宗用古法。设有肝肾阴亏，湿热下注者，岂可以辛温例治乎？又有似鹤膝而实非者，曰湿痹，其见症两膝肿痛，或肿及足踝，虽延至三五月，而肌肉不消，筋脉不拘，与鹤膝之一两月后即大肉枯细、屈不能伸者迥别，而治法亦异。盖痹证属实，鹤膝夹虚，有单有双。如肝肾阴亏，阳明湿热下注，膝肿热痛者，切不可进辛温助热耗阴，以致肿溃成为败症；先宜通络利湿，继以养阴清络。若初起肿痛，按之不热，兼寒热者，最妙以万灵丹汗之，或用独活渗湿汤、防己桂枝汤；日久腿足枯细者，古之大防风汤、三因胜骏丸、三痹汤等方，均可选用。大凡脉见细数者，虽风、寒、湿之症，亦不可过饵温热，恐温寒化热，致酿成脓。所以诊治之时，须认定寒热，凭脉用药，斯无贻误。若经外溃，残废因循，脓水常流，气血日耗，必成劳损，调治得宜，间亦有可愈者。（《医略存真》）

两胫内外廉骨，每有脾虚湿盛化热，蕴于血分，而成臁疮。初发红片，破流臭水，极其延绵难效。或有气虚下陷，而患口难敛者。但壮实妇女患此，而疮口常血出不止者，由天癸将临，经血错行，不循正轨，尤不易效，宜内投凉血清热之剂。春夏时，阳气升泄，治多费手；交秋冬后，人身肌肤固密，始易为力。外掺用黄灵丹、胜湿丹，方载《青囊集》。（《医门补要》）

奔走热足，骤入冷水浸洗，或在水中劳作。凡人动则毛孔开，寒湿之气内袭，致脉络阻滞，气机为之不运，难以蒸变，阴液为血所聚，隧道者皆水，肌肉呆板肿亮，日火不得汗泄。初时艾针刺灸，佐进药酒，或可退细，延久成患足。（《医门补要》）

钱叔翁太老先生，形体清瘦，平素多火少痰，迩年内蕴之热，蒸湿为痰。辛巳夏秋间，湿热交胜时，忽患右足麻木，冷如冰石。盖热似寒，如暑月反雨冰雹之类。医者以其足跗之冷也，不细察其为热极似寒，误以牛膝、木瓜、防己、加皮、羌、独之属温之；甚且认为下元虚惫，误用附、桂、河车之属补之，以火济火，以热益热。由是肿溃出浓水，浸淫数月，踝骨似下足背指肿，废而不用，总为误治，而至此极耳！其理甚明，无难于辨。若果寒痰下坠，不过坚凝不散止耳，甚者不过痿痹不仁止耳，何至肿而且溃，黄水淋淋，漓肉穿筋耶？太翁不知为医药所误，乃委咎于方偶神煞所致，岂其然哉！此其伤寒坏证，热邪深入经络而为流注，无少异也。所用参膏，但可专理元气，而无清解湿热之药以佐之，是以未显厥效。以元老之官，不可以理烦剧，设与竹沥，同事人参固其经，竹沥通其络，则甘寒气味，相得益彰矣。徐太掖先生，服人参以治虚风，误佐以附子之热，迄今筋脉短缩，不便行持，亦由不识甘寒可通经络也。且太翁用参膏后，脾气亦既大旺，健运有加矣。此时倘能撙节饮食，使脾中所生之阳气，得专力以驱痰驱热，则痰热不留行，而足患并可结局。乃日食而外，加以夜食，虽脾气之旺，不为食所伤，然以参力所生之脾气，不用之运痰运热，止用之以运食，诚可惜也！今者食入亦不易运，以助长而反得衰，乃至痰饮胶结于胸中，为饱为闷为频咳，而痰不应，总为脾失其健，不为胃行津液，而饮食反以生痰，渐渍充满肺窍，咳不易出。虽以治痰为急，然治痰之药，大率耗气动虚，恐痰未出而风先入也。要惟是以甘寒之药杜风、消热润燥、补虚豁痰，乃为合法。至于辛热之药，断断不可再误矣。医者明明见此，辄用桂、附无算，想必因脐水易干，认为辛热之功，而极力以催之结局耳。可胜诛哉！（《寓意草》）

夫脏毒者，醇酒厚味，勤劳辛苦，蕴毒流注肛门，结成肿块。其病有内外之别，虚实之殊。发于外者，多实多热，脉数有力，肛门突肿，大便秘结，肚腹不宽，小水不利，甚者肛门肉泛如箍、孔头紧闭。此为外发，属阳，易治。宜四顺清凉饮、内消沃雪汤，通利大、小二便；痛甚者，珍珠散、人中白散搽之；脓胀痛者针之。发于内者，属阴虚湿热渗入肛门，内脏结肿，刺痛如锥，小便淋沥，大便虚秘，咳嗽生痰，脉数虚细，寒热往来，遇夜尤甚。此为内发，属阴，难治。宜四物汤加黄柏、知母、天花粉、甘草，兼以六味地黄丸调治，候内脏脓出则安。又有生平情性暴急，纵食膏粱，或兼补术，蕴毒结于脏腑，火热流注肛门，结而为肿。其患痛连小腹，肛门坠重，二便乖违，或泻或秘，肛门内蚀，串烂经络，污水流通大孔，无奈饮食不餐，作渴之甚。凡犯此，未得见其有生。又有虚劳久嗽，痰火结肿肛门如粟者，破必成漏，沥尽气血必亡。此二症乃内伤之故，非药可疗，不可免治也。（《外科正宗》）

二、疝气

夫疝者，痛也，重坠如山，故名曰疝。皆厥阴肝经之病，与肾经绝无干涉。自《素问》而下，皆以为寒。东垣、丹溪以为先有湿热，又被风寒外束，所以作痛。然疝有多端，不可以湿热尽也。即以湿热言之，初起睾丸肿大，恶寒发热，脉来弦数，不时举发者，奔走劳碌，饮食郁结，水谷之气陷于至阴，即为湿热，非水谷之外，又有湿热也。诸书泛言湿热，而水谷之气毫未言及，所以治之不应。予从《金匮》论中，见其言疝，言脚气，以及腿缝生核、胕肿不消，皆言水谷之气下注，则疝气之由食积明矣。其寒热、脉数，全是劳倦伤脾，气道错乱，失其运行常度，郁生寒热诸症，岂尽感于风寒乎？予用柴葛二妙汤，散其劳倦之火，继以柴胡化滞汤，消其食积，不但目前立愈，并疝气之根永除不复作矣。此古人隐而不发之义，经予一言道破，治疝之法，了无疑义也。又有微寒微热，脉虽洪弦，按之无力者，气虚下陷，与前症迥不相同，宜用橘楝补中汤，其肿自消。以上二症，卵皮虽肿，其色如故。若红肿大痛者，谓之囊痈，热多湿少，血热下注，日久血化为脓，最难调治。初用清肝渗湿汤，七八日后，肿而不溃者，宜用滋阴内托散。已溃之后，全要睾丸悬挂，毒从外散，可保无虞；若囊皮脱落，连及睾丸，法在不治。此皆疝家常见之症，而亦有不恒见者，条分于下，以备采用。

七疝症治：

寒疝者，囊冷如冰，坚硬如石，阴茎不举，或控睾丸而痛，此因坐卧湿地，寒月涉水，外感寒湿而然。脉沉细缓者，宜用补中汤，加桂枝、细辛之类；若脉来滑大有力，标寒束，其本热也，亦用柴葛二妙汤；若原有疝气反缩入内，聚于小腹，疼痛异常者，阴寒夹食，积聚不通，宜用蟠葱散。

水疝者，皮色光亮，状如水晶。脉来弦数者，病为阳水，宜用龙胆泻肝汤，恐其肿痛不消，必致作脓；脉沉细缓者，又为阴水，宜用五苓散。

筋疝者，阴茎肿胀，挺纵不收，或有白物如精，随溺而下。得之春方，邪淫所使。龙胆泻肝汤、清肝渗湿汤，俱可量用。日久病深，宜用滋阴地黄丸。

血疝者，状如黄瓜，居阴毛之上，俗名便痈者是也。若在腿缝之上，左为鱼口，右为便毒，非血疝也。治之之法，亦照囊痈调理。

气疝者，不痛不痒，但觉肿坠。此因气怒郁于下焦，宜用柴胡平肝汤。日久气虚，亦用橘楝补中汤。其在小儿名为偏坠，得之父精怯弱，强力入房，因而有子，胎中病也，亦用橘楝补中汤。

狐疝者，昼则肿坠，夜则入腹，按之有声，如狐之昼出而夜归也，故名狐疝。治之难愈，橘楝补中汤、七味地黄丸，审而用之。

癞疝者，阴囊胀大如升如斗，俗名沙痞是也。每见身死之后，疝气全消，可见阴囊之大，全是气虚下陷。苟于未大之前，常服橘楝补中丸，亦可免其渐长。不可误认水肿，妄用针刺。景岳以疝病属气不疏，治宜舒气为主，是创言也。若遇七疝，皆属气凝，治以舒气，则凝者散，而疝自愈矣。（《医学传灯》）

诸积各有部位，惟于其疝也，虽无有定位，然多皆绕脐，动气肠间奔鸣，惟似蛙鸣者也。或自歧骨至横骨如建竿，或自胸下至小腹大筋一条相贯者，或脐傍一块奔突钩痛者，或其原在脐而胸胁苦满心下痞硬者，或睾丸连小腹急痛者，或结聚脐腹则腰痛上冲胸胁则彻背痛，或腹痛则脚挛急及转筋。此等诸状，非有常者，朝见此症，夕见彼症者也。是此诸症，皆疝之候也。虽无显然其形，而必有动者，有鸣者，皆此疝也。其原如此，而虽有似痿、痹及反胃者，为疝无疑。药饵如法，可自愈也。虽似他病，皆疝之所为也。以此诊察，则是非明也矣。（《疝症积聚编》）

有友病疝，尝问方于余。言按前人治疝，各有所偏，立方不无错杂。仲景以寒为名，故主温散，调营补虚，不入气分之药。而子和又以辛香流气为主，谓肝得疏泄，将自愈也。巢氏言阴气内积，复加寒气，盖由营卫失调而致。陈无择亦言女血因寒湿而为瘕，男气因寒聚而成疝。是以疝属寒者固多，然此病亦有起于湿热者。盖湿热在经过郁既久，外复感冒寒气收束络脉不行，所以作痛，若专作寒论，恐未尽然。近惟叶氏有暴疝多寒、久疝多热之议，发前人所未发，后学似当深味。今友患此有年，且多且疾，维友疝病治肝，十居八九，因以辛甘化风为治，而附其说于此。（《毛对山医话》）

家怡患腹胀，疝气偏坠，痛不可忍。君谓舌苔白腻而厚，是肝气为寒湿所遏。用

苍术、厚朴、柴胡、茴香等，一剂而愈，翌日已出门。(《景景医话》)

一男子，有患天行病者，恶寒、发热、头痛、烦躁、谵语，而病颇愈，虽然犹未了了，腹或微痛，饮食不进，间有发热、头痛，余邪似未尽，然无有邪脉，将是劳复乎？用其方无验，用诸调理之剂，无有寸效。再诊之，心下有所结聚，按之暗然有冷气，时鸣动矣，是果寒疝也。呜呼过矣！诸所为非其治，参、芪虽尊，非其症，何得其效！遂转方治其疝，五七帖而颇安，继与之，诸症豁然。其方则桂枝加附子汤也。(《疝气诊治论》)

一妇人吐食甚，众医皆以为翻胃，身体羸瘦，起居转难，十有五年，犹未治，诸医俱束手。予诊脉，以为寒疝，根在脐腹，大如覆杯，此痛令人吐者也，是众医所过也。与家制半夏汤五帖便止，止而又下痢，盖寒邪逐水饮上奔则吐也，下行则下利。今也实下行矣，宜先治泻，因与家制苓术羌附汤，泻果止矣。而后以古桂附汤攻病源，不过五七剂而全愈。病妇曰：十年之患，为君失矣。傍人又曰：起虢之妙也。(《疝症积聚编》)

宁城应家同何世全，与施采成为邻，采成余契友也。辛巳冬邀友就同前酒楼小饮，而施亦在座，其子登楼云，何某刻患急病，即请诊视。余偕入其室，但闻其声长吁，问其致病之由，自言午尚无恙，至未刻少腹稍有胀急，申即暴发，阴囊肿大如升如斗，坚硬如石，痛苦欲绝，上吐下泻，脉细而弦，阴茎入腹，囊底一孔如脐，自欲求西医割破。余曰：西人虽有此法，安可妄试以自取祸？此症发则甚暴，去亦甚速，若能听余用药，今晚可以即愈。其家以为安慰语，而未深信。为立理中汤加生附子三钱，半夏二钱，吴萸七分，嘱其静心安养，不可急躁。服药后至戌刻吐泻止而疝仍如故，痛反更甚。余谓此寒邪盛，与热药相拒，下焦深痼之邪，药力尚轻，不能胜病，须再服可瘳。病者有难色。余恐其疑，复邀同学王君元英共商。王至已初更余矣，诊毕论与余合。乃立椒附白通汤合五苓散，仍用生附子三钱，至二更服下。余就宿施友家，盖恐病情有变，杂药乱投，反致危殆。谓其子曰：若尔父病稍有变动，即来告我。至三更后，其子来告云，父病已好大半。余大喜，持灯速往。病者曰：我因久坐尻酸移动，觉如气泄，胀痛顿失。视之，阴囊已小大半，而皮起皱纹，阴茎伸出其半。次日肿硬全消，平复如故，但觉精神困乏。后因境迫，不服药而愈。渠竟称为华佗再生云！(《一得集》)

缪姓，体素健，六脉纯阳，膏粱善饮，素多痰火，年五十，得寒疝症，今已十余载矣。偶触微邪即发，有一年数发者，有一月数发者。发则寒热往来，脉愈大而痰愈甚，渴饮，疝肿痛，或牵引腰痛。予每以小柴胡汤加青皮、槟榔、花粉，一帖汗出、渴止而愈。今岁复发，适予他往，医等惟清痰火，不兼解表降气，以年老再娶，腰痛，认为肾虚，加以补肾之药，数帖后，经络愈滞，腰疼不能展转。予还视之，仍治以平日所用之药，但因日久，外邪已散，少用柴胡，只取入肝，不取解表，加威灵仙一钱，豁痰散结，腰疼遂减大半，余症俱减。然此药不敢再服，只得以平和药调之，两月始愈。愈后诘予以理，予曰：夫易于外感者属表虚，腰痛属肾虚，年老属虚，晚年再娶属虚，久病属虚，时发属虚，膏粱善饮多虚，七者谁不知之？至于似虚而实实，则又不易明矣。盖人之元气充塞乎一身，周流无间，若有一处之结，则必有一处之不充矣。小肠、膀胱太阳经，主一身之表，故外感先从此经见症，既有疝结膀胱之内，则气自不充乎膀胱之外，故最易外感也。此虽表虚，因结而致，非真虚症也。邪既感乎膀胱之外，则膀胱之内，疝气愈结而痛，内外勾结不散，且久积之疝，寒变为火，兼以表热，则中宫痰火相引愈炽，故脉愈大，痰愈多而渴饮。若不用小柴胡汤以解表，花粉以化热痰，青皮、槟榔降气下痰，而兼下破疝结，何能得愈乎？邪感太阳，而用柴胡入肝者何？书云：疝乃受病于肝，而见病于肾。此肾字，当作小肠、膀胱经言，故取柴胡入肝透胆而治其本，则膀胱之邪不攻自解矣。其腰痛乃膀胱经本症，为风寒把持而然；痰袭于腰，亦致腰痛。足下腰疼，须知二症皆有，岂可补乎？古方治腰痛，以威灵仙煨猪腰食之，今屡妄补其肾，予又何复辅以猪肾哉？日久之病，而一帖顿愈大半者以此，足下其知之乎？（《医权初编》）

西城赵某，秋季因受外邪，引动疝气旧患，寒热似疟，右睾坠大，牵引少腹而痛。凡解表及治疝之药，均遍尝不效，特远道求诊于余。余用柴桂各半汤加川楝、茴木香、吴萸，以和解少阳兼散寒行气。服二帖，寒热即退，疝痛亦轻。再服补中益气汤加味，而疝全除。按前方见《温病条辨》，凡寒热似疟而又疝痛者，用此无不应验，是不可以不记。（《清代名医医话精华·魏筱泉》）

经以任脉为病，男子内结七疝，女子带下瘕聚，经脉起于中极之下，以上毛际，循腹里，上关元，总诸阴之会。瘕者，即方书所云状如黄水者是也。总言病之原也。所云冲、狐、癞、厥、瘕溃、溃癃，分言疝之状也。丹溪以为疝症皆始于湿热。盖五脏各有所伤，则皆生火；火郁之久，湿气便盛，浊液凝聚，并入血脉，流于厥阴，肝性急速，为寒所束，宜其痛甚，是疝为筋病，皆挟肝邪。若言止在肝经，不与《内经》合也。治此者，当分寒、热、虚、实。若如张子和一概用下，则误矣。察其形气病气，若果有热证热脉，显然外见者，治以寒凉则可；如无可据，而但云疝由湿热，则不可。至于湿则肿坠，虚者亦肿坠；在血分者不移，在气分者多动。是故诸寒收引，则血泣而归肝，下注于左丸；诸气愤郁，则湿聚而归肺，下注于右丸。且睾丸所络之地，非尽由厥阴，而太阳、阳明之筋，亦入络也。故患左丸者，痛多肿少；患右丸者，痛少肿多。但治初受之邪，必当以温经散寒、行气除湿为主，切不可早用寒凉，致留邪气，以遗其害。及其久也，则有始终为寒者，有因寒郁而为热者，有元阳受伤而虚陷日甚者，当用调补之剂，因病制方，不得泥执。（《罗氏会约医镜》）

金有常患狐疝偏坠，立则睾丸下坠，卧则上入少腹，阴囊亦肿而痛。延余诊之，脉左弦大，右虚濡。余曰：阳明湿热郁蒸，厥阴风木内旋，故有此症。盖阳明、厥阴皆主宗筋，其脉皆循阴器，抵少腹。治当先用化湿疏气，乃从陈修园先生法，以二陈汤加木香、川楝、橘核、车前子、小茴香等，服三剂而稍安，复灸冲任而愈。（《清代名医医话精华·许珊林》）

小儿阴肿疝气，多属肝肾气虚，为风邪所伤，血气相搏而成，六味丸加茴香、川楝子；若坐卧湿地所致者，五苓散换苍术，加蝎尾、柴胡、山栀、车前；不时寒热者，小柴胡去参，加桂、苓、川楝、蝎尾；若因啼哭不止，动于阴器，结聚不散，而睾丸肿大者，桂枝汤加细辛、当归、木香、蝎尾；啼叫气逆，水道不行而致者，沉香降气散加青皮、蝎梢、柴胡；小腹作痛，小便涩滞者，龙胆泻肝汤加延胡索、肉桂。（《张氏医通》）

三、痔疮　脱肛

痔症有七：一曰牡痔，二曰特痔，三曰脉痔，四曰肠痔，五曰血痔，六曰酒痔，七曰气痔。有藏肛门内者，有突出于外者，各审所因治之可已。

辛卯，应试都门，镇江葛某患痔颇剧，每便一次，肛门肿痛异常，必呻吟半日许，头面臂腕遍发疮斑。人误认气虚下坠，用补中益气方，病加剧，问治于余。余切其脉，六部数大，知是湿热蕴结，久久不化，酿而为毒，即肠痔、酒痔之类，非急为荡涤不可。用大承气去川朴，加穿山甲、连翘、银花、生草为方。二剂，痛轻；又二剂，疮斑渐退；后合滋清法治之，月余而愈。惟愈后当戒酒、远色、少劳、茹淡方妙。若不守禁忌，后必复泛，久而不瘥，将变为漏，慎之戒之！（《诊余举隅录》）

大肠尽处为肛门，肺与大肠相表里，气主于肺。盖劳碌忍饥，或负重远行，及病后辛苦太早，皆伤元气；气伤则湿聚，湿聚则生热，热性上炎，湿邪下注，渗入大肠而成漏，时流脓水。由咳嗽延为漏者难治。体实者与其刀割挂线，不若内服消漏丸方见后，久久自效。

附消漏丸方：生地、苦参、银花、地榆、槐米、胡黄连、川柏、龟板。（《医门补要》）

旧邻治父母张受先先生，久患穿肠痔漏，气血大为所耗。有荐吾乡黄先生善敷割者。先生神其术，一切内治之药并取决焉。不肖昌雅重先生文章道德之身，居瀛海时，曾令门下往候脉息，私商善后之策。大意谓先生久困漏痔，一旦成平，精气内荣，自可百年无患。然新造之区，尚未坚固，则有侵淫之虞；脏气久虚，肠蓄易澼，则有转注之虞。清气久陷，既服甘温升举矣，然漏下已多，阴血暗耗，恐毗于阳；水谷易混，既用养脏厚肠矣，然泄利过多，脾气易溜，恐毗于阴。且漏孔原通精孔，精稍溢出，势必旁渗，则豢精一如豢虎，厚味最足濡脾，味稍不节，势必走泄，则生阴无取伤阴。盖人身脾气，每喜燥而恶湿。先生漏孔已完，而败浊下行者，无路可出，必转渗于脾，湿固倚之，是宜补脾之阳，勿伤脾之阴，以复健运之常，而收和平之功云云。及至娄中，应召往诊，指下轻取鼓动有力，重按若觉微细，是阳未及不足，阴则大伤矣。先生每进补阴之药，则夜卧甚宁，肠澼亦稀，以故疡医妄引槐角、地榆治肠风下血之法治之，亦不觉其误。其实漏病，乃精窍之病，盖构精时，气留则精止，气动则精泄。大凡强力入房者，气每冲激而出，故精随之横决四射，不尽由孔道而注，精溢于精管之外，久久渐成漏管。今漏管虽去，而肉中之空隙则存，填窍补隧，非此等药力所能胜也。不肖姑不言其非，但于其方中去槐角、地榆等，而加鹿角霜一味，所谓惟有斑龙顶上珠，能补玉堂关下缺者是也。况群阴之药，最能润下，不有以砥之，则肠中之水，更僻聚可虞耶！然此特微露一斑耳，疡医不解，已阻为不可用。因思吾乡之治漏者，溃管生肿外，更有二神方，先以丸药半斤服之，令人阳道骤痿，俟管中肉满，管外致密后，以丸药半斤服之，令人阳道复兴。虽宜于少，未必宜于老，然用意亦大奇矣。不肖才欲填满窍隧，而黄生阻之，岂未闻此人此法乎！特表而出之。（《寓意草》）

脱肛之证，《难经》云：虚实出入，出者为虚，入者为实。肛门之脱，非虚尤故然哉！盖实则温，温则内气充，有所蓄；虚则寒，寒则内气馁，而不能收。况大肠有厚薄，与肺为表里，肺脏蕴热则闭，虚则脱。三因之论，且妇人有此疾者，产育用力过多。小儿此疾，皆因久利，大肠虚冷所为也。肛门为大肠之候，大肠伤于寒利，而用力努躯，其气下冲，肛门脱出也。用香附子、荆芥等分，煎汤洗之；或以五倍子碾为细末，放于纸上，托入肛，缓缓揉入。若或长久，男子变成肠风痔漏，肠出不收，至于出数寸者，以五倍子、朴硝等分，煎汤洗之，亦用木贼烧灰，不令烟尽，入麝香少许，大便了贴少许效。又有久痢脏虚，皆能令人肛门突出。有肠头作痒，即腹中有虫，丈夫有此，酒色过度。大肠者，传道之官；肾者，作强之官。盖肾虚而泄母气，因肺虚，是以大肠气无所主，故自肛脱。治法实原气、去蕴热之剂，外用前药洗之，医治无不愈矣。（《奇效良方》）

大肠与肺为表里，肺虚则大肠滑脱。故有因久泻久痢，脾肾气陷而脱者；有因中气虚寒，不能收摄而脱者；有因色欲伤肾而脱者；有因酒湿伤脾而脱者；有因肾气本虚而脱者；有因过服寒凉而脱者，亦有湿热下坠而脱者。然热者必热赤肿痛，乃系实症，不然非气虚即阳虚也，须用温补升提之药始效。（《不知医必要》）

脱肛之症，用曼陀罗煎浓汤洗之甚效。仆常用鲜曼陀罗四五斤，煎取浓汁两三大碗。再以其汁煎黄肉二三两，取浓汁一大碗。再用党参二两，轧细末调汁中，晒干。每用四五钱，水煎融化洗之，数次可全愈。（《医话拾零》）

四、乳房病

经云：怒则气上，思则气结。上则逆而不下，结则聚而不行。人之气血，贵于条达，则百脉畅遂，经络流通，苟或拂郁，则气阻者血必滞，于是随其经之所属而为痈肿。况乎乳房阳明胃经所司，常多气多血；乳头厥阴肝经所属，常多血少气。女子心性偏执善怒者，则发而为痈，沉郁者则渐而成岩。痈之为患，乳房红肿，寒热交作，宜化毒为主，瓜蒌、忍冬之属，可使立已。岩之为病，内结成核，久乃穿溃，宜开郁为要，贝母、远志之类，不容少弛。若男子则间有，不似妇人之习见也。陈氏则云微有异者，女损肝胃，男损肝肾，肝虚血燥，肾虚精怯，血脉不得上行，肝筋无以荣养，遂结痈肿，似亦有见，至既溃之后，气血必耗，惟以归脾、逍遥、人参养荣，无间调之。又必患者怡情适志，寄怀潇洒，则毋论痈证可痊，而岩症亦庶几克安矣。倘自恃己性，漫不加省，纵有神丹，亦终无如何也。（《古今医彻》）

一妇人产后，乳上发痈，肿胀将半月，周身如针刺，饮食不进，余诊之，六脉沉紧有力，视左乳连胸胁皆肿。予用麻黄、葛根、荆、防、杏子、甘草、石膏，令温服取汗。次日复视之，曰：昨服药后，身有大汗，而周身之痛尽解，乳上之肿胀亦疏，饮食亦进，服药不啻十有余剂，毫无效验，奚此剂有如是之功也。予曰：《金匮要略》云：产后妇人喜中风。《生气通天论》曰：开阖不得，寒气从之，荣气不从，逆于肉理，乃生痈肿。此系风寒外壅，火热内闭，荣卫不调，以致肿痛。诸医止以凉药治热，而不知开阖故也。今毛窍一开，气机旋转，荣卫流行，而肿痛解矣。《内经》云：食气入胃，散精于肝。此肿属阳明、厥阴二经，是以饮食不进，今经气疏通，自然能食矣。

又一老妪，两颊浮肿，每边有核如梅子大。妪曰：予一侄女，因生鼠瘘而死，又一甥女，亦患鼠瘘而殁，今心甚忧之。余诊其脉，两寸口皆浮大，其证则头痛、发热。予曰：不妨，汝证乃风寒陷于脉中而为瘘，用解肌苏散之剂则愈，与侄女、甥女之瘘不同。二女子之瘘，其本在脏，其末在脉，原系恶疾，有灸刺之法，载在《内经》骨空篇中，能依法治之，亦不至于死，此缘失于救治者也。吁！治痈疡者，可不知《内经》乎？（《侣山堂类辩》）

《奇病方》云：有男子乳房忽然壅肿，如妇人乳状，扪之痛绝，经年药医不效。此乃阳明之毒气结于乳房之间，非疮毒，乃痰毒也。若疮毒经久，必然外溃。经年壅肿如故，非痰毒而何？法当消其痰，通其瘀，用化痰通滞汤，煎服自愈。此方妙有银花、蒲公英，直入阳明之经，又得清痰通滞之味为佐，附子引经，单刀直入，无坚不破，又何患痰结之不消。或疑附子大热，诸痛皆属于火，似不可用，殊不知非附子不能入于至坚之内，况又有栀子、芍药之酸寒，虽大热，亦解其烈性矣。（《奇症汇》）

乳房，阳明所经；乳头，厥阴所属。乳子之母，不知调养，怒忿所逆，郁闷所遏，厚味所酿，以致厥阴之气不行，故窍不得通而汁不得出，阳明之血沸腾，故热甚而化脓。亦有所乳之子，膈有滞痰，口气焮热，含乳而睡，热气所吹，遂生结核。于初起时便须忍痛，揉令稍软，吮令汁透，自可消散。失此不治，必成痈疖。治法疏厥阴之滞以青皮，清阳明之热以细研石膏，行污浊之血以生甘草之节，消肿导毒以瓜蒌子，或加没药、青橘叶、皂角刺、金银花、当归，或汤或散，或加减随意消息，然须以少酒佐之。若加以艾火两三壮于肿处，其效尤捷。彼庸工喜于自炫，便用针刀引惹拙痛，良可哀悯！若夫不得于夫，不得于舅姑，忧怒郁闷，昕夕积累，脾气消阻，肝气横逆，遂成隐核，如大棋子，不痛不痒，数十年后方为疮陷，名曰奶岩，以其疮形嵌凹似岩穴也，不可治矣。若于始生之际，便能消释病根，使心清神安，然后施之以治法，亦有可安之理。予族侄妇，年十八时曾得此病，察其形脉稍实，但性急躁，伉俪自谐，所难者后姑耳！遂以本草单方青皮汤，间以加减四物汤，行以经络之剂，两月而安。（《格致余论》）

第二节　皮肤病

世治腋气，先用刀削去腋毛净，用白淀粉水调，搽傅患处。至过六七日夜后，次日早看腋下有一黑点，如针孔大，用笔点定，用艾炷灸七枚，灸过攻心中痛，当用后药下之：青木香、槟榔、丁香、檀香、麝香、大黄。上煎服，以下为度。（《医学纲

目》)

癞之为证，方书罕载。愚初亦以为犹若疥癣，不必注意也。自戊午来奉天诊病，遇癞证之剧者若干，有患证数年，费药资甚巨不能治愈者，经愚手，皆服药数剂全愈。后有锦州县戊某患此证，在其本地服药无效，来奉求为诊治，服约六剂即愈。隔三年其证陡然反复，先起自面上，状若顽癣，搔破则流黄水，其未破之处，皮肤片片脱落，奇痒难熬，歌哭万状。在其本处服药十余日，分毫无效，复来奉求为诊治。其脉象洪实，自言心中烦躁异常，夜间尤甚，肤愈痒而心愈躁，彻夜不眠，若在不愈，实难支持。遂为疏方：用蛇退四条、蝉退、僵蚕、全蝎、甘草各二钱，黄连、防风各三钱，天花粉六钱，大枫子十二粒连皮捣碎；为其脉洪、心躁，又为加生石膏细末两半。煎汤两茶盅，分两次温饮下。连服三剂，面上流黄水处皆结痂，其有旧结痂皆脱落，瘙痒、烦躁皆愈强半，脉之洪实亦减半。遂去石膏，加龙胆草三钱。服一剂，从前周身之似有似无者，其癞亦皆发出作瘙痒。仍按原方连服数剂，全愈。至方中之药，诸药皆可因证加减，或用或不用，而蛇退则在所必需，以其既善解毒以毒攻毒，又善去风，且有以皮达皮之妙也。若畏大枫子有毒，不欲服者，减去此味亦可。(《医话拾零》)

此症初无痛处，但皮肤麻木生灰白斑点，久如涂垩，顽愈又变亮赤色，即曰紫癜。患之不治，亦有终身无害。惟形状怪异者，又多有损败气血，遍身皆然，神瘁精疲，减食、憎寒壮热，怫郁困怠而死者。由淫毒伤肺，金气泛于外，以克肝血，毛发枯萎也。以枣灵丹、玉枢丹选治。

又有夏日身生紫白斑点，汗出则痒，秋凉少息，年复增之，亦曰紫癜，名汗斑也。酗酒房劳，感受风湿邪热，搏于皮肤，血气不和而发，又名历疡，又名汗黯，皆一类也。以雄鸡内肾，调麝香，浴出敷之，用新青布衫紧着睡一夜，大汗出，明早热汤沃之，其斑俱靠在汤内，不发矣。(《解围元薮》)

此症先于手心并指丫间，生紫白癣，麻痒顽厚，抓之有白皮鳞屑，搔后又痛又痒，汤沃则爽，每于汤中抓破，或苍或红，曰乖癞。其形俨如鹅鸭脚皮，故以名之。或生于足面及穿鞋处，混如鞋面而生，俗云鞋带疮，又名鞋套风，其实即此风也。久则穿溃秽烂脓臭，延及遍身，败恶弥甚。乃因劳心焦思，饥饱肆欲，汗露纵力，风湿伤血，或暴怒冷餐，火邪入肝，心肺戕害，日渐虚损，发于肝家，故先起四肢四末，次伤及根本也。不可轻视，最耗真元。以大风散、二八济阳丹、小枣丹，用心调治。

另有一种指甲浮薄隐隐如见血痕，不痛而作拘急不爽，名曰鹅爪风。久则烂去爪甲，指头靠落，大害难救。每日清晨未梳洗，取自己眼脂涂之，久则自愈，名曰还神丹。内治以清阳、散风、摄血之药，久服可愈。除此再无他法。(《解围元薮》)

此症初起于皮肉之间，如血灌周身，充满肌肤，如被杖之状，或生血疱浮肿，或朝夕来去，阳气乘之则早盛暮平，阴气乘之则晚凶早减，或衄血、吐血、咯血，或喜卧哕呿噫酸，或齿缝中时流血，面肿，目疼脑裂，或生红片如钱，麻痛，或肿处穿即流血不止，或大便出血，血亏则手足挛蹩，血乏则形变神焦，渐死。乃心毒流于肝经，火炎血泛，邪热太甚，风湿外驰。由于乘风行湿，醉饱房劳，好勇斗狠，入水迎风，或忿怒饮酒，或忍饥竭力，以致邪毒攻击，疲困倦软。宜以补阳汤、铅汞膏、二八济

阳丹等件，散邪降火，清气养荣之饵救之，免死。（《解围元薮》）

定海佃夫任姓，年四十余，四肢手足心皆生白屑，如抽蕉剥茧，层出不穷，肤厚如牛领，裂缝中血流淋漓，肤热如烙，痒甚必搔出血始已。患此数年，内外科皆不识其何病。丙戌夏就诊于余，脉六部俱浮洪散指。余曰：此症重者即是大麻风，眉、鼻柱、肢节皆能脱落。吴越人患此绝少，惟岭南感受毒瘴者有之。乃风湿之邪，从外入于肌肤以致脉络，留而不去，转入转深，入于血分化热，热与风湿相搏，致成白屑，层层如曲蘖之发斑，故脱之不尽。宜驱经络之湿，清血分之热，润肌肤之燥，可望渐瘥矣。渠云：化湿之药，已服百余剂矣，一无所效。余曰：化湿乃通称，而药味配合各有不同。是症湿在经络，若徒用渗利苦燥以治脏腑，无益耳！方用银花二两，麦冬六钱，生甘草八钱，当归八钱，僵蚕三钱，芥穗、防风、木瓜、威灵仙、黄芩、丹皮、丹参各三钱，生首乌一两，薏苡、生白芍各六钱，羌活钱半，细生地二两。长流水三大碗，用大砂锅煎成一大碗，缓缓服之。外用麻黄、羌活、白附子、僵蚕、威灵仙、蛇床子、苦参、川楝子、黄连、黄芩、当归、银花各三钱。用真麻油十两，熬枯沥净渣，再下血余八钱，黄蜡二两，生猪脂一两，枯矾二钱。痒时用新夏布蘸药擦之，如法月余果愈。凡平时罕见之症，只须静与心谋，据理揣合，无不应手取效。即考之古法，亦不相迳庭云！（《一得集》）

《奇病方》云：忽有人遍身皮底混混如波浪声，痒不可忍，抓之血出不能解，谓之气奔。以苦杖、人参、青盐、细辛共一两，作一服，水煎饮尽便愈。

源按：此症由肺气热而贼风袭之，故客于皮底之间，与气相搏，因发声若波浪之声，而谓之气奔也。盖肺属金，其音商，商音清而劲，故声作如是。若无热则声不鸣，无风则气不奔。则《内经》所谓诸病有声，皆属于热。又云风善行而数变。故所患若是耳！盖风盛则燥，燥则血涩，津液不行，故遍身瘙痒，致血出不能解。苦杖、青盐、细辛清热散风，而兼平气逆，人参以补正气，所谓"邪之所凑，其气必虚"是也。（《奇症汇》）

汪石山治一人，形长而瘦，色白而脆，年三十余，得奇疾，遍身淫淫，循行如虫，或从左脚腿起，渐次而上，至头复下于右脚，自觉虫行有声之状。召医诊视，多不识其为何病。汪诊其脉，浮小而濡，按之不足，兼察形视色，知其虚症矣。《伤寒论》云身如虫行，汗多亡阳也。遂仿此例，而用补中益气汤，倍加参、芪，以酒炒黄柏五分佐之。服至三十帖遂愈。（《奇症汇》）

此症每起于七八月间，作时则手足乖癞燥痒，形如蚀癣，或白，或紫，或顽厚如牛领之皮，搔破则血水流出，疼痛无时，交春则愈，交秋则发，按年如是，故曰雁来风。感受非时也，然疠之邪毒蛊肺金，五火交作，风湿乘之则发矣。若雁去时不愈，四季皆然，则成大风矣。以奇效丹、六神辅圣丹、升天脑麝散治之。南人呼此曰社风疮，盖雁乃春社去而秋社来也。

又有一种湿癣，名历疡疮，亦于春二月、秋八月雁去来时，发于四肢，软而渐大热痛。亦名雁疮。荆汉人多患之。与雁风同治。

另有一种每至秋季则手指或遍身发红点作痒，乃寒气攻于腠理，阳气闭绝，不能发越，拂郁而作，亦名雁风。治以人参败毒散解其表，补中益气汤实其里，则愈。

又有一种每于二三月，乃手足生疥癣之类，名瘭疮，形如雁风，交秋风变则愈，名曰燕疮，或发于颈项之上，与雁风同治。（《解围元薮》）

汪石山治一人，形长而瘦，色白而脆，年三十余，得奇疾，遍身淫淫如虫行，从左脚腿起，渐次而上至头，复下至右脚，自觉虫行有声之状，医多不识为何病。汪诊其脉浮小而涩，按之不足，兼察其视色，知其为虚。仲景曰：身如虫行，汗多亡阳也。遂用补中益气倍参、术，加酒炒黄柏五分。服至二十余剂而愈。（《张氏医通》）

皮毛郁病，风则麻，湿虫则痒，火热则疼，死血则木，瘀痰则肿与痹，痰结则软核，气结则硬核，血结则赤核；火兼风则赤游丹，火兼湿则蛇缠疮，湿兼暑则黑汗斑，燥兼湿则白汗斑，风湿热积则秃癣、疥癞。（《王氏医存》）

小儿有冻疮者，多生于耳轮或脚上，由冬月严寒之气所伤，和于肌肤，搏于血气所作。初即肿痒，须渐破而成疮，颇难得差。至春暖时自可，到冬月冷时复发，故名冻疮。

黄药膏，治冻疮。

黄柏末、白敛末各一两，白及末半两，生芝麻二合，杵烂取汁。

上同研匀细，以蒸萝卜一枚，好酒一盏，一处杵烂成膏，每用少许，先以童子小便洗疮了，后以药涂。

又方：以雀儿脑髓涂之，立差。（《小儿卫生总微论》）

第三节　外伤病

一、跌打损伤

跌扑损伤，虽用手法调治，恐未尽得其宜，以致有治如未治之苦，则未可云医理之周详也。爰因身体上下正侧之象，制器以正之，用辅手法之所不逮，以冀分者复合，欹[①]者复正，高者就其平，陷者升其位，则危证可转于安，重伤可就于轻，再施以药饵之功，更示以调养之善，则正骨之道全矣。（《伤科补要》）

接骨者，使已断之骨合拢一处，复归于旧位也。凡骨之断而两分，或折而陷下，或破而散乱，或岐而傍突，相其形势，徐徐接之，使断者复续，陷者复起，碎者复完，突者复平，皆赖乎手法也。或皮肉不破者，骨若全断，动则辘辘有声；如骨损未断，动则无声。或有零星败骨在内，动则淅淅之声，后必溃烂流脓，其骨已无生气，脱离肌肉，其色必黑，小如米粒，大若指头，若不摘去，溃烂经年，急宜去净。如其骨尚未离肉，不可生割，恐伤其筋，俟其烂脱，然后去之。治法先用代痛散煎汤熏洗，将其断骨拨直相对，按摩平正如旧；先用布条缚紧，又将糕匣木板修圆绑之，又将布条

---

①　欹（qī欺）：同"攲"。倾斜。

缠缚，再将杉离环抱外边，取其紧劲挺直，使骨缝无离绽脱走之患；内服接骨紫金丹，兼调理用地黄汤。四五日后，放绑复看，如其走失，仍照前法。二三月间，换绑数次，百日可痊。凡人断臂与断膊，断腿与断骱，绑法相同。治分上下，或用器具，与形体相得，随机变化可也。或筋断者，难续，盖筋因柔软，全断则缩于肉里，无用巧之处也；若断而未全，宜用续筋药敷之，内服壮筋养血汤可愈。（《伤科补要》）

下颏者，即牙车相交之骨也。若脱，则饮食、言语不便，由肾虚所致。其骱曲如环形，与上颊合钳，最难上也。先用宽筋散煎汤熏洗，次用布条裹医者二拇指入口，余指抵住下颏，捺下推进，其骱有响声，齿能合者上也。服补肾壮筋汤。

夫人之筋，赖气血充养，寒则筋挛，热则筋纵，筋失营养，伸舒不便。感冒风寒，以患失颈，头不能转，使人低坐，用按摩法频频揉摩，一手按其下颏，缓缓伸舒，令其正直，服疏风养血汤可也。（《伤科补要》）

伤损之症，或患处，或诸窍出血者，此肝火炽盛，血热错经妄行也，用加味逍遥散。中气虚弱，血无所附而妄行，加味四君子汤。中气下陷，补中益气汤。元气内脱，用独参汤加炮姜、附子。血蕴于内而呕血者，四物汤加柴、芩。烦劳太过，或恼怒气逆，或过服寒毒等药，致伤阳络则吐血、衄血、便血，伤阴络则血积血块、肌肉青黑，脏腑亏损，经隧失职，急补脾、肺二脏自愈。或呕吐黑血者，因打扑伤损，败血流入胃脘，色如豆汁，从呕而出。形实者，用百合散；形虚者，加味芎归汤。或出血过多，脉洪大而虚，重按全无，血虚发热，用当归补血汤；脉细沉微，按之轻弱，此阴盛发热，四君子汤加姜、附。或筋惕肉瞤，此亡血也，用圣愈汤。发热汗出不止者，血脱也，用独参汤。凡血脱之症，脉实者难治，脉虚者可疗也。（《伤科补要》）

某木匠，因触伤腰胁，瘀血留阻于经络，痛甚，呼吸转侧，允为难忍，恶寒发热，脉弦劲而数。此因瘀留经络，以致气机不宣也。方用归须、桃仁、苏梗、橘络、丝瓜络、乳香、没药、红花、丹参、穿山甲、牛膝、青葱管等活血通络逐瘀之品，两剂而愈。（《清代名医医话精华·许珊林》）

毛姓妇，患胸痛甚剧，床上乱滚，哀号欲绝，月信愆期，脉沉弦搏滑，指甲与唇俱青。余曰：脉沉滑主血，弦劲搏指其血菀结，当是瘀血留于胸膈而作痛也。细询得病之由，忽悟半月前被硬木触胸，其为瘀血无疑矣。与归尾、赤芍、桃仁、丹参、西洋参、琥珀、乳香、蒲黄、五灵脂，一剂而愈。故治病之道，四诊皆当留意，乃能与病切中，而所投无不效也。（《清代名医医话精华·许珊林》）

二、金刃伤

咸丰初，郑作夫都阃①，奉檄征皖南，左额受枪伤。时贼势方炽，郑枕戈露宿，以至肿势日甚。医者谓是破伤风，邪已内闭不能治。有一老兵，取桑条数十茎，以火烧

---

① 都阃（kǔn 捆）：军事单位负责人。都，晚唐以后军队的编制单位。阃，负军事专责的人，亦称军事职务为"阃外"。

其中，取和酒令服，遂愈。此法曾见之方书，不意其奇验如此。然则应验诸方，医家亦不可不谙也。(《毛对山医话》)

石顽曰：破伤一证，金疮跌扑，与溃疡迥殊。金疮跌扑受伤，则寒热，头痛，面目浮肿，胸膈痞闷，六脉浮弦，或模糊不清，其传经与伤寒不异，其势较伤寒更剧，故可用疏表之法，然亦不可峻用风药，以其经中之血先已受伤，所谓夺血者无汗是也。若溃疡破伤，则患处忽复肿胀，按之不知疼痛，周身肌肉不仁，缓急引痛，胸膈痞满，神思不清，六脉弦细，或虚大模糊，虽风引毒气攻注周身，切不可用攻表药，汗之必肉瞤筋惕，甚则发痉，所谓疮家不可发汗，发汗必致痉也。轻者，葱白香豉汤加鲮鲤甲、白芷、蜈蚣之属；重则葱白香豉汤加黄芪、肉桂、远志、防风、鲮鲤甲、犀角之类；甚则万灵丹，葱豉煎汤调服。呕逆不食者，此风引邪毒攻心也，急与护心散，外用葱熨法分解其邪。如大便不通者，切不可用芎黄汤，惟宜蜜煎导之。其势稍退，便当于保元，仍加远志、肉桂、犀角、鲮鲤甲等解散余毒，兼使参、芪，无壅滞之患。其间泻补，各随其人所禀之偏以为权衡，贵在临证之活法耳！(《张氏医通》)

刀割伤者，切勿见水，用图书石粉糁之，滑石粉亦可，大黄炒黑研末亦可。或用坚实细炭，并老松香，等分，研筛细末，以韭菜汁拌阴干，再研，筛细末糁之。若急用，不用韭汁拌亦可。

细辛、黄柏等分，或末敷。(《愿体医话》)

瓷锋嵌脚，以三角银杏仁去衣心，菜油浸透，捣饼贴之。烂多年者，四五贴必差。并治针刺入肉，日久而诸药不效者，以此油灌患处即出。验过。(《愿体医话》)

三、虫兽伤

孙真人治狂犬咬法。春末夏初，犬多狂猘。其时咬伤人至死者，世皆忽之，不以为事。其被咬人则精神失守，发为狂疾。诸般符药治疗，莫过于灸。便于所咬处灸百壮，自后日灸一壮，不可一日阙灸，满百日方得免祸。终身勿食犬肉、蚕蛹，食之毒发即死。又特忌初见疮较痛止，自言平复，此最可畏，大祸即至，死在旦夕。若被咬已经三四日，方欲灸者，视疮中有毒血，先刺出之，然后灸。(《备急灸法》)

疯犬伤证甚为危险，古方用斑蝥虽能治愈，然百日之内忌见水，忌闻锣声，忌食诸豆，忌行苘麻之地及手摩苘麻，又须切忌房事百日。犯以上所忌，其证仍反复。如此，保养甚不易也。歙县友人胡某，深悯患此证者不易挽救，曾登《绍兴医报》征求良方，继有江东束某登报相告，谓曾用《金匮》下瘀血汤治愈二人。又继有江西黄某登报相告，谓系异人传授一方，用大蜈蚣一条，大黄一两，甘草一两，煎汤服，甚验。如服后病者稍安静，来几又发，再依此方续服，病必愈，乃可止。后附有治验之案二则，皆疯已发动，服此药治愈者。

按：此方诚为至善良方。胡某谓：俗传冬令蛇藏土洞，口衔或泥或草，迨至春日出蛰，口吐所衔之物，犬嗅之即成疯犬，此理可信。盖犬性善嗅，有殊异之气味，辄喜嗅之，是以独中其毒。而疯后咬人，是蛇之毒递传于人也。方中用蜈蚣一条，则蛇毒可解矣。又此证束氏谓曾用《金匮》下瘀血汤治愈两人，由斯知此证必有瘀血，下之则可愈。方中用大黄一两，其瘀血当可尽下，又加甘草一两，既善解毒，又能缓大黄之峻攻，此所以为良方也。然此方善矣，而未知愈后亦多禁忌否？若仍然有禁忌，是善犹未尽善也。而愚在奉天时，得其地相传之方，凡用其方者，服后即脱然无累，百无禁忌，真良方也。其方用片灰即枪药之轧成片者，系硫黄、火硝、木炭制成三钱，鲜枸杞根三两，煎汤送下。必自小便下恶浊之物若干而愈。愈后惟禁房事旬日，然药不可早服，必被伤后或五六日，或七八日，觉内风萌动，骚扰不安，然后服之方效。此乃屡试屡效之方，万无闪失也。枸杞根即药中之地骨皮，然地骨但用根上之皮，兹则连皮中之木用之。

又：吴县友人陆某，于丁卯中秋相遇于津门，论及此证。陆某言：凡疯狗脊骨中皆有毒虫，若将其脊骨中脂膜刮下，炮作炭服之，可治二便中下恶浊之物，即愈。有族孙患此证，治以此方，果愈。然所虑者，啮人之疯犬，未必能获之也。

又：无锡有人周小农，曾登《山西医学杂志》，论治疯犬咬伤之方。谓岁己丑，象邑多疯犬，遭其害者治多无效。适有耕牛亦遭此患而毙。剖其腹，有血块大如斗，黧紫，搅之蠕蠕然动，一方惊传异事。有张君者晓医理，闻之悟曰：仲景云瘀热在里，其人发狂。又云其人如狂者，血证谛也，下血狂乃愈。今犯此证者，大抵如狂如癫，得非瘀血为之乎？不然，牛腹中何以有此怪物耶？吾今得其要矣。于斯用仲景下瘀血汤治之。不论证之轻重，毒之发未发，莫不应手而愈。转以告人，百不失一。其所用之方，将古时分量折为今时分量，而略有变通。方用大黄三钱，桃仁七粒，地鳖虫去足炒七个，共为细末，加蜂蜜三钱，用酒一茶碗煎至七分，连渣服之。如不能饮酒者，水、酒各半煎服亦可。服后二便当下恶浊之物。日进一剂，迨二便如常，又宜再服两剂，总要大、小便无纤毫恶浊为度。服此药者，但忌房事数日，其余则一概不忌。若治小儿，药剂减半。妊妇亦可放胆服之，切莫忌较。

按：服此方果如上所云云，诚为佳方。（《医话拾零》）

华亭陈继儒《群碎录》载，《左传》云国狗之瘈，无不噬也。杜预注云：瘈，狂犬也，今云猘犬。《宋书》云张收为猘犬所伤，食虾蟆脍而愈。又椎碎杏仁纳伤处，即愈。（《医谈录旧》）

蛇咬伤方：

蓝叶捣汁，调雄黄末敷之。或用雄黄、生矾，杓内镕化，以箸头蘸药点患处，冷则易之，连点七次。或捣黄豆叶敷之。若毒走肿痛者，以麻油焰熏之，再用玉枢丹一钱，酒磨服之，取汗，或用半枝莲捣烂，取汁三两，热酒四两和服取汗，渣涂患处更妙。或用阴干苍耳草五钱，水煎一碗，热服取汗。

捣大蒜和胡粉敷之。

扁豆叶杵烂绞汁，酒冲服，渣敷患处。冬间以燥叶酒煎服，亦可。

明矾、麝香共研末糁上，以艾灸之即愈。

金丝荷叶草打汁涂之。

劈烟管，取其中烟膏涂伤处，烟叶末敷之亦可。

急饮麻油一碗，免毒攻心，再用土贝母四五钱研末，热酒和服，再饮酒尽醉，安卧少时，酒化为水，从伤处喷出，候水尽以渣敷疮口，垂死可活。

万年青捣涂之。

鲜梧桐叶嚼烂涂，亦良。

毒蛇咬伤，急以利刀割去死肉为要。若伤在手足，用绳绢扎定，勿使毒气漫延至入心腹，再令人口含米醋或烧酒吮伤处，吸去其毒，随吮随吐，以红淡、肿消为度。吮者不可误咽入腹，以致中毒。患者急饮麻油一二杯护心解毒。

五灵脂一两，雄黄五钱，酒煎服，渣涂咬处。

白荷花须晒研末，酒调服一钱，再以丝瓜汁调涂患处。（《愿体医话》）

蜈蚣咬伤方：

鸡冠血涂之。梳篦上头垢涂之。

蜘蛛一个，安患处使吸其毒。吸完掷蜘蛛于水内吐出毒气，蜘蛛仍活。

蜒蝣涂之立效。

烟油涂之亦妙。（《愿体医话》）

（1）问治蛇咬法

《验方新编》治蛇咬法，用吸烟筒中油子，凉水冲出冷饮之。按此方甚验，设有不效，可用其相畏之物治之。蛇之所畏者，蜈蚣、雄黄也。拟方用全蜈蚣三条，雄黄二钱，共为末，分三包。每用一包，甘草、蚤休各二钱，煎汤送下，日服二次，旬日当愈。

（2）问治顽癣法及足底痒治法

大枫子去皮，将仁捣如泥，加白砒细末少许少少的，和猪脂调膏敷之，此剧方也。又用鲜曼陀罗熬膏梗、叶、花、实皆可用，加鸦胆子细末去皮，研细，调和作膏药贴之，此为和平方。足底痒可用蛇退三条，甘草二钱，煎水饮之。再将渣重煎熏洗，半月可愈。

（3）问喉症治法

初秋时，用大西瓜一个重约七八斤开一口，装入硼砂、火硝细末各一斤，仍将开下之皮堵上，将西瓜装于新出窑之瓦罐中瓦罐须未经水湿者，将罐口严封，悬于不动烟火、不通空气之静室中。过旬日，视罐外透出白霜，扫下。每霜一两，调入薄荷冰二分，瓶贮，勿令泄气，遇红肿喉症，点之即消。（《医话拾零》）

四、汤火伤

汤泡火烫，急觅水中大蚌，放瓷盆中，将其口向上，少顷其口自开。预备冰片、麝香，等分，同研，投入蚌内，其口即合，少顷蚌肉尽化为浆，流于盆内，用鸡翎扫伤处，即能止痛。恐将愈之时毒水不干，即以蚌壳烧灰，碾筛极细，加冰片少许糁之，盖以绢帛，外加穰纸数层，渗去毒水即瘥。日服宁心败毒之剂以除其烦，无不奏效。无蚌之处，以柏油调杭粉扫之亦可。或金汁亦可，总不若用人之干粪烧灰，麻油调搽为妙，但人嫌秽污，多不肯用耳！

　　石灰一升，入水数碗，候灰化澄清，以纸拖去水面上浮油，取灰水一杯，再以香油一杯，同入碗内搅数百遍，即成糊浆，用鹅翎扫患处，即痛止肿消，三四日自愈，名清凉膏。如皮肉已破者，加猪毛烧灰，生地、熟地各切片炒炭，等分，研末，调入清凉膏内搽之，甚效。

　　生大黄研末，糁汤泡，鸡子清调途火伤，止痛，无瘢。

　　龙眼壳洗去姜黄，煅存性，为末，桐油调涂，止痛，无瘢。

　　生萝卜捣烂涂之。

　　荞麦面炒焦，油调涂极妙。

　　夏月收老南瓜瓤，连子贮瓶内，久而弥佳，敷上即愈。

　　多年陈酱，缓缓涂之甚良，惟愈有黑疤。

　　秋葵花瓣，以箸攫取浸麻油内，涂上即效。兼治湿火浸淫疮。

　　鳖甲煅存性，为末糁，或用菜油调搽。若皮肤臭烂者，以蛇蜕烧存性为末，麻油调搽，二三次即愈。

　　火伤者，若因痛用冷水浸，则火毒入内，不易治矣。须用温酒洗泼，热毒自出。再以不化石灰研末，不拘麻油、菜油，调匀涂之。破烂者，以杉木炭研末涂之。

　　最好以煮酒一二坛入缸中，将患人浸入，虽极重不死。

　　热油浇伤，白蜜涂之。（《愿体医话》）

　　凡汤火伤人，最忌浸冷水中，恐防火毒攻心，有立毙之祸，亦不宜服冷食寒凉之物。急服护心丹，或服童便护其心，使火毒不内攻；外用无灰酒洗净，拔其火毒，用黄连末桐油调敷，或猪毛煅存性研末，加轻粉、硼砂，麻油调敷，或鸡子清调大黄末敷之，或蚌粉糁之，内服玄妙散解毒可也。若花炮火药烘燎者，治法相同。（《伤科补要》）

　　一妇小腿经烫，被医者用冰片研入雪水敷之，不一刻，腿肿如斗，痛极难忍。请余治，妇曰：只求止痛，死亦甘心。余曰：幸小腿下身硬地，倘烫腰腹，用此一罨，火毒入腹，难以挽回。以地榆研细调油拂上，半刻痛止；令伊自拂，一二次全愈。一使女炭火烫足背，烂一孔。以伏龙散，乳调敷，不三日而愈。又邻家一孩，炉上滚汤浇腹，因痛自手扒破腹皮。油拂上一次痛息，以地榆末干撒于破处，次日肌生，未破者全愈。（《外科全生集》）

第五章　五官科

第一节　口齿病

一、口疮

口为身之门，舌为心之官，主尝五味，以布五脏焉。心之别脉系于舌根，脾之络脉系于舌傍，肝脉络于舌本。三经为四气所中，则舌卷不能言；七情所郁，则舌肿不能语。至如心热则舌破生疮，肝壅则出血如涌，脾闭则白胎如雪，此舌之为病也。口则又稍不然，盖热则口苦，寒则口咸，虚则口淡。脾冷则口甜，宿食则酸，烦躁则涩，乃口之津液通乎五脏，脏气偏胜，则味应乎口。或劳郁则口臭，凝滞则生疮，生疮者夜不可失睡，昼不可就寝，违此必甚。唇乃全属于脾，唇有病，则多宜随证以治脾也。齿乃骨之余，肾主营养，呼吸之门户也。故肾衰则齿豁，精盛则齿坚。又手阳明大肠脉入于牙齿，灌于大肠，壅则齿亦浮肿，虚则宣露，挟风则上攻面目，疳䘌则䶕，丘禹切，牙蛀虫也。为脱为痔，皆当随证治之。喉者，候也。咽者，咽也。咽接三管以通胃，故以之咽物；喉通五脏以系肺，故以之候气。气喉谷喉，皎然明白。人诸脏热则肿，寒则缩，皆使喉闭，风燥亦然。五脏久咳则声嘶。声嘶者，喉破也，非咽门病。若咽肿则不能吞，干则不能咽，多因饮啖辛热，或复呕吐咯伤，咽系干枯之所致也，自与喉病不同。又有悬雍暴肿，闭塞喉咙，亦如喉闭状。但悬雍在上腭及关下，俗谓之莺翁，又谓之蛾聚，俗语声讹，须以按证辨之。（《世医得效方》）

口者，脾之外候也。口内生疮糜烂，乃脾经之蕴热，名曰口糜是也，宜用泻黄散治之。若平人口淡而和，主无病，可以弗药；口淡乏味，主胃虚，宜用六君子汤；口臭而苦，主胃热，宜用白虎汤。若口内溢酸味者，肝热淫脾也，加桑皮、地骨；咸味者，肾热淫脾也，加黄柏、知母；甘味者，本经自热也，加黄芩、石斛；酸而苦者，肝胆并热也，宜用龙胆泻肝汤治之。（《医家四要》）

许少微患口糜，余谓非干姜不能愈。公犹疑之，后竟从余言而愈。从子懋锴亦患此，势甚危急，热甚，惟欲饮冷。余令用人参、白术、干姜各二钱，茯苓、甘草一钱。煎成冷服，日数服乃已。噫！此讵可与拘方者道也。王宇泰《笔尘》。（《医暇厄言》）

一唇疮、口糜、舌疮，为最易治之症，近来竟遭此夭枉者不少，盖因误治而致也。凡舌疮诸症，必须分辨寒、热、虚、实，未可专执为胃热、心火。若妄任清凉，或导赤散及泻心等法，其初白疮必反转为红，渐有延蔓之势，医者不察，犹谓清之未透，复进寒凉而遏之，遂致水极似火，舌紫唇赤，或燥裂而疮蔓满舌，及延烂至咽喉如白腐，以致音哑、打呛、气喘，变为败症而不救，是谁之过欤？

凡小儿口疮，有脾虚不能统涎，以致口涎流多及嘴角湿烂，而患者有脾阴不足，过食甜味而致者；有由病后发热不退，而生舌疮者；有属上焦湿热，中焦虚寒，下焦阴火而致者；有因麻痘后，服清凉解毒药过多，致生舌疮者。虽曰口疮一症，而所因不同，故当审辨明晰，岂可以舌属心，遂指定心火而执治乎？且有伤燥而发口疮者，更须审辨明确，毋论发热与否，切忌表散寒凉之剂。一经妄投，立变音哑而不救，尤须养阴清润为主，其热却不疗而退，燥气就平，疮亦自除矣。（《重楼玉钥续编》）

二、舌病

心窍于舌，舌者心之官也。心属火，而火性升。其下降者，胃土右转，金敛而水藏之也。胃逆而肺金失敛，则火遂其炎上之性，而病见于舌，疼痛热肿于是作焉。火之为性，降则通畅，升则堙郁，郁结胎生。舌胎者，心液之瘀结也。郁于土则胎黄，郁于金则胎白，火盛而金燥则舌胎白涩，火衰而金寒则舌胎白滑，火衰而土湿则舌胎黄滑，火盛而土燥则舌胎黄涩。五行之理，旺则侮其所胜，衰则见侮于所胜。水者火之敌，水胜而火负，则胎黑而滑；水负而火胜，则胎黑而涩。凡光滑滋润者，皆火衰而寒凝。凡芒刺焦裂者，皆火盛而燥结也。心主言，而言语之机关则在于舌。舌之伸屈上下者，筋脉之柔和也。筋司于肝，肝气郁则筋脉缩短而舌卷不能言。《灵枢·经脉》：足厥阴气绝则筋绝，筋者聚于阴器，而脉络于舌本，脉弗荣则筋急，筋急则引舌与卵，故唇青舌卷卵缩；足太阴气绝，则脉不荣其唇，舌脉不荣则舌萎人中满。《素问·热论》：少阴脉贯肾络于肺，系舌本，故口燥舌干而渴。足三阴之脉，皆络于舌。凡舌病之疼痛热肿，则责君火之升炎。若其滑涩、燥湿、挛缩、弛长诸变，当于各经求之也。（《四圣心源》）

《圣惠方》云：有人忽舌硬如铁，血出不止，用木贼煎水，漱之即愈。

源按：经云心脉系舌本，脾脉络舌傍、系舌下。故舌病多二经之所致也。又云心热则生疮，脾热则强硬，舌尖肿胀叠厚为重舌，舌肿硬而不柔和，挺然胀满，或出口者，为木舌。乃二经之火上壅，急以针砭刺出毒血，以杀其标，然后以泻心脾之药治其本可也。观此则舌硬如铁，而血出不止，则火已开泄，可不用针砭，独用木贼一味升散火邪，乘其势而提之，故但漱而愈。（《奇证汇》）

载人治南邻朱志翁，年六十余岁，身热数日不已，舌根肿起，舌尖亦肿，肿至满口，比原舌大三倍。一外科以燔针刺其舌两旁下廉泉穴，病势转凶。载人曰：血实者宜决之。以排针磨令锋极尖，轻砭之，日砭八九次，出血约二三盏，如是者三次，渐觉血少，病减肿消。夫舌者，心之外候也。心主血，故血出则愈。又诸痛痒疮疡，皆属心火。燔针、艾火，皆失此义也。薛新甫云：凡舌肿胀甚，宜先刺舌尖，或舌上，或边傍出血，泄毒以救其急，惟舌下廉泉穴，此属肾经，虽当出血，亦当禁针，慎之！

（《奇证汇》）

虬村黄泰兄尊堂，年五旬余，舌底右边肿起如条，长寸许，色黄，微痛，不便饮食，结喉右傍亦肿如痰核，软中觉硬。初来诊治，左关微弦，投以黑逍遥散，吹以青雪丹，外敷白芥子、香附、贝母等末，继进以六味加归、芍，已瘥其七八。因懒服药，迨及半月，兼气恼而肿较甚，舌底肿处亦大，倍艰于食，即依前法，毫不效验。乃更他医，用海藻、夏枯草、香附、川郁金、白芍、当归、牡蛎等味，数剂亦不见应。复来求治，而外肿更大如覆杯，硬且拒按，舌肿稍拱起，因专用六味，熟地加至六钱，嘱服十剂，竟至七剂，内外全消而愈。前于方中加归、芍即不效，六味之妙用，其义深矣。（《重楼玉钥续编》）

一舌疳及舌傍两边肿疼，或舌底生烂宕疮，中间黄白，周围一线红者，皆不易治。而诸医亦不识，无不认为心火，每用泻心、导赤；如不应，便投犀角、黄连、黄柏、知母之类，愈凉而愈遏，以致舌烂弥漫，或高肿而不能消，经年累月变为败症者比比，良可悲夫！盖是症由于七情忧郁，肝木不舒，思虑烦闷而致者多。经云肝脉系舌傍，五脏皆系于舌，非专属心也。故从肝治乃得其旨。凡起初未服清凉者犹易疗，一经寒凉杂进，便难施治。若论诊治之法，起初则以黑逍遥散加丹皮，其次归芍地黄汤；其忧思郁久者，黑归脾汤去远志，加丹皮；或因肝血不足而火旺者，滋肾生肝饮；木郁不条达者，滋肾疏肝饮，或逍遥散更妙。朱丹溪先生治是症，俱用甘露饮合归脾汤，可见古人亦未从心热治也。疮烂入深者，宜吹口疳散，或小八宝丹及补天丹皆可酌用。（《重楼玉钥续编》）

一舌底青筋上生疮，如半粒白饭，此症惟小儿最多。或由疟后而生者，有久病后内热不退而致者，有因积滞泄泻之后而患者，有病假热误服清凉而生此疮者，统是症各因，诸医不识，治者甚多，每认为心热，误治者亦复不少。盖因舌底筋纹，即名舌本故也。虽曰属心，其责在脾。经云五脏皆系于舌，不独心也。舌疮则每由脾虚而致焉。有发热与不发热；有早晨不热而午后热者；有头维潮热及手足心热者。总不宜疏散及清热之药，尤忌寒凉攻下，但治法专主理脾，切勿认作为火。若妄用芩、连、连翘、木通、灯心、犀角、山栀之类，其白疮反转红色，即延烂渐大，甚至舌尖与舌傍亦发疮，连及下唇口角皆有矣。犹复认为火盛，益进寒凉，或另遇他医，亦复如是，不至危殆不休，深可叹也！其尤可恨者，既不审病源，不知治法，犹悍然诽谤理脾之非，何其冥顽之极，残忍之深，一至于此耶？是皆未究医道之原本，不学无术耳！

按是症俗名对心疮，以起初色白而论，即知属虚无疑，显然非实火也。虽经云诸痛痒疮，皆属于火，是概乎言之，非指舌疮之谓也。平日不于薛氏《口齿类要》集中详究原理，及参考各家方论，徒从事于时俗之所尚，恃为专科，可以惑人赚利。吁！是乃仁术也，执是业者，安可偏执而不博约乎？（《重楼玉钥续编》）

瓶窑王敏家佣工甬人彭某，日前自田中工作而归，忽然舌缩，既不能饮食，复不能言语，精神形容初无他异。彭某延当地名医马君诊治，断为舌乃心之苗，系心火上炎所致，投以清凉之剂，服后无效。彭乃连易数医，诸医均不识病源，药不对症，舌缩如故，而精神日就衰疲，众为之忧，彭亦自危，乃致函其兄，嘱其往窑，以备不测矣。其兄彭则礼君，焦急异常，幸其订有《幸福报》一份，情急智生，立用快信寄至询问部请方，信递到时，已晚间九时矣，庶务股为便利读者迅速答复起见，即将来函转送予处。予阅之，所述病状，寥寥数语，颇难著手，欲再函询，但当此危急之秋，万不能迁延时日，遂迳复之。舌缩一症，忽然而来，殊不多见。夫邪入三阴，皆有此症。如邪客少阴，则舌卷而短；客手少阳之络，令人喉痛舌卷，口干心烦；客手阳明之筋，其病支痛，转筋舌卷；客手厥阴之络者，则舌卷唇青。而其精神容形初无他异，非邪陷三阴之症，断然无疑。古书有针刺金津、玉液出血法，惟使其自用针刺，犹未能操刀而使其割，恐横生枝节，其伤实多也。盖无故舌缩，病源不外二因：一由心脾虚寒；一由心脾痰滞热结。若虚寒者，则见舌光，脉来濡细，面白唇青等象，宜用附子、干姜、人参、白术、肉桂等味；若痰滞热结者，则见苔黄尖白，或灰腻，脉来濡滑而数，颧红，咽干等象，宜涌越痰滞，为第一要著，徒用寒凉，何济于事。忆少时我乡（中山）有林姓妇者，亦陡然舌缩，有告之曰取解晕草（即广东万年青）之子，磨以醋，取其汁含之，即有痰出，连含数次，痰尽舌出而愈。此是经验单方，对症投之，效如桴鼓。请察其症而药之可也。后接彭君谢函，知其用万年青子法，痰果源源而出，且坚韧可扯，行之数次，病即霍然，已照常工作于艺圃中矣。（《怪病奇治》）

巢氏云：小儿重舌者，心脾俱有热也。心候于舌而主血，脾之络脉出于舌下。若心脾有热，则血气俱盛，附于舌根，重生壅出如舌而短小是也。有著颊里及上腭者，名曰重腭；著齿龈者，曰重龈。皆当刺去其血，用真蒲黄傅之，或发灰、或马牙硝、或硼砂、或焰硝傅之，或竹沥浸黄柏点之亦好。又木舌症，舌者心之候，脾之脉络于舌也。脏腑壅滞，心脾积热，热气上冲，故令舌肿渐渐胀大，塞满口中，是为木舌。若不急疗，必致害人。用朴硝二分，紫霜一分，白盐半分，同研，每半钱，竹沥井花水调傅。不用朴硝及盐亦可。又方用黄葵花研细，黄丹拌之同研，点七次。又舌胀满口，单用冰片点之，亦妙。又弄舌者，脾脏微热，令舌络微紧，时时舒舌。治之勿用冷药下之，当少与泻黄散渐服之。亦或饮水，医疑为热，必冷药下之，非也。饮水者，脾胃虚津液少也。又加面黄肌瘦，五心烦热，即为疳瘦，宜胡黄连丸辈。大病未愈，用药后弄舌者凶。又有舌上白胎并黑色者，用硼砂为末掺之；热甚者，加冰片。或单用黄丹如豆许，以按舌下尤妙。（《婴童百问》）

缪子年十六，舌上重生小舌，肿不能食。医以刀割之，敷以药，阅时又生。屡治不全，精力日愈，向余求药。检方书，用蛇蜕烧灰研末敷之不用刀割，立愈，后不复发。（《冷庐医话》）

木舌者，舌忽肿胀，转掉不仁。舌者心之苗，心者舌之本。因心经热毒而发，或因脏腑壅热，心脾积热，其气上冲而发。甚则塞满口中，硬如山甲，若不急治，则致害人。更不可用手去按，按则恐损舌根，每长致语言不清楚。如至啼叫无声，面色频变，而惊疼者不治。治法以小刀点紫黑处，或刺舌下金津、玉液二穴，破出血痰，以冰硼散吹之；内服荆防败毒散，煎药内务多加山栀，乃泻火之要品也。（《疡科心得集》）

三、牙齿及牙龈病

甥婿刘桐村，嗜酒成牙痛症，痛则牵引至额以至颠顶，一月数发，痛不可忍。予曰：面额属阳明，牙龈属阳明，齿属肾，厥、少阴会于巅顶。此湿热太重，蕴积于胃，兼伤肝肾之阴。以景岳玉女煎加西茵陈三钱，嘱服七剂，且嘱节饮，可以不发。伊一服即愈。因思不能戒酒，不若将此方多服，竟服至廿余剂，后竟永不复发。

吾友赵义之牙痛，缠绵月余不已，忽诣予要方。诊其脉左关、尺数，以六味地黄汤加升麻三分，柴胡五分与之，曰此药服后，未免更痛，然片刻即止矣。次日告予，昨服药而卧，忽然痛不可忍，急得骂汝，后竟安寐天明，不知牙痛之何往矣！药既对症，又多此一痛者何也？予曰：齿乃骨之余，而肾主骨。足下肾水太亏，肾火上浮而为牙痛，故用六味全剂补之泻之。然其浮于齿牙之热，不能下降至肾也，不若用升、柴以透之，升透之时，未免较痛。然所用无几，痛亦无几，而补泻之力甚大，阴能潜阳，火不复上作痛，且得安寐也。义之兄本通品，闻之拜服。

后予以此方治肾虚牙痛者，无不立效，更甚于玉女煎。武生盖七下牙床作痒至不能受，不寐者累日矣。偶值予求治，予笑曰：此大肠风也。上牙床属足阳明胃，下牙床属手阳明大肠，大肠有积热，热生风，风生痒。问大便结否？曰：结甚。以调胃承气小其制，加生地、槐花、荆芥、防风与之，一药得大解畅行而愈。（《仿寓意草》）

余久患齿痛，每勤劳火动及食甜物即发。丙午年周介梅表弟土稔传一方云：每日晨起，以冷水漱口三次，不可间断，永无齿痛。介梅向患齿痛甚剧，行此得痊。余如法行之，齿痛遂不发。治齿痛神方，用青鱼胆风干，生明矾，研末擦之，立止。又可治喉风，以上二味，加入指甲末、灯心灰，吹之，最妙。（《冷庐医话》）

又某艺员下牙床作痒，至不能受，不寐者累日矣。余诊之曰：此大肠风热也。上牙床属足阳明胃，下牙床属手阳明大肠。大肠有积热，热生风，风生痒。问大便结否？曰：结甚。乃以调胃承气，小其剂，加生地、槐花、荆芥、防风与之。一服得大解畅行而愈。（《仿寓意草》）

宜辛散，忌凉遏。

世传华先生治牙痛：一撮花椒小一盅，细辛白芷与防风，浓煎漱齿三更后，不怕牙痛风火虫。实则先生之医术，虽本乎仙人，其用药则由己。如宜辛散，忌凉遏，即治百般牙痛之秘诀也。故知治病不必拘定汤药，盖汤药可伪造，可假托。且当视其病之重轻、人之虚实、时之寒燠而增减之，故有病同药同，而效与不效异。医者于此，宜知所酌夺矣。（《华佗神医秘传》）

齐中大夫病龋齿。臣意灸其左阳明脉，即为苦参汤，日漱三升，出入五六日，病已。得之风，及卧开口，食而不漱。

食后宜漱口，为保齿秘诀。况卧时受风，风将内袭，即醒而咀嚼，使风聚而不散，齿故先病，至于缺朽。苦参子涩敛，漱之用风解而齿固，此牙科丹方之一也。（《华佗神医秘传》）

723

愚素无牙疼病。丙寅腊底，自津回籍，因感冒风寒，觉外表略有拘束，抵家后又眠于热炕上，遂陡觉心中发热，继而左边牙疼。因思解其外表，内热当消，牙疼或可自愈。方书谓上牙龈属足阳明，下牙龈属手阳明。愚素为人治牙疼有内热者，恒重用生石膏，少佐以宣散之药，清其阳明，其牙疼即愈。于斯用生石膏末四两，薄荷叶钱半，煮汤分两次饮下，日服一剂。两剂后，内热已清，疼遂轻减。翌日因有重证应诊远出，时遍地雪深三尺，严寒异常，因重受外感，外表之拘束甚于初次，牙疼因又增剧，而心中却不觉热。遂单用麻黄六钱愚身体素强壮，是以屡次用药，皆倍常量，非可概以治他人也，于临睡前煎汤服之。未得汗，继又煎渣再服，仍未得汗。睡至夜半始得汗，微觉肌肤松畅，而牙疼如故。剧时觉有气循左侧上潮，疼彻辅颊，且觉发热。有时其气旁行，更疼如锥刺。恍悟此证确系气血挟热上冲，滞于左腮，若再上升至脑部，即为脑充血矣。遂用怀牛膝、生赭石细末各一两，煎汤服之，其疼顿愈，分毫不复觉疼，且从前头面畏风，从此亦不复畏风矣。(《医话拾零》)

牙痛，不外风、火、虫、虚。肿痛连腮，风、火为多，时症常有之。世每疑为外症，误矣。

丙申冬，余客都门，王莐臣大令左偏牙龈连腮肿痛，延余往诊。脉数，左尤有力，审是外风引动内风，兼挟痰火为患。治以加味元丹汤，二剂，肿消毒止，唯牙龈有粒未消如豆。王君疑是外症，令外科治之，复肿如前，烦躁不安，又延余诊。脉象涩滞，舌苔灰腻，知为误药所致。仍用前法，二剂即平，再加调理而愈。盖病发于表，根则在里，无论非外症也，即遇外症，凭理立方，亦能奏效。

丁亥，余授徒于家，及门李浩泉少腹生一疽，限盘约四寸许，外科名曰肚痈，贴以膏药。余知之，令去膏药，治以白虎涤邪汤法，二剂即消。

乙未夏，余寓上海，有李姓某左腿生疽二，一大如碗，一小如杯，疼痛异常，坐卧不便。余切其脉，滑大而数，与以一甲黄龙汤法。一剂，已成脓者溃，未成脓者消。

丁酉春季，余寓天津，有事至武备学堂，适崔君少和病海底肿痛不堪，有类悬痈。余诊之，脉右关尺数大沉实，知是肠胃湿热下注。治以黄龙解毒汤，二服即平。

此三症也，均属外症，以内症法治之，随手奏功。可知外象悉本内因，内患既平，外虞自弭。凡事如是，治病其小焉者耳！(《诊余举隅录》)

一人素多酒色，冬底素患齿痛摇动，牙龈及面目俱肿，饮食不进，夜不能卧，延余诊视。余曰：齿属肾，齿龈属阳明胃与大肠，肾病则齿极痛，肠胃伤于酒，则湿热上攻牙床而作痛作肿，齿亦不得安矣。用知柏六味汤加元参、牛膝、车前等导肾火下行，合竹叶石膏汤加黄连、麦冬、芦根，清阳明燥热，大剂浓煎一昼夜，服至五六碗，痛势稍减，四剂而平。(《顾氏医镜》)

骨槽风：患在腮内牙根之间，不肿不红，痛连脸骨，形同贴骨疽者是。倘以痈治，则害之矣。初起最易误认牙疼，多服生地、石膏，以致成患，烂至牙根，延及咽喉不救。当用二陈汤，加阳和丸煎服，或阳和汤消之。倘遇溃者，以阳和汤、犀黄丸，每日早晚轮服。如有多骨，以推车散吹入，内服保元汤，加肉桂、归、芍、芪、草宜生，收功而止。(《外科全生集》)

古书骨槽风之治法甚略。其言病因有二条：一谓得于忧愁思虑，肝脾受伤，以致筋骨紧急，肌肉腐烂；一谓少阳、阳明二经风火凝结。独未有风寒客于经脉一证。大法起即牙关肿痛，憎寒恶热，腮颊颐项俱肿；三五日槽牙尽处溃脓，外肿渐消，而颊车肿硬不退；旬余日外腐溃脓秽齿摇，久而不敛，内生多骨，甚则齿与牙床骨俱落。此缘肠胃积热及过食炙煿，外风引动内热而发。有耳下项间先起小核，继之牙关紧痛，腮颊浮肿者，此二经风热痰热交结于上，久亦内外串溃。初起均宜清散。其有牙关微紧、颊车隐隐作痛，渐至坚肿硬贴骨上，口不能开，经久不溃，溃后仍硬，不能收口者，此阳明气血不足，风寒乘虚侵贼筋骨。始觉急宜温散，兼用艾灸，日久可与以阳和汤，溃后中和汤及十全大补汤，均可兼投。又有长牙症，牙槽肿痛出脓，二三月一发，发则肿痛三五日，治固愈，不治亦愈。必俟牙槽尽处新长之牙与槽牙平，龈肉不盖齿上，则愈而不复发矣。(《医略存真》)

一男子年二十四五，右腮患骨槽风症，来医院就诊。见外腮有两孔，脓水频流，并不甚肿。据述始患牙痛，经人医治愈后，忽外腮浮肿，嗣里外溃破，日久牙痛与外腮似同一气，牙上流脓，外腮稍好；牙不流脓，外腮较重；有时外流脓，里不流脓；有时里流脓，外不流脓；有时同流脓，有时同不流脓，如此三四年，受累无穷。予曰：此病不可着急，容予慢慢设法。初次外用贝甲散掺疮口，以膏药贴之；内服细辛、白芷、防风、炙僵蚕、粉葛、骨碎补等，先散阳明浮风。两剂毫无动静。外改掺青九一丹，内服仍用前方。如此六七日，脓水渐多，且浮肿，患者以为病势变重，似甚着急。予曰：此风邪渐欲外出，乃吉兆。仍用青九一丹，内改用阳和汤加细辛、白芷、防风、僵蚕、骨碎补等。如此六七服，肿已消脓已少，仍用前阳和汤方，加黄芪、党参助正逐邪，三四服诸病全愈，惟疮口脓水总未净。予曰：久必生多骨，乃用蜣螂虫、干姜、明雄黄、台麝等研面，用米饭打和，做成条插入疮口。如此十数日，疮口出米大多骨三四块，不三四日即收功，从此永无患矣。

按此病虽无性命之忧，却有终身之累。彼深信予治，予得以施其技俩。若朝秦暮楚，哪得脱累？(《外科医镜》)

走马牙疳，若无故起者，多由于膏粱厚味所致。亦有起自痧痘毒盛，或伤寒热壅，未经清解，火积于胃，涎流口臭，牙龈腐烂，甚至齿落者，急吹此药于患处，再服清胃汤加黄连、芦荟，迟则难救。若腮穿皮破者，更难救矣。吹药用人中白五钱煅，陈蚕茧二钱五分煅存性，五倍子一钱打碎，囫囵五倍子一钱，装入明矾一钱煅枯，川黄连末五分，芦荟末五分，真牛黄三分，青黛五分，冰片四分，陈壁钱窠十七个煅存性，共研细末，先用河蚌煮汤漱口，后以此吹患处。

此证亦有因多服温补药而致者。(《愿体医话》)

症以走马名者，言其疾速，失治即殒故也。盖齿属肾，与胃相通，肾主一身之元气。凡受积热火毒，疳气即奔上焦；或于麻痘之后，及伤寒杂症热病而成；或因平昔过服助阳热药，并饮毒所中。凡初起口气甚臭，名臭息，次第齿黑，名崩砂；甚则龈烂，名溃槽，热血进出，名宣露；极甚者，牙脱落，名腐根，既脱齿不复回生矣。可见此症，贵乎速治也。

凡牙疳初起、黑烂、腐臭、出血者，宜服芦荟消疳饮。若脾胃虚者，宜兼服人参茯苓粥，吹以神功丹。若痘疹后余毒所中者，宜服清疳解毒汤。外势轻者，俱用人中白散擦之。若坚硬青紫，渐腐穿腮、齿摇动者，宜芦荟散擦之。凡牙疳见红血流者吉；如顽肉不脱，腐肉渐开，嫩肿，外散臭气，身热不退，俱属不治。

又牙疳五不治症：齿落无血者，不治；腮崩唇破者，不治；黑腐不脱者，不治；臭气异常者，不治；服药不效者，不治。（《重接玉钥》）

狐惑即牙疳、下疳之古名也。近时惟以"疳"呼之。下疳即狐也，蚀烂肛阴。牙疳即惑也，蚀咽，腐龈，脱牙，穿腮，破唇。因伤寒病后，余毒与湿䘌之为害也。或生斑疹之后，或生癣疾下利之后，其为患亦同。其证则面色目眦或赤或白或黑，时时不一，喜睡，目不能闭，潮热，声哑，腐烂之处秽气熏人。若胃壮能食，堪受攻药，或病势缓，治多全也。（《医学摘粹》）

第二节　咽喉病

咽者，胃脘水谷之道路，主纳而不出。喉者，肺脘呼吸之门户，主出而不纳。喉主天气，咽主地气。自喉咙下通五脏，为手足之阴，自咽门下通六腑，为手足之阳。而肺之叶与络系焉，故谓之肺系。风寒暑湿燥火之邪，痰热气郁之变，皆得乘之而生喉风、喉闭等症。有用刺者，有用吐者，有疏泄者，有通利者。如会厌梗硬，咽中似有物塞，言语咽唾妨碍，饮食则如常者，曰梅核甸气，多得忧思郁结，或怒动肝火，痰气阻结咽喉，甚则肺胃之气不展，胸膈闷塞不畅，治宜顺气化痰解郁，切忌刀针。常见有将会厌割截后又烙之，血出不止，翌日血尽而毙。夫会厌即舌根小舌，形如新月，无病则紧贴舌根，病则梗起，故咽中如炙脔，或如絮团卡于咽喉，此气分之病也。咽气通于地，会厌管其上，以司开阖，掩其厌则食下，不掩其喉则错入矣。俗云气管之盖是也。生来之物而去之，焉得不毙？必须察形观色，审病因，防病变，因症施治，而针刺尤宜详辨。如红而肿痛者，风火痰之实症也，可刺；痛而不肿，色淡不红者，虚火虚痰也，不可刺；肿痛色白者，风与痰热交结也，不可刺，刺亦无血；肿而不痛者，湿与痰也，亦不可刺；悬雍即蒂丁不可刺；会厌不可刺。（《医略存真》）

书云肺为诸脏之华盖；清阳出上窍，浊阴出下窍；咽主地气，喉应天气，属乾金，为肺之系。喉以纳气，故喉气通于天；咽以纳食，故咽气通于地。又肺开窍于鼻，肺气通于鼻，鼻主天气。又精气通于天。故值天时燥气之令，即从鼻入，而肺先受之，轻则发咳不已，重则发为白腐之患也。且肺为清肃之令，宜降而不宜升，况邪之所凑，其气必虚，凡肺气充实者，故无是患也。要知诸气膹郁，则肺气必大虚，若泥于肺热之说，投以升提及泻利之剂，反从火化，而燥愈炽，亡可立待耳！是以桔梗一味，首在切忌。古人虽以甘桔汤治诸喉患，是取其宣肺之壅实，断非指燥气之喉症也。今人不思其法，徒执此方为治喉要药，殊不知是症非喉病也，乃肺燥发现于喉也。若泥以喉风诸药治之，安得不误苍生者乎？第此症不易冒昧从事，务于喻氏及张氏《医通》

与冯氏《锦囊》所论燥症门条中，参究而领会焉，庶几无舛误耳！(《重楼玉钥续编》)

书云咽喉十八症，皆属于火，此言其大略也。然火有虚、实之分，证有寒、热之别，尤有内因、外因之殊，及看舌胎苍老、娇嫩之辨，临证审明，复切脉之虚实、有力无力，脉与症合，然后立方施治，木可概执为风热实症也。今时之人，本质肾阴不足居多，而喉证属实者少，或虚中兼实，实中兼虚，或下焦阴火发为咽痛口疮者亦复不少。然六气之中感发喉患，不独风、寒与火，而暑、湿、燥亦然，唯暑、湿成咽痛者特稀，每感燥而发者多，盖因肾水不足故也。若临证不辨明，一见发热，便施表散，凡属风者虽得其宜，或由寒者则非辛温不可。其属火者固宜清降，亦当辨其虚实与郁，唯实火宜清降，虚火则当壮水，郁火则宜升发。至湿与燥，又岂可表散耶？在他症虚实或难辨，而喉症最易明，可一望而虚实立判。盖有形可据，有色可参，有舌胎可辨，且痰涎有清浊之分，必须临证者潜心参究，乃得其窍。至于机巧权变，虽存乎其人，亦要从方脉中理会得来，庶无贻误耳！(《重楼玉钥续编》)

一初发热不恶寒，咽间微痛，或红肿而色淡，或肿处皮色带亮，或肿而色赤不润，痰涎清薄且少，皆属虚候及下焦阴火，或由感燥而发，乃本于水亏不能制火故也。经云骤起非火，缓起非寒，而实热、虚寒，务须审确。有似实而非实者，必须证之以脉，惟浮数有力者方为实症，若洪数无力或右部大于左，更属虚证矣。而紫地汤、辛乌散皆不可用，即回生丹亦不宜吹，只用青雪丹，治以辛凉而散，兼采养阴法，自更获效矣。(《重楼玉钥续编》)

咽喉一科，先哲有三十六、七十二种之谓也。但名目虽多，治法不出虚、实二字。余细思之，不必多立病名，徒乱心目也。若外感之邪为实，即风热犯上，瘟疫流行，治之在急，缓则伤人。外来暴热，若不倾盆暴雨，热势难消，治法不出乎辛凉。内生之火为虚，寒气凝结，真阳闭郁，虚阳雷电上腾，若不离照当空，阴霾不能消散，龙雷断难潜伏，治法故以热药导之也。有余之火为实，由于酒湿熏蒸，肝气郁遏，厚味壅热，皆有余之火也，只能因其症而择用疗治。不足之火为虚！水亏火旺，津液被伤，精血枯耗，治宜甘缓滋降。此辨明虚实原因之大意也。(《喉科家训》)

夫人五脏六腑十二经脉，除足太阳经，其余十一经皆内循咽喉，尽得以病之，不独肺胃也。但有阴阳表里，风湿寒热，虚实缓急轻重之不同，不得其传，何能辨认？临证看喉之诀，最要手轻眼快，切莫心粗气浮。无论富贵贫贱、老幼、男女，必令患者朝明处而坐，使人将患者靠扶其背，手托其头，医者用压舌片或竹筷，按其舌根，以便看其喉中左右上下内外如何形势？或红甚，或肿甚痛甚，或微红微肿，或红甚痛甚而不肿，或不红不痛而只肿，或不红不肿且色白而疼痛；或有形，或无形；或来势急、发于顷刻，或从容柔缓；起于数朝；或喉里喉外皆红肿，或头颈腮颐并肿红；或因瘟疫大渴，或感风寒，发热恶寒；或已灌而不能速溃，或溃后余肿不消；或破烂，或误针。

既看其喉，再观其舌，有胎无胎，或黄或白，或干或润，或灰或黑；或看两唇淡红淡白，红甚而焦，或紫且黑。视表里之真假，审二便之通涩，闻口臭之微甚，察饮食之冷热，寒热自分，虚实迥别。

大抵咽喉病证，因风热者十之七，因火证者十之三，因寒证者，百中不过偶有一二也。临证切宜详细审辨，无非望、闻、问、切。咽喉性命攸关，倘若潦草了事，贻误非浅。常见富贵人及妇女辈，懒于下床，看喉者，断不可曲从，恐其床上看不明白。看视既已不确，下药有何把握？最宜详慎，不可忽略。此皆临证要诀，实属心法真传。如能遵守而行，无不神乎其技矣。

其辨证治疗，以及修治丹散诸法，并内外医药各方，悉详于后，是在临证者，视病之轻重缓急，酌量加减，用之活法灵机，从心之巧妙也。

口内上腭属胃阴，下腭属脾阳，舌之中心属心，舌四围属脾，舌根亦属心，小舌又名蒂丁属胃，喉之左右舌根属肝，牙根上属胃，下属脾。舌胎白主寒，舌胎黄主热；焦则热甚，黑则热极。凡舌胎不仅论色，尤当分别或润或燥。但润泽者非真热，焦燥者必无寒也，宜引火归原。惟舌边焦黄，乃脾火，可用清凉之剂。喉痛地位属肝，再连内寸许，或烂或肿，俱属脾胃火毒之证，结毒亦有之。但结毒者，两关脉必沉；两关脉浮，非结毒也。另有时疫白喉一种，起病恶寒发热，切不可误认为表，及至喉中现出白点白块，尤不可误认为寒，倘妄投麻、桂、羌、独升散其毒，及犯参、芪、姜、附补助其毒，虽有仙丹，不可救矣。凡患喉证，一切荤腥油腻及姜、椒辛热发物，概当禁绝，至要至要！（《急救喉证刺疗合编》）

咽、喉二窍，同出一脘，异途施化。喉在前，连接肺本，为气息之路，主出；咽在后，下接胃本，为饮食之路，主纳。故经云：咽喉者，水谷之道也。喉咙者，气之所以上下也。其症有寒热、虚实之分。

辛卯春，余客济南，高君仲闻之妾患咽痛，饮食不进，夜寐不安，身热便闭，病势颇危。用符祝、针砭法治之，不应，来延余诊。脉象洪大，审是温邪内蕴，不能下达，迫而上升所致。用三黄泻心汤加石膏、小生地。一剂，痛减；二剂，痛平。后以清养药，调理而愈。

乙未夏，余寓上海，有张姓某，喉辣心震，举发不时，病由劳怒后得，已经半年，问治于余。余切其脉，浮细而弱，知是脏液不充，虚阳上乘所致。以四君子汤加白芍、山茱为方。数剂，症减，后更调治而愈。

此二症也，一用苦降，一用甘温，俱应手奏效，乃咽喉病之轻者。他如缠喉风、走马喉风、双单乳蛾、喉疔、兜腮痈、喉疮、喉瘤、肺绝喉痹、经闭喉肿、梅核气诸症，轻者亦易疗，重者则至险。考古治法，皆急于治标，而缓于治本。以咽喉为要隘之地，缓则伤人，故治标为急耳！（《诊余举隅录》）

咽喉二孔，左能纳食消化之关也，右能纳气吸引空气之所也，乃肺、胃二经之部位也。先哲云：乃一身百节之窍，呼吸出入之处也。方寸之地，受病最速，若不识经辨证，而乌能施方疗治乎？如上腭属胃阳，下腭属脾阴，舌中心也，四围脾也，舌根属肾，小舌名蒂丁属胃，喉之左右、舌边属肝，外两耳垂下亦属肝，牙齿属肾，牙龈上属胃、下属脾，上唇属脾，下唇属胃。此喉部识经之大略也，如有未到之处，祈高明政之。（《喉科家训》）

咽喉之患，最为险恶。忽然顷刻而痛难忍，系属寒证；若悠缓而痛，乃为热证。

《内经》云骤起非火，缓起非寒。虚实寒热，是在明睿者知所区别，乃所投而无误耳！此林屋山人妙论也。又凡喉证，须于本门先后各方，详细参看，斟酌用之为妙。

若论部位，咽在喉之后，主食通胃，即为胃管，俗名食喉，又名软喉者是也。喉在咽之前，土气通肺，即为肺管，俗名气喉，又名硬喉者是也。咽与喉之同在舌下，舌是咽喉总系，又有会厌，居咽喉上，以司开阖，乃声音之户，凡吞咽必舌抵上腭，会厌即掩其气喉，使饮食入咽而直下，不掩，则饮食溢入气喉必呛。咽、喉、会厌、舌，四者交相为用，阙一则饮食即废矣。

咽与喉，二物也，虽同在舌下，而门路各别。喉者，肺管，呼吸之门户，主出而不纳，通乎天气；咽者，胃管，水谷之道路，主纳而不出，通乎地气：一出一纳，实为一身之关要。云喉痹者，谓喉中呼吸不通，言语不出，而天气闭塞也；云咽痛及嗌痛者_{咽之低处名嗌}，谓咽中不能纳唾与食，而地气闭塞也；云喉痹及咽嗌痛者，谓咽喉俱病，天地之气并闭塞也。如此关要之地，是以病则命如悬丝，治之不急，术之不良，药之不精，何能救人性命于危急之顷也！（《急救喉证刺疗合编》）

咽喉诸症，宜分急慢治之，急者治标，慢者治本。外治手术，治症之急者也；内服方药，治症之慢者也。喉嗌立时闭塞，牙关紧闭，甚至两腮猝然肿而流液，痰涎上壅，呼吸喘喝，声如拽锯，此际内外关扁桃腺液膜及淋巴腺处皆肿，滴水不能下咽，或有喉部不肿气闭，又如蛇缠之状，骨节胀闷，寒热大作，精神顿废，锁喉缠喉，弄舌喉痹，吹舌内肿，闭喉之类是也。此皆急性病，早不及夕之症也，务须外治精密，然后继以牛蒡宣肺汤，凭证加减服之。如外治、内服不应者，则难为力矣。如咽头或喉头红色觉痛，或发剧烈之痛，扁桃腺黏膜肿胀，形寒恶热，头痛身疲，脉浮舌白，辛凉宣表汤主之，此风热喉痈、喉蛾、壅肿之类也。如失治，增进液腺皆肿，且有星星白点及成块腐烂，甚至连及蒂丁，难咽水谷，痰多，腮肿结核，胸脘不畅，呼吸不利，骨节烦蒸，胃不嗜食，即欲食而难咽，脉弦洪数，舌腻转黄，辛凉宣表汤加羚、斛、银花主之，此肿烂喉风、烂喉痹、连珠喉蛾、烂喉痧之类也。若失治，再增满喉白腐，或咽喉已得清爽，但上至脑膜，碎有黏液，则鼻窍不通，用滋阴清肺法，尚可疗治，下至食管、气管、液腺、内关，略观并无形象，惟用压舌片压至舌根，吊恶始见白色假皮，汤药点滴难咽，神志模糊，痰塞清窍，呼吸或兼喘喝，身热如焚，或昏迷难言，魂魄无主，脉怪舌燥而毙命也。即神清气爽，尚属难疗，此慢性病失治致急者也。不得已勉立犀角三鲜汤，以尽人事，愿嘱病家，即有精工疗法，贵慎于始也。（《喉科家训》）

昔贤云：外感不外六淫，民病宜分四时。此系内科之条规也。咽喉一科，介乎内外之间；其病最险，其变至速；内服方剂，表里寒热，风寒暑湿燥火，皆能致生喉症。余所以辨晰四时喉症，仿内科疗法为宗旨。景和先生云：学外科必须先究内科。有诸内而形诸外者，此之谓也。

喉风、喉痹、喉蛾、喉痈等症，春时发生，风热犯上，风温化火，风火上升，温毒上熏之原因也。如因于风热，辛凉宣表汤主之；因于风温，清温解肌汤主之；因于风火，清喉宣解汤主之；因于温毒，滋清解毒汤主之。夏日炎暑，内热烦蒸而上逼清道，致生喉部诸症者，清暑息风汤主之。务须临症加减，为至要也。秋时发生，湿温化热，湿火上攻，湿痰上泛之原因也。如因于湿温，辛芳辟温汤主之；因于湿火，化湿清火汤主之；因于湿痰，降气涤痰汤主之；又有风燥咽痛，清燥利咽汤主之。冬日严寒，水冰地冻，风寒感于上焦，气机不快，血凝而发各种喉症者，辛温解表汤主之。肾伤寒咽闭下利者，半夏甘桂汤主之。无论四时，咽喉未复，而两腮结核红肿，风毒也，息风败毒汤主之。实邪喉症，原因不外淫感经络，不越肺、胃、焦、胆四经，余少见闻。不过胸中稍有心得，特立数方，仍祈同志裁政，增补为后望也。（《喉科家训》）

外感已详，内因当知心肾久虚，内火上升，咽舌干燥，精神困疲，二便如常，脉象微细而数，舌苔淡无荣。原因由于平时饮酒太过，阴液被伤，或情怀抑郁，又有色欲过度，致精血伤而津液耗，龙雷兴而火炎生，内虚喉症由此而生也。如阳虚之元麦四君汤，阴虚之加味四物汤，精伤液耗之六味地黄汤，弱症喉癣之化癣润喉汤，内虚喉疳之滋阴清火汤，石蛾肿坚之清肝化痰煎，虚烂喉风之六味清喉煎，劳碌喉风之新方清咽汤，骨槽风之当归连翘煎，杨梅喉癣之清热凉血汤，死蛾核之连附甘桔汤，双单死蛾之舒郁降火汤，梅核气之济阴化痰饮。妙法不多，千金一得，是在学者之大纲领也。（《喉科家训》）

一初起似疟，怯寒发热者，乃喉患之本象也，并非外感风寒，切勿妄用羌独活、秦艽、苏叶、桂枝等味。盖喉患本发于脏腑，非太阳膀胱表症也。若谓开首必须表散，以为层次治法，此依稀影响之医，以事俗见，究无根柢之学。殊不知火被升散而愈炽，热得辛温更致阳盛则闭，必轻则致重，重则致危，莫可挽救。且《沈氏尊生集》亦言，喉症最忌发表，无论初起恶寒发热与否，只须辛凉而散，兼养阴以制之，不必祛热而热自除，喉患亦渐松减。乃阅历已久，验效且多，故敢语此。（《重楼玉钥续编》）

治喉症者，不敢用温药，与血症同。不知喉症之因乎风热者十之七，因乎郁火者十之三。果系郁火喉痛，自宜用寒凉之品以折之，挟风者即当兼散其风。自有白喉忌表之说行，并祛风之药亦不敢用，因豆豉之为害，而误会牛蒡之不可服，于是乎一见喉痛，不问其为风为寒，一味以犀、羚、珠、黄、马勃、射干、板蓝、大青等极寒极凉之品为方，遂成一篇刻板文字矣。以喉科名者，莫不皆然，并有妄指为白喉以骇人者。岂知白喉之症，因于煤毒，北方专用煤烧，故有此症，南方不常见也。今有忽然喉中作响，响如打鼾，舌色白而不肿，顷刻即死者。人皆不知其为何症，诸书皆称肺绝，近人名为肺闭，其实肾经中寒，阴症喉痹，误服寒凉以致死耳！如服桂姜汤，立愈。桂姜汤专治顷刻而起，前无毫羔者。此虚寒阴火之症，非实火也。治法用肉桂、炮姜、炙草各五分，同研细末，共归碗内，取滚汤冲入，仍将碗顿于滚水，掉药口许，漫以咽下，立愈。或以生川附切片，涂白蜜名三因蜜附子，火炙透里收贮，临用取如细粟一粒，口含咽津，亦立刻全愈。又方无论冬夏，用四逆汤附子、干姜、炙草、姜附理中等汤白术、人参、炙草、加姜、附，自愈。切忌表散、清降、寒下等剂，如非寒症，误用姜、桂、附，则不可救，是以辨症为尤要。姜桂汤、蜜附片治法，见《外科全生集》。四逆汤等治法，见《良方集要》。因此症最易误治，故特表而出之。

炳按：喉症风热为多，夹痰，夹湿，夹温，厉有霉毒，种种不一也。寻常有表邪咳嗽，身热，脉弦数，头痛，均疏散中参清咽解毒，亦非一味凉剂者。故前人无不以肺胃感风热症，以先散后清立法。白喉论初见浏阳张绍修著立五方。其表也，葛根、桑叶、连翘、牛蒡、制蚕、蝉衣。其清也，黄芩、生地、银花、胆草、马勃、青果、土茯苓、石膏，只用三钱。后子午香室《忌表抉微》连桑叶、薄荷亦忌。所立养阴八柱汤，大生地、白芍、麦冬、元参等寒凉滋腻，抑遏风热，祸害病人。所云服三因蜜附子者，名少阴肾伤寒，急者一周时，不及救也。《外科全生集》《良方集要》，皆简单引用之书，法脉甚小。(《市隐庐医学杂著》)

窃古有少阴甘桔汤治咽痛。又仲景少阴病下利、咽痛、心烦者猪肤汤；少阴病二三日咽痛者可与甘草汤，不差者与桔梗汤；少阴病咽中伤生疮、不能语言、声不出者苦酒汤；少阴病咽中痛半夏散及汤主之。数方皆清利咽喉之要药。今人见有喉症，不审其源，即用之而无疑。嗟乎！此犹抱薪救火也，非能愈其疾，而且更加其病。何以言之？夫今时咽喉之症，皆寒火不均，或受天时不正之气，风火之毒上攻，须以去风泻火为要。甘草补中而不泻火，中宫既受其补，则火愈炽，于病亦重。桔梗能引诸药上行，药既上行，其痰火与气亦引之而俱上行，则喉间壅塞，于病更重，故小儿惊痰、大人风痰痰火，桔梗所以忌。本草云升麻可代犀角，引胃气上升，似乎可用。不知气一上行，必挟痰火以俱上，涌塞于咽喉间，四肢厥冷，喘急异常，为害非浅。若在他症，犹或可用，锁喉风服之，则必不救，故犹当切忌之也。半夏虽消痰之妙药，若咽喉症痰重者，误用之则伤生命。盖半夏能消脾胃之寒痰，非能消肺中的热痰故也。生姜辛辣发散，然喉症亦不以发散为主，用之则以火益火，亦不宜用。此数味关系喉症甚重，不可不明言而谨戒之！至他药中亦有禁忌者，是在临时留意焉可也。(《喉科集腋》)

一针刀更不可妄用。其所用者，原因义喉、锁喉闭塞而施，乃救急之法，并非诸喉症必需之具。至于针法，又须平日将《针灸大成》考究，及参玩《铜人图》，熟悉穴道，领会补泻之法，方可以言针。可笑近来治喉诸辈，动辄用针，不顾病人痛楚。其实可针之穴，只少商、少冲、合谷、风池及囟会数处，其余诸穴切不可妄针。尤有火窝坑一穴，与哑门相连，更不可妄针，一经失手误针，必立变音哑，为终身之患，至于用刀之处，亦因不得已而施及焉，尤宜慎用为要，如双单蛾、重舌、木舌、呛食风可用刀，略破其皮，使出血以泻其势之肿盛者，若初起亦不宜轻用。其坐舌莲花症，却少间或有之，亦不必用，犹有喉瘤一症，属七情抑郁及肝肾不足者每患此，乃内因之症，更不可用刀，倘误犯之，致害不浅。(《重楼玉钥续编》)

一、咽痛

咽痛一症，通常阴亏水不制火，及因风燥、燥火者居多。然阴盛格阳，龙雷失于潜藏，致飞越于上而痛者，亦当深究。律师毛翼雄夫人，辛未春月，偶觉咽喉疼痛，饮食艰难，购服元参、麦冬滋阴清咽，不但无效，而反加甚，继复感染时痘，颗粒明润如珠，并且时吐稀饮，盈盏成盆，势若汪洋，脉弦颧红，舌腭生泡，断为阴盛火不归窟，肾虚水泛为痰所致。脉象沉弦者，痰饮之内蓄也。两颧红艳者，虚阳之上冒也。本拟大剂八味，导阳归窟，温化水湿，第水痘既布，又须兼顾。乃酌予清水豆卷、蝉衣、大熟地、淮药、萸肉、丹皮、茯苓、泽泻、生熟薏仁等，另用猺桂五分，饭丸先吞，一剂诸症均差。毛君认为有效，嘱其连服四剂。后其妹患恙，复来相延，谈及前药应效频速，并表示感谢之忱也。(《勉斋医话》)

夫咽之所以咽物，喉之所以候气，虽居上焦阳分，然有太阴少阴之脉络焉。人之一身，水升火降，无壅无滞，则咽自利，而喉自畅也。若夫土衰水涸，则相火蒸炎，致津液枯竭，由是而咽喉干燥、疼痛等证作矣。火病至此，实真阴失守，孤阳无根，冲浮于上，而乃至此。痰火诸证，孰甚于此？所谓龙雷之火，不可水伏，惟滋阴抑阳，使水升火降，津液复回，而后可止。若以苦寒正治，则阴火愈炽，而脾土自败，犹渴而饮鸩，立促其毙也。

愚谓咽喉诸症，有虚有实。若上焦风热君火，令人咽喉肿痛，或喉痹乳蛾，分属关隘，仓卒即能杀人，然皆失治所致。即至危之际，外可施砭焠、拔发、咬指、吐痰、嚏鼻等捷法，以治其标；内服翘、射、山豆根、牛蒡子根、鼠黏子等味，以拔其本，至绝地挽回者亦多。若夫痰火咽痛，则必诸症悉具，甚乃有此何也？以脏败及于脉络，是根枯而槁及枝叶矣，可复荣乎？此盖阴火浮游，进退莫测，所以或痛或止，故非苦寒之可遏也。治亦不宜专攻，但以主剂中倍以益阴之品，少增畅利之味，庶几得法。若以苦寒直折，则阴火愈炎，立见倾危也。慎之慎之！(《红炉点雪》)

陶，二四，热在内，时交冬至，阳气内动，相因为病，咽喉燥痛，痰涎缠绕，渴饮冷水，咳嗽痰血，入暮寒热，舌白如垩，脉来细数。此实火症，非大寒之剂不能疗，莫谓寒冬，怕用寒剂，舍时从症，古贤有之。

石膏八钱，川连一钱，丹皮一钱五分，生地三钱，麦冬二钱，杏仁三钱，薄荷一钱五分，橘红一钱，连翘一钱五分，甘草四分。

服下即吐痰涎碗许，诸病减半，再剂而愈。(《友渔斋医话》)

徐君育素禀阴虚多火，且有脾约便血证。十月间患冬温，发热咽痛，里医用麻黄、杏仁、半夏、枳、橘之属，遂喘逆倚息不得卧，声飒如哑，头面赤热，手足逆冷，右手寸、关虚大微数。此热伤手太阴气分也。与葳蕤、甘草等药不应，为制猪肤汤一瓯，令隔汤顿热，不时挑服。三日声清，终剂而痛如失。(《张氏医通》)

此症有轻有重。轻者不过肺气不宣，火郁咽痛，或心火上炎。治肺有郁火者，用苏叶<small>不恶寒可勿用</small>、薄荷、杏仁、射干、橘红、马勃、连翘、元参；火甚者加黄芩或石膏；痰涎缠绕，加天虫、象贝。治心火上炎，竹卷心、灯心、茯神、甘草；或加黄连、连翘。俱一二服可愈。惟有一种冬温，伏火又为寒邪所袭，每在小寒后，春分前，患恶寒身热，脉紧，咽喉作痛，不能纳食。若失治与治之不当，必致胶痰壅盛，并鼻塞不通，一二日间，多有殒命。治法须用大青龙汤，麻、桂散寒邪，石膏清伏火，杏仁开肺，炙甘草、姜、枣和表里，煎服取效甚速。予治五房工人张二，腊月患喉痛，颈肿，恶寒壮热，脉紧，神呆，语言不清，用前方得汗即瘥。后周身脱皮，可见伏火寒邪，尽从肌肤而泄，皮受冲夺，故麸而脱也。不然极甚之邪，尽升于三寸之喉，其不毙者几希！再用真鸭嘴胆矾研细，同酽醋调^{酽醋，醋之好者}，用鸡翎蘸探喉中，吐出胶痰，胀即松而可愈矣，此方最效。胆矾须平时购得，以便临时取用也。蛾喉者，喉间起紫血泡如茧，一为单蛾，二为双蛾，泡起象茧，故曰蛾。亦因风寒火毒而成，血泡须用银针点破出血，即无妨。用药亦宜散风寒，清郁火。更有大便燥结，多日不解者，用大黄下之，为釜底抽薪法，亦可。间使上病取下，古人有之。若从肝肾而发，用八味汤，导火归原，予未之遇，不敢妄断焉。（《友渔斋医话》）

二、喉蛾

凡咽喉之肿，肿于咽之两旁者为双蛾，肿于一边者为单蛾。其形圆突，与缠喉风之满片红肿者不同。大约多由于火，而亦有阴虚水亏、阴盛格阳者。果系实火，必有火症可验，自当用清凉解毒之药。若因酒色过度，以致真阴亏损，此肾中之虚火也，非壮水不可；又或火虚于下，格阳于上，此无根之火，即肾中真寒症也，非温补命门不可。《内经》云骤起非火，缓起非寒，故忽然而痛难忍者寒症也，悠缓而痛者乃系热症也。如忽然肿大，制药不及，恐闭塞咽喉，速将小竹削尖刺破，以出其血，此亦不得已救急之策。（《不知医必要》）

正红旗满州人，年三十许，患喉蛾肿痛未破，三日汤水不能下咽，脉洪大而数。先刺两曲池、少商穴出血，喉间即觉宽松；吹以开关散、稀涎散，吐出胶痰碗许，食能下咽矣；方用皂角、牛蒡、僵蚕、贝母、白芷、薄荷、甘草、桔梗、马勃、元参、青黛、山栀、条芩，投之而瘳。（《清代名医医话精华·许珊林》）

喉蛾方，轻者以杜牛膝根捣汁，加入乳些须，令病人仰卧，滴鼻孔内一二匙，不可咽下，随即起来，吐去痰涎即愈。重者用杜牛膝根汁入醋漱喉，吐去痰涎立愈。

喉痹用真郁金一钱，巴霜三分，明雄黄二钱，共为细末，水调为丸如芥子大，每服十二丸，用熟水些须送下即开，迟则难效。

初起用食盐自搓手心，盐干再易新盐，片时即消。

又极效方，断灯心数茎缠指甲，就火熏灼俟黄燥，将二物研细，更用火焙臭虫十个，一并捣入为末，以银管吹之。

青鱼胆，腊月收挂风干，以少许放舌上含化，立效。

万年青根，水煎滴醋少许服之。

巴豆一粒研碎，或布或绢包好，左蛾塞右耳，右蛾塞左耳；如双蛾，用巴豆二粒，左右并塞。一刻头顶有泡，挑破即愈。

净毛猪尾一茎，煮一滚，取其不硬不软，徐徐插入喉内，触破胀大之蛾，吐出脓血，再服解毒药。此急救妙法。

芒硝研细一钱五分，胆矾、雄黄、明矾各八分，俱研极细，和匀吹之。

火硝一钱五分，官蓬砂五分，冰片三厘，共研细和匀。鹅管、芦管、银管俱可，吹入。

喉闭以鸭紫胆矾研细，酽醋调下，吐出胶痰即愈。或以牙皂捣烂，醋调灌入四五匙，痰亦即吐。

又方紫金片一钱，薄荷汤磨，缓缓灌下即通。

又方白矾末五分，乌鸡子一个同调匀，灌入即效。甚验。

又明矾二钱熔化，入巴豆仁七粒，烧至矾枯，去巴豆，研细吹入，即流涎而开。

又雄黄、芒硝各一钱，研细以鹅管吹之，数吹即散。

咽喉戳伤不能饮食者，鸡子一个，钻一小孔，去黄留白，入生半夏一个，入微火煨熟，以蛋白服之，立愈。（《愿体医话》）

一喉瘤与双蛾相似，蛾形圆，生于咽门之左右；而喉瘤形稍长，如肉豆蔻样，生于关内之两傍。其色淡而有红丝相裹，初起疼痛不发热者，多由肺肾阴虚，热郁于肺，因多语损气，或怒中高喊，或诵读太急，或多饮烧醇，及恣食炙煿之味，或七情抑郁，或酒后当风喊叫，患因各别，而证偏属虚，切不可妄施表散，更勿用刀伤破。治法初发热者，可微疏解之，继用益气清金汤，除黄芩、山栀、竹叶，加生地；若质虚无热者，照前方减法，加大熟地三钱；其因忧郁而致者，或用归脾加山栀、丹皮，或用六味加麦冬、贝母。吹药则用消瘤碧玉散，或青雪丹。

是症最难除根，微感六气便发，发不易平，却无碍于事，近来质虚者每患是焉。或有年久肿块难消，惟以真番硇和碧玉散，每日频点肿处，可消其半。倘若治之不善，恐延烂难敛也。

方载《医宗金鉴》第六十六卷，外科心法口舌部。（《重楼玉钥续编》）

三、喉痈

武林丁松翁三世兄，患风热喉痈，初起觉微寒，旋即发热，阅三日，喉关之内小舌两旁，如有物梗塞，至五六日脓成痛甚，始患喉内两旁双发喉痈。先延他医治之，处以辛凉疏风轻剂。至七八日乃召余诊，脉之寸、关二部浮数，两尺虚软无力。余谓症属风热上壅，须以清火解毒为主，幸前方无误，脉象清爽，症虽危而可安，但勿求速效，走入歧路，致增跋涉耳！松翁深以为然。乃用羚羊角、石膏、知母、银花、僵蚕、薄荷、竹茹、青黛、山栀等清化上焦之风热；大便秘结，则用大黄、芩、连、元明粉等以通利之；吹以消肿解毒拔脓之药。至二十余日，脓腐未尽，人益困惫，举家惶惑。乃用斑蝥等外治之药，至念余日脓腐方尽，脉亦平静，而肿痛依然，方信余言不谬也。乃用生甘草六钱，生绿豆一盏，煎汤，再加化毒清火养阴之药。次日肿痛果瘥，后以养胃安神之剂，出入加减，月余始痊。（《一得集》）

毕佐廷，甲申冬患伤风，误服辛温表药，遂病咳嗽，缠绵不愈，至次年二三月，燥咳无痰，音哑色夭，喉中渐烂，色白不肿，至夏六月不起床矣，方延余诊。历阅前方，寒热温燥杂投。脉象弦细而数，身发潮热，面色时赤时白。余曰：病本可治，但误于药太甚耳！此症初起本属伤风小恙，误服麻、桂、干姜大辛大热之品，风火益炽，肺金受烁，至春令发升之际，少阳之木火上升，是以津枯音哑，而更助之以燥药，则火土燥烈，夏令火旺，而金益受制。治当金水两滋，以助肺之化源，但须久服缓效，欲求速愈，则余谢不敏矣。方用二冬、石斛、桑叶、贝母、蜜炙紫菀、蜜炙款冬花、生地、龟板、青蒿、鳖甲、阿胶、山栀、丹皮、五味子、蒺藜等出入为方。服三十余剂，方能起床，饮食渐进，声音渐出。继以十味地黄汤加减，又二十余剂，而烂孔渐平。后以人参养荣汤加阿胶、牡蛎、石斛、百合等，前后服百剂而始痊。(《清代名医医话精华·许珊林》)

初起寒热，渐渐胀大，即用疏解散邪，如牛蒡散加黄连、荆防败毒散之类，又以冰硼散加薄荷、川连末吹之。至三四日后，胀甚痰鸣，汤水难入，宜以刀刺喉间肿处，用皂角烧灰、胆矾、牛黄、冰片各一分，麝香三厘，为末吹之，必大吐痰而松。再服消火彻热汤饮，加黄连解毒汤，或鲜地、羚羊、知母、石斛、元参、丹皮、芦根、连翘之属；若不大便者，可服凉膈散通腑泄便。凡蛾有头如黄色样者，必以刀点之；或有不出黄头者，即不必点；至七日后，寒热自退，肿胀自消。亦有虚火上炎而发者，以其人肾水下亏，肾中元阳不藏，上越逆于喉中而结，须用引火归原之法，若桂附八味丸是也。辨虚实之法：若实火脉数大，清晨反重，夜间反轻，口燥舌干而开裂；虚火脉细数，日间轻而夜重，口不甚渴，舌滑而不裂也。且外感之肿胀，其势暴急；内因之肿胀，其势缓慢。以此断之，庶无差误。

喉痈生于咽外正中，肿形圆正。其感风热而发者，与喉蛾同治；若因心肝之火，上烁肺金，热毒攻喉，而发为痈肿者，宜用龙胆汤，或黄连泻心汤之类。(《疡科心得集》)

四、喉痹

痹者，不仁也。本无毫恙，顷刻而起，此系虚寒阴火，最为危急之症。其见证：痰在喉中作响，响如打鼾，舌色白而不肿。诸书皆称肺绝不救，盖缘误服寒凉，以致死耳！当以桂姜汤缓缓咽下，可以立愈。或以生川附切片，涂以白蜜，火炙透黑，收贮。临用取如细粞一粒，口含咽津，亦立刻愈。先以鹅毛粘以桐油，入喉卷之，痰出服药。

马曰：痹者，闭塞之谓，非不仁之谓。痹症汤饮犹可通，若闭则水浆不能入矣。用卧龙丹吹之，取嚏可松。

陶曰：又皂角末，或半夏末，吹入鼻中，皆可取嚏。如无药物，即以细纸捻子在鼻中搅之，亦可取嚏。凡咽喉初觉壅塞，即用此法，取嚏数次，亦可散热毒，此通窍法也。(《外科全生集》)

胡氏子咽痛气急，勺水不下，或曰风温，或曰风痰。先生切其脉细微，手足清而脾滑，曰：虚寒喉痹也，用理中汤。观者皆骇相顾。先生曰：急服之，迟将不及。苟无效，余任咎耳！覆杯而平。(《冷庐医话》)

距善湾三四里，许庄陈生，年未三十，初患头痛喉肿，三日后肿益甚，颈大塞额，至不能言语，鼻窍闭而流血不止。前医以羚羊角、鲜生地黄、知母等味投之，不得效，计无所出。其妇翁唐君南湖贻书招山人，即夕驰往。诊其脉右大微数，气口不清析，知饥思食，苦不能下咽。山人曰：此太阳阳明失表症也，得汗为幸，否则危矣。南湖亟求方，为处泻黄法。以防风、薄荷、石膏、甘草诸味进，一剂即汗，两剂通体得汗。越二日复往视，则肿尽退而胃气如常矣。（《清代名医医话精华·何鸿舫》）

一喉患大小便闭结，最为重候，必须审明虚实，不可妄用攻下。有因表散过剂伤及津液，以致大便艰者；有风热壅闭于上而不大便者；有值燥金之令，伤于燥而不便者。惟是实症可下。若初起或大便闭结，亦不宜即下，须过二三日，看病人形色，与夫喉间松减，而大便仍未解，可用玄明粉下之，导热毒下行，即釜底抽薪之法也。

本科只用玄明粉而不用大黄者，因其性峻烈威猛，恐伤真气。惟玄明粉味辛微甘，能降心火，祛胃热，消痰涎，去胸膈脏腑宿滞，且消痈肿。若兼虚证者，即不宜用。必须润下法，或于养阴中加火麻仁及芝麻之类。经云：阴血下润则便通。又云：肾主二便，肾开窍于二阴。须知重用大熟地而便自解。（《重楼玉钥续编》）

五、白喉

湖南有张善吾者，名绍修，著有《时疫白喉捷要》。其论证则曰：白喉至险至危，考诸方书，久临证候，以为治之有十难。昔陈雨春论是证，足三阴受病，传之肺，与他经无涉；即有兼及他经者，皆后之传变者也。病者两关左尺脉多沉数而躁，医不定其源，治以他经之药，一难也；初病恶寒发热，头痛背胀，遍身骨节疼，喉肿且痛，似伤寒伤风表证，若投以麻、桂、辛、苏、羌、防、升、柴之类，致毒涣散，无可挽回，二难也；疫毒内发，则寒热互作，二三日喉白，则寒热或止，妄投表药，不知自误，三难也；是病热证多，寒证少，有以色白为寒者，不知病发于肺，肺属金，其色白，为脏腑之华盖，处至高之位，毒自熏蒸而上，肺病深，故本色即著，治宜解三经之毒使之下行，勿令蓄积于肺，若以色白为寒证，辛热妄投，是谓抱薪救火，四难也；抑或知其为火证，忌升提开散，辄以硝、黄下之，不思疫火已传至上焦气分，与中焦无涉，攻下太过，元气愈伤，五难也；火毒甚，用消风败毒引热下行之剂，二三剂而白色不退，即十数剂而仍如故，若别更方法，必致生变，六难也；白喉乃瘟疫变证，杀人最速，投以平淡之剂，优容养奸，七难也；有非白喉而转为白喉者，初起寒热红肿，一边肿名曰单蛾，两边肿名曰双蛾，气闭宜牛膝引热下行，大便闭用大黄，与白喉证异治同，倘不预防，转为白喉，为祸甚烈，八难也；此外痨证白喉，阴虚火烁，痛极米水不下，渐致溃烂，必需补剂，若以时疫治之，因误致毙，九难也；又有无恶寒发热之证，而喉起白皮。随去随长，确是寒证，非桂、附不愈，若以时疫误治，为害不浅，十难也。

案：张论时疫白喉，与由疫而痧而喉者稍别。忌辛热升散，自是同一治法，而疫火亦有应下之处，概以为攻下太过，元气愈伤，持论未平。引陈雨春论为足三阴受病，传之肺，与他经无涉，即兼他经，亦属传变，不思疫喉由疫毒上攻，肺胃受病，实属偏执之谈。谓疫毒至二三日始见喉白，寒热或止，恐亦无此证情。惟是以病发于肺，肺属金色白，处至高之位，毒自下熏蒸而上，肺病深，故本色即著，切勿以色白为寒，词义精通，足以救庸医之误。其治法以散风消肿败毒主之，而葛根屡用，木通重用，究有可议之处。（《痧喉正义》）

吴鞠通论温毒喉痛则曰：温毒者，秽浊也。凡地气秽浊，未有不因少阳之气而升者。春夏发泄，或秋冬亦间有不藏之时，温毒上攻，咽喉为害。此发于天时者也。人或少阴素虚，不能上济少阳，少阳升腾莫制，与小儿纯阳火多，阴未充长，亦多有是证。此发于人事者也。咽痛者，经谓一阴一阳结，谓之喉痹。盖少阴少阳之脉，皆循喉咙，少阴主君火，少阳主相火，相济为灾也。治法不出东垣普济消毒饮之外，妙在以凉膈散主之，加化气之马勃、僵蚕、银花，得轻可去实之妙，如元参、牛蒡、板蓝根，败毒利肺气，补肾水上济邪火。去柴胡、升麻者，以升腾飞越太过之病，不当再升也；去黄芩、黄连者，芩、连里药也，病初起未至中焦，不得先用里药故犯中焦也。普济消毒饮去升麻、柴胡、黄芩、黄连方：连翘一两，薄荷三钱，马勃四钱，牛蒡六钱，芥穗三钱，僵蚕五钱，元参一两，银花一两，板蓝根五钱，苦桔梗一两，生甘草五钱，共为粗末，每服六钱，重者八钱，鲜苇根煎汤，去渣服。约二时一服，重者一时许一服。

案：温毒即疫疠之气，治法以芳香化浊、清轻去实、滋阴泄火，洵温毒初作之妙剂也。好事者以吴"温""瘟"未分，妄生议论，质之慧眼人，自有定评。（《痧喉正义》）

喉间发白之症，予经历十余俱已收功。此症属少阴一经，热邪伏其间，盗其肺金之母气，故喉间起白，缘少阴之脉循喉咙系舌本。治法必以紫正地黄汤为主方，除紫荆皮、茜草二味。此二药开结破肝血之燥热，今喉间之白，因邪伏于少阴肾经蓄久而发，肝失水养，非喉本症风热结于血分可比，故此二药最不相宜，用之复伤其阴，而白反弥漫不解。只用紫正汤，微加细辛清少阴之邪。初服一二剂，其白不增不减，略转微黄色，十有九治；若服药后，白反蔓延呛喉，是邪伏肾经，肾阴已伤，元气无从送邪，即不治矣。此症服药，大便解出结粪，地道通，而肺气行，邪从大便出，其白即转黄色，七日后愈矣。可知邪伏少阴，盗其母气，非臆度也。（《重楼玉钥》）

六、失音

声喑之症，虽兼五脏，而于心、肺、肾三经为重。又须知其虚实治之，乃为上工。盖舌为心之苗，心病则舌不能转，此心为声音之主也；声由气而发，肺病则气夺，此气为声音之户也；肾藏精，精化气，阴虚则无气，此肾为声音之根也。然三者之中，又以肾为主。肾阴一足，则水能制火，而肺以安，庶金清而声亮矣。譬之钟焉，实则不鸣，破亦不鸣。肺被火烁，是邪实其中，即形破于外，声何由而出乎？是知宜补水以降火也。至于实邪之闭其窍者，或肺冒风寒，或肺被客热，散之清之，而病自愈，此暂而近者也。彼虚邪之为害者，内夺而喑也。有房劳之夺，伤其肾也；忧思之夺，伤其心也；惊恐之夺，伤其胆也；饥馁、疲劳之夺，伤其脾也；暴怒气逆之夺，伤其肝也。此非各求其属，而大补元气，安望伤残者之复完乎？此外复有叫号歌哭、冷饮吸风而致喑者，能知养息，自不药而愈，不足虑也。（《罗氏会约医镜》）

凡治病问其见症如何？问其致病之因如何？似较望、闻、切为倍要。余尝医郭廉访夫人，年约三十外，廉访久以计偕宿京，得第补外，因接眷赴任，夫人得喜信后，忽患喑症，咳多痰少，夜里每觉火升，喉舌微痛，而日间饮食无碍，遍访名医，迭治罔效。延余诊，余曰：贵恙咳先乎，抑喑先乎？家人曰：喑先，余恙后渐起者。余复问曰：起此恙日，曾多饮醇酒乎？曰：无，偶因夜坐看木鱼书劳神，明早即觉音破耳！余诊其脉，两尺动数有力。阅旧服方虽多，亦不外清肺疏肺、止咳除痰中上两焦药。余转用上病治下一法：龟板八钱，大生地、黄柏各四钱，知母、茯苓各二钱，羚羊、丹皮、泽泻各一钱。余曰：据述病因，与脉相对，沉疴似易起者。药不十帖当见效。家人速于赴任，闻余言喜甚。时吾友谢司马茹坪，偕余往，郭其戚也，独讶余言曰：痰咳而用归、地，谅难见效，且重用黄柏，更属不通。余笑曰：子姑验之。次日初七复到诊，是夜已不觉火升、咳呛、舌痛矣。仍用前方，黄柏减一钱，再服。初八诊，两尺渐缓，声音渐起，仍用前方去丹、泽，方中改用龟板四钱，羚羊、黄柏各八分，加鲜菖蒲五分，煎服，入真珠末七分服，连服三帖。十一日复到诊，音出已亮，但欠清耳，又转用清肃上焦气分方法：沙参八钱，丽参、黄芪、天冬、麦冬（连心）各一钱，白菊、杭菊各四分，加南枣四枚，鸡子白一枚同煎（鸡子先蒸熟，去壳去黄，取白煎），仅服四帖，声音渐清而愈。茹坪曰：药已效矣，吾究未得其解也。余曰：此忖情度理耳！夫妻契阔数年，一旦相聚有期，谁复无情，况夜静独坐，倍易触拨情思，且我粤之木鱼书，多艳写男女之私，以过去之情，感未来之情，相火尤易妄动，脉更得两尺动数，症亦由迅速而起（五行中最迅速者莫若风火），谓非龙相火何？龙火一动，势必上升，上升必凌烁肺金，金空则鸣，金实则无声矣。夫肾脉循喉绕舌，厥阳惯从子丑奔腾，此喉舌夜痛所由来也。余用地以滋之，龟以潜之，知、柏、丹、泽、苓、羚以降之泄之，而复疏通之（羊角最灵动，能疏泄火邪之入络者），斯龙雷潜伏而安其位，肺金清肃而守其常，其喑又安有不速愈者？茹坪曰：善。审问之，慎思之，明辨之，作医之道，亦当如是乎！（《评琴书屋医略》）

夫失声之证非一，有痰壅、邪郁、肺痿、毒风、寒热、狐惑、舌强不语、肾虚喑痱，治法各从其类也。惟痰火声嘶，则与诸证大异。何也？以水涸火炎，熏燥肺窍，金为火烁而损，由是而声嗄声嘶见焉。治法非苦寒清火、温燥消痰可复，惟益水清金则善矣。

愚谓言者，心之声；声者，肺之韵。肺体清虚，以气鼓之，追之则鸣。犹钟磬之悬架，其内空虚，击之则鸣；内有污浊壅窒，击之则声哑而不明也。若自邪郁、痰壅、肺痿、狐惑等因，则其声哑嗄，惟去其痰邪等病，即犹去钟磬之泥土浊垢，击之自鸣，复何哑乎？若夫水亏火炎，金伤声碎者，则犹钟磬击损，欲其如故，须复铸之，所以痰火声嘶，其得全愈者鲜矣，即施益水清金之法，尤恐不迨。若更以苦寒妄治，虚虚之祸，岂不旋踵而至哉！（《痰火点雪》）

王惟一，数年前虽有血证，而年壮力强。四月间忽患咳嗽，服发散药后，痰中见血数口，继服滋阴药过多，遂声飒而哑，时觉胸中气塞，迁延月余，乃兄勤中鼎中，邀余往诊。脉虽沉涩，而按之益力，举之应指，且体丰色泽，绝非阴虚之候，因谕之曰：台翁之声哑，是金实不鸣，良非金破不鸣之比。因疏导痰汤加人中黄、泽泻方，专一涤痰为务，四剂后，痰中见紫黑血数块，其声渐出，而飒未除。更以秋石兼人中黄、枣肉丸服，经月而声音清朗，始终未尝用清理肺气、调养营血药也。（《张氏医通》）

内侍曹都使，新造一宅，迁入半月，饮酒大醉卧地，失音不能语。召孙至，诊之曰：因新宅，故得此病耳！半月当愈。但服补心山药丸，治湿用细辛、川芎。月余全安。曹见上问谁医？曰：孙兆郎中。乃召孙问曰：曹何病也？对曰：凡新宅壁土皆湿，地亦阴多，人乍来，阴气未散，心气素虚，醉后毛窍皆开，阴湿之气入而乘心，故不能语，臣以山药丸使心气壮盛后，以川芎、细辛去湿，所以能语也。（《痰火点雪》）

第三节 鼻 病

鼻塞不闻香臭，或但遇寒月多塞，或多感风寒便塞，不时举发者，世俗皆以为肺寒，而用解表通利辛温之药，不效，殊不知此是肺经素有火邪，火郁甚则喜得热而恶见寒，故遇寒便塞，遇感便发也。治法清肺降火为主，而佐以通气之剂。若如常鼻塞不闻香臭者，再审其平素，只作肺热治之，清金泻火清痰，或丸药噙化，或末药轻调缓服，久服无不效矣。此予所亲见而治验者。其平素原无鼻塞旧症，一时偶感风寒，而致窒塞声重，或流清涕者，自作风寒治。

愚按前症，若因饥饱劳役所伤，脾胃发生之气不能上升，邪害空窍，故不利而不闻香臭者，宜养脾胃，使阳气上行，则鼻通矣。按东垣云：胆移热于脑，则辛颏鼻渊，治之以防风汤。大抵胃气不和之所致者多矣。（《明医杂著》）

尝观古人谓鼻渊一症，乃寒凝脑户，太阳湿热为病。皆治标而不求其本，攻邪反而耗其元，于经旨迥乎不合，其说可足信欤？《内经》曰：胆移热于脑，则辛颏鼻渊。明明属之内伤，与外感全无关涉。何医家辛夷、苍耳、防、芷杂投，致轻者重，而重者危？无非泥古书不化，而虚实莫辨，夭枉人命，是可悲也！

夫脑属神脏，藏精髓而居高位；鼻为肺窍，司呼吸而闻香臭。清阳由此而升，浊阴无由而上，是为平人。而要非论胆热及于脑，脑热及于鼻者也。盖少阳生发之气，全赖肾水为之滋养。肾水虚则胆中之火无制，而上逆于脑，脑热蒸蒸气化，浊涕走空窍而出于鼻，鼻浊不堪闻，涕愈下则液愈耗，液愈耗则阴愈亏。斯时也，头为之苦倾矣，喉为之作咳矣，身为之潮热矣，食饮为之减少矣。而医犹谓之曰风未散也，表药不可缺；寒未退也，辛味不可除。曾不知辛散伤元，有升无降，有阳无阴，肾肝虚于下，而肺气虚于上，虽有卢扁，其奈之何哉？

虽然，胆之火，胡为而入脑也？经谓其脉起于目锐眦，上抵头角，下耳后，曲折布于脑后。脉络贯通，易于感召。惟其虚也，则灼脑炙髓，阴液下漏。治法宜戒怒以养阳，绝欲以养阴。药进补水保肺，而藿香、牛、脑，尤为必用之药，俾水壮火熄，木荣金肃，胆汁充满，而生之气流行，火自安其位矣。倘脾胃渐亏，阳分渐弱，壮水之法又宜变通，或脾肾双补，或阴阳两救，庶几于病有济，而不致错误也。且脑为诸阳之会，髓为至精之物，鼻属金气之路，治脑也补在髓，治鼻也清在金，脑满可以生水而制火，金空可以化液而制木，而春升少阳之气，与厥阴相为表里，上属于脑，如此则《内经》谓胆热所关，义亦明矣。

冯氏有言，鼻渊乃风热灼脑而液下渗，或黄或白，或带血如脓状，此肾虚之症也。斯言极中病情，第此风非外入之风，乃肝胆火胜而热极风生也。若寒凝脑户，湿热为病，较冯氏之说，不啻霄壤之隔。治鼻渊者，其可不知清窍无壅，阳开阴合之理，而深玩味也哉！

治以肾为主，畅所欲言，可补前人之未备。（《杂症会心录》）

人有鼻流清涕，经年不愈，是肺气虚寒，非脑漏也。夫脑漏即鼻渊也，原有寒、热二症，不止胆热而成之也。然同是鼻渊，而寒、热何以分乎？盖涕臭者热也，涕清而不臭者寒也。热属实热，寒属虚寒。兹但流清涕而不腥臭，正虚寒之病也。热症宜用清凉之药，寒症宜用温和之剂。倘概用散而不用补，则损伤肺气，而肺金益寒，愈流清涕矣。方用温肺止流丹：诃子一钱，甘草一钱，桔梗三钱，石首鱼脑骨五钱煅过存性，为末，荆芥五分，细辛五分，人参五分，水煎服。一剂即止流矣，不必再服也。

北方气味温和，自能暖肺，而性又带散，更能祛邪，故奏功如神。或谓石首鱼脑骨，古人以治内热之鼻渊，是为寒物，何用之以治寒症之鼻渊耶？不知鼻渊实有寒、热二症，而石首鱼脑骨寒、热二症皆能治之。但热症之涕通于脑，寒症之涕出于肺。我用群药，皆入肺之药也，无非温和之味。肺既寒凉，得温和而自解，复得石首鱼脑骨佐之，以截脑中之路，则脑气不下陷，而肺气更闭矣，所以一剂而止流也。（《辨证录》）

鼻渊一名脑渊，以鼻之窍，上通脑户。脑为髓海，犹天之星宿海，奔流到底，骨中之髓，发源于此，故髓减则骨空，头倾视深，精神将夺矣。李濒湖云：鼻气通于天，天者，头也，肺也。肺开窍于鼻，而阳明胃脉，环鼻而上行。脑为元神之府，而鼻为命门之窍。人之中气不足，清阳不升，则头为之倾，九窍为之不利。然肺主皮毛，形寒饮冷则伤肺。治者但见其标，不求其本，往往喜于解散，散之过，则始流清涕者，继成浊涕，渐而腥秽，黄赤间杂，皆由渗开脑户，日积月累，而至尪羸矣。使非参、芪益其阳，麦冬、五味敛其阴，惟以辛夷透其窍，脑户何由而固耶？虚寒少入细辛，内热监以山栀，又须六味丸加鹿茸、枸杞等，下填肾阴，则精足者髓自充，尚何漏卮之足云！（《古今医彻》）

脑户久为湿热上蒸，外被风寒裹束，鼻通于脑，气亦壅塞。时有腥脓渗下，如釜底常有薪炊，则釜中自有变味，气水涓涓而滴，名曰鼻渊，乃肺脑实火。以清肺饮，引加猪胆汁一个，冲服。胆可通脑，以有情入无情，转能制病。十数服自效。（《医门补要》）

张瑞超得鼻渊症，就诊于予。神色恍惚，头昏且痛，鼻塞涕臭。服药三剂，臭涕大减，鼻不塞而头痛亦止。再诊，将原方加减，七服而愈。照方加二十倍，熬膏常服，以杜后患，遂竟不复发。张问予神效之理。予应曰：医必当知古方，识其方义，而更能变化之，则必有效。否则不惟不能奏功，甚至激其反动，而益增疾苦。所谓治病在乎得诀，而尤贵医有虚机。鼻渊一症，古方多用辛夷、苍耳等通脑之品，殊不知《内经》有云：胆移热于脑，则涕腥鼻渊。不知病路之来，惟用辛热之药疏通其脑，脑得辛热之气则热愈甚，而浊涕更多，日久脑虚，则目昏、头痛不能免矣。此症由脑热而来，脑热由胆热所致，须凉胆使其无热可移于脑，脑之余热即由浊涕而泄，何患病之不愈哉！方用犀角地黄汤，以羚羊易犀角，清补肝胆。肝胆相为表里，清肝即以泻胆，甲乙皆得其所养，则火不生而热自清。再合温胆汤，重用竹茹，兼清肺胃以化痰热。药煎已成，入猪胆汁少许以为引导。此方之所以应效者，知病之源而得其治也。(《仿寓意草》)

脑漏者，鼻如渊泉，涓涓流涕。致病有三：曰风也，火也，寒也。鼻为肺窍，司呼吸以通阳，贼风侵人，随吸入之气上彻于脑，以致鼻窍不通，时流清涕，此风伤之脑漏也。阳邪外铄，肝火内燔，鼻窍半通，时流黄水，此火伤之脑漏也。冬月祁寒，感冒重阴，寒气侵脑，鼻窍不通，时流浊涕，此寒伤之脑漏也。致病不同，施治各异，宜随症辨之。(《医醇賸义》)

脑者诸阳之会，而为髓之海，其位高，其气清，忽下浊者，其变也。东垣云：上焦元气不足，则脑为之不满。经云：胆移热于脑，为鼻渊。夫髓者至精之物，为水之属；脑者至阳之物，清气所居。今为浊气邪热所干，遂下臭浊之汁，是火能消物，脑有所伤也。治法先宜清肃上焦气道，继以镇坠心火、补养水源，此其大略耳！药多取夫辛凉者，辛为金而入肺，有清肃之义，故每用以引散上焦之邪，如薄荷、荆芥、甘菊、连翘、升麻、鼠黏、天麻之属；镇坠心火、补养水源，如犀角、人参、天冬、麦冬、五味、朱砂、甘草、山药、生地、茯苓、牡丹皮之属。然须兼理乎肺肝，盖鼻乃肺之窍，而为脑气宣通之路，又治乎上焦而行清肃之令；胆为春升少阳之气，与厥阴为表里，而上属于脑。戴人有云：胆与三焦寻火治，《内经》谓胆热所干，义亦明矣。理肺用桑皮、鼠黏、桔梗、二冬、花粉、竹沥；清肝胆以柴胡、白芍、羚羊、竹茹、枣仁、川芎。或者又谓世人多用辛温辛热之药取效，此义何居？盖辛热甘温，多能宣通发散，故病之微者亦能奏效耳！此后治劫法，非不易常经，明者察之。(《先醒斋医学广笔记》)

第四节 耳 病

《内经》曰：肾者作强之官，伎巧出焉。又曰：耳为肾之外候。一曰：肾通窍于耳。一曰：心通窍于耳。夫肾之为脏，水脏也，天一生水，故有生之初，先生二肾而一阴藏焉，而又有相火存乎命门之中也，每挟君火之势而侮所不胜，经所谓一水不能胜二火是矣。其或嗜欲无节，劳役过度，或中年之后，大病之余，肾水枯涸，阴火上炎，故耳痒、耳鸣，无日而不作也。或如蝉噪之声，或如钟鼓之响，甚为可恶。早而不治，渐而至于龙钟，良可叹哉！治法宜泻南方之火，补北方之水，无有不安者焉。钱仲阳曰：肾有补而无泻。厥有旨哉！（《医学正传》）

阴阳之用，互合成体。有如阳窍七，奇数也，而五脏开之则主受；阴窍二，偶数也，而六腑输之则主化。然阳窍中，心、肺为阴中之阳，则口鼻之气升降往来，无形而之有形矣；肾、肝为阴中之阴，则耳目之窍虚实交参，有形而之无形矣。故五色则目收之，五味则舌辨之，五臭则鼻吸之，五音则耳纳之。然目之光犹外发，木中有火也；耳之聪惟内受，水性润下也。恒见肾气足者，耳中之墨充塞，而听愈聪；肾气虚者，耳中空窍无碍，而听愈背。明乎此理，可见少阴之气藏于耳中，而其外蔽者，则少阳之风火。扰乱相扇，驱其外邪斯得矣。若夫肾气不充，少阴之脉不至，惟峻补真阴，入以镇坠之品，则气不上乱，复其司听之职，侧虚而能受，如空谷之音，响应立赴矣。不知者，妄以外导法，欲令气通，则阴内阳外，岂能越出而失其常经乎？或又曰：心开窍于舌，寄窍于耳，凡用心过度，火为之扰，然鸣则有之，聋则未也。究之心肾不交，水不升故火不降耳。至痰火为患，耳如蝉鸣，降气则痰下，益水则火息，亦不越摄气归元之旨也。（《古今医彻》）

足少阴肾通于耳，肾气充则耳听聪，故经言精脱者耳聋也。又言肝病气逆，则头痛、耳聋，以胆附于肝，而胆脉上贯耳中也。精脱失聪，治在肾；气逆闭窍，治在胆。凡耳聋以及耳鸣，治法悉准乎此。（《类证治裁》）

耳者肾之候。小儿肾经气实，其热气上冲于耳，遂使津液壅滞，为脓为汁者也。亦有澡浴水入耳中，水湿停留，搏于血气，酝酿成热，亦令耳脓，久而不瘥，变成聋耳，龙骨散主之。又汤氏有五般聤耳候：聤耳者，常有黄脓出是也；脓耳者，常有红脓出是也；缠耳者，常有白脓出是也；底耳者，里面腥臭；囊耳者，里面虚鸣，时出清脓。然五般病源一也，皆由风水入耳，内有积热上壅而成。若不早治，久则成聋。胭脂膏等治之，仍服化痰退热等剂即愈。（《婴童百问》）

古云：耳聋治肺，肺主声；鼻塞治心，心主臭。愚谓耳聋治肺者，自是肺经风热，痰涎闭郁之症。肺之络会于耳中，其气不通，故令耳聋，故宜治其肺，使气行则聋愈。夫声从外入，非无声也，有声而不能入也，而谓肺主声何哉？其鼻塞治心者，经云：心肺有病，而鼻为之不利。治心者，盖以利鼻，岂曰致臭哉？（《医学读书记》）

耳鸣症，或鸣甚如蝉，或左或右，或时闭塞，世人多作肾虚治，不效。殊不知此是痰火上升，郁于耳中而为鸣，郁甚则壅闭矣。若遇此症，但审其平昔饮酒厚味，上焦素有痰火，只作清痰降火治之。大抵此症多先有痰火在上，又感脑怒而得，怒则气上，少阳之火客于耳也。若肾虚而鸣者，其鸣不甚，其人多欲，当见在劳怯等症。

愚按前症，若血虚有火，用四物加山栀、柴胡；若中气虚弱，用补中益气汤；若血气俱虚，用八珍汤加柴胡。若怒便聋而或鸣者，属肝胆经气实，用小柴胡加芎、归、山栀；虚用八珍汤加山栀。若午前甚者，阳气实热也，小柴胡加黄连、山栀；阳气虚用补中益气汤加柴胡、山栀；午后甚者，阴血虚也，四物加白术、茯苓。若肾虚火动，或痰盛作渴者，必用地黄丸。经云：头痛耳鸣，九窍不利，肠胃之所生也。脾胃一虚，

耳目九窍皆为之病。(《明医杂著》)

　　人身有九窍：阳窍七，眼耳鼻口是也；阴窍二，前后二阴是也。阳气走上窍，而下入于阴位，则有溺泄腹鸣之候；阴气走下窍，而上入于阳位，则有窒塞耳鸣之候。故人当五十以外，肾气渐衰于下，每每从阳上逆。而肾之窍开于耳，耳之聪司于肾。肾主闭藏，不欲外泄，因肝木为子，疏泄母气而散于外，是以谋虑郁怒之火一动，阴气从之上逆，耳窍窒塞不清，故能听之近不碍，而听远不无少碍。高年之体，大率类然，然较之聋病，一天一渊。聋病者，其窍中另有一膜，遮蔽外气，不得内入，故以开窍为主。而方书所用石菖蒲、麝香等药及外填内攻等法者，皆为此而设。至于高年阴气不自收摄，越出上窍，此理从无一人会及，反以治少壮耳聋药及发表散气药，兼带阴虚为治，是以百无一效。不知阴气至上窍，亦隔一膜，不能越出窍外，止于窍中汨汨有声，如蛙鼓蚊锣，鼓吹不已，以故外入之声，为其内声所混，听之不清，若气稍不逆上，则听稍清，气全不逆上，则听全清矣。不肖悟明此理，凡治高年逆上之气，屡有奇效。方中大意，全以磁石为主，以其重能达下，性主下吸，又能制肝木之上吸故也；而用地黄、龟胶群阴之药补之，更用五味子、山茱萸之酸以收之，令阴气自旺于本宫，不上触于阳窍，由是空旷无碍。耳之于声，似谷之受响，万籁之音，尚可细聆，岂更与人声相拒，艰于远听耶？此实至理所在，但医术浅薄之辈，不能知之。试观人之收视而视愈明，返听而听愈聪者，然后知昌之斯言，非臆说也，谨论！

　　附答岵翁公祖书，捧读祖台钧论，耳中根原甚悉，且考究方书，揣察仲景，即深于医旨者，不能道只字。不肖昌竦然于金石之音，从兹倍加深入矣，庆幸庆幸！昨方论中，明知左耳有一膜遮蔽，始置未论，但论右耳，所以时清时混之故，在于阴气上触耳！盖人两肾之窍虽开于耳，而肾气上入耳际，亦为隔膜所蔽，不能越于耳外，止于耳根下，少则微鸣，多则大鸣，甚且将萦耳之筋触之跳动，直似撞穿耳轮之象者，然实必不可出也。设阴气能出耳外而走阳窍，则阴阳相混，非三才之理矣。故耳之用，妙在虚而能受也，外入之气，随大随小，至耳无碍，惟内触之气，咶咶有声，所以外入之气仅通其半。若郁怒火之动，内气转增，则外入之气转混，必内气渐走下窍，上窍复其虚而能受之体，然后清清朗朗，声入即通，无壅碍也。方书指为少阳胆、厥阴肝二经热多所致，是说左耳分部，然少阳之气能走上窍，其穴皆络于脑巅，无触筋中耳之理，不当与厥阴混同立说。其通圣散一方，汗、下兼用，乃治壮火之法。丹溪所取，亦无确见。惟滚痰丸一方，少壮用之，多有效者。则以大黄、黄芩、沉香之苦，最能下气，而礞石之重堕，大约与磁石之用相仿也。不肖昌所以不用此方者，以其大损脾胃，且耗胸中氤氲之气耳！至于肾虚耳鸣，指作膀胱相火上升，则阳火必能透出上窍，不为鸣也，尤见丹溪无据之谭。《易》言水中有火，原说真火，故坎中之一点真阳，即真火也。年高之人，肾水已竭，真火易露，故肾中之气易出难收，况有厥阴之水，为之挹取乎！然则壮水之主，以制阳光，如盏中添油，而灯焰自小，诚为良治。乃云作阴虚治不效者，知其泛论世人，不为老人立法也。夫收摄肾气，原为老人之先务，岂丹溪明哲而为此等议论乎？不肖昌昨方论中欲返祖台右耳十余年之聪，以仰答帝鉴，慰藉苍生耳，非为左耳数十年之锢论也。草野不恭，统惟亮宥，谨复。

胡卣臣先生曰：耳鸣之故，从来无人说透，此案方大开法门。(《寓意草》)

人有耳痛之后，虽愈而耳鸣如故者。人以为风火犹在耳也，仍用祛风散火之药，而鸣且更甚。然以手按其耳，则其鸣少息，此乃阳虚而气闭也。法宜补阳气为主，而兼理其肝肾之虚，方用发阳通阴汤治之。

人参二钱，茯苓三钱，白术二钱，黄芪三钱，肉桂五分，熟地五钱，当归二钱，白芍三钱，柴胡一钱，甘草五分，白芥子二钱，荆芥炒黑一钱，水煎服。一剂轻，二剂愈，不必三剂也。

此方即十全大补之变方也，治气血之虚者，实有相宜，兹何治阳虚而亦宜也？不知阳虚而阴未有不俱虚者，倘单补阳虚以助其阳，恐阳旺阴衰，转动其火，不若兼补其阴，阳虚耳聋亦宜补阴，才是万全治法。则阴足以制阳，阴阳相济，而彼此气通，蝉鸣之声顿除也。

此症可用开闭丹：

黄芪一两，当归五钱，肉桂、甘草各五分，菖蒲、远志、柴胡、香附各一钱，天花粉二钱，水煎服。二剂愈。(《辨证录》)

肾与三焦湿火上腾，使耳中气脉阻闭，或先干痒有日，继而煅疼异常，初生小红肉，逐渐塞满窍内，甚至拖出耳外，时流臭血水，名曰耳痔。正如湿地热蒸而生菌也。宜针刺出污血水，搽硇砂散，内服龙胆泻肝汤。(《医门补要》)

凡人于剃发之后，必取耳以快意，此由少时习惯，遂成自然，往往有取之过深，伤而出血者。《素圃医案》郑在辛著一则，尤堪警目，录之。贡武弁年二十余，取耳时为同辈所戏，铜挖刺通耳底，流血不止，延外科治之，初不以为楚，旬日间忽头痛，又延内科治之，益甚。迎余往治，则头痛如破、体僵、面赤、烦躁，脉弦紧，口流脓血。检所服药，皆石膏、栀子、芩、连等味。病人自言脓血不自喉出。余曰：此脑中脓血，流入鼻内，渗于口中，的系破伤风矣，项强已属不治，幸未再见厥冷。用小续命汤，重加桂枝、附子、干姜，去黄芩。一剂微汗，头痛减半，再剂颈柔，十数剂后，耳内结疤，脑涎亦不流，但其耳竟无闻矣。(《冷庐医话》)

百虫入耳，乃偶然误入之。如蝇蚊细虫入耳，以麻油数点，滴入窍中，虫亦自死取出；如蜈蚣、蜜蜂等大虫入者，以肉炙香，安耳边，其虫闻香自出；有虫夜间暗入者，切勿惊慌响叫，逼虫内攻，宜正坐点灯，光向耳窍，其虫见光自出；对面有人见，其虫不出。(《外科正宗》)

第五节 眼 病

经曰：五脏六腑之精华，皆上注于目。骨之精为瞳子，属肾；筋之精为黑珠，属肝；血之精为络，属心；气之精为白珠，属肺；肉之精为约束，属脾；血气之精，脉所系，上属于脑，后出于项。苟被六淫外感、七情内伤、饮食失节、劳役过度，皆能损目。夫目通肝窍，肾藏其精，一有怫郁，则相火挟肝木而上行，遂致转变多端，有七十二症之名，总不越内、外二障而已。华元化云：目类丸形，瞳神居中而前，如日月之丽东南而晦西北也；有神膏、神水、神光、真血、真气、真精，此滋目之源液也。神膏者，目内涵膏，神衰则有损。神水者，由三焦而发源，先天真一之气所化，目上润泽之水也。水衰则有火胜燥暴之患，水竭则有日轮大小之疾，耗涩则有昏眇之危。亏者多，盈者少，是以世无全精之目。神光者，原于命门，通于胆，发于心，火之用事也。火衰则有昏瞑之患，火炎则有焚燥之殃。夫心君主也，通于大眦，故大眦赤者，实火也；命门为小心，小心相火也，代君行令，通于小眦，故小眦赤者，虚火也。若君主拱默，则相火自然清宁矣。真血者，即肝中升运滋目注络之血也。此血非比肌肉间易行之血，即天一所生之水，故谓之真也。真气者，即目之经络中往来生运之气，乃先天真一发生之元阳也。真精者，乃先后二天元气所化之精汁，起于肾，施于胆，而后及瞳神也。凡此数者，一有所损，目则病矣。元阆子曰：夫目者，先天之气所生，后天之气所成，阴阳之妙蕴，水火之精华。血养水，水养膏，膏护瞳神，气为运用，神即维持，喻以日月，理实同之，人身之宝，所当重也。（《一草亭目科全书》）

陈无择曰：喜怒不节，忧思兼并，以致脏腑气不平，郁而生涎，随气上厥，乘脑之虚，浸淫目系，荫注于目，轻则昏涩，重则障翳，眵泪胬肉，白膜遮睛，皆内因；如数冒风寒，不避暑邪，邪中于项，乘虚循系以入于脑，侵于目而生目病者，皆外因；若嗜欲无节，饮食不时，频食五辛，过啖炙煿，驰骋田猎，冒涉烟尘，劳动外情，皆丧明之本，此不内外因也。

徐彦纯曰：人之眼目，备脏腑五行相资而神明，故能视。内障乃瞳神黑小，神光昏昧也。外障则有翳膜可见。内障有因于痰热、气郁、血热、坎阳、坎阴、虚脱荣卫所致，种种不同。外障有起于内眦睛上、睛下、睛中，视其翳色从何经来，惟宜分治。目之为病，肝热则昏暗，心热则烦痛，风湿血少则涩痒，肾虚则不禁固，甚则陷突，缓则翳暗矣。（《审视瑶函》）

人之两目，犹天之日月，视万物，察毫末，何处不至？日月有一时之晦昧，风云雷雨之所致也；眼有一时失明者，穴欲、七情之所害也。盖目乃五脏之精华，为一身之主宰，故五脏分为五轮，八卦分为八廓。五轮者配五行，金、木、水、火、土也。肝属目，名风轮，在眼为乌睛；肺属金，名气轮，在眼为白睛；脾属土，名肉轮，在眼为上下胞；心属火，名血轮，在眼为两眦；肾属水，名水轮，在眼为瞳神。至于八廓，无位有名。胆之腑为天廓，曰乾；膀胱之腑为地廓，曰坤；命门之腑为水廓，曰坎；小肠之腑为火廓，曰离；大肠之腑为山廓，曰艮；三焦之腑为泽廓，曰兑；脾胃之腑为雷廓，曰震；肺之腑为风廓，曰巽。此为眼目之根本，而藉之胞络。故五脏蕴积风热，或七情之气郁结不散，上攻于目，各于五脏而见之。或肿痒羞明而多泪，障膜昏暗而不明。其病有七十二症，须究其源。若是风邪则驱散之，热即清凉之，气结则调顺之；切不可轻用针刀钩割，偶得其愈，出乎侥幸，一或有误，遂成终身之患。且又不可过用凉药，恐冰其血轮，凝而不流，反成痼疾。更当量人之老幼，体其气血之虚实，方可用药，无不应验。假令人眼目无光，或生冷过多，须当用补药以暖下元，益其肾水。北方之人，患眼最多，皆因日冒风沙，夜卧火炕，二气交蒸，使之然也。

治之当用凉药，所以北方禀气与南方不同故也。凡小儿痘疹之后，毒气郁结于心、肝二经，发于眼目，伤害瞳神，素无治法。如浮于肺经，而障膜遮睛，可治也。窃闻孙真人传得仙方，济人一眼，九世其昌。今此书真有点石化金之奇，拨云见日之妙。凡患目者，宜看五轮，有余则泻，不足则补。且如肝者，木也，木能生火，火乃木之子也，木为火之母，肝经虚也，虚则补其母，实则泻其子，此良法也。治眼不过审其金、木、水、火、土，虚实子母，相生相克，宜补宜泻，如此而已。七十二症问答，简而且明，宜珍视之，真有神圣之功，手到病除之奇。（《异授眼科》）

　　夫天地之五行，配人身之五脏；身之五脏，合目之五经也。如两眦属心，心属火，其色红也；黑珠属肝，肝属木，其色青也；两睑属脾，脾属土，其色黄也；白珠属肺，肺属金，其色白也；瞳人属肾，肾属水，其色黑也。察其五色，观其五脏，五经配于五脏者也。察乎五行，推其生克，审其所感所因，用药医治，无有不愈。但人之所禀有厚薄，病之所感有重轻，风寒暑湿、喜怒哀乐，无非有所因而发也。今以大概观之，因气感者，当蒙昧而色浊；因血而感者，多羞涩而色淡；饮酒发者，色必盛而连珠带赤；好色而发者，红必鲜而睛光恍惚。痛极者热而带虚，痒极者热而加风。如有两感，必至重犯。此皆初发之疾，大略如此。至于时作时止，日积月累，迁延岁月，或成红障、白膜、雀目、青盲、痔蠹、胬肉、漏突、顶睛、物伤、跌扑、痘疔、疳溃，千态万状，不能枚举。但是睛珠无损，瞳仁不失，不过障翳侵掩，皆为可治之症。至于珠塌、睛悬、泪枯瞳涸、旋螺纹点、黑白混杂，此皆破坏之疾，不治之症也。有障翳贼翳，对视不见，必须斜眇；有干睛缩睛，目力难辨，必须借日。翳有坚浮厚薄，不过迟速，皆可去也。色有红蓝紫绿，不过传变，皆是火也。拳毛倒睫，肺与脾而相搏，风热有余。睑皮宽解，痰与气而相搏，寒湿尤多。转睛斗睛，无非风热弥深。远视近视，当分阴阳偏胜。此皆目前所见，有所异常者，不能细述。参其一定之规，用我活变之法，尽望、闻、问、切之心，必得神、圣、工、巧之验也。（《异授眼科》）

　　夫曰有是病即有是脉者，此亦大概言之，其微渺未必皆可恃乎脉也。如目病，必视其目为内障，为外障。内障有内障之症，外障有外障之症，必辨其为何症，所中所伤之浅深，果在何轮何廓，辨之明而后治之当。今闺阁处子暨夫贵介之族，但舒手于帷幔之外，诊其脉即欲治其病，且责其用药当而效之速。不知即方脉之专重乎脉者，尤望、闻、问居其先，而切脉居于后，盖切而知之，仅谓之巧耳！况症之重者，关乎性命，而惟其巧以中之，何轻视乎性命耶？必精详审辨，而后治之可也。重性命者，当必以是言为然也。矧目为五官之最要者哉！假令一瞽目，隐身于帷幔之中，舒其手于帷幔之外，其六脉未尝不与有目者相同也。切脉者，从何脉辨知其为瞽耶？恐神于脉者，亦未易知。后学岂能臻此之妙，定其残好，必猜度拟议之，而用药亦猜度拟议之药尔！欲其当而效之速，实难矣。较而论之，两误之中，病者之自误为尤甚也。兹特摘出其弊，必于诊脉之外，更加详视，始不知有误矣。（《审视瑶函》）

　　经曰：五脏六腑之精，皆上注于目，而为之精。故治目者，以肾为主。目虽肝之窍，子母相生，肾肝同一治也。又有阳虚不能抗阴者，若因饮食失节，劳役过度，脾胃虚弱，下陷于肾肝，浊阴不能下降，清阳不能上升，天明则日月不明，邪害空窍，令人耳目不明。夫五脏六腑之精，皆禀受于脾土，而上贯于目。此"精"字乃饮食所化之精，非天一之元精也。用东垣益气聪明汤。张子和云：目不因火则不病。气轮病赤，火乘肺也；肉轮赤肿，火乘脾也；黑水神光被翳，火乘肝与脾也；赤脉贯目，火自甚也。能治火者，一句可了。但了和一味寒凉治火，余独补水以配火，亦一句可了。至于六淫七情错杂诸证，详倪仲贤《原机启微》。此书甚好，而薛立斋又为之参补，深明壮水之主、益火之原，甚有益于治目者也。（《医贯砭》）

目疾有实热之证，其热屡服凉药不解，其目赤亦因之久不愈者，大抵皆因伏气化热之后，而移热于目也。丙寅季春，李某，纺纱厂学徒，病目久不愈。眼睑红肿，胬肉遮睛，觉目睛胀痛甚剧，又兼耳聋鼻塞，见闻俱废，跬步须人扶持；其脉洪长甚实，左右皆然；其心中甚觉发热，舌有白苔，中心已黄；其从前大便原燥：知系冬有伏寒，感春阳而化热，其热上攻，目与耳鼻皆当其冲也。拟用大剂白虎汤以清阳明之热，更加白芍、龙胆草兼清少阳之热。遂将预轧生石膏细末两半与之，嘱其分作六次服，日服三次，开水送下，服后又宜多喝开水，令微见汗方好。持药去后，隔三日复来，眼疾已愈十之八九，耳聋鼻塞皆愈，心中已不觉热，脉已和平。复与以生石膏细末一两，俾仍作六次服。将药服尽全愈。至与以生石膏细末而不明言者，恐其知之即不敢服也。后屡遇因伏气化热病目者，治以此方皆效。

用药如用兵，补泻寒热之间，安危生死之所系也，可不慎软！虽云目病非热不发，非寒不止，此言夫火之大概耳。内有阴虚、冷泪、昏眇、脱阳等症，岂可独言是火，而用寒凉也？今之庸医，但见目病，不识症之虚实、寒热，辨别气血，惟用寒凉治之。殊不知寒药伤胃损血，是标未退而本先伤，至胃坏而恶心、血败而拘挛，尚不知省，再投再服，遂令元气大伤，而变症日增。必虚寒之症已的，始可投以温和之药，不则有抱薪救火之患。设是火症，投以热药，其害犹速，不可不慎！大抵燥赤者清凉之，炎秘者寒凉之，阴虚者滋补之，脱阳者温热之。然热药乃回阳之法。寒药乃救火之方，皆非可以常用者。外障者养血去障，内障者滋胆开郁。故治火虽用芩、连、知、柏之类，制之必以酒炒，庶免寒润泄泻之患。而寒热、补泻之间，又宜谅人禀受之厚薄、年力之盛衰、受病之轻重、年月之远近，毋使太过不及。当于意中消息，如珠之走盘，如权之走秤，不可拘执，是为良医。（《审视瑶函》）

药之生熟，补泻在焉；剂之补泻，利害存焉。盖生者性悍而味重，其攻也急，其性也刚，主乎泻；熟者性凉而味轻，其攻也缓，其性也柔，主乎补。补泻一差，毫厘千里，则药之利人害人，判然明矣。如补药之用制熟者，欲得其醇厚，所以成其资助之功；泻药制熟者，欲去其悍烈，所以成其攻伐之力。用生用熟，各有其宜，实取其补泻得中，毋损于正气耳，岂为悦观美听而已哉！何今之庸医，专以生药饵人？夫药宜熟而用生，生则性烈，脏腑清纯中和之气，服之宁无损伤？故药生则性泻，性泻则耗损正气，宜熟岂可用生？又有以生药为嫌，专尚炮制称奇。夫药宜生而用熟，熟则其性缓，脏腑郁滞不正之邪，服之难以驱逐，故药熟则性缓，性缓则难攻邪气，宜生岂可用熟？殊不知补汤宜用熟，泻药不嫌生。夫药之用生，犹夫乱世之贼寇，非强兵猛将，何以成摧坚破敌之功？药之用熟，犹夫治世之黎庶，非礼乐教化，何以成雍熙

揖让之风？故天下乱则演武，天下治则修文。医者仿此用药，则治病皆得其宜，庶不至误人之疾也。噫！审诸。(《审视瑶函》)

目得血而能视，血冷则凝，此理易明也，而医则罕知之。邻有管连云之乃眷，目患沿眶红烂，数年愈甚，百计治之不能疗。为延吴御医诊之曰：吾得之矣，为治大热之剂。数服，其病如脱，目复明。问之曰：此不难知也。此女人进凉药多矣，用大热剂则凝血复散，前药皆得奏功，此可为治眼之良法。吴忘其名，专用附子，人呼为吴附子云。(《上池杂说》)

今之治目者，大都用涂药点治。不知目者血之华，血得热则行，得寒则凝。古人点目以冰片、干姜，所以散其邪于外也。故精明之府，不可一毫渣滓，当外傅热药以散其邪，则精膜舒转；内用温药以和其血，则血脉通利，目未有不可治者。但外用热药，若甚痛不可忍，然拔去邪毒，所谓一劳永佚者，此医药拾遗之论揭之。(《上池杂说》)

目赤有三：一曰时眼，二曰时痛，三曰气毒。古书用羌活胜湿汤、蝉化无比散、龙胆汤、蕤仁膏等方，大率辛凉苦寒之味为多；病久致虚，又有明目地黄汤、益气聪明汤，与一切养阴理气之剂；他若四生丸、补肾丸、夜光椒红丸等方。大抵治肾中火衰，目无精光之宿疾，非治新害赤眼也。而余谓病无定情，治无定法，目症亦然。

丙申秋，余入都，吾友赵剑秋病目，红而不肿，溺赤便结，脉来数盛，知是暑火内伏，风火外然所致。余用凉膈散去芒硝，加元参、麦冬、僵蚕，数服即瘥。越半月，因劳复发，误饮入耗散之剂，以致流泪羞明，较前更剧，又延余诊。切其脉，濡细而数，盖缘病后写作过劳，又因误药劫伤真阴所致，是为重虚，非急与滋补不可。以羚羊、地黄、阿胶、白芍、麦冬、生草、蒺藜、花粉、车前为方。数剂，病势渐平，胃气不旺，仍前方去花粉、车前，加党参、白术，调理而愈。

甲午秋，都中有戚某害眼颇重，潘君爽卿代延余诊。两胞赤肿，痛极羞明，珠旁有浮白痕，若生翳然，脉来虚迟细弱，审知此人气血本虚，由虚致寒，适因脑怒动肝，肝木虚火，上乘本窍，以致赤肿，所谓真虚似实，真寒似热，此症是已。法当引之使下，非若外感之火，可用清下法折之也。遂以熟地、吴萸、干姜、肉桂、当归、牛膝为方，并嘱冷饮，两服即平。后人又加黄芪、党参、白术、炙草，补益而愈。

此二症也，前用古人目赤法治之，后取火衰宿疾意治之，病皆应手而效。可知症之寒热、虚实有必辨，而新久之说，可不拘已。(《诊余举隅录》)

一僧患左目连耳根及头俱焮肿红色，眼合口紧，咸为大头伤风。余诊视之，起居如常，谓曰：此属火证，得风药而愈炽，故焮肿愈甚。用清热凉血、散结消肿、开腠泄毒治法，以夏枯草六两，生甘菊二两煎汤代水，银花、紫花地丁各五钱，连翘、花粉、贝母、薄荷、牛蒡、甘草各三钱，浓煎五六碗，频频饮之，一昼夜服毕，肿消眼开。又稍加减作一小剂，服之全愈。或曰火症何故不用芩、连？曰：火盛不可骤用寒凉，须用生甘草兼缓兼泻，此丹溪妙法也。(《顾氏医镜》)

经云有二：一谓目眦白眼痛，一谓目珠黑眼痛。盖目眦白眼疼属阳，故昼则痛甚，点苦寒药则效，经所谓白眼赤脉法于阳故也。目珠黑眼痛属阴，故夜则痛甚，点苦寒药则反剧，经所谓瞳子黑眼法于阴故也。凡目痛皆属于热之所致，烦躁者气随火升也。东垣云：元气虚损而热，轻手扪之，热在皮毛血脉也；重手按之，筋骨热甚者，热在筋骨也；不轻不重而按，热在肌肉也。又云，昼则发热，夜则安静，是阳气自热于阳分也；昼则安静，夜则发热烦躁，是阳气下陷入阴中也，名曰热入血室；昼夜发热，是重阳无阴也，亟泻其阳，峻补其阴也。（《审视瑶函》）

予治孙旗丁之内，产后十数日，觉气不舒，自后两目视物渐至以直为曲，如弯弓状。医无所措，已及两月。适予出京至天津，有运粮官马石泉者，患目疾，延予治之，孙亦请求治。切其脉沉涩。症由瘀滞，目视直物而为曲者，必瘀血阻折肝胆之叶。昔吕复治道士伤酒大吐时，上焦反复，致倒其胆腑，视物倒植。今折其肝叶，曲其胆腑，故视物亦曲。即用当归、桃仁各三钱，五灵脂一钱五分，酒炒大黄、肉桂各一钱，以行其瘀；柴胡八分，以舒其肝。一剂下黑血成块者数次，视物渐直；再剂又下数次，即看物如故。（《奇症汇》）

民立报载美国阿倭吾亚市，有少年各柏鲁迭拉，其官能之奇异，映于眼者，顺皆为逆。如下楼梯，则目为上而坠落者，屡矣；马车从右来，则目为左而冲仆者，又屡矣。就诊于纽约专门医希蒙博士，据云系因视神经有异状之故。窃考《名医类案》载吕沧洲案，视物皆倒植，谓为倒其胆腑。陈吉老案，视正物皆斜，斜者反正，谓为闪倒肝之一叶，搭于肺上。又某方书云：见桌椅等平者反侧，侧者反正者，此胸膈有伏痰也。魏玉横驳陈案，谓肝去肺位甚远，安能上搭？余谓目系内连肝、胆，此就痰滞胆络，治用胆星、半夏、丝瓜、蒌实、赤芍等，当不致误。钱仲阳用郁李治目张不得瞑，此药润而散结，亦可移治。至孙真人谓风入脑则视一物为两；李东垣谓食辛热物太甚，辛主散，热助火，上乘于脑，则视物无的实，以小为大，以短为长；张子和谓痰热病，则目视壁上皆是红莲花；与上症虽稍异，而皆可互参。惟视一为两，视小为大，痰症有之，虚症亦多，精散故也，须于脉证详辨之。（《景景医话》）

暴盲者，倏然盲而不见也。致病有三：曰阳寡，曰阴孤，曰神离，乃否塞关格之病。病于阳伤者，缘忿怒暴悖，恣酒嗜辣，久病热病痰火人得之，则烦躁秘渴。病于阴伤者，多嗜色欲，或悲伤哭泣之故，患则类中风、中寒之起。伤于神者，因思虑太过，用心罔极，忧伤至甚，惊恐无措者得之，患则其人如痴骇病发之状。屡见阴虚水少之人，因头风、痰火、眩晕发后，醒则不见。能保养者，亦有不治自愈。气大虚者，急服大剂人参膏；血虚者，大剂黄芪、当归煎汤，调服人参膏；患湿者，白术为君，黄芪、茯苓、陈皮为臣，附子为佐。三者治目暴盲，皆为气病，故用参、术，即血虚者，亦须人参，方有阳生阴长之功。经谓气脱者目不明，即其证也。最忌金石镇坠之药，以其神气浮散于上，犯之必死。（《张氏医通》）

贾大成幼子，五六岁，夏月久雨，垣颓被压，忽目夜盲不睹灯月，且风痰有声。凡有损伤，不论何处，积血必流肝家。今被压而兼以风痰阻塞肺窍，是肝与肺痰血互相壅滞也。肝属于阴，开窍于目，故至阴分不明。予用川芎、赤芍、归尾、桃仁、红花、熟军、夜明砂、山甲、大贝、橘红、前胡、杏仁，四帖而愈。（《医权初编》）

内障受病，多因瞳神不红不肿，人不经意，日久不治，便成痼疾。瞳神属肾，又通胆腑。人身最灵者，惟此瞳神；而人身最重者，惟此肾经，所谓乙癸同源之义也。夫人有阴虚者，有阳虚者。阴虚则水不滋木，少火挟肝木而上炎，肝通眼窍，眼斯病矣。盖肾经如太极图也，水火具焉。右肾属阳水，左肾属阴水，命门少火居中。少火者阳也，以一阳陷于二阴之中，成乎坎之象，故《易》谓天一生水也。水火和平，百骸通畅。然脾土非少火不生，肝木非肾水不养，脾气足自生肺金，肝气充自培心火。则肾为五脏之源，所谓先天真气，生身主命，正在此也。故无水者，壮水之主以镇阳光；无火者，益火之源以消阴翳。非独治目，诸症可例推矣。此水火乃无形之水火，即先天真阴真阳也。阴虚补阴，阳虚补阳，脉候参之，庶几勿失。若水火有亏，瞳神受疾，遂为内障等症。内障者，血少神劳，肾虚也。法当养血补阴，安神明目，须用加减地黄丸主之，空心服，兼进五宝丹，饭后服，自获奇效。或千金磁朱丹，与石斛夜光丸，连服，及后方选用。(《一草亭目科全书》)

治徐天锡内障十五年，三载前曾有医针之。其医拨下复上，如是数次，翳不能下，委之不治。乃甥周公来，见余针吴之寰内障，两眼俱一拨而明，因详述其故。予曰：此圆翳也。遂同往与针，其翳拨下，果复滚上，即缩针穿破其翳，有白浆灌满风轮。因谓之曰过七日其浆自澄，设不澄，当俟结定再针，则翳不复圆也。过七日开封，已能见物，但瞳神之色不清，其视未能了了。令多服补肾药，将三月而视清。(《张氏医通》)

石顽曰：外障诸证虽殊，究其本，不出风火、湿热内蕴，故必以涤热、消翳为务。然初起者，但于除风热药中，略兼消翳，其翳自去。若去宿障，自当专力攻翳，但必兼助脾胃行其药力，始克有济。谛观外障内治之药虽多，咸以神消散、皂荚丸二方为主。外治之药不一，莫如石燕丹为最。今之专于此者，能识斯意，守是法而行之，亦可以为中工矣。(《张氏医通》)

星士萧友桐，已损一目，一目又生新翳，系风热外障，微红不肿。予惟以驱风散翳之品发之，又恐时值夏月，其人年逾五十，发散太过，表里俱虚，所关非小。乃贫不能服参，以生芪、生术佐之，只使以酒芩一味，即生地亦不用，点以大辛热之药。予始允以十帖见效，不意服至七帖，已见微光，十五帖，翳全消矣。(《医权初编》)

表重侄缪继祖，七岁，时发虫疾，左目生蓝翳，腹不泻但痛，不思食，形体如常。予只攻积去虫，以治翳本，补剂、寒剂皆不用。以香砂平胃散加芜黄、雷丸、使君肉、槟榔等，一帖而痛止，去蛔数条，即思食，目翳渐消。予前云凡一病皆有虚、实两端，于此可见矣。(《医权初编》)

余姚陈载侯，寓居武林，初春患目痛，医与凉剂，目即突出眶外，痛不可忍。予视其脉，两手沉微。此肝肾受寒，治宜麻黄附子细辛汤。时有汪姓医同座，曰：两目突出，此肝火逼迫使然，先生以为寒何也？予曰：脉沉微云耳！又曰：脉不弱。予曰：子既不辨其脉，试即以症明之。初本疼痛，服寒凉而目反突出，非火症可知。又曰：火太盛而用药轻故也。予曰：目痛人皆谓火，不特目突而为火也。殊不知此症阴盛于下，格阳于上，阳不得降，故目疼痛，用寒凉而复逼其阳，阳无所归，悉涌于目，致目突出。仲景谓少阴经伤寒，发热，咽痛，脉沉细，因寒伤于肾，逼肾中之火飞越于上而为咽痛。今脉微而目突，即是理也。若此症此脉，使再投寒凉，必再出而裂，古所谓眼不医不瞎者，正谓此也。兹拟仲景少阴伤寒治法，用麻黄附子细辛汤，温经散寒，使寒散火降，其目自平。载侯以为然。服二剂而愈。(《奇症汇》)

　　方氏妇，体本血虚，偶患目疾。眼科认为实火，初用芩、连清理之，更用大黄下之，饮药一盏，倾忽晕去，舌吐唇外，不能缩入，肢厥脉伏。时已薄暮，急延余诊。寒下耗真阳，阳气暴脱，势属可畏，速投温补，希冀挽回。方疏通脉四逆汤，药热不能下咽。令取艾火灸气海、关元数壮，身始动，舌始收，忙灌药一钟，移时又厥，乃令再灸，厥回复进前药，守至黎明始苏。续进左归饮及滋肾生肝诸剂，病痊目亦明矣。(《清代名医医话精华·程观泉》)